臨床検査
診断マニュアル

改訂第2版

編 集

獨協医科大学名誉教授 古澤新平
平塚共済病院院長 金山正明
順天堂大学教授 橋本博史

永井書店

■ 執筆者一覧(執筆順)

渡辺　一功
(順天堂大学総合診療科客員教授)

山下　直美
(帝京大学内科助教授)

大田　健
(帝京大学内科教授)

古澤　新平
(元獨協医科大学名誉教授)

梅澤　滋男
(平塚共済病院心臓センター・循環器科部長)

北本　康則
(仙台社会保険病院総合診療科・検査部主任部長)

冨田　公夫
(熊本大学大学院医学薬学研究部腎臓内科学教授)

外山久太郎
(平塚共済病院副院長)

田辺　裕明
(田辺医院副院長)

金山　正明
(平塚共済病院院長)

橋本　博史
(順天堂大学膠原病内科教授、順天堂越谷病院院長)

寺島　正浩
(市川東病院内科)

田嶼　尚子
(東京慈恵会医科大学糖尿病・代謝・内分泌内科教授)

谷口　幹太
(東京慈恵会医科大学糖尿病・代謝・内分泌内科)

望月　保宏
(獨協医科大学内分泌代謝内科)

佐藤　則之
(獨協医科大学内分泌代謝内科助教授)

笠井貴久男
(獨協医科大学内分泌代謝内科教授)

庄司　進一
(筑波大学臨床医学系神経内科教授)

和田　攻
(東京大学名誉教授)

橋本　信也
(医療教育情報センター理事長)

金子高太郎
(県立広島病院救命救急センター医長)

弓削　孟文
(広島大学大学院医歯薬学総合研究科病態制御医科学講座麻酔・蘇生学教授)

小澤　潔
(平塚共済病院腎臓内科部長)

野登　誠
(平塚共済病院消化器科医長、健診センター部長)

小林　史枝
(市立柏病院内科医長)

吉村　信行
(平塚共済病院呼吸器科部長)

小林　一士
(平塚共済病院循環器科医長)

小宮山　純
(メデカジャパン附属加齢医学研究所所長)

和宇慶晃一
(静岡リウマチ整形外科リハビリ病院リウマチ科)

吉野　槇一
(日本医科大学リウマチ科教授)

奈良　信雄
(東京医科歯科大学大学院医歯学総合研究科全人診断治療学講座臨床検査医学教授)

斉藤　憲治
(さいとう医院院長)

仲村　祐子
(獨協医科大学血液内科)

田所　治朗
(獨協医科大学血液内科)

中村　裕一
(埼玉医科大学血液内科講師)

青柳　正邦
(青柳医院副院長)

檀　和夫
(日本医科大学第3内科教授)

向井　陽美
(筑波大学臨床医学系血液内科講師)

長澤　俊郎
(筑波大学臨床医学系血液内科教授)

山中　晃
(東京医科大学臨床検査医学)

福武　勝幸
(東京医科大学臨床検査医学教授)

佐々木昭仁
(東京医科大学臨床検査医学)

田中　朝志
(東京医科大学八王子医療センター臨床検査医学科部長)

福江　英尚
(東京医科大学霞ヶ浦病院中央検査部部長)

新井　盛夫
(東京医科大学臨床検査医学助教授)

岡嶋　研二
(熊本大学大学院医学薬学研究部病態情報解析学助教授)

坂内　誠
(東京大学医学系研究科人類遺伝学)

德永　勝士
(東京大学医学系研究科人類遺伝学教授)

天野　宏一
(埼玉医科大学総合医療センターリウマチ・膠原病内科助教授)

竹内　勤
(埼玉医科大学総合医療センターリウマチ・膠原病内科教授)

三田村　巧
(日本大学内科学血液膠原病内科)

澤田　滋正
(日本大学内科学血液膠原病内科教授)

戸叶　嘉明
(順天堂大学膠原病内科講師)

安藤聡一郎
(安藤医院院長)

舩渡　忠男
(東北大学大学院医学系研究科分子診断学助教授)

佐々木　毅
(東北大学大学院医学系研究科免疫血液病制御学教授)

行山　康
(富士通川崎病院病院長)

吉田　浩
(福島県立福島医科大学臨床検査医学教授)

古川　漸
(山口大学生殖・発達・感染医科学教授)

松原　知代
(山口大学生殖・発達・感染医科学助教授)

村田　秀行
(筑波大学臨床医学系内科講師)

住田　孝之
(筑波大学臨床医学系内科教授)

安達　佳宏
(松戸市立福祉医療センター東松戸病院内科部長)

小柴　賢洋
(神戸大学大学院医学系研究科生体情報医学臨床病態・免疫学講師)

熊谷　俊一
(神戸大学大学院医学系研究科生体情報医学臨床病態・免疫学教授)

田嶋美智子
(順天堂大学膠原病内科)

小林　茂人
(順天堂大学越谷病院内科助教授)

竹内　健
(竹内内科)

青塚　新一
(国立国際医療センター研究所地域保健医療研究部部長)

三森　経世
(京都大学大学院医学研究科臨床免疫学教授)

官川　薫
(順天堂大学膠原病内科講師)

金田　和彦
(順天堂大学膠原病内科)

松平　蘭
(順天堂大学膠原病内科)

松下　雅和
(順天堂大学膠原病内科)

縄田　益之
(順天堂大学膠原病内科)

平形　道人
(慶應義塾大学内科講師)

佐藤　慎二
(慶應義塾大学内科)

執筆者一覧

渥美　達也
(北海道大学大学院医学研究科病態内科学第2内科講師)

小池　隆夫
(北海道大学大学院医学研究科病態内科学第2内科教授)

吉田　雅治
(東京医科大学八王子医療センター腎臓科助教授・部長)

石橋　大海
(国立病院機構長崎医療センター臨床研究センター長)

若林　芳久
(横浜労災病院輸血部部長)

芦澤　潔人
(長崎大学大学院医歯薬学総合研究科病態解析・制御学)

江口　勝美
(長崎大学大学院医歯薬学総合研究科病態解析・制御学教授)

小沼　富男
(順天堂東京江東高齢者医療センター糖尿病内分泌内科教授)

松田　充浩
(倉敷中央病院腎臓内科)

槇野　博史
(岡山大学大学院医歯学総合研究科医学部腎・免疫・内分泌代謝内科学教授)

松田　正之
(信州大学第3内科講師)

池田　修一
(信州大学第3内科教授)

池田　隆明
(横須賀共済病院内科部長)

野内　俊彦
(公立昭和病院内視鏡部長)

上原総一郎
(大滝温泉病院院長)

三木　一正
(東邦大学医学科内科学消化器内科教授)

井川　昌幸
(平塚共済病院循環器科医長)

秋元　晋
(井上記念病院薬剤部長、診療部副部長)

前田　正人
(三島社会保険病院内科主任部長)

伊藤　宏
(秋田大学内科学教授)

丸山　勝也
(国立病院機構久里浜アルコール症センター病院長)

林　洋
(横浜赤十字病院内科部長)

東海林隆男
(横須賀共済病院腎センター部長)

相澤　良夫
(東京慈恵会医科大学消化器・肝臓内科助教授)

栗林　武男
(獨協医科大学小児科講師)

有阪　治
(獨協医科大学小児科教授)

佐藤　幹二
(東京女子医科大学大学院医学研究科内科専攻病態治療学教授)

和田健太朗
(日本医科大学第2内科)

飯野　靖彦
(日本医科大学第2内科教授)

金子　朋広
(日本医科大学第2内科)

柏木　哲也
(日本医科大学第2内科)

高田　大輔
(日本医科大学第2内科)

宮川　八平
(茨城大学保健管理センター教授)

小山　恒
(小山医院院長)

神　靖人
(平塚共済病院呼吸器科医長)

木嶋　祥麿
(横須賀共済病院中央検査科部長)

庄司　優
(弘前大学医学科臨床検査医学助教授)

須田　俊宏
(弘前大学医学科第3内科学教授)

家入蒼生夫
(獨協医科大学臨床検査医学教授)

久具　宏司
(東京大学大学院医学系研究科産婦人科学講師)

武谷　雄二
(東京大学大学院医学系研究科産婦人科学教授)

菱沼　　昭
（獨協医科大学臨床検査医学助教授）

伊藤　祐司
（徳島大学大学院生体情報内科学）

井上　大輔
（徳島大学大学院生体情報内科学講師）

松本　俊夫
（徳島大学大学院生体情報内科学教授）

中井　利昭
（筑波大学名誉教授、三菱化学ビーシーエル学術部顧問）

伊藤　　聡
（横浜市立大学第3内科）

関原　久彦
（横浜市立大学名誉教授）

向笠　浩司
（伊藤病院内科）

青木　一孝
（横須賀共済病院内科）

沼部　敦司
（獨協医科大学臨床検査医学講師）

渡辺　　博
（獨協医科大学産婦人科助教授）

稲葉　憲之
（獨協医科大学産婦人科教授）

平田　昭彦
（山形大学器官病態統御学講座液性病態診断医学）

富永　真琴
（山形大学器官病態統御学講座液性病態診断医学教授）

錦見　俊雄
（獨協医科大学循環器内科助教授）

松岡　博昭
（獨協医科大学循環器内科教授）

奥田　博明
（東京女子医科大学消化器内科講師）

日野田裕治
（山口大学臨床検査医学教授）

今井　浩三
（札幌医科大学学長）

金戸　宏行
（札幌医科大学第1内科）

青木　大輔
（慶應義塾大学産婦人科講師）

斉藤　英子
（東京電力病院産婦人科副科長）

野澤　志朗
（慶應義塾大学産婦人科教授）

桑原　正喜
（あいち小児保健医療総合センター臨床検査科科長）

水島　孝明
（岡山大学附属病院総合診療内科講師）

越智　浩二
（岡山大学大学院医歯学総合研究科生体制御科学助教授）

小出　典男
（岡山大学大学院医歯学総合研究科機能再生・再建科学教授）

猪狩　　淳
（順天堂浦安病院病院長）

白鳥　康史
（岡山大学大学院医歯学総合研究科第1内科教授）

礒沼　　弘
（順天堂大学総合診療科講師）

江部　　司
（順天堂東京江東高齢者医療センター総合診療科講師）

森　　　健
（順天堂大学内科講師）

三村まゆみ
（順天堂大学内科講師）

■改訂第 2 版　序文

　現代医療の中で臨床検査は臨床診断へのアプローチ手段として欠かすことのできないツールになっている。病院のみならず、診療所においても臨床の現場ではおびただしい数の検査情報が項目リストから必要項目をチェックするといった容易な方法で極めて迅速に提供される。臨床診断の過程で臨床検査はスクリーニング、鑑別診断、確定診断、治療選択、経過の観察、予後判定などさまざまな目的で利用される。正確な判断のためには必要な検査情報を総合的に判断する必要があるが、国の医療費抑制策の中ではやたらに検査項目数を増やすべきではなく、それぞれの疾患や病態や検査の目的によって必要最小限の検査項目を選択することが求められる。膨大な数の検査について、それぞれの臨床的意義を熟知して検査項目の選択を行うには実地医家や臨床検査医はあまりに多忙であり、検査の範囲は極めて広範である。そのような多忙な実地医家や臨床研修医が、それぞれの検査の意義を正しく理解し、病態や検査目的に応じた検査の選択をするための補助として、本書は企画され、2001 年に初版が刊行され、第一線の臨床現場で活用されてきた。

　しかし、医療は日進月歩であり、臨床検査も僅か 3 年の間にも多少の動きもみられ、診療報酬改定に伴う変化もあるので、これらに対応した小規模の改訂を加えて第 2 版を刊行することになった。本書は各領域の専門医が執筆し、豊富な図表と簡潔な記載でまとめられ、日常の臨床現場で利用しやすいように配慮されている。本書が実地医家、臨床研修医など多くの臨床医の日常診療現場で活用されることを願っている。

　最後に本書の編集にあたり終始御尽力を賜わりました古澤新平先生の御逝去を悼み、謹んで御冥福をお祈り致します。

　おわりに本書の第 2 版出版にあたり多大な御尽力を頂いた永井書店東京店編集長高山　静氏ならびに山本美恵子氏に心から感謝致します。

　平成 16 年 12 月

編　　者

■初版　序文

　20世紀後半の臨床医学の進歩は目を見張るものがあるが、その中でも臨床検査診断学は最も進歩の著しい領域である。検査機器類の開発、コンピューターシステムの普及により、病院の検査部門の充実に加えて市中の検査センターも大きな成長を遂げてきた。

　自動化、システム化により、大病院、診療所を問わず、多項目の検査情報が迅速に提供され、検査項目数は年々増加し、おびただしい量の検査情報が臨床現場にあふれている。

　臨床の現場では検査依頼紙をチェックするか、コンピューターの端末で検査項目をクリックするといった簡単な手段で多くの情報を手に入れることが可能である。もとより、臨床検査は診断学の手段であり、確定診断、鑑別診断、治療方針の決定、予後の判定、経過の観察などに応じて必要な検査を行い、その情報は正確な診断過程に活用されなければならない。一方、年々増加の一途をたどる国民医療費の伸び率抑制が国家的課題とされ、1980年代後半から臨床検査についてもさまざまな抑制政策がとられている。それぞれの病態や目的に応じた必要最小限の検査を選択して行うことが求められている。そのためには、それぞれの検査がどのような臨床的意義をもつか、どのような情報を提供するかを理解したうえで選択することが必要である。多忙な実地医家や研修医師がそれぞれの検査の意義や目的を熟知して検査を選択するには、現在の臨床検査項目はあまりにも膨大であり、その余裕がないのが現状であろう。そこで、病態に応じた臨床検査の選択やそれぞれの検査項目についての意義などを簡潔にまとめた本書が企画された。

　本書の第1部では、各領域ごとに病態を反映する検査、診断、鑑別診断、経過観察、治療方針決定などに必要不可欠な検査、病態ごとの検査項目の選択基準などが解説され、第2部では各検査項目ごとに診断的意義、正常値、異常値を示す疾患などに加えて健康保健上の注意事項も記載されている。執筆者は臨床の現場で臨床検査を活用して診療にあたっている各領域の専門医で、多忙な日常臨床現場でも利用できるように豊富な図表と簡潔な記載でまとめられている。本書が第一

線で診療に従事している実地医家、研修医、ベッドサイド実習中の医学生などの臨床現場で活用されることを念願している。
　おわりに本書の出版にあたって多大な御尽力を頂いた永井書店東京店編集長高山静氏ならびに山本美恵子氏に心からの感謝を表します。
　平成13年3月吉日

編　　者

■目　次

第1部　各疾患と臨床検査

A	感染症と臨床検査	3
B	呼吸器疾患と臨床検査	11
C	血液疾患と臨床検査	18
D	循環器疾患と臨床検査	27
E	腎疾患と臨床検査	34
F	消化管疾患と臨床検査	40
G	肝・胆・膵疾患と臨床検査	47
H	リウマチ・膠原病・アレルギー疾患と臨床検査	54
I	代謝疾患と臨床検査	64
J	高脂血症と臨床検査	70
K	内分泌疾患と臨床検査	74
L	神経・筋疾患と臨床検査	95
M	中毒と臨床検査	101
N	総合診療と臨床検査	113
O	救命救急医療と臨床検査	121

第2部　臨床検査値の読み方と位置づけ

A　尿検査 ─────────────── 135
  1　色調、混濁、尿量、比重、pH ……………… 136
  2　尿蛋白 …………………………………………… 141
  3　尿糖、尿中ケトン体 …………………………… 143
  4　ウロビリノーゲン、ビリルビン ……………… 145
  5　尿沈渣 …………………………………………… 148
  6　尿ポルフィリン ………………………………… 150
  7　尿中ミクロアルブミン ………………………… 152
  8　尿中NAG ………………………………………… 154
  9　尿中 β_2 ミクログロブリン ……………………… 156

B　便検査 ─────────────── 157

C 穿刺液検査 —————————————————— 163
1 腹水 ………………………………………………… *164*
2 胸水 ………………………………………………… *168*
3 心囊液 ……………………………………………… *171*
4 脳脊髄液 …………………………………………… *174*
5 関節液 ……………………………………………… *178*

D 血液検査 —————————————————— 181
1 赤血球沈降速度(血沈)Erythrocyte sedimentation rate
   (ESR) …………………………………………… *182*
2 末梢血液検査 ……………………………………… *184*
   a 赤血球(RBC)、ヘモグロビン(Hb)、ヘマトクリット
     (Ht)、平均赤血球恒数(MCV、MCH、MCHC) ……… *184*
   b 網状赤血球数(Reticuolcyte) ……………………… *188*
   c 赤血球形態 ………………………………………… *190*
   d 白血球数(WBC)、白血球像(blood picture) ……… *192*
   e 血小板数 …………………………………………… *198*
3 骨髄検査 …………………………………………… *200*
4 特殊染色(細胞化学) ……………………………… *206*
   a 好中球アルカリホスファターゼ(NAP) ………… *206*
   b ミエロペルオキシダーゼ(MPO) ………………… *208*
   c エステラーゼ ……………………………………… *210*
   d 鉄(Fe) ……………………………………………… *211*
5 染色体検査 ………………………………………… *212*
6 遺伝子検査 ………………………………………… *217*
7 鉄欠乏性貧血に関する検査 ……………………… *221*
   a 血清鉄(Serum iroh) ……………………………… *221*
   b 総鉄結合能(TIBC)、不飽和鉄結合能(UIBC) …… *223*
   c フェリチン ………………………………………… *224*
   [鉄欠乏性貧血の鑑別診断] ……………………… *225*
8 溶血性貧血に関する検査 ………………………… *226*
   a ハプトグロビン …………………………………… *226*
   b 赤血球浸透圧抵抗試験 …………………………… *227*
   c ハム試験 …………………………………………… *229*

  d クームス試験 ……（373頁参照）
 9 巨赤芽球性貧血に関する検査 …………………………………………*230*
  a ビタミンB_{12}、葉酸 …………………………………………………*230*
  b 抗内因子抗体、抗壁細胞抗体 ……………………………………*232*
 10 サイトカイン ………………………………………………………*233*
  a エリスロポエチン（EPO） ………………………………………*233*
  b 可溶性IL-2レセプター ……（284頁参照）
 11 出血素因検査 ………………………………………………………*236*
  a 出血時間 ……………………………………………………………*236*
  b 血小板凝集能 ………………………………………………………*238*
  c 血小板停滞率（血小板粘着能） ……………………………………*241*
  d 血小板放出能 ………………………………………………………*243*
  e 血小板結合性IgG（PAIgG）……（295頁参照）
  f プロトロンビン時間（PT） ………………………………………*245*
  g 部分トロンボプラスチン時間（APTT） …………………………*249*
  h フィブリノゲン ……………………………………………………*251*
  i 凝固因子定量（II、V、VII、VIII、IX、X、XI、XII、XIII、
    vWF）………………………………………………………………*254*
  j 凝固因子インヒビター ……………………………………………*256*
  k アンチトロンビン（AT） …………………………………………*258*
  l トロンビン-アンチトロンビン複合体 ……………………………*260*
  m フィブリン・フィブリノゲン分解産物、D-ダイマー ………*262*
  n 可溶性フィブリンモノマー複合体（SFMC）……………………*264*
  o α_2プラスミンインヒビター（α_2-PI）、プラスミン-α_2
    プラスミンインヒビター複合体（PIC）…………………………*266*
  p トロンボモジュリン（TM） ………………………………………*268*
  q プロテインC、プロテインS ……………………………………*269*
  r 抗リン脂質抗体 ……（360頁参照）
  s ビタミンK ……（499頁参照）
  t PIVKA-II ……（690頁参照）

E 免疫学的・血清学的検査 ―――――――――――――271
 1 細胞成分、表面マーカー、サイトカイン ………………………*272*
  a HLAタイピング …………………………………………………*272*

- b　リンパ球とそのサブセット ……………………………… *276*
- c　可溶性膜蛋白 …………………………………………… *284*
- d　IFN、PDGF、インターロイキン、TFN、TGFβ、
    GM-CSF、G-CSF、M-CSF、FGF、HGFなど ……… *289*
- 2　血清蛋白成分 ……………………………………………… *292*
  - a　炎症性反応物質 ………………………………………… *292*
  - b　免疫グロブリン(IgG、IgA、IgM、IgE、IgD) ……… *295*
  - c　補体成分とCH 50 ……………………………………… *298*
  - d　免疫複合体 ……………………………………………… *303*
  - e　クリオグロブリン、パイログロブリン ……………… *305*
  - f　寒冷凝集素 ……………………………………………… *307*
- 3　アレルギー反応検査 ……………………………………… *309*
  - a　アレルゲンに対する特異IgE抗体の測定
      (RAST、UNI CAP-RAST、AlaSTAT、MAST) …… *309*
  - b　リンパ球刺激試験(LST)、薬剤によるLST(DLST) … *314*
  - c　NK細胞活性 …………………………………………… *318*
  - d　ADCC …………………………………………………… *320*
  - e　リンパ球混合培養試験(MLC) ………………………… *322*
- 4　自己抗体(臓器非特異性) ………………………………… *324*
  - a　リウマトイド因子(RF) ………………………………… *324*
  - b　抗核抗体(IF) …………………………………………… *327*
  - c　抗DNA抗体 …………………………………………… *333*
  - d　LE因子(LE細胞、LEテスト) ………………………… *336*
  - e　抗Sm抗体、抗U1 RNP抗体 ………………………… *338*
  - f　抗SS-A抗体、抗SS-B抗体 …………………………… *341*
  - g　抗PCNA抗体、抗Ki抗体 …………………………… *344*
  - h　抗Scl-70抗体(抗トポイソメラーゼ1抗体) ………… *346*
  - i　抗セントロメア抗体 …………………………………… *348*
  - j　抗PM-1抗体、抗Mi-1抗体、抗Mi-2抗体、
      抗Ku抗体 ……………………………………………… *351*
  - k　抗核小体抗体 …………………………………………… *354*
  - l　抗Jo-1抗体とその他の抗アミノアシルtRNA合成
      酵素抗体 ………………………………………………… *356*
  - m　抗リン脂質抗体(aCL、aCL-β_2GPI、LA) ………… *360*

n　抗好中球細胞質抗体(ANCA) ……………………………… *365*
　o　抗ミトコンドリア抗体、抗ミトコンドリア M2 抗体 ……… *369*
　p　抗平滑筋抗体 …………………………………………………… *371*
5　自己抗体(臓器特異性) ………………………………………… *373*
　a　抗赤血球抗体(クームス抗体) ………………………………… *373*
　b　抗白血球抗体(抗リンパ球抗体) ……………………………… *376*
　c　抗血小板抗体、PA・IgG ……………………………………… *378*
　d　抗サイログロブリン抗体(抗 Tg 抗体) ……………………… *381*
　e　抗マイクロゾーム抗体 ………………………………………… *383*
　f　抗甲状腺ペルオキシダーゼ抗体(抗 TPO 抗体) …………… *385*
　g　抗 TSH レセプター抗体、甲状腺刺激抗体
　　　(TSH 刺激性レセプター抗体)、甲状腺刺激阻害抗体 …… *387*
　h　抗インスリン受容体抗体 ……………………………………… *391*
　i　抗内因子抗体、抗壁細胞抗体 …… (232頁参照)
　j　抗糸球体基底膜抗体 …………………………………………… *393*
　k　抗アセチルコリンリセプター抗体 …………………………… *396*
　l　抗ガングリオシド抗体 ………………………………………… *399*

F　生化学検査 ―――――――――――――――――――― 401

1　血清酵素 …………………………………………………………… *402*
　a　アデノシンデアミナーゼ(ADA) …………………………… *402*
　b　アルカリホスファターゼ(ALP)、ALP アイソザイム …… *405*
　c　AST(GOT)、ALT(GPT) ……………………………………… *409*
　d　LDH、LDH アイソザイム …………………………………… *412*
　e　γ-GTP …………………………………………………………… *416*
　f　コリンエステラーゼ(ChE) …………………………………… *418*
　g　グアナーゼ(GU) ……………………………………………… *420*
　h　アミラーゼ ……………………………………………………… *422*
　i　リパーゼ ………………………………………………………… *425*
　j　トリプシン(T) ………………………………………………… *427*
　k　PSTI(膵分泌性トリプシン・インヒビター) ……………… *429*
　l　エラスターゼ 1 ………………………………………………… *430*
　m　膵ホスホリパーゼ A_2 ………………………………………… *431*
　n　ペプシノゲン …………………………………………………… *432*

- o　CK、CKアイソザイム ……… *435*
- p　酸ホスファターゼ(ACP) ……… *437*
- q　アンジオテンシン変換酵素(ACE) ……… *439*
- 2　血清蛋白 ……… *442*
  - a　血清総蛋白 ……… *442*
  - b　蛋白分画、アルブミン ……… *444*
  - c　α_1ミクログロブミン(α_1-MG) ……… *446*
  - d　β_2ミクログロブミン(β_2-MG) ……… *448*
  - e　ミオグロビン ……… *450*
  - f　心室筋ミオシン軽鎖(LC)I ……… *451*
  - g　心筋トロポニンT ……… *452*
  - h　III型プロコラーゲンアミノペプチド ……… *454*
  - i　IV型コラーゲン ……… *457*
  - j　血清ヒアルロン酸 ……… *460*
  - k　TTT、ZTT ……… *462*
  - l　セルロプラスミン …… (522頁参照)
  - m　ハプトグロビン …… (226頁参照)
  - n　フェリチン …… (224頁参照)
  - o　トランスフェリン、総鉄結合能(TIBC)、不飽和鉄結合能(UIBC) …… (223頁参照)
- 3　脂質 ……… *464*
  - a　総コレステロール、HDL-コレステロール、LDL-コレステロール ……… *464*
  - b　中性脂肪 ……… *469*
  - c　リポ蛋白分画 ……… *471*
  - d　アポリポ蛋白AI、AII、B、C、E ……… *474*
  - e　リポプロティン(a) ……… *477*
  - f　レムナント様リポ蛋白-コレステロール(RLP-C) ……… *479*
  - g　リン脂質 ……… *481*
  - h　遊離脂肪酸 ……… *482*
  - i　過酸化脂質 ……… *484*
- 4　アミノ酸、窒素化合物、有機酸、ビタミン ……… *486*
  - a　BUN、クレアチニン ……… *486*
  - b　尿酸 ……… *490*

c　アンモニア ………………………………………492
　　d　BTR …………………………………………………494
　　e　シアル酸 …………………………………………496
　　f　ポリアミン ………………………………………497
　　g　ビタミン K…………………………………………499
　　h　25-OH ビタミン D、$1\alpha,25\text{-}(OH)_2$ビタミン D ……501
　　i　ビタミン B_{12} …… (230 頁参照)
　　j　葉酸 …… (230 頁参照)
　5　電解質・金属 ………………………………………504
　　a　Na ……………………………………………………504
　　b　K ………………………………………………………508
　　c　Cl ……………………………………………………511
　　d　Ca ……………………………………………………513
　　e　P ………………………………………………………516
　　f　Mg ……………………………………………………519
　　g　Fe …… (211 頁参照)
　　h　血清銅、セルロプラスミン ……………………522
　6　色素、ガス分析など ………………………………524
　　a　ビリルビン ………………………………………524
　　b　総胆汁酸 …………………………………………528
　　c　ICG …………………………………………………531
　　d　動脈血ガス分析 …………………………………533
　7　腎機能検査 …………………………………………536
　　a　PSP 試験 …………………………………………536
　　b　内因性クレアチニンクリアランス、PAH クリアランス …538
　　c　尿濃縮試験、尿希釈試験 ………………………543
　　d　血清浸透圧、尿浸透圧 …………………………545

G　内分泌・代謝学的検査 ───────549

　1　視床下部－下垂体系 ………………………………550
　　a　尿中成長ホルモン(尿中 GH) ……………………550
　　b　血中成長ホルモン(血中 GH) ……………………552
　　c　成長ホルモン(GH)分泌刺激試験 ………………555
　　d　インスリン様成長因子-I(IGF-I、ソマトメジン C) ………561

- e　インスリン様成長因子(IGF)結合蛋白 3 型(IGFBP-3) ……*564*
- f　プロラクチン(PRL) ……………………………………*566*
- g　甲状腺刺激ホルモン(TSH) …………………………*568*
- h　甲状腺刺激ホルモン放出ホルモン試験(TRH 試験) ………*570*
- i　黄体化ホルモン(LH) …………………………………*572*
- j　卵胞刺激ホルモン(FSH) ……………………………*575*
- k　GnRH 試験 ……………………………………………*578*
- l　副腎皮質刺激ホルモン(ACTH) ……………………*580*
- m　バソプレシン(ADH；抗利尿ホルモン) …………………*582*

2　甲状腺 …………………………………………………………*584*
- a　サイロキシン(T_4)、遊離サイロキシン(FT_4)、
  トリヨードサイロニン(T_3)、遊離トリヨードサイ
  ロニン(FT_3) ……………………………………………*584*
- b　トリヨードサイロニン摂取率(T_3U) ……………*587*
- c　サイロキシン結合グロブリン(TBG) ………………*588*
- d　サイログロブリン(TG) ………………………………*590*
- e　抗サイログロブリン抗体(TgAb) …… (381 頁参照)
- f　抗甲状腺ペルオキシダーゼ抗体 …… (385 頁参照)
- g　TSH レセプター抗体(TRAb) …… (387 頁参照)
- h　甲状腺刺激抗体(TSAb) …… (388 頁参照)
- i　甲状腺刺激阻害抗体(TSBAb) …… (389 頁参照)

3　副甲状腺(上皮小体) …………………………………………*592*
- a　カルシトニン …………………………………………*592*
- b　オステオカルシン(BGP) ……………………………*594*
- c　副甲状腺ホルモン(PTH) ……………………………*596*
- d　副甲状腺関連蛋白(PTHrP) …………………………*598*
- e　エルスワース・ハワード試験(PTH 負荷試験) ……*599*
- f　腎原性 cAMP(NcAMP) ………………………………*601*

4　副腎髄質 ………………………………………………………*603*
- a　血中・尿中カテコールアミン ………………………*603*
- b　メタネフリン・ノルメタネフリン …………………*606*
- c　セロトニン(5-ヒドロキシトリプタミン、5-HT) …*608*
- d　5-ヒドロキシインドール酢酸(5-HIAA) ……………*610*
- e　バニリルマンデル酸(VMA) …………………………*612*

  f ホモバニリン酸(HVA) ……………………………………*614*
5 副腎皮質 ……………………………………………………*616*
  a コルチゾール、遊離コルチゾール ………………………*616*
  b 11-ヒドロキシコルチコステロイド(11-OHCS) …………*618*
  c 17-ヒドロキシコルチコイド(17-OHCS) …………………*620*
  d 17-ketosteroid(17-KS) ……………………………………*622*
  e 17-ketogenic steroid(17-KGS) ……………………………*625*
  f デヒドロエピアンドロステロン(DHEA)、
    デヒドロエピアンドロステロンサルフェイト(DHEA-S)…*627*
  g アルドステロン ……………………………………………*630*
  h 血漿レニン活性(PRA)、血漿レニン濃度(PRC) ………*633*
6 性腺、胎盤 …………………………………………………*636*
  a 総エストロゲン ……………………………………………*636*
  b エストラジオール(E2) ……………………………………*638*
  c エストリオール(E3) ………………………………………*640*
  d 17α-ヒドロキシプロゲステロン(17α-OHP) ……………*642*
  e プレグナンジオール(P2) …………………………………*644*
  f プレグナントリオール(P3) ………………………………*645*
  g プロゲステロン(P4) ………………………………………*646*
  h ヒト絨毛性ゴナドトロピン(HCG)、ヒト絨毛性ゴナ
    ドトロピンβサブユニット(HCG-β) ……………………*648*
  i 妊娠反応 ……………………………………………………*650*
  j ヒト胎盤性ラクトゲン(HPL) ……………………………*651*
  k テストステロン、遊離テストステロン …………………*653*
7 糖代謝 ………………………………………………………*655*
  a グルコース(血糖、ブドウ糖)、経口ブドウ糖負荷
    試験(75 gOGTT) …………………………………………*655*
  b グリコヘモグロビン(HbA_{1c}：糖化ヘモグロビン) ……*659*
  c グリコアルブミン(糖化アルブミン) ……………………*661*
  d 1,5-アンヒドログルシトール(1,5-AG) …………………*662*
  e インスリン(IRI) ……………………………………………*664*
  f C-ペプチド(CPR)(血中および尿中) ……………………*666*
  g グルカゴン …………………………………………………*668*
  h ガラクトース ………………………………………………*669*

    i　インスリン抗体 ……(391頁参照)
    j　ケトン体分画 ……………………………………………*670*
    k　ソルビトール脱水素酵素(SDH) ………………………*672*
    l　ピルビン酸 ……………………………………………*673*
    m　フルクトサミン ………………………………………*674*
    n　抗GAD抗体 …………………………………………*675*
    o　膵島細胞抗体(ICA) …………………………………*676*
    p　乳酸 ……………………………………………………*677*
  8　心機能 ……………………………………………………*678*
    a　心房性ナトリウム利尿ペプチド(ANP)、
       脳性ナトリウム利尿ペプチド(BNP) ………………*678*
    b　トロポニンT ……(452頁参照)
    c　ミオシンLCI ……(451頁参照)
    d　サイクリックGMP(cGMP) …………………………*683*
    e　エンドセリン(ET) ……………………………………*684*

H　腫瘍マーカー(腫瘍マーカー検査の選択) ──── 685

  1　AFP ………………………………………………………*686*
  2　AFPレクチン分画 ………………………………………*688*
  3　PIVKA-II …………………………………………………*690*
  4　CEA ………………………………………………………*692*
  5　CA 19-9 …………………………………………………*697*
  6　CA 125 ……………………………………………………*702*
  7　CA 15-3 …………………………………………………*704*
  8　SCC抗原 …………………………………………………*706*
  9　NSE ………………………………………………………*710*
 10　SLX ………………………………………………………*714*
 11　サイトケラチン19フラグメント(シフラ) ……………*717*
 12　ProGRP …………………………………………………*721*
 13　POA、DUPAN-2、Span-1、CA 50、NCC-ST-439 …*725*
 14　PSA ………………………………………………………*728*
 15　γ-Sm ……………………………………………………*732*
 16　フェリチン ……(224頁参照)

I 微生物学的検査 —————————————735

1 一般細菌 ……………………………………736
- a 塗抹検査 ………………………………736
- b 培養検査 ………………………………738
- c 抗菌薬感受性検査 ……………………745
- d 抗原検出 ………………………………748
- e 抗体検査 ………………………………749
- f 産生毒素 ………………………………752
- g 核酸同定検出法 ………………………754

2 抗酸菌 ………………………………………755

3 ウイルス ……………………………………759
- a 肝炎ウイルスマーカーの選択基準 …759
- b HIV ……………………………………774
- c HTLV-1 ………………………………776
- d EBウイルス …………………………778
- e 単純ヘルペスウイルス ………………781
- f 水痘、帯状疱疹ウイルス ……………783
- g アデノウイルス ………………………785
- h サイトメガロウイルス ………………786
- i エンテロウイルス ……………………787
- j ロタウイルス …………………………792
- k 日本脳炎ウイルス ……………………794
- l インフルエンザウイルス ……………796
- m 風疹ウイルス …………………………800
- n 麻疹ウイルス …………………………802
- o ムンプスウイルス ……………………805
- p パルボウイルス ………………………807

4 クラミジア …………………………………809

5 リケッチア …………………………………812
- a 発疹チフス、流行性シラミ媒介性チフス …812
- b ツツガムシ病 …………………………814

6 マイコプラズマ ……………………………815

7 真菌 …………………………………………817

8 スピロヘータ ………………………………823

    a 梅毒 ……………………………………………………………*823*
    b レプトスピラ症 ……………………………………………*826*
9 原虫 ………………………………………………………………*829*
    a マラリア ……………………………………………………*829*
    b クリプトスポリジウム ……………………………………*831*
    c アメーバ ……………………………………………………*832*
    d トキソプラズマ ……………………………………………*833*
    e トリコモナス ………………………………………………*835*
10 寄生虫 ……………………………………………………………*836*
    a エヒノコックス ……………………………………………*836*
    b 肺吸虫 ………………………………………………………*837*
    c アニサキス …………………………………………………*838*
    d 顎口虫 ………………………………………………………*839*

表目次

第1部

表1	喀出痰の肉眼的品質評価	8
表2	喀出痰の顕微鏡下での品質評価	8
表3	保険収載されている感染症関連の遺伝子検査項目	9
表4	漏出液と滲出液の鑑別	12
表5	主な血液疾患の種類	18
表6	溶血性貧血の診断に必要な検査と所見	20
表7	赤血球増加症の鑑別診断	21
表8	急性白血病の診断に必要な検査と所見	22
表9	慢性骨髄性白血病(CML)と類似の白血球像を示す疾患との鑑別診断	22
表10	主な形質細胞性腫瘍(M蛋白血症)の鑑別診断	24
表11	出血性疾患のスクリーニング検査所見による分類	24
表12	代表的循環器疾患と臨床検査	32
表13	腎疾患診断の手順	36
表14	腎疾患と臨床検査	36
表15	食道疾患	40
表16	胃、十二指腸疾患	42
表17	腸疾患	44
表18	目的からみた肝疾患の臨床検査	47
表19	肝障害検出のためのスクリーニング検査	47
表20	肝の病態と肝機能検査	48
表21	肝疾患の成因診断のための検査	48
表22	急性肝炎の検査	49
表23	慢性肝炎の検査	50
表24	肝硬変の検査	50
表25	アルコール性肝障害の検査	51
表26	肝疾患で用いられる診断手段	51
表27	膵疾患の検査	53
表28	膠原病とその近縁疾患	55
表29	アレルギー性疾患	56
表30	膠原病にみられる特徴的な検査異常−診断に有用な検査の組み合わせ(1)	57
表31	膠原病にみられる抗核抗体、細胞質抗体の特徴−診断に有用な検査の組み合わせ(2)	59
表32	IgE抗体試験管内測定法	63
表33	糖尿病と、それに関連する耐糖能低下の成因分類	64

表34	糖尿病の診断手順	66
表35	リポ蛋白分類	70
表36	高脂血症の診断基準(血清脂質値:空腹時採血)	71
表37	高脂血症の表現型分類	72
表38	患者カテゴリー別管理目標値	72
表39	視床下部・下垂体ホルモン	76
表40	下垂体疾患	77
表41	神経・筋疾患の臨床検査	95
表42	神経・筋疾患の診断の階層	96
表43	神経系統とその機能と局在	96
表44	神経・筋疾患の画像検査	98
表45	頭蓋内神経疾患の第一選択の画像検査	98
表46	脊椎疾患の単純X線・断層撮影を除いた第一選択の画像検査	99
表47	中毒情報の入手	103
表48	急性中毒患者の全身状態把握のため,診断時に行うべき検査	103
表49	中毒性肝障害の臨床検査所見と原因物質	104
表50	中毒性腎障害の臨床検査による腎障害型からみた原因物質	105
表51	中毒による循環器症状を疑うヒントと臨床検査所見	105
表52	主な薬物の中毒血中濃度	106
表53	金属中毒の重症度判定基準	107
表54	有機溶剤中毒の尿中代謝物量	108
表55	一酸化炭素中毒時のHbCO濃度からみた重症度判定	108
表56	中毒患者の合併症把握とモニターの臨床検査	110
表57	中毒の原因物質同定のための生体試料採取最小量	111
表58	頻度の高い中毒原因医薬品と乱用薬物の簡易スクリーニングキット	111
表59	基本的検査(1)(いつでもどこでも必要な検査)	114
表60	基本的検査(2)(入院時あるいは外来初診時でも必要のあるとき行う)	114
表61	救命救急入院料の算定の対象となる重篤な救急患者	122
表62	県立広島病院救命救急センターで行っている緊急検査項目一覧	123
表63	診断的腹腔洗浄液検査判定基準	131

第2部

A 尿検査

表1	色調の変化と原因物質	136
表2	尿の混濁成分	137
表3	尿量の異常	137
表4	腎前性乏尿と腎性乏尿を鑑別するための処置	138

表5	腎前性乏尿と腎性乏尿を鑑別するための検査	*138*
表6	酸性尿、アルカリ性尿の成因	*139*
表7	尿中ケトン体が増加する病態、疾患	*144*
表8	尿ビリルビン、ウロビリノーゲンによる黄疸の鑑別	*146*
表9	顕微鏡的血尿の鑑別診断	*148*
表10	白血球が認められる疾患	*148*
表11	円柱が認められる疾患	*149*
表12	糖尿病性腎症の病期分類	*152*
表13	尿中NAGの異常を呈する疾患	*154*
表14	尿中NAGを増加させる腎毒性物質	*154*
表15	各種蛋白尿における尿中 β_2 ミクログロブリン	*156*

C 穿刺液検査

表1	穿刺液検査項目	*164*
表2	腹水の成因	*165*
表3	血清-腹水アルブミン濃度較差(SAAG)による腹水の分類	*166*
表4	腹水の鑑別診断	*167*
表5	滲出液と漏出液との鑑別	*168*
表6	肉眼的所見と原因疾患	*168*
表7	胸水の原因疾患	*169*
表8	心外膜炎の原因	*171*
表9	心囊液の検査項目	*172*
表10	滲出液と漏出液の鑑別	*172*
表11	脳脊髄液の検査項目、正常値、異常をきたす病態	*174*
表12	関節液の分類	*179*

D 血液検査

表1	血沈が異常値を示す病態	*182*
表2	貧血の成因	*185*
表3	赤血球恒数による貧血の分類	*185*
表4	赤血球増加症の成因	*186*
表5	赤血球増加症の鑑別	*186*
表6	網状赤血球数が異常値となる病態・疾患	*188*
表7	赤血球の形態異常	*190*
表8	好中球減少をきたす病態・疾患	*193*
表9	白血球増加症を起こす主な疾患	*194*
表10	白血球分画に異常のみられる病態・疾患	*195*
表11	白血球の形態異常	*196*
表12	血小板数が異常になる病態・疾患	*198*
表13	骨髄像基準値	*201*

表14	主な血液疾患における特徴的な骨髄所見	202
表15	急性白血病とMDSのFAB分類と骨髄所見	204
表16	特殊染色の目的	206
表17	急性白血病のFAB分類と特殊染色所見	206
表18	好中球アルカリホスファターゼ染色(朝長法)の基準値	207
表19	染色体検査の概要	212
表20	核型記載によく用いられる略号とその使用例	214
表21	造血器腫瘍でよくみられる構造変化を伴う染色体異常	215
表22	サザンブロット法	217
表23	RT-PCR法	218
表24	フェリチンの異常値を示す疾患	224
表25	ハプトグロビンの異常値を示す主な疾患	226
表26	ハム試験の判定	229
表27	ビタミンB_{12}が異常値を示す病態・疾患	230
表28	葉酸が異常値を示す病態・疾患	231
表29	エリスロポエチンの異常を示す疾患	233
表30	出血時間の異常を呈する疾患および病態	237
表31	血小板凝集能異常を呈する疾患および病態	239
表32	血小板機能異常症の凝集能	239
表33	血小板放出能の異常を呈する疾患および病態	243
表34	INRによる経口抗凝固療法の治療域	247
表35	PTの異常値を示す疾患	247
表36	フィブリノゲンの異常を示す病態と疾患	252
表37	凝固因子の欠乏が認められる疾患	255
表38	血友病における凝固因子インヒビター発生の危険因子	256
表39	第VIII因子インヒビター(自己抗体)の随伴疾患	256

E 免疫学的・血清学的検査

表1	WHO命名委員会で認められている各HLA遺伝子座の対立遺伝子数	272
表2	HLAのDNAタイピングに用いられる各種の方法	274
表3	白血球表面抗原のCD分類	277
表4	主な末梢血リンパ球サブセットの基準値(陽性率)	282
表5	末梢血リンパ球サブセット異常と疾患	283
表6	サイトカインの分類	289
表7	サイトカインが増加する病態	290
表8	主要なサイトカインの増加する病態・疾患	290
表9	サイトカインの測定が必要になる疾患・病態	291
表10	免疫グロブリン値の年齢による変動	296
表11	免疫グロブリンの変動する病態	297

表目次

表12	CH50(補体価)と補体成分値(C3、C4)	299
表13	疾患と補体	300
表14	血中免疫複合体陽性疾患とその由来	304
表15	クリオグロブリン陽性疾患	306
表16	寒冷凝集素が陽性となる疾患	307
表17	アレルゲンの検査法	309
表18	健常小児の月齢別、年齢別の血清 IgE 値	309
表19	代表的な特異 IgE 抗体測定法の特徴	310
表20	臨床的に有用な代表的アレルゲン特異 IgE 抗体	312
表21	リンパ球芽球化試験	314
表22	リンパ球芽球化反応試験で低値を示す疾患	316
表23	リンパ球刺激試験で高値を示す疾患	316
表24	NK 細胞活性の低下する場合	319
表25	NK 細胞活性の上昇する場合	319
表26	RF 測定法と正常基準値および測定原理および測定方法	324
表27	抗核抗体と疾患および病像との関係	327
表28	主な抗核抗体蛍光抗体法での染色パターンと疾患特異性	331
表29	膠原病における抗 Sm 抗体と抗 U1 RNP 抗体の出現頻度 (教室例)	339
表30	各膠原病における抗 SS-A 抗体と抗 SS-B 抗体の陽性率(%)	342
表31	抗 Scl-70 抗体の膠原病における陽性率	347
表32	抗セントロメア抗体が陽性となる疾患と検出率	349
表33	抗核小体抗体の対応抗原と関連する病態	354
表34	抗アミノアシル tRNA 合成酵素抗体の対応抗原、測定法、臨床特徴	358
表35	抗リン脂質抗体症候群分類基準案	360
表36	抗リン脂質抗体症候群以外で抗リン脂質抗体の出現する疾患、病態	361
表37	抗リン脂質抗体の測定	363
表38	クームス試験陽性時の鑑別診断	374
表39	自己免疫性好中球減少症の分類	376
表40	抗リンパ球抗体のみられる疾患	376
表41	抗血小板同種抗体	378
表42	PA・IgG の抗原となる血小板膜糖蛋白	379
表43	各ガングリオシド分子種に対する抗体と、それが陽性になる代表的疾患	399

F 生化学検査

表1	血清 ALP アイソザイムの臓器起源と増加機序	406
表2	ALP が異常値を示す疾患	407

表3	ALPが高値を示す疾患の構成アイソザイム	407
表4	AST、ALTが異常値を示す疾患	411
表5	LDHが異常値を示す疾患	413
表6	LDH/AST比とLDHアイソザイムからの疾患の鑑別	414
表7	γ-GTPの高値を示す疾患	416
表8	血清ChEの異常値を示す疾患と状態	418
表9	血清GUの高値を示す疾患	420
表10	アミラーゼの異常を示す疾患と状態	423
表11	リパーゼが異常を示す疾患と状態	425
表12	トリプシンの異常を示す疾患と状態	427
表13	PSTIの異常を示す疾患と状態	429
表14	エラスターゼの異常を示す疾患と状態	430
表15	ホスホリパーゼA_2の疾患と病態	431
表16	CK高値を自覚症状、身体所見から推定できる疾患	435
表17	血中ACPが上昇する疾患、病態	438
表18	血清ACE活性が異常値を示す疾患	440
表19	血清ACE活性と遺伝子多型性	440
表20	蛋白分画の典型的なパターン	445
表21	α_1ミクログロブリンの異常値を示す疾患	446
表22	β_1ミクログロブリンの異常高値を示す疾患	449
表23	TTT、ZTTが異常となる疾患	462
表24	高脂血症の診断基準(血清脂質値：空腹時採血)	465
表25	患者カテゴリー別管理目標値	465
表26	高コレステロール血症の原因	466
表27	低コレステロール血症の原因	467
表28	高HDL血症の原因	467
表29	低HDL血症の原因	467
表30	高中性脂肪血症の原因	470
表31	低中性脂肪血症の原因	470
表32	高リポ蛋白血症の表現型(WHO)	471
表33	アポリポ蛋白の機能と分布	474
表34	日本人健常者のアポリポ蛋白濃度	474
表35	アポリポ蛋白が増減する原発性脂質代謝異常症	475
表36	各種疾患におけるアポリポ蛋白の変化	475
表37	Lp(a)が変動を示す状態	478
表38	RLP-Cが増加する状態	480
表39	リン脂質による肝・胆道疾患の鑑別	481
表40	遊離脂肪酸が変動を示す疾患	483
表41	過酸化脂質が高値を示す疾患	484
表42	BUN異常値の原因	487

表43	尿酸が異常値を示す疾患と病態	491
表44	血中アンモニア濃度が異常となる疾患	493
表45	ポリアミンが増加する疾患、病態および生理的状態	498
表46	25-OHD と 1,25-(OH)$_2$D の基準値と異常値	502
表47	Ca 調節ホルモンの主な作用	513
表48	高 Ca 血症の原因疾患	514
表49	低 Ca 血症の原因疾患	515
表50	高 P 血症、低 P 血症の原因	516
表51	血清銅、セルロプラスミンが増減する疾患	522
表52	ビリルビンの上昇する疾患	526
表53	血清総胆汁酸濃度が上昇する疾患	530
表54	動脈血ガス分析で異常値をきたす疾患	534
表55	腎機能検査	536
表56	各種クリアランスの基準範囲	539

G 内分泌・代謝学的検査

表1	成長ホルモン分泌刺激試験の結果の判定基準	558
表2	成長ホルモン分泌不全性低身長症診断の手引き	559
表3	血中 LH、FSH 値と各種疾患などとの関係	576
表4	ACTH が異常値を示す主な疾患・病態	580
表5	T$_4$、T$_3$、FT$_4$、FT$_3$、TSH の異常値の解釈	585
表6	TBG の異常値の解釈	588
表7	サイログロブリンの異常値の解釈	590
表8	カルシトニンが異常を示す疾患	592
表9	オステオカルシンが異常を示す疾患	594
表10	血中 PTH、PTHrP が異常値を示す疾患	596
表11	カテコールアミン値に干渉する薬剤	605
表12	尿中メタネフリン・ノルメタネフリンの基準値および年齢別変動	606
表13	17-KS の分画	622
表14	尿中17-KS の増加または減少をきたす疾患	623
表15	尿中17-KS を高くする薬剤	623
表16	尿中17-KS を低くする薬剤	623
表17	17-KGS の分画	625
表18	血中 DHEA と DHEA-S の異常を示す疾患	629
表19	PAC に影響を及ぼす要因	630
表20	血漿レニン・アルドステロンが異常値を呈する疾患・病態	631
表21	PRA または PRC に影響を及ぼす要因	634
表22	エストラジオールが異常となる病態	639
表23	プロゲステロン値が変化する病態	646
表24	非妊娠と考えられるのに妊娠反応が陽性であった場合	650

表25	HPL が異常低値を示す疾患	651
表26	血中テストステロンの異常と疾患(成人男性)	653
表27	血中テストステロンの異常と疾患(成人女性)	654
表28	血糖低下をきたす疾患	656
表29	血糖上昇をきたす疾患	657
表30	血糖値に影響を与える薬剤	657
表31	糖尿病の診断基準	657
表32	75gOGTT における判定区分と判定基準	658
表33	血糖コントロールの指標と評価	658
表34	血糖以外で HbA_{1c} に影響する要因	659
表35	血糖以外でグリコアルブミンに影響する要因	661
表36	グリコアルブミンによる糖尿病コントロールの指標	661
表37	1,5-AG が低値を示す場合	662
表38	1,5-AG による糖尿病コントロールの指標	662
表39	血中インスリン値の異常をきたす疾患	664
表40	血中、尿中 C-ペプチドによる糖尿病の病型判定の目安	666
表41	血中ガラクトース値が上昇する疾患	669
表42	血中ケトン体濃度が上昇する病態	670

H 腫瘍マーカー

表1	AFP が上昇する疾患	686
表2	PIVKA-II が上昇する疾患	691
表3	CEA 測定法の種類	692
表4	血中 CEA 値の疾患別陽性率	694
表5	CA19-9の異常を認める疾患・病態	699
表6	SCC 抗原陽性となる主な疾患(その陽性率)	707
表7	各種扁平上皮癌における臨床病期別の血中 SCC 抗原陽性率	708
表8	血清検体汚染による SCC 抗原測定値への影響	709
表9	国内で供給されている NSE 測定キットとその参考基準値	711
表10	血清 NSE が上昇する疾患	711
表11	肺癌における NSE の陽性率	712
表12	SLX 陽性となる主な疾患(その陽性率)	716
表13	シフラ陽性となる主な疾患(その陽性率)	718
表14	血清 ProGRP が上昇する疾患	722
表15	POA の陽性率	726
表16	DUPAN-2 の陽性率	726
表17	Span-1 の陽性率	726
表18	CA-50の陽性率	726
表19	NCC-ST-439の陽性率	727
表20	本邦で市販される PSA キット	729

表21	本邦で市販される free-PSA および complexed-PSA 測定キット	730
表22	PSA値による疾患および病態	730
表23	PSA値に影響する因子	731
表24	γ-Sm：前立腺癌と前立腺肥大症の陽性率(PAPと対比)	733
表25	γ-Sm値に影響する因子	733

I 微生物学的検査

表1	各種顕微鏡による微生物の観察	736
表2	検体の塗抹検査で菌種または菌属が推測できる場合	736
表3	呼吸器感染症の主要起炎微生物	738
表4	腸管感染症の主要起炎微生物	739
表5	肝・胆道感染症の主な起炎微生物	739
表6	尿路感染症の主要起炎菌	740
表7	尿道炎、子宮頸管炎、腟炎の主要起炎微生物	740
表8	敗血症・菌血症の主要起炎菌	741
表9	感染性心内膜炎の主要起炎菌	741
表10	髄膜炎の主要起炎微生物	742
表11	起炎菌として頻度の高い嫌気性菌	744
表12	嫌気性菌感染症	744
表13	溶連菌抗原と抗体検査との関連	749
表14	A群溶連菌感染症とその関連疾患	749
表15	溶連菌抗体の基準値と異常値	750
表16	腸管出血性大腸菌の種々の検査法	753
表17	淋菌の核酸同定検出法	754
表18	蛍光法と Ziehl-Neelsen 法との比較	755
表19	抗酸菌検査成績表示法塗抹染色法の判定	756
表20	抗酸菌検査成績表示法培養成績の判定	756
表21	抗酸菌核酸増幅法の概要	757
表22	ツベルクリン反応が弱く出る場合	758
表23	肝炎ウイルスマーカーの臨床的意義	760
表24	肝炎ウイルスマーカーの選択規準	761
表25	HBV マーカーの意義・特徴	764
表26	EBV 関連疾患における特異抗体像	779
表27	HSV 感染症の臨床像	782
表28	アデノウイルス血清型と疾患	785
表29	エンテロウイルス感染症に関連した臨床症状	788
表30	A型ロタウイルスとアデノウイルス検出キット	792
表31	日本脳炎患者血清診断基準	794
表32	インフルエンザ脳炎・脳症	797

表33	インフルエンザ感染症診断法	798
表34	風疹 HI 抗体価の解釈	801
表35	B19 Parvovirus 疾患	807
表36	検査センターで実施可能なクラミジア感染症診断法	810
表37	リケッチア症と Weil-Felix 反応	813
表38	深在性真菌症診断に用いられる抗原検索法	818
表39	菌類の細胞壁主要構成成分	819
表40	STS と TPHA による判定	824
表41	わが国の主なレプトスピラ病	826

図目次

第1部

図1　感染症の病床診断法 ･･ 4
図2　肺気量分画と時限肺活量 ･････････････････････････････････････ 14
図3　スパイログラムによる障害型の分類 ･･････････････････････････ 15
図4　フローボリューム曲線 ･･･････････････････････････････････････ 15
図5　貧血における検査の進め方の原則 ････････････････････････････ 19
図6　平均赤血球恒数による分類別の貧血の原因診断の進め方 ･･････ 19
図7　悪性リンパ腫の検査診断の進め方 ････････････････････････････ 23
図8　血小板減少症の原因診断の進め方 ････････････････････････････ 25
図9　凝固異常症の原因診断の進め方 ･･････････････････････････････ 26
図10　症例(64歳　経過表) ･･･････････････････････････････････････ 30
図11　尿量異常の鑑別診断 ･･ 34
図12　浮腫の鑑別診断 ･･ 35
図13　血尿の鑑別診断 ･･ 35
図14　胆道系酵素上昇を伴う黄疸の鑑別診断 ･･･････････････････････ 52
図15　糖尿病における成因(発症機序)と病態(病期)の概念 ･･････････ 65
図16　視床下部-下垂体-内分泌臓器系とホルモン ･･････････････････ 74
図17　小人症診断のためのフローチャート ･････････････････････････ 80
図18　甲状腺疾患診断のためのフローチャート ･････････････････････ 81
図19　副甲状腺疾患および類縁疾患診断のためのフローチャート ････ 85
図20　副腎皮質ステロイド合成経路 ･･･････････････････････････････ 87
図21　クッシング症候群および類縁疾患診断のためのフローチャート ･･････ 88
図22　副腎皮質機能低下症診断のためのフローチャート ･････････････ 89
図23　アルドステロン症および類縁疾患診断のためのフローチャート ･･････ 90
図24　褐色細胞腫および類縁疾患診断のためのフローチャート ･･････ 92
図25　無排卵症診断のためのフローチャート ･･･････････････････････ 93
図26　神経・筋疾患の診断の流れ ･････････････････････････････････ 95
図27　神経・筋疾患の診断と検査 ･････････････････････････････････ 96
図28　筋力低下の症例 ･･ 97
図29　腰痛の画像検査を含めた診療のフローチャート ･･･････････････ 99
図30　中毒の疑いから検査・治療まで ････････････････････････････ 102
図31　アセトアミノフェン中毒時の血中濃度と服用後経過時間からみた
　　　肝障害の予測 ･･ 104
図32　尿中パラコートの定性分析法(a)と血中パラコート濃度と
　　　救命曲線(b) ･･･ 109
図33　外傷初療のおおまかな流れ ･････････････････････････････････ 125
図34　TEGの測定、代表的な異常パターン ････････････････････････ 126

図35	ソノクロット™により得られた凝固線溶系の動態と微小粘度計の作動原理	127
図36	Deadly triad と damage control 手術	130

第 2 部

図1	ポルフィリンの代謝	150
図2	骨髄所見による AML と MDS の FAB 分類のためのフローチャート	203
図3	サザンブロット法による染色体転座に伴う遺伝子再構成の検出	218
図4	RT-PCR 法による転座型白血病における融合 mRNA の検出	219
図5	小球性低色素性貧血の鑑別診断	225
図6	赤血球浸透圧抵抗弛緩(Parpart 法)の溶血曲線	227
図7	赤血球増加症の鑑別診断	234
図8	血小板無力症患者の血小板凝集能	240
図9	血液凝固の機構における APTT と PT の鑑別範囲	246
図10	免疫グロブリン定量のスクリーニング	295
図11	補体の 3 つの反応経路と反応生成物およびそれらの生物的効果	301
図12	ADCC の原理	320
図13	MLC の原理	322
図14	蛍光抗体法による代表的染色パターン	329
図15	Peripheral 型染色	330
図16	PCNA 型染色	331
図17	抗アミノアシル tRNA 合成酵素抗体が免疫沈降する核酸成分の Urea-PAGE(A)と蛋白成分の SDS-PAGE(B)	357
図18	細小血管炎の疑われる症例の診断的アプローチ	366
図19	ANCA の蛍光染色パターン	367
図20	クームス試験	373
図21	薬物による免疫性溶血性貧血の機序	374
図22	間接蛍光抗体法による抗白血球抗体検出法	377
図23	ITP 患者における PA・IgG と血小板数の関係	378
図24	ITP、各種自己免疫疾患、肝疾患における PA・IgG 値	379
図25	抗 GBM 抗体腎炎の診断手順	394
図26	各種肝疾患における血清 ADA 活性	403
図27	急性心筋梗塞における生化学的マーカーの経時的変化	452
図28	III 型コラーゲンおよび P-III-P の構造	454
図29	IV 型コラーゲンの構造	458
図30	リポ蛋白分画	472
図31	GFR と血清クレアチニン濃度との関係	488
図32	尿酸の排泄(4-コンパートメントモデル)	490
図33	プロトロンビン(第 II 因子)合成におけるビタミン K の作用	499

図34	ビタミンD代謝	*501*
図35	リンの尿細管における再吸収について	*517*
図36	ビリルビン代謝	*525*
図37	胆汁酸代謝	*529*
図38	クリアランスの概念	*541*
図39	成長ホルモン(GH)分泌の日内変動	*552*
図40	各負荷試験での採血時間	*555*
図41	GRH-GH-IGF-I系	*561*
図42	正常月経周期におけるLHとFSHの経日的変動	*573*
図43	GnRH試験におけるLH、FSH反応のパターン	*578*
図44	ADHが異常を示す主な疾患・病態	*582*
図45	血清CaとintactPTH濃度の関係	*597*
図46	エルスワース・ハワード試験の実施法	*600*
図47	血中DHEA-S値の年齢による変動	*628*
図48	奇胎娩出後のHCG値の推移パターンの分類	*648*
図49	Lewis式血液型抗原とI型糖鎖抗原に属する腫瘍マーカーの抗原決定基の糖鎖構造	*698*
図50	各種疾患における血清SCC抗原値の分布	*707*
図51	各種腫瘍疾患における血清NSE値	*712*
図52	肺癌における血清NSE値	*712*
図53	各種疾患における血清SLX値の分布	*715*
図54	肺癌における血清SLX値の分布	*715*
図55	各種肺疾患における血清シフラ値の分布	*718*
図56	肺癌における組織型別血清ProGRP値	*722*
図57	肺小細胞癌における臨床病期別血清ProGRP値の分布と陽性率	*723*
図58	未治療前立腺癌におけるテストステロンのサーカディアンリズムとPSA、PAPの変動	*731*
図59	γ-Smの測定原理図	*732*
図60	前立腺癌再発時のγ-Smの変動	*733*
図61	濾紙法による大腸菌O157の検出原理	*748*
図62	A型肝炎の経過	*762*
図63	HBVマーカーの病期・病態の経過に伴う推移	*764*
図64	HCV-RNAの構造と第二・第三世代抗体	*767*
図65	D型肝炎ウイルス感染診断	*771*
図66	E型肝炎の経過	*772*
図67	ポリオの臨床経過と抗体推移	*790*
図68	麻疹の臨床経過と抗体推移	*803*
図69	梅毒の経過	*823*

第1部

各疾患と臨床検査

A 感染症と臨床検査

はじめに■感染症の確定診断には、患者検体からの病原体の検出が原則である。したがって、適切な検体の採取およびその後の取り扱いは、病原体検出を目的とする微生物検査を行ううえで最も重要である。しかし、培養法による原因微生物検出は早期診断に間に合わず、このため分離同定法の改良、簡易同定キットや自動同定機器が開発され、普及してきた。しかし、これらも迅速診断の観点から、必ずしも満足できるものとはいい難い。また体液中（多くは血清）の特異抗原に対する血清抗体価の上昇も、抗体価が上昇するまでの期間があり、免疫能が低下している患者では十分な抗体産生がされないなど、特定の場合を除き補助的な意義が認められるに過ぎない。

I. 感染症の臨床検査の進め方

1. 感染症が疑われる場合の基本的検査

感染症が疑われる患者において臨床検査を行う目的は、①感染症があるのか、類似の症状を呈する非感染性疾患（悪性腫瘍、膠原病、アレルギーなど）であるのかを鑑別すること、②感染病巣の臓器あるいは部位を特定すること、③感染症の原因微生物を同定すること、④適切な治療薬を選択すること、の4項目である[1]。

問診による既往歴、現病歴、自・他覚症状などから感染症が疑われた場合には、末梢血白血球数と血液像、CRPおよびその他の急性相反応蛋白（CRP、血清アミロイドA、$α_1$-アンチトリプシン、ハプトグロブリンなど）、赤沈などの炎症マーカーの検査を行う。

これらの各検査は、それぞれ独立した性格をもち、感染症には非特異的であるが、感染症では同時に病的異常所見を示すことが多く、これらがすべて基準値内の成績を示した場合には感染症の可能性は極めて低く、感染症を否定してもよいという。しかし、感染症以外の疾患でも類似の検査成績を呈することがあるため、胸部X線検査、腹部X線検査、生化学検査、尿検査などを行う。

近年では問診による発症状況の1つとして、海外への渡航歴が重要となっ

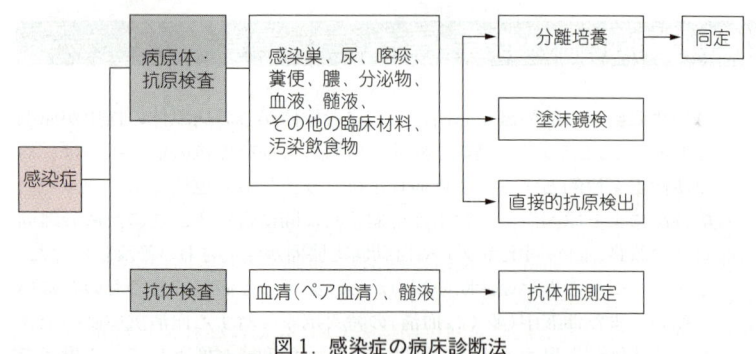

図1. 感染症の病床診断法
(猪狩 淳：感染症診断の進め方．総合臨牀 47(増刊)：1658-1661, 1999 より引用)

てきている。感染症診断へのアプローチは図1[2)]の如く進められるのが一般的である[2)]。

2. 感染症のスクリーニング検査

【1】白血球数と血液像の変化

細菌感染症、特に化膿菌による急性感染症では、好中球の増加を伴う白血球数増加をきたし、好中球の核左方移動がみられる。好酸球や好塩基球は一般に減少することが多い。

一般に症状の程度と白血球数は平行し、重症化すると白血球数は減少し、高度の核左方移動、類白血病反応、好中球に中毒顆粒、デーレ(Döhle)小体や空胞形成を認める。

感染症状が明らかなわりに白血球数、好中球数の増加がみられない場合は突発性発疹、風疹、水痘、麻疹、EBウイルス感染症などのウイルス性疾患でみられる。好塩基球が増加する感染症としては、インフルエンザ、水痘、結核などが挙げられる。減少する感染症としては急性細菌性感染症が挙げられる。

単球は活動性結核、亜急性心内膜炎、敗血症、梅毒、ブルセラ症に際して増加する。

リンパ球が絶対的に増加する感染症としては伝染性単核症が挙げられ、その他、小児では百日咳が挙げられる。リンパ球の減少の代表的なものはHIV感染症が挙げられる。

好酸球が増加する感染症は寄生虫疾患以外に猩紅熱、結核、カリニ肺炎や

アスペルギルス性好酸球肺炎などがある。

血小板の異常は、麻疹、風疹、流行性耳下腺炎、サイトメガロウイルス、パルボウイルスなどによる血小板減少が臨床的に認められる。その他、病原性大腸菌O 157による溶血性尿毒症症候群に伴った血小板減少が有名である[3]。

【2】赤沈、CRPの変化

急性感染症で赤沈が促進するのは、主としてフィブリノゲンや炎症産物の急速な増加による。非特異的反応であるが、促進する代表的疾患が感染症である。赤沈は発熱などの急性症状や白血球増多、CRP上昇などの急性反応に遅れて促進する。また疾患の回復期にもCRPなどに遅れて正常化してくる[2]。

ウイルス感染症や腸チフスの発熱時では、一般に赤沈の促進は少ない。高熱がなくとも、急性心内膜炎、腹膜炎、胸膜炎などでは促進し、扁桃炎、虫垂炎、胆嚢炎などの局所的炎症疾患では赤沈の促進は少ない[2]。

CRPは急性相反応蛋白の1つであり、CRPの上昇は非特異的な反応ではあるが、炎症マーカーとして最も広く利用されている[2]。

CRPは炎症性疾患では鋭敏に上昇するので、病態の診断、予後の判定、治療効果判定などに有用である。炎症や組織の破壊に反応し、12時間以内に血中濃度の上昇がみられる。

ウイルス感染症ではCRPも一般に上昇を示す例は少なく、陽性でもその程度は弱い。

【3】その他の検査

血液ガス検査で呼吸不全の程度と酸・塩基平衡を評価し、血清アルブミン値で栄養状態を評価する。GOT、GPT、LDH、BUN、クレアチニン、Na、K、Cl値により肝機能、腎機能、電解質バランスを評価する。

血清アミロイドA(serum amyloid A；SSA)はウイルス感染症でも上昇度が高く、EBウイルス、アデノウイルス、インフルエンザウイルスなど多種のウイルス感染症で炎症マーカーとしての有用性が報告されている[4]。

近年、感染による全身性反応のある症例では、血中プロカルシトニン(procalcitonin；PCT)値が高値を示し、敗血症の診断に有用であるという報告が欧米を中心に多数みられる。PCTは重症の細菌、真菌、寄生虫感染症の診断パラメーターで、感染に対する全身的な反応の過程のみで生成され、局所に限定された細菌感染、ウイルス感染、慢性炎症性疾患、自己免疫疾患、アレルギー疾患ではPCTは誘導生成されない。保険適用はいまだないが試

薬は入手可能である[5]。

また、敗血症の診断薬として In Situ Hybridization 法を用いた白血球内細菌核酸同定検査が開発され、保険適用を受けている。プローブとして黄色ブドウ球菌、表皮ブドウ球菌、腸球菌、緑膿菌、大腸菌群が用意されており、血液培養法に比べて、投与された抗菌薬の影響を受けず、検出感度が4倍ほど高く、また約8時間で結果の判定ができ、迅速に治療方針に対応できるという[6]。

髄液の CRP 微量測定により、細菌性髄膜炎と無菌性のものとの鑑別に利用しうる。髄膜 CRP 値 80 μg/ml 以上のときには細菌性髄膜炎が示唆される[7]。

3. 感染症の部位の診断

感染の存在が確認されたら、感染部位、感染臓器を推定する。この場合は臨床所見が参考になり、気道症状があれば呼吸器系、下痢、腹痛などの消化器症状があれば消化管の感染症など感染臓器の推定が可能である。この際、X 線検査、CT、MRI、超音波検査、シンチグラム、内視鏡検査などの画像診断が参考になる。

4. 病原診断

臨床所見や臨床検査所見から感染症の存在が疑われた場合には、その確定診断には起炎病原体を検出する。通常、病原診断は図1のように行われる[2]。

病巣部から汚染菌の混入をできる限り避けて検体を採取する。血液、髄液などの通常無菌的な部位からの検体、閉鎖性膿は無菌的に採取された場合に検出された微生物は起炎菌と考えられるが、自然排出された尿や喀痰、解放性膿、胆汁は皮膚や粘膜の常在菌の混入が避けられず、起炎菌か常在菌かの判定は困難な場合がある。このような場合には定量培養を行い、有意の菌数増加があるとき起炎菌と考える。喀痰などの場合、上気道に存在する汚染菌（常在菌）の混入を避けるため検体採取前にうがいをさせたり、上気道常在菌の汚染を無視できる経皮的肺穿刺法や経気管吸引法（transtracheal aspiration；TTA）などによる検体の採取を考慮する。

採取された検体は直ちに検査室に提出することが原則であるが、やむを得ず病棟において保存する場合には、汚染菌の混入が考えられる検体は、その増殖を抑えるため冷蔵保存する。しかし、淋菌や髄膜炎菌による感染症が疑われる場合には、これらの細菌は低温で死滅するため、37℃で保存する必要

がある。また嫌気性菌が疑われる場合には嫌気ポーターに入れておく。

腸チフス菌、赤痢菌、ジフテリア菌、結核菌などの強毒菌であれば、菌数の多少にかかわらず起炎菌と決定できる[2]。

5. 病原体の検出

【1】顕微鏡的検査

塗抹鏡検には、染色標本または新鮮生標本によるものがある。塗抹標本には、グラム染色が用いられるが、必要に応じて特殊な染色法を追加する。例えば、Ziehl-Neelsen染色(抗酸菌)、レジオネラ肺炎でのヒメネス(Giménez)染色や鍍銀染色などがある。塗抹検査においては菌の有無だけではなく、検体中の炎症細胞の存在、また炎症細胞による菌の貪食像などの所見に注意して観察することが重要である。炎症細胞の存在は感染病巣由来であることを示しており、貪食された菌は病原菌としての意義が高い。また、グラム染色性、形態、配列は抗菌薬の選択に重要な情報が得られる。染色法によらないで病原体を観察する方法に、髄液沈渣の墨汁法によるクリプトコックス、暗視野顕微鏡による梅毒トレポネーマ、髄液沈渣の位相差顕微鏡によるレプトスピラ、電子顕微鏡によるウイルス粒子、ウイルス・ヌクレオカプシド、サイトメガロウイルス感染細胞内の核内封入体などの観察がある[2]。

【2】病原体の分離培養検査

分離培養法は信頼性の高い方法であるが、最終結果が得られるまでに2〜3日(抗酸菌は3〜4週)を要し、迅速な対応が要求される急性感染症では、必ずしも治療に結びつかない欠点がある。また、検査室では臨床の情報により使用培地が選択されるため、医師は検査室と密接に情報を交換しながら検査を進めていくことが必要である。

喀痰検査の場合は医師は検体が細菌検査を行うのに適したものであるか、検体の品質評価を行う必要がある。一般に喀出痰の膿性度の判定にはMiller & Johnsの分類(表1)が用いられている[8]。Gecklerら[9]は100倍視野で観察し白血球数(気道由来)と上皮細胞(口腔由来)により6段階に分類し4〜6群の検体は下気道の病巣から得られた検体で培養に適しているとしている(表2)。

血液培養も感染症の重要な検査であり、①菌血症を疑う症状、高熱あるいは低体温、悪寒戦慄、頻呼吸、②白血球増多、顆粒球減少、③突然変調をきたした老人、④腎不全、糖尿病、免疫抑制剤使用者、などの発熱や変調時には血液培養が必要であり、汚染を避けるために厳重な消毒を行い、使用中の

表1. 喀出痰の肉眼的品質評価

M1	唾液、完全な粘性痰
M2	粘性痰の中に膿性痰が少量含まれる
P1	膿性痰で膿性部分が1/3以下
P2	膿性痰で膿性部分が1/3～2/3
P3	膿性痰で膿性部分が2/3以上

(文献8)より引用)

表2. 喀出痰の顕微鏡下での品質評価

グループ	細胞数/1視野	
	扁平上皮細胞	好中球
6	<25	<25
5	<10	>25
4	10～25	>25
3	>25	>25
2	>25	10～25
1	>25	<10

(文献9)より引用)

カテーテルからは採血しない、一度に大量に採血し、複数の培地に分注しない、などの配慮が必要である。

採血の時期は抗菌薬投与前に行うのがよいが、不可能な場合には次回投薬前に行う。

【3】病原体抗原の検査

病原体抗原を免疫学的方法により検出する方法には、①凝集反応(逆受身ラテックス凝集反応、ブドウ糖共同凝集反応、逆受身赤血球凝集反応、ゼラチン凝集反応)、②沈降反応(マイクロオクタロニー法：CIE、対向流免疫電気泳動)、③標識抗体法(直接蛍光抗体法：DFA、酵素免疫測定法：EIA、ELISA)、放射免疫測定法(RIA)、組み替えDNA技術に基づく分子生物学的方法(DNA・RNAハイブリダイゼーション)やPCR法、などがあり、これらは、人工培地で培養が不可能な微生物、培養に長時間を要する微生物、培養手技が繁雑な微生物に応用されている。PCR法は現在までに、結核菌、非定型抗酸菌、レジオネラ、クラミジア、ニューモシスチス・カリニなどの病原体に加え、HIV、HTLVなど多くのウイルス遺伝子の検出が可能になってきている。

【4】特異抗体検査

病原体は感染病巣内で増殖しながら特異的な抗原物質を産生し、血清中(時に髄液)に特異抗原に対する抗体が産生される。

抗体検査は症状の急性期と回復期の血清中の抗体価を測定し、それらが4倍以上の変化をみた場合に感染ありとするのが一般的な考え方である。また、急性期のIgM抗体価を調べる方法もある。ウイルス感染症の多くで、リケッチア、クラミジア、梅毒スピロヘータや細菌感染症の一部で応用されている[2]。

表3. 保険収載されている感染症関連の遺伝子検査項目

項目	測定法
HCV RNA 定性	RT-PCR
定量	RT-PCR、分岐DNAプローブアッセイ法
HBV 定量	TMA、RT-PCR、分岐DNAプローブアッセイ法
	液相核酸ハイブリダイゼーション
HIV プロウイルスDNA	PCR
RNA定量	RT-PCR
結核菌 DNA	PCR
rRNA	TMA
rRNA	液相核酸ハイブリダイゼーション
rpoB変異	固相核酸ハイブリダイゼーション
SARSコロナウイルス	LAMP
非定型抗酸菌 DNA	PCR
	液相核酸ハイブリダイゼーション
MRSA DNA（mecA）	PCR
淋菌 DNA	PCR、LCR
rRNA	液相核酸ハイブリダイゼーション
クラミジアトリコマチスDNA	PCR、LCR、分岐DNAプローブアッセイ法
rRNA	液相核酸ハイブリダイゼーション
白血球細菌核酸同定検査	*in situ* ハイブリダイゼーション

HBV: hepatitis B virus, HCV: hepatitis C virus, HIV: human immunodeficiency virus, LAMP: loop-mediated isothermal amplification, LCR: ligase chain reaction, MRSA: methicillin-resistant *Staphylococcus aureus*, PCR: polymerase chain reaction, TMA: transcription-mediated amplification

【5】その他の検査

微生物が産生する毒素や代謝産物を検査材料から直接検出して、病原体の補助検出法として利用されているものがある。

毒素産生能の検査は病原因子の検出に重要である。毒素には外毒素(endotoxin)と内毒素(exotoxin)があり、細菌由来のエンテロトキシン(黄色ブドウ球菌、大腸菌、ウエルシュ菌)や偽膜性腸炎の起炎菌 *Clostridium difficile* の産生するD1エンテロトキシンを直接検出する方法がいくつか実用化されている。内毒素の検出には、リムルステストを改良した発色合成基質を用いた方法があり、グラム陰性桿菌によるエンドトキシン血症の診断に用いられており、深在性真菌症の診断に βD-グルカンが使用されている。

微生物の産生する代謝産物をクロマトグラフィーにより分析して、菌種の同定、主に嫌気性菌に応用されている[6]。

表3に、保険適応のある主な感染症関連の遺伝子検査項目を示した。平成16年6月の診療報酬の改定で尿中レジオネラ抗原、糞便中ヘリコバクター・

ピロリ抗原、SARS コロナウイルス核酸増幅検査が新たに保険適応が認められた。

おわりに■感染症の診断方法は近年、技術的には大きな進歩を示した。特に特異性の高い免疫学的方法が臨床的に応用されるようになってきたが、いまだ非特異的反応の可能性もあり、また感度の面でもいまだ問題のある病原体も少なくない。また、最近注目されている DNA プローブ法、PCR 法の特異プローブや特異プライマーはその調整が面倒で、高価であるなどの問題点がある。

　感染症の確定診断にあたっては、問診、理学的所見が重要であり、感染症の存在が疑われた場合には十分な検査計画を立て、臨床側と検査側の密接な連携のもとに行う必要性が痛感される。

(渡辺一功)

【参考文献】
1) 一山　智：感染症が疑われる場合. 日医雑誌 123：939-942, 2000.
2) 猪狩　淳：感染症診断の進め方. 綜合臨牀 47(増刊)：1658-1661, 1998.
3) 谷内昇一郎：感染症による血液学的変化. 小児内科 31：1359-1362, 1999.
4) 山上隆也, 浅川洋美, 大石陽子：小児のインフルエンザウイルス感染におけるＣ反応性蛋白, 血清アミロイドＡの比較評価. 臨床検査 46：1573-1575, 2002.
5) 吉田　玄, 行岡秀和, 加藤　昇, ほか：重症感染症における血中プロカルシトニン値測定の意義. ICU と CCU 25：117-123, 2001.
6) 小林芳夫, 松久明生, 櫻田厚彦：白血球中細菌核酸同定検査. 綜合臨牀 52：130-134, 2002.
7) 安藤総一郎, 橋本博史：Ｃ反応蛋白(CRP). 綜合臨牀 47(増刊)：1610-1616, 1998.
8) Miller DL：A study of techniques for the examination of sputum in a field survey of chronic bronchitis. Am Rev Respir Dis 88：473-483, 1963.
9) Geckle, RW, et al：Microscopic and bacterial comparison of paired sputa and transtracheal aspirates. J Clin Microbiol 6：396-399, 1997.
10) 宮地勇人, 浅井さとみ：遺伝子診断の意義；ウイルス・細菌感染症. 臨牀と研究 81：565-574, 2004.

B 呼吸器疾患と臨床検査

はじめに■呼吸器疾患の鑑別診断および病勢の把握には種々の臨床検査が用いられる。他疾患と共通の検査と、呼吸機能、血液ガスなど呼吸器疾患に特有の検査がある。

1. 血液生化学検査

一般検査として血算(白血球分画)、血沈、CRP、生化学検査を行う。特に炎症所見の有無、また肝機能障害、電解質異常などの合併は鑑別診断に役立つ。LDH 上昇は間質性肺炎、肺梗塞でみられる。間質性肺炎では LDH が病勢の1つの指標になる。ほかに最近、KL-6、SP-D、SP-A(保険外)が間質性病変の病勢のマーカーとして有用であることが報告されている。KL-6 は II 型肺胞上皮細胞に発現するムチンの1つである。間質性肺炎において II 型肺胞上皮細胞に強く発現し、肺胞上皮傷害が惹起されると KL-6 によって線維芽細胞の増殖が促される。血清中 500 IU/ml までが正常である。治療効果の判定、薬剤減量の指標として有用である。SP-D、SP-A は II 型肺胞上皮細胞でつくられるサーファクタント蛋白であるが、間質性肺炎のマーカーとして有用であることが示されている。ACE(angiotensin converting enzyme)およびリゾチーム(保険外)はサルコイドーシスで上昇する。活動性のあるサルコイドーシス患者の 85% で上昇するといわれている。類上皮細胞が ACE を分泌することにより上昇する。リゾチームは蛋白分解酵素の1つであり、サルコイドーシスに特異的性はないが、細網内皮系機能亢進の結果として上昇する。

非特異的指標ではあるが、寒冷凝集素はマイコプラズマ肺炎の約 50% で上昇する。発病2～4週で最高値となり4～6週で陰転化する。また、びまん性汎細気管支炎でも上昇がみられる。

Alpa 1-アンチトリプシンは正常 200～400 mg/dl で、日本では稀であるが、欧米では肺気腫患者に欠損症が存在する。

胸水の検査で滲出性か漏出性かを鑑別するには、表4 に示すように生化学的検査を行う。診断に役立つ生化学的検査として、

① **ブドウ糖**：リウマチ性胸膜炎、結核性胸膜炎で低値を示す。
② **アミラーゼ**：膵炎に伴う胸水、食道破裂、悪性胸水で高値を示す。
③ **ADA**(adenosine deaminase)：結核性胸膜炎で高値を示す。

表4. 漏出液と滲出液の鑑別

	漏出液	滲出液
外観	透明〜淡黄色	漿液性(黄褐色)、膿性、血性、乳び性
比重	1.015 以下	1.018 以上
総蛋白量	3.0 g/dl 未満	3.0 g/dl 以上
胸水蛋白量/血清蛋白量	0.5 未満	0.5 以上
LDH	200 IU 未満	200 IU 以上
胸水 LDH/血清 LDH	0.6 未満	0.6 以上
細胞数	少数	多数
赤血球	1万/μl未満(通常)	
白血球		1,000/μl以上(通常)
細胞分画	中皮細胞、組織球	好中球、リンパ球

④ ヒアルロン酸：悪性胸膜中皮腫で高値となる。

ことなどが知られている。

2. 免疫学的検査

【1】免疫グロブリン

IgG はサルコイドーシス、間質性肺炎などで高値を示す。IgE はアレルギー性疾患、寄生虫感染症で高値を示す。アレルギー性疾患では各アレルゲンに対する特異 IgE 抗体を RAST 法などで測定することが、アレルゲンの同定に有用である。IgA はびまん性汎細気管支炎で上昇を示す。

【2】リンパ球サブセット

特に肺胞洗浄液中のリンパ球の増加とその CD 4/CD 8 比はサルコイドーシスや過敏性肺炎などびまん性肺疾患の診断や活動性の判断に有用な手段となる。CD 4/CD 8 比は一般に前者では上昇し、後者では減少する。

【3】血清抗体価

マイコプラズマ抗体価は急性期(発病1週間以内)と回復期(発病2〜4週後)のペアで測定する。ペア血清で4倍以上の差異が存在するとき、マイコプラズマ感染を示唆する。ほかに血清抗体価の測定はペア血清で、クラミジアやウイルス性肺疾患で有用である。EB ウイルス抗体価については健常人でも VCA-IgG 陽性 EBNA 抗体陽性であるが、初感染では VCA-IgG 陽性 EBNA 抗体陰性、または VCA-IgM 陽性である。

アスペルギルス抗体は、寒天内二重拡散法(オクタロニー法)により IgG 抗体を検出する。アスペルギルス抗原の検出はラテックス凝集法または ELISA 法で行われる。さらに真菌感染の指標として、βD-グルカン(血清中

の真菌の細胞壁の構成成分量)の測定が有用である。

クリプトコッカスの血清診断はクリプトコッカスの膜抗原に対してラテックス凝集法で測定する。感度特異性とも優れている。しかし、血清学的検査のみでなく、喀痰などより培養検出し、グロコット染色により同定することが重要である。

レジオネラは尿中抗原の遺伝子診断が最も有用である。またヒメネス染色やBCYEα培地により分離同定することが確定診断であるが、モノクローナル抗体を用いた血清診断が補助診断として行われる。

3. 腫瘍マーカー

CEA(caricinoembryonic antigen)、SLX(Sialyl Lewis X-i antigen)は腺癌、SCC、CYFRA 21-1 は扁平上皮癌、NSE(neuron specific enolase)、proGRP(pro-gastrin releasing peptide)は小細胞癌で上昇が認められる。

CEA：癌胎児性抗原、肺癌で約50%陽性。

CA 19-9：ヒト結腸癌培養株を用いて作成された。糖鎖抗原シアリルLe^a抗原、大腸癌、膵、胆管癌で陽性。接着分子でありELAM-1のリガンド、高値の癌ほど転移しやすい傾向がある。膵癌では80〜90%の陽性率である。肺癌でも陽性になるが、肺線維症で高値になる場合がある。肺線維症の約40%の症例で陽性といわれる。

SLX：ELAM-1のリガンド。肺腺癌で陽性。

SCC：子宮頸部扁平上皮癌より作成された腫瘍マーカー。

NSE：解糖系酵素エノラーゼのアイソザイムで神経特異的エノラーゼ。肺小細胞癌で60〜80%陽性。食道癌や小細胞癌以外の肺癌でも陽性になる場合がある。

proGRP：ガストリン放出ペプチド前駆体。肺小細胞癌特異的マーカーである。診断的価値が高く、第一選択的に検査されるマーカーである。

CYFRA 21-1：サイトケラチン19フラグメント。正診率が高い。第一選択として測定するマーカーである。

4. 皮膚検査

❶ツベルクリン反応

結核菌感染で陽性となり特異性は高いが結核病巣の活動性を知るうえの指標とはならない。サルコイドーシス、過敏性肺炎、悪性腫瘍のときに既陽性者が陰転することがある。精製ツベルクリン(PPD)を $0.05\,\mu g/0.1\,ml$ 接種

し、48時間後に判定する。発赤の直径 10 mm 以上を陽性とする。ブースター現象を加味し、2週間間隔で2回ツベルクリン反応を行い、2回目の反応を真の値として記録する2段階法が医療従事者のように感染の危険が高い場合に行われる。

アレルギー検査として、プリックテストが行われる。アレルゲンエキスを滴下した部位を針で引っかき反応させる。15分後に判定し紅斑 15 mm 以上を陽性とする。最近試験管内の検査として特異 IgE 抗体価を簡便に測定できるようになったが、多種類のアレルゲンについて同時に検討できる点、感度の高い点に有用性がある。

5．生理学的検査

【1】呼吸機能検査

❶スパイログラム

肺活量（VC）と1秒量および1秒率（$FEV_{1.0}$％）を測定（図2）。肺活量の標準値は年齢、性差、身長より決定する。肺活量 80％以下は拘束性障害、1秒率 70％以下は閉塞性障害と診断する（図3）。1秒率が 40％以下の高度の閉塞性障害があるときは残気量が大きくなるため全肺気量は正常範囲内にあるが、見かけ上肺気量が小さくなることがある。このときは閉塞性障害のみで、混

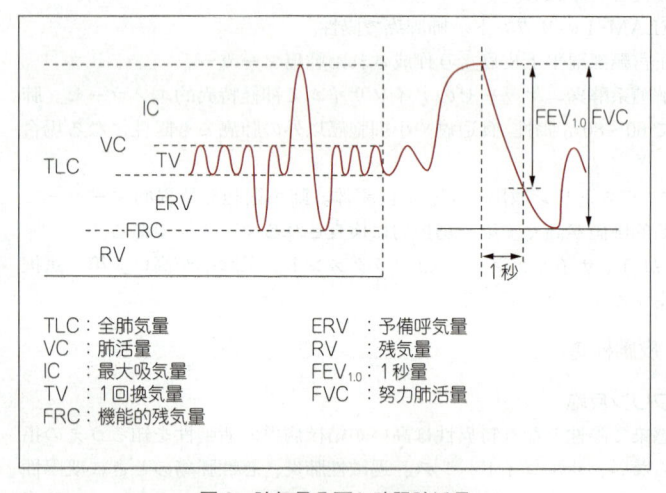

```
TLC：全肺気量        ERV ：予備呼気量
VC ：肺活量          RV  ：残気量
IC ：最大吸気量      FEV1.0：1秒量
TV ：1回換気量       FVC ：努力肺活量
FRC：機能的残気量
```

図2．肺気量分画と時限肺活量

合性障害とは判定しない。FVC が VC より著しく小さい場合は努力呼吸で気道が閉塞することを意味するので 10% 以上の差は異常である。

　機能的残気量はガス希釈法(ヘリウムガスなど肺で吸収されないガス)を用いて測定する。肺気腫で増加する。

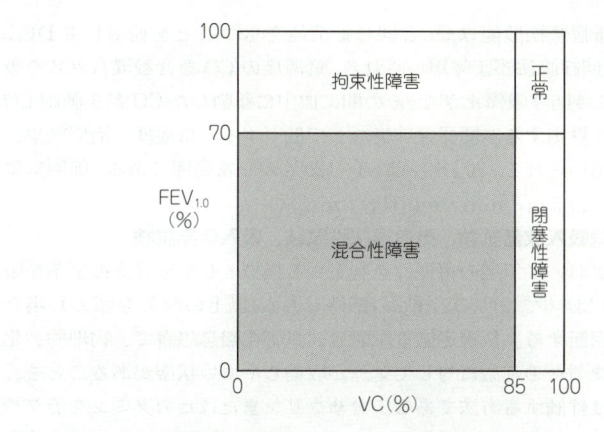

図3. スパイログラムによる障害型の分類

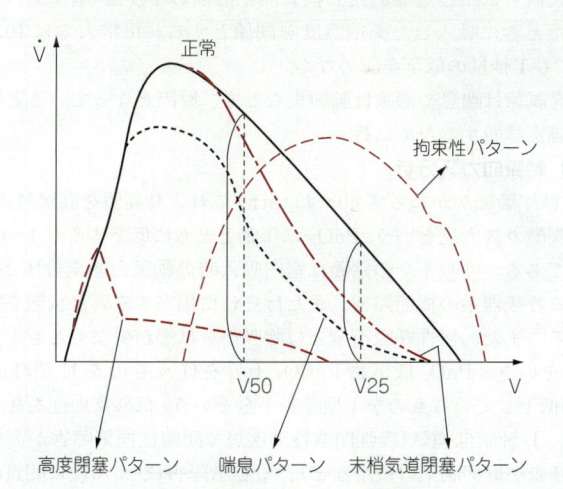

図4. フローボリューム曲線

❷フローボリューム曲線

大吸気位から最大呼気位まで努力呼出させたときの気量変化をX軸に呼気流量をY軸にとったもの(図4)。$\dot{V}25$および$\dot{V}50$の低下は末梢気道閉塞病変を示す。$\dot{V}50/\dot{V}25$の増加もよい指標となる。

❸肺拡散能

COガスの肺胞壁拡散能はO_2と同じ拡散能をもつことを利用してDL_{CO}を測定する。1回呼吸法がよく用いられる。低濃度のCOを含む混合ガスを吸入させた後、10秒間呼吸停止させ、その間に血中に移動したCO量を肺胞CO濃度の低下より算出する。間質性肺炎などで低下する。重症度、治療効果、予後の判定に用いられる。%DL_{CO}は80～120%が正常範囲である。肺胞気量で標準化した場合5 ml/min・mmHg/lが正常。

【2】薬剤吸入改善試験、気道過敏性試験、吸入誘発試験

気管支喘息において気道の可逆性を判定する指標として気管支拡張薬を吸入させ1秒率において20%(12.5%の基準もある)以上の改善を認めた場合可逆性ありと判断する。気道過敏性試験は、気管支喘息患者で、物理的、化学的、薬理的な種々の刺激に対して気道が収縮しやすい状態があることを、客観的定量的に評価する方法である。メサコリンまたはヒスタミンを倍々希釈し、低濃度(37.5 μg/ml)から安静時換気で2分間ずつ吸入させる。2分間吸入終了後直ちに1秒量を測定し検査開始直前の1秒量(基準値)の20%以上低下したときに吸入した薬剤濃度を閾値とする。正常人では10,000 μg/ml吸入でも1秒量の低下を認めない。

吸入誘発試験は喘息や過敏性肺臓炎などで、原因となっていると考えられる抗原を確定診断するために行う。

【3】動脈血ガス分析

$PaCO_2$は年齢にかかわらず40～45 torr、これより高値を高炭酸ガス血症、低値を低炭酸ガス血症という。PaO_2は年齢とともに低下する0.1～0.3 torr/年の割合である。呼吸不全の定義は室内吸入時の動脈血酸素分圧が60 Torr以下となる呼吸器系の機能障害、またはそれに相当する異常状態を呼吸不全と診断する。また、慢性呼吸不全とは呼吸不全状態が少なくとも1ヵ月持続するものをいう。PaO_2低下に$PaCO_2$上昇を伴うものをII型呼吸不全、$PaCO_2$が低下しているものをI型呼吸不全という。低酸素血症を起こす病態としては、① 肺胞低換気(慢性閉塞性肺疾患で閉塞性換気障害が高度になった場合、呼吸中枢抑制薬の使用など)、② 拡散障害(びまん性に間質の線維化を伴う間質性肺炎など)、③ シャント(肺の換気領域を通らないで動脈系に血

流が流れる場合で先天性心疾患や肺動脈静脈瘻など)、④換気血流不均等(血流障害あるいは換気障害があり両者の分布がくずれる場合で、慢性閉塞性肺疾患や肺血栓症などで起こる)、⑤吸入酸素分圧の低下、が挙げられる。これらを鑑別するために A-aDO$_2$ が重要な指標となる。

$$A\text{-}aDO_2 = PAO_2 - PaO_2 = 150 - 1.25 \times PaCO_2 - PaO_2$$

①の肺胞低換気では不変であるが②③④の病態で開大する。換気血流不均等と拡散障害は 100% 酸素吸入により A-aDO$_2$ は改善するが、シャントは正常化しない。

動脈血酸素飽和度は血中の酸素は大部分が赤血球ヘモグロビンと結合して組織に運ばれる。酸素に結合しうるヘモグロビンの何%が酸素と結合しているかを示すものが酸素飽和度(SpO$_2$)で、患者に負担を与えず非侵襲的に、パルスオキシメータで簡便に測定できる。PaO$_2$ と SpO$_2$ との関連は酸素解離曲線に従い、S字カーブを描く。PaO$_2$ が 60 Torr のとき SpO$_2$ は 90% であり、PaO$_2$ が 60 Torr 以下になると酸素飽和度は急激に低下する。

6. 画像診断

呼吸器疾患の鑑別診断において画像診断は欠かせない重要な検査である。その胸部単純 X 線撮影(正面と側面、必要により斜位)を撮影する。胸部単純 X 線写真で異常を認める場合、より質的および部位診断を目的に CT 検査が行われる。特にびまん性肺疾患の場合には HRCT が有用である。実際の画像診断の読み方の手順については他項を参照されたい。

核医学の検査は肺梗塞を疑った場合に換気および血流シンチを行う。サルコイドーシス、間質性肺炎などの活動性診断の補助として、また腫瘍性病変の診断補助として Ga シンチを行う。

保険上、間質性肺炎のマーカーである KL-6 と SP-D は同時には測定できない。腫瘍マーカーは1回に4項目までである。

(山下直美、大田　健)

C 血液疾患と臨床検査

はじめに■血液疾患は、血球(赤血球、白血球、血小板)の異常と、止血・血栓に関する因子の異常に大別される(表5)。但し血小板の異常は止血・血栓にかかわる因子に含まれる。血液疾患の診断には、とりわけ臨床検査の重要性が高く、以下主な血液疾患の診断における臨床検査の意義について概説する。

I．赤血球系疾患

1．貧血における検査の進め方(図5)

自・他覚症状などから貧血が疑われた場合、貧血の確認には末梢血液検査(血算)の中のHb、Htおよび赤血球数(RBC)の算定が必須である。貧血の存在が確認されたら、これら3種の値をもとに平均赤血球恒数を算出するとともに、その他の血算一式、血液生化学、尿、便などの一般検査を行う。平均赤血球恒数から、貧血は、①小球性低色素性、②大球性および③正球性、の3型に分類されるが、各型により貧血の種類はある程度限定されるので、

表5．主な血液疾患の種類

I．赤血球系疾患 　1．貧血 　2．赤血球増加症 II．白血球系疾患 　1．腫瘍性疾患 　　a．骨髄系：骨髄性白血病(急性、慢性)、骨髄異形成症候群 　　b．リンパ系：リンパ性白血病(急性、慢性)、悪性リンパ腫、 　　　　　　　M蛋白血症(多発性骨髄腫と類縁疾患) 　2．非腫瘍性疾患 　　a．無顆粒球症 　　b．伝染性単核球症 III．出血性疾患 　1．血管異常 　2．血小板異常：血小板減少症、血小板機能異常症 　3．凝固因子異常 　4．複合異常 IV．血栓性疾患

C 血液疾患と臨床検査

貧血の疑い	貧血の存在の確認	貧血の種類の鑑別診断		原因検索病型分類
問診診療	血算：Hb Ht RBC	平均赤血球恒数 その他の血算一式： WBC、分画、血小板数 網赤血球、赤血球形態	特殊検査：骨髄検査 生化学 その他	特殊検査画像検査その他

スクリーニング検査

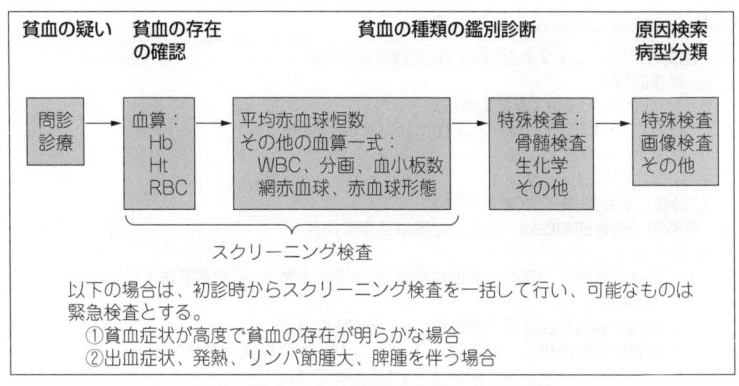

以下の場合は、初診時からスクリーニング検査を一括して行い、可能なものは緊急検査とする。
①貧血症状が高度で貧血の存在が明らかな場合
②出血症状、発熱、リンパ節腫大、脾腫を伴う場合

図5．貧血における検査の進め方の原則

小球性低色素性
MCV≦80
MCHC≦30

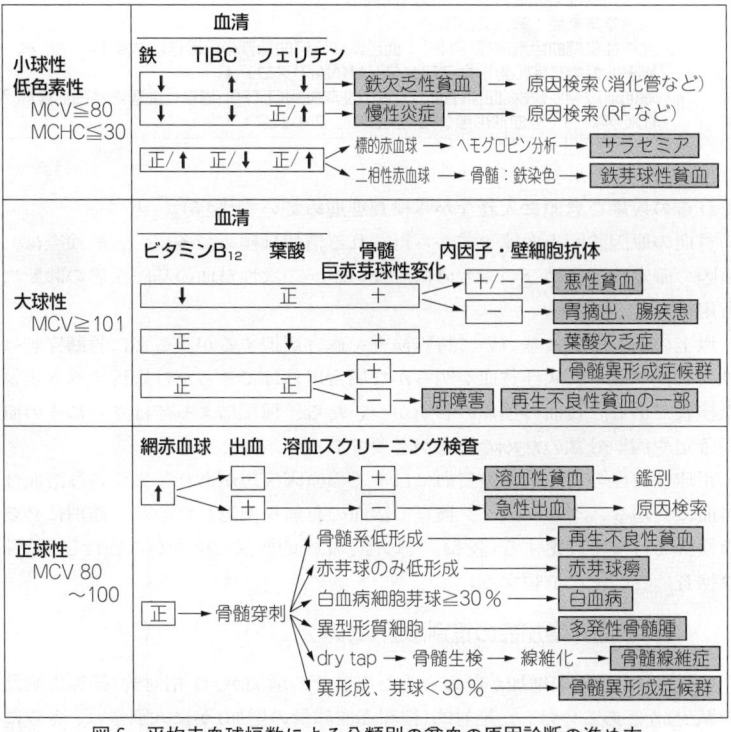

血清
鉄　TIBC　フェリチン
↓　↑　↓　→ 鉄欠乏性貧血 → 原因検索（消化管など）
↓　↓　正/↑ → 慢性炎症 → 原因検索（RFなど）
正/↑　正/↓　正/↑
　├ 標的赤血球 → ヘモグロビン分析 → サラセミア
　└ 二相性赤血球 → 骨髄：鉄染色 → 鉄芽球性貧血

大球性
MCV≧101

血清
ビタミンB$_{12}$　葉酸　骨髄巨赤芽球性変化　内因子・壁細胞抗体
↓　正　＋　+/− → 悪性貧血
　　　　　　　− → 胃摘出、腸疾患
正　↓　＋ → 葉酸欠乏症
正　正　＋ → 骨髄異形成症候群
　　　　− → 肝障害　再生不良性貧血の一部

正球性
MCV 80〜100

網赤血球　出血　溶血スクリーニング検査
↑　− →　＋ → 溶血性貧血 → 鑑別
　　　　　− → 急性出血 → 原因検索
　＋

正 → 骨髄穿刺
　├ 骨髄系低形成 → 再生不良性貧血
　├ 赤芽球のみ低形成 → 赤芽球癆
　├ 白血病細胞芽球≧30％ → 白血病
　├ 異型形質細胞 → 多発性骨髄腫
	├ dry tap → 骨髄生検 → 線維化 → 骨髄線維症
	└ 異形成、芽球＜30％ → 骨髄異形成症候群

図6．平均赤血球恒数による分類別の貧血の原因診断の進め方

表6. 溶血性貧血の診断に必要な検査と所見

1. 溶血スクリーニング検査(各種溶血性貧血に共通)
   a. 網赤血球 ↑
   b. 血清ビリルビン ↑(間接型優位)
   c. 血清LDH ↑(アイソザイムI型 ↑)
   d. 血清ハプトグロビン ↓
   e. 尿中ウロビリノーゲン ↑
   f. 骨髄:赤芽球過形成(通常不要)
2. 各種溶血性貧血の鑑別・同定に必要な検査と所見
   a. 先天性
   1) 遺伝性球状赤血球症:赤血球形態(球状赤血球症)、赤血球浸透圧抵抗 ↓、クームス試験 ⊖
   2) 遺伝性楕円赤血球症:赤血球形態(楕円赤血球症)
   3) 赤血球酵素異常症:グルコース-6-リン酸脱水素酵素異常症など
   4) ヘモグロビン異常症:赤血球形態(標的赤血球)、ヘモグロビン分析
   b. 後天性
   1) 自己免疫性溶血性貧血:クームス試験 ⊕
   2) 寒冷凝集素症:寒冷凝集素 ⊕
   3) 発作性夜間血色素尿症(PNH):血色素尿、汎血球減少、砂糖水試験 ⊕、Ham試験 ⊕、好中球アルカリホスファターゼ(NAP)スコア ↓
   4) 赤血球破砕症候群(血栓性血小板減少性紫斑病(TTP)、播種性血管内凝固症候群(DIC)など):赤血球形態(破砕赤血球)、血小板数 ↓

それらの疾患を念頭に入れながら検査を進めていく(図6)。

貧血の原因診断上血算一式から得られる情報は極めて多い。一般検査は、原因の確定診断に結びつくものは少ないが、二次性貧血の基礎疾患の診断に有用である。

以上の検査所見に基づいて特殊検査を適宜選択するが、ことに骨髄穿刺は鉄欠乏性貧血や二次性貧血が明らかな場合以外はできるだけ施行すべき重要な検査である。貧血の種類の診断がついたら、種類によってはさらにその原因確定や病型分類のための検査が必要である。

正球性貧血の中の溶血性貧血には多くの原因疾患があり、まず各種溶血性貧血に共通なスクリーニング検査で溶血の有無を確認したのち、鑑別に必要な検査を行って同定する(表6)。その際、比較的簡易な検査から施行し、特殊な検査は専門家に依頼する。

2. 赤血球増加症の鑑別診断(表7)

RBC、Hb、Htの増加が認められた場合その増加が、①相対的(循環血漿量の減少)か、あるいは、②絶対的(循環赤血球量の増加)かに大別され、さらに

表7. 赤血球増加症の鑑別診断

検査項目	赤血球増加症		
	相対的	真性	二次性
循環赤血球量	正	↑	↑
動脈血酸素飽和度	正	正	↓/正
末梢血液			
白血球数	正	↑/正	正
血小板数	正	↑/正	正
NAPスコア	正	↑/正	正
血清生化学			
エリスロポエチン	正	↓/正	↑
ビタミン B_{12}/B_{12} 結合能	正	↑/正	正
LDH	正	↑	正
尿酸	正	↑/正	正
脾腫(腹部エコー)	−	＋/−	−
骨髄像	正	過形成	正

NAP＝好中球アルカリホスファターゼ

②は真性と二次性に分けられる。これら三者は表7に示す検査所見により鑑別される。すなわち、まず①と②は循環赤血球量により鑑別され、真性はWBC・血小板数・NAPスコア・ビタミン B_{12} 濃度の増加、脾腫などにより診断され、二次性はエリスロポエチン濃度増加が特徴的である。

II. 白血球系疾患

1. 急性白血病の診断と病型分類(表8)

急性白血病の診断は、末梢血液所見でつけられる場合が多いが、確定は骨髄所見(芽球≧30%)による。さらに表8に示すような特殊検査を行って、FAB分類に則った病型分類を行う。

2. 慢性骨髄性白血病(CML)と類似疾患との鑑別診断(表9)

CMLは特徴的な末梢血液所見(白血病裂孔を伴わない各種成熟段階の顆粒球系細胞の著増など)によりほぼ診断可能であるが、NAPスコア低値、Philadelphia(Ph)染色体陽性、BCR/ABL(通常major)キメラ遺伝子により確定する。類似の血液像を示す原発性骨髄線維症や、癌末期や重症細菌感染症などでみられる類白血病反応とは、NAPスコア、骨髄所見などから鑑別は通常容易である。

表8. 急性白血病の診断に必要な検査と所見

1. 急性白血病に共通した検査所見
   a. 末梢血液
      1) 白血球数：増加例が多いが、時に減少〜正
      2) 白血球分画：通常芽球増加、稀に芽球⊖（非白血性白血病）
      3) RBC・Hb・Ht：通常↓
      4) 血小板数：通常↓
   b. 骨髄
      1) 細胞密度：通常過形成、稀に低形成（低形成性白血病）
      2) 分画：芽球≧30%（白血病裂孔）
   c. 生化学：LDH↑、尿酸↑、CRP↑など

2. 病型分類（FAB分類など）に必要な検査とその所見

検査項目	リンパ性（ALL）	骨髄性（AML：M0〜M7）
a. 特殊染色 ペルオキシダーゼ エステラーゼ（非特異的）	（−） （−）	M1・M2・M3・M4 ⊕ M4・M5：⊕
b. 表面マーカー	B細胞系：CD10、19、20 T細胞系：CD2、5、7、4/8	M0・M1・M2・M3・M4：CD13、33 M4・M5：CD14、33 M6：グリコフォリンA M7：CD41
c. 血清・尿リゾチーム		M4・M5↑
d. 染色体	Ph染色体 t(9:22)など	M2：t(8:21)など M3：t(15:17)など
e. 遺伝子	minor BCR/ABLなど	AML/MTG8、PML/RARαなど

表9. 慢性骨髄性白血病（CML）と類似の白血球像を示す疾患との鑑別診断

検査項目	CML（慢性期）	原発性骨髄線維症	類白血病反応
末梢血液			
赤血球数・Hb・Ht	↓	↓〜↓↓	正〜↓
白血球数	↑〜↑↑	↑、時に↓	↑〜↑↑
好酸球数（絶対値）	↑	↑	正
好塩基球数（絶対値）	↑	↑	正
血小板数	正〜↑	↓〜↑	↓〜↑
赤血球形態	正	涙滴赤血球	時に破砕赤血球
NAPスコア	↓	↑、時に↓	↑〜↑↑
骨髄像	顆粒球過形成	dry tap→生検（線維化）	顆粒球過形成
染色体・遺伝子検査	Ph染色体・BCR/ABLキメラ遺伝子	一部になんらかの異常	正
血清生化学			
尿酸	↑〜正	↑〜正	正
CRP	正	正	↑〜↑↑

C 血液疾患と臨床検査

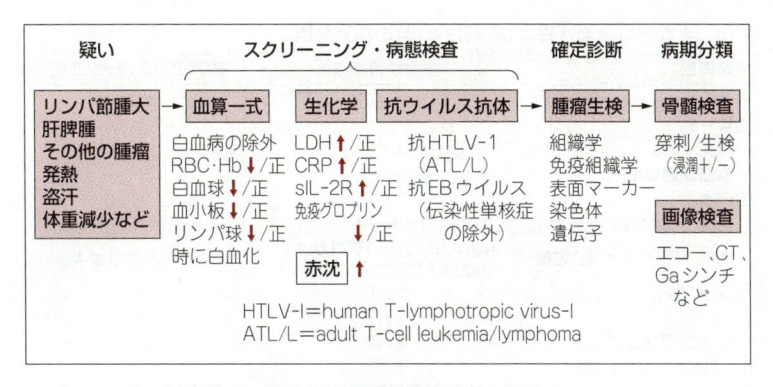

疑い	スクリーニング・病態検査	確定診断	病期分類
リンパ節腫大 肝脾腫 その他の腫瘤 発熱 盗汗 体重減少など	**血算一式** 白血病の除外 RBC・Hb↓/正 白血球↓/正 血小板↓/正 リンパ球↓/正 時に白血化	**生化学** LDH↑/正 CRP↑/正 sIL-2R↑/正 免疫グロブリン	**抗ウイルス抗体** 抗HTLV-1 （ATL/L） 抗EBウイルス （伝染性単核症の除外）	**腫瘍生検** 組織学 免疫組織学 表面マーカー 染色体 遺伝子	**骨髄検査** 穿刺/生検 （浸潤+/−） **画像検査** エコー、CT、 Gaシンチ など

赤沈 ↑

HTLV-I=human T-lymphotropic virus-I
ATL/L=adult T-cell leukemia/lymphoma

図7．悪性リンパ腫の検査診断の進め方

3．悪性リンパ腫の検査診断の進め方（図7）

悪性リンパ腫の確定診断は、腫瘍の生検所見によるが、生検は患者への侵襲を要するので、原則として臨床像や末梢血液所見などから、感染症や白血病などを除外し得たのちに行う。生検材料については、切片標本について通常のHE染色のほか表面マーカー（B・T・NK細胞系）に関する免疫組織化学を行うとともに、ホモジナイズした細胞について、表面マーカー、染色体分析、遺伝子診断〔imunoglobulin(Ig)/T-cell receptor(TCR)遺伝子の再構成など〕を行うことが望ましい。確定診断がついたら、病期stage分類のために、骨髄検査（できれば生検）や各種の画像検査を行う。

4．形質細胞性腫瘍（M蛋白血症）の鑑別診断（表10）

B細胞由来である形質細胞の腫瘍は、同時にモノクローナル（M）なIgであるM蛋白の産生を行うことが特徴的である。M蛋白の種類により、多発性骨髄腫（IgG型、IgA型、IgD型、IgE型、light chainのみのBence Jones蛋白型、M蛋白を分泌しない非分泌型）、マクログロブリン血症（IgM）、H鎖病などに分けられる。したがってこれらの鑑別診断には、血清および尿の蛋白分析が重要で、特に免疫電気泳動によりM蛋白のクラスも決定される。多発性骨髄腫ではそのほか、骨髄所見、骨融解に伴う所見（血清Ca、骨X線写真など）および腎障害も特徴的である。そのほか、前骨髄腫状態ともいえる良性M蛋白血症 monoclonal gammopathy with undetermined significance（MGUS）との鑑別も重要である（ことにIg量、骨髄所見、骨X線写真など）。

表 10. 主な形質細胞性腫瘍（M 蛋白血症）の鑑別診断

検査項目	多発性骨髄腫	マクログロブリン血症
赤沈	↑↑/正*	↑↑
血算一式：		
RBC・Hb	↓/正	↓
赤血球連銭形成	+/−*	+
生化学：		
総蛋白・γグロブリン	↑/正～↓*	↑
免疫グロブリン(Ig)定量	IgG/A/D/E のいずれか↑、ほかは↓（またはすべて↓）	IgM↑、ほかは↓
クレアチニン・BUN	↑/正	正
Ca	↑/正	正
β_2 ミクログロブリン	↑/正	正
尿：Bence Jones 蛋白	+/−	+/−
骨髄	異型形質細胞	形質細胞様リンパ球
骨 X-P	punched-out、菲薄化	正

*Bence Jones 型および非分泌型では血清中に M 蛋白がみられず、血清中の正常グロブリン量は低下。

表 11. 出血性疾患のスクリーニング検査所見による分類

	血小板数	出血時間	APTT	PT	フィブリノゲン量
血小板異常					
血小板減少症	↓	延長	正	正	正
血小板機能異常症	正	延長	正	正	正
凝固異常					
内因系(VIII、IX、XI、XII)	正	正	延長	正	正
外因系(VII)	正	正	正	延長	正
共通系(I、II、V、X)	正	延長/正	延長	延長	延長/正
血管・線溶系異常、XIII 欠乏	正	正	正	正	正
複合異常	↓/正	↓/正	↓/正	↓/正	↓/正

III. 出血性疾患

1. 出血性疾患のスクリーニング検査(表 11)

　出血素因は、その発症機序から、①血管異常、②血小板異常（減少、機能異常）、③凝固異常、④線溶異常、⑤以上の複合異常、に大別される。そのふるい分けのためのスクリーニング検査として、血小板数、出血時間、プロトロンビン時間（PT）、活性化トロンボプラスチン時間（APTT）のほか、しばしば血漿フィブリノゲン（Fbg）定量がセットで行われる。但し、中等度以上の血小板減少症では出血時間が延長するので、出血時間は血小板数が正常な場合に

のみ行う。

2. 血小板減少症の原因診断の進め方(図8)

通常行われる血小板数の自動測定では、抗凝固剤の一種 EDTA により採血後放置中に血小板凝集を起こし、みかけ上減少値を示す偽性血小板減少症が少なくないので、ことに出血症状を伴わない場合や血液塗抹標本で血小板凝集が著明な場合は、本症を疑って採血直後にカウントするか抗凝固剤としてクエン酸塩を用いて測定する。

真の血小板減少症については、先天性か肝疾患が明らかな場合以外は、骨髄検査を行うべきである。巨核球系以外にも異常を示す場合には各種の血液疾患が考えられるが、巨核球数のみに異常を示す場合は疾患が限られる。ことに巨核球数正常ないし増加の場合は、主として血小板の崩壊が亢進する疾患であり、凝固異常を伴う場合は播種性血管内凝固症候群(DIC)、伴わない場合は血栓性血小板減少性紫斑病(TTP)を考える。先天性を含めほかの血小板

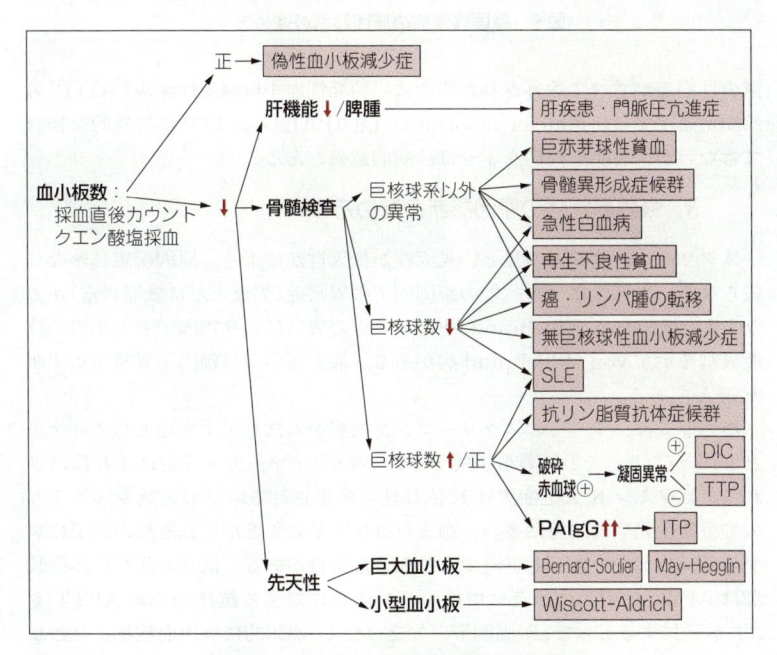

図8. 血小板減少症の原因診断の進め方

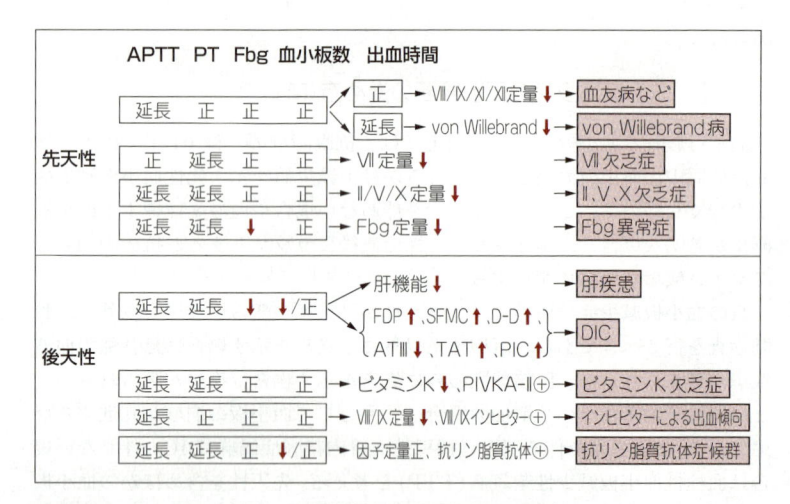

図9. 凝固異常症の原因診断の進め方

減少性疾患がすべて除外された場合に、特発性血小板減少性紫斑病(ITP)の診断が確定する。Platelet-associated IgG(PAIgG)はITPに特異的な検査ではないが、著明な高値を示せば診断的意義がある。

3. 凝固異常症の原因診断の進め方(図9)

スクリーニング検査所見と、先天性か後天性かにより、原因疾患はかなり絞られる。先天性にはすべての凝固因子の異常症(欠乏または機能異常)があり、そのほかvon Willebrand因子(vWF)の異常によりⅧ因子と血小板の機能異常を示すvon Willebrand病がある。最も多いのはⅧ因子異常を示す血友病Aである。

後天性では、すべてのスクリーニング検査が異常を示す疾患として肝疾患とDICがあり、それぞれ肝機能とDIC関連分子マーカー測定により鑑別される。ビタミンK欠乏症ではK依存性に産生される因子の欠乏が起こるもので、新生児や乳幼児に多い。ⅧまたはⅨ因子の欠乏がそれぞれの因子に対するインヒビター(中和抗体)により起こる場合がある。抗リン脂質抗体症候群はAPTTやPTの測定に用いるリン脂質に対する抗体のためAPTTやPTが延長するもので、凝固因子の欠乏はなく、臨床的には出血症状よりむしろ血栓症を起こす特異な疾患である。

(古澤新平)

D 循環器疾患と臨床検査

はじめに■循環器領域においては他の領域に比べ心電図、心エコー図検査、Holter 心電図といった生理検査の占める割合が非常に高いのが特徴であり、核医学的検査や心血管造影なども比較的簡便に施行され、診断や重症度評価に盛んに用いられている。そのため日常臨床において、臨床検査の有用度は比較的低いといわざるを得ない。しかし、近年、生化学、遺伝子工学の急速な進歩によって循環器領域においても臨床上重要な意味をもつペプチドの発見が相次ぎ、中には日常臨床に応用されているものもあり、今後期待される領域となっている。

循環器領域においては患者は、胸痛、呼吸困難、むくみ、動悸、失神、高血圧に伴う頭痛、眩暈などを主訴に来院してくる。臨床症状や所見、心電図といった簡便な方法で明確な診断にたどり着く場合もあるが、いくつか鑑別診断に迫られることも少なくない。そのようなときにはどのような臨床検査をチェックすべきであろうか？ また、循環器疾患の場合には不安定狭心症の患者のように急激に増悪する可能性があるため、その予測も重要であり、その診断材料としていくつかのマーカーが検討されている。

I. 胸痛

胸痛を主訴とする疾患では発症様式にいくつか特徴があるので、現病歴の把握は重要であり、その場で緊急の治療を要するものであるかの判断を下す必要がある。胸痛や心窩部の不快感の場合には心臓、心膜、肺、胸膜、大血管、肝、胆、膵の重篤な病態を見逃してはならない。その意味で臨床検査は重要で、胆道系の酵素やアミラーゼのチェックも必須である。

【1】急性冠症候群(acute coronary syndrome)

急性心筋梗塞や不安定狭心症を明確に診断できる場合には早急に入院させることが可能であり、白血球の増加、CK の上昇は診断の確認と早急に再灌流療法を行う基準となる。

一方、非定型的な胸痛を訴える場合には臨床検査が入院を決める判断材料となる。この場合も冠動脈に血栓がらみの病変が起こってはいないか、すなわち急性冠症候群として捉えることが重要であり、臨床症状、心電図の ST 低

下の有無に加え、白血球や逸脱酵素の上昇の有無をみることが必須である。しかし、逸脱酵素であるCK-MBは超急性期に異常値を示すことはない。このような従来の心筋障害マーカーが心筋壊死の徴候を示さない不安定狭心症例の中にトロポニンTの異常値を示す例があり、そのような例では心筋梗塞へと移行する率が高いことが報告され、CRP、トロポニンTの上昇の有無によって心筋梗塞へ進行する危険度を早期に層別化する検討がされている。近年、トロポニン測定法に迅速な方法が開発され、全血を用いても10分以内で測定が完了できるようになっており、その運用が期待されている。また、急性冠症候群や急性心筋梗塞では病初期にはCK-MB、GOT、LDHを4〜6時間ごとに測定し、心筋のダメージの有無をみる必要がある。再灌流療法からそれらの値のピークまでの時間をみることは重要で、この時間が短いほど治療後の心筋の灌流は良好と考えられている。また、狭心症の発作に冠攣縮の関与が考えられる場合にはMgの代謝異常を認めるとの報告もあり、チェックが必要であろう。

【2】狭心症

比較的安定している狭心症と考えられる場合には、運動負荷などを行い、虚血所見を証明する必要がある。この場合には、T-Chol、TG、HDL-chol、尿酸、血糖などの代謝異常の有無をチェックし、多因子にわたる異常を認める場合(multiple risk factor症候群)には軽症と思われても積極的に精査すべきと考える。

【3】解離性大動脈瘤

突然の発症形態と臨床症状から疑われる疾患である。造影CTをしなければ診断できない頻度も高い。臨床検査としては白血球の増加に加え、血小板の減少、FDP、Dダイマー、TAT、PICといった凝固線溶系の指標が診断ならびにその後の治療効果の判定に有用である。

【4】急性肺血栓塞栓症、肺梗塞

生活習慣の変化に伴い近年増加の一途をたどっており、術後合併症としての頻度も高い。突然死をきたす可能性があるため、その的確な診断が重要である。急性の肺性心を示す心電図変化のほかに核医学的検査、造影CT、心エコーが有用である。しかし、まずは本疾患を疑い、血液ガスを施行し、低二酸化炭素血症にもかかわらず低酸素血症を示す所見を得ることが重要である。LDHの上昇は有名であるが、むしろ血小板の減少、FDP、Dダイマー、TATなど凝固線溶系の変動が重要で、右心不全の程度によってはうっ血に伴う肝機能異常も出現する。本疾患の成因としてprotein C、S欠損症や抗リ

ン脂質抗体の存在はチェックすべきと考える。

【5】心膜心筋炎

感冒様症状に引き続く胸部痛として出現する。心電図上ほぼ全誘導において ST 上昇を認めることが特徴とされる。多くは viral の心膜炎のことが多いが、糖尿病など易感染性の場合には細菌性の場合も存在するので注意が必要である。CK、CK-MB の上昇（多くは軽度にとどまる）を示す例では心筋炎の合併が示唆され、原因ウイルスの同定には急性期と慢性期のペア血清でウイルスの抗体価を測定する必要がある。早期に心筋生検を施行するかどうかは今のところ見解は定まっていない。心筋炎ではかなりの重症例であっても回復する可能性があるが、中にはいわゆる心筋症への移行を示す例が存在するとされる。それを捉える臨床的マーカーとしてトロポニンが有用ではないかと期待されている。

II. 呼吸困難

循環器領域では心不全の診断、重症度評価、治療方針の決定とその効果判定が重要である。

【1】急性心不全

急性心不全あるいは慢性心不全の急性増悪は夜間呼吸困難、急激な体重増加、ラ音などの臨床所見から疑われる。

❶超急性期の検査

血液ガスが重要である。アシドーシスや PCO_2 の高い例では肺水腫が強く気管内挿管の必要性が出てくる。腎機能の低下した例やネフローゼで全身浮腫を伴い来院する例もあるため BUN,Cr,K のチェックは体外式限界濾過法（ECUM）など今後の治療方針の決定に重要である。利尿薬による治療中は血清 K 値に注意し、危険な不整脈を惹起しないようにしなければならない。原疾患として虚血性心疾患の合併は常に念頭におく必要がある。心エコー図で全体的に壁運動の低下が認められ高血圧性心疾患かと考えていたところ、結局 GOT、CK、LDH といった心筋逸脱酵素の上昇を認め Non-Q の心筋梗塞であったと診断するようなケースも存在する。特に高齢者では症状がはっきりしないことが多いので注意を要する。また、高齢者では感染症の合併により急性の肺性心となり二酸化炭素の蓄積傾向となりやすい。重症心不全例では末梢循環の良否によって CK、LDH、Amylase などが変化し、重症な肝うっ血では LDH が著明な高値を示し、肝細胞壊死により遅れて黄疸を呈する

ケースもある。

❷ 急性期を脱した時期

少し落ち着いた時点では原疾患の診断のほかに心不全の誘因となった感染症の有無や甲状腺機能異常、貧血などを検索していくこととなる。心エコー図により拡張不全を伴う特異的な形態を有することからアミロイドーシスなどの二次性の心筋症が疑われることもある。近年、急性心不全あるいは慢性心不全の急性増悪例の短期予後の推定や、カテコラミンからの離脱には後述するBNPの推移が有用との報告が認められるので経過を追って測定しておくと役立つと考える。

【2】慢性心不全

慢性心不全の管理は重要なテーマであり、最近では大規模試験に基づいて、長期予後を改善する有望な薬剤がいくつか報告されている。退院時には心機能などから患者の重症度を評価し、ある程度予後を予測しておく必要がある。近年の循環ペプチドの研究の進歩はそれを可能にしつつある。心房性ナトリウム利尿ペプチド(atrial natriuretic peptide；ANP)とB型ナトリウム利尿ペプチド(brain natriuretic peptide；BNP)は、さまざまな心臓負荷に対して生合成され分泌される。ANPは主に心房から、BNPは心室から分泌さ

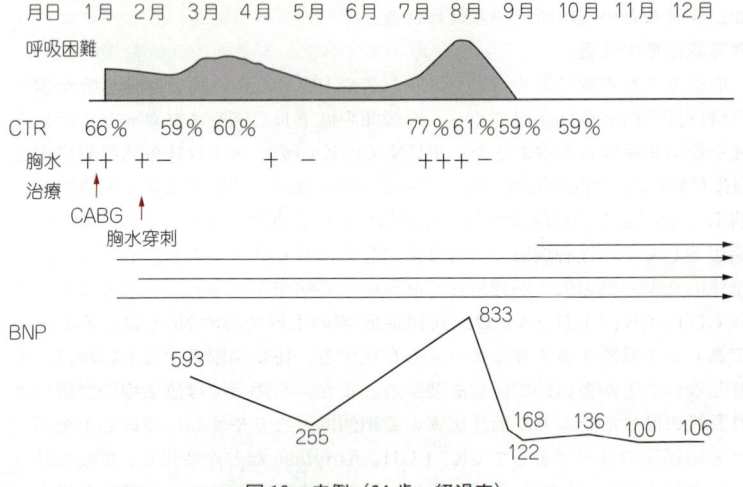

図10. 症例（64歳　経過表）

れるため、心不全症状でも僧帽弁狭窄症では ANP は高値を示すが BNP は低く、左室の拡張異常を示す例では BNP が異常高値を示すことが多い。特に BNP は急性の変化に鋭敏に反応することから、心不全の重症度判定に極めて有用であるとされている。また、治療によって BNP が低値になる例の予後は良好であるとの報告がなされ、心不全診療上月1回の測定が保険上も認められており、日常臨床における大きな武器となっている。図10にその実際例を示した。

稀ではあるが注意を要する疾患に慢性肺血栓塞栓症がある。胸部 X 線写真では気づかれにくいが、低酸素血症、低二酸化炭素血症が特徴的である。稀に eisenmenger 化した先天性心疾患で来院するケースがあり、呼吸困難、浮腫、チアノーゼを認める。Hb は高値で二次性の多血症を示し、低酸素血症を認める。

III. 失神

失神を主訴に循環器科を受診するケースは多く、救急部を含めるとその頻度はさらに増えるものと考えられる。いわゆる neurally mediated syncope あるいはそれに類似した血管運動性の失神のケースが多い。中には糖尿病やアミロイドに伴ったニューロパチーによる起立性低血圧の場合も存在する。いわゆる Adams-Stokes 発作を疑う場合、右脚ブロックを伴う房室ブロック例では心サルコイドーシスの可能性も考え、アンジオテンシン変換酵素を測定する必要もある。また、低 K 血症を示す失神例の中には多形性心室性頻拍（いわゆる torsades de pointes）を呈する例があり、抗不整脈薬や抗ヒスタミンを服用している場合には注意が必要である。高 K 血症では徐脈で来院といったケースもまま認められる。

IV. 動悸

突発性の頻拍症や心房細動の発作などは症状から診断できる場合が多い。このような例では基本的には負荷心電図や Holter 心電図といった検査法が優先されるが、基礎となる貧血、慢性炎症、呼吸器疾患の有無や甲状腺疾患、褐色細胞腫などのホルモン異常はチェックすべきと考える。

表12. 代表的循環器疾患と臨床検査

	臨床検査項目	その他の検査項目
急性心不全	血液ガス：低O_2血症、アシドーシス、末梢血アルブミン BUN、Cr、Na、K、GOT、GPT、LDH、CK、CRP、amylase、BNP	胸部X線写真、心電図、スワンーガンツカテ、心エコー
慢性心不全	BNP、末梢血、アルブミン、Na、K、BUN、Cr、GOT、GPT、LDH、検尿	胸部X線写真、心電図、心エコー、トレッドミル（運動耐用能）Holter心電図
急性心筋梗塞	GOT、LDH、CK、CK-MB（4〜6時間ごと）末梢血、トロポニンT、ミオシン軽鎖	心電図、心エコー、緊急冠動脈造影、スワンーガンツカテ、Tc-PYP心筋シンチ
不安定狭心症	末梢血、Na、K、Cl、Mg、GOT、LDH、CK、CK-MB、CRP、トロポニンT	心電図、心エコー、緊急冠動脈造影
安定型狭心症	T-chol、TG、HDL-chol、UA、OGTTなど危険因子の検索	運動負荷心電図、Holter心電図、負荷TL心筋シンチ
肺血栓塞栓症	血液ガス：低O_2血症、低CO_2血症末梢血、BUN、Cr、GOT、GPT、LDH、CK、CK-MB、amylase、FDP、T.Bil、Dダイマー、TAT、CRP、リン脂質抗体、proteinS、C	胸部X線写真、心電図、心エコー、肺血流シンチ、造影CT、下肢静脈造影
心膜心筋炎	末梢血、CRP、GOT、GPT、LDH、CK、CK-MB、amylase、トロポニンT、ウイルス抗体	胸部X線写真、心エコー、心嚢穿刺心筋シンチ
心筋症（拡張相）	BNP、CK-MB、LDH1	胸部X線写真、心エコー、核医学検査
二次性心筋症 アミロイドーシス Fabry病 心サルコイドーシス その他	T_3、T_4、TSH、GH、VitB1、ACE、カテコラミン、α-ガラクトシダーゼ、電気泳動、Bence Jones蛋白、血清リゾチーム	胸部X線写真、心電図、心エコー、核医学検査、骨髄穿刺、内視鏡
心内膜炎	末梢血、CRP、RA、TTT、ZTT、Na、K、Cl、BUN、Cr、GOT、GPT、LDH血液培養、検尿、尿培	胸部X線写真、心電図、心エコー
頻脈性不整脈	末梢血、TSH、T_3、T_4、CRP	Holter心電図、心エコー、呼吸機能
解離性大動脈瘤	末梢血、GOT、LDH、CK、CK-MB、T.Bil、FDP、Dダイマー、TAT、PIC、amylase	胸部X線写真、心電図、心エコー（経食道）、造影CT
高血圧クリーゼ	末梢血、BUN、Cr、Na、K、Cl、レニン、アルドステロン、血中カテコラミン	胸部X線写真、心電図、眼底検査、頭部CT

V. 高血圧

　高血圧クリーゼとして直接生命を危険にさらしたり、腎臓などの臓器障害を進行させる重症例のほかに、眩暈、鼻出血により高血圧を疑われ循環器科を受診するケースも多い。高血圧クリーゼでは病態によって治療方針が180度異なることがあり、必要によっては脳外科などの専門領域の応援を必要とする。家族歴のない若年例や薬剤の効果の悪い例などでは二次性の高血圧を否定するため、レニン、アンジオテンシン系、カテコラミンのチェックが必要となる。

VI. 心雑音

　心雑音を検診にて指摘され来院するケースもある。先天性心疾患や弁膜症のこともあるが、大動脈炎症候群など非特異的炎症による貧血、血管病変の場合もあり若い女性の場合などは血沈、CRP、抗核抗体なども一応チェックしている。稀には慢性的に経過した感染性心内膜炎の場合も認められる。

〔梅澤滋男〕

E 腎疾患と臨床検査

はじめに■腎疾患は全身性疾患の有無によって一次性と二次性に分かれ、またその病変の部位が糸球体か尿細管・間質か血管かによって病態が異なる。これらの異なる病態に対応して適切に検査法を選択する必要があり、また診断が不明の時点では症候から診断へのアプローチが必要となる。

腎疾患の症候としては尿量の異常、浮腫、血尿などが主なものとなる。

I. 症候から診断へのアプローチ

①**尿量の異常**(図11)：乏尿(1日尿量が400 m*l* 以下)と多尿(1日尿量 2,000 m*l* 以上)があり、その原因として腎機能の異常を伴うものとそうでな

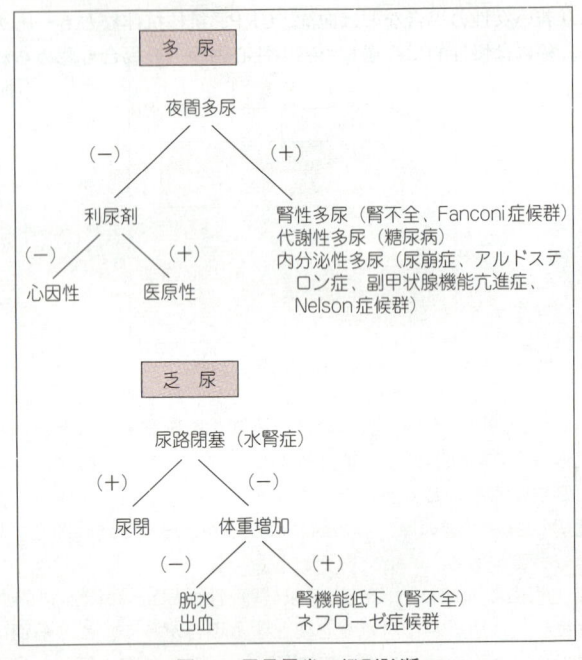

```
                    ┌─ 多 尿 ─┐
                        │
                     夜間多尿
                    /        \
                 (−)          (+)
                  /            \
              利尿剤        腎性多尿（腎不全、Fanconi症候群）
              /    \        代謝性多尿（糖尿病）
           (−)    (+)       内分泌性多尿（尿崩症、アルドステ
           /        \              ロン症、副甲状腺機能亢進症、
         心因性   医原性             Nelson症候群）


                    ┌─ 乏 尿 ─┐
                        │
                    尿路閉塞（水腎症）
                    /        \
                 (+)          (−)
                  /            \
                尿閉          体重増加
                              /    \
                           (−)    (+)
                           /        \
                         脱水     腎機能低下（腎不全）
                         出血     ネフローゼ症候群
```

図11. 尿量異常の鑑別診断

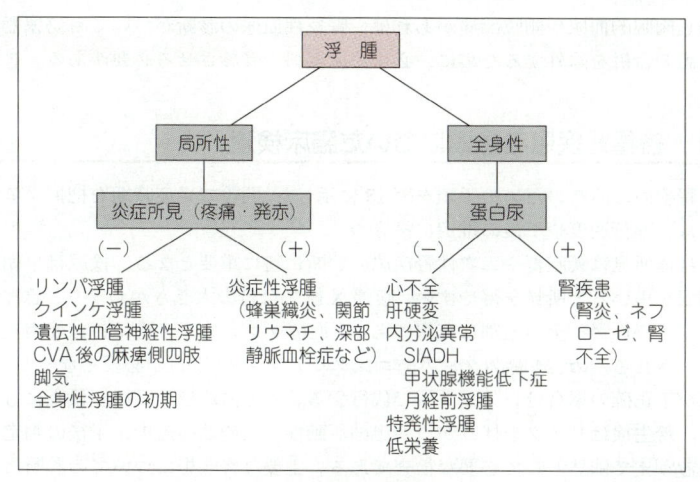

```
                    ┌──────┐
                    │ 浮 腫 │
                    └──┬───┘
              ┌────────┴────────┐
          ┌───┴───┐         ┌───┴───┐
          │ 局所性 │         │ 全身性 │
          └───┬───┘         └───┬───┘
         ┌───┴────┐        ┌────┴────┐
      炎症所見(疼痛・発赤)      蛋白尿
         (−)    (+)        (−)     (+)
```

リンパ浮腫   炎症性浮腫   心不全   腎疾患
クインケ浮腫   (蜂巣織炎、関節   肝硬変   (腎炎、ネフ
遺伝性血管神経性浮腫   リウマチ、深部   内分泌異常   ローゼ、腎
CVA後の麻痺側四肢   静脈血栓症など)   SIADH   不全)
脚気   甲状腺機能低下症
全身性浮腫の初期   月経前浮腫
                                特発性浮腫
                                低栄養

図12．浮腫の鑑別診断

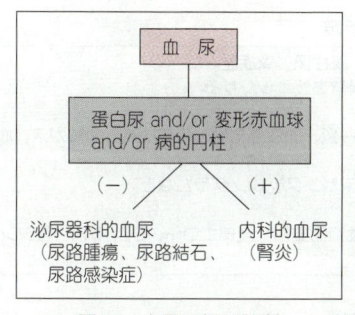

```
           ┌──────┐
           │ 血 尿 │
           └──┬───┘
     ┌────────┴────────┐
     │ 蛋白尿 and/or 変形赤血球 │
     │   and/or 病的円柱      │
     └────────┬────────┘
         (−)         (+)
```

泌尿器科的血尿   内科的血尿
(尿路腫瘍、尿路結石、 (腎炎)
尿路感染症)

図13．血尿の鑑別診断

いものがある。乏尿と多尿の場合は体重の変化を確認する必要がある。また尿路閉塞の有無は腹部エコーにて速やかに調べられるので必ず行う。これは救急の対処を要することも多い。

②浮腫(図12)：浮腫の原因も多岐にわたるが、速やかに診断をつけ、治療を開始する必要がある。

③血尿(図13)：血尿には内科的血尿(腎炎性血尿)と泌尿器科的血尿があり、特に後者では速やかな対処を必要とする場合が多く、この鑑別は重要となる。最近は尿中赤血球の形態が鑑別法の1つとして広く用いられている。

但し肉眼的血尿や側腹部痛があれば、腎炎性血尿の診断がついても泌尿器科疾患の合併を除外するために、必ず泌尿器科を受診させる必要がある。

II. 各種腎疾患を念頭においた臨床検査

腎疾患の診断のための手順を表13に示した。問診で発症時期を把握することは、進行速度や予後の推定に役立つ。

身体所見は嚢胞腎や二次性腎疾患の診断に特に重要となる。検尿は早朝濃縮尿を用いると所見を得やすい。腹部X線では腎の大きさがわかり、急性腎不全と慢性腎不全の鑑別に有用である。血清クレアチニン値（Cr）は筋肉量で左右されるため、24時間クレアチニンクリアランス（Ccr）が必要となるが、蓄尿が不正確の場合はレノグラムで代行する。この方法は分腎機能検査にもなる。腎生検はリスクを伴うが、疾患の活動性、治療法の選択、予後の判定をするうえで依然として必要な検査である。主要な腎疾患についての診断に必要な検査項目とその要点を表14に示した。

表13. 腎疾患診断の手順

1. 問診により現病歴、既往歴、家族歴を調べる
2. 身体所見を調べ、異常をチェックする
3. 検査データをとる
   （検尿・沈渣、血液一搬、血液生化学、免疫血清、血液ガス、心電図など）
4. 腎機能検査
   （クレアチニンクリアランス、レノグラムなど）
5. 画像診断
   胸腹部X線、静脈性腎盂撮影、腹部エコー、CT、MRI、腎シンチ、腎血管撮影
6. 腎生検

表14. 腎疾患と臨床検査

		検査室所見	診断の要点
急性腎不全	（腎前性）	・BUN↑、Cr↑ ・尿 Osm(mOsm/kg・H$_2$O)>500 ・尿 Na<200 mEq/l、FE$_{Na}$*<1	・急速な腎機能の低下 ・脱水、出血、ショック、心不全などによる腎血流量の低下
	（腎性）	・検尿異常（蛋白尿、血尿、円柱） ・BUN↑、Cr↑ ・尿 Osm<350 ・尿 Na>40 mEq/l、FE$_{Na}$*>2	・急速な腎機能の低下
	（腎後性）	・BUN↑、Cr↑	・急速な腎機能の低下 ・尿閉 ・水腎症（エコー所見）

E 腎疾患と臨床検査

表14. 続き

	検査室所見	診断の要点
慢性腎不全	・検尿異常（蛋白尿、血尿、円柱） ・BUN↑、Cr↑、UA↑ ・Ca↓、P↑ ・貧血 ・アシドーシス	・腎機能は徐々に低下 ・腎萎縮
急性腎炎症候群	・血尿、蛋白尿 ・一過性低補体血症 ・免疫複合体↑ ・抗DNase-B抗体↑ 　ASO↑、ASK↑	・発熱、血尿、蛋白尿、高血圧、乏尿、浮腫 ・咽頭、扁桃、皮膚などの溶連菌感染症あり
急速進行性腎炎症候群	・血尿、蛋白尿 ・血沈↑ ・CRP↑ ・免疫複合体↑ ・抗好中球細胞質抗体（＋） ・抗糸球体基底膜抗体（＋）	・微熱 ・全身倦怠感 ・PN、Wegener肉芽腫症などを合併することあり
慢性腎炎症候群	・蛋白尿、血尿 ・血清IgA↑（IgA腎症） ・持続性低補体血症（膜性増殖性腎炎）	・感冒後の血尿
ネフローゼ症候群	・尿蛋白 3.5 g/日以上 ・血清総蛋白 6 g/dl以下 　血清アルブミン 3 g/dl以下 ・総コレステロール 250 mg/dl以上	・浮腫 ・胸・腹水 ・陰嚢水腫 ・体重増加
間質性腎炎	・無菌性膿尿 ・尿細管性蛋白尿 ・血清IgE↑ ・好酸球↑	・発熱 ・皮疹 ・ガリウムシンチにて腎に取り込みあり ・腎生検で間質、尿細管への炎症細胞の浸潤みられる ・濃縮力低下が目立つ
腎盂腎炎	・細菌尿＞10^5/ml ・膿尿 ・antibody-coated bacteria	・発熱、腰痛 ・腎杯の棍棒状変形 ・膀胱尿管逆流現象 ・肋骨脊柱角叩打痛
多発性嚢胞腎	・血尿 ・BUN↑、Cr↑、UA↑	・常染色体優性遺伝 ・腎嚢胞の多発と腫大、肝嚢胞 ・脳動脈瘤を合併することあり
Alport症候群	・血尿、蛋白尿 ・BUN↑、Cr↑、UA↑	・常染色体優性遺伝 ・コラーゲンIV型α5鎖の変異 ・感音性難聴（男＞女）

表14. 続き

	検査室所見	診断の要点
ループス腎炎	・蛋白尿、血尿 ・自己抗体陽性 　抗核抗体 　抗dsDNA抗体 　抗Sm抗体 　クームステスト 　RA因子 　BFP（梅毒反応） ・低補体血症（持続性） ・汎血球減少	・SLE（ARA診断基準） ・顔面の紅斑、関節痛、胸腹水、心嚢水、口腔内潰瘍、発熱などの全身症状 ・多彩な沈渣と円柱 ・CRP（−）
糖尿病性腎症	・蛋白尿 ・血糖↑、HbA1c↑ ・BUN↑、Cr↑、UA↑ ・血清総蛋白↓、アルブミン↓	・糖尿病の病歴（10年以上） ・他の微小血管障害（網膜症、神経症）合併
腎アミロイドーシス	・蛋白尿 ・尿中 Bence Jones 蛋白 ・血清蛋白免疫電気泳動（M蛋白） ・TP↓、Alb↓ ・Cr↑、BUN↑、UA↑	・アミロイドーシスの診断 ・アミロイド沈着による多臓器症状（ネフローゼ、腎不全、心不全、下痢、甲状腺機能低下、脾腫、巨舌、低血圧） ・生検組織でのアミロイド蛋白の証明（消化管、腎）
多発性骨髄腫腎	・蛋白尿 ・尿中 Bence Jones 蛋白 ・M蛋白 ・貧血 ・IgG↑、Alb↓ ・BUN↑、Cr↑、UA↑、Ca↑、Alp↑	・腰痛 ・骨髄穿刺による診断 ・X線（頭蓋骨の Punched out lesion）
尿路結石	・血尿（変形の少ない均一な赤血球形態） ・高Ca尿 ・血清Ca↑、PTH↑（副甲状腺機能亢進症）	・血尿を伴う腰背部、側腹部の疼痛 ・X線（結石）、エコー（結石、水腎症） ・尿路の造影（IP）
腎腫瘍	・血尿（変形の少ない赤血球） ・尿中腫瘍細胞	・腰痛 ・画像診断（エコー、CT、血管撮影）
腎梗塞	・血尿 ・WBC↑、CRP（+） ・LDH↑、GOT↑、GPT↑、CK↑ ・PRA↑	・腰痛、悪心、嘔吐、発熱、高血圧 ・画像診断（シンチ、造影CT、腎動脈撮影）
腎血管性高血圧	・血清K↓、PRA↑、Ald↑	・高血圧 ・腹部血管雑音 ・腎動脈撮影 ・rapid IP にて paradoxical concentration ・分腎機能検査（レノグラム）で左右差

表14. 続き

	検査室所見	診断の要点
腎静脈血栓症	・血尿、蛋白尿 ・WBC↑	・側腹部痛 ・膜性腎症に合併頻度高い ・腎静脈撮影
尿細管性アシドーシス 近位型	・K↓、PRA↑、Ald↑、血清Cl↑ ・代謝性アシドーシス、アニオンギャップ正常 ・尿pH<5.5	・多飲・多尿、発育障害、骨軟化症、腎結石 ・X線で腎石灰化
遠位型	・血清K↓、PRA↑、Ald↑、Cl↑ ・代謝性アシドーシス、アニオンギャップ正常 ・Uca↑ ・尿pH>5.5	・多飲・多尿、発育障害、骨軟化、腎結石 ・X線で腎石灰化
IV型	・BUN↑ Cr↑、K↑、Cl↑、PRA↓、Ald↓ ・代謝性アシドーシス・アニオンギャップ正常 ・尿pH<5.5	・脱力感 ・腎機能低下
Fanconi症候群	・アミノ酸尿、糖尿、リン酸尿 ・血清K↓、P↓、UA↓ ・代謝性アシドーシス	・四肢脱力感、成長障害、骨軟化症 ・近位尿細管での再吸収障害
Liddle症候群	・血清K↓ ・代謝性アルカローシス ・PRA↓、Ald↓ ・尿K↑	・四肢の脱力感、高血圧 ・遠位尿細管でのNa再吸収↑、K、H分泌↑
Bartter症候群	・血清K↓、Mg↓、UA↑、Cl↓ ・代謝性アルカローシス ・PRA↑、Ald↑ ・尿K↑、PGE$_2$↑、カリクレイン↑	・やせ、四肢脱力感、正常血圧 ・濃縮力↓、Henle上行脚でのNaCl再吸収低下 ・腎糸球体JG装置の過形成 ・利尿剤を使用していない

*$FE_{Na} : \dfrac{U_{Na} \cdot P_{Cr}}{P_{Na} \cdot U_{Cr}} \times 100$

(北本康則、冨田公夫)

F 消化管疾患と臨床検査

はじめに■消化管は食道に始まり胃、小腸、大腸からなるが、日常臨床の場でこれらの消化管の諸部位に発症する疾患を診断するためには、まず正確な病歴聴取が重要であり、次いで迅速かつ詳細な身体所見をとることである。

臨床検査は、以上の情報に基づいて考えられる疾患の診断を確定するのに併せて治療方針を立てるために必要である。

I. 食道疾患の診療における検査の選択と解釈

食道疾患をより早く、正確に診断するには上部内視鏡検査が第一手段である。食道疾患で最も多い潰瘍性病変や腫瘍性病変はもちろん、ヘルニアや食道造影検査では描出しにくいガンジダ食道炎、Barrett 食道、異所性胃粘膜なども即座にその所見を確認することができる。また必要に応じて確定診断を得るために生検を行える。

【1】胸、腹部単純 X 線写真

進行したアカラジアでみられる縦隔影の拡大や胃泡の消失に注意する。高度の食道裂孔ヘルニアでは心陰影に重なって縦隔に鏡面像がみられる。また Boerhaave 症候群(特発性食道破裂)では胸部 X 線写真で縦隔の拡大、縦隔内の気泡や鏡面像、皮下気腫、気胸、水気胸などの所見が認められる。

表15. 食道疾患

病歴聴取・身体所見
↓
血液検査(末梢血液検査、生化学検査、ほか)
化学的便潜血反応
胸・腹部単純 X 線検査(上部消化管造影検査)
上部内視鏡検査
↓
血液検査(腫瘍マーカー、ほか)
上部消化管造影検査(精査)
色素内視鏡検査
超音波内視鏡検査
CT、MRI
血管造影検査
食道機能検査
内圧測定、pH モニタリング、核医学検査(シンチグラフィー)

【2】CT

微少な気腫、液体貯留の存在から部位診断、病変の波及方向や範囲を確認できる。また、癌の隣接臓器への進展や所属リンパ節の腫脹をみるのに有用である。

【3】血液検査

個々の疾患では特異性(例

Plummer-Vinson 症候群：鉄欠乏性貧血）もあるが、食道疾患でスクリーニング検査として特有のものはない。

悪性腫瘍が疑われる場合は、腫瘍マーカー（S.C.C.ほか）をチェックするが、診断の補助と予後、治療効果を診断するのに有用である。

【4】便潜血反応

上部消化管疾患として一般に行うものである。

【5】色素内視鏡

扁平上皮癌はヨード染色で不染帯を呈し、トルイジンブルーで青く染色される。

【6】超音波内視鏡

粘膜下腫瘍や癌の深達度診断および食道の隣接臓器への癌の進展や所属リンパ節の腫脹をみるのに有用である。

【7】食道造影

悪性腫瘍の精密検査には内視鏡と同様、重要な診断手段である。また腫瘍による狭窄が強いとき、その範囲（長さ）を測定し、食道ステントを挿入する際に是非とも必要な検査である。また、アカラジアや強皮症による食道病変の診断には、蠕動運動を抑える薬剤は使用せず食道拡張の程度、蠕動の低下・消失、噴門部の弛緩不全、バリウムの停滞などの所見の有無をみるのが重要である。

【8】血管造影検査

静脈瘤例以外はあまり行わない。

【9】食道内圧測定

アカラジアや食道下部括約筋の弛緩などの運動機能障害の診断に役立つ。食道内 pH は通常 5〜7 であるが、胃、十二指腸液の逆流により pH が 4 以下または 7 以上に変化するが、食道内 pH モニタリングでこれらを測定する。

【10】食道シンチグラフィー

アイソトープで標識した試験食を経口摂取させ、経時的に食道内の輸送、クリアランスを観察する。

II．胃・十二指腸疾患の診療における検査の選択（方法）と解釈

胃、十二指腸疾患のほとんどが、腹痛、嘔気、嘔吐、食欲不振、胃部不快感、吐・下血などの症状を訴えるが、初診時の血液検査では末梢血、生化学、炎症反応をチェックするのと併せて、内視鏡検査（生検）を予定する場合は、

感染症(梅毒反応、肝炎ウイルスマーカー)や凝固因子もチェックしておきたい。

【1】末梢血

貧血の有無をみるが、急性の消化管出血では正球性正色素性貧血、慢性出血では小球性低色素性貧血、悪性貧血では大球性高色素性貧血を呈する。また白血球や血小板は急性出血で増加する。

赤沈は貧血や悪性腫瘍、栄養障害などで亢進する。

【2】生化学検査

低蛋白の有無に注意する。トランスアミナーゼ、Alp、γ-GTP、LDH が上昇している場合は悪性腫瘍の肝転移も考慮しなければならない。BUN の上昇は消化管出血や脱水、食事摂取不足による異化亢進でみられる。

【3】便潜血反応

上部消化管出血の場合、1日20 ml の出血があればグアヤック法で約80%陽性となる。

【4】腹部(胸部)単純 X 線写真

胃泡の有無、局在部位、胃液貯留や胃内食物残渣の程度をみることで噴門の通過障害や高度の食道裂孔ヘルニアの存在、幽門狭窄や十二指腸潰瘍による胃排泄遅延などを把握できる。横隔膜下(立位)の遊離ガスは、消化管穿孔(潰瘍、ほか)を診断する所見であるが、胸部単純 X 線写真の方がより明確に描出される場合もある。

【5】消化性潰瘍や腫瘍の診断

上部消化管造影検査、上部内視鏡検査のいずれでも成し得るが、近年内視鏡機器の格段の進歩と生検による精密検査、出血例の処置を併せて実施できることから内視鏡検査が優先されている。もちろん症例によって消化管造影を最初に行うこともある。また本検査を精密検査(手術範囲の決定)や経過観察で実施する場合は、バリウムの量を少なくしたり(150～200 ml)、二重造影に際しては、経鼻胃管により空気量を調節する工夫が必要である。同様に内視鏡による精密検査では、生検はもちろ

表16．胃、十二指腸疾患

```
病歴聴取・身体所見
        ↓
血液検査(末梢血液検査、生化学検査、
ほか)
化学的便潜血反応
        ↓
腹部(胸部)単純 X 線検査
上部内視鏡検査
上部消化管造影検査

血液検査(腫瘍マーカー、ほか)
色素内視鏡検査(生検、H. pylori)
上部消化管造影検査(精査)
超音波内視鏡検査
CT、MRI
血管造影検査
胃機能検査
```

ん、病変をより明瞭に描出するために色素を散布したり、消化性潰瘍や MALT リンパ腫、濾胞性胃炎との関連が示唆されているピロリ菌を生検により培養や鏡検、迅速ウレアーゼテストなどで診断する。

【6】腫瘍マーカー

胃癌のマーカーにはいろいろあるが、CEA や CA 19-9 で陽性率が高い。AFP 産生胃癌も少なくない。

【7】超音波内視鏡

病変の深達度や悪性腫瘍の隣接臓器への浸潤、所属リンパ節の腫大を確認すること、また粘膜下腫瘍の診断に有用である。

【8】CT、MRI

悪性腫瘍例で胃壁の肥厚、隣接臓器との関連や転移の有無を調べる。また CT は立位の単純 X 線写真が撮れない患者で消化管穿孔例の遊離ガスをみるのに優れている。

【9】血管造影検査

悪性腫瘍の隣接臓器への浸潤や転移、血管の走行異常などをみる。

【10】胃機能検査

胃液分泌能検査(ガストリン刺激法、ヒスタローグ刺激法)で、壁細胞機能を評価するが、限られた施設を除いては現在ほとんど行われていない。セクレチン刺激試験は Zollinger-Ellison 症候群の診断に用いられる。胃排泄能検査にはアイソトープ法とアセトアミノフェン法が用いられる。

III. 腸疾患の診療における検査の選択と解釈

小腸、大腸の主な機能は消化・吸収であるため、これらの臓器が傷害されると腹痛、腹満感、嘔吐、下痢(血便)、便秘などの便通異常を生ずる。小腸が広範囲に傷害されると、消化・吸収障害を生じ貧血、食欲不振、体重減少などが出現する。また発熱を呈する疾患も少なくない。

慢性炎症性腸疾患、腸結核、感染性腸炎(食中毒)などでは、貧血や白血球増多、血沈亢進、CRP 高値、総蛋白(アルブミン)や総コレステロール値の低下、電解質異常がみられる。腸梗塞例では LDH、CK が上昇する。BUN は消化管出血や脱水で増加する。ビタミン類は、吸収不良で低下するためビタミン A、カロチン、葉酸、ビタミン B$_{12}$ などを測定する。ビタミン K の吸収障害でプロトロンビン時間が延長する。重症感染症や蛋白漏出性胃腸症で ATIII が低下するため凝固因子も検査する。また免疫グロブリンの測定も必

要である。

大腸の悪性腫瘍では CEA や CA 19-9 などの陽性率が高い。

【1】 糞便検査

免疫学的便潜血反応は下部消化管出血例で特異性が高い。大腸集検の陽性率は進行癌で 90％、早期癌で約 30〜50％ といわれている。吸収不良が疑われる例では、便中脂肪を Sudan III により検査する。

【2】 便培養

下痢症状を有する例では一度は行うべき必須の検査である。偽膜性腸炎例では *clostridium difficile*（*CD*）が同定されるが、嫌気性培養が必要で排便後直ちに嫌気ポーターに採取、速やかに培養する。糞便中の *CD* 抗原は培養より陽性率が高く有用であるが、糞便量が少ないと判定が困難なことがある（0.5 g 以上）。

【3】 腹部単純 X 線写真

腸管ガスの分布、径の増大、位置異常、遊離ガスの有無をみる。腹膜炎、腹水貯留、腫瘤などにより、腸腰筋陰影が不明瞭となる。小腸の最大径が 3 cm 以上、大腸は 6〜8 cm 以上で異常拡張と判定されイレウスが疑われる。立位での鏡面像や step ladder appearance は通過障害を示唆する一般的な所見であるが、腸管壊死に伴う腸管気腫症や門脈内ガスにも注意する。また腸管ガスの少ない例では、絞扼性イレウスが疑われるので CT、超音波検査を行う（gas less abdomen）。

消化管穿孔による腹腔内遊離ガスは、一般に立位の腹部（胸部）単純 X 線写真で横隔膜直下に認められる。仰臥位では肝表面の円形ガス、腸管ガスと遊離ガスによる腸管壁の描出（Rigler's sign）、大量の遊離ガスによる肝鎌状間膜や腹壁襞の描出される所見（foot ball sign）などの読影が重要である。

表17. 腸疾患

病歴聴取・身体所見
↓
血液検査（末梢血液検査、生化学検査、ほか）
便検査（免疫学的潜血反応、培養、ほか）
腹部単純 X 線検査
CT（単純）、MRI
超音波検査
内視鏡検査（大腸鏡）
↓
血液検査（腫瘍マーカー、ホルモン、ビタミン類、ほか）
消化管造影検査（経管小腸造影、注腸造影）
内視鏡検査（小腸鏡、大腸鏡）（精査）
CT（造影）
腹部血管造影検査
核医学検査
消化吸収試験
蛋白漏出試験
カプセル内視鏡

【4】超音波検査

腹水の有無はもちろん急性虫垂炎、イレウスの診断に有用である。虫垂炎は腫大(6 mm 以上)や層構造の消失、虫垂石の存在、腸間膜脂肪や大網が虫垂を取り囲み高エコー像を呈する所見などで診断される。

イレウスは、拡張した小腸内腔に腸液が充満し kerckring 襞が櫛の歯様の所見(keyboard sign)を呈する。腸重積では、リング状構造(multiple concentric ring sign)、盲腸捻転では pseudokidney sign などが認められる。

【5】CT

近年イレウスの"initial diagnostic tool"とされ、その所見から閉塞部位、原因および絞扼の有無を診断できる。2% ガストログラフィン 300 ml を経口(胃管)投与することで狭窄(閉塞)部位を確認できるが、小腸近位部の病変でも、拡張したループを骨盤内に認めることがあるので注意する。CT では小腸径は、2.5～3.0 cm 以上、大腸は 6 cm 以上を拡張と診断する。

癒着による単純性イレウスでは、移行部に bird beak sign(鳥嘴状)が認められ、同部の腸管壁は平滑で軽度の肥厚を示す。絞扼性イレウスでは、拡張腸管が一点を中心に放射状に分布し、腸管壁肥厚、腸間膜血管の拡張、腸間膜脂肪の濃度上昇などの所見が認められる。

急性虫垂炎は、虫垂腫大(6 mm 以上)、虫垂石の存在などで診断できる。大腸炎は、造影 CT で浮腫による壁肥厚と腸管拡張が連続して認められる accordion sign を呈する。

上腸間膜動脈閉塞症では、静脈環流が減るため SMV (Superior Mesenteric Vein)の径が SMA (Superior Mesenteric Artery)より細くなる smaller SMV sign が認められる。また血栓の存在(単純 CT：高吸収域、造影 CT：低吸収域)が確認できる。腸管壊死をきたすと腸管壁内に気腫様嚢胞所見や門脈内ガス像が認められる。上腸間膜静脈血栓症では血栓(単純 CT：高吸収域、造影 CT：低吸収域)や腸管壁の肥厚が認められる。このほか悪性腫瘍では、浸潤、転移、腹水などを確認できる。

【6】消化管造影検査

小腸疾患では経口、経管により行う。閉塞が疑われる場合はガストログラフィンで造影するが、検査に先立って減圧が必要である。精密検査はバリウムによる経管小腸二重造影で行う。

【7】大腸造影検査

通常バリウムで行うが、症例により適時ガストログラフィンを使用する。

腸重積例(カップ状〜蟹の爪状、コイル状像)では、バリウムによる高圧浣

腸で造影しながら診断と徒手整復を行う。

【8】小腸鏡検査

push 法、ropeway 法、sonde 法などがある。空腸の一部までは一般に観察可能であるが、それより遠位側の検査は、限られた施設で行われているのが現状である。

【9】大腸鏡検査

下部消化管出血例では、第一診断手段で、診断と同時に治療を行うことができる。またポリープ切除や診断確定のため生検を行うが、その際ペースメーカーの使用や抗凝固剤の服用、出血傾向に注意する。

S状結腸捻転は、診断と併せて大腸鏡による整復が試みられる。良性ポリープによる結腸—結腸重積も大腸鏡で整復できる場合がある。

感染症を疑う例では、便培養以外に生検組織の培養が必要である。

【10】腹部血管造影検査

悪性腫瘍の存在と病変の範囲、浸潤程度の確認、血管病変(腸間膜動脈閉塞症、腸間膜静脈血栓症)の診断や評価に有用である。また出血部位の確認と治療(止血処置)に用いられる。

【11】核医学検査

メッケル憩室からの出血には、メッケルシンチグラフィー(^{99m}TC)が、異所性胃粘膜の存在の有無と出血部位を推定するのに有用である。悪性腫瘍例では、全身の転移巣をガリウムシンチグラフィー(^{67}Ga-citrate)で検索する。

消化吸収不良や蛋白漏出を調べるために、各種放射性同位元素を用いる検査があるが、近年一般の施設では行われていない。

【12】消化吸収試験、ほか

脂肪吸収障害をみる fat balance study は、手間のかかる検査だが、糖質吸収障害をみる$_D$-キシロース吸収試験、蛋白漏出例で行うα_1-アンチトリプシン試験は簡便で有用である。

附) カプセル内視鏡

9 mm×23 mm 大のカプセルを飲み、体外から電波で電力を供給する。位置や傾きは体外からコントロールできる。左右の光を調節することで陰影を強調し隆起性病変の凹凸を明瞭にする。生検も可能なようであり、小腸病変の診断には有用と思われるがまだ一般には普及していない。

(外山久太郎、田辺裕明)

G 肝・胆・膵疾患と臨床検査

I. 肝疾患と臨床検査

1. 目的別にみた肝疾患の臨床検査

肝疾患の臨床検査は表18に示すようなさまざまな目的で行われ、それぞれの目的に適した検査項目の選択と組み合わせが必要である。

2. 肝障害のスクリーニング検査

肝障害が存在するか否かを検出することを目的とする検査で、健診や人間ドックなどのほか初診患者や術前、術後患者、肝疾患以外で通院中の患者の定期的検査などに広く行われる。スクリーニング検査はあらゆる種類の肝障害の存在を検出できる必要がある。表19は肝障害検出のためのスクリーニング検査の組み合わせの1例であるが、これらの組み合わせにより、ほとんどすべての肝障害を検出することが可能であると考えられる。

3. 肝疾患の病態と肝機能検査

肝疾患の病態は大別すると、肝細胞の変性、壊死などの肝細胞障害、肝の残存機能低下、間質反応や線維増生などの間葉系反応、胆汁うっ滞に分けられる。大部分の肝疾患はこれらの病態が単独で存在するわけではなく、いくつかの病態が組み合わされて存在するが、疾患によって中心になる病態や組み合わせは異なる。急性ウイルス肝炎では肝細胞障害が主体をなすが、重症

表18. 目的からみた肝疾患の臨床検査

1. 肝障害検出のためのスクリーニング検査
2. 肝障害の種類の鑑別のための検査
3. 成因についての検査
4. 経過観察のための検査
5. 肝障害の重症度評価のための検査
6. 肝細胞癌合併の診断のための検査

表19. 肝障害検出のためのスクリーニング検査

総ビリルビン、AST(GOT)、ALT(GPT)、ALP、γ-GTP、TTT、ZTT、総蛋白、血小板数

型、特に劇症肝炎では肝残存機能低下が高度であり、胆汁うっ滞の強いものもある。慢性ウイルス肝炎では門脈域の細胞浸潤や線維増生などの間葉系反応を特徴とするが、多かれ少なかれ肝細胞障害も存在する。肝硬変では間葉系反応に加えて肝残存機能低下が病態の中心であり、薬剤性肝障害では肝内胆汁うっ滞やさまざまの程度の肝細胞障害がみられる。慢性ウイルス肝疾患では、高率に肝細胞癌を合併するため、肝細胞癌合併の診断のための腫瘍マーカーも肝疾患の臨床検査として頻用されている。

肝機能検査のそれぞれの項目は、これらの病態と必ずしも対応するとは限らないが、それぞれの病態と関連の深い検査項目をまとめると、おおよそ表20のように分けられる。

4. 肝疾患の成因診断のための検査

肝疾患を成因別にみると、ウイルス肝炎、自己免疫性肝疾患、薬剤性肝疾患、アルコール性肝疾患、代謝性肝疾患などに大別される。主な肝疾患の成因診断のための検査所見を表21に示す。このほか、アルコール性肝疾患では飲酒歴に加えて、γ-GTPの上昇、他の成因の除外などにより診断される。ウ

表20. 肝の病態と肝機能検査

肝機能検査	病態	肝障害の種類
血清ビリルビン、GOT、GPT、LDHの上昇	肝細胞変性、壊死	肝細胞障害
血清アルブミン、A/G比、コリンエステラーゼ、総胆汁酸の上昇、ICGの停滞 プロトロンビン時間の延長 ヘパプラスチンテストの低下	肝残存機能低下	肝機能障害
γグロブリン、TTT、ZTT、ヒアルロン酸、Ⅳ型コラーゲン、PⅢPの上昇	間質反応線維増生	間葉系反応
血清ビリルビン、ALP、LAP、γ-GTPの上昇	胆汁逆流	胆汁うっ滞
AFP、PIVKA Ⅱの上昇	肝細胞癌合併	

表21. 肝疾患の成因診断のための検査

ウイルス肝炎	A型肝炎 急性B型肝炎 慢性B型肝炎 C型肝炎	IgM型HA抗体陽性 HBs抗原陽性またはIgM型HBc抗体陽性 HBs抗原陽性またはHBc抗体高力価陽性 HCV・RNA陽性
自己免疫性肝疾患	自己免疫性肝炎 原発性胆汁性肝硬変	IgM高値、抗核抗体陽性、抗平滑筋抗体陽性、ALP高値、IgM高値、抗ミトコンドリア抗体またはPDH(ピルビン酸脱水素酵素)抗体陽性
薬剤性肝障害		薬剤添加によるリンパ球刺激試験陽性

表22. 急性肝炎の検査

診断	GOT、GPTの著明な上昇、総ビリルビンの上昇 ALP上昇(胆汁うっ滞型では高度上昇)
ウイルス型の診断	IgM型HA抗体陽性—A型肝炎 HBs抗原陽性またはIgM型HBc抗体陽性—B型肝炎 HCV・RVA陽性—C型肝炎
経過観察	GOT、GPT、総ビリルビン、ALP、アルブミン、プロトロンビン時間ヘパプラスチンテスト(激症化の可能性があれば頻回に)
鑑別すべき疾患	薬剤性肝障害(薬剤添加によるリンパ球刺激試験) 肝外閉塞性黄疸(ALP、LAP、γ-GTPの著明な上昇) 自己免疫性肝炎(抗核抗体、抗平滑筋抗体陽性、IgM高値) 慢性活動性肝炎の急性増悪(γグロブリン、TTT、ZTT高値、B型ではHBc抗体高力価陽性)

イルス肝炎の原因ウイルスの診断はA型、B型、C型、D型、E型肝炎ウイルスのそれぞれのマーカーにより特定することが可能である。

5. 急性ウイルス肝炎の検査

急性ウイルス肝炎の診断、主な原因ウイルスの特定、経過観察、鑑別診断などに用いられる主要な検査所見について表22に示す。急性ウイルス肝炎では総ビリルビン、GOT、GPTの著明な増加など特徴的な検査所見がみられる。病初期には原因ウイルスの診断と劇症肝炎への移行を考慮してプロトロンビン時間やヘパプラスチンテストなどの肝予備能についての検査が必要である。鑑別すべき疾患としては、薬剤性肝障害、肝外閉塞性黄疸、自己免疫性肝炎、慢性活動性肝炎の急性増悪などがあり、これらの鑑別には表22に示すような検査所見が有用であるが、肝外閉塞性黄疸の鑑別には超音波検査が有用である。これらのほかにも、伝染性単核症との鑑別が必要な場合もあるが、末梢血における異型リンパ球の出現やEBウイルスの感染マーカーなどにより鑑別される。

6. 慢性肝炎の検査

慢性肝炎の診断、成因の診断、経過観察などに用いられる主な検査を表23に示す。臨床的には慢性肝炎と他の慢性肝障害、特に脂肪肝やアルコール性肝障害との鑑別が問題になることがあるが、脂肪肝ではGOT/GPT比<0.5以下と低いこと、超音波検査などにより、アルコール性肝障害では飲酒歴、γ-GTPの高値やウイルスマーカーや自己抗体が陰性であることにより鑑別診断は比較的容易である。活動性や進展度については正確には肝生検によら

表23. 慢性肝炎の検査

診断	GOT、GPT の持続または反復上昇 γグロブリン、TTT、ZTT、ヒアルロン酸の上昇 ICG(R15)の遅延
成因の診断	慢性 B 型肝炎—HBs 抗原陽性、HBc 高力価陽性 慢性 C 型肝炎—HCV 抗体陽性、HCV・RNA 陽性 自己免疫性肝疾患 　自己免疫性肝炎—抗核抗体、抗平滑筋抗体陽性、IgM 高値 　原発性胆汁性肝硬変—ALP、IgM 上昇、抗ミトコンドリア抗体陽性
経過観察	GOT、GPT、γグロブリン、TTT、ZTT、ヒアルロン酸 B 型では HBe 抗原、抗体
活動性指標	GOT、GPT の 100 u 以上の上昇 γグロブリン、TTT、ZTT の著明な増加 (正確には肝生検による)

表24. 肝硬変の検査

診断	アルブミン、コリンエステラーゼ、総コレステロール、ヘパプラスチンテスト、血小板数の減少 プロトロンビン時間の延長、ICG(R15)の遅延 γグロブリン、TTT、ZTT、総胆汁酸の高値
経過観察	総ビリルビン、GOT、GPT、アルブミン、コリンエステラーゼ、総胆汁酸、γグロブリン、TTT、ZTT、血小板数、ヘパプラスチンテスト
肝不全の予知	アンモニア、BTR、総ビリルビン、プロトロンビン時間
肝細胞癌合併の診断	AFP、PIVKA-II

ざるを得ないが、GOT、GPT の高いレベルでの変動、γグロブリン、TTT、ZTT の増加の程度、血小板数の減少などにより推定される。

7. 肝硬変の検査

　肝硬変では間葉系反応と肝予備能低下が病態の主体であるので、γグロブリン、TTT、ZTT の著明な高値とともに、アルブミン、コリンエステラーゼ、総コレステロール、血小板数の減少、ICG の遅延などが重要な検査所見である。肝予備能低下の著しいものではプロトロンビン時間、ヘパプラスチンテストなど血液凝固系検査も重要である。

　肝性脳症、肝不全の予知にはアンモニア、分枝アミノ酸/チロジン比(BTR)が有用である。肝硬変に高率に合併する肝細胞癌を早期に発見するためには肝細胞癌の腫瘍マーカーである AFP、PIVKA-II の定期的なチェックとともに、超音波検査、CT スキャンなどの画像診断を定期的に施行する必要がある。肝硬変患者に行うべき検査を表24に示す。

表 25. アルコール性肝障害の検査

診断	飲酒歴：日本酒換算　3合/5年以上（常習飲酒家） 　　　　　　　　　　　5合/10年以上（大酒家） 　　　　　　　　　（文部省、アルコールと肝研究班） GOT、GPT の軽度〜中等度上昇 γ-GTP の著明上昇、IgA 上昇
ウイルス肝炎の除外	A、B、C 型肝炎のウイルスマーカー陰性
経過観察	GOT、GPT、γ-GTP、総ビリルビン（禁酒による下降）

表 26. 肝疾患で用いられる診断手段

腹腔鏡	びまん性肝疾患（急性肝炎、慢性肝炎、肝硬変など）の確定診断 慢性肝炎の進行程度の診断 肝細胞癌、転移性肝癌の診断
肝生検	びまん性肝疾患の確定診断 慢性肝炎の活動性および進行度の診断
超音波	限局性肝疾患の診断、肝硬変の診断 閉塞性黄疸の鑑別診断（肝外性閉塞か肝内胆汁うっ滞か）
CT スキャン	肝硬変の診断、限局性肝疾患の診断
肝動脈造影	肝細胞癌の診断

8. アルコール性肝疾患の検査

　アルコール性肝疾患の診断、経過観察などに用いられる検査を表 25 に示す。アルコール性肝疾患では大量飲酒歴とこれらの検査所見の禁酒による改善が診断上、重要である。

9. 肝疾患で用いられるその他の診断手段

　肝疾患で用いられることが多い臨床検査以外の診断手段を表 26 に示す。これらの診断手段は肝機能検査などにより各疾患が疑われた場合、確定診断を得るために行われるが、超音波、CT スキャンなどは非侵襲的であり、定期的に反復して行われることも多い。

II. 胆道疾患と臨床検査

1. 胆道疾患の臨床化学的検査

　無症候の胆石や初期の胆道腫瘍などでは臨床化学的検査のうえでまったく

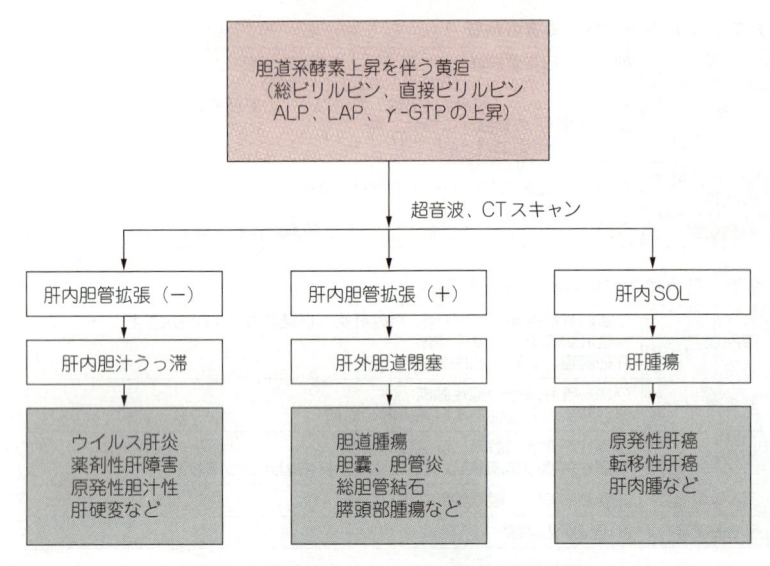

```
┌─────────────────────────┐
│ 胆道系酵素上昇を伴う黄疸  │
│（総ビリルビン、直接ビリルビン│
│  ALP、LAP、γ-GTPの上昇） │
└─────────────────────────┘
           │ 超音波、CTスキャン
    ┌──────┼──────┐
    ▼      ▼      ▼
┌────────┐┌────────┐┌────────┐
│肝内胆管 ││肝内胆管 ││肝内SOL │
│拡張(-) ││拡張(+) ││        │
└────────┘└────────┘└────────┘
    │        │        │
    ▼        ▼        ▼
┌────────┐┌────────┐┌────────┐
│肝内胆汁 ││肝外胆道 ││肝腫瘍  │
│うっ滞  ││閉塞    ││        │
└────────┘└────────┘└────────┘
    │        │        │
    ▼        ▼        ▼
┌────────┐┌────────┐┌────────┐
│ウイルス ││胆道腫瘍 ││原発性肝癌│
│肝炎    ││胆嚢、胆管炎││転移性肝癌│
│薬剤性肝 ││総胆管結石││肝肉腫など│
│障害    ││膵頭部腫瘍││        │
│原発性胆 ││など    ││        │
│汁性    ││        ││        │
│肝硬変など││        ││        │
└────────┘└────────┘└────────┘
```

図14．胆道系酵素上昇を伴う黄疸の鑑別診断

変化がみられないことも少なくないが、急性胆嚢炎、総胆管結石、胆管癌、十二指腸乳頭部癌など胆道の閉塞や狭窄を伴えば、ALP、LAP、γ-GTPの著明な上昇とビリルビン、特に直接ビリルビン、総コレステロールの増加がみられる。GOT、GPTの上昇を伴うことが通常であるが、ALP、LAP、γ-GTPなどの胆道系酵素の著明上昇が特徴的である。このような胆道系酵素の上昇は胆道疾患のみではなく、肝内胆汁うっ滞（ウイルス肝炎、薬剤性肝障害、原発性胆汁性肝硬変など）や腫瘍でもみられるので、これらの鑑別が必要である。胆道系酵素の著明な上昇を伴う黄疸の鑑別の要点を図14に示す。

2．胆道疾患の画像診断

胆道疾患の診断のうえで、超音波、CTスキャン、ERCP、PTCなどの画像診断は不可欠の診断手段であり、無症候の胆石、胆嚢腫瘍なども容易に診断される。超音波検査、CTスキャンなどで、肝内胆管の拡張の有無によって肝内胆汁うっ滞と肝外胆道閉塞の鑑別も容易である。総胆管の病変はDIC、ERCP、PTCによって診断されることが多い。

表 27. 膵疾患の検査

膵障害の検査	血中、尿中アミラーゼ、血中リパーゼ、エラスターゼ1、トリプシン、膵分泌性トリプシン・インヒビター(PSTI)、アミラーゼ・アイソザイム、ホスホリパーゼ A_2
腫瘍マーカー	CA19-9、CA50、DUPAN2、SPan-1、SLX、POA、KMO1
膵機能検査	膵外分泌機能検査：セクレチン試験、PFD テスト 膵内分泌機能検査：ブドウ糖負荷試験
膵の画像診断	超音波、CT スキャン、ERCP

III. 膵疾患と臨床検査

1. 膵疾患の検査

　膵疾患の診断に用いられる検査を表 27 に示す。膵障害の診断には血中、尿中の膵酵素が用いられるが、アミラーゼは膵疾患以外でも上昇がみられることが少なくないので、アミラーゼ・アイソザイムの分析や、唾液腺アミラーゼの阻害剤による膵アミラーゼの測定により特異性を高めることができる。アミラーゼ・クレアチニンクリアランス（ACcr）も膵疾患と他疾患の鑑別に用いられる。これらの膵酵素は急性膵炎ではすべてが著しい上昇を示し、症状の軽減とともにすべての酵素がほぼ平行して下降し正常化するが、慢性膵炎など慢性の膵疾患ではこれらの膵酵素がすべて上昇するとは限らない。したがって、慢性膵疾患ではこれらの酵素単独の測定では診断が困難な例も少なくなく、複数の組み合わせにより、診断率を高めることができる。

　膵外分泌機能検査としては、セクレチン試験や PFD テストがあり、PFD テストは簡便ではあるが、感度は劣る。膵内分泌機能検査としてはブドウ糖負荷試験が確実である。

　膵腫瘍マーカーとしては表 27 に示すようなものが用いられるが、慢性膵疾患、特に膵腫瘍の診断には画像診断が不可欠である。

2. 膵の画像診断

　膵の形態変化や膵腫瘍の診断には超音波、CT スキャン、ERCP などの画像診断は不可欠の診断手段である。特に ERCP は慢性膵疾患の診断上、最も有用である。

（金山正明）

H リウマチ・膠原病・アレルギー疾患と臨床検査

I. リウマチ・膠原病・アレルギー疾患

リウマチ・膠原病・アレルギー疾患に含まれる疾患は、多くは免疫の異常を伴う炎症性疾患である。関節リウマチ(RA)や全身性エリテマトーデス(SLE)に代表される膠原病は全身性の自己免疫疾患の範疇に含まれ、アレルギー疾患の多くはCoombsとGellの分類によるI型アレルギー反応が関与する。前者は自己組織や自己の成分に対する過剰な免疫反応によるものであり、後者は外来抗原に対する過剰な免疫反応によるものである。

表28に膠原病とその近縁疾患を、表29に主なアレルギー疾患を示す。

II. 臨床検査の位置づけ

リウマチ・膠原病・アレルギー疾患の分野における臨床検査は、診断のための検査のみならず鑑別診断、病態診断、合併症、治療経過、薬剤の副作用などを把握するための検査も含まれる。そのため検査項目は多岐にわたるが、ここでは診断、病態診断、治療経過を中心に必要な検査項目について述べる。

1. リウマチ・膠原病

【1】一般検査

❶急性期炎症性反応物質

炎症がある場合には、フィブリノーゲン、ハプトグロビン、セルロプラスミン、シアル酸、CRP（C-reactive protein）などの急性期反応蛋白の増加をみる。膠原病の多くは炎症性疾患であるので、これらは炎症の指標として検査される。よく用いられるのは、赤血球沈降速度（赤沈）とCRPである。赤沈はいずれの膠原病も亢進するが、CRPはRA、血管炎症候群、ベーチェット病、成人発症スティル病などで強陽性をみ、活動性指標として用いられる。一方、SLEでは急性期においても陰性を示すことが多く、上記疾患や感染症との鑑別に有用である。

❷血球検査

リウマチ・膠原病では、慢性炎症による低色素性貧血がみられ、また、SLEでは自己免疫性溶血性貧血をみることがある。白血球の減少は、SLE、MCTD（混合性結合組織病）、フェルティ症候群で認められる。他方、白血球増加は

表 28. 膠原病とその近縁疾患

1. 関節リウマチ rheumatoid arthritis(RA)
   悪性関節リウマチ malignant rheumatoid arthritis(MRA)
   若年型関節リウマチ juvenile rheumatoid arthritis
   フェルティ症候群 Felty's syndrome
2. 全身性エリテマトーデス systemic lupus erythematosus(SLE)
   薬剤起因エリテマトーデス drug-induced lupus
   ルポイド肝炎 lupoid hepatitis
3. 全身性硬化症(強皮症) systemic sclerosis(SSc)
   局所性強皮症 scleroderma circumscripta
   好酸球性筋膜炎 eosinophilic fasciitis
4. 多発性筋炎・皮膚筋炎 polymyositis, dermatomyositis(PM/DM)
5. 混合性結合組織病 mixed connective tissue disease(MCTD)
6. シェーグレン症候群 Sjögren's syndrome(SjS)
7. 血管炎症候群 vasculitis syndrome
   結節性多発動脈炎 polyarteritis nodosa(PN)
   顕微鏡的多発血管炎 microscopic polyanagiitis(MPA)
   アレルギー性肉芽腫性血管炎 allergic granulomatosis and angiitis(AGA)
   ウェゲナー肉芽腫症 Wegener's granulomatosis(WG)
   側頭動脈炎・巨細胞性動脈炎 temporal arteritis(cranial arteritis), giant cell arteritis
   リウマチ性多発筋痛症 polymyalgia rheumatica
   高安動脈炎 Takayasu's arteritis
   皮膚白血球破砕性血管炎 cutaneous leukocyteclastic vasculitis
   シェンライン・ヘノッホ紫斑病 Schönlein-Henoch purpura
   結節性紅斑 erythema nodosum
   混合性クリオグロブリン血症 mixed cryoglobulinemia
   バージャー病 Burger's disease
   ベーチェット病 Behçet's disease
   川崎病 Kawasaki disease
   好酸球性結合組織病 diffuse eosinophilic connective tissue disease
8. 血清反応陰性(HLA-B27 相関)多発性関節炎 seronegative(HLA-B27 related) polyarthritis
   若年型関節リウマチ juvenile rheumatoid arthritis
   乾癬性関節炎 psoriatic arthritis
   潰瘍性大腸炎 ulcerative colitis
   強直性脊椎炎 ankylosing spondylitis
   ライター症候群 Reiter's syndrome
9. リウマチ熱 rheumatic fever(RF)
10. その他
    成人発症スティル病 adult onset Still disease
    再発性多発性軟骨炎 relapsing polychondritis
    ウェーバー・クリスチャン病 Weber-christian disease
    免疫芽球性リンパ節症 immunoblastic lymphadenopathy
    サルコイドーシス sarcoidosis
    アミロイドーシス amyloidosis

表29. アレルギー性疾患

1. 鼻・目・皮膚
    1) アレルギー性鼻炎
    2) 花粉症
    3) アレルギー性結膜炎
    4) 蕁麻疹・血管性浮腫
    5) アトピー性皮膚炎
    6) アレルギー性接触皮膚炎
2. 肺アレルギー
    1) 気管支喘息
    2) 肺好酸球症
    3) アレルギー性気管支肺アスペルギルス症
    4) 過敏性肺炎
3. アナフィラキシー・その他
    1) アナフィラキシー
    2) 薬物アレルギー
    3) 食物アレルギー
    4) 血清病

RA、RF(リウマチ熱)のほか、PN(結節性多発動脈炎)などの血管炎症候群で認められる。血小板減少はSLEにみられ、しばしば抗血小板抗体や抗リン脂質抗体と関連する。血小板増加はPNや悪性関節リウマチなどの血管炎を伴う疾患で認められる。

❸凝固・線溶系の検査

出血傾向や血栓・塞栓が疑われる場合には、凝固・線溶系の検査が施行される。抗リン脂質抗体症候群ではAPTTの延長を認め、スクリーニング検査として有用である。

❹尿検査

SLE、MPA(顕微鏡的多発血管炎)、SSc(全身性硬化症)など腎障害をきたす膠原病では、尿蛋白と沈渣異常は診断や病態診断に必須である。尿中NAGやβ_2ミクログロブリンは腎の間質性病変を知るうえで有用である。

❺生化学検査

膠原病の多くはγグロブリンの増加をみ、多クローン性の増加による。PM/DMでは、筋炎による筋原性酵素(GOT、LDH、CK、アルドラーゼ、クレアチンなど)の増加をみ、診断のみならず治療上の指標としても重要である。また、フェリチンは成人発症スティル病の活動性を知るうえで有用な検査である。間質性肺炎を伴う膠原病では、KL-6とSP-Dが指標として用い

表30. 膠原病にみられる特徴的な検査異常—診断に有用な検査の組み合わせ(1)

検査異常	関節リウマチ	全身性エリテマトーデス	全身性硬化症	多発性筋炎・皮膚筋炎	シェーグレン症候群	混合性結合組織病(MCTD)	顕微鏡的多発血管炎	リウマチ熱	関連する病態
赤沈亢進	++	++	++	⊕	++	++	++	++	
CRP強陽性	++	±	±	+	±	+	++	++	
血球 溶血性貧血		⊕				+			
白血球減少(リンパ球減少)		⊕			+	⊕			
白血球増多	+						++	++	
血小板減少		⊕							
リウマトイド因子(RAPA、RAテスト)	⊕	+	+	+	++	+			関節炎
クームス抗体(赤血球抗体)		+							溶血性貧血
ワッセルマン反応偽陽性		+							血栓症、抗リン脂質抗体症候群
ASO、ASK、DNaseB抗体								++	
血清補体価(C3、C4、CH50)低値		++							
筋原性酵素上昇(CK、アルドラーゼ)			+	⊕		⊕			筋炎
蛋白尿、尿沈渣異常		⊕	+				++		腎炎
抗リン脂質抗体		⊕				+			抗リン脂質抗体症候群(*)
血小板抗体		+				+			血小板減少症
リンパ球抗体		++			+	+			リンパ球減少

++：よくみられる、+：みられることがある、±：時々
*抗リン脂質抗体症候群：血栓症、臓器梗塞、習慣流産・死産、血小板減少症、溶血性貧血、ワッセルマン反応偽陽性
⊕：診断基準に含まれている検査

られる。MMP-3はRAの関節破壊の指標として用いられる。その他、腎機能、肝機能、電解質、骨代謝などを知るうえで種々の生化学的検査が適宜施行される。

主な膠原病の診断に有用な一般検査所見を表30に示す。

【2】免疫学的検査

❶抗核抗体

膠原病の診断や病態診断に欠かすことができない検査である。現在、数多くの抗核抗体が知られ、それらの対応抗原も明らかにされている。多くは疾患や病態と関連して認められる。

a) **間接蛍光抗体法(IFA)による抗核抗体**：Hep 2 細胞（ヒト咽頭上皮癌細胞）などを基質として用い間接蛍光抗体法でスクリーニング検査される。核の染色像により5つの型に区別される。それらは、①末梢(peripheral)型、②均一(homogeneous)型、③斑紋(speckled)型、④核小体(nucleolar)型、⑤セントロメア(centromere)型、である。これらの染色像は、抗核抗体と反応している核抗原の相違による。すなわち、①ではDNAが、②ではDNA＋ヒストン（DNA 蛋白）、③ではDNAやヒストン以外の核蛋白物質(ENA)、④では核小体、⑤ではセントロメア、がそれぞれの対応抗原である。抗核抗体はSLE（①②③が多い）、MCTD（③を示す）でほぼ100％陽性を示すが、それ以外の疾患でも陽性を認める。抗核抗体陽性を認めた場合には、各種抗核抗体を特異的検出方法により検索を進める。

b) **DNA 抗体**：DNA 抗体には種々の測定法があるが、ラジオアイソトープを用いた50％硫安法(RIA)と酵素抗体による固相法(ELISA、酵素免疫測定法)がよく用いられる。ELISA では、抗体の免疫グロブリンクラスの測定も可能でである。DNA 抗体には、一本鎖DNA(ss-DNA)と二本鎖DNA(ds-DNA)に対する抗体が認められ、ds-DNA抗体の高値はSLEに特異的である。その抗体価は、SLEの、特にループス腎炎の活動期に一致して高値を示し治療上よい指標となる。DNA 抗体の免疫グロブリンクラスとしてIgG、IgA、IgM、IgD、IgE、light chain などを認め、その多くはIgGとIgMに属す。SLEの活動性ループス腎炎においては、ds-DNA 抗体のIgGクラスと補体結合性抗体がよく相関する。一方、ss-DNA 抗体は、SLEのみならず、他の膠原病でも陽性を示す。

c) **LE 因子**：SLE ではLE因子の存在によりLE細胞現象をみる。LE因子はDNA＋ヒストン（DNA 蛋白）に対する抗体でIgGに属す。LE因子は、ラテックス凝集反応によるLEテストによっても検出される。

d) **ヒストン抗体**：SLE の約35％に認められるが、薬剤誘発性ループスで高率に認められる。

e) **抗非ヒストン核蛋白抗体**：二重免疫拡散法(DID)やELISA により検出されるが、後者は免疫グロブリン別に定量することも可能である。数多くの抗体が含まれるが、抗体により疾患特異的に認められるものと、複数の疾患にまたがって認められるが、共通した病態と関連するものが存在する。前者には、抗Sm抗体、抗Scl-70抗体、抗 SS-B抗体などが、後者では、抗U1-RNP抗体、抗SS-A抗体などが挙げられる。抗Sm抗体はSLEに特異的に認められ診断に有用である。他方、抗U1-RNP抗体は、SLEなど他の疾患

でも検出されるが、MCTDでは単独高値陽性を示す。その抗体の関連する臨床像はレイノー現象である。抗SS-A抗体、抗SS-B抗体はシェーグレン症候群(SjS)で高頻度に認められるが、抗SS-A抗体よりも抗SS-B抗体の方が特異性が高い。抗Scl-70抗体はSScに、抗Ki抗体、抗PCNA(proliferating cells nuclear antigen)抗体はSLEに、PM-1抗体とKu抗体はPSSと

表31. 膠原病にみられる抗核抗体、細胞質抗体の特徴―診断に有用な検査の組み合わせ(2)

検査異常		関節リウマチ	全身性エリテマトーデス	全身性硬化症	多発性筋炎・皮膚筋炎	シェーグレン症候群	混合性結合組織病(MCTD)	顕微鏡的多発血管炎	リウマチ熱	関連する病態
	蛍光抗体間接法(スクリーニング)	+	⊕	⊕	+	++	++			
	DNA抗体		⊕	+		+	+			ループス腎炎
	LE細胞、LEテスト	±	⊕	±		+	+			関節炎、ルポイド肝炎、薬剤誘発ループス
抗核抗体	U1-RNP抗体	±	+	±	±	±	⊕			レイノー現象、リンパ節腫大、肺高血圧症
	Sm抗体		⊕							ループス腎炎、中枢神経症状を伴うSLE(CNSループス)
	SS-A抗体		+			⊕	+			抗SS-A抗体症候群(*)
	SS-B抗体		±			⊕				乾燥症状、関節炎、皮疹
	Scl-70抗体			⊕						広汎性皮膚硬化
	Ki抗体		+							間質性肺炎、乾燥症状
	PCNA抗体		+							ループス腎炎、CNSループス、血小板減少
	Ku抗体			++						重複症候群
	PM-Scl(PM-1)抗体			++						重複症候群
	セントロメア抗体			+						CREST症候群、原発性胆汁性肝硬変症
抗細胞質抗体	Jo-1抗体				⊕					筋炎、間質性肺炎
	好中球細胞質抗体							⊕		血管炎症候群、半月体形成腎炎、急速進行性腎炎、肺出血、ウェゲナー肉芽腫症、顕微鏡的多発血管炎

++：よくみられる、+：みられることがある、±：時々、◯：重複症候群
＊抗SS-A抗体症候群：円板状皮疹、亜急性ループス皮疹、新生児ループス、補体欠損、乾燥症状
⊕：診断基準に含まれている検査

PM/DM の重複例に、それぞれ特異的に検出される。抗セントロメア抗体は CREST 症候群、原発性胆汁性肝硬変症で陽性率が高い。

　f)　**核小体抗体**：この抗体の抗原として、U3-snRNP、RNA ポリメラーゼ I、フィブリラリンなどが考えられ、PSS で認められることが多い。

　g)　**抗細胞質抗体**：抗 Jo-1 抗体、抗 PL-7 抗体、抗 PL-12 抗体などは PM/DM に特異的に認められ診断に有用である。

　表 31 に、主な膠原病における診断に有用な抗核抗体の特徴を示す。

❷リウマトイド因子

　リウマトイド因子は変性 IgG を抗原とする抗体で、主に IgM に属するが、IgG、IgA クラスの抗体も存在する。ラテックス凝集反応、血球凝集反応、ゼラチン粒子凝集反応などで検出される。リウマトイド因子は RA に高率 (80%) に認められるが、RA 以外の膠原病や感染症、肝疾患、その他種々の疾患でも認められ、健康人 (特に高齢者) においても約 5〜10% に認められる。IgG クラスのリウマトイド因子は MRA で認められることが多い。リウマトイド因子の抗体価は RA、MRA の治療上よい指標となる。

❸抗リン脂質抗体

　抗リン脂質抗体症候群にみられる自己抗体で、膠原病の中では SLE に多く認められる。抗カルジオリピン抗体 (aCL)、抗 β_2 グリコプロテイン・カルジオリピン複合体抗体 (aCL/β_2GPI)、ループス抗凝固因子 (LAC)、ワッセルマン反応偽陽性などが含まれる。aCL、aCL/β_2GPI は EIA 法 (酵素免疫測定法) により、LAC は APTT、カオリン凝固時間、希釈ラッセル蛇毒凝固時間などで検索される。

抗リン脂質抗体は、臨床的に動静脈血栓症、血小板減少症、習慣流産などの病態と相関する。

❹抗好中球細胞質抗体 (ANCA)

　血管炎症候群の一部の疾患に認められる自己抗体である。間接蛍光抗体法 (IFA) により、cytoplasmic ANCA (cANCA) と perinuclear ANCA (pANCA) の 2 種類に分けられるが、血管炎に関連する前者の代表的な対応抗原はプロテナーゼ-3 (PR-3) で、後者のそれはミエロペルオキシターゼ (MPO) である。PR-3-ANCA はウェゲナー肉芽腫症に特異的である。MPO-ANCA は顕微鏡的多発血管炎、アレルギー性肉芽腫性血管炎などで認められる。これらの抗体価は治療上よい指標となる。

❺その他の自己抗体

　膠原病では、しばしば臓器特異的自己免疫疾患の併発を認め、その疾患に

特異的な自己抗体を認める。それらは、自己免疫性溶血性貧血におけるクームス抗体、自己免疫性血小板減少性紫斑病ないし血小板減少症における抗血小板抗体、PAIgG(platelet associated IgG)、PBIgG(platelet binding IgG)、慢性甲状腺炎における抗サイログロブリン抗体、抗マイクロゾーム抗体、自己免疫性肝炎における抗平滑筋抗体、原発性胆汁性肝硬変症における抗ミトコンドリア抗体などである。また、中枢神経障害を伴うSLEでは、抗リンパ球抗体、抗リボゾーマル抗体、抗アシアロGM1抗体、抗脳抗体などを認めることがある。これらの自己抗体は併発する疾患の診断や病態診断に有用である。

❻免疫複合体

血清中の免疫複合体は、しばしば血管炎や糸球体腎炎を伴う膠原病で検出される。免疫複合体はポリエチレングリコール法、C1q結合法、抗C1q抗体法、抗C3抗体法、抗C3d法、モノクローナルリウマトイド因子（mRF）法などで検出されるが、現在のところ特異的検出法はないと考えられる。その中で、C1qを利用する方法やコングルチニン法、FcレセプターやC3リセプターを介して証明する方法は、免疫複合体を直接証明しようとするもので、より特異性があると考えられる。低温で析出するクリオグロブリンは免疫複合体を形成している。

❼血清補体価

血清補体価の変動は、補体の消費、分解、排泄、異化作用、産生異常、阻害因子、抗補体性物質などによるが、膠原病における血清補体価の低下は、多くは免疫複合体による補体の消費による。特に、活動性SLEではC3、C4などのearly componentの補体成分の低下とともにCH50の活性化の低下をみる。治療により改善を認めよい指標となる。そのほか、MRAや自己免疫性溶血性貧血の病態で低下をみる。一方、RAや血管炎症候群、ベーチェット病などでは炎症により血清補体価の増加をみる。

❽サイトカイン

炎症性疾患では種々のサイトカインの上昇を認めるが、臨床的意義については不明な点が多い。臨床上有用なものは中枢神経障害を伴うSLEの髄液中におけるIFN-α、IL-6の上昇である。また、IFN-γは活動期のRAやSLEなどで高値をみる。

❾可溶性膜蛋白

可溶性IL-2Rは各種膠原病、ベーチェット病、成人発症スティル病などで上昇をみる。また、血管炎症候群ではICAM-1、VCAM-1などの増加をみる

が、これらは必ずしも臨床上ルーチンに検査されるわけではない。
❿細胞性免疫検査
　膠原病では細胞性免疫異常を伴うことが多く、末梢リンパ球のT、B細胞数は無論のこと、時にリンパ球の表面マーカーや活性化細胞の検査が行われる。例えば、SLEではCD4/CD8比の低下や活性化T細胞(HLA-DR陽性、DP陽性T細胞など)の増加などをみる。RAではCD5⁺B細胞(Leu 1 B細胞)の増加をみる。そのほか、細胞性免疫能をみるために遅延型皮内反応やリンパ球幼若化現象、マクロファージ遊走阻止試験などが検査されることがある。

【3】HLA抗原
　膠原病の多くは多因子性疾患で、疾患感受性遺伝子の存在がいくつか知られている。その中でHLA抗原との相関をみる疾患がいくつか知られ、それらは補助診断に用いられることがある。例えば、RAとDR 4、SLEとDR 2、3、ベーチェット病とB 51、高安動脈炎とB 52、強直性脊椎炎とB 27などである。

【4】画像検査
　膠原病では、関節、骨、心、肺、腎、消化管などの障害がみられるため、X線検査をはじめとして、超音波、シンチグラフィー、CTスキャン、MRI、血管造影などが適宜施行される。

【5】生理学的検査
　障害臓器の生理学的機能を把握するために、心電図、心音図、呼吸機能、脈波、脳波、腎機能、筋電図、神経伝導速度などが、適宜施行される。

【6】生検による組織学的検査
　診断、病態診断のために病変部の生検による組織学的検査が行われる。生検材料は、光顕、蛍光抗体法、酵素抗体法、電顕などで検索される。生検される部位は、皮膚、筋、関節滑膜、リンパ節、腎、口唇、血管などである。

2．アレルギー疾患

【1】一般検査
❶好酸球数
　アレルギー疾患では末梢血中の好酸球増加をみることが多い。寄生虫疾患やアレルギー性肉芽腫性血管炎、好酸球性肺炎、好酸球性腸炎などでも増加をみる。

表32. IgE 抗体試験管内測定法

	基本原理	販売元
LUMIWARD	化学発光 EIA	塩野義
MAST (multiple antigen simultaneous test)	化学発光-EIA (chamber/pette)	MAST Systems/日立化成
CAP RAST system	RIA、蛍光-EIA (immuno cap)	Pharmacia
AlaSTAT	EIA (可溶性ポリマー)	DPC/エーザイ
QAS (Quidel Allergy Screen)	EIA (dipstick)	Quidel/富士レビオ

RIA：radioimmunoassay, EIA：enzyme immunoassay
(中川武正：アレルギー疾患の臨床検査, 内科学, 第2版, 文光堂, 東京, 2003 より引用)

❷ IgE 定量

アレルギー疾患では、多くは血清中の IgE 増加を認め、病態発症に I 型アレルギー反応が関与することが多い。また、寄生虫感染によっても増加をみる。RIST 法や RIA 法、免疫比濁法などで測定される。

【2】アレルゲン検索

❶ プリック（スクラッチ）反応

皮膚反応によりアレルゲンを同定する検査である。判定にはアレルゲンを含まない対照をおく。

❷ 皮内反応

アレルゲンを含む液を皮内に注射し、その反応をみる。

【3】特異的 IgE 抗体試験管内測定法（表32）

RAST、CAP RAST、MAST などにより抗原に反応する特異的 IgE 抗体を測定する。

【4】誘発試験

上記の方法により同定されたアレルゲンが実際に臨床症状を呈するかどうかをみるために誘発試験が行われる。例えば、気管支喘息では吸入誘発試験が、アレルギー性鼻炎では鼻粘膜誘発試験が施行され、その他、眼反応、食物誘発試験なども疾患により施行される。

（橋本博史）

I 代謝疾患と臨床検査

I．糖尿病とは

1．概念

　糖尿病は、インスリン作用不足によって慢性的に高血糖を生じ、その結果としてさまざまな代謝異常を伴う疾患群である。その発症には遺伝因子と環境因子が関与すると考えられている。高血糖状態に代表される代謝異常が長期間持続すると、いわゆる糖尿病の三大合併症（神経障害、網膜症、腎症）をきたしやすく、動脈硬化症も進行しやすい。代謝異常の程度によって、臨床像は無症状からケトアシドーシス、昏睡までと幅広い。

2．分類（表33）

　糖代謝異常の分類は成因的分類と、インスリン作用不足の程度に基づく病態（病期）を併記する。成因は、（Ⅰ）1型、（Ⅱ）2型、（Ⅲ）そのほかの特定の機序、疾患によるもの、（Ⅳ）妊娠糖尿病、に分類する。

表33．糖尿病と、それに関連する耐糖能低下の成因分類

Ⅰ．1型（β細胞の破壊、通常は絶対的インスリン欠乏に至る）
　A．自己免疫性
　B．特発性
Ⅱ．2型（インスリン分泌低下を主体とするものと、インスリン抵抗性が主体で、それにインスリンの相対的不足を伴うものなどがある）
Ⅲ．その他の特定の機序、疾患によるもの
　A．遺伝因子として遺伝子異常が同定されたもの
　　（1）膵β細胞機能にかかわる遺伝子異常
　　（2）インスリン作用の伝達機構にかかわる遺伝子異常
　B．他の疾患、条件に伴うもの
　　（1）膵外分泌疾患
　　（2）内分泌疾患
　　（3）肝疾患
　　（4）薬剤や化学変化によるもの
　　（5）感染症
　　（6）免疫機序による稀な病態
　　（7）その他の遺伝的症候群で糖尿病の伴うことの多いもの
Ⅳ．妊娠糖尿病

（日本糖尿病学会委員会案，1999年を一部省略して引用）

1型は膵β細胞の破壊が発症機構の特徴である。2型は、インスリン分泌低下とインスリン感受性低下（インスリン抵抗性）の両者が発症にかかわる。(Ⅲ)は遺伝素因として遺伝子異常が同定されたものと、他の疾患1条件に伴うものとに大別する。

3. 病態・病期(図15)

インスリン作用不足によって生じる高血糖の程度や病態に応じて、正常領域、境界領域、糖尿病領域に分類する。さらに、糖尿病領域は、インスリン不要、高血糖是正にインスリン必要、生存のためにインスリン必須、に区分する。前2者はインスリン非依存状態、後者はインスリン依存状態と呼ぶ。インスリン作用不足の進行や、治療による改善などで（病態分類の）所属領域は変化する。

4. 診断(表34)糖代謝異常の判定区分

糖尿病の診断には慢性高血糖の確認が必須である。糖代謝の判定区分は、糖尿病型[空腹時血糖値126 mg/dl以上または75g糖負荷試験（75g OGTT）2時間値200 mg/dl以上、あるいは随時血糖値200 mg/dl以上]、正常型(空腹時110 mg/dl未満、かつ2時間値140 mg/dl未満)、境界型(糖尿病型でも正常型でもないもの)に分ける。これらの基準値は静脈血漿値とす

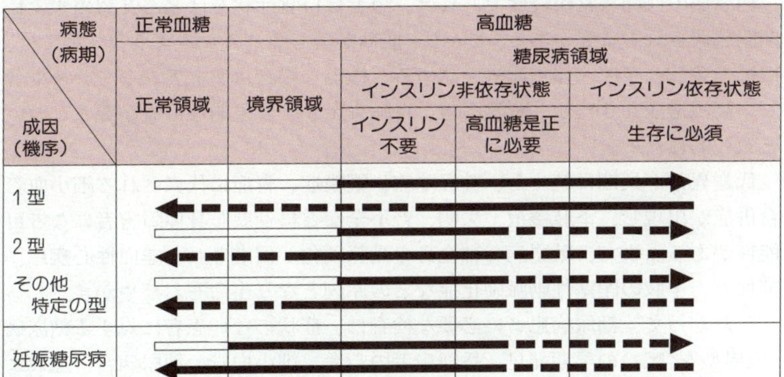

図15. 糖尿病における成因（発症機序）と病態（病期）の概念
右向きの矢印は糖代謝異常の悪化を、左向きの矢印は糖代謝異常の改善を示す。
■■■ の部分は「糖尿病」と呼ぶ状態を示す。破線部位は頻度の少ない事象を表す。
(JDS, 1999 より引用)

表34. 糖尿病の診断手順

1. 空腹時血糖値≧126 mg/dl、75 gOGTT 2時間値≧200 mg/dl、随時血糖≧200 mg/dl、のいずれか（静脈血漿値）が、別の日に行った検査で2回以上確認できれば糖尿病と診断してよい。これらの基準値を超えても、1回の検査だけの場合には糖尿病型と呼ぶ。
2. 糖尿病型を示し、かつ次のいずれかの条件が満たされた場合は、1回だけの検査でも糖尿病と診断できる。
   ① 糖尿病の典型的症状（口渇、多飲、多尿、体重減少）の存在
   ② HbA$_{1c}$≧6.5%
   ③ 確実な糖尿病網膜症の存在

検診：糖尿病を見逃さないことが重要である。スクリーニングには血糖値の指標のみならず、家族歴、肥満などの臨床情報も参考にする。

(日本糖尿病学会委員会案, 1999年を一部省略して引用)

る。境界型とはアメリカ糖尿病協会(American Diabetes Association；ADA)やWHOのIFG(Impaired Fasting Glucose あるいは Impaired Fasting Glycaemia)とIGT(Impaired Glucose Tolerance)とを合わせたものであり、糖尿病型への移行率が高い。境界型は糖尿病特有の合併症の発症率は低いが、動脈硬化症の危険性は正常型よりも大きい。

II. 検査の必要性

糖尿病の代謝異常が軽度であれば、患者は自覚症状をほとんど認めず、長期間放置されることがある。しかし、血糖が著しく高くなるような状態では、口渇、多飲、多尿、体重減少を認める。極端な場合はケトアシドーシスや著しい高浸透圧をきたし、意識障害、昏睡に至り、効果的な治療がなされないと致死的になる。

代謝異常が長期に続くと、神経障害、網膜症、腎症に代表される細小血管合併症が出現し、下肢壊疽、失明、腎不全などに進展し身体障害者になる可能性がある。また、糖尿病では全身の動脈硬化が促進され、虚血性心疾患、脳梗塞、下肢の閉塞性動脈硬化症などの原因となり生命をおびやかす。

したがって、糖尿病患者に必要な検査は、症状のない患者に対する糖尿病（境界型を含む）の早期発見、昏睡患者の救命、細小血管の糖尿病合併症および中大動脈の動脈硬化性病変の早期発見、予防と多岐にわたる。

【1】糖尿病スクリーニングと診断のための検査

対象：40歳以上のすべての人は、1年ごとに検査。肥満、家族歴、高血圧

症、巨大児出産歴、高脂血症、痛風、内分泌疾患などがあれば40歳未満でも検査をする。

糖尿病の診断手順にしたがって血糖値、HbA1c値、糖尿病性網膜症を検査する。1回目の検査で空腹時血糖値が126～139 mg/dlの場合には、2回目は75 gOGTTが推奨されている。

検尿は簡便なスクリーニング検査であるが、尿糖の排泄閾値は個人差があり高血糖の直接的な証明にならない。特に空腹時採尿では食後高血糖になるタイプの糖尿病のスクリーニングにはなり得ない。

【2】1型糖尿病に必要な検査

以前IDDMと呼ばれていた糖尿病の大部分が1型糖尿病に属する。β細胞の破壊が進行して、インスリンの絶対的欠乏に陥ることが多いため、インスリンの極端な分泌不全状態にあること、ならびに自己抗体の証明が診断に重要である。

ケトーシスの有無、血中・尿中CPR、抗GAD抗体、膵島抗体(ICA)、抗インスリン抗体、抗IA2抗体/ICA 512、HLAタイピングなどが参考になる。

空腹時血清CPR値が0.5 ng/ml未満、もしくは食後2時間値が1 ng/ml未満であれば臨床的にインスリン依存状態、1型糖尿病である可能性が強い。尿中CPRは3日間連続で24時間蓄尿を行い測定する。10 μg/日以下では臨床的にインスリン依存状態、1型糖尿病である可能性が強い。

日本人ではDR 4、DR 9と1型糖尿病との関連が報告されているが、DR 4、DR 9は健常者にも多い型なので、これらがあっても1型糖尿病とは診断できない。DR 2は1型糖尿病抵抗性であるとされ、これを保有する場合は自己免疫性の1型糖尿病は否定的である。

【3】2型糖尿病に必要な検査

以前NIDDMと呼ばれた糖尿病の大部分が2型糖尿病に属する。インスリン分泌ではグルコース負荷後の早期の分泌が低反応であるが、24時間尿中CPR値は20 μg/日以上であることが多い。

なお、2型糖尿病に類似した発症様式をとるがインスリン分泌能が緩徐に廃絶し、抗GAD抗体陽性のSPIDDM(slowly progressive IDDM)、感音性難聴・低身長・母系遺伝でミトコンドリア遺伝子3243異常によるミトコンドリア異常症、および、若年者発症・常染色体優性遺伝のMODY(maturity-onset diabetes of the young)の中でも遺伝子異常が同定されたものは2型糖尿病から分けて別項目に分類される。

したがって、臨床的に2型糖尿病と思われる糖尿病も抗GAD抗体検査が

必要であり、家族歴や身体所見によっては遺伝子学的検査が望まれる。

【4】 その他の疾患、条件に伴う糖尿病、耐糖能低下に必要な検査

a）膵外分泌疾患：血清・尿中アミラーゼ、腹部単純 X 線、腹部エコー・CT、内視鏡的逆行性胆膵管造影

b）内分泌疾患：成長ホルモン、コルチゾール、カテコラミン、甲状腺ホルモン、グルカゴンなどのインスリン拮抗ホルモンの検索

c）薬剤・化学物質：グルココルチコイド、インターフェロンなど

d）インスリン、インスリン受容体の異常：血中 IRI・プロインスリン

異常インスリンでは受容体結合能が低下しているため、受容体異常症では著明なインスリン抵抗性を示すため、空腹時 IRI が 30 μU/ml 以上の高 IRI 血症を認めることがある。

【5】 合併症の診断に必要な検査

❶糖尿病 3 大合併症（細小血管病変）

a）神経障害

　　末梢神経

　　　腱反射、振動覚、触覚、温痛覚、末梢神経伝導速度

　　自律神経

　　　起立性低血圧の有無、心電図 R-R 間隔変動係数、膀胱機能検査

b）網膜症

　　眼底鏡、蛍光眼底造影

少なくとも 1 年ごとに眼科受診を指示する。網膜症の進行度に応じてより短期間の受診間隔とする。

c）腎症

検尿（尿蛋白、尿中微量アルブミン）、BUN、クレアチニン、クレアチニンクリアランス（Ccr）

尿蛋白定性陰性例には、尿中微量アルブミンを 3～6 カ月ごとに測定する。持続性蛋白尿が認められるときには既に糖尿病性腎症第 3 期であり、厳格な血糖管理、血圧管理、低蛋白食による治療を要する。

糖尿病性腎症と診断された例の約 10％ に他の糸球体疾患が合併していたとの報告もあり、糖尿病性腎症の診断には注意を要する。

❷中大動脈の硬化性病変（動脈硬化症）

a）大動脈：胸腹部単純 X 線、胸腹部 CT による大動脈石灰化の検出、大動脈波速度、頸動脈超音波検査など

b）末梢動脈：足背動脈と後脛骨動脈の触診、サーモグラフィー、容積脈波

など
  c)虚血性心疾患：心電図、心エコー、負荷心電図、冠動脈造影など
  d)脳動脈疾患：頭部 CT、MRI など
  リスクファクターとして高脂血症、高血圧症、肥満、喫煙などに注意が必要。

【6】血糖コントロールのための検査

体重、体脂肪率、HbA$_{1c}$、グリコアルブミン、フルクトサミン、1,5 AG、血糖測定(空腹時、食後2時間)

極端な代謝異常がなければ体重が食事療法の、体脂肪率が運動療法の成否の目安になる。

HbA$_{1c}$ は過去1～2カ月間の血糖値コントロールを反映し、合併症の頻度と相関があるため最も頻用されている。グリコアルブミン、フルクトサミンは過去2週間の血糖を反映する。1,5 AG は過去数日間の血糖コントロールを反映する。病態に応じてこれらを使い分ける。また、それぞれの指標はさまざまな病態、状況により測定値が影響を受けることに注意する。

(寺島正浩、田嶼尚子)

J 高脂血症と臨床検査

はじめに ■血清の脂質は主として、コレステロール、遊離脂肪酸、中性脂肪、リン脂質からなる。遊離脂肪酸以外の脂質は疎水性のため、可溶性のリポ蛋白という形で存在する。リポ蛋白の表面にはアポリポ蛋白という蛋白質が存在し、リポ蛋白を安定化させる作用と、その代謝に関与する酵素を修飾する役割をもっている。リポ蛋白は比重によってCM（chylomicron）、VLDL（very low density lipoprotein）、IDL（intermediate density lipoprotein）、LDL（low density lipoprotein）、HDL（high density lipoprotein）に分類され（表35）、比重が高くなるにつれ、粒子が小さくなる。CMとVLDLはトリグリセリドの含量が多く、LDLとHDLはコレステロールとリン脂質の含量が多い。それぞれのリポ蛋白は以下の経路で代謝される。

I. カイロミクロン（CM）の代謝

小腸で合成されたCMは、リンパ管を経て血中に運ばれ、末梢毛細血管内皮上にてリポ蛋白リパーゼの作用下でトリグリセリドが加水分解させ失われ

表35. リポ蛋白分類

超遠心法による分類	CM	VLDL	IDL	LDL	HDL$_2$	HDL$_3$
比重（g/ml）	<0.95	0.95〜1.006	1.006〜1.019	1.019〜1.063	1.063〜1.125	1.125〜1.21
直径（nm）	80〜1,000	30〜80	26〜30	20〜26	8.5〜13	7.0〜8.5
組成（%） TG FC CE リン脂質 アポリポ蛋白	84 2 5 7 2	55 7 12 18 8	24 9 29 19 19	12 8 37 22 21	5 5 16 33 41	4 3 12 26 55
主要アポリポ蛋白	B$_{18}$ A-I A-II A-IV C群、E	B$_{100}$ C群、E	B$_{100}$ C群、E	B$_{100}$	A-I A-II C群、E	A-I A-II C群、E

TG：トリグリセライド、FC：遊離型コレステロール、CE：エステル型コレステロール、CM：カイロミクロン

る結果、カイロミクロンレムナントに代謝される。カイロミクロンレムナントは、肝や骨髄の受容体に取り込まれ、コレステロールの合成および中性脂肪を供給する。

II. VLDL・LDL の代謝

肝臓で合成された VLDL は、末梢毛細血管内皮上でリポ蛋白リパーゼの作用で IDL、さらに HTGL(hepatic triglyceride lipase)の作用にてコレステロールに富んだ LDL となる。LDL は肝臓や末梢組織の LDL 受容体に取り込まれ、肝臓や組織にコレステロールを供給する。

III. HDL の代謝

HDL はコレステロールを末梢組織から集めて肝臓に転送するいわゆるコレステロールの逆転送を担い、動脈硬化に抑制的に働く。末梢細胞から HDL はコレステロールを引き抜き、LCAT(lecithin chorestserol acyltransferase)にて HDL 内部にコレステロールエステルとして取り組んだ後、CETP(cholesteryl ester transfer protein)の作用によって、コレステロールエステルを VLDL や IDL に転送される。最終的には肝臓の HDL 受容体に取り込まれると考えられている。

表 36. 高脂血症の診断基準(血清脂質値:空腹時採血)

高コレステロール血症	総コレステロール	$\geqq$ 220 mg/dl
高 LDL コレステロール血症	LDL コレステロール	$\geqq$ 140 mg/dl
低 HDL コレステロール血症	HDL コレステロール	< 40 mg/dl
高トリグリセリド血症	トリグリセリド	$\geqq$ 150 mg/dl

(日本動脈硬化学会動脈硬化性疾患診療ガイドライン,2002 より引用)

表37. 高脂血症の表現型分類

高脂血症	増加するリポ蛋白	コレステロール	トリグリセリド	アガロース電気泳動
I 型	CM	高値	1,000 mg/dl 以上	原点、テーリング
IIa 型	LDL	高値	正常	β
IIb 型	VLDL、LDL	高値	高値	β、pre β
III 型	IDL	高値	高値	broad β
IV 型	VLDL	正常	高値	pre β
V 型	CM、VLDL	高値	1,000 mg/dl 以上	原点、テーリング、pre β

表38. 患者カテゴリー別管理目標値

患者カテゴリー			脂質管理目標値(mg/dl)				その他の冠危険因子の管理		
	冠動脈疾患*	LDL-C以外の主要冠危険因子**	TC	LDL-C	HDL-C	TG	高血圧	糖尿病	喫煙
A	なし	0	<240	<160	≥40	<150	高血圧学会のガイドラインによる	糖尿病学会のガイドラインによる	禁煙
B1	なし	1	<220	<140					
B2		2							
B3		3	<200	<120					
B4		≥4							
C	あり		<180	<100					

TC：総コレステロール、LDL-C：LDLコレステロール、HDL-C：HDLコレステロール、TG：トリグリセリド
　*冠動脈疾患とは、確定診断された心筋梗塞、狭心症とする。
　**LDL-C以外の主要冠危険因子
　　加齢（男性≥45歳、女性≥55歳）、高血圧、糖尿病（耐糖能異常を含む）、喫煙、冠動脈疾患の家族歴、低HDL-C血症（<40 mg/dl）
・原則としてLDL-C値で評価し、TC値は参考値とする。
・脂質管理はまずライフスタイルの改善から始める。
・脳梗塞、閉塞性動脈硬化症の合併はB4扱いとする。
・糖尿病があれば他に危険因子がなくともB3とする。
・家族性高コレステロール血症は別に考慮する。

（日本動脈硬化学会動脈硬化性疾患診療ガイドライン，2002より引用）

基準値

　高脂血症とは血清脂質が異常に高くなった状態をいい、表36に示す診断基準が用いられている。

　高脂血症は成因、病態の観点から高値を示すリポ蛋白の種類によってⅠ、Ⅱa、Ⅱb、Ⅲ、Ⅳ、Ⅴ型に分類される（表37）。この分類に基づき、さらにそのほかの危険因子や冠動脈疾患の有無を考え、ガイドライン（表38）に沿って治療法を選択する。

（谷口幹太、田嶼尚子）

K 内分泌疾患と臨床検査

はじめに ■ホルモン(古典的)とは内分泌腺から血中に分泌され、血行性に標的臓器に到達し、標的細胞の受容体を介して生理作用を発現し、代謝されていく微量活性物質のことである。このホルモンによって生体の分化、発育、発達および恒常性維持などを制御している機構が内分泌系と呼ばれている。

ホルモンがその作用を正常に発揮するには、産生細胞からのホルモンの産生・分泌・運搬・代謝、ホルモン受容体との結合、そしてホルモンによる生理作用の発現が円滑に維持されることが必要である。これらの過程のいずれかに異常をきたせば、内分泌機能障害が生じる。

主な内分泌腺としては、視床下部-下垂体、甲状腺、副甲状腺、(膵ラ

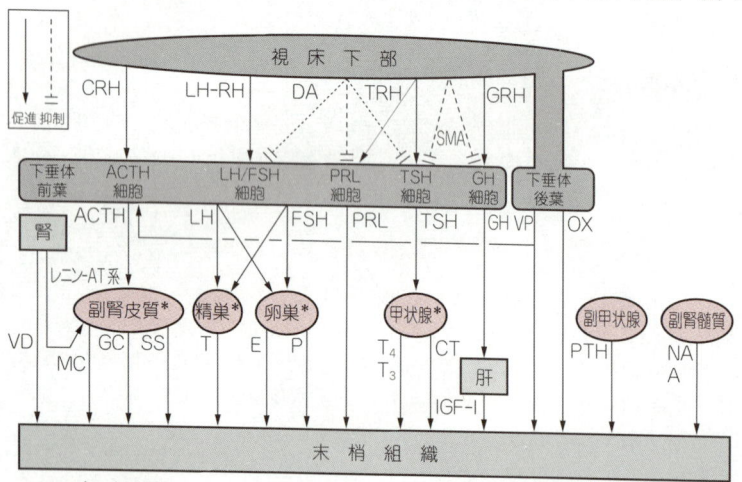

*:各臓器より分泌されたホルモンは各上位中枢に対してフィードバック作用する。

SMA：ソマトスタチン	E ：エストロゲン	IGF-I：インスリン様
VD ：ビタミンD	P ：プロゲステロン	成長因子-I
MC ：ミネラルコルチコイド	T$_4$ ：サイロキシン	PTH ：副甲状腺ホルモン
GC ：グルココルチコイド	T$_3$ ：トリヨードサイロニン	NA ：ノルアドレナリン
SS ：性ステロイド	CT ：カルシトニン	A ：アドレナリン
T ：テストステロン		

図16. 視床下部—下垂体—内分泌臓器系とホルモン

ンゲルハンス島)、副腎皮質、副腎髄質、性腺などがありそれぞれホルモンを分泌している(図16)。それぞれの内分泌腺と標的細胞および中枢神経系との間には、ホルモンの産生・分泌を制御する調節機構(フィードバック機構)が存在し、体内環境を一定に保つうえで重要な役割を果たしている。

内分泌疾患(機能亢進症、機能低下症)は一次性または原発性(内分泌腺自身の機能異常による疾患)、二次性または続発性(下垂体など上位の内分泌腺の機能異常や周囲の病変により続発した疾患)、および三次性(視床下部などさらに上位の内分泌腺の機能異常による疾患)に分類される。

内分泌疾患の確定診断には、その特徴的な臨床症状や電解質・糖・脂質代謝などの一般検査のみならず、フィードバック機構を踏まえたホルモン動態を的確に判断することが重要である。以下にフローチャートを用いて、各内分泌臓器別に解説する。

I. 視床下部-下垂体疾患

視床下部の神経分泌細胞は視床下部ホルモンを産生・分泌し、下垂体前葉に対して促進的(一部は抑制的)に作用して下垂体前葉ホルモンの産生・分泌を調節している(表39)。

1. 視床下部疾患(視床下部症候群)

原因としては頭蓋咽頭腫などの脳腫瘍が主なものであり、視床下部ホルモンの分泌が低下すると、下垂体ホルモンの分泌は抑制(一部は促進)される。視床下部疾患では、腫瘍による局所症状、肥満、やせ、摂食異常、体温異常、精神・神経症状のほかに、表40で示した下垂体機能低下(亢進)症に伴う症候をきたすこともある。

2. 下垂体疾患

内分泌学的には機能亢進症、機能低下症、および非機能性疾患に分類される。

機能亢進(低下)症には表40に示した疾患が含まれる。機能亢進症の原因としては下垂体腺腫による場合が多く、機能低下症の原因としては非機能性腫瘍、視床下部障害、脳血管障害、炎症、医原性、特発性などがある。最近では、リンパ球性下垂体炎の報告が増加している。1つの下垂体ホルモンの分

表 39. 視床下部・下垂体ホルモン

分泌部位	ホルモン	主な生理作用	刺激因子	抑制因子
視床下部	副腎皮質刺激ホルモン放出ホルモン(CRH)	ACTHの産生・分泌促進	日内リズム、ストレス	コルチゾール
	成長ホルモン放出ホルモン(GRH) 〔成長ホルモン放出抑制ホルモン ソマトスタチン(SMA)〕	GHの産生・分泌促進 GH、TSHの産生・分泌抑制	GH	GH、IGF-I
	甲状腺刺激ホルモン放出ホルモン(TRH)	TSH、PRLの産生・分泌促進		T_4、T_3
	性腺刺激ホルモン(ゴナドトロピン) 放出ホルモン(LH-RH、GnRH)	LH、FSHの産生・分泌促進		エストロゲン、テストステロン
	プロラクチン放出抑制因子(PIF) 〔PIFの主体はドパミン(DA)である〕	PRL、LH、FSH、TSHの産生・分泌抑制	PRL	
	プロラクチン放出因子(PRF)	PRLの産生・分泌促進		
	副腎皮質刺激ホルモン(ACTH)	副腎皮質ステロイドホルモンの産生・分泌促進、副腎皮質細胞の発育促進	CRH、ADH	コルチゾール
	成長ホルモン(GH)	身体発育の促進、蛋白合成の促進、脂肪分解作用、抗インスリン作用	GRH	ソマトスタチン、GH、IGF-I
	プロラクチン(PRL)	乳汁の産生・分泌の促進	PRF (VIP?、PHM-27?、TRH?)	PIF、ドパミン
下垂体前葉	甲状腺刺激ホルモン (サイロトロピン)(TSH)	甲状腺ホルモンの産生・分泌促進、甲状腺細胞の発育促進	TRH	T_4、T_3、ソマトスタチン、ドパミン
	性腺刺激ホルモン (ゴナドトロピン) (Gn) — 黄体形成ホルモン(LH)	女性：排卵の促進、ステロイドの産生・分泌促進 男性：テストステロンの産生・分泌促進	LH-RH	E_2、テストステロン
	— 卵胞刺激ホルモン(FSH)	女性：卵胞の発育促進、E_2の産生・分泌促進 男性：精子形成の促進、セルトリ細胞の刺激	LH-RH	インヒビン、E_2、テストステロン
下垂体後葉	抗利尿ホルモン(ADH)	腎での水、尿素の再吸収促進	血清浸透圧の増加、体液量の減少、血圧の低下	
	オキシトシン(OX)	乳汁分泌を刺激、子宮収縮作用		

E_2：エストラジオール
VIP：vasoactive intestinal peptide
PHM-27：peptide-histidine-methionine-27

(杉本恒明、ほか：内科学、p1353、朝倉書店、2003 より改変して引用)

表40. 下垂体疾患

分泌部位	疾患名	下垂体ホルモン	内分泌学的検査	その他の検査
機能亢進症	クッシング病	ACTH↑	ACTH↑、コルチゾール→↓、尿中17-OHCS↓、17-KS↑、デキサメサゾン抑制試験8mgで抑制される。メチラポン試験で過剰反応、CRH試験で過剰反応、ACTH試験で過剰反応	好中球↑、好酸球↓、血清K↓、血中コレステロール↑、高血糖、下垂体MR検査、アドステロールシンチにて両側副腎腫大、下錐体静脈サンプリング
下垂体的葉	下垂体性巨人症・先端巨大症	GH↑	GH↑、ソマトメジンC(IGF-I)↑、TRHやLH-RH試験でGHが反応する場合あり、L-ドーパ試験でGHが抑制される場合あり、ブドウ糖負荷試験でGHは2ng/mL以下に低下しない、また耐糖能異常となる場合あり	
	乳汁漏出・無月経症候群	PRL↑	PRL↑、LH→、FSH→、性ホルモン↓、TRH試験でPRL低反応	
	続発性甲状腺機能亢進症(TSH産生腫瘍)	TSH↑	TSH→↑、T₄↑、T₃↑、TRH試験で低反応	
	中枢性思春期早発症	LH↑ FSH↑	LH-RH(偽性では↓)、LH↑、FSH↑、性ホルモン↑、LH-RH試験で高反応	
下垂体後葉	ADH不適合分泌症候群(SIADH)	ADH↑	ADH→↑(血漿浸透圧に比してADH↑) 水負荷試験で尿排泄量80%以下	血清Na↓、血漿浸透圧↓、血漿レニン濃度→↓、尿酸↓、BUN↓

↑:上昇、↓:低下、→:正常

表40. 続き

分泌部位	疾患名	下垂体ホルモン	内分泌学的検査	その他の検査
下垂体前葉	続発性副腎皮質機能低下症	ACTH↓	ACTH↓、コルチゾール↓、尿中17-OHCS↓、メチラポン試験で低下または無反応、CRH試験で無反応、ACTH試験で低下(連続負荷では反応あり)	好中球↓、好酸球↑、血清Na↓、K↑、低血糖
	下垂体性小人症	GH↓	GH↓、ソマトメジンC(IGF-I)↓、アルギニンなどのGH分泌刺激試験で無反応	X線検査にて骨端線のチェック
	PRL単独欠損症	PRL↓	PRL↓、TRH試験で低下または無反応	
	続発性甲状腺機能低下症	TSH↓	TSH↓、T₄↓、T₃↓、TRH試験で低下または無反応	
	続発性性腺機能低下症 (ゴナドトロピン単独欠損症)	LH↓ FSH↓	LH↓、FSH↓、エストラジオール↓、プロゲステロン↓、テストステロン↓、LH-RH試験で低下または無反応、Gn負荷で性ホルモン分泌反応あり	
下垂体後葉	尿崩症	ADH↓	ADH↓(腎性尿崩症では→↑)、ADH負荷試験で尿浸透圧↑、浸透圧(腎性尿崩症では尿浸透圧<血漿浸透圧)、飲水制限試験で尿浸透圧>血漿浸透圧、高張食塩水負荷試験でADH分泌反応低下	血清Na→↑、血漿浸透圧→↑、血漿レニン濃度→↑、尿酸↑、ヘマトクリット↑、低張尿

機能低下症
(単独欠損症)
(多種欠損症)

↑：上昇、↓：低下、→：正常

泌低下が認められる場合は単独ホルモン欠損症、多種にわたる下垂体ホルモンの分泌低下が認められる場合には多種ホルモン欠損症と呼ばれている。

非機能性下垂体腺腫はそれ自体はホルモンを分泌しないため内分泌学的症状をきたさない。しかし腫瘍が増大すると周囲の下垂体組織や視床下部を圧迫、浸潤して下垂体機能低下症をきたすこともある。

❶下垂体性巨人症・先端巨大症

下垂体腺腫からの GH 過剰分泌が骨端線閉鎖以前に始まると下垂体性巨人症に、それ以後に始まると先端巨大症となる。臨床症状は GH 過剰による高身長、手指・足趾肥大、先端巨大症様顔貌(眉弓部膨隆、鼻・口唇肥大、下顎突出)などの症状と、腫瘍の圧迫による局所症状(頭痛、視野狭窄など)である。

❷乳汁漏出・無月経症候群

原因として PRL 産生下垂体腺腫(Forbes-Albright 症候群)、異所性 PRL 産生腫瘍、薬剤性(ドパミン拮抗薬、エストロゲン製剤など)、分娩後(Chiari-Frommel 症候群)、Argonz-del Castillo 症候群(分娩と関係なく、トルコ鞍の変型を認めない)、原発性甲状腺機能低下症に伴う場合がある。臨床症状は女性では乳汁漏出、無月経をきたし、男性では性欲低下、インポテンツとなることもある。

❸中枢性早熟症

性早熟症、思春期早発症のうち視床下部からの LH-RH 分泌増加によるものは中枢性真性性早熟症、下垂体ゴナドトロピン産生腫瘍によるものは中枢性偽性性早熟症(LH-RH 低下)と呼ばれている。臨床症状としては二次性徴の早期発現を認める。

❹ ADH 不適合分泌症候群（SIADH）

異所性 ADH 産生腫瘍、脳腫瘍、脳血管障害、髄膜炎、肺炎、結核、薬剤などにより、低浸透圧血症にもかかわらず ADH 分泌が抑制されず、水貯留による希釈性低 Na 血症をきたす疾患。低 Na 血症が著明になると錯乱、昏迷状態となるが、浮腫はきたさない。

❺下垂体性小人症（GH 単独欠損症）

GH 分泌低下によって成長障害をきたす疾患。原因としては頭蓋咽頭腫や炎症などによる続発性と原因不明の特発性がある。臨床症状は均整のとれた低身長で、二次性徴はやや遅れる。鑑別診断を図 17 に示す。

❻尿崩症（DI）

下垂体後葉での ADH 分泌障害による中枢性尿崩症と、腎尿細管における

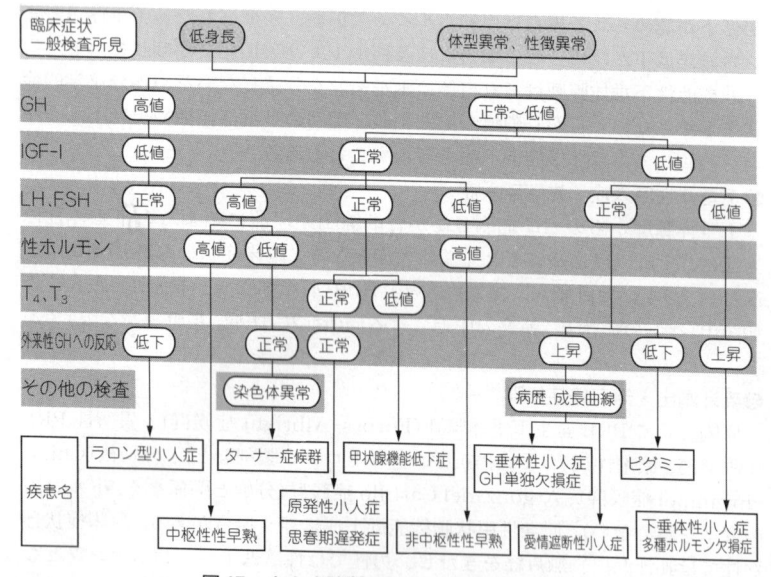

図17. 小人症診断のためのフローチャート

ADHの作用異常による腎性尿崩症とがある。中枢性尿崩症は原因により、続発性(視床下部障害)、家族性、特発性に分類される。臨床症状は、口渇、多飲、多尿などである。

II. 甲状腺疾患

甲状腺の濾胞上皮細胞からは甲状腺ホルモン［サイロキシン(T_4)およびトリヨードサイロニン(T_3)］が、傍濾胞細胞からはカルシトニン(CT)が産生・分泌されている。T_4、T_3の産生・分泌はTSHやヒト絨毛性ゴナドトロピンにより促進され、抗甲状腺剤や大量の無機ヨードなどにより抑制される。甲状腺から分泌されたT_4の40%は末梢組織で脱ヨード化されT_3となる。血中に分泌されたT_4、T_3の大部分はサイロキシン結合グロブリン(TBG)、同プレアルブミン(TBPA)、アルブミンなどの蛋白と結合している。末梢組織でホルモン活性を示すのは、これらの蛋白と結合せず極微量に存在する遊離型T_4、遊離型T_3である。

K　内分泌疾患と臨床検査

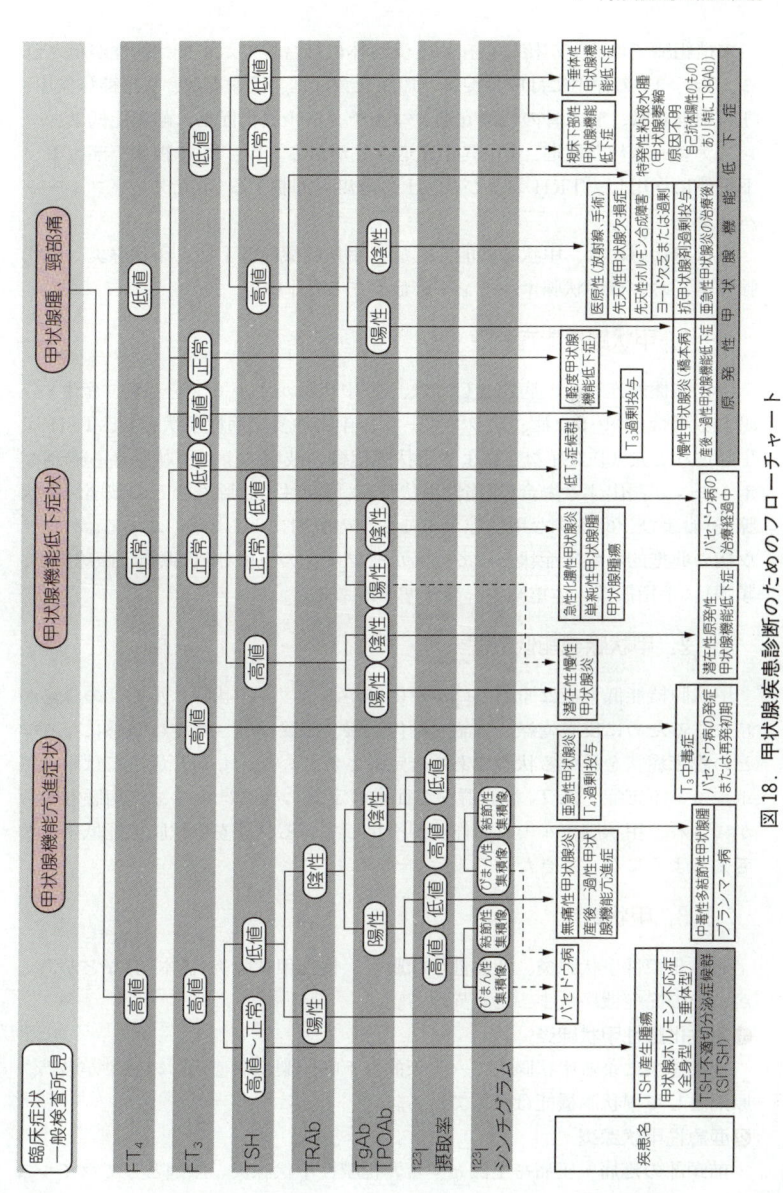

図18．甲状腺疾患診断のためのフローチャート

末梢組織では、T_3 が核に存在する受容体に結合してホルモン活性が示される。T_4、T_3 の作用には成長促進、知能発育促進、代謝亢進、交感神経作用、呼吸中枢刺激、筋・骨の代謝亢進、コルチゾール異化促進、耐糖能低下、コレステロール代謝促進、蛋白異化亢進などがある。T_4、T_3 は視床下部および下垂体に作用し、TRH および TSH の分泌を抑制する(ネガティブフィードバック)。

甲状腺疾患には、甲状腺機能亢進症、甲状腺機能低下症、甲状腺炎、甲状腺腫瘍、および甲状腺ホルモン不応症がある(図 18)。

1. 甲状腺機能亢進症

甲状腺機能亢進症の病態としては、① 甲状腺がホルモンを過剰に産生・分泌する場合(バセドウ病、プランマー病、中毒性多結節性甲状腺腫、TSH 産生腫瘍など)、② 炎症などによる甲状腺組織の破壊により甲状腺から過剰なホルモンが漏出する場合(無痛性甲状腺炎、亜急性甲状腺炎などの破壊性甲状腺炎)および、③ 過剰な甲状腺ホルモン剤の服用による場合、がある。バセドウ病の典型的な臨床症状としてはメルセブルグの三徴(甲状腺腫、眼球突出、頻脈)、手指振戦、体重減少、発汗増多がある。

2. 甲状腺機能低下症

甲状腺機能低下症は原因のいかんにかかわらず、甲状腺ホルモンの分泌が減少するために皮膚乾燥、言語・動作緩慢、眼瞼浮腫、寒さに敏感になるなどの臨床症状を呈する状態であると定義されていた。しかし最近では甲状腺ホルモン不応症、低 T_3 症候群など従来の定義に当てはまらない病態も明らかにされ、甲状腺ホルモンの作用が不足している状態を甲状腺機能低下症と考えるようになってきた。

3. 甲状腺炎

急性化膿性甲状腺炎、亜急性甲状腺炎、慢性甲状腺炎(橋本病)などがあるが、その発症機序はまったく異なる。

❶急性化膿性甲状腺炎

細菌感染による甲状腺炎で、先天的な下咽頭梨状窩瘻からの感染が多い。原則として甲状腺機能は正常である。

❷亜急性甲状腺炎

前頸部の疼痛・圧痛を主徴とする非化膿性甲状腺炎。原因としてウイルス

感染または自己免疫の関与が考えられるが、詳細は不明である。甲状腺組織の破壊により甲状腺から過剰なホルモンが漏出するため病初期は機能亢進症状を呈するが、ホルモンの産生は低下しているためその後に一過性の機能低下症となる場合もある。

❸**慢性甲状腺炎(橋本病)**

代表的な自己免疫疾患で、抗サイログロブリン抗体(Tg-Ab、TGHA)、抗甲状腺ペルオキシダーゼ抗体(TPO-Ab、MCHA)などの抗甲状腺自己抗体が陽性となることが特徴。硬いびまん性甲状腺腫を呈し、組織学的にはリンパ球浸潤と上皮細胞の変性・崩壊を示す。甲状腺機能は、初期には正常例が多いが、経過とともに徐々に機能低下症となる。また経過中に一過性の機能亢進症あるいは機能低下症をきたす場合もある。

4. 甲状腺腫瘍

甲状腺腫瘍は原則としてホルモン異常を伴わない。診断は病理組織学的検査による。良性腫瘍(乳頭腺腫、濾胞腺腫、腺腫様甲状腺腫)と悪性腫瘍(乳頭癌、濾胞腺癌、未分化癌、髄様癌、悪性リンパ腫、転移癌)がある。

❶**髄様癌**

傍濾胞細胞を起源とする癌で、CEA、CT、その他のホルモンを産生する。多発性内分泌腺腫症(MEN)の一病変として発症する場合もある。

5. 甲状腺ホルモン不応症(Refetoff症候群)

末梢組織のT_3核内受容体の異常により甲状腺ホルモン活性が現れない先天性疾患で、全身の受容体異常による全身型と、下垂体だけの受容体異常による下垂体型がある。またホルモン不応症の程度に差があるため機能正常、低下、亢進、あるいは低下と亢進の症状が混在して認められる。臨床症状は、全身型では機能低下の傾向を示し小児において低身長や知能低下などをきたす。下垂体型では原則として機能亢進症状を認める。いずれの型でもT_4、T_3は高値、TSHは正常またはやや高値を示す。このため本症と同様にTSH不適切分泌症候群(SITSH)の状態をきたすTSH産生腫瘍との鑑別が必要となる。

III. 副甲状腺疾患

副甲状腺ホルモン(PTH)はカルシウム(Ca)調節の主要な因子であるが、

そのほかに活性型ビタミン D($1\alpha, 25(OH)_2D_3$; $1,25\text{-}D_3$)や CT も Ca 調節に関与している。

PTH の分泌は Ca の低下により促進され、$1,25\text{-}D_3$ により抑制される。またカテコールアミン、Mg、コルチゾール、CT なども PTH の分泌に影響を与える。PTH には骨吸収を促進し血中へ Ca・P を動員する作用と、腎において P 再吸収抑制、Ca 再吸収促進、$1,25\text{-}D_3$ 合成促進作用がある。ビタミン D_3 は主に肝で 25-ヒドロキシビタミン D_3 へ転換され、その後腎において活性型の $1,25\text{-}D_3$ へと転換される。$1,25\text{-}D_3$ の産生は Ca の低下による PTH の上昇、P の低下により促進され、$1,25\text{-}D_3$ により抑制される。その作用は、小腸において単独で、骨・腎においては PTH と共同で Ca、P を吸収し血中濃度を上昇させる。また副甲状腺において PTH 分泌を、甲状腺において CT 分泌を抑制する。CT の分泌は Ca や Mg の上昇、カテコールアミンなどにより促進され、$1,25\text{-}D_3$ により抑制される。CT は骨において骨吸収を抑制し、腎において Ca の再吸収を促進させる。

副甲状腺疾患には副甲状腺機能亢進症と副甲状腺機能低下症がある(図 19)。

1. 副甲状腺機能亢進症

副甲状腺が自律性に PTH を過剰に産生・分泌する原発性副甲状腺機能亢進症、副甲状腺以外の原因により副甲状腺が過剰に PTH を産生・分泌する二次性副甲状腺機能亢進症に分類される。

❶原発性副甲状腺機能亢進症

原因として腺腫、過形成、癌がある。単発性腺腫が最も多いが、稀には多発性、異所性の場合もある。多発性腺腫や過形成は MEN 1(Wermer 症候群：副甲状腺過形成・腺腫、膵島腫、下垂体腺腫)や MEN 2 a(Sipple 症候群：副甲状腺過形成、褐色細胞腫、甲状腺髄様癌)に伴う場合もある。臨床症状は倦怠感、筋力低下、口渇、多飲、多尿など高 Ca 血症による症状が主であり、消化性潰瘍や膵炎を合併する場合もある。

❷二次性副甲状腺機能亢進症

なんらかの原因により低 Ca または低 Mg 血症を生じた結果、副甲状腺が過剰に PTH を産生・分泌し、副甲状腺過形成、骨病変をきたしている疾患。原因として、慢性腎不全、吸収不良症候群、ビタミン D 欠乏症および依存症、グルココルチコイド過剰症、腎尿細管障害などのほか、図 19 に示した疾患がある。臨床症状は関節痛、異所性石灰化、皮膚瘙痒感などである。

K 内分泌疾患と臨床検査

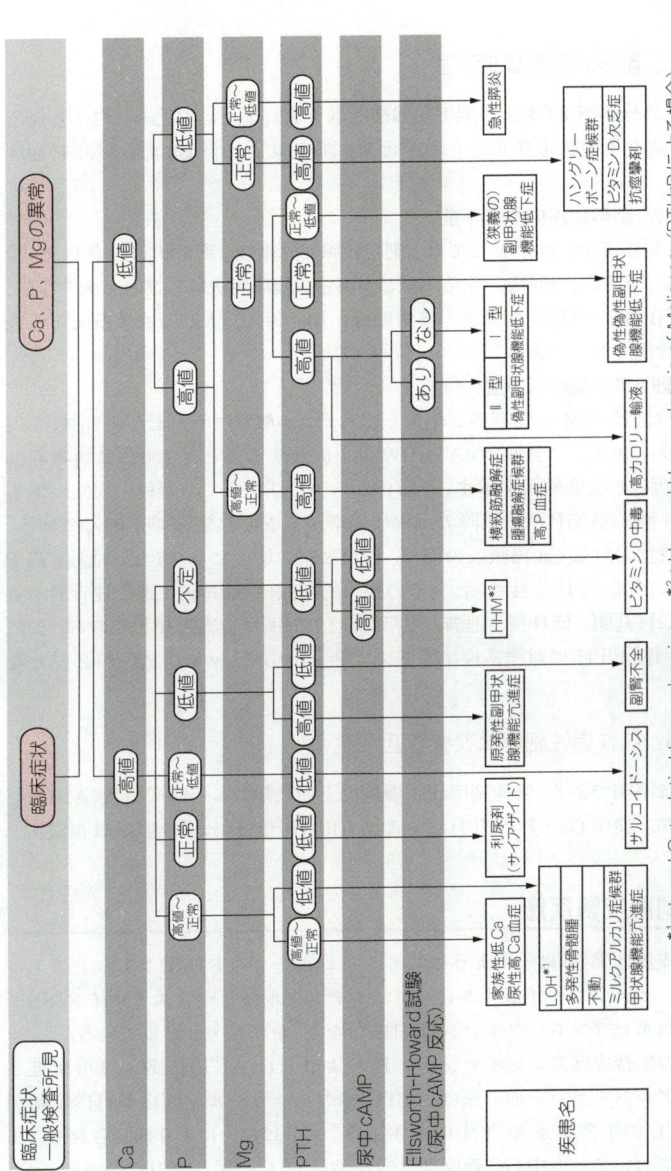

図 19. 副甲状腺疾患および類縁疾患診断のためのフローチャート

*1: Local Osteolytic Hypercalcemia
*2: Humoral Hypercalcemia of Malignacy (PTHrPによる場合)

2. 副甲状腺機能低下症

PTH の分泌不全（狭義の副甲状腺機能低下症）、または PTH に対する反応性低下（偽性副甲状腺機能低下症、低 Mg 血症）のため低 Ca 血症、高 P 血症をきたした疾患。

❶（狭義の）副甲状腺機能低下症

PTH 分泌不全の原因としては、副甲状腺切除術後、副甲状腺形成不全、浸潤性病変、放射線照射後、特発性などがある。臨床症状はしびれ、テタニー、痙攣、白内障、歯芽発育異常、皮膚乾燥、知能障害、大脳基底核石灰化、後縦靱帯骨化症などである。

❷偽性副甲状腺機能低下症

PTH は腎尿細管の受容体と結合し、アデニル酸シクラーゼ（AC）活性を促進し、サイクリック AMP（cAMP）産生を促進することにより、P 再吸収抑制、Ca 再吸収促進作用を示す。受容体から AC 活性までの過程に異常がある場合を I 型、cAMP 産生以降の過程に異常がある場合を II 型と呼んでいる。腎尿細管における Ca 再吸収の低下、P 再吸収の増加により低 Ca 血症、高 P 血症および高 PTH 血症を示す。その臨床的特徴は Albright 遺伝性骨異栄養症（AHO）（丸顔、低身長、肥満、短指趾症）や異所性石灰化などである。診断には外因性 PTH に対する反応をみる Ellsworth-Howard 試験が必要となる。

3. 偽性偽性副甲状腺機能低下症

原因は不明である。偽性副甲状腺機能低下症に類似した臨床症状（AHO）をきたすが、血中 Ca・P・PTH、および Ellsworth-Howard 試験は正常。

IV. 副腎皮質疾患

副腎皮質は図 20 に示すようにミネラルコルチコイド（MC：アルドステロンなど）、グルココルチコイド（GC：コルチゾールなど）、性ステロイド[SS：デヒドロエピアンドロステロン（DHEA）など]を産生・分泌している。

MC の生合成はアンジオテンシン II および III、ACTH、K により促進される。アルドステロンの分泌は ACTH やコルチゾールと同様な日内変動がある。GC の生合成は ACTH により促進、メトピロンにより抑制される。正常状態においては血中 GC 濃度は日内変動（朝方に高値、夕方に低値）を認め

K　内分泌疾患と臨床検査

```
                    P-450c17        P-450c17      デヒドロエピ
                  (17α-ヒドロキシラーゼ) (17,20-lyase)  アンドロステロン
                                                  サルフェート
            コレステロール                              ↑
  P-450scc      │                                デヒドロエピ
            プレグネノロン ──→ 17α-プレグネノロン ──→ アンドロステロン
  3β-ヒドロキシステロイド
  デヒドロゲナーゼ
            プロゲステロン ──→ 17α-プロゲステロン ──→ アンドロステンジオン
  P-450c21      │
  (21-ヒドロキシラーゼ)
            デオキシ         11-デオキシ
            コルチコステロン    コルチゾール
  P-450c11      │
  (11β-ヒドロキシラーゼ)
            コルチコステロン    コルチゾール
  P-450ald      │
  (CMO-I)
            18-OH-
            コルチコステロン
  P-450ald      │
  (CMO-II)
            アルドステロン
```

　ミネラルコルチコイド　　グルココルチコイド　　副腎性アンドロゲン

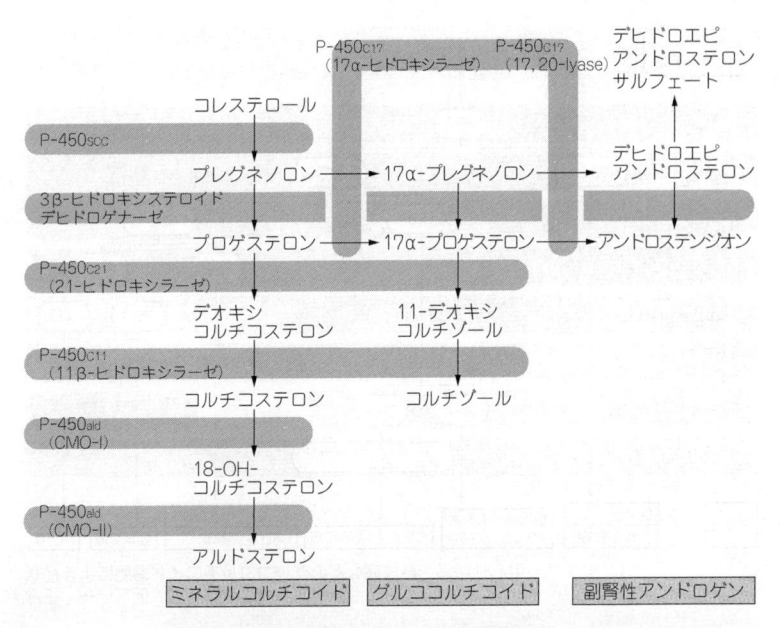

図20．副腎皮質ステロイド合成経路

る。SS の生合成も ACTH により促進される。デヒドロエピアンドロステロン-サルフェイト(DHEA-S)は日内変動をほとんど示さないため ACTH を介する SS の合成能を評価するよい指標となる。

　MC は主に腎尿細管に作用し、Na 再吸収と K 排泄を促進する。このため MC 過剰状態では高血圧・低 K 血症・代謝性アルカローシスを、また MC 欠乏状態では体重減少・低血圧・高 K 血症を生じる。GC の作用は、糖新生促進、糖利用抑制、蛋白異化促進、脂肪分解促進、免疫系抑制、抗炎症作用、骨吸収促進、水利尿作用、血圧上昇などである。SS は末梢組織でテストステロン(T)、エストラジオールなどに転換され、その作用を示す。

　コルチゾールおよびその代謝産物は主に尿中 17-ヒドロキシコルチコイド(17-OHCS)として、また一部は尿中 17-ケトステロイド(17-KS)として測定される。また副腎性アンドロゲンおよび T の代謝産物は尿中 17-KS として測定される。

```
臨床症状
一般検査所見 ─── クッシング症候群様症状

コルチゾール ─── 高値

デキサメサゾン抑制試験（2mg） ─── 抑制あり / 抑制なし

デキサメサゾン抑制試験（8mg） ─── 抑制あり / 抑制なし

ACTH ─── 高値 / 低値

ACTH試験の反応 ─── あり / なし

画像診断（エコー，CT，MR アドステロールシンチ）─── 両側腫大 / 両側腫大 / 片側腫大 / 片側腫大

その他の所見，検査 ─── GC過剰症状* あり / なし ／ 尿中17-KS→↓ 血中DHEA↓ ／ 尿中17-KS↓ 血中DHEA↑

その他の所見，検査 ─── コルチゾール受容体異常の証明

疾患名：健常者・単純性肥満症 ／ 副腎皮質過形成（クッシング病）／ コルチゾール不応症 ／ 異所性ACTH産生腫瘍・CRH産生腫瘍 ／ 副腎腺腫 ／ 副腎癌
```

*：中心性肥満、糖尿病などのグルココルチコイド過剰による症状
↑：上昇、↓：低下　→：正常

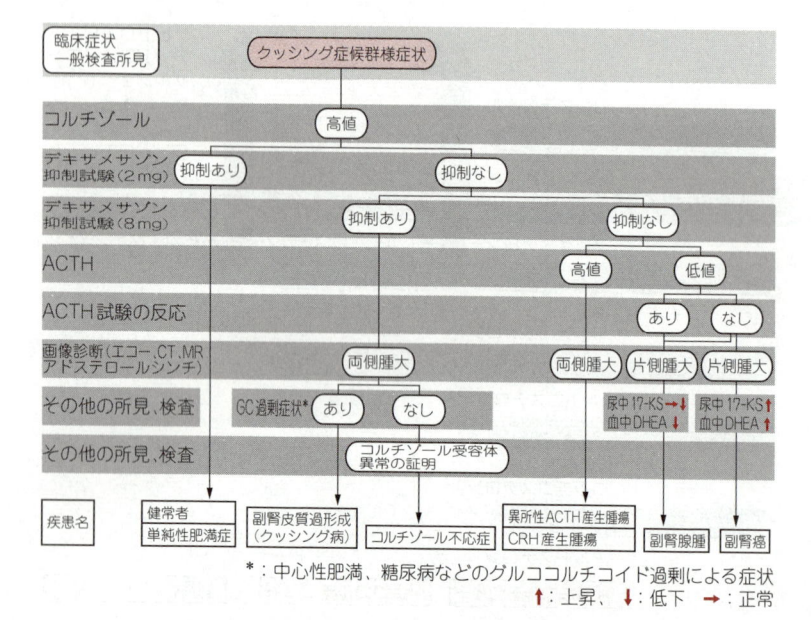

図21．クッシング症候群および類縁疾患診断のためのフローチャート

1．クッシング症候群

図21に示す疾患が含まれ、いずれの場合も副腎皮質からコルチゾールが過剰に産生・分泌されている。典型的な症状としては中心性肥満、水牛様脂肪沈着(バッファローハンプ)、満月様顔貌、無月経、高血圧、筋力低下、皮膚線条、多毛、骨粗鬆症、精神障害などである。

2．副腎皮質機能低下症（図22）

一次性の場合、すべての副腎皮質ホルモン分泌が低下した状態となり、GCの低下により易疲労感、脱力感、食欲低下、低血糖、低血圧などを、MCの低下により低血圧、低Na血症、高K血症などを、SSの低下により女性では月経異常、腋毛・恥毛の脱落などを、またACTHの上昇により皮膚・口腔粘膜に色素沈着をきたす。二次性、および三次性の場合にはACTHの分泌は低下しているため一次性のような色素沈着はきたさない。

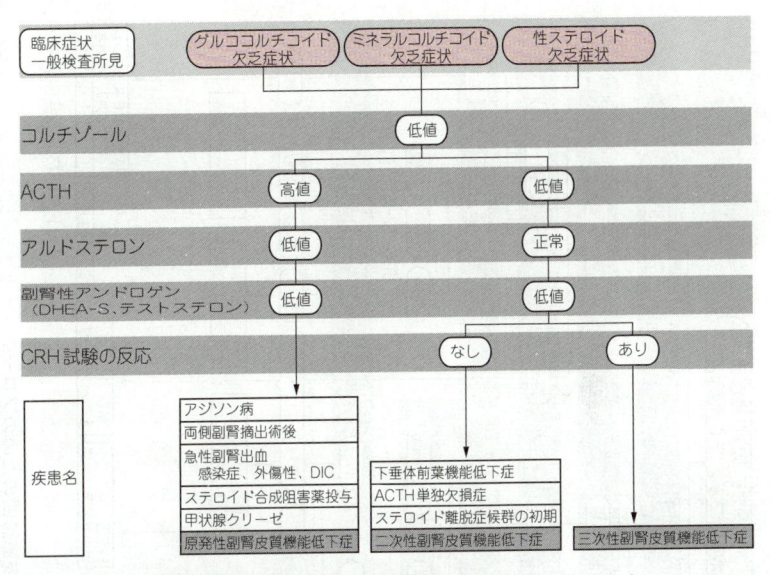

図22. 副腎皮質機能低下症診断のためのフローチャート

（フローチャート）

臨床症状・一般検査所見：グルココルチコイド欠乏症状／ミネラルコルチコイド欠乏症状／性ステロイド欠乏症状

- コルチゾール：低値
- ACTH：高値／低値
- アルドステロン：低値／正常
- 副腎性アンドロゲン（DHEA-S、テストステロン）：低値／低値
- CRH試験の反応：なし／あり

疾患名：
- アジソン病
- 両側副腎摘出術後
- 急性副腎出血（感染症、外傷性、DIC）
- ステロイド合成阻害薬投与
- 甲状腺クリーゼ
- 原発性副腎皮質機能低下症
- 下垂体前葉機能低下症
- ACTH単独欠損症
- ステロイド離脱症候群の初期
- 二次性副腎皮質機能低下症
- 三次性副腎皮質機能低下症

3. 原発性および続発性アルドステロン症（図23）

原発性アルドステロン症では副腎皮質腺腫（癌）が自律性に過剰なアルドステロンを産生・分泌するために高血圧、低K血症、代謝性アルカローシスを呈する。多尿、筋力低下、周期性四肢麻痺、テタニーなどの臨床症状をきたす。

続発性アルドステロン症は副腎皮質以外の原因により副腎皮質からのアルドステロンの産生・分泌が亢進している疾患である。

4. 副腎皮質ホルモン合成障害（先天性副腎過形成）（図20）

副腎皮質ホルモン生合成を行う酵素が先天的または後天的に障害されるため、その酵素活性に依存する副腎皮質ホルモンの産生が障害されるとともに、下垂体からのACTH分泌が亢進するため、一部の副腎皮質ホルモン産生が亢進し副腎過形成をきたす疾患。ホルモン低下による症状と亢進による症状を、単独または同時に認める。

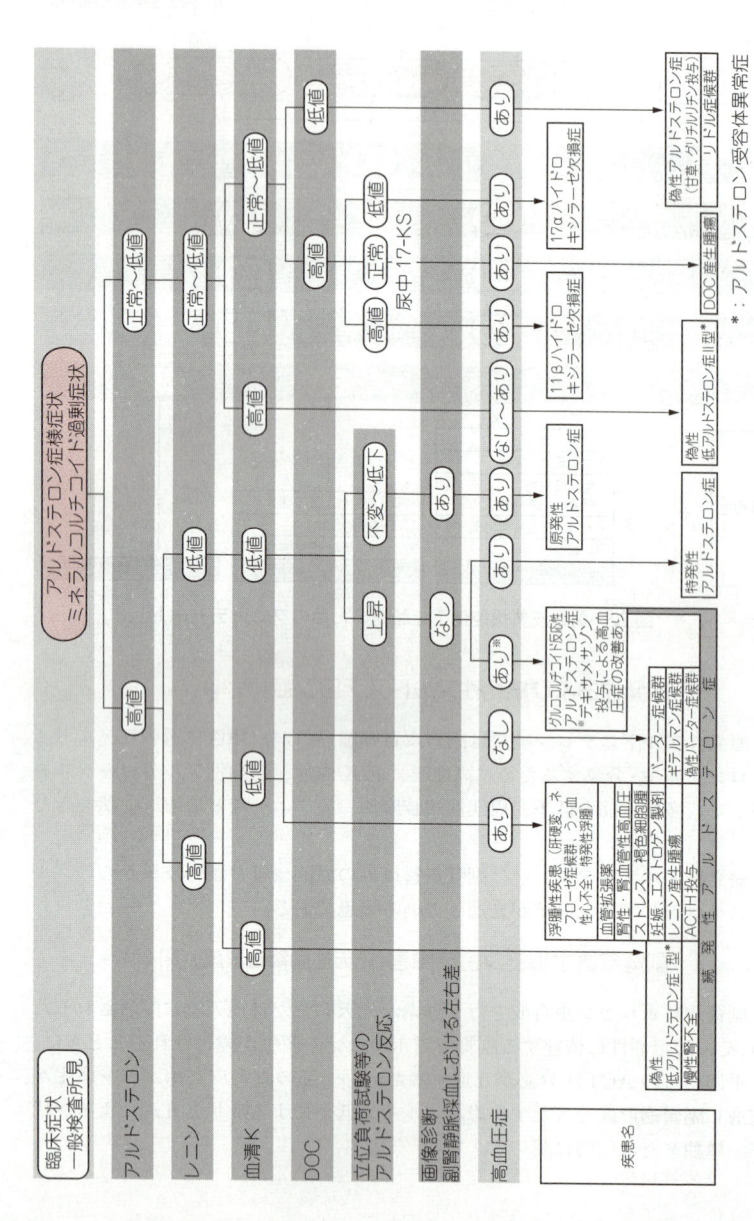

図 23. アルドステロン症および類縁疾患診断のためのフローチャート

*：アルドステロン受容体異常症

5. コルチゾール不応症(図21)

視床下部、下垂体、末梢組織の GC 受容体異常のためコルチゾールによって ACTH が抑制されず、コルチゾールおよび副腎性アンドロゲンの分泌が亢進している。高コルチゾール血症にもかかわらずクッシング症候群の臨床症状は認めず、女性では男性化徴候をきたす。またコルチゾールには弱い MC 作用があるため高血圧を生じる。

V. 副腎髄質疾患

副腎髄質細胞や交感神経節細胞はカテコールアミン(CA)を産生・分泌している。CA の生合成はチロシンから始まりドーパ、ドパミン(DA)、ノルアドレナリン(NA)、アドレナリン(A)へと転換されていく。このうち NA までは交感神経組織でも合成されるが、A は副腎髄質細胞でのみ合成される。CA の分泌は、交感神経刺激や高濃度のグルココルチコイドにより刺激され、それ自身の過剰により抑制される。CA は主に肝で代謝され、A、NA はメタネフリン、ノルメタネフリン、バニリルマンデル酸(VMA)に、ドパミンはホモバニリン酸(HVA)に代謝される。CA 過剰状態では血圧上昇、心拍数増加、不整脈、基礎代謝亢進、血糖上昇、脂肪動員などを示す。

副腎髄質の疾患としては褐色細胞腫、神経芽細胞腫および非機能性腫瘍がある(図24)。

1. 褐色細胞腫

副腎髄質原発の狭義の褐色細胞腫と、副腎外腫瘍である傍神経節腫瘍に分類される。本症の約10%に悪性を認める。甲状腺髄様癌を合併した MEN 2 b、さらに副甲状腺過形成も合併した MEN 2 a(Sipple 症候群)の一病変として発症する場合もあり、注意が必要である。過剰産生・分泌された CA により頭痛、高血圧、発汗過多、高血糖、代謝亢進、消化管運動低下(いわゆる6H)などの症状をきたす。高血圧症には持続型と発作型があり、発作型の診断には尿中 VMA、HVA や発作時の血中 CA の測定が必要である。

VI. 性腺疾患

ヒトの性は染色体、性腺、性ホルモン、性器、精神的・社会的な性により

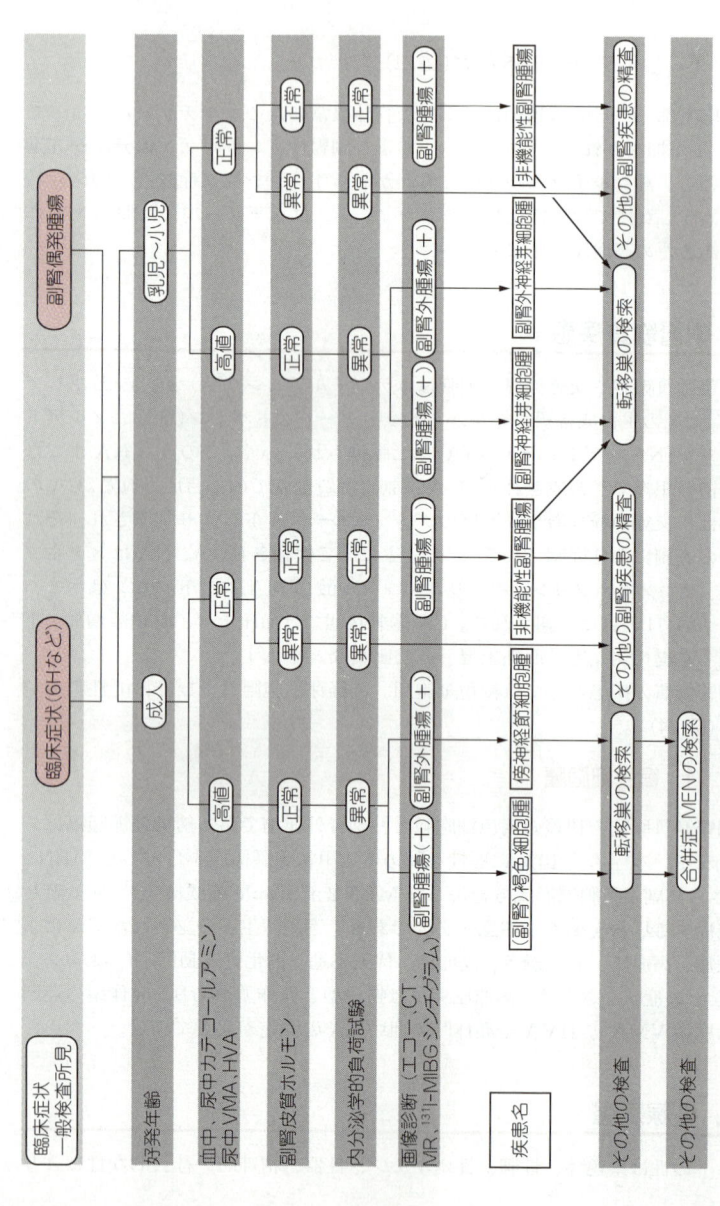

図 24. 褐色細胞腫および類縁疾患診断のためのフローチャート

K 内分泌疾患と臨床検査

図25. 無排卵症診断のためのフローチャート

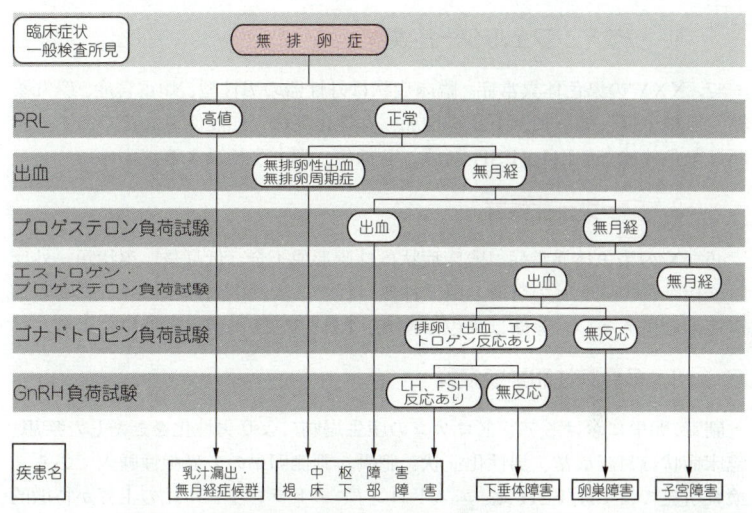

（井村裕夫, ほか（編）: 内分泌・代謝病学. 第4版, p291, 医学書院, 東京, 1997より改変して引用）

決定される。

男性においては、LHが精巣からのテストステロン(T)分泌を促進し、分泌されたTの一部はジヒドロテストステロン(DHT)に転換される。TおよびDHTは主に精巣、筋肉、骨に作用し、精子形成、成長、発達を促進する。Tは視床下部を介して下垂体に作用してLH、FSHの産生・分泌を抑制する。Tの代謝産物は尿中17-KSとして測定される。

女性においては、LHおよびFSHが卵巣からのエストロゲン(E)、プロゲステロン(P)分泌を促進している。視床下部-下垂体-卵巣系の制御により、性周期が構成され、これに伴いEは排卵期に、Pは黄体期に血中濃度が高値を示す。Eは女性の二次性徴、妊娠の維持、骨、心血管系に作用するほかに、乳腺や子宮内膜の増殖、癌化を促進する。また視床下部を介して下垂体に作用してLH、FSHの産生・分泌を抑制する。

性腺疾患には図25に示す疾患が含まれ、いずれも無排卵症、無月経症の原因となる。

1. クラインフェルター症候群

47, XXY の染色体異常症。臨床症状は外性器の男性型、類宦官症、睾丸萎縮、無精子症、高身長、下肢長増加、女性化乳房、知能低下などである。診断は染色体検査、LH、FSH 高値、T 低値、睾丸生検による。

2. ターナー症候群

45, X の染色体異常症。臨床症状は性腺形成不全、低身長、翼状頸、外反肘、指趾骨短縮などの奇形と原発性無月経、二次性徴欠如であり、大動脈縮窄症の合併も多い。診断は染色体検査、LH、FSH 高値、E 低値による。

3. 多嚢胞性卵巣症候群

副腎、卵巣におけるアンドロゲンの産生過剰により男性化をきたした疾患。臨床症状は月経異常、男性化症状、肥満、両側卵巣の多嚢胞性腫大である。検査所見では LH/FSH 比、エストロン/エストラジオール比の上昇が特徴的である。

（望月保宏、佐藤則之、笠井貴久男）

L 神経・筋疾患と臨床検査

1. 神経・筋疾患の検査

神経・筋疾患には表41のような臨床検査が行われる。すなわち、電気生理、画像、病理、生化学、分子生物学的検査である。

表41. 神経・筋疾患の臨床検査

```
神経生理検査
 EMG、CV
 EEG、EPs(SEP、VEP、ABSR)
神経画像検査
 X線像、断層X線像、ミエログラフィー、血管造影
 CT、CTミエログラフィー
 MRI、MRA
神経病理学検査
 筋生検
 末梢神経生検
神経生化学検査(免疫学的検査を含む)
 CK、CKアイソザイム
 クレアチン、クレアチニン
 セルロプラスミン
 ビタミン $B_1$、$B_{12}$
 抗 AchR 抗体
 各種ウイルス抗体
神経分子生物学検査
 DNA 診断
 PCR 検査
```

2. 診断の流れ

神経・筋疾患の診断の流れは図26のようになる。すなわち、医療面接に続いて診察をして検査を行い、診断に至るのが通常の診断までの流れである。

3. 神経・筋疾患の診断

神経・筋疾患の診断には表42のような階層がある。すなわち局在診断と病理診断である。局在診断は病変の局在の診断で、病理診断はその病変の病理の種類の診断である。

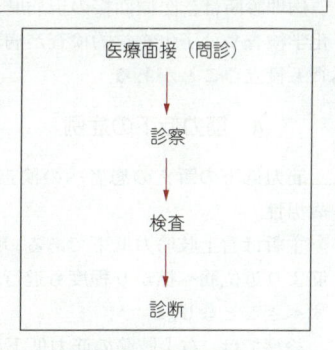

図26. 神経・筋疾患の診断の流れ

```
医療面接（問診）
   ↓
  診察
   ↓
  検査
   ↓
  診断
```

局在診断は神経学的診察が一番重要である。医療面接の中で主訴や現病歴から神経系のどの系統の症状かを推定できることが多い(表43)。画像検査や

表42. 神経・筋疾患の診断の階層

局在診断	診察、医療面接、検査
病理診断	医療面接、検査

表43. 神経系統とその機能と局在

運動系			
錐体路系	随意運動	錐体路　運動神経　骨格筋	
錐体外路系	筋トーヌス、運動量	基底核	
小脳系	巧緻運動	小脳路	
感覚系	感覚	感覚路　特殊感覚器	
自律神経系	内臓コントロール	自律神経	
大脳高次機能系	認識	大脳皮質	

```
局在診断　◄──　電気生理検査、画像検査

病理診断　◄──　病理検査、生化学検査、分子生物学検査、（画像検査）
```

図27. 神経・筋疾患の診断と検査

電気生理検査は局在診断に役立つことが多い（図27）。

病理診断は、医療面接の現病歴が重要である。検査の中で、病理検査や生化学検査や分子生物学的検査が病理診断に役立つことが多く（図27）、画像検査も役立つことがある。

4．筋力低下の症例

筋力低下の訴えの患者への検査を例として考えてみる（図28）。症例は53歳男性。

主訴は右上肢筋力低下である。現病歴は、2カ月来の右上肢筋力低下が遠位筋より近位筋へ拡がり程度も進行している。既往歴・家族歴・生活歴に特記すべきことなし。

診察では、右上肢筋の筋力低下は遠位筋で3、近位筋で4、筋萎縮が遠位筋で認められ、線維束性攣縮が萎縮筋にみられ、深部反射は右上肢で亢進、感覚障害はなく、協調運動正常、自律神経系異常なし、その他神経学的・一般内科的に異常所見を認めなかった。

頸椎X線像、頸部・頭部MRIは異常所見なし。筋電図検査では、安静時

L 神経・筋疾患と臨床検査

53歳男性 →	成人男性 →	病理診断
家族歴・既往歴・生活歴 →	遺伝性・中毒性は否定的 →	病理診断
右上肢筋力低下 →	運動系症状 →	局在診断
2カ月経過進行性 →	変性、腫瘍、慢性炎症 →	病理診断
筋萎縮 →	下位運動ニューロン障害 →	局在診断
線維束性攣縮 →	下位運動ニューロン障害 →	局在診断
深部反射亢進 →	上位運動ニューロン障害 →	局在診断
感覚障害なし →	感覚系障害なし →	局在診断・病理診断
頸椎X線・MRI像 →	頸部局在性病変は否定的 →	局在診断・病理診断
筋電図 →	下位運動ニューロン障害 →	局在診断
髄液検査 →	炎症、脱髄、腫瘍などは否定的 →	病理診断
血液・血清検査 →	炎症・内科疾患などは否定的 →	病理診断

局在診断としては
運動系、錐体路系、上位運動ニューロンと下位運動ニューロンの障害
感覚系は障害なし、頸部局在性でない

病理診断としては
成人男性　遺伝性でなく　中毒性でなく　炎症性でなく　腫瘍でなく　脱髄でなく
内科疾患に伴うものでなく　変性疾患　運動ニューロンの系統疾患

局在診断と病理診断から「筋萎縮性側索硬化症」と診断される

ここで、画像検査は局在診断と病理診断に、電気生理検査（筋電図）は局在診断に、生化学検査（髄液・血液・血清検査）は病理診断に役立っている。

図28．筋力低下の症例

に線維束性攣縮がみられ、収縮時に右上肢を含む四肢筋で広く神経原性神経筋電位がみられた。髄液検査は異常なし。血液検査は血沈を含め異常なし。血清生化学検査に異常なし。

ここまでの情報から局在診断と病理診断を図28のようにつめられる。ここで画像検査、神経生理検査、生化学検査の診断への寄与の仕方を分析できる。

5．神経・筋疾患の画像検査

表44にまとめた。

表 44. 神経・筋疾患の画像検査

単純X線撮影	頭部、頸椎部、胸椎部、腰椎部、仙椎部、四肢など
断層撮影	頸椎部、胸椎部、腰椎部、四肢など
CT	頭部、四肢など
MRI	頭部、頸椎部、胸椎部、腰椎部、四肢など
MR血管造影	
fMRI	頭部
SPECT	頭部
ミエログラフィー	
CTミエログラフィー	
血管造影	RIA、動脈造影、静脈造影
エコーグラフィー	頭部、頸動脈部、筋など
PET	頭部
NMRS	頭部、筋
骨スキャン	

表 45. 頭蓋内神経疾患の第一選択の画像検査

出血		血管奇形	MRI
急性髄内	CT	白質病変	
亜急性/慢性	MRI	脱髄	MRI
くも膜下	CT	痴呆	MRI/CT
動脈瘤	血管造影	外傷	
虚血性梗塞		急性	CT
出血性	CT/MRI	慢性出血	MRI
血栓性	MRI	頭痛	CT/MRI
頸動脈・椎骨動脈解離	MRI/MR血管造影	痙攣	
椎骨脳底動脈循環不全	MRI/MR血管造影	初回(神経局在症候なし)	MRI
頸動脈狭窄	エコー/MR血管造影	部分複合/難治性	冠状MRI
占拠性病変		脳神経障害	造影MRI
腫瘍	造影MRI	髄膜病変	造影MRI
炎症/膿瘍	造影MRI		

("Harrison's Principles of Internal Medicine" 14th Edition, Table 362-1 より引用，一部改変)

6. 頭蓋内神経疾患の第一選択の画像検査

表 45 にまとめた。

7. 脊椎疾患の単純 X 線・断層撮影を除いた第一選択の画像検査

表 46 にまとめた。

表 46. 脊椎疾患の単純 X 線・断層撮影を除いた第一選択の画像検査

腰痛	
神経局在症候なし	4 週後　MRI/CT
神経局在症候あり	MRI
脊椎管狭窄	MRI/CT
頸椎症	MRI/CT ミエログラフィー
感染	造影 MRI/CT
脊髄病変	MRI
動静脈奇形	MRI/ミエログラフィー/血管造影

(Harrison's Principles of Internal Medicine. 14th Ed Table 362-1 より一部改変して引用)

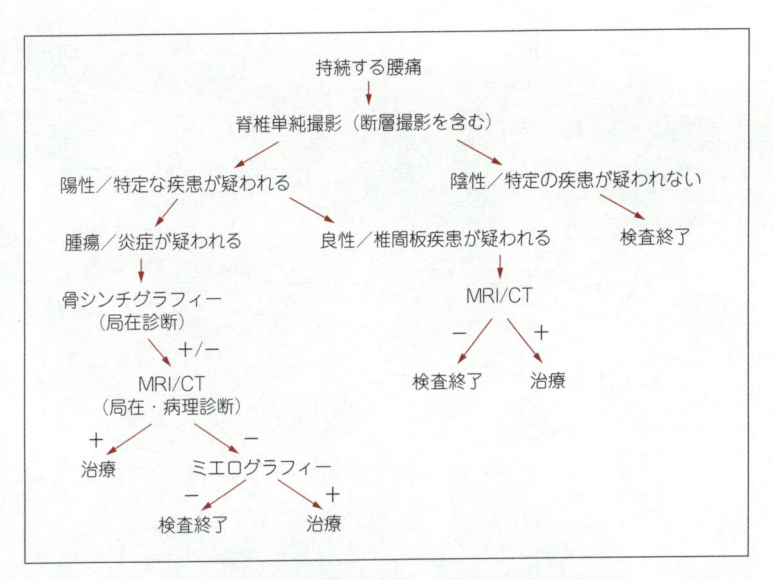

図 29. 腰痛の画像検査を含めた診療のフローチャート
(McNeil BJ, Abrams HL(著)：画像診断ハンドブック BWH によるアルゴリズム，小田切邦雄，甲田英一(訳)，p 164，メディカル・サイエンス・インターナショナル社より一部改変して引用)

8. 持続する腰痛の症例の診察

図 29 に持続する腰痛の診療のフローチャートを示した。ここでは各種の画像検査が局在診断・病理診断と治療などの適応決定に寄与している。

おわりに■神経・筋疾患の検査と診断の関係を具体的症例を加え概説し、さらに画像検査については少し詳しく述べ、例として腰痛の診療のフローチャートを示した。

(庄司進一)

M 中毒と臨床検査

1. 中毒の臨床検査は中毒を疑うことから始まる

 外来を受診する中毒患者は予想以上に多く、見逃しやすい。中毒の臨床検査を含めた診療は、まず中毒を常に疑うことから始まる。

 中毒の診療の流れは図30 に示す如くであり、まず通常の系統疾患と少しでも異なる場合、中毒を疑って診療が開始される。

 中毒における臨床検査は、①まず何よりも生命への危険性を探るため、患者の全身状態を把握する一般臨床検査、次いで②化学物質には通常必ず標的臓器があり、その障害の有無を調べ、1つはそれにより特定の化学物質中毒であることを判断でき、またもう1つは、臓器障害の重症度を判定する特殊検査を行い、③さらに必要に応じ合併症や併発症の臨床検査と診療中のモニターに必要な検査を行う(図30 の①②③)。

 一方、④原因物質の同定は難しいこともあるが、専門の特定機関へ依頼し検査を行う。以上、4つの検査を臨機応変に組み合わせることが重要である。何よりも重要なことはすべての行為の中で、救命処置を優先すること、あらゆる手段を用いて情報を入手すること(表47)である。

2. 急性中毒患者の全身状態の把握のための臨床検査

 中毒時には原因化学物質によって極めて多彩な異常が出現する。また、中毒によるショック、呼吸・循環器障害、血液障害なども存在する。したがって何より必要なことはバイタルサインのチェックとそれと同等の臨床検査を行うことであり、医師の判断にもよるが表48 の検査は基本的に行うべきである。

3. 標的臓器障害とその重症度判定のための臨床検査

 中毒の主な標的臓器は、肝、腎、中枢神経系、循環器系、造血系である。
 ①肝障害を惹起する化学物質は極めて多い。一定量以上の摂取で誰にでもみられる"肝臓毒"によるヘパトトキシン中毒では、通常の肝障害(GOP、GPT、総ビリルビンなどの増加、プロトロンビン時間の延長など)のパターンがみられ、そのほかに表49 に示した肝障害パターンを示す臨床検査所見がみられる。中毒でもこのような臨床型がみられることを覚えておくとよい。そのパターン判定で原因物質の推定もできることがある。

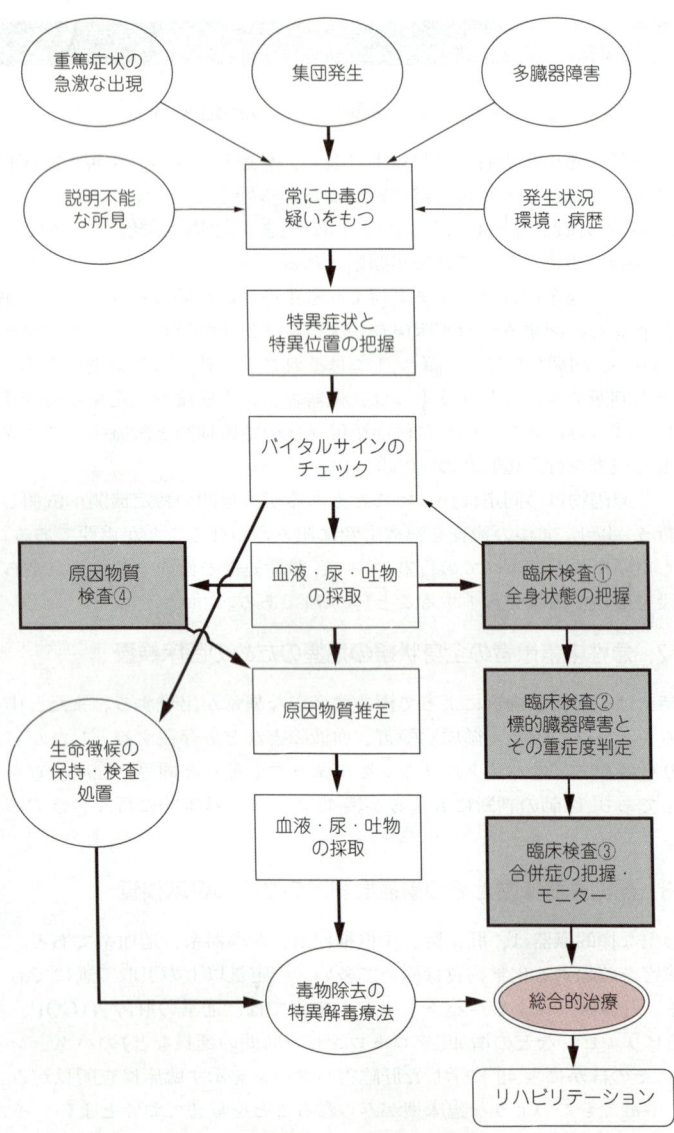

図 30. 中毒の疑いから検査・治療まで

表 47. 中毒情報の入手

1. 中毒電話相談(中毒 110 番)
   (1) 大阪中毒 110 番(24 時間・年中無休)
       情報料(1 分間 100 円)+通話料
       0990-50-2499(ダイヤル Q2)
       医療機関専用有料電話:1 件 2,000 円
       06-6878-1232
   (2) つくば中毒 110 番(9 時〜17 時・12/31〜1/3 を除く)
       情報料(1 分間 100 円)+通話料
       0990-52-9899(ダイヤル Q2)
       医療機関専用有料電話:1 件 2,000 円
       0298-51-9999
2. 中毒情報インターネット
   (1) 日本中毒情報センター(財)
       http://apollo.m.ehime-u.ac.jp/poison/www/
   (2) 個々の化学物質の情報を探すとき
       http://www.nihs.go.jp/yama/chemical.html
   (3) 国際化学物質安全性カード(ICSC)
       —日本語版—国際化学物質安全性計画(IPCS)が作成している国際化学物質安全性カード(ICSC)をIPCSの許可を得て日本語に翻訳したもの。894 物質についての日本語版 ICSC が収載されている。
       http://www.nihs.go.jp/ICSC/
   (4) 中毒時の対応に関する情報
       (提供:山口大学医学部附属病院)
       各種化学物質(洗剤、化粧品、農薬など)による中毒の症状や治療法が解説されている。
       http://130.69.92.40:80/chudoku/
   (5) 中毒物質分析依頼:
       http://maple-www2.med.hiroshima-u.ac.jp/

表 48. 急性中毒患者の全身状態把握のため、診断時に行うべき検査

1. 血液検査
   血球計算・電解質(Na、K、Cl、Ca)、総蛋白、ビリルビン、血糖、BUN、クレアチニン、GOT、GPT、LDH、クレアチンキナーゼ(CK)、Al-p、アミラーゼ、コリンエステラーゼ、プロトロンビン時間
2. 尿検査
3. 血液ガス分析
4. 心電図
5. 胸部 X 線検査
6. 必要に応じ脳波検査

表49. 中毒性肝障害の臨床検査所見と原因物質

発生機序	検査所見パターン	起因薬物
ヘパトトキシン作用	肝細胞障害型	肝臓毒
ヘパトトキシン様作用	純粋な胆汁うっ滞型	メチルテストステロン、ノルエタンドロンなど
肝過敏反応	肝炎型 混合型 胆汁うっ滞型 慢性型	オキシフェンイサチン、サルファ薬など各種 アジマリン、トリアセチルオレアンドマイシンなど 抗結核薬など
蓄積など	脂質代謝異常 門脈圧亢進 腫瘍	3、4ビス・パラ・ジエチルアミノエトキシフェニルヘキサン ポリビニルピロリドン 経口避妊薬、トロトラスト、塩ビモノマー

中毒性肝障害の検査所見は上記のようにパターンで分類され、各々特異的な原因薬物がある。

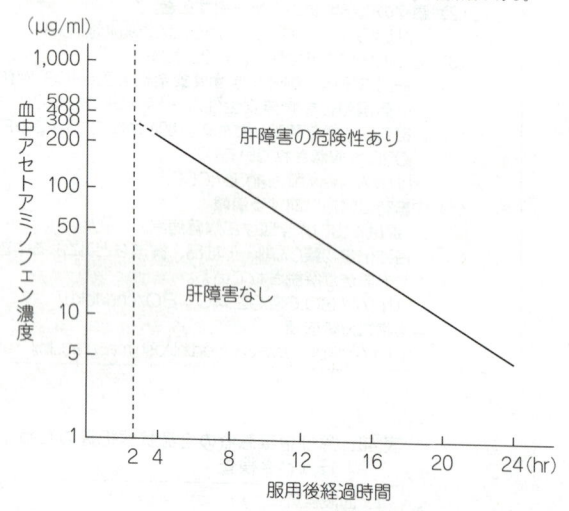

図31. アセトアミノフェン中毒時の血中濃度と服用後経過時間からみた肝障害の予測

(Doul J, et al : Toxicology. Mcmillan, NY, 1980 より引用)

例えば、多くの"かぜ薬"に含まれているアセトアミノフェンによる中毒は近年、しばしばみられるが、風邪をひいている患者で突然肝臓毒中毒症状がみられた場合、ウイルス肝炎などのほかに本剤による中毒も考えるべきである(図31)。血中濃度の測定が必要となる。

表50. 中毒性腎障害の臨床検査による腎障害型からみた原因物質

所見パターン	起因薬物
びまん性糸球体腎炎	サルファ薬、ペニシリン、プロベネシド、ピラゾリジン、ベンゾサイアダイアジン系薬剤
限局性糸球体腎炎	サルファ薬、INH、フェナセチン、ピラゾリジン、フェニルヒダントイン、ピペラジン
ネフローゼ症候群	水銀、金、蒼鉛、ヒダントイン誘導体、プロベネシド、経口糖尿病薬、トランキライザー
急性尿細管壊死	抗生物質(KM、SM、ネオマイシン、ポリミキシン、セファロリジン、アンホテリシンB) 化学療法薬(サルファ薬、ニトロフラントイン、キニーネ、ヒ素) 重金属(金、水銀、蒼鉛) 下熱・鎮痛薬(アスピリン、フェナセチン、ピラゾリジン体) その他(メフェネシン、ミノアレビアチン、ベンゾサイアダイアジン系薬剤、ウレタン、Ca-EDTA、ビタミンD)、造影剤
間質性腎炎	フェナセチン、サルファ薬、イルガピリン、PVP、デキストラン

中毒性腎障害は、臨床所見と臨床検査所見で上記の型に分けられ、各々特異的な原因菌がある。

表51. 中毒による循環器症状を疑うヒントと臨床検査所見

病歴	集団発生 消化器症状(腹痛、下痢、嘔吐) うつ状態(抗うつ薬投与の可能性) 若年者の胸痛(コカイン、甲状腺ホルモンなどの可能性)
既往歴	心臓病、精神病、喘息、高血圧などの治療歴 薬物乱用の既往
身体所見	頻脈、徐脈、過呼吸、呼吸抑制、高体温、低体温、意識障害、興奮、流涙、流涎、縮瞳、瞳孔散大、眼振、異常な口臭、皮膚紅潮、粘膜乾燥
検査所見	運動失調、呼吸性アルカローシス、低カリウム、高カリウム、高CK
心電図	QRS幅延長、QT間隔延長、ブロック、不整脈

(堀 進悟、ほか:日医誌 121:1436, 1999 より引用)

②腎障害をきたす中毒も多い。初回の検査で腎障害の疑いがあれば、その臨床パターンを通常の臨床検査などで判定し、さらに原因物質の推定から同定へ進め、かつ重症度も判定する(表50)。

③循環器系の異常をもたらす中毒もかなり多い。表51に示すような病歴、既往歴および身体所見がみられたら中毒を疑う。臨床検査の異常も必ず把握し、対策を立てフォローする。

④治療薬による副作用としては中毒も多い。医師たるもの患者に与えた薬物の副作用は必ず常にチェックすべきであるし、必要に応じて血中濃度の測定も依頼すべきである(表52)。

⑤産業化学物質、農薬などによる中毒の臨床検査は各々の化学物質の標的

表52. 主な薬物の中毒血中濃度
a) 診療薬の治療域濃度と中毒域濃度

薬品名		生物学的半減期(t1/2)時	定常状態に達する期間(tss)時	薬用量 mg/kg/日	治療域濃度 μg/ml	中毒域濃度 μg/ml
アセトアミノフェン	大人	2〜4	10〜20	17〜34	n/a	>250
	児	2〜4	10〜20	20〜40	n/a	
アスピリン	大人	2〜4.5	10〜22.5	30〜70	下熱鎮痛 20〜100	>300
	児	2〜3	10〜15	14〜25	リウマチ 100〜250	>300
ジゴキシン	大人	36〜51	7〜11日	3〜5μg	0.8〜2.0ng	>2.4ng
	児	11〜50	2〜10日	10〜15μg		
炭酸リチウム	大人	8〜35	2〜7日	10〜20	0.8〜1.4mEq/l	2.0mEq/l
	児	n/a	n/a	n/a	n/a	n/a
フェノバルビタール	大人	50〜120	11〜25日	2〜4	15〜40	>50
	児	40〜70	8〜15日	4〜8		
プロカインアミド	大人	2.2〜4.0	11〜20	32	4〜10	>16
	児	n/a	n/a	n/a	n/a	
フェニトイン	大人	18〜30	4〜6日	5〜6	10〜20	>20
	児	12〜22	2〜5日	5〜10		
テオフィリン	大人	3〜8	15〜40	13〜18	10〜20	>20
	児	1〜8	5〜40	16〜24		
アミカシン	大人	2〜3	10〜15	10〜15mg	10〜25	>35最高値 >5最低値
	児	n/a	n/a			
ゲンタマイシン	大人	2〜3	10〜15	3〜5	5〜10	>12最高値 >2最低値
	児	2〜3		6〜7.5		

臓器とその障害に基づく臨床状況や検査所見に基づいて、当該化学物質ないしその代謝物の測定と通常の臨床検査による臓器障害の重症度の検査が行われる。

金属中毒は、曝症労働者や故意性中毒で時々みられ、重症度判定は血中ないし尿中量で行われる(表53)。同様に、使用頻度が高く、産業中毒では最も多い有機溶剤中毒では、尿中の代謝産物の測定が曝露のモニタリングと曝露量による重症度の判定に用いられる(表54)。シンナー中毒でも尿中のトルエンの代謝物の馬尿酸の測定が行われる。但し尿中量の半減期は、トリクロル酢酸や総三塩化物を除いて、数時間と短く、曝露を離れると尿中量は急速に

表 52. b) 重度中毒ないし致死中毒時の血中濃度

薬　　物	全血中または血清濃度	薬　　物	全血中または血清濃度
アセトン	200 μg/ml	アミトリプチリン	10 μg/ml
アンフェタミン	2 μg/ml	アモバルビタール	30 μg/ml
イミプラミン	2 μg/ml	エタノール	3,000 μg/ml
エトクロールビノール	40 μg/ml	エチルエーテル	1,400 μg/ml
オキサゼパム	0.5 μg/ml	カフェイン	79 μg/ml
クロルジアゼポキシド	20 μg/ml	クロロホルム	390 μg/ml
クロルプロマジン	1 μg/ml	コカイン	1 μg/ml
サリチル酸	100 μg/ml	ストリキニーネ	9 μg/ml
テオフィリン	20 μg/ml	トリクロルエタン	10 μg/ml
ニコチン	5 μg/ml	ノルトリプチリン	13 μg/ml
パラアルデヒド	500 μg/ml	フェンシクリジン	0.3 μg/ml
フェントイン	100 μg/ml	メサドン	4 μg/ml
メタノール	800 μg/ml	メトアンフェタミン	40 μg/ml
リドカイン	25 μg/ml	リチウム	10 μg/ml

表 53. 金属中毒の重症度判定基準

種類	項目	正常値	危険値	中毒
鉛	血中 Pb (μg/dl)	～20	50～	80～
	尿中 Pb (μg/dl)	～50	150～	250～
	尿中アミノレブリン酸 (mg/l)	～5	6～	20～
	尿中コプロポルフィリン (μg/l)	～100	150～	500～
水銀	血中 Hg (μg/dl)	～1	10～	20～
	尿中 Hg (μg/l)	～10	50～	100～
ヒ素	血中 As (μg/dl)	1～4	～20	50～
	尿中 As (μg/l)	～200	1,000～	～50,000
カドミウム	血中 Cd (μg/dl)	～5	10～	20～
	尿中 Cd (μg/l)	～3	10～	100～
	尿 β_2-Mg (μg/l)	～200	500～	1,000～
リチウム	血清中濃度	軽度 1.5～2.5 mEq/l 中等度 2.5～3.5 mEq/l 重度 3.5 以上		

(種々のデータより作成)

表54. 有機溶剤中毒の尿中代謝物量

原因物質同定と重症度判定に用いられる。

有機溶剤名	試験	代謝物または有機溶剤	正常範囲	有害下限値
アセトン	尿	避難ケトン	9〜14 mg/l	30 mg/l
トリクロルエチレン	尿	トリクロル酢酸	0.1〜1 mg/l	50 mg/l
テトラクロルエチレン	尿	トリクロル酢酸 総三塩化物	0〜0.9 mg/l 0〜0.9 mg/l	3 mg/l
メチルクロロホルム	尿	トリクロル酢酸 総三塩化物	0〜0.9 mg/l 0〜0.9 mg/l	8 mg/l
ニトロベンゼン	尿	p-ニトロフェノール	1.4〜5.1 mg/l	未定
二硫化炭素	血液 尿	二硫化炭素 二硫化炭素	0 0	15 μg/100 g 50 μg/l
ベンゼン	尿	フェノール	8.3〜81.5 mg/l	未定
トルエン	尿	馬尿酸(HA)	馬尿酸 0.1〜1 g/l	作業修了時 (HA+MHA)2 g/l
キシレン	尿	メチル馬尿酸(MHA)		
エチルベンゼン	尿	マンデル酸	20〜200 mg/l	作業修了前2時間尿 2 g/l
スチレン	尿	マンデル酸 フェニルグリオキシル酸	20〜300 mg/ml 2〜30 mg/l	作業修了前2時間尿 1.5 g/l 未定
メタノール	尿	メタノール	1〜5 mg/l	10 mg/l
酢酸メチル	尿	メタノール		

表55. 一酸化炭素中毒時のHbCO濃度からみた重症度判定

重症度分類	HbCO濃度	臨床症状
	〜10%	なし
軽症	10〜20% 20〜30%	前頭部頭重感、皮膚血管の拡張 頭痛(拍動性)、倦怠感
中等度	30〜40% 40〜50%	激しい頭痛、嘔気、嘔吐、脱力感、視力障害 同上、呼吸促進、頻脈
重症	50〜60% 60〜70% 70%〜	昏睡、痙攣、Cheyne-Stokes呼吸、時に死亡 同上、呼吸微弱 呼吸停止、循環虚脱、死亡

(岡田芳明:救急医 3:114, 1979より引用)

低下することに留意する必要がある。

故意または火災などによる一酸化炭素中毒の急性期の重症度は、血中の一酸化炭素ヘモグロビン(HbCO)の濃度で判定できる(表55)。ヘビースモーカーでは10%ぐらいを示すこともあり、通常の人で、それを超えると症状が出現する。一酸化炭素中毒ではいったん回復し、意識の清明となっても、数日～数週後に白質の脱髄による神経症状や失外套症候群が出現することがあり、十分な監視が必要となる。

農薬中毒の中で近年、頻度も多く、かつ重症度も高い除草剤のパラコート中毒では尿の分析法があり、診断は比較的容易であるが、生存率は低く、その判定は血中パラコート濃度の分析が必要となる(図32)。

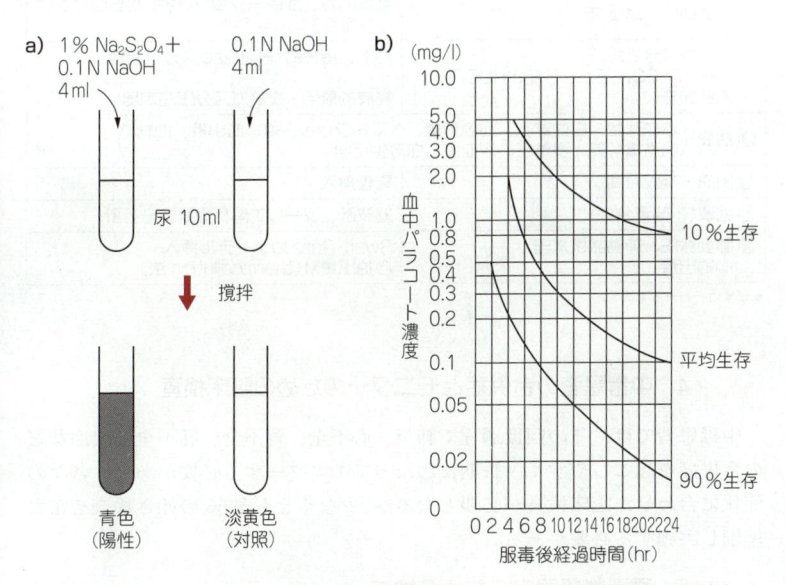

図32. 尿中パラコートの定性分析法(a)と血中パラコート濃度と救命曲線(b)
(浅野　泰：日医誌 115：695, 1996 より引用)

表 56. 中毒患者の合併症把握とモニターの臨床検査
基本的にはベッドサイドでの所見に基づいて行う。

測定事項	方法
① 呼吸数、呼吸量	インピーダンスニューモグラフ
② 心拍数、心電図	ハートモニター、カルジオスコープ、インピーダンスカルジオグラフ
③ 胸部 X 線所見*	X 線撮影
④ 対応(食道温、直腸温)* 前額-直腸温度較差	サーミスタ温度計 深部体温計(コアテンプなど)
⑤ 中心静脈圧*	中心静脈カテーテル挿入(採血用を兼ねる)
⑥ 尿量(時間尿量)* 尿検(一般検尿、比重、浸透圧、尿生化学)	膀胱内留置カテーテル(バルーンカテーテル)挿入(随時サンプル採取可)
⑦ 動脈血圧、脈圧	動脈内カニュレーション(随時動脈血サンプル採取可)
⑧ 血液ガス分析* (pH、$PaCO_2$、PO_2、B.E.、HCO_3) 非観血法	同上、持続的 pH 血液ガス分析装置 経皮的酸素・炭酸ガス分圧測定器
⑨ 血液*(赤血球数、白血球数、血色素量、ヘマトクリット値、血小板、血糖、血清電解質、浸透圧、溶血度、血液生化学)	
⑩ 出血・凝固時間	胃管挿入
⑪ 脳波*、脳波分析	脳波計、フーリエ解析型脳波分析計
⑫ 肺動脈圧、肺動脈楔入圧 心拍出量	Swan-Ganz カテーテル挿入 心拍出量計(thermodilution 法)

*頻繁に行われるもの

4. 中毒患者の合併症とモニターのための臨床検査

中毒患者では、その回復過程で肺炎、心不全、腎不全、肝不全、出血などの合併症を起こしやすく、長期にわたってモニターする必要があり、各々の症状に合わせた臨床検査が必要となるが、少なくとも表 56 の如き検査を常に準備し実施する必要がある。

5. 原因物質同定のための検査

近年、厚生労働省は各県に重点的に分析装置の設置を行いつつあるため利用するとよい。また、物質ごとの専門家への分析依頼も行うべきである。情報入手法は表 47 を参照されたい。

法的にも中毒患者の初診時の吐物、胃内容物、血液、尿などは、ラベルして保存しておく義務がある(表 57)。

M 中毒と臨床検査

表 57. 中毒の原因物質同定のための生体試料採取最小量
多いほどよい。依頼機関に確めるとよい。

試料	最少必要量	対象化学物質	備考
血液	10 ml	ガス性毒物 揮発性毒物 大部分の薬物 フッ化物 重金属 アルコール 強心剤	①まず注目すべきものは、頻度の多いアルコール、バルビタール剤、CO、サリチル酸塩、抗痙攣剤、ジギタリス剤などである。 ②重金属の分析には容器汚染に注意する。
尿	薬物スクリーニング 50 ml 重金属 24 時間尿	大部分の薬物、毒物、重金属	薬物のスクリーニングと重金属分析に有用である。
吐物ないし胃内容	すべての吐物、およびすべての胃内容吸引物、胃洗浄の最初の 50 ml	経口摂取後 0〜6 時間の毒物、薬物	化学物質の同定に有用。中毒の程度を推定することは難しい。

表 58. 頻度の高い中毒原因医薬品と乱用薬物の簡易スクリーニングキット

方法(製造元)	対象物質	測定原理	備考
Toxi-Lab (TOXI-LAB Inc. U.S.A.)	約 140 物質	液-液摘出後 TLC にて分離、検出	キットに添付の標準品のクロマトグラムの写真と照合して同定する。
Emit (Syva Co.U.S.A.)	Benzodiazepine 類 Barbiturate 類 Methamphetamine 類 Opiate Cocaine 代謝物 THC 代謝物 Phencyclidine 類 Methadone Methaqualone Propoxyphene Amitryphene Ethanol	Enzyme immunoassay	専用の測定機器が必要。 個々の薬物に専用の抗体が準備されているので、これらを用いて逐一検査していく。一斉分析は不可。
TDx (Abbott Laboratories, U.S.A.)	Phenobarbital Phenytoin Lidocaine その他 36 種類	Fluorescence Polalization Immunoassay	専用の測定機器が必要。EMIT 同様に一斉分析は不可。覚せい剤などの法機制下の薬物については試薬(左記の 36 種の中には含まない)が輸入困難で、国内では分析不可。

表58. 続き

方法（製造元）	対象物質	測定原理	備考
AxSYM (Abbott Laboratories, U.S.A.)	Phenobarbital Phenytoin Carbamazepine Theophylline Varpuroic acid Digoxin Vancomycin	Fluorescence Polalization Immunoassay	専用の測定機器が必要。 一斉分析が可能。
Triage (Biosite Diagnostics Inc. U.S.A.)	Benzodiazepine類 Barbiturate類 Methamphetamine類 Cocaine代謝物 Opiate THC代謝物 Phencyclidine類	Immunochemical assay	測定機器不要の使い捨てキット。20分以内で左記薬物7種の一斉分析が可能。
One-Step Test (Bionike Inc., U.S.A.)	Amphetamine Methamphetamine	Immunochemical assay	測定機器不要の使い捨てキット。Amphetamineとmethamphetamineの識別が可能。所要時間約3分。
Visualine II (Hanson Hong Biochemical Co., Ltd. Taiwan)	Methamphetamine Benzodiazepine類	Immunochemical assay	測定機器不要の使い捨てキット。所要時間は10分以内。ほかの法規制下の薬物については試薬が輸入困難であり、国内では分析不可。
吸着チップ法 （サンアクティス㈱）	Methamphetamine	Color reaction (Simon reaction) for secondeary amines	脂肪族2級アミンに対する反応であるので、methamphetamineに完全に特異的というわけではない。操作時間約3分。

　米国を中心として頻度の高い中毒原因医薬品名と乱用薬品物の簡易スクリーニングキットが発売されている（表58）。

　以上、中毒患者の臨床検査の要点をまとめた。基本を身につけ臨機応変にすべての臨床検査の中から必要な検査を的確に用い、救命につなげる必要がある。救急患者では、検査に要する時間も十分考慮すべきである。

（和田　攻）

N 総合診療と臨床検査

はじめに■総合診療という概念は欧米からきたものであり、類似する名称も数多い。一般には family medicine、general internal medicine、primary care などを指すものと考えられている。

わが国で最初にこの名称が用いられたのは、昭和51年天理よろず相談所病院の臨床研修システムにおいてである。医科大学では昭和56年に川崎医大に総合診療部が設置され、次いで昭和57年に自治医大(地域医療学教室)、昭和61年に佐賀医大(総合診療部)と続いた。現在では多くの医科大学や臨床研修病院に総合診療部が設置され活動している。

総合診療が誕生した背景には、高度に専門分化した医療に対し、一方では一般医、家庭医を必要とする社会の要請があったことが考えられる。いわゆる common disease といわれる疾患に対し適切に対応できる診療科の存在が必要とされたのである。

現在、わが国の総合診療の形態やその目指すところは、施設によって多少の差はあるが、基本理念は共通していると思われる[1]。

すなわち、first visit の患者に対し臓器による選択をせずに対応でき、適切な時点で専門医に紹介でき、しかも患者を終生にわたって診る継続医療のできること、とされている。しかも患者の心理的、社会的背景を考慮し、保健・予防医学に精通し、福祉・行政面でも行動できることが総合診療のあるべき姿といえるであろう。

本稿では総合診療をこうした観点で捉えたうえで、臨床検査の果たす役割を考えてみることにする。

I.「基本的検査」の考え方

総合診療の基本的理念の1つに、first visit の患者に適切に対応できる臨床能力ということがある。

初診患者に対し、病歴をとり診察をしたあと、まず行うべき検査があるが、この検査は病気の種類を問わず、診察科の別を問わず行われる検査という意味から、われわれは「いつでもどこでも必要な検査—基本的スクリーニング検査」という考え方を提唱した[2]。この考え方は、それまでとかく批判されていた検査伝票の検査項目に絨毯爆撃的にただ○印をつけることに警鐘を打つ

ことであった。同時に1970年以降に普及し始めた同時多項目自動分析機器や多項目尿試験紙により、何が真に必要であり、どれは不要であるのか、検査項目の選択について臨床医の認識を促すことでもあった。

幸いにもこの考えは、当時日本臨床病理学会(当時会長・河合忠、現・日本臨床検査医学会に名称変更)に受け入れられ、「日常初期診療における臨床検査の使い方」小委員会［当時委員長・関口進(故人)］によって検討され「基本的検査(案)」と銘打ったガイドラインが発表された[3]。このガイドラインでは、日常初期診療における基本的検査の位置づけ、使い方、読み方が述べら

表59. 基本的検査(1)(いつでもどこでも必要な検査)

① 尿　検　査：蛋白、糖、ウロビリノゲン、潜血
② 血液検査：白血球数、ヘモグロビン、ヘマトクリット、赤血球数
③ 糞便検査：潜血
④ 赤沈とCRP
⑤ 血液化学検査：血清総蛋白濃度、アルブミン・グロブリン比(A/G比)

表60. 基本的検査(2)(入院時あるいは外来初診時でも必要のあるとき行う)

1. 尿検査：色調、混濁、pH、比重、蛋白、糖(食後2〜3時間尿)、ウロビリノゲン、潜血、亜硝酸塩、試験紙による白血球反応(エステラーゼ)、沈渣[注1]
2. 血液検査： 　1) CRP[注2]とシアル酸(または赤沈) 　2) 白血球数、ヘモグロビン、ヘマトクリット、赤血球数、赤血球恒数；血小板数[注3]、末梢血液像[注3] 　3) 血清総蛋白濃度、血清蛋白分画、総コレステロール、中性脂肪、AST(GOT)[注4]、ALT(GPT)、LDH[注4]、ALP、γ-GT、尿素窒素、クレアチニン、尿酸
3. 糞便検査：潜血；虫卵[注5]
4. 血清検査[注6]：HBs抗原：抗体検査、梅毒血清反応
5. 胸部・腹部単純X線撮影
6. 心電図
注1) 尿沈渣：尿試験紙で異常結果が得られた場合、または泌尿器科的疾患が疑われる場合に行う。検査成績の精度を十分に考慮すること。
注2) CRP：潜在的細菌感染が疑われる場合、新生児、高齢者、免疫不全患者などの炎症病態のスクリーニングの場合など必要に応じて微量定量法を行う。
注3) 血小板数：赤血球系数値、白血球数、末梢血液像で異常がみられた場合、または出血傾向が疑われる場合に行う。 末梢血液像：赤血球、白血球、血小板のデータに異常がみられた場合、または血液病が疑われる場合に行う。
注4) AST(GOT)またはLDH：肝障害のスクリーニングには、必ずしもLDHは有効ではない。
注5) 虫卵検査：症状、既往歴から必要と考えられる場合に行う。
注6) 血清検査：術前スクリーニングまたは当該疾患が疑われる場合に行う。地域または職業などから必要な場合はATLA抗体、HIV抗体検査を加える。

れている。いわば総合診療における初診時の必要最少限の検査を意味している。「基本的検査」を表59、表60に示す。

もちろん、総合診療外来においても、初診時に循環器系、呼吸器系、消化器系など臓器系統別疾患の疑いをもつ例も多いため、その場合には「基本的検査」に加えて該当する各系統別の特異的検査を行うことはいうまでもない。こうした意味からも日本臨床病理学会では、基本的検査ガイドラインの発表後、「日常初期診療における臨床検査の使い方—臓器系統別検査—」を次々刊行した。

一方、米国ではDRG(Diagnostic Related Group、疾病を基本的診断群に分ける)をもとに医療費の支払いを決めるDRG/PPS(Prospective Payment System)、診断群別包括支払方式が導入され、これに対応するため米国病理学者協会(College of American Pathologist)はEffective Laboratory Testinaを発表した(1985年)。それによると日常診断における高頻度疾患について必要な検査をBasic、Common、Less common、Unlistedの4段階に分類している。Basic testsが「基本的検査」に相当すると思われる。

日本臨床病理学会でも日本におけるDRG/PPS導入を意識して「DRG/PPS対応臨床検査のガイドライン」を発表している(1999年)。

II.「基本的検査」の読み方

日本臨床病理学会の「基本的検査(1)」の結果から次のような病態がおよそ判断できる。

1. 一般状態の把握

Hb、総蛋白濃度、A/G比をみたとき、この3項目がすべて正常であれば、まず一般状態は侵されていないと判断できる。慢性疾患で全身状態が侵されると、いずれかが異常値を示す。A/G比の低下だけなら軽症、Hb値低下が加わると中等症、さらに総蛋白濃度減少が加われば重症と考えられる。

赤沈、CRPも参考となる。上記の所見を参考にしながら、赤沈正常、CRP陰性なら、まず一般状態はよいと考えられる。

2. 感染症があるか、ないか

白血球数増加とCRP陽性があれば、細菌感染の疑いがある。感染源として呼吸器系、尿路系の頻度が高いため、問診による患者の訴えや発熱、身体所

見を十分注意する。

白血球数増加があれば、白血球分類を行い好中球増加、核の左方移動など細菌感染症の証拠を確認する。

ウイルス感染では白血球増加はなく、CRP のみ増加のことがあり、白血球数は正常でもリンパ球数が増加していることがある。

3. 貧血があるか、どうか

赤血球数、Hb、Ht により貧血を判定するが、その際、MCV（mean corpuscular volume、平均赤血球容積）をみることを習慣づける。MCV で貧血を分類することは臨床上極めて有効である。詳細は成書に譲るが、日常遭遇する頻度の高い貧血の多くは、この MCV により小球性、正球性、大球性に分類され、病態診断に極めて役に立つ。

貧血を認めたとき、同時に白血球数、血小板数にも注意する。貧血、白血球数の異常、赤沈亢進を認めたときは血液疾患が疑われ、末梢血液形態を観察し、必要があれば骨髄像をみなければならない。

4. 腎障害があるか、ないか

尿蛋白と尿潜血陽性によって腎病変が疑われる。しかし蛋白尿は、熱性、運動性、起立性などでもみられるため鑑別を必要とする。沈渣をみることは重要であり、潜血陽性が真の赤血球尿であることを確認する。潜血反応陽性で尿沈渣赤血球を認めないときは、ヘモグロビン尿かミオグロビン尿の可能性がある。白血球尿や細菌尿は尿路感染を疑うが、多項目用尿検査試験紙を使うと白血球尿（エステラーゼ活性）や細菌尿（尿亜硝酸反応）も容易に判断できる。顆粒円柱があれば進行した腎障害を推測できる。なお持続する蛋白尿に貧血が加われば、慢性腎障害を疑い、腎機能を調べる必要がある。

5. 肝・胆道系障害があるか、ないか

ビリルビン尿と尿ウロビリノゲン異常が目安となるが、肝・胆道系の異常は「基本的検査(2)」に挙げられている肝機能検査に頼らざるを得ない。尿中にビリルビンが排泄されるのは、血清総ビリルビン濃度として 2～4 mg/dl 以上であるため、軽度の黄疸では尿検査で見逃す。また血清ビリルビンが上昇せずに AST、ALT の増加をみる肝機能障害も多い。

尿ウロビリノゲンは正常でも少量出現している。強度陽性なら肝障害が疑えるが、溶血、腸内容物停滞（便秘）でも陽性となる。一方、尿ウロビリノゲ

ン陰性は胆道閉塞の重要な指標であるが、試験紙法では陰性は判定できない。こういうことから、欧米では尿ウロビリノゲンの測定は行っておらず、1991年5月にパリで開催された Clinical Advance in Urinalysis で筆者は、「日常初期診療における臨床検査の使い方・基本的検査」の講演で、ウロビリゲン測定の意義について質問された。現に欧米で普及している尿試験紙にはウロビリノゲン検査はない。いずれにしても尿ビリルビン陽性でウロビリノゲン強陽性なら診断的意義はあるとみてもよいだろう。

6. 糖尿病があるか、どうか

尿糖陽性の場合、採尿が空腹時か食後かを知る必要がある。食前空腹時で尿糖陽性なら糖尿病の可能性は高い。食後尿糖陽性なら糖尿病か腎性糖尿のこともある。いずれにしても、血糖値(空腹時、随時血糖値など)、HbA_{1c}、さらには糖負荷試験を行って糖尿病を診断する。

7. 胃腸病があるか、どうか

胃腸病の有無を「基本的検査(1)」(表59)で判断することは難しい。胃腸疾患は自覚症状と身体診察における腹部所見から疑われることが多い。その場合、「基本的検査(1)」で参考になるのは便潜血反応と貧血の有無であろう。便潜血反応は最近では純粋にヒト Hb とのみ反応する免疫法が用いられるので、従来の化学法のように潜血食の必要はない。但し免疫法の場合、上部消化管では少量の出血では Hb が胃酸あるいは消化酵素による変性を受け Hb としての抗原性を失うため陽性を示しにくい。これに対し下部消化管の出血では Hb は変性を受けることなく検出できるので、大腸癌の集団検診に好んで用いられる。なお痔疾患者はわが国では外来患者の 20～30% にみられるので注意する。便潜血陽性で貧血がみられたときは慢性消化管出血が疑われるが、このときの貧血は小球性貧血である。

以上のように「基本的検査(1)」に挙げてある簡単な検査項目でも多くの情報は得られる。しかし繰り返していうが、総合診療外来の初診時患者に対して、「基本的検査(1)」だけを行えばよいというのでは決してない。これだけは少なくとも必要であるということであり、問診と身体診察によって、かなりの高い確率をもってある疾患が疑われているはずであるから、ほとんど同時的に各臓器系統別の第一次スクリーニング検査が施行されることになる。例えば呼吸器疾患なら胸部 X 線検査、心疾患なら心電図などが加わることに

なろう。

III.「基本的検査」の評価

　日本臨床病理学会の提唱した「基本的検査」は日常初期診療で使用されている。外来診療では多くの場合、器質的異常が患者自身によって自覚され、症状を訴えるようになった時期であるから、詳細な問診と身体診察により70～80%は診断が推定されるといわれる。しかし逆にいえば20～30%の患者は問診と診察だけでは推定し難い病態をもっているということになる。また推定だけでは治療することはできない。やはり臨床検査を行って初めて異常が確認できるわけである。

　また問診や診察によって7～8割が診断できるといっても、それは臨床経験の豊富な臨床医にいえることであって、すべての臨床医に望めることでもない。いつでもどこでも必要な「基本的検査」が、ルーチン検査として、POS(problem-oriented system)における情報収集(data gathering)の一助として果たす役割は大きい。

　この「基本的検査(1)」を内科系初診外来患者に行ったところ、48%の陽性率、「基本的検査(2)」(表60)を加えると89%の陽性率を示したという報告がある[4]。すなわち「基本的検査」の検査項目は、初診患者におけるスクリーニングとしての役割を十分果たしていると思われる。さらに問診と身体診察だけでは21%の患者で診断が推測できなかったが「基本的検査」を加えることにより8%に減少したという[4]。すなわち「基本的検査」の有効性を意味していることになる。

　しかし一方、初期診療におけるスクリーニングが果たして費用効果の面から満足できるかという点については十分な検討が行われていない。確かに「基本的検査」の導入により、診断率が向上し、隠れた疾病や気づかなかった病態を知らせてくれることに役立つかも知れない。しかし費用効果分析の面から評価した場合、画一的に行うことと患者に応じた検査の選択といずれが有効であるかの議論が必要である。また無症状の患者にスクリーニング検査を行って異常値が出た場合、偽陽性、偽陰性、あるいは測定上の問題を考慮せずにさらなる検索を進めてしまう危険性があることも考えねばならない。初期診療におけるスクリーニング検査が患者の最終的利益にどこまで、どの程度貢献できるかを検討することも必要である。

IV. 臨床検査の利用法と検査計画の立案

　総合診療にはさまざまな患者が来院する。総合診療で扱う分野は、内科の全領域(二次レベルまで)はもちろんのこと、外科系疾患のプライマリ・ケア、精神科、皮膚科疾患などのプライマリ・ケアと多岐にわたる。そうした疾患の診断・治療が行われ、それに応じた臨床検査が行われるわけである。本稿では総合診療外来を意識して日本臨床病理学会が策定した「基本的検査」について述べた。この「基本的検査」はあくまでもガイドラインであり、これだけでよいというものではない。この検査を行えば common disease はひっかかるかも知れないというのである。重要なことは医療機関を訪れる以上、患者はなんらかの症状をもっているのであるから、詳細な診察によって外来医はなんらかの領域の病態をこの時点で推測できるはずである。また推測できる臨床能力がなければならない。この「仮の診断」を裏づけるために検査計画が立てられるわけであるが、この検査は消化器疾患、呼吸器疾患、それぞれの診療領域に存在するが、どの領域にも共通する検査項目を「基本的検査」と称したのである[2]。つまり各科に共通する検査項目だけを選んで初診時に問診、診察と同時に行えば効果的であると考えたのが筆者の最初の考えであった。それがいつの間にかこの「基本的検査」だけが一人歩きした感がないでもない。繰り返していうが、「基本的検査」をベースにして、そのうえに各診療科領域独自の第一次スクリーニング検査が積み重ねられるのである。その診療領域別の臨床検査のガイドラインも日本臨床病理学会が既に発表しているから参考にされたい。

　これまで述べてきたことは外来初診患者を対象にした場合である。しかし総合診療外来において継続的診療を行う場合や入院患者を対象にする場合の臨床検査も問題となる。

　ここで問題となるのは検査の目的である。

　すなわち、

① 診断のための検査か
② 病態把握のための検査か
③ 重症度・活動性判定のための検査か
④ 治療効果判定のための検査か
⑤ 経過観察のための検査か

など、なんのために行うのかを意識することである。もちろん、これらの目的は個々に独立して存在するのではなく、いくつかの目的は共存しているこ

とが多い。しかし実際に日頃、われわれはこのことを考慮せずに検査項目を選択していることが多いのではないか。大いに反省せねばならない。

おわりに■ 総合診療における臨床検査について、日常初期診療における臨床検査を中心に述べた。日常診療において臨床検査の果たす役割の大きいことはいうまでもないが、臨床医にとって重要なことは、まず患者をよく"診る"ということである。患者への問診と診察によって推測した病態の不確実部分を臨床検査成績は実証してくれるのである。その意味で初診患者における病態(疾患)診断は難しいのである。一旦診断のついた患者のフォローアップのための検査項目は、ある程度限定される。しかし、新患においては当該疾患以外に隠れた疾患も存在しているかも知れない。その意味で基本的検査を行い、common disease を押さえておくことも必要である。

約 700 種類を超える保険診療点数表に収載されている臨床検査項目の中から、「今何を行うべきか」という検査項目の選択は、臓器による選択をしない総合診療医の力量が問われる課題の 1 つともいえるのである。

(橋本信也)

【文献】
1) 橋本信也(監修):総合診療をめぐる諸問題. 日本医師会雑誌 112:1845-1868, 1994.
2) 橋本信也:一次スクリーニング検査の進め方・読み方;内科での進め方. 症状からみた臨床検査. 日本医師会雑誌(臨時増刊号) 98:2-6, 1987.
3) 日本臨床病理学会「日常初期診療における臨床検査の使い方」小委員会(編):日常初期診療における臨床検査の使い方・基本的検査(案). 日本臨床病理学会. 1989.
4) 関口 進:臨床検査の使い方と意義;日本臨床病理学会ガイドライン. 臨床検査の ABC. 日本医師会雑誌(臨時増刊号) 112:4-8, 1994.

O 救命救急医療と臨床検査

はじめに■個々の救急疾患の検査を網羅することは他章に譲り、本稿では救命救急医療におけるスクリーニングとしての臨床検査の在り方と、特に外傷診療における臨床検査について概説する。

I. 救命救急医療のスクリーニングとしての臨床検査

1. 不全臓器のスクリーニング

救命救急センターなどの救命救急部署で診療される救急傷病は、内科系から外科系に至る疾病や重度外傷などの傷病群と、新生児・乳児から老人までの幅広い年齢層にわたり、さらに診断から治療開始までの時間が極端に短いので、スクリーニングとしてその病院検査部で可能な限りの臨床緊急検査を行う。個々の疾患の鑑別診断に加え患者の有する不全臓器の検出に必要な項目を揃えなければならない。肝・腎機能、血糖や電解質などは、投与する薬剤や輸液剤の種類や量を決定するのにしばしば重要である。

多くの場合、型どおりに診断してから治療を開始することよりも、蘇生操作や治療を行いながら併行して診断を進めることが要求される。例えば、胸痛でショック状態の中年男性患者を診れば、ショックの治療を行うと併行して同時に胸痛とショックの鑑別診断を行う。すなわち虚血性心疾患、胸部大動脈解離、緊張性気胸などを除外するために、さらに詳細な問診や診察を行いながら、静脈路を確保し輸液や薬剤投与によるバイタルサインの維持を優先させ、胸部X線写真、心臓超音波検査、12誘導心電図、採血ならびに緊急検査などを同時進行でオーダーしていくフットワークがないと患者の救命は困難となる。

2. 救命救急疾患

救命救急センターで治療が要求される救命救急傷病とは、表61のようなものである。これらは救命救急入院料として高額の保険請求が認められているものであり、逆にいえばこれに該当する疾患を診療できるだけの検査治療を行えることが救命救急センターの要件ともいえる。

表61. 救命救急入院料の算定の対象となる重篤な救急患者

a. 意識障害または昏睡
b. 急性呼吸不全または慢性呼吸不全の急性増悪
c. 急性心不全(心筋梗塞を含む)
d. 急性薬物中毒
e. ショック
f. 重篤な代謝障害(肝不全、腎不全、重症糖尿病など)
g. 広範囲熱傷
h. 大手術を必要とするもの
i. 救急蘇生後
j. その他外傷、破傷風などで重篤なもの

3. 緊急検査における検査項目ならびに留意事項

かかる傷病の診断のため、緊急検査の項目には検査室で分単位で可能な検査項目を可能な数だけ盛り込む。時間をかけてならできる検査はあってもよいが、暫定的な結果を可及的に報告した後に二期的に追加報告を行うシステムをつくっておく。また搬入時に患者の姓名や身元がわからないこともあり、災害時には夥しい傷病者が来院するので、検体や報告が混同されないように日頃から工夫する。例えば、患者一人ひとりにトリアージタッグをつけ、患者名をA、B、Cなどと順に統一した仮称にしておく。

point

1：救命救急患者用のスクリーニング用検査項目を検査部と相談しておく。
2：検査成績は結果の出たものから順に報告していく。
3：身元不明者や多数傷病者に対応できる体制を整えておく。

県立広島病院救命救急センターで行っているスクリーニングのための検査項目は、表62のようである。これで十分ではないが、緊急検査用の自動式の各測定機械で測定できる簡便さが要求される。また乳児などでは採血量が少なくても十分な検査が行える体制をつくっておく。

point

4：乳児や小児用の少量採血による検査が可能な体制をとる。

表62. 県立広島病院救命救急センターで行っている緊急検査項目一覧

末梢血液検査	血液生化学検査	
白血球数	GOT	BUN
赤血球数	GPT	Cr
ヘモグロビン濃度	ALP	Na
ヘマトクリット値	ChE	K
血小板数	LDH	Cl
	総ビリルビン値	Ca
凝固系機能検査	総蛋白	CRP
プロトロンビン時間	アルブミン	CK(CK-MB)
同　活性値	血糖値	s-Amylase
FDP		

近年では、血液ガス分析器で同時に可能な検査が多く付属しているので、これを利用することも一法である。組織酸素代謝の状態の把握に加えて、血糖値や電解質、ヘモグロビン値、さらにはメトヘモグロビン値など重要な情報を短時間(2分ほど)で出してくれるので、重症患者のスクリーニング検査では重宝される。

point

5：「血液ガス分析器侮り難し」

場合に応じて以下の検査を緊急で行う。

【1】緊急手術対応

緊急手術が必要な急性疾患や外傷救急では、感染症のスクリーニング検査(Wa氏、HBV、HCV、必要に応じてHIV)、血液型(ABO式、Rh式)、クロスマッチ用採血も併せて行っておくことが時間節約の面で望ましい。

【2】急性中毒

急性中毒の薬物濃度測定も、比較的遭遇する機会が多いものや、日常多く処方され治療域と中毒域が比較的近いもの、血中濃度が重症度を反映するものは測定できる体制が望ましい(例：テオフィリン製剤、ジギタリス製剤、アセトアミノフェン、パラコートなど。詳細は中毒の章に譲る)。

【3】細菌学的検査

救命救急医療では、しばしば重篤な感染症に遭遇する。いくつかは日常稀な疾患であるが、時期を逸することなく適切な抗菌療法が開始されないと救命不能となる。起縁病原体を緊急に同定することが重要である。グラム染色

法による細菌検査は、ベッドサイドで簡便に施行でき、初療時から抗菌剤を選択する指標となるので救急医療に携わるものは医師・検査技師を問わず必携のテクニックである(A群溶連菌やガス壊疽菌、結核菌など)。

【4】TDM(therapeutic drug monitoring、治療的薬物動態検査)

救命救急医療では、全身状態の不良(特に薬物代謝を司る肝機能や腎機能が不良)な患者を扱うことが多く、また先に述べた治療域と中毒域が比較的近い薬剤を選択する機会が多いため、TDMが行えることが望ましい(例：アミノグリコシド、バンコマイシンなどの抗生剤やジギタリス製剤など)。

II．外傷診療と検査

重症外傷診療は、単にそれぞれの損傷の足し算ではなく、診断学・治療学とも外傷外科学と呼ばれる一学問大系に基づいたガイドラインに沿って遺漏なく診療が進められなければ患者の救命に繋がらない。つまり診療上の特異なアプローチや検査が存在し、各損傷の治療の優先順位を決定する(図33)。

この場合、臨床検査は不全臓器診断と出血量や凝固止血機能の指標として位置づけられる。

【1】末梢血液検査

外傷診療でしばしば経験するが、急性の出血性病態では、末梢血液検査のヘモグロビン、ヘマトクリット値は出血量を反映しないことに留意する。細胞外液分画の血管内への移動が進みこれらの値が失血量に見合った低下を示すのには通常1時間〜数時間の時間が必要であり、受傷の現場から搬入された患者から救急外来で取られた末梢血液検査成績を読むときには時間経過に対する配慮が必要である。

pitfall
急性出血では、HbやHctの値は出血量を反映しない。

【2】type & screen、クロスマッチ

重症外傷では、緊急で大量の輸血が時に必要になるので、救急外来の時点で血液型と不規則抗体の検査をルーチンで提出する。さらにバイタルサインや画像上の推定出血量から血液のオーダーを先手先手と進めておく。重篤なショックでは、フルクロスマッチや輸血用血液自体がしばしば間に合わない

O 救命救急医療と臨床検査

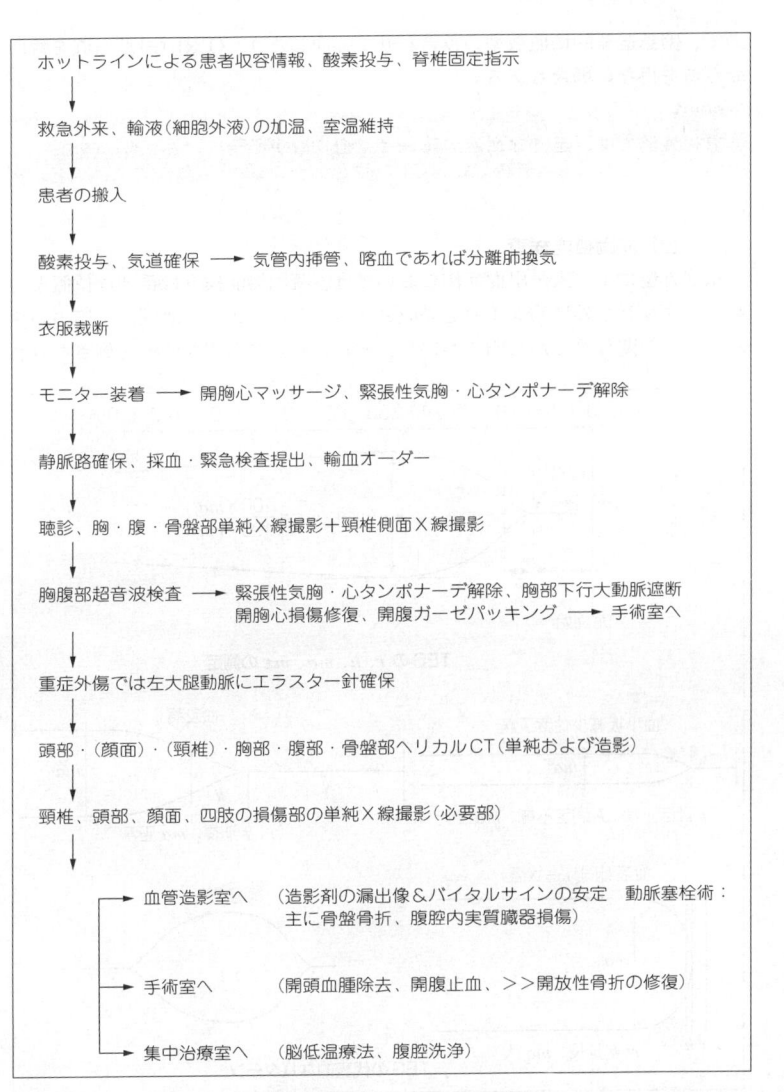

```
┌─────────────────────────────────────────────────────────────┐
│ ホットラインによる患者収容情報、酸素投与、脊椎固定指示       │
│   ↓                                                          │
│ 救急外来、輸液(細胞外液)の加温、室温維持                     │
│   ↓                                                          │
│ 患者の搬入                                                   │
│   ↓                                                          │
│ 酸素投与、気道確保 ── 気管内挿管、喀血であれば分離肺換気     │
│   ↓                                                          │
│ 衣服裁断                                                     │
│   ↓                                                          │
│ モニター装着 ── 開胸心マッサージ、緊張性気胸・心タンポナーデ解除 │
│   ↓                                                          │
│ 静脈路確保、採血・緊急検査提出、輸血オーダー                 │
│   ↓                                                          │
│ 聴診、胸・腹・骨盤部単純X線撮影＋頸椎側面X線撮影             │
│   ↓                                                          │
│ 胸腹部超音波検査 ── 緊張性気胸・心タンポナーデ解除、胸部下行大動脈遮断 │
│                     開胸心損傷修復、開腹ガーゼパッキング ── 手術室へ │
│   ↓                                                          │
│ 重症外傷では左大腿動脈にエラスター針確保                     │
│   ↓                                                          │
│ 頭部・(顔面)・(頸椎)・胸部・腹部・骨盤部ヘリカルCT(単純および造影) │
│   ↓                                                          │
│ 頸椎、頭部、顔面、四肢の損傷部の単純X線撮影(必要部)          │
│   ↓                                                          │
│   ├─→ 血管造影室へ  (造影剤の漏出像＆バイタルサインの安定 動脈塞栓術： │
│   │                   主に骨盤骨折、腹腔内実質臓器損傷)      │
│   │                                                          │
│   ├─→ 手術室へ      (開頭血腫除去、開腹止血、＞＞開放性骨折の修復) │
│   │                                                          │
│   └─→ 集中治療室へ  (脳低温療法、腹腔洗浄)                   │
└─────────────────────────────────────────────────────────────┘
```

図 33．外傷初療のおおまかな流れ

ので、緊急避難的に血液型のみ合わせて輸血したり、O Rh(-)型血液を輸血せざるを得ない場合もある。

point

重症外傷では、迅速な血液の確保と輸血検査が必要。

【3】凝固機能検査

重症外傷による大量出血症例においては、凝固機能検査は重要な位置を占める。すなわち外科的な止血を完成させることに、止血、凝固、線溶のいずれの因子が関与するかを明らかにし、それに対して適切な治療を施さなけれ

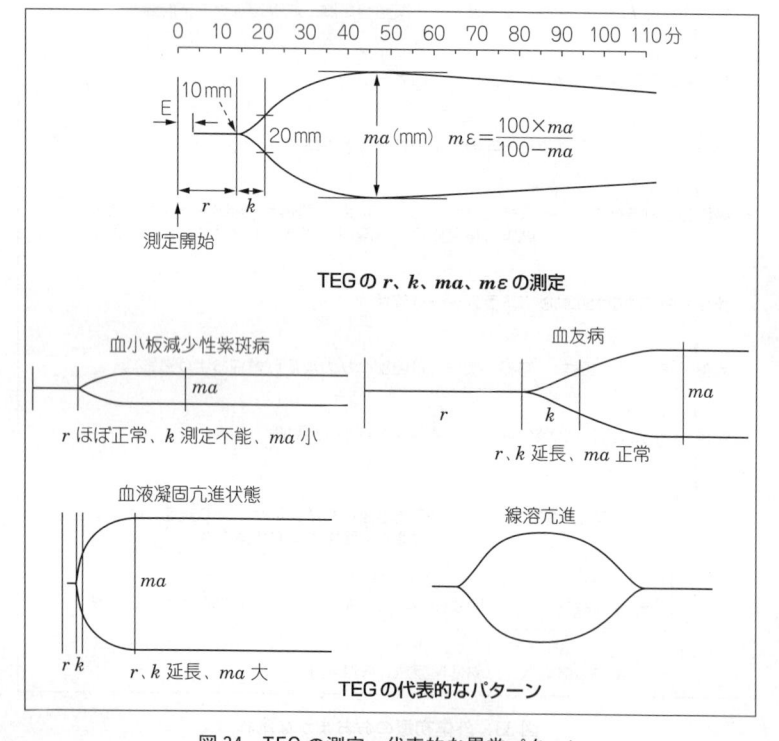

$$m\varepsilon = \frac{100 \times ma}{100 - ma}$$

図34. TEGの測定、代表的な異常パターン

(金井 泉：トロンボエラストグラフィー．臨床検査法提要，第31版，金井正光(編)，p417，金原出版，東京，1998 より許可を得て転載)

O 救命救急医療と臨床検査

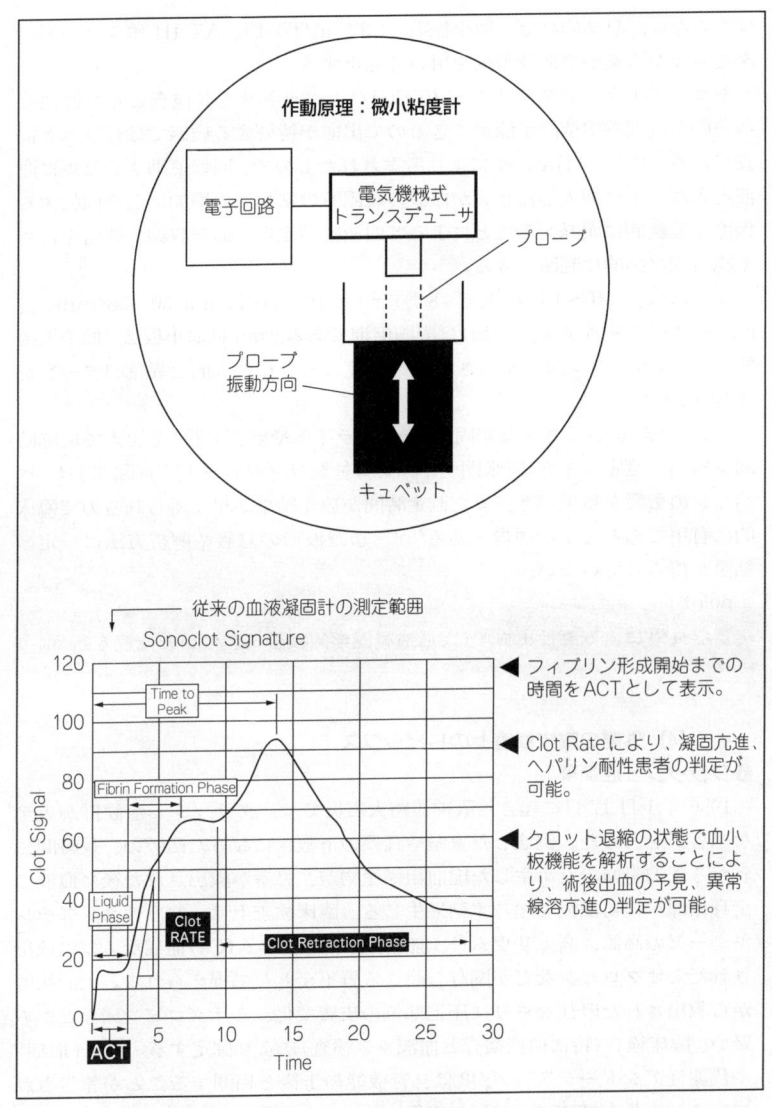

図35. ソノクロット™により得られた凝固線溶系の動態と微小粘度計の作動原理
(IMIより許可を得て掲載)

ばならない。具体的には、血小板数、PT、aPTT 値、AT III 値などのデータをみながら薬剤や血液製剤を用いて補正する。

トロンボエラストグラフィー (TEG) は、ベッドサイド検査として簡便で多角的な凝固線溶機能が測定できるので出血が持続する病態では行うべき検査である。1948 年 Hartert により考案されたもので、回転運動するセルに血液を入れ、中に挿入したピンが血液の凝固時の粘弾性の増加により回転する程度を連続的に記録することによって血液凝固過程、血餅収縮、線溶を含めて総合的に動的に判断できる。

正常値は、r 10〜15 分、k 6〜8 分、r+k 16〜23 分、ma 50〜58 mm。r、k が長ければ凝固遅延、短ければ凝固促進である。ma は血小板数、血小板機能、フィブリノゲン量に左右される[1]。測定ならびに代表的な異常パターンを図 34 に示す。

この TEG にさまざまな凝固促進剤(セライトやガラス粒)を加えて反応時間を短縮し測定する方法(米国サイエンコ社製ソノクロット™)(図 35)は、ヘパリンの影響を無視でき、また測定時間が短く結果が早く得られるので臨床的に有用であるとする報告がある[2]が、まだ波形の意義や解析方法に一定の結論が得られていない。

point
重症外傷による急性出血では、血液凝固学的検査に基づいた治療を行う。

【4】外傷の臨床検査上のトピックス
❶クラッシュ症候群[3]

1996 年 1 月 17 日に起きた阪神淡路大震災では、クラッシュ症候群が重篤な患者群を占めた。倒壊した家屋や瓦礫の下敷きになった四肢の、長時間にわたる圧迫阻血のため生じた虚血組織産物が、患者が救出された後に血液の全身循環への再灌流を起こす結果生じる。臨床検査上は、筋原性クレアチンキナーゼの高値、高カリウム(K)血症、低カルシウム(Ca)血症ならびに放出されたミオグロビンなどが関与し起こる腎不全として捉えられる。上記状態から救出された既往ならびに圧迫部位の皮膚変化、ミオグロビン尿などから疑い、臨床検査(特に血液検査と血液ガス検査)により確定する。低 Ca 血症[4]や代謝性アシドーシス[5]の程度は、腎機能の予後と相関することが報告されている。十分な補液による尿量確保、速やかな血液透析の導入や必要に応じて阻血肢の切断により通常生命予後はよい。

災害医学（Confined Space Medicine）では、このような状態で発見された患者は、圧迫肢の再灌流を起こさないように、救出される前に虚血肢を駆血して救出するか、または現場で切断する（on site amputation）ことが常識としている。

point
激甚災害の被災者は、クラッシュ症候群を念頭におき血液検査と血液ガス検査を行う。

❷低体温と deadly triad

諸家の報告によれば、66%の患者が、既に救急外来搬入時に低体温36℃以下であり、23%が34℃以下の重度低体温とされている[6]。また57%の外傷患者が受傷から手術室退室までの間に36℃以下の低体温になり[7]、外傷重症度指数 Injury Severity Score（ISS）25以上で32℃以下になった患者はすべて死亡するといわれている[6]。すなわち、既に低体温で搬入された重症外傷患者は、環境温度下に衣服を裁断され、室温輸液・4℃冷蔵保存血の急速投与を受け、開腹開胸操作により一層体温が低下するのである。

低体温では、酸素解離曲線の左方移動、凝固因子や血小板機能低下による出血傾向、乳酸やクエン酸代謝の低下によるアシドーシス、電解質異常、不整脈、心収縮力の低下が起こり、末梢での酸素需給バランスはさらに悪化する。故に積極的に体温維持・末梢循環維持を図る必要がある。

重症肝外傷などの重症腹部外傷では、術前からの出血性ショックや術中の大量出血、低体温により、臓器の代謝不全が生じ、回復不能点を超えて患者は死亡する。この回復不能点の予兆として、Rotondoら[8]は、deadly triad、すなわち34℃以下の低体温、pH 7.2以下のアシドーシス、血液凝固障害を提唱している。救命のためには速やかにダメージコントロール手術（註）に変更しなければならないとされ、外傷性出血性ショックでは、体温と deadly triad を意識した周術期管理が重要である（図36）。

県立広島病院救命救急センターでは、1998年5月から積極的な体温管理方法（以下新戦略）を導入した。以前は、救急外来レベルでは積極的な加温方法を講じておらず、手術室搬入後から、温水マット、温風式加温装置（ベアハッガー™）、40℃恒温槽の輸液、コイル式輸血加温回路を用いていた。新戦略では、初療室レベルから体温維持に努めるため、天井に設置した遠赤外線ラジアントウォーマーと電子調理器で約40℃に加温した輸液を使用し、手術室に

```
生命力                      生還
            出血
                        damage control手術 註)
         回復不能点
         (point of no return)
                        死
                              時間
重症外傷     指標
Deadly triad
                  Rotondo. 1993.   Kasai. 1998.
低体温              34℃              34℃
アシドーシス         pH 7.2           B.E. −10mmol/l
血液凝固障害         肉眼視           PT 16秒
```

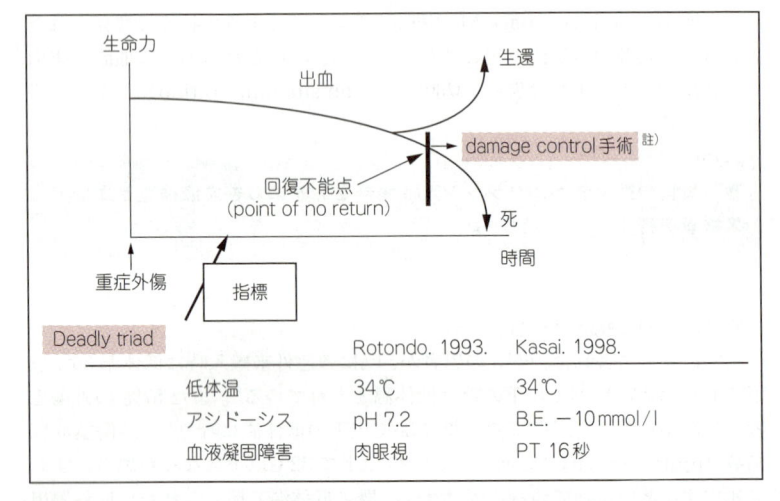

図36．Deadly triad と damage control 手術

> **註：ダメージコントロール手術**
>
> 　肝後面下大静脈損傷を伴ったり肝右葉損傷を伴う二葉以上の損傷や多発性腹腔内実質臓器損傷、多発外傷や巨大後腹膜出血を伴う場合などの重症腹部外傷では、一期的な止血と修復を目標とする術式を選択すると後述する低体温、deadly triad や輸血の供給不足をきたしやすいため、止血のみを目的とするガーゼパッキングを用いたダメージコントロール手術を選択する。腸管損傷を合併しておれば、損傷部のみを創外に出して管理する。再開腹手術を容易にするためにタオルクリップを用いて閉創する(towel clip closure)。deadly triad から離脱し、止血凝固機能が回復し、酸素負債（oxygen debt）が解消すれば（通常 8〜48 時間）直ちに再開腹し、パッキング除去、凝血塊や壊死組織のデブリドマンと修復を行う。持続する出血に対しては、手術室から血管造影室に直行し、動脈塞栓術を追加することもある。

おいても従来の方法に加えて、高性能輸血加温器(レベル１社製システム1000™、以下レベル１)を用いて急速大量輸血を行っている。出血性ショック

を理由に緊急開腹手術を行った腹部外傷37例のうち2,000 ml 以上の輸血が必要であった症例14例を対象として遡及的に検討した結果では、手術室入室時ならびに術中の体温低下を防止する有効な方法であると結論した[9]。

1993年に Rotondo が提唱した deadly triad に対し、呼吸性に影響を受ける pH よりも、ショック患者の cellular perfusion や oxygen debt の状態をより正確に反映する指標として BE を用いる方がよいとする意見や出血傾向のより具体的な指標として PT などを用いることが勧められている。1998年に葛西ら[10]は重症肝損傷の自験例に基づき、新しい triad として回帰曲線から算出される50%死亡率を用いて、34℃以下の低体温、BE -10 mmol/l 以下、PT 16秒を提唱している。

point

外傷性出血性ショックでは、deadly triad のスクリーニングを行う。

❸診断的腹腔洗浄液検査 DPL（diagnostic peritoneal lavage）[11]

鈍的外傷の患者は、意識障害を合併することも多く受傷部位の特定が難しい。そしてしばしば多発外傷であることに留意して診療を進めなければならない。

つまり「患者が腹痛を訴える」「腹部を打撲する受傷機転が存在する」などがあれば腹部外傷を疑うのは至極当然であるが、交通外傷や墜落外傷などでは頭部や脊髄の外傷のため、もしくは出血性ショックのため、搬入時に明瞭な意識に欠け、痛む部位の訴えに乏しかったり腹部所見（圧痛や反跳痛）が満

表63. 診断的腹腔洗浄液検査判定基準[12]

対象臓器	回収データ
腹腔内出血	カテーテルより血液を吸引もしくは RBC≧10×10⁴/mm³
肝損傷	腹腔内出血が陽性で、かつ GPT≧RBC/40,000
腸管損傷	腹腔内出血陰性の場合 WBC≧500/mm³ 腹腔内出血陽性の場合 WBC≧RBC/150 腸管内容の証明
小腸損傷	AMY≧RBC/10,000　かつ　AMY≧100 IU/l ALP≧RBC/10,000　かつ　ALP≧100 IU/l
横隔膜損傷	洗浄液が胸腔ドレーンから流出

註　血清正常値：AMY (amylase) 20〜170 IU/L
　　　　　　　　ALP (alkaline phosphatase) 65〜205 IU/L

足に得られないことがしばしば経験される(→外傷治療の pitfall)。

腹腔内に出血がある場合の多くは、実質臓器の損傷によることが多いが、中には腸管の損傷を合併するものもあるので、保存的治療を行うときには生理的食塩水1lを腹腔内に注入し、採取した腹腔内洗浄液の検査(DPL)を行ったり(表63)、腹部所見やSIRS所見を経時的に取り続けて腸管損傷(時間の経過とともに腹膜炎の症候が明らかになる)を除外診断しておく必要がある。

point
意識障害を伴う重症外傷では、検査値を用いて腹膜炎の鑑別診断を行う。

(金子高太郎、弓削孟文)

【文献】
1) 金井 泉：トロンボエラストグラフィー. 臨床検査法提要, 第31版, 金井正光(編), p419, 金原出版, 東京, 1998.
2) Hett DA, Walker D, Pilkington SN, et al : Sonoclot analysis. Br J Anaesth 75 : 771-776, 1995.
3) Bywaters EGL, Eeall D : Crush injuries with impairment of renal function. Br Med J 1 : 427-432, 1941.
4) 八木正義, 三枝康宏, 水野耕作, ほか：阪神・淡路大震災における挫滅症候群の急性腎不全発症に関与する因子の検討. 日救急医会誌 9 : 587-594, 1998.
5) Muckart DJ, Moodley M, Naidu AG, et al : Prediction of acute renal failure following soft-tissue injury using the venous bicarbonate concentration. J Trauma 33 : 813-817, 1992.
6) Jurkovich GJ, Greiser WB, Luterman A, et al : Hypothermia in trauma victims ; an ominous predictor of survival. J Trauma 27 : 1019-1024, 1987.
7) Gregory JS, Flancbaum L, Townsend MC, et al : Incidence and timing of hypothermia in trauma patients undergoing operations. J Trauma 31 : 795-798, 1991.
8) Rotondo MF, Schwab CW, McGonigal MD, er al : 'Damage control' ; an approach for improved survival in exsanguinating penetrating abdominal injury. J Trauma 35 : 375-382, 1993.
9) 金子高太郎, 新井正康, 右田貴子, ほか：外傷性出血性ショックにおける体温保持のための戦略. 日外傷会誌 13 : 131, 1999.
10) 葛西猛, 木庭雄至, 亀井陽一, ほか：重症型肝損傷における deadly triad の再検討. 日外傷会誌 12 : 149, 1998.
11) 大友康裕：腹腔穿刺と腹腔洗浄. 救急医学 20 : 1342-1350, 1996.
12) Yasuhiro O, Hiroshi H, Kunihiro M, et al : New Diagnostic Peritoneal Lavage Criteria for Diagnosis of Intestinal Injury. J Trauma 44 : 991-999, 1998.

第2部
臨床検査値の読み方と位置づけ

A ■ 尿 検 査

1 色調、混濁、尿量、比重、pH

a) 色調

正常な尿はウロクロームの存在により淡黄褐色を呈する。ウロクロームは主としてビリルビンに由来し腎での1日の産生量は一定しているため尿量により濃淡を生じる。脱水時には尿は濃縮され茶褐色となるし、多量の水分摂取による希釈尿は無色透明となる。水分過剰ではないのに無色の希釈尿は尿崩症、糖尿病を考える。尿量が少ないのに淡い色調は腎機能障害が疑われる。

b) 混濁

水に溶けない物質(赤血球、白血球、脂肪球、精液など)の存在、あるいは溶解度を超えて物質(各種塩類)が存在すると尿は混濁する。正常尿でも室温放置により塩類の析出を生じて尿は混濁することが多い。Ultzmann法は混濁尿を加温(炭酸塩:透明)、3%酢酸(炭酸塩:気泡を出して透明、リン酸塩:気泡を出さずに透明)、2%塩酸(シュウ酸Ca:透明)、10%水酸化Na(膿球:コロイド状)、エーテル(脂肪球:上澄みが透明)を順次加えて塩類を主体

表1. 色調の変化と原因物質

色調の変化	原因物質	備考
赤〜暗褐色	赤血球 ヘモグロビン ミオグロビン ポルフィリン 薬剤(センナ、大黄、リファンピシン)	潜血反応陽性 潜血反応陽性 潜血反応陽性 400 nm光線で蛍光 アルカリ尿のとき
暗褐色〜黒色	メトヘモグロビン ホモゲンチジン酸 メラニン メチルドパ、L-DOPA	潜血反応陽性 アルカプトン尿症 放置後
ほぼ無色		尿崩症、糖尿病、腎不全
緑色	緑膿菌の感染	尿路感染症
乳白色	脂肪球 膿尿	乳び尿 尿路感染
黄色〜蛍光黄色	薬剤(アドナ、リボフラミン、カロチン)	
オレンジ〜茶褐色	ビリルビン センナ	黄疸 酸性尿のとき

とした混濁成分を鑑別していく方法である。尿沈渣は塩類の結晶を含めて、直接鑑別することができる。

c) 尿量

平均的食事摂取により体内で産生される浸透圧物質は1日に600 mOsmであるため、これを体外に排出するためには、腎の最大濃縮力下 (1,200 mOsm/kgH$_2$O) でも1日500 mlの尿量が必要となる。よって同一量の食事をとっている限り、加齢などで腎の最大濃縮力が低下した人では、500 ml/日以上の尿量がないと溶質が体内に蓄積することとなる。

尿量は

尿量＝摂取水分量（飲水、食事内水分）＋代謝水（300 ml/日）
　　　－不感蒸泄（600～1,000 ml/日）

により決定される。不感蒸泄は通常600 ml/体表面積 m^2 とされ、体温が1度上昇するごとに18％の増加、室温が30度以上では1度につき13％増加する。

乏尿時、病歴およびエコーあるいはCTスキャンで急性か、慢性かを鑑別する。画像により急性の場合には腎後性か否かも判明する。急性腎不全の場合、腎前性か腎性かの鑑別は必ずしも容易ではないが、腎前性急性腎不全は24時間程度でより重篤な腎性に移行するため速やかな鑑別、治療が必要である。

表2. 尿の混濁成分

細胞成分	赤血球、白血球、細菌、尿路上皮細胞
乳び	リンパ液の混入（フィラリア、マラリア、エヒノコックス、胸管損傷）
塩類	尿酸塩、リン酸塩、炭酸塩、シュウ酸塩

表3. 尿量の異常

分類	尿量(ml/日)	鑑別および疾患		
無尿	<100	急性皮質壊死、両側水腎症など尿閉との鑑別		
乏尿	100～500	（腎前性、腎性、腎後性）急性腎不全、末期慢性腎不全		
多尿	>2,500	Uosm/Posm<1（水利尿）	水制限試験	
			Uosm/Posm>2	心因性多飲症
			Uosm/Posm<2	中枢性尿崩症、腎性尿崩症
		Uosm/Posm>1（浸透圧利尿）	糖尿病	
			塩類喪失性腎盂腎炎、急性腎不全利尿期	
			マンニトール負荷	

表4. 腎前性乏尿と腎性乏尿を鑑別するための処置

| 1）生理食塩水 200 ml を 20 分間で負荷 |
| 2）20% マンニトール 100 ml を 10 分間で負荷 |
| 3）フロセミド（ラシックス®）40〜200 mg を静注 |
| これらの処置で尿量が>50 ml/時となれば腎前性である可能性が高い。 |

表5. 腎前性乏尿と腎性乏尿を鑑別するための検査

	腎前性	腎性
尿一般	正常	蛋白、血尿
尿沈渣	正常	赤血球円柱（糸球体腎炎）
		顆粒球円柱（急性尿細管壊死）
		好酸球（急性間質性腎炎）
（尿/血清）尿素比	>8	<3
（尿/血清）クレアチニン比	>40	<20
尿浸透圧（mOsm/kgH$_2$O）	>500	<350
尿 Na (mEq/l)	<20	>40
FENa (fractional excretion of filtered Na) （尿/血清）Na÷（尿/血清）Cr	<1	>1
RFI(renal failure index) 尿Na(mEq/l) ÷（尿/血清）Cr	<1	>1

多尿時の水制限試験は、心因性の場合はしばしば水制限が無意識あるいは意識的にできないことも多い。また尿崩症の場合は過度の脱水になるため管理下に施行したい。

d）比重

腎は尿を濃縮あるいは希釈して排泄し、有効循環血漿量を一定に保つように働いている。通常、尿比重と尿浸透圧の間には正の相関関係が成立するが、比重は溶質の重量によって決まり、浸透圧は溶質の粒子数によって決まるため、糖や蛋白が多量に存在すると浸透圧の上昇以上に高比重尿となる。腎の濃縮力は浸透圧により決定されるので異常が疑われる場合浸透圧も測定する。

基準値

	尿比重	尿浸透圧 mOsm/kg H$_2$O
水制限時	1.030〜1.035	800〜1,200
平常時	1.015〜1.025	500〜800
水負荷時	1.001〜1.005	50〜100

異常を呈する疾患

水制限時	高値	尿中異常物質の増加（糖尿病、ネフローゼ症候群、多発性骨髄腫）
	低値	心因性多飲症：意識的、無意識に摂取するため低値。確実な制限下では正常
		中枢性尿崩症（原発性、特発性、二次性、薬物：エタノール、フェニトイン）
		腎性尿崩症（腎障害、電解質異常：高Ca、低K、薬物：リチウム、デメクロサイクリン、アンフォテリシンBなど、その他：低塩食、低蛋白食）
水負荷時	高値	内分泌疾患（ADH分泌異常症候群、副腎機能低下、甲状腺機能低下） 臓器障害（腎不全、心不全、肝不全）
		薬物（ニコチン、ビンクリスチン、モルヒネ、クロフィブラートなど）
		その他（高塩食、高蛋白食、糖尿病、バーター症候群）

保険上の注意

尿中一般物質定性半定量検査28点。

e) pH

食事性に生じた50〜100 mEq/日の不揮発性無機酸（硫酸、燐酸）を滴定酸、アンモニウムとして腎臓は尿中に排泄している。

$$尿総酸(H^+)排泄量＝尿滴定酸(TA)＋尿アンモニウム(NH_4^+)－尿重炭酸(HCO_3^-)$$

で表される。

健常人では尿pHは6.0〜6.5の弱酸性を呈する。血液のpHを7.35〜7.45に維持するため尿pHは4.5〜8.3の間を変動するが、尿細管アシドー

表6. 酸性尿、アルカリ性尿の成因

酸性尿	代謝性アシドーシス	酸の増加、HCO_3^-の減少
	呼吸性アシドーシス	換気量低下によるCO_2の増加
	尿細管性アシドーシス	H^+分泌障害、HCO_3^-の再吸収障害
	酸性食品の摂取	
アルカリ性尿	代謝性アルカローシス	H^+の体外喪失、HCO_3^-の増加
	呼吸性アルカローシス	過換気によるCO_2の減少
	アルカリ食品の摂取	
	薬剤	重曹、クエン酸
	細菌尿	細菌による尿素分解によりアンモニアの生成

シス(特に遠位尿細管アシドーシス)ではアシドーシスの存在下でも尿 pH は 5.5 以下にならない。

保険上の注意
尿中一般物質定性半定量検査 28 点。

(小澤　潔)

2 尿蛋白

検査の目的

現在あるいは将来、腎機能の低下が問題となるような腎疾患では、ほとんど例外なく蛋白尿を呈する。最も頻度の高い糸球体疾患では血清蛋白が漏出し、アルブミン主体の蛋白尿となる。尿細管に負荷される尿蛋白自体が腎障害を促進することが明らかとなり、1日尿蛋白量が多いほど腎機能は低下しやすいことが判明した。すなわち蛋白尿は腎障害の結果であり、進行の原因でもある。よって①腎疾患、特に糸球体疾患のスクリーニング、②腎疾患の予後、治療効果を知るため随時尿あるいは蓄尿での蛋白測定が、有用となる。

また、アルブミン以外の蛋白尿の存在はしばしば表に示す疾患の発見動機となる。

測定法と基準値

	測定法	検出対象蛋白	偽陽性	偽陰性
通常	試験紙法(TBPB)	アルブミン	pH>8、硫酸キニーネ	pH<3の塩酸蓄尿
	スルフォサリチル法	すべての蛋白	有機ヨード、ペニシリン	pH>8,pH<3の尿
	煮沸法	すべての蛋白	有機ヨード、ペニシリン	pH>8の尿
微量	金標識目視免疫測定法	アルブミン	検出感度 20 mg/l(通常法の約10倍の感度)	
	ラテックス凝集免疫法	アルブミン	明らかな蛋白尿は測定不能となることあり	

成因

一過性蛋白尿 (生理的蛋白尿)	運動性蛋白尿、熱性蛋白尿、体位性蛋白尿、強い情動反応による蛋白尿		
持続性蛋白尿 (病的蛋白尿)	腎前性蛋白尿 (over flow 蛋白尿)	Bence Jones 蛋白:多発性骨髄腫 ヘモグロビン:溶血 ミオグロビン:横紋筋融解 ライソザイム:単球性白血病	
	腎性蛋白尿	糸球体性蛋白尿 (アルブミン主体)	原発性糸球体疾患
			二次性糸球体疾患
		尿細管性蛋白尿 (β_2-MG、NAG)	重金属中毒、Fanconi症候群、Wilson病、間質性腎炎、尿細管性アシドーシス、急性尿細管壊死、痛風腎、移植後拒絶反応
	腎後性蛋白尿	下部尿路の炎症、腫瘍、結石による蛋白尿	

保険上の注意

尿中一般物質定性半定量検査 28 点。尿蛋白定量 7 点。

(小澤　潔)

A 尿検査

3 尿糖、尿中ケトン体

a）尿糖

検査の目的

糖尿病のスクリーニング、コントロールの指標とする。

通常、尿糖はブドウ糖を指すが、ほかにもペントース、果糖、ガラクトース、乳糖などが検出される場合がある。ブドウ糖は糸球体を自由に通過し（糸球体濾液/血漿濃度比＝1）、近位尿細管ですべて再吸収される。しかし血糖値が 180 mg/dl（腎の糖排泄閾値）以上に上昇すると、尿細管での再吸収能を超えるブドウ糖の濾過が生じ、尿糖が陽性となる。血糖値が約 375 mg/dl 以上では、尿細管におけるブドウ糖の最大輸送量（Tm）に達するため、糸球体での糖濾過量と尿中糖排泄量は平行して増加する。

また、血糖値の上昇がなくても尿細管再吸収能低下による糖排泄閾値の低下のため尿糖を認める場合がある。

測定法と基準値

検出法	検出感度	対象となる糖類、病態
酵素法（試験紙法）	50〜100 mg/dl	ブドウ糖（糖尿病、腎性糖尿）
還元法	ベネディクト法 100 mg/dl ニーランデル法 50 mg/dl	ブドウ糖（糖尿病、腎性糖尿） ペントース（本態性ペントース尿） ガラクトース（ガラクトース血症） 果糖（本態性果糖尿） 乳糖（乳糖不耐症）

酵素法は glucose oxidase を使用し、ブドウ糖に対する特異性が高い。還元法が陽性で、酵素法が陰性の場合ブドウ糖以外の糖質異常を考える。

異常値の解釈

高血糖性糖尿	糖尿病	一次性糖尿病
	二次性糖尿	膵疾患、内分泌疾患、肝障害、頭蓋内病変、薬剤
正常血糖の糖尿	糖排泄閾値の低下	腎性糖尿 尿細管障害：腎炎、Fanconi 症候群、重金属中毒
	糸球体濾過値上昇	妊娠

保険上の注意

尿中一般物質定性半定量検査 28 点。

b) 尿中ケトン体

検査の目的

アセト酢酸（AcAc）、3-ヒドロキシ酪酸（3-OHBA）、アセトンを総称してケトン体という。生体はエネルギー源としてブドウ糖を利用する。ブドウ糖が十分利用できない場合には、脂肪組織から脂肪酸が動員され、肝でケトン体に代謝されて末梢組織でエネルギー源となる。血中ケトン体の上昇に伴い尿中に排泄されてくる。糖尿病性ケトアシドーシスの早期発見、糖尿病のコントロールの指標となる。

異常値 （表7）

表7．尿中ケトン体が増加する病態、疾患

糖代謝障害	糖尿病、甲状腺機能亢進症、末端肥大症、褐色細胞腫、糖原病
糖供給障害	飢餓、絶食、消化不良、周期性嘔吐症
前二者の混合	感染、発熱、外傷
前駆物質の過剰	高脂血症

保険上の注意

尿中一般物質定性半定量検査28点。

（小澤　潔）

4 ウロビリノーゲン、ビリルビン

a）ウロビリノーゲン

検査の目的

肝臓、胆道、溶血性疾患のスクリーニング。

正常人では、尿中排泄に日内変動がある。夜間〜午前中は少なく午後2時〜4時に排泄量はピークとなる。

間接型ビリルビンは肝細胞でグルクロン酸抱合を受け直接型ビリルビンとなり胆汁中に排泄される。直接型ビリルビンの一部は腸内細菌により還元されてウロビリノーゲンが生成される。ウロビリノーゲンはそのまま、あるいはウロビリンに変化して糞便中に排泄されるが、一部は腸管から再吸収され肝細胞で酸化を受けビリルビンに戻るもの、あるいは肝を通過して大循環に入り腎臓から排泄されるものに分かれる。この代謝過程の異常、すなわち肝細胞障害あるいは体内ビリルビンの産生の亢進や、腸管内容物の停滞により尿中ウロビリノーゲンは増加する。逆に、閉塞性黄疸でビリルビンの腸管への流出が障害されるとウロビリノーゲンは産生されなくなり尿中の排泄は減少する。

基準値

> 試験紙法：±〜+
> 定量法：4.0 mg/日以下

異常値

低値	肝内胆汁うっ滞（薬剤性、原発性胆汁性肝硬変、妊娠性、急性肝炎黄疸期の初期） 閉塞性黄疸（腫瘍、結石による胆管の完全閉塞） 非抱合型体質性黄疸 腸内細菌の減少（抗生剤投与による下痢、吸収障害を伴う下痢） 高度の腎障害（排泄障害）
高値	溶血性貧血 多量の内出血 肝細胞障害（急性肝炎、慢性肝炎、肝硬変、肝癌、うっ血肝） 抱合型体質性黄疸 肉食後、運動、疲労

保険上の注意

尿中一般物質定性半定量検査28点。定量は16点。

b) ビリルビン

検査の目的
①黄疸の診断、鑑別、②黄疸の経過観察に用いる。

測定法と基準値

測定法	感度	基準値
酸化法	0.05〜0.1 mg/dl	定性法では陰性
ジアゾ化法	0.2〜0.3 mg/dl	正常人では検出されない

異常値の解釈 （表8）

尿中に排泄されるのは直接型ビリルビンであり、間接型ビリルビンは排泄されない。血清直接型ビリルビン値が2〜3 mg/dlとなると尿中に検出されるようになる。直接型ビリルビンはアルブミンと結合した間接型ビリルビンが肝細胞に取り込まれグルクロン酸抱合を受けることにより産生される。間接型ビリルビンの80%は老化赤血球の破壊により生じたヘモグロビンに由来し、残りの20%は無効造血やミオグロビンに由来する。現在、血清ビリルビンは直接型、間接型がルーチンに測定されるようになりより確実ではある

表8. 尿ビリルビン、ウロビリノーゲンによる黄疸の鑑別

		尿ビリルビン 陽性	尿ビリルビン 陰性
尿ウロビリノーゲン	高値	肝細胞障害 　急性肝炎、慢性肝炎、肝硬変、肝癌 　うっ血肝、細胆管炎 抱合型体質性黄疸 　Dubin-Johnson 症候群 　Rotor 型（一部）	溶血性貧血 新生児黄疸 腸閉塞 非抱合型体質性黄疸 　原発性シャントビリルビン血症 　Gilbert 病（一部）
尿ウロビリノーゲン	正常	肝内胆汁うっ滞 　原発性胆汁性肝硬変 　薬剤性胆汁うっ滞 　妊娠性胆汁うっ滞 抱合型体質性黄疸 　Dubin-Johnson 症候群（一部） 　Rotor 型（一部）	非抱合型体質性黄疸 　Gilbert 病
尿ウロビリノーゲン	低値	完全閉塞性黄疸 急性肝炎黄疸期の初期	腸内細菌の減少（抗生剤投与） 非抱合型体質性黄疸 　Gilbert 病（一部） 　Crigler-Najjar 病

が、尿中ビリルビンとウロビリノーゲンを組み合わせることにより黄疸の鑑別に有用となる。

保険上の注意

尿中一般物質定性半定量検査28点。定量は16点。

(小澤 潔)

5 尿沈渣

検査の目的

尿中有形成分(赤血球、白血球、上皮細胞、異常細胞、各種の円柱、細菌、塩類の結晶)の有無を観察し腎尿路疾患の有無、鑑別をする。

尿検査の中で、検体の新鮮さ、採尿の正確さが最も要求される検査である。特に女性では、月経血、腟粘液の混入を避け、midstream clean catch を指導する。

基準値

	赤血球	白血球	上皮細胞	硝子円柱	赤血球円柱	細菌
男性	<6/視野	<2/視野	<1/数視野	<3/全視野	(−)	(−)
女性	<6/視野	<6/視野	<3/視野	<3/全視野	(−)	(−)

異常値の解釈 (表9、10、11)

表9. 顕微鏡的血尿の鑑別診断

試験紙法(潜血反応)	陽性および偽陽性					
試験紙法再検査	陽性		陽性	陰性	陰性	
沈渣赤血球	陽性		陰性	陽性	陰性	
沈渣赤血球の変形率	>80%	<80%	放置された尿 低張尿 ヘモグロビン尿 ミオグロビン尿	劣化試験紙 アスコルビン酸混入 カプトプリル混入	血尿なし	
有棘赤血球	>5%	<5%			
赤血球ヒストグラム	糸球体パターン	非糸球体パターン			
赤血球円柱	あり	なし			
血尿の種類	糸球体血尿(a)	非糸球体血尿(b)			

(a) 糸球体腎炎(IgA腎症、膜性増殖性腎炎、膜性腎症、急速進行性腎炎、ループス腎炎など)
(b) 尿路の腫瘍、結石、感染症

表10. 白血球が認められる疾患

多核白血球	尿路感染症、急性腎炎、ループス腎炎
好酸球	急性間質性腎炎、急速進行性腎炎
リンパ球	拒絶移植腎

表11. 円柱が認められる疾患

硝子円柱	各種腎疾患で非特異的、健康人でも認められる
赤血球円柱	急性糸球体腎炎、急性尿細管壊死、急性皮質壊死
白血球円柱	急性腎盂腎炎、急性糸球体腎炎、急性間質性腎炎
顆粒円柱	各種腎疾患で非特異的
腎上皮円柱	急性尿細管壊死、拒絶移植腎
脂肪円柱	ネフローゼ症候群
蠟様円柱	急性糸球体腎炎乏尿期、腎不全
腎不全円柱	腎不全、ループス腎炎
望遠鏡的尿沈渣	赤血球円柱、脂肪円柱、腎不全円柱が認められるものでループス腎炎

保険上の注意

尿沈渣23点。200床以上の病院の外来では初診時のみ算定可。以後は再診料に含まれる。

(小澤 潔)

6 尿ポルフィリン

検査の目的

光線過敏性皮膚炎、急性ポルフィリン症状(腹痛、嘔吐、四肢麻痺、精神症状、頻脈など)を生じるポルフィリン症や鉛中毒では体内に増加したポルフィリンが紫外線を受け細胞毒性を示すのが原因である。ポルフィリン体とはヘム蛋白合成過程の中間代謝産物の総称であり、δ-アミノレブリン酸(ALA)、ポルフィビリノーゲン(PBG)、ウロポルフィリン(UP)、コプロポルフィリン(CP)、プロトポルフィリン(PP)が含まれる。この代謝過程の酵素活性が遺伝的にあるいは鉛中毒など薬物的に障害されると中間代謝産物の増加を生じてポルフィリン症を発症する。PPは水溶性が低く尿中には検出されない。

基準値

ポルフィリン尿は赤色~赤褐色を呈し、波長400 nmに強い吸収極大を有して蛍光を発する。この性質を利用して比色法、蛍光法により測定する。当該疾患では著しい増加あるいは一連のポルフィリン体の増加を認める。

	ALA	PBG	UP	CP
基準値(1日排泄量)	5 mg以下	2 mg以下	30 μg以下	250 μg以下

```
グリシン+サクシニル CoA
    ↓ ALA合成酵素
  ALA
    ↓ a) ALA脱水酵素(ALA-D)
  PBG
    ↓ b) PBG脱アミノ酵素
  ヒドロキシメチルピラン
    ↓ c) ウロポルフィリノーゲンIII合成酵素
  ウロポルフィリノーゲンIII →自動酸化→ UP
    ↓ d) ウロポルフィリノーゲンデカルボキシラーゼ
  コプロポルフィリノーゲンIII →自動酸化→ CP
    ↓ e) コプロポルフィリノーゲンオキシダーゼ
  プロトポルフィリノーゲン
    ↓ f) プロトポルフィリノーゲンオキシダーゼ
  PP
    ↓ g) ヘム合成酵素
  ヘム
```

図1. ポルフィリンの代謝

A 尿検査

鑑別

	肝性ポルフィリン症				
	ALA-D P症	急性間歇性 P症	晩発性皮膚 P症	遺伝性コプロ P症	異型 P症
異常酵素	a	b	d	e	f
遺伝形式	常染色体劣性	常染色体優性	常染色体劣性	常染色体優性	常染色体優性
皮膚症状	−	−	＋	＋	＋
神経症状	＋＋＋	＋＋＋	−	＋	＋＋
尿中P体	ALA	ALA、PBG、 UP、CP	UP、 CP(発作時)	ALA、PBG、 UP、CP (発作時)	ALA、PBG、 UP、CP
赤血球P体	PP				
便中P体			CP	CP	CP、PP

	造血性ポルフィリン症		ポルフィリン尿症	
	先天性造血性 P症	造血性プロト P症	鉛中毒	鎮静剤 経口避妊薬 肝、骨髄疾患 代謝亢進
異常酵素	c	g	a、gを阻害	
遺伝形式	常染色体劣性	常染色体優性		
皮膚症状	＋＋＋	＋＋		
神経症状	−	−		
尿中P体	UP、CP		ALA、CP	CP
赤血球P体	UP、CP	PP	PP	
便中P体		PP		

保険上の注意

定性12点。定量 UP：140点。CP：170点。PBG：200点。

(小澤　潔)

7 尿中ミクロアルブミン

検査の目的

糖尿病性腎症では明らかな蛋白尿を呈する顕性腎症期には既に糸球体には非可逆性の高度の病変が存在する。この時期に血糖をいかにコントロールしても腎症を戻すことは困難となる。顕性腎症期以前に微量のアルブミン尿(ミクロアルブミン)を呈する早期腎症期があり、血糖、血圧、脂質など厳重な全身管理により腎障害の進展の防止、可逆性変化を正常化することが可能となる。

腎症のみならずミクロアルブミン尿を呈するインスリン非依存性糖尿病患者は心血管性病変による死亡が有意に高くなることが知られており、早期に対策を立てる有用な指標となる。また、糖尿病以外にも本態性高血圧、関節リウマチ、移植腎での腎障害の早期の検出にも有用とする報告がある。よって、ミクロアルブミンを測定する対象は糸球体障害の可能性があり通常測定

表12. 糖尿病性腎症の病期分類(平成3年度、厚生省、糖尿病調査研究報告書)

病期	臨床的特徴 尿蛋白(アルブミン)	GFR(Ccr)	病理学的特徴(参考所見)	備考(提唱されている治療)
第1期(腎症前期)	正常	正常 時に高値	びまん性病変: なし～軽度	血糖コントロール
第2期(早期腎症)	微量アルブミン (20～200μg/分)	正常 時に高値	びまん性病変: なし～中等度 結節性病変: 時に存在	厳格な血糖コントロール 降圧治療
第3期-A(顕性腎症前期)	持続性蛋白尿 (200μg/分以上)	ほぼ正常	びまん性病変: 中等度 結節性病変: 多くは存在	厳格な血糖コントロール 降圧治療、蛋白制限食
第3期-B(顕性腎症後期)	持続性蛋白尿 (時にネフローゼ)	低下	びまん性病変: 高度 結節性病変: 多くは存在	降圧治療 低蛋白食
第4期(腎不全期)	持続性蛋白尿 (時にネフローゼ)	著明低下 血清Cr上昇	末期腎症	降圧治療、低蛋白食 透析治療導入
第5期(透析療法期)	透析療法中			透析療法 腎移植

法で蛋白尿が−〜±の病態である。

　近年、ミクロアルブミン尿が陰性でも20%弱の糖尿病患者が10年後には顕性蛋白尿に移行してしまうことが判明し、より早期に腎症を検出する手段として尿中のミクロトランスフェリン、IV型コラーゲンなどの測定が臨床応用されてきている。

保険上の注意

　アルブミン定量精密140点。通常法で蛋白尿（−）〜（±）の病態。糖尿病性腎症が確定している場合は認められない。ミクロトランスフェリン精密測定130点。IV型コラーゲン定量精密測定190点。

（小澤　潔）

8 尿中NAG

検査の目的

尿細管障害の早期診断および経過観察。

NAG（βN-アセチルグルコサミニダーゼ）は分子量約14万のリゾソーム由来の加水分解酵素で、特に腎の近位尿細管上皮細胞や前立腺に高濃度に存在する。尿中NAGは近位尿細管障害により逸脱したものであり、尿細管障害の早期診断に有用である。

測定法と基準値

MCP-NAG基質法。

> 随時尿＜5〜15 U/g クレアチニン、1日蓄尿 5〜15 U/日

異常値の解釈

NAGは血清中にも存在するが、糸球体からは濾過されず尿中のNAGとはアイソザイムパターンも異なる。尿中NAGは一次性であれ二次性であれ尿細管障害があれば増加する。糸球体障害による二次性尿細管障害の場合、糸球体障害は既にかなり進行していることが多く、血尿、蛋白尿での評価の方が理にかなっている。よって最も有用な検査対象は糸球体障害を伴わない、

表13. 尿中NAGの異常を呈する疾患

高値	尿細管間質障害	腎毒性物質（薬剤など）
	尿細管間質性腎炎	特発性間質性腎炎、TINU症候群、二次性間質性腎炎
	腎盂腎炎	
	遺伝性疾患	Fanconi症候群、Wilson病、嚢胞性腎疾患
低値	腎実質の減少	末期慢性腎不全

表14. 尿中NAGを増加させる腎毒性物質

抗生物質	アミノ配糖体系、ペニシリン系、セフェム系、カルバペネム系
合成抗菌薬	キノロン、ニューキノロン
抗癌剤	シスプラチン、マイトマイシンC、アドリアマイシン
抗リウマチ薬	金製剤、D-ペニシラミン、ロベンザリット、オーラノフィン
消炎鎮痛薬	フェナセチン、インドメタジン、ジクロフェナク
造影剤	ヨード剤
重金属など	水銀、カドミウム、砒素、ゲルマニウム
その他	パラコート、エチレングリコール、ブロム酸カリ

あるいは伴っても程度が軽い尿細管間質障害が予想される疾患である。特に薬剤性腎障害でのモニターとして用いられることが多い。

保険上の注意

保険点数 44 点。

（小澤　潔）

9 尿中 β_2 ミクログロブリン

検査の目的

尿細管障害の早期診断および経過観察。

測定法および基準値

radioimmunoassay(RIA)、enzyme immunoassay(EIA)、latex immunoassay(LIA)、single radial immunodiffusion(SRID)の各法で測定されている。

日中の排泄量は夜間に比して多いことが知られている。

基準値：30～140 μg/日

異常値の解釈 （表15）

β_2ミクログロブリン(β_2-MG)は分子量 11,800 の低分子量蛋白ですべての有核細胞で産生される。血中の β_2-MG は容易に糸球体で濾過され、そのほとんどはエンドサイトーシスによって近位尿細管上皮細胞に取り込まれアミノ酸に異化される。尿中排泄量が増加する機序は①血中濃度の上昇による糸球体濾過量の増加、②尿細管再吸収量の低下、のいずれかである。

表15．各種蛋白尿における尿中 β_2 ミクログロブリン

尿中蛋白	正常	糸球体性蛋白尿	尿細管性蛋白尿	オーバーフロー	混合性蛋白尿
アルブミン	(－)	↑	(－)	(－)	↑
NAG	正常	正常	↑	正常	↑
β_2-MG	正常	正常	↑(a)	↑(b)	↑(c)

(a) 尿細管間質障害(薬物など)、尿細管間質性腎炎、腎盂腎炎、遺伝性疾患(Fanconi 症候群、Wilson 病)
(b) 多発性骨髄腫、白血病などの悪性新生物、自己免疫疾患
(c) 一次性糸球体疾患、二次性糸球体疾患

検体の注意

尿中では不安定であり、特に pH の影響を受けやすい。pH 5.5 以下の酸性尿では水酸化 Na で中和する。また膿尿では白血球エラスターゼに分解されやすい。

保険上の注意

保険点数 130 点。

(小澤　潔)

B 便検査

> 検査の目的

糞便は主として食物残渣・消化液・細菌・剥脱した消化管上皮よりなり、その性状や内容物を調べることにより消化吸収の状態や、炎症・出血・寄生虫・病原細菌などの有無や程度を知ることができる。

> 測定法と基準値

1. 肉眼的検査

a) **形状・硬度**：腸内の消化・吸収・分泌状態を観察する。水分が多くなれば粥状、泥状（軟便）から水様（下痢）となり、便秘で水分を失えば兎糞状となる。直腸・肛門付近の痙攣・狭窄では鉛筆状に細くなる。

b) **色**：主として胆汁分解産物、特にステルコビリン（ウロビリン体）によって黄褐色を呈し、溶血性黄疸で濃く、閉塞性黄疸では灰白色となるが、そのほか食餌・薬剤・出血などでも色の変化を認めることがある。

c) **臭気**：腸管内の細菌による蛋白分解産物、特にインドールやスカトールによって臭気が発生する。食餌の種類や腸内発酵・腐敗の程度によって異なるが、頻回の下痢で弱く、便秘の場合は強い。赤痢の精液臭や直腸癌の腐敗臭は特有である。

d) **pH**：正常ではpH 7.0〜7.5、肉食あるいは腸内腐敗ではアルカリ性に、腸内異常発酵では酸性に傾くことが多い。

> 異常値の解釈

1. 異常な含有物質

a) **粘液**：正常では少量の粘液は便表面を滑らかにする程度である。腸管に炎症があると多量に認められる。小腸の炎症による粘液は糞便と混合して判然としないことがほとんどである。大腸からの粘液は粗大索状となって付着する。直腸からのものは硬便の周囲に膜状について排泄される。偽膜性腸炎では多量に付着する。

b) **膿**：上部消化管のものは大腸内で消化され不明となるが、大腸の潰瘍性疾患（腸結核・赤痢・結腸癌・直腸癌・潰瘍性大腸炎・肛門周囲膿瘍など）では血液・粘液とともにみられる。膿汁が少量のときや下痢便では顕微鏡的に膿球を見い出すことができる。

c) **血液**：出血部位によって所見が異なってくる。直腸からの出血では固形便の周囲に新鮮血が付着し、肛門出血は便とは別に鮮血を認めることがある。胃・十二指腸からの出血は黒褐色のタール便となるが、少量では肉眼的に明らかではなく、潜血反応によって認められる。

d) **脂肪**：ズダンⅢを加え、よく混和後に検鏡する。脂肪滴は赤またはオレ

ンジ色に染まる。脂肪の吸収障害(吸収不良症候群など)で増加する。

e) **結石**：胆石、膵石、腸石、糞石などが混入している。糞便を濾過し残った石を検査する。

2. 便潜血反応

肉眼では判定困難な少量の出血を証明する反応で、消化管の潰瘍、癌、さまざまな炎症などの診断や経過の判定に有用とされている。近年、食生活の欧米化とともに大腸癌の発生が増加しており、その早期発見のスクリーニング検査として、便の潜血反応検査の重要性は増している。

a) ヘモグロビンを酢酸により酢酸ヘマチンに変えると、このヘマチンが触媒として働き、有機試薬が過酸化水素によって酸化され呈色する。このヘマチンが触媒として働くのを利用した検査方法である。

①**オルトトリジン法**：酢酸ヘマチン、オルトトルイジン、過酸化水素を反応させると青色になる。感度限界は1,000万倍希釈血液とされている。

②**グアヤック法**：グアヤック末をアルコールに溶解し、酢酸ヘマチンを作用させると青色を呈する。感度限界は1万倍希釈血液とされ、便1gあたりヘモグロビン濃度が25 mg以上になると、90%陽性となる。ヒトヘモグロビン以外にも反応が陽性となるほか、鉄、銅、ヨードほか製剤、カタラーゼやペルオキシダーゼを含むある種の果物や野菜でも反応を示す恐れがあるため、精密に行うためには数日間の特殊な食事をとる必要がある。

b) **免疫法**：ヒトヘモグロビンに対する抗体を作製し、便中のヒトヘモグロビンとの抗原抗体反応を起こして、微量の出血を検出する方法である。ヒトヘモグロビンに特異的に反応するため事前の食事や化学物質の制限を必要としない。便1gあたり0.3 mgまでのヘモグロビンを検出することができ、グアヤック法に比べて5～10倍は高感度とされている。少量の上部消化管出血では、ヘモグロビンは胃酸や消化酵素による変性のためヘモグロビンとしての抗原性を失い、免疫法による潜血反応は陽性とならないことがあるが、胃酸などの影響を受けない下部消化管出血の検出率は高く、大腸の進行癌の90%、早期癌の約半数は陽性となるとされており、大腸癌のスクリーニングとして重要な検査とされている。

3. 寄生虫および寄生虫卵の検査

腸管寄生虫疾患の診断は便中に排泄された虫体や虫卵を検出することによって行われる。虫体の検出は便漉しによって虫体を採取し、顕微鏡下で観察を行う。

虫卵の検査法には直接塗抹法と集卵法がある。直接塗抹法は、産卵数の多

い回虫などの寄生虫卵を検査するのに適している。集卵法は、産卵数の少ない寄生虫卵や、無色であったり小型であったりして発見しにくい虫卵の場合に行われる。集卵法には浮遊法と沈殿法の2つの方法がある。

a）浮遊法：寄生虫卵の比重は1.05～1.28の間にあるので、これよりも比重の大きな溶液の中で便を攪拌し、虫卵の浮遊を待ち、検査を行う方法である。浮遊液には食塩・塩化マグネシウム混合飽和溶液、飽和食塩水などが多く用いられる。小指頭大の糞便を試験管にとり浮遊液を加えながらよく攪拌し、そのまま30～40分後に浮遊物を顕微鏡観察する。比重の軽い鉤虫卵の検出に適している。

b）沈殿法：日本住血吸虫などの比重の大きい虫卵の検査に適しているが手間と時間がかかるので多数例を行うには不便である。

c）蟯虫卵検査法：蟯虫卵は便中に見い出されることは稀である。蟯虫が肛門周囲に産卵することを利用し、肛門周囲にテープを張りつけ、それに産卵させ、テープをとって顕微鏡で観察する。

d）試験管培養法：鉤虫・毛様線虫の検出に最もよい方法であるが、判定に1週間を要する。

検査時に注意することは、新鮮な便を用いることである。また、虫体が寄生していても必ずしも虫卵が観察されるとは限らないため、疑わしいときには繰り返し検査を行う必要がある。

4．便の細菌検査

急性あるいは慢性の下痢などの症例で腸管の感染症が疑われる場合に糞便の細菌培養検査が行われる。自然排便または直腸鏡などで大腸内より直接糞便を採取し、滅菌の検査容器に入れ、培養検査を行う。赤痢菌・各種サルモネラ菌・腸炎ビブリオ・病原性大腸菌（O-26、O-157ほか）などは採便後、数時間の活性があり、少量でも培養可能である。カンピロバクターは短時間で死滅するため、注意をしなければならない。また、赤痢アメーバはスライドグラスとカバーグラスを用いた顕微鏡での観察が必要とされる。ロタウイルスやアデノウイルスなどを疑う場合にはラテックス凝集反応をみるが、検体量が少ないと偽陰性が生じることがあるため、ある程度の量を要する。

保険上の注意

ほとんどの検査で保険が適応されている。①潜血反応検査＝9点、②ビリルビン定量、AMS Ⅲ＝14点、③ウロビリノーゲン定量、虫卵検査（集卵法）＝16点、④塗抹顕微鏡検査（虫卵、脂肪、消化状況観察を含む）＝23点、⑤虫体検出＝26点、⑥脂肪定量＝28点、⑦ヘモグロビン＝44点、⑧虫卵培養検

査＝48点、⑨ヘモグロビン精密測定＝55点、⑩ヘモグロビンおよびトランスフェリン＝60点(平成16年4月1日現在)。

(野登　誠)

C 穿刺液検査

1 腹水

検査の目的

腹水貯留時の原因疾患の鑑別や、既に腹水貯留があり、臨床上変化(腹痛、発熱、急な腹水の増量、肝性脳症の悪化、腎機能の悪化など)を認めた場合の原因検索のため腹水穿刺液検査を行う。

測定法と基準値

腹水は健常男性にはほとんどなく、健常女性には月経周期により 20 ml 程度は認められる。身体所見では少なくとも 1 l の腹水がないと存在診断が困難であるが、CT や超音波では 100 ml 程度でも検出が可能である。穿刺は通常左上前腸骨棘と臍を結ぶ線(Monro-Richter 線)の中点外側で行う。同線の内側 1/3 と中 1/3 の境界には動静脈が走行し、臍より右側には固定された回盲部腸管があるためである。貯留量が少ないときは超音波下で採取するとよい。30～50 ml 採取し検査に提出する。

異常値の解釈

採取した腹水については表1の項目について調べる。各検査所見は、必ず臨床症状や画像所見などと合わせ総合的に判断する。腹水貯留の成因を表2に示す。腹水を生成の機序から滲出液と漏出液に分ける方法もあるが、まずアルブミン値で門脈圧亢進に伴う腹水か否かを決めると診断を進めやすい(アルブミンの項参照)。

表1. 穿刺液検査項目

ルーチンに調べる項目
a. 外観
b. 細胞数と分画
c. アルブミン量と蛋白量 　同日の血清アルブミンも測定
d. グラム染色と細菌培養

必要に応じて調べる項目
e. 細胞診
f. 糖
g. LDH
h. アミラーゼ
i. 中性脂肪
j. ビリルビン
k. ADA
l. 腫瘍マーカー
m. コレステロール
n. フェリチン

a) 外観：淡黄色透明；門脈圧亢進時やネフローゼ症候群などでみられる。混濁・膿性；化膿性腹膜炎や結核性腹膜炎など感染を考える。乳濁(乳び腹水)；リンパの漏出で生じ、腹水の中性脂肪は 200 mg/dl 以上、多くは 1,000 mg/dl 以上と著増している。リンパ管の破壊やうっ滞を起こす腹部の悪性腫瘍(特に悪性リンパ腫)・外傷・手術などで生ずる。心不全、結核性腹膜炎、稀に肝硬変でも認められる。血性；traumatic tap、癌性腹膜炎(20% が血性)、肝細胞癌の腹腔内出血、結核性腹膜炎などで認められる。胆汁性；胆道系からの胆汁の漏れ(胆道系の穿孔、手術や検査後)で生ずる。

表2. 腹水の成因

腹膜は正常	腹膜が病的
1 門脈圧亢進 　a. うっ血肝 　　a-1. うっ血性心不全 　　a-2. 収縮性心膜炎 　　a-3. 三尖弁閉鎖不全 　　a-4. Budd-Chiari症候群 　　a-5. veno-occlusive disease 　b. 肝疾患 　　b-1. 肝硬変 　　b-2. アルコール性肝炎 　　b-3. 劇症肝炎 　　b-4. 広範囲の肝転移 　c. 門脈閉塞 2 低アルブミン血症 　ネフローゼ症候群 　蛋白漏出性胃腸症 　著しい低栄養 3 その他 　乳び腹水 　膵性腹水 　胆汁性腹水 　粘液水腫 　卵巣疾患に伴う腹水	4 感染 　細菌性腹膜炎 　結核性腹膜炎 　HIV assosiated peritonitis 5 悪性疾患 　癌性腹膜炎 　原発性中皮腫 6 その他 　血管炎、SLE 　好酸球性胃腸炎

(current medical diagnosis and treatment 2000 より一部改変)

b）細胞数：腹水中の細胞には中皮細胞、マクロファージ、炎症で出現する血液細胞(リンパ球、多形核白血球、赤血球)、播種された腫瘍細胞などがある。炎症を伴わない腹水では細胞数は $500/mm^3$ 以下、多形核白血球数 $250/mm^3$ 以下である。多形核白血球数が $250/mm^3$ 以上のときは特発性または二次性細菌性腹膜炎を考え、リンパ球優位の場合は結核性腹膜炎を考える。

c）アルブミン量と蛋白量：血清-腹水アルブミン濃度較差(serum-ascites albumin gradient；SAAG＝血清アルブミン濃度 g/dl-腹水アルブミン濃度 g/dl)により腹水を門脈圧亢進に伴うものとそれ以外のものとに分類できる(表3)。すなわち SAAG が $1.1\,g/dl$ 以上では、腹水の主原因は門脈圧亢進と考えられ、肝硬変、右心不全、門脈閉塞などがこれにあたる。門脈圧亢進に加え他の原因がある場合(mixed ascites；肝硬変の腹水に合併した結核性腹膜炎や特発性細菌性腹膜炎など)でも SAAG は $1.1\,g/dl$ 以上を示すことが多い。粘液水腫でも SAAG は $1.1\,g/dl$ を超す。これに対し悪性疾患に伴う腹水の SAAG は $1.1\,g/dl$ 以下のことが多い。また腹水の蛋白は、炎症やうっ血性心不全、Budd-Chiari 症候群では $4\,g/dl$ 以上の高値を示し、ネフローゼや肝硬変では $2.5\,g/dl$ 以下と低い。癌性腹膜炎ではその中間の値をと

表3. 血清-腹水アルブミン濃度較差(SAAG)による腹水の分類

SAAG≧1.1 g/dl	SAAG<1.1 g/dl
肝硬変 アルコール性肝炎 うっ血性心不全 収縮性心膜炎 広範囲な肝転移 Budd-Chiari syndrome veno-occlusive disease 門脈閉塞 急性妊娠脂肪肝 粘液水腫	癌性腹膜炎 結核性腹膜炎(肝硬変の合併なし) 膵性腹水(肝硬変の合併なし) 胆汁漏出 ネフローゼ症候群 SLE 腸管の閉塞または梗塞

(Cecil Textbook of Medicine. 21th ed, より一部改変して引用)

ることが多い。

d) グラム染色と細菌培養:ベッドサイドで血液培養用のカルチャーボトルに直接5～10 ml の腹水を注入して培養すると陽性率が上がる。結核性腹膜炎では結核菌の検出率は低く、腹水 adenosine deaminase の高値が参考になる。

e) 細胞診:悪性疾患を疑ったときに行う。悪性中皮腫は細胞診で陽性になることは少なく、CT での特徴的な所見が有用である。

f) 糖:感染による腹水、特に結核性では低値(26 mg/dl 以下)。

g) LDH:結核性腹膜炎、二次性細菌性腹膜炎、癌性腹膜炎で高値。

h) アミラーゼ:膵性腹水で高値(≧血清値)。

i) 中性脂肪:乳び腹水で上昇。

j) ビリルビン:胆汁性腹膜炎で高値。

k) ADA(adenosine deaminase):結核性腹膜炎で上昇(37～50 IU/l 以上)。肝硬変ではこの基準は偽陰性となることがある。

l) 腫瘍マーカー:一般に感度・特異度とも低く、細胞診の補助的な位置づけとなる。

m) その他:コレステロール、フェリチンなども鑑別に有用と報告されている(表4)。

採取・保存上の注意

腹水はフィブリン析出が起こらないよう早く検査に提出する。検査までに時間を要する場合は抗凝固剤を加えて冷蔵保存する。細胞診ではあらかじめ腹水 1 ml あたり EDTA 2 Na 1 mg またはヘパリン 5～10 単位を容器に加えておく。

表 4. 腹水の鑑別診断

性状	診断	腹水白血球数(/mm³)	SAAG (g/dl)	生化学的検索	その他
門脈圧亢進	肝硬変	(多形核白血球)<250	>1.1	蛋白(通常)<2.5g/dl	
	特発性細菌性腹膜炎	(多形核白血球)>250	>1.1	アルブミン<1g/dl	
	心疾患に伴う腹水	(多形核白血球)<250	>1.1	蛋白>2.5g/dl	
悪性	癌性腹膜炎	>500(75%の症例で)	<1.1	蛋白(通常)>2.5g/dl	細胞診陽性 ALP高値のことが多い
	広範囲な肝転移	<500(通常)	>1.1	蛋白値はいろいろ	
感染	悪性の乳び腹水	>300(しばしば)	<1.1	中性脂肪>200mg/dl	
	結核性腹膜炎	>500(80%の症例で) (リンパ球優位)	>1.1*	腹水 adenosine deaminase >32.3U/l またはLDH>90μ/l	
その他	膵性腹水	しばしば増加	いろいろ	アミラーゼ著増	

*門脈圧亢進を合併している場合　　　(Cecil Textbook of Medicine. 21th ed, より一部改変して引用)

> 保険上の注意

腫瘍マーカーも ADA も腹水は検査対象検体として記載されていない。

(小林史枝)

2 胸水

検査の目的

胸水は正常でも 10 ml 程度は存在するが、胸部 X 線写真および胸部 CT で胸水貯留が検知できる場合はなんらかの病的な状態が存在すると考えてよい。立位の胸部 X 線写真では肋骨横隔膜角が鈍になることから胸水の存在が容易にわかるが、仰臥位の胸部 X 線写真では肺野の均一な透過性の低下となることも多く注意が必要である。胸水の原因が容易に推定できる場合（うっ血性心不全など）を除いては積極的に胸水穿刺を施行し原因を特定すべきである。

1．漏出液と滲出液

胸水はその発生機序から漏出液と滲出液に大別される。漏出液は毛細血管の静水圧の上昇、血液の膠質浸透圧の低下が原因であり、滲出液は毛細血管の透過性の亢進、リンパ液の灌流量の低下が原因である。胸水が漏出液か滲出液かを診断することが第一のステップである。しかし漏出液と滲出液の中間の性状を呈する場合（心不全に感染の合併・癌性胸膜炎など）もある。表5に漏出液と滲出液の鑑別を示す。

2．検査項目

a）外観

胸水の肉眼的所見から有力な情報が得られる。肉眼的所見とその原因疾患を表6に示す。一般に血性胸水でも胸水ヘマトクリットが末梢血の 50% 以上の場合は血胸、黄色ないし黄緑色の濃い粘稠な外観を呈する胸水は（好中球数

表5．滲出液と漏出液との鑑別

	滲出液	漏出液
蛋白濃度	3.0 g/dl 以上	以下
胸水/血清 蛋白濃度比	0.5 以上	以下
胸水/血清 LDH 比	0.5 以上	以下
胸水 LDH 値	血清 LDH 正常上限値×2/3 以上	以下

表6．肉眼的所見と原因疾患

漿液性	淡黄色透明またはやや混濁	漏出性胸水をきたす疾患
血性	暗赤色	癌性、結核性、外傷、血気胸、急性解離性大動脈
膿性	黄色混濁、粘稠	化膿性、結核性
乳び性	白濁	外傷、手術、悪性腫瘍による胸管破裂

表7. 胸水の原因疾患

漏出性胸水の原因疾患	滲出性胸水の原因疾患
うっ血性心不全 肝硬変 ネフローゼ症候群 拘束性心膜炎 低蛋白血症 腎不全 粘液水腫	悪性腫瘍 　肺癌 　縦隔腫瘍 　転移性肺腫瘍 　悪性胸膜中皮腫 感染症 　肺炎 　胸膜炎 　膿胸 　結核性胸膜炎 　肺真菌症 　肺吸虫症 　横隔膜下膿瘍 良性石綿胸水 肺梗塞 好酸球性肺炎 膠原性血管疾患 　SLE 　関節リウマチ 　シェーグレン症候群 　血管炎症候群 サルコイドーシス	心膜切開後症候群 心筋梗塞後症候群 消化器系疾患 　膵炎 　膵仮性嚢胞破裂 　食道破裂 　腹部外科手術後 Meiges症候群 卵巣過激刺激症候群 医原性 　食道静脈瘤硬化療法後 　薬剤誘発性胸膜疾患 血胸 　外傷 　血気胸 　急性解離性大動脈 乳び胸 　外傷 　手術 　悪性腫瘍

25,000/mm³ 以上、または胸水 LDH 1,000 IU/l 以上)膿胸と定義されている。嫌気性菌が起因菌の場合悪臭を伴う。末梢血で白血球数減少時には胸水中白血球数増加もみられない。

b) 蛋白濃度、LDH

漏出液と滲出液の鑑別に用いる(表5)。胸水の原因疾患を表7に示す。

c) グルコース

滲出液は細菌や炎症細胞などによる解糖により低値を示す。一般には有力な情報とはならないが、リウマチ胸水では 30 mg 以下を示すことが多く再穿刺をするとさらに低値を示すことが特徴である。

d) ADA(adenosine deaminase)

ADA が 50 U/l 以上を示したときには結核が強く疑われるが、膿胸・関節リウマチ(RA)に伴う胸水・溶血がある場合も ADA は高値を示す。

e) 腫瘍マーカー

癌性胸膜炎にて高値を示すので診断上有用性は高い。但し NSE は溶血でも高値となるので注意が必要である。

f) 細胞分画

好中球優位の場合は肺炎随伴性胸水、膿胸で認められる。リンパ球優位の

場合は結核性胸水や癌性胸水の可能性が高い。しかし結核でも急性炎症初期には好中球優位になることがある。好酸球増多は肺寄生虫症・真菌症・薬剤アレルギーを疑うが結核性胸水の吸収期や胸腔に空気が存在する場合にもみられる。原因不明の特発性のものもある。

g）細胞診

癌性胸水の約60%で陽性となる。複数回の検査や大量の胸水の沈渣を検査することで陽性率は高まる。しかし特に悪性胸膜中皮腫は光顕レベルでは診断が困難なことが多い。反応性中皮細胞や腺癌細胞との鑑別が難しい。原因不明の胸水は胸腔鏡検査を施行することも考慮する。

h）微生物学的検査

①結核：結核性胸水では抗酸菌培養陽性率は25%程度に過ぎない。菌は証明されなくてもADAが高値を示したときには結核性胸水が強く疑われる。PCR法を用いれば診断率は向上する。

②一般細菌：一般細菌でも菌が同定されるのは50%に過ぎない。膿胸は嫌気性菌が起因菌のことが多く嫌気培養も試みるべきである。また胸腔への抗生物質の移行は良好なので抗生物質投与前に検査する。

i）その他の特殊検査

①アミラーゼ：膵炎・膵仮性嚢胞破裂では膵型、食道破裂・腎不全・結核・悪性腫瘍では唾液腺型のアミラーゼが高値を示す。

②ヒアルロン酸：胸水中にヒアルロン酸が多いと胸水は粘度が高くなる。悪性胸膜中皮腫で高値を示す（$>1,000\ \mu g/dl$）。

③補体、RA因子、LE細胞：SLE、RAでは補体が低値となる。LE細胞が陽性ならばSLEの有力な診断根拠となる。RA因子はRA以外にも結核、悪性胸水で陽性になることもある。

採取上の注意

①側臥位の胸部X線写真で胸水が10 mm以上あれば穿刺可能で超音波断層装置を用いれば少ない胸水も採取できる。打聴診と胸部X線写真から穿刺部位を決定する従来の方法では約10%の合併症がみられる。

②胸水穿刺後に胸膜生検や胸腔ドレナージを予定している場合、胸水量を採取し過ぎるとfree water spaceがなくなり穿刺が困難になる。

③穿刺部位は肋骨下縁に走行する神経や血管を避けるため肋骨上縁で針をすべらせる。

（吉村信行）

3 心嚢液

検査の目的

心嚢は、壁側心膜および臓側心膜の2層からなる心膜(心外膜)により形成される。壁側および臓側心膜で囲まれた腔を心膜腔といい、通常15〜50 mlの心嚢液を含んでいる。心嚢液は種々の原因により増加し、時に心タンポナーデを引き起こし、血行動態を悪化させる。心嚢液増加の原因としては、心不全などで漏出性に増加する場合と、心外膜炎により滲出性に増加する場合とに大別される。心外膜炎の原因を表8に示す。

測定法と基準値

心嚢液貯留の原因を調べるため、また、心タンポナーデを起こしている場合は、血行動態を改善させるためにも、心嚢穿刺による心嚢液の採取、排液は必要不可欠である。心嚢穿刺の手技については成書を参照されたいが、われわれの施設では、剣状突起下からのアプローチで、エコーにて穿刺部位と穿刺方向の皮膚から心嚢までの距離を確認したうえで、blindで穿刺を行っ

表8. 心外膜炎の原因

1. 特発性
2. ウイルス感染:コクサッキーA、コクサッキーB、エコー、アデノウイルス、ムンプス、EBウイルス、B型肝炎ウイルス、HIV
3. 結核
4. 細菌感染:肺炎球菌、ブドウ球菌、連鎖球菌、髄膜炎菌、インフルエンザ菌など
5. 真菌感染
6. ほかの感染症:マイコプラズマ、トキソプラズマなど
7. 急性心筋梗塞
8. 尿毒症
9. 悪性腫瘍:肺癌、乳癌、白血病、悪性リンパ腫、悪性中皮腫など
10. 放射線照射
11. 膠原病・自己免疫疾患:リウマチ熱、SLE、関節リウマチ、全身性強皮症、MCTD、Wegener肉芽腫症、結節性多発動脈炎、Behcet病など
12. ほかの炎症性疾患:サルコイドーシス、アミロイドーシスなど
13. Delayed postmyocardial-pericardial injury syndrome:心筋梗塞後症候群(Dressler症候群)、心膜切開後症候群
14. 解離性大動脈瘤
15. 甲状腺機能低下症(粘液水腫心)
16. 外傷

ている。エコー上、心嚢液の厚さが2cm前後あれば、安全に穿刺可能であるが、貯留量が少ない場合は、エコーガイド下で行った方がよい。

心嚢液を採取したら、まず漏出性か滲出性かを鑑別し、滲出性なら心外膜炎の原因が何かを鑑別していく必要がある。このために、心嚢液を採取したら、表9の項目について検査すべきである。滲出液と漏出液との鑑別法を表10に示す。

心外膜炎の多くは特発性で原因不明であるが、診断のためには、ほかの原因の除外が必要である。細菌性の場合は、心嚢液中の好中球増加、糖濃度の低下がみられ、心嚢液の塗沫や培養で起因菌を同定する。ウイルス性の場合は、心嚢液中のリンパ球が増加し、糖濃度は低下しない。血清学的診断(ペア血清による抗体価のチェック)が診断の参考となる。結核性の場合もリンパ球が増加し、糖濃度は軽度低下する。ADAが高値を示すことがある。塗沫や培養も参考となるが、陽性となる例は少ない。腫瘍性の場合、血性であることが多く、CEAが高値を示すことがある。細胞診により腫瘍細胞を検出することが重要である。悪性中皮腫の場合、ヒアルロン酸が高値を示すことがある。

表9. 心嚢液の検査項目

(1) 色調：血性、漿液性、膿性
(2) 比重
(3) pH：7.30以下で細菌性、結核性
(4) 細胞分画：好中球優位なら細菌性。リンパ球優位ならウイルス性、結核、悪性腫瘍、膠原病など
(5) 生化学的検査
・蛋白、LDH：漏出性、滲出性の鑑別に重要
・糖：細菌性で低値(40〜50 mg/dl)　結核で100 mg/dl以下
・Adenosin deaminase(ADA)：結核で高値(50 U/l以上)となることがある
・CEA：悪性腫瘍で高値を示すことがある
・ヒアルロン酸：悪性中皮腫で高値となることがある
(6) 細菌検査（塗沫、培養）
(7) 細胞診
(8) 免疫学的検査：膠原病でLE細胞、抗核抗体陽性となることがある

表10. 滲出液と漏出液の鑑別

	滲出液	漏出液
比重	1.018以上	1.015以下
心嚢液蛋白量	4 g/dl以上	2.5 g/dl以下
心嚢液蛋白/血清蛋白	0.5以上	
心嚢液LDH	200 IU/l以上	
心嚢液LDH/血清LDH	0.6以上	

膠原病の場合、心囊液中の LE 細胞や抗核抗体が陽性となることがある。

検体採取時の注意

細胞数計測用の検体は、EDTA を加えた試験管に採取し、細胞診用の検体は、ヘパリンを加えた試験管に採取する必要がある。

保険上の注意

ヒアルロン酸の測定は保険診療外となるため、石綿曝露歴や、画像診断から悪性中皮腫が強く疑われたときに測定すべきである。

（小林一士、梅澤滋男）

4 脳脊髄液

検査の目的

腰椎穿刺による脳脊髄液検査が有用な主な疾患は、髄膜炎・脳炎、くも膜下出血、脳・脊髄悪性腫瘍、脱髄性疾患の4つである。しかし、くも膜下出血のほとんどはCTスキャンで確認されるため、検査の第一次選択とはならない。経過から疑われるものの、CTスキャン上陰性の場合のみに限られる。これら4つの疾患以外でも脳脊髄液に変化はみられる。しかし、現時点では変化がみられないからといってその診断が除外できるほど高感度なものはない。また、逆に変化があっても診断確定に至るほどの特異性もないため、その有用性は限られてくる。

検査項目と基準値

表11に脳脊髄液検査の検査項目、基準値、異常をきたす疾患、病態を挙げる。

表11. 脳脊髄液の検査項目、正常値、異常をきたす病態

抗原検出	正常値	異常値	異常をきたす病態
1) 外観	水様透明	血性 キサントクロミー 混濁	くも膜下出血、traumatic tap くも膜下出血、蛋白増加、黄疸 髄膜炎による細胞増多
2) 圧	70〜180 mmH$_2$O	200 mmH$_2$O以上	頭蓋内圧亢進
3) 細胞数	0〜5個/mm^3 (主にリンパ球)	多核球増多 リンパ球増多	細菌性髄膜炎 ウイルス性髄膜(脳)炎、結核性・真菌性髄膜炎
4) 細胞診		異常細胞	癌性髄膜炎
5) 蛋白	15〜45 mg/dl	蛋白増加 蛋白・細胞増加	Guillain-Barré症候群(蛋白細胞解離)、多発神経炎、脳脊髄腫瘍 髄膜炎・脳炎
6) IgG IgG産生率[a] IgG指数[b]	0.8〜4.1 mg/dl −9.9〜+3.3 mg/day 0.34〜0.58	増加 増加 増加	脱髄性疾患、髄膜炎・脳炎 脱髄性疾患、髄膜炎・脳炎 脱髄性疾患、髄膜炎・脳炎
7) 糖	50〜80 mg/dl 血糖値比 0.6〜0.8	低下	細菌性・結核性・真菌性髄膜炎、癌性髄膜症
8) その他 ウイルス抗体 血清/髄液比 ウイルス抗体 指数[c] 乳酸	 20以上 1以下 10〜20 mg/dl	 低下 2以上 増加	 ウイルス性髄膜(脳)炎 ウイルス性髄膜(脳)炎 ミトコンドリア脳筋症

a [(髄液IgG-血清IgG/369)−(髄液アルブミン−血清アルブミン/230)×(血清IgG/血清アルブミン)×0.43]×5
b (髄液IgG/血清IgG)/(髄液アルブミン/血清アルブミン)
c (髄液抗体価/血清抗体価)/(髄液アルブミン濃度/血清アルブミン濃度)

異常値の解釈

1. 外観

正常な髄液は水様透明であり、着色や混濁は異常である。血性髄液はくも膜下出血と traumatic tap（全腰椎穿刺の約20％）でみられるが、後者ではキサントクロミー（黄色調髄液）がなく、次第に色調が薄くなることから鑑別は容易である。キサントクロミーは4時間以上前の出血か蛋白増加（200 mg/dl 以上）を示す。髄液蛋白がさらに増加して 500 mg/dl 以上になると、放置により自然凝固し Froin 徴候と呼ばれる。髄膜炎などで白血球数が 200 個/mm^3 以上になると日光微塵が生じ、混濁する。

2. 圧

安静側臥位での髄液圧 200 mmH$_2$O 以上を異常と判定する。髄膜炎、頭蓋内占拠性病変、脳静脈洞血栓症などで高値を示す。しかし、頭蓋内占拠性病変による頭蓋内圧亢進では脳ヘルニアの危険があり腰椎穿刺は禁忌である。Queckenstedt 試験（両側頸静脈を手指で 10 秒間圧迫し、100 mmH$_2$O 以上の髄液圧上昇、圧迫解除後 10 秒以内に前値に復すれば正常）は脊髄くも膜下腔ブロックの有無を知る目的で行われたが、現在では MRI や脊髄腔造影で一般にこと足りその効用は少ない。

3. 細胞数と細胞分類

細胞数の測定は時間の許す限り自ら行う。Samson 液を用い Fuchs-Rosenthal 計算盤でカウントする。10 個/mm^3 以上で病的と判断する。細胞分類は遠沈濾紙沈殿法などで細胞をプレパラートに集め、May-Giemsa 染色後、リンパ球（正常では約64％）、単球（約34％）、好中球（約0.4％）などの分類を行う。細菌性髄膜炎では好中球優位の細胞数増多（一般に 1,000 個/mm^3）と糖低下（血糖の 0.31 以下）があり、purulent profile を呈する。中検に出すと 1/3 mm^3 単位で戻ってくる。

4. 細胞診

癌性髄膜症や白血病、悪性リンパ腫の髄膜浸潤の診断上不可欠で、平均70％の陽性率を示す。癌腫では腫瘍細胞同士が結合した状態の細胞間結合を呈する。癌性髄膜症が強く疑われるものの、髄液細胞診が陰性の場合、髄液中 CEA（乳癌、大腸癌、胃癌など）、β_2 ミクログロブリン（悪性リンパ腫、リンパ性白血病）などの腫瘍マーカーの測定が診断に役立つことがある。

脳表ヘモジデリン沈着症や単純ヘルペス脳炎などくも膜下腔への出血を反映してヘモジデリン貪食細胞が検出される。

5. 蛋白

蛋白増加それ自体は、髄膜炎などの炎症性疾患、腫瘍、Guillain-Barré症候群(GBS)、脊髄くも膜下腔ブロックなどの種々の病態で上昇し、特異性は低い。GBSでは発症10日目ほどで蛋白上昇がピーク値をとる。GBSでは蛋白の増加のみで細胞の増加をみないことから蛋白細胞解離と呼び習わす。

6. IgG

IgGの増加は①血漿蛋白異常、②血液－脳関門障害、③髄腔内IgG産生、のいずれかによる。したがって、局所的な髄腔内IgG産生を調べるために、IgG産生率やIgG指数を求める(表11)。③の原因としては多発性硬化症、髄膜炎・脳炎などがあるが、診断の補助的価値を有するのは多発性硬化症である。

髄液を電気泳動するとγグロブリン領域にオリゴクローナルバンドと呼ばれる数本のバンドがみられることがある。多発性硬化症、HTLV-1関連脊髄症、麻疹ウイルスによる亜急性硬化性全脳炎などで観察され、疾患特異性はない。

7. 糖

細菌性髄膜炎で高度の低下(0〜20 mg/dl、血糖値比0.2以下)、結核性髄膜炎、真菌性髄膜炎、癌性髄膜腫で中等度の低下(40 mg/dl以下、血糖値比0.4以下)を示す。ウイルス性髄膜炎は正常値を示すことになっているが、しばしば低下する。

8. その他

a) ウイルス感染：ウイルス性髄膜炎のほとんどで、抗体検査によって原因ウイルスを同定することは困難である。しかし、単純ヘルペス脳炎、HTLV-1関連脊髄症などの限られた病態では極めて有用である。一般にウイルスの髄腔内感染を調べる目的で、ウイルス抗体血清/髄液比、ウイルス抗体指数の算定が行われるが、正確にはPCRによってウイルスゲノムを検出することが必要になる。

b) 細菌感染：まず細菌には髄液沈渣のGram染色、結核菌にはZiehl-Neelsen染色、真菌には墨汁染色やPAS染色、梅毒(Treponema pallidum)では暗視野検査を行う。しかし、神経梅毒で髄液の暗視野検査でTreponemaが検出されることは極めて稀である。同時にそれぞれに特異な培地を用いて培養を行う(Treponemaは通常培養できない)。結核菌ではかつて培養に数週間を要するなど確定に時間を要したが、最近ではPCRによる検出が実用化している。また、結核性髄膜炎ではadenosine deaminase(ADA)が10 IU/l

以上に増加する。神経梅毒の有無を調べる目的で、髄液のRPRカードテスト、Treponema抗原試験(TPHA、FTA-ABS)を行う。晩期神経梅毒(脊髄癆)ではRPRカードテストは陰性であることが多いが、Treponema抗原試験は通常陽性になる。

c) **乳酸**：ミトコンドリア脳筋症でピルビン酸ともども上昇がみられ、診断の補助になる。

採取・保存の注意

細胞数および分類は、髄液採取後直ちに行う。髄液は同時採血した血清とともに可能であれば−80℃で凍結保存する。

保険上の注意

多発性硬化症の診断の一助として、ミエリン塩基性蛋白(MBP)やオリゴクローナル・バンドは有用であるが保険適応はない。

(小宮山　純)

5 関節液

　関節液は滑膜から分泌される粘液と血液から透析された血清ならびに細胞成分から形成されており、関節軟骨の栄養および関節運動における潤滑や衝撃吸収に重要な役割を果たす。正常関節液の組成は透析血漿に滑膜 B 型細胞から分泌されたヒアルロン酸が加わったもので、無色透明ないし淡黄色で粘稠である。その量は膝関節においても 3.5 ml 以下でありほとんど穿刺できない。

検査の目的

　種々の関節疾患や炎症などにより組織の浮腫が起こり、滑膜の透過性が亢進して関節液は増量、貯留し、同時に性状の変化を示す。関節液はそのさまざまな性状や検査所見により、非炎症性(第1群)、炎症性(第2群)、感染性(第3群)に分類できる(表12)。したがって関節液検査は日常診療において関節炎の鑑別、細菌学的検査などの目的で広く行われている。また関節液貯留による運動制限、疼痛を軽減する効果も併せ持つ。

　a) 関節液採取：関節液の採取は穿刺部位を十分に消毒したうえで無菌的に行わなくてはならない。この際、末梢血液を混入させないことが性状判定において重要である。

測定法と基準値

1. 肉眼的検査

　a) 色調と透明度：正常では透明で無色または淡黄色を呈する。褐色調を呈するものは以前に出血があったことを疑わせる。血性関節液は外傷、血友病、色素性絨毛結節性滑膜炎、血管系腫瘍などでみられる。外傷後であり血性で脂肪滴の浮遊がみられる場合は骨軟骨骨折を疑う必要がある。混濁の程度はほぼ細胞数に比例しており、種々の炎症や化膿性疾患などで混濁化をみる。黄色調はキサントクロミーによるものであり、透明で淡黄色を示すものは変形性関節症などが多く、黄色調の中等度混濁は各種炎症時にみられる。強度混濁を呈する場合は関節リウマチ、痛風の急性発作、リンパ管閉塞、結晶誘発性関節炎などを考える。化膿性関節炎では膿様を呈するが、必ずしも膿様を呈さない場合もあるので細菌培養が診断のうえでは不可欠である。

　b) 粘稠度：関節液の粘度はヒアルロン酸の濃度により影響される。針先から数滴の関節液を滴下することにより粘稠度の概略を知ることができる。炎症性疾患では多核白血球が産生する酵素によりヒアルロン酸濃度が低下し、低粘稠度となる。

表12. 関節液の分類

	正常	第1群 (非炎症性)	第2群 (炎症性)	第3群 (感染性)
量(膝、ml)	<3.5	>3.5	>3.5	>3.5
外観	透明	透明	不透明	不透明
色調	無色～淡黄色	黄色	黄色	白色～黄色～緑色
粘度	高	高	低	種々
白血球(/mm³)	<200	<200	5,000～75,000	>50,000
多形核白血球(%)	<25	<25	>50	>75
培養	陰性	陰性	陰性	しばしば陽性
糖濃度(mg/dl)	血液に近似	血液に近似	血液より低値	血液より低値
ムチン凝塊	固い塊を形成	もろい塊を形成	時にもろい塊を形成	塊は形成しにくい
関連疾患		変形性関節症 外傷* 神経病性関節症* アミロイドーシス 色素性絨毛結節性滑膜炎* 結節性紅斑	関節リウマチ 結晶誘発性関節炎(痛風または偽痛風) 強直性脊椎炎および、その他の血清反応陰性脊椎関節炎(乾癬性関節炎、ライター症候群、慢性炎症性腸疾患に伴う関節炎)	細菌感染 免疫不全(疾患あるいは薬剤関連性)
			肥大型関節症 リウマチ熱 結合組織病 (全身性エリテマトーデス、進行性全身性硬化症、皮膚筋炎)	

*血性のことあり

c) ムチン凝塊テスト：関節液においてムチンはヒアルロン酸蛋白複合体を意味するが、酢酸液に触れるとその重合度によりさまざまな凝塊を形成する。炎症によりその重合度が低下している場合には脆弱な凝塊を示し、しっかりとした凝塊を形成する場合には高重合度の正常のヒアルロン酸塩が存在すると推測される。しかし炎症度の判断は細胞数などの検査でも判定できるため、最近あまり行われなくなった。

2. 顕微鏡的検査

a) 細胞数とその分画：正常関節液では白血球数は200/mm³以下である。炎症により白血球数は増加し、多核白血球の割合が高くなる。2,000/mm³以下であれば一般的に非炎症性と考えてよいが、変形性関節症、関節リウマチ、

化膿性関節炎と炎症が進むにしたがってその数は増加する。100,000/mm³ 以上では化膿性関節炎をまず第一に考える。分画は正常では多核白血球が 25% 以下であるが、炎症性疾患では 50% 以上、化膿性では 75% 以上となる。

 b) **結晶**：関節炎を惹起する主な結晶として痛風性関節にみられる尿酸ナトリウム結晶、偽痛風にみられるピロリン酸カルシウム、ハイドロオキシアパタイトなどが挙げられる。その観察には扁光顕微鏡が有用である。さらに鋭敏色検板を用いることにより尿酸ナトリウムとピロリン酸カルシウムの結晶の鑑別が可能である。

3. 微生物学的検査

細菌感染が疑われる場合、関節液培養検査が行われる。塗沫標本において細菌が検出されることはあまり多くなく、培養検査においても 80% 前後の検出率に過ぎない。1 回のみの検査で陰性と判断することは危険である。

4. 生化学的検査

 a) **蛋白量**：関節液中の蛋白濃度は 1～3 g/dl であり、滑膜における透析作用により高分子化合物は微量である。したがって高分子であるグロブリン濃度は低く、A/G 比は血漿と比較して高値を示す。炎症などの病的関節液ではその程度に応じて蛋白濃度は増加し、特にグロブリンが増加するので A/G 比は低下する。

 b) **糖**：正常関節液では血糖値よりも 10 mg/dl ほど低値であるのが一般的である。炎症関節炎においては多核白血球により糖が消費されるため、多核白血球が増加するに伴ってさらに低値となり、化膿性関節炎の場合には血糖値と比べ 50 mg/dl 以上の減少をみることがある。

 c) **その他**：リウマチ因子、補体値、あるいは酸ホスファターゼ、CRP なども関節リウマチ、全身性エリテマトーデス(SLE)などの膠原病などの病態により関節液より検出されるが、必ずしも血清中の陽性率とは一致せず臨床診断における意義については議論の余地がある。

5. 関節マーカー

最近、関節液中に分泌される軟骨代謝にかかわる酵素やサイトカイン、軟骨中のコラーゲン分子などを測定し、関節マーカーとして鑑別診断へ応用する研究が進められている。この中で現在、唯一健康保険の適応が認められている項目が関節液中コンドロカルシンである。この関節液中濃度は変形性膝関節症や外傷性関節症では関節リウマチより高値であることが知られている。

(和宇慶晃一、吉野槇一)

D ■ 血液検査

1 赤血球沈降速度(血沈)Erythrocyte sedimentation rate(ESR)

検査の目的

感染症や膠原病などの炎症性疾患、悪性腫瘍や心筋梗塞など組織崩壊を伴う疾患などにおいて、診断・病勢の評価・経過観察などを目的として検査を行う。

測定法と基準値

抗凝固剤(クエン酸ナトリウム)と血液を1:4の割合で混和して垂直に立てた測定管に入れ、1時間後に沈降管上部の血漿層の高さを計測する。自動測定機器で測定してもよい。

> 基準値:成人男性　1〜7 mm(10 mm以下)
> 　　　　成人女性　3〜11 mm(15 mm以下)

異常値の解釈 (表1)

血漿中に陽性荷電のフィブリノゲンや免疫グロブリンが増えて赤血球の連銭形成が促進されたり、赤血球数が減少すると赤血球の沈降速度が速くなる。フィブリノゲンが減少したり、赤血球数が増えると血沈は遅延する。

採取・保存の注意

採血してから2時間以内、4°C保存では6時間以内に検査する。測定は18〜25°Cで行う。

保険上の注意

血沈はベッドサイドでも測定が容易で保険点数も低く(11点)、スクリーニ

表1. 血沈が異常値を示す病態

血沈の促進
・急性および慢性感染症
・膠原病などの炎症性疾患
・悪性腫瘍
・心筋梗塞、壊疽、外傷などの組織破壊
・多発性骨髄腫、マクログロブリン血症など異常蛋白血症を伴う疾患
・貧血
・妊娠
血沈の遅延
・赤血球増加症
・DIC(disseminated intravascular coagulation:播種性血管内凝固症候群)など低フィブリノゲン血症
・低(無)γグロブリン血症

ング目的で検査されることが多い。しかし、疾患特異性はなく、偽陽性も多い点に注意する。

(奈良信雄)

2 末梢血液検査

[a] 赤血球(RBC)、ヘモグロビン(Hb)、ヘマトクリット(Ht)、平均赤血球恒数(MCV、MCH、MCHC)

検査の目的

貧血、あるいは赤血球増加症の診断、ならびにそれらの程度を知るために検査を行う。貧血がみられる場合には、赤血球(Red blood cell；RBC)、ヘモグロビン(Hemoglobin；Hb、血色素)、ヘマトクリット(Hematocrit；Ht)の測定値から平均赤血球恒数(平均赤血球容積 mean corpuscular volume；MCV、平均赤血球ヘモグロビン量 mean corpuscular hemoglobin；MCH、平均赤血球ヘモグロビン濃度 mean corpuscular hemoglobin concentration；MCHC)を計算で求め、貧血を分類する。

RBCの減少あるいは増加は、血液・造血器疾患により造血能そのものに障害がある場合だけでなく、種々の全身性疾患でも異常になる可能性がある。このため、初期診療では欠かすことのできない基本的な検査である。

測定法と基準値

測定は自動血球計数装置を利用して行うことがほとんどである。

```
基準値
RBC数   男性：410〜530万/μl、女性：380〜480万/μl
Hb濃度  男性：14〜18 g/dl、女性：12〜16 g/dl
Ht値    男性：40〜48%、女性：36〜42%
MCV    81〜99 fl
MCH    26〜32 pg
MCHC   32〜36%
```

異常値の解釈

血液単位容積あたり赤血球数もしくはHb濃度が基準値以下に低下した病態を貧血という。通常、貧血の判定には、Hb濃度を主として使い、Hb濃度が男性で13 g/dl未満、女性では12 g/dl未満を貧血とみなす(WHO, 1968)。10 g/dlまでは軽度貧血、8 g/dlまでは中等度貧血、8 g/dl以下は高度貧血と考える。貧血は、①赤血球産生の低下、②赤血球破壊の亢進、③失血、④血液の分布異常、のいずれかの原因で発生する(表2)。これらを鑑別す

表2. 貧血の成因

1. 赤血球の産生障害
   ①造血幹細胞の異常
     再生不良性貧血、赤芽球癆、骨髄異形成症候群
   ②骨髄占拠性病変
     白血病、多発性骨髄腫、悪性リンパ腫浸潤、癌の骨髄転移、骨髄線維症
   ③エリスロポエチン産生の低下
     腎疾患、内分泌疾患
   ④赤芽球の成熟障害
     a. ヘモグロビン合成異常
       ・ヘム合成の異常：鉄欠乏性貧血、鉄芽球性貧血、先天性無トランスフェリン血症、
         慢性感染症・炎症・腫瘍に伴う貧血
       ・グロビン合成の異常：サラセミア
     b. DNA合成異常
       ・ビタミンB_{12}欠乏、葉酸欠乏、骨髄異形成症候群
2. 赤血球の破壊亢進(溶血性貧血)
   ①赤血球自身の異常による溶血
     a. 先天性
       遺伝性球状赤血球症、遺伝性楕円赤血球症、解糖系酵素異常症、異常ヘモグロビン症など
     b. 後天性
       発作性夜間血色素尿症
   ②赤血球外の異常による溶血
     自己免疫性溶血性貧血、微小血管障害性溶血性貧血など
3. 出血
   消化管出血など
4. 分布異常
   脾腫

表3. 赤血球恒数による貧血の分類

小球性低色素性貧血 (MCV≦80、MCHC≦31)	正球性正色素性貧血 (MCV=81〜100、MCHC=32〜36)	大球性正色素性貧血 (MCV≧101、MCHC=32〜36)
1) 鉄欠乏性貧血 2) 慢性感染症・炎症・腫瘍に伴う貧血 3) 鉄芽球性貧血 4) サラセミアなどのグロビン合成異常 5) 無トランスフェリン血症	1) 溶血性貧血 2) 骨髄の低形成 　再生不良性貧血 　赤芽球癆 3) 二次性貧血 　腎性貧血 　内分泌疾患 4) 骨髄への腫瘍浸潤 5) 急性出血	1) 巨芽球性貧血 　ビタミンB_{12}欠乏(悪性貧血、胃全摘後など) 　葉酸欠乏および代謝異常 　DNA合成の先天的あるいは薬剤による異常 2) 肝障害に伴う貧血 3) 網状赤血球増加 　急性出血 　溶血性貧血 　各種貧血からの回復期

るには、まず平均赤血球恒数から小球性低色素性貧血、正球性正色素性貧血、大球性正色素性貧血に分類し、それぞれに特異的な検査を組み合わせて行う（表3）。

逆に、男性で RBC 数が 600 万/μl 以上、Hb 濃度 18 g/dl 以上、もしくは Ht 値 55％以上を赤血球増加症とする。女性では RBC 数 550 万/μl 以上、Hb 16 g/dl 以上、あるいは Ht 値 50％以上で判定する。赤血球増加症は、循環赤血球量が増加している絶対的赤血球増加症と、血漿量が減少してみかけ

表4. 赤血球増加症の成因

```
1. 絶対的赤血球増加症
   a. 自律性の血球産生亢進
        真性多血症
   b. 二次性の赤血球産生増加
     ①組織の低酸素による代償作用
        高地居住、心肺疾患、換気障害、異常ヘモグロビン症、メトヘモグロビン症、
        ヘモグロビンM症
     ②エリスロポエチンの異常産生
        ・腎疾患：腎血管狭窄、腎嚢胞、水腎症
        ・エリスロポエチン産生腫瘍：腎癌、肝癌、小脳血管芽細胞腫
   c. 先天性のエリスロポエチン受容体異常
        家族性赤血球増加症
2. 相対的赤血球増加症
   a. 体液の喪失による血液濃縮
        発汗・下痢・嘔吐・熱傷などによる脱水
   b. ストレス赤血球増加症
```

表5. 赤血球増加症の鑑別

所　見	真性多血症	二次性赤血球増加症	相対的赤血球増加症
循環赤血球量	増加	増加	正常
脾腫	（＋）	（－）	（－）
動脈血酸素飽和度	正常	低下～正常	正常
血小板数	増加	正常	正常
血中ヒスタミン	増加	正常	正常
血清ビタミン B_{12}	増加	正常	正常
ビタミン B_{12} 結合能	増加	正常	正常
好中球アルカリホスファターゼ	増加	正常	正常
骨髄	3血球系統過形成	赤芽球過形成	正常
好塩基球	増加	正常	正常
顆粒球	増加	正常	正常
エリスロポエチン（血清、尿）	低下	増加	正常
血清鉄値	低下	正常	正常

上赤血球数が増えている相対的赤血球増加症とがある(表4)。それぞれの病態には表5に示すような特徴があり、これらの所見に基づいて鑑別する。

採取・保存上の注意

抗凝固剤として EDTA-2K の入った採血管に採血する。採血後は速やかに採血管をゆっくりとよく攪拌し、血液が凝固しないように、また採血管の中で血球が破壊して溶血を起こさないように注意する。そして、採血後速やかに検査することが望ましい。

保険上の注意

貧血、赤血球増加症の診断や経過観察に重要であるが、日常初期診療の基本検査の1つとして利用される。

(奈良信雄)

[b] 網状赤血球数（Reticuolcyte）

検査の目的

網状赤血球は、骨髄内で赤芽球が脱核した直後でミクロソームやリボソームが残っている赤血球のことで、骨髄における赤血球産生の指標になる。特に再生不良性貧血の診断と重症度の判定、溶血貧血の診断、貧血治療の効果判定に有用である。

測定法と基準値

赤血球を超生体染色してRNAが網状に染まった赤血球を視算法でカウントするか、RNA染色して自動測定装置で測定し、赤血球あたりの比率で算出する。

> 基準値
> 比率：0.5〜1.5％（5〜15‰）
> 絶対数：24,000〜84,000/μl

異常値の解釈 （表6）

出血や溶血などによって赤血球系の造血が旺盛になると、網状赤血球が増える。この際、骨髄から通常よりも早く末梢血液に流出し、かつ網状赤血球の寿命も長くなる。したがって、貧血が起きれば代償的に網状赤血球が増えるのが通常である。もしも貧血があるのに網状赤血球数が増えていないか減少していれば、再生不良性貧血や赤芽球癆など、赤血球の造血そのものに問題があると解釈できる。

表6．網状赤血球数が異常値となる病態・疾患

網状赤血球数の増加
・溶血性貧血
・出血
・巨赤芽球性貧血・鉄欠乏性貧血で治療開始後 （網状赤血球分利 reticulocyte crisis）
網状赤血球数の減少
・再生不良性貧血
・赤芽球癆
・巨赤芽球性貧血
・急性白血病
・骨髄異形成症候群
・骨髄線維症
・腎性貧血

網状赤血球数は比率でみると赤血球数の変動によって基準値が変わるので、赤血球数に網状赤血球比率を掛けて絶対数を計算し、絶対数で解釈するようにする。

採取・保存の注意

EDTA-2K 加血液を用い、採血後はなるべく速やかに検査する。

保険上の注意

網状赤血球数は、貧血を診断したり、治療後の効果判定に有用である。貧血が認められないのに血球検査のたびに測定する意味はない。保険点数＝17 点。

(奈良信雄)

[c] 赤血球形態

検査の目的
各種貧血をはじめ、血液疾患の診断に有用である。

測定法
ライト染色やギムザ染色で染色した末梢血液標本を顕微鏡で観察するか、全自動血球分析装置で検査する。

異常の解釈
赤血球の形態観察では、赤血球の大きさ、染色性、分布、形状の変化、あるいは封入体や寄生虫の有無を観察する。

赤血球の大きさが不同であるものを赤血球大小不同症 anisocytosis、形態

表7. 赤血球の形態異常

形態の異常所見	主な疾患
1. 大きさの異常	
大赤血球	ビタミン B_{12} 欠乏症(悪性貧血、胃全摘後)、葉酸欠乏症、赤白血病、網状赤血球増加、肝疾患
小赤血球	鉄欠乏性貧血、鉄芽球性貧血、サラセミア、慢性炎症
2. 染色性の変化	
淡染性	鉄欠乏性貧血
多染性	溶血性貧血
3. 分布の異常	
連銭形成	多発性骨髄腫、マクログロブリン血症
4. 形の変化	
球状赤血球	遺伝性球状赤血球症、自己免疫性溶血性貧血
楕円赤血球	遺伝性楕円赤血球症
鎌状赤血球	鎌状赤血球症
口唇状赤血球	溶血性貧血、アルコール中毒
標的赤血球	サラセミア、閉塞性黄疸、摘脾後
涙滴赤血球	骨髄線維症
有棘赤血球	無βリポプロテイン血症、肝硬変、尿毒症
断片赤血球	播種性血管内凝固症候群(DIC)、血栓性血小板減少性紫斑病、溶血性尿毒症症候群、人工心臓弁、癌の骨髄転移
5. 封入体	
Howell-Jolly 小体	摘脾後、溶血性貧血、巨赤芽球性貧血
Cabot 環	巨赤芽球性貧血
好塩基性斑点	鉛中毒、巨赤芽球性貧血
Heinz 小体	薬剤過敏性溶血性貧血、不安定ヘモグロビン症
Pappenheimer 小体	摘脾後、鉄芽球性貧血
6. 寄生虫	
マラリア原虫	マラリア

異常の顕著なものを奇形赤血球症 poikilocytosis という。大球性の赤血球は巨赤芽球性貧血で、小赤血球は鉄欠乏性貧血でみられる。形態の異常は溶血性貧血でみられることが多い。それぞれの貧血に特徴的な形態的変化がみられる(表 7)。

採取・保存の注意

採血後は血球に変化が起きないよう、なるべく早く標本をつくり、検査する。

保険上の注意

赤血球数に異常のある血液疾患では少なくとも診断時には赤血球の形態を確認する。

(奈良信雄)

[d] 白血球数(WBC)、白血球像(blood picture)

検査の目的

白血球は、好中球、好酸球、好塩基球、リンパ球、単球からなる。これらは、異物貪食、殺菌、免疫応答、アレルギー反応などの役割を担っており、感染、外傷、組織崩壊、腫瘍などの際において炎症反応の主体をなす。このため、白血球数の増減により、感染症などの診断や経過観察を行うのに有用な指標となる。また、白血病など血液・造血器疾患の診断や経過観察にも重要である。さらに、薬剤などの副作用として白血球数に変動のみられることもある。

いずれの場合でも、ただ単に白血球の数だけでなく、白血球の分画にも注意しておくことが重要である。

測定法と基準値

白血球数は自動血球装置で測定することがほとんどである。白血球像は、全自動血球分析装置で検査するか、ライト染色やギムザ染色で染色した末梢血液標本を顕微鏡で観察して検査する。

> 基準値
> 白血球数：4,000～9,000/μl
> 白血球百分率
> 桿状核球：2.0～13.0%
> 分葉核球：38.0～58.0%
> 好酸球　：0.2～6.8%
> 好塩基球：0.0～1.0%
> リンパ球：26.2～46.6%
> 単球　　：2.3～7.7%

異常値の解釈

1. 白血球数が減少する病態・疾患

白血球の半数以上は好中球が占めるので、白血球減少のほとんどは好中球減少に由来する。好中球数の減少は、①骨髄での産生低下、②末梢血液での破壊もしくは消費の亢進、③血管外への体内分布の変化、などがある場合である。それぞれの病態を起こす疾患を表8に示す。白血球減少で注意すべきは薬剤による副作用で、急激に好中球が減少して重篤な感染症を起こして致

表8. 好中球減少をきたす病態・疾患

1. 産生の減少
    ①血液疾患：再生不良性貧血、急性白血病、骨髄異形成症候群、発作性夜間血色素尿症、骨髄線維症、多発性骨髄腫、悪性リンパ腫
    ②無効造血：ビタミン B_{12} 欠乏、葉酸欠乏
    ③薬剤副作用
    ④有機溶媒
    ⑤放射線障害
    ⑥先天性疾患：周期性好中球減少症、家族性良性好中球減少症、Schwachman-Diamond 症候群
2. 破壊や消費の亢進
    ①重症感染症：敗血症、粟粒結核
    ②自己免疫疾患：全身性エリテマトーデス（SLE）
    ③薬剤副作用
3. 分布異常
    ①脾腫：肝硬変、Banti 症候群
    ②エンドトキシン血症

命的になることもある。薬剤による無顆粒球症の出現頻度は 0.5～4.0% 程度とされる。

白血球のうち、好酸球、好塩基球、単球の絶対数が減少して問題になることは少ない。リンパ球の減少は、HIV 感染による CD 4 陽性 T リンパ球が減少するほか、結核・ヒストプラズマ症・ブルセラなどの慢性感染症、Bruton 型無γグロブリン血症や DiGeorge 症候群など先天性免疫不全症候群でみられる。

2. 白血球数が増加する病態・疾患

一般に白血球増加とは、白血球数が 10,000/μl 以上に増加した場合をいう。

白血球が増加する病態には、白血病と、白血病以外の疾患で反応性に白血球が増加している場合とに大きく分けることができる（表9）。

白血病では、骨髄で無制限に増殖する白血病細胞が末梢血液中に出現し、白血球数の増加として捉えられる。しかし、正常の好中球などはむしろ減少している。また、白血病でも、白血球数が減少していたり、基準値を示すこともある。

反応性に白血球が増えるのは、①骨髄で産生が増加、②骨髄プールから末梢血液への放出の増加、③辺縁プールから循環プールへの白血球の移動、などが考えられる。増える白血球の成分により、好中球増加症（好中球の絶対数が 7,000/μl 以上）、好酸球増加症（好酸球が 300/μl 以上）、好塩基球増加症（好塩基球が 150/μl 以上）、リンパ球増加症（リンパ球が 4,000/μl 以上）、単

表9. 白血球増加症を起こす主な疾患

A. 白血病細胞の増加
 1. 急性白血病：急性骨髄性白血病、急性リンパ性白血病
 2. 慢性白血病：慢性骨髄性白血病、慢性リンパ性白血病
B. 反応性の白血球増加
 1. 好中球増加
  ①感染症：細菌感染、真菌感染
  ②炎症性疾患：リウマチ熱、関節リウマチ、痛風、筋肉炎、膵炎、大腸炎、皮膚炎
  ③組織崩壊：熱傷、外傷、手術、心筋梗塞、肺塞栓
  ④悪性腫瘍：肺癌、消化器癌、腎癌、子宮癌
  ⑤血液疾患：慢性骨髄増殖症候群、慢性溶血、慢性出血
  ⑥内分泌疾患：重症甲状腺機能亢進症、Cushing症候群
  ⑦薬剤：エピネフリン、副腎皮質ステロイド薬、リチウム製剤、G-CSF、GM-CSF
 2. 好酸球増加
  ①アレルギー性疾患：気管支喘息、蕁麻疹、アレルギー性鼻炎、アレルギー性血管炎
  ②皮膚疾患：天疱瘡、乾癬
  ③寄生虫症：回虫症、ジストマ症、フィラリア症
  ④慢性感染症、自己免疫疾患など：サルコイドーシス、結核、結節性多発動脈炎
  ⑤Hypereosinophilic syndrome：Löffler症候群、Löffler心内膜炎
  ⑥薬剤
 3. 好塩基球増加
  ①アレルギー性疾患、炎症性疾患：紅皮症、潰瘍性大腸炎、若年性関節リウマチ
  ②内分泌、代謝疾患：糖尿病、エストロゲン製剤投与、甲状腺機能低下症
  ③ネフローゼ症候群
 4. リンパ球増加
  ①ウイルス感染症：伝染性単核症、百日咳、流行性耳下腺炎、麻疹、風疹
  ②慢性感染症、炎症性疾患：結核、梅毒、関節リウマチ
  ③内分泌疾患：甲状腺機能亢進症、Addison病
 5. 単球増加
  ①感染症：結核、細菌性心内膜炎
  ②肝疾患：急性肝炎、肝硬変
  ③骨髄での造血促進：無顆粒球症からの回復期

球増加症（単球が 950/μl 以上）に分けられる。それぞれの病態を起こす疾患を表9に示す。

　なお、白血病でなく白血球数が 50,000/μl 以上に増えたり、末梢血液に芽球など幼若な白血球が出現することがある。こうした病態を類白血病反応 Leukemoid reaction という。類白血病反応は、悪性腫瘍、重症感染症、中毒、大量の出血や溶血、あるいは G-CSF 治療などでみられる。悪性腫瘍では、胃癌や乳癌などの癌細胞が骨髄に転移したり、悪性リンパ腫細胞の骨髄浸潤、

あるいは多発性骨髄腫などでみられる。類白血病反応は慢性骨髄性白血病との鑑別が特に重要であるが、好中球アルカリホスファターゼ活性、染色体解析などから鑑別診断をすることができる。

3. 白血球像に異常のある病態・疾患

白血球数に異常がある場合はもちろん、白血球数には異常がなくても貧血や血小板異常があって血液・造血器疾患の疑われる場合には必ず白血球像も観察しておかなければならない。白血球数の異常の有無にかかわらず、血球の形態に異常のあることは稀ではない。

白血球像の観察では、まず白血球の分画を調べる。白血球分画を評価する

表10. 白血球分画に異常のみられる病態・疾患

	増 加	減 少
好中球	感染症、炎症 急性出血、溶血 副腎皮質ステロイド薬 慢性骨髄性白血病 真性多血症 悪性腫瘍（骨髄転移、CSF産生腫瘍） 中毒 ストレス 摘脾後 心筋梗塞、肺塞栓	ウイルス感染症 薬薬：抗癌薬、抗甲状腺薬、鎮痛消炎薬など 放射線照射 再生不良性貧血、巨赤芽球性貧血 急性白血病 周期性好中球減少症 自己免疫疾患（SLE） 脾腫
リンパ球 単球 好酸球 好塩基球	ウイルス感染症 慢性リンパ性白血病 マクログロブリン血症 Graves病、Addison病 感染症 無顆粒球症からの回復期 単球性白血病 マラリア、トリパノソーマ アレルギー性疾患 寄生虫症 皮膚疾患（天疱瘡など） 放射線照射後 アレルギー性疾患 粘液水腫 慢性骨髄性白血病 真性多血症、骨髄線維症 本態性血小板血症 潰瘍性大腸炎	急性感染症の初期 悪性リンパ腫 再生不良性貧血 SLE 重症敗血症 悪性貧血 感染症の初期（腸チフス） 再生不良性貧血、悪性貧血 顆粒球減少症 Cushing症候群 ストレス

表11. 白血球の形態異常

形態異常	主な病態・疾患
核左方移動	重症感染症、慢性骨髄性白血病、癌の骨髄転移
好中球の核過分葉	巨赤芽球性貧血
好中球の核低分葉	Pelger-Hüet 異常、偽 Pelger-Hüet 異常（骨髄異形成症候群、急性骨髄性白血病、慢性骨髄性白血病）
顆粒の増加	中毒顆粒（感染症、薬物中毒）、Alder-Reilly 異常
RNA 封入体	Döhle 小体（重症感染症）、May-Hegglin 異常
無顆粒	骨髄異形成症候群、急性骨髄性白血病
空胞	重症感染症、Jordan 異常
巨大顆粒	Chédiak-Higashi 症候群、急性白血病
異型リンパ球	伝染性単核症、その他のウイルス感染症

ときには、百分率は相対的なものなので、必ず白血球数から絶対数に換算して判断する。各分画が増加、もしくは減少する病態、疾患には表10に示すようなものがある。

次に、個々の白血球の形態を詳しく観察する。白血球の形態異常は、核、細胞質それぞれについて異常の有無を観察する（表11）。

核の異常としては、重症感染症や慢性骨髄性白血病などにみられる核左方移動、巨赤芽球性貧血や骨髄異形成症候群での核過分葉、あるいは Pelger-Hüet 異常など先天性の核形態異常がある。細胞質では、感染症や中毒症では中毒顆粒がみられたり、封入体や空胞を認めたりする。骨髄異形成症候群では、顆粒が少なくなったり、消失したりする。伝染性単核症などウイルス感染症では異型リンパ球が出現する。

さらに、末梢血液に異常細胞が出現していないかどうかも検査する。

白血病では芽球が末梢血液に出現する。急性骨髄性白血病では骨髄芽球が、急性リンパ性白血病ではリンパ芽球が出現する。慢性骨髄性白血病では、芽球から分葉球まで種々の成熟段階の白血球が増加している。慢性リンパ性白血病では、一見すると成熟したリンパ球様の白血病細胞が増えている。成人T細胞白血病では、花弁状など核に切れ込みのある異型性のリンパ球がみられる。慢性骨髄単球性白血病では、種々の成熟段階の単球が増加している。これらの異常細胞を検出した場合には、骨髄検査などの精査を行い、確定診断をつけるようにする。

採取・保存の注意

抗凝固剤として EDTA-2K の入った採血管に採血する。採血後は採血管をゆっくりとよく攪拌し、血液が凝固しないように、かつ採血管の中で溶血が起きないよう配慮する。また、採血後は血球に変化が起きないよう、なるべ

く速やかに検査する。

保険上の注意

血液・造血器疾患の診断にはもちろんのこと、初期診療での基本検査として行う。保険点数は末梢血液一般検査として27点、末梢血液像として25点。

(奈良信雄)

[e] 血小板数

検査の目的
出血傾向や血栓性疾患では血小板数の検査が必須であるが、全身性疾患のスクリーニング検査として、また術前検査としても行われる。

測定法と基準値
自動血球計数器で測定する。但し抗凝固剤で血小板が凝集して偽性血小板減少をきたすような場合や、巨血小板のように血小板に形態異常のある場合には、血液塗抹標本による顕微鏡観察を行う。

> **基準値**
> 血小板数：15〜40万/μl

異常値の解釈
血小板数が減少するのは、①血小板の産生に異常のある場合、②血小板の破壊が亢進している場合、③脾腫などで血小板の体内分布に異常がある場合、④大量出血などで体外に喪失する場合、がある。これらの病態をきたす疾患には表12に示すようなものがあり、骨髄検査などを行って鑑別する。

血小板数が増加する場合は、①炎症や出血などに反応して増加する場合、②腫瘍性に増加する場合、とがある（表12）。頻度的には反応性の増加が多いが、この場合には原因となった疾患の経過とともに血小板数も変動する。腫瘍性増加では血小板だけでなく、赤血球や白血球にも異常をみることがある。

なお、血小板についても、血小板数だけでなく、凝集や大きさなど、血小板の形態にも注意すべきである。通常の血液塗抹標本ではいくらか血小板の凝集がみられるが、過剰に凝集しているのは、自己凝集や、EDTAなどによ

表12. 血小板数が異常になる病態・疾患

血小板数が減少する場合
・血小板数の産生低下、無効造血：再生不良性貧血、白血病、巨赤芽球性貧血、癌の骨髄転移、薬物
・血小板の破壊亢進：特発性血小板減少性紫斑病（ITP）、全身性エリテマトーデス（SLE）、播種性血管内凝固症候群（DIC）、血栓性血小板減少性紫斑病（TTP）
・血小板の分布異常：脾機能亢進症、肝硬変、心不全
・体外への喪失：大量出血、体外循環
血小板が増加する場合
・反応性増加：出血、溶血、鉄欠乏性貧血、悪性腫瘍、薬剤
・腫瘍性増加：本態性血小板血症、慢性骨髄性白血病、真性多血症

る人工的な凝集の可能性がある。逆にまったく凝集がないのは、血小板無力症などの血小板機能異常を考える。血小板の大きさについては、Bernard-Soulier症候群などの先天性血小板機能異常症では巨大血小板を認める。

採取・保存の注意

抗凝固剤としてEDTA-2Kの入った採血管に採血する。採血後は採血管をゆっくりとよく攪拌し、血液が凝固しないように、かつ採血管の中で溶血が起きないよう配慮する。採血に手間取ったり、採血後に速やかに採血管を攪拌しないと、注射器や採血管の中で血液が凝固し、血小板が低値に算定される。

保険上の注意

血液・造血器疾患の診断にはもちろんのこと、初期診療での基本検査として行う。

(奈良信雄)

3 骨髄検査

検査の目的

1. 骨髄穿刺
①血液疾患の診断あるいは血液疾患との鑑別、②血液疾患の治療効果の判定、のために行われる。

2. 骨髄生検
①細胞密度を正確に判定するため、②骨髄穿刺で骨髄液が吸引困難な場合(dry tap)に行われ、骨髄の線維化の程度を判定するため、③癌や悪性リンパ腫の浸潤や結核などの肉芽腫性病変の有無を検討するため、④骨髄壊死の有無を検討するため、に行われる。

測定法と基準値

1. 骨髄穿刺
胸骨や後腸骨稜などを穿刺して得た骨髄液について、

①有核細胞数と巨核球数を算定(白血球用メランジュールで骨髄液を吸引し、Turk液で希釈し計算板で算定)する。

②塗抹標本を作成し、Wright-Giemsa染色などの普通染色と種々の特殊染色(鉄、ペルオキシダーゼ、エステラーゼ、PAS染色など)を施行する。

③圧挫標本を作成し普通染色を行う。

④残りの骨髄液を固定、包埋し組織標本(clot section)を作成、細胞密度や結節性病変の有無を病理学的に検討する。

⑤必要に応じて、染色体分析、免疫学的検査(細胞表面ないし細胞質内抗原の測定)、細胞遺伝学的検査、電顕などの検査を施行する。

2. 骨髄生検
生検針で腸骨の後上腸骨棘から採取した骨髄を固定、脱灰、包埋して組織標本を作成する。

3. 骨髄所見の取り方
①細胞密度(有核細胞数、巨核球数)、②各血球系の分画、③特徴的な形態異常、について検討する。細胞密度については同時に採取した圧挫標本、clot sectionあるいは生検の組織所見を参考にする。血球の分画と異常細胞については特殊染色所見や免疫学的検査なども参考にして、総合的に判定する。この際必ず末梢血所見も参考にする。

4. 基準値
骨髄像(有核細胞数、巨核球数、血球分画)の基準値は報告者により若干異

表13. 骨髄像基準値

		日野		Wintrobe	
		平均値	範囲	平均値	範囲
有核細胞数(/μl)		18.5万	10万〜25万	……	……
巨核球数(/μl)		130	50〜150	……	……
分画(%)	骨髄芽球	0.7	0.4〜1.0	0.9	0.2〜1.5
	好中球系(計)	45.1	40〜50	53.6	49.2〜65.0
	前骨髄芽球	1.2	0.4〜2.2	3.3	2.1〜4.1
	骨髄球	9.6	6.4〜12.4	12.7	8.2〜15.7
	後骨髄芽球	15.5	10〜20	15.9	9.6〜24.6
	桿状核球	9.8	5〜12	12.4	9.5〜15.3
	分葉核球	8.3	4〜15	7.4	6.0〜12.0
	好酸球系	3.1	1.0〜5.0	3.1	1.2〜5.3
	好塩基球系	0.1	0〜0.4	<0.1	0〜0.2
	赤芽球系(計)	20.1	14〜25	25.6	18.4〜33.8
	前赤芽球	0.2	0〜0.4	0.6	0.2〜1.3
	塩基好性赤芽球	1.0	0.2〜2.0	1.4	0.5〜2.4
	多染性赤芽球	16.1	10.8〜21.6	21.6	17.9〜25.2
	正染性赤芽球	2.1	0.2〜6.0	2.0	0.4〜4.6
	単球	4.0	2.8〜5.4	0.3	0〜0.8
	リンパ球	22.2	15〜25	16.2	11.1〜23.2
	形質細胞	1.4	0.4〜2.6	1.3	0.4〜3.9
	細網細胞	3.9	1.8〜6.4	0.3	0〜0.9

なるが、表13に日野らとWintrobeの報告した成績を示した。

異常値の解釈

1. 細胞密度の異常

a) **生理的変動**：骨髄の穿刺部位によって、細胞密度(細胞髄の割合、有核細胞数、巨核球数)は若干異なる。また高齢になるほど、細胞密度が低下する傾向がある。

b) **低形成**：再生不良性貧血、抗癌剤療法後、低形成性白血病、赤芽球癆(赤芽球系のみ)、無顆粒球症(顆粒球系のみ)など。

c) **過形成**：急性白血病、慢性白血病、骨髄異形成症候群(MDS)、慢性骨髄増殖症候群、巨赤芽球性貧血、脾機能亢進症、溶血性貧血(赤芽球系のみ)など。

d) Dry tap：骨髄線維症、骨髄癌腫症、急性白血病など。

2．巨核球数の異常(血小板減少の場合)

a) 減少：再生不良性貧血、急性白血病など。

b) 正常ないし増加：特発性血小板減少性紫斑病(ITP)、血栓性血小板減少性紫斑病(TTP)、播種性血管内凝固症候群(DIC)、脾機能亢進症など。

3．異常細胞の出現

a) 芽球の増加：急性白血病(FAB分類では30％以上、新WHO分類では20％以上)、骨髄異形成症候群(FAB分類では30％未満、新WHO分類では20％未満)、慢性骨髄性白血病の急性転化。

表14．主な血液疾患における特徴的な骨髄所見

疾患		細胞密度				M/E比	その他の特徴的変化
		全体	巨核球数	赤芽球系	顆粒球系		
貧血	鉄欠乏性貧血	N～↑	N～↑	N～↑	N	N～↓	鉄芽球低下、マクロファージ鉄低下
	鉄芽球性貧血	↑	N	↑	N	N～↓	環状鉄芽球
	溶血性貧血	↑	N	↑	N～↑	↓	
	巨赤芽球性貧血	↑	↑	↑	N～↑	↓	巨赤芽球、巨大後骨髄球
	再生不良性貧血	↓↓	↓	↓↓	↓↓	↓～↑	相対的リンパ球増加
	赤芽球癆	↓	N	↓↓	N	↑↑	
造血器腫瘍	急性白血病	↑↑	↓	↓～↑	↓～↑	↓～↑	白血病芽球の充満
	低形成性白血病	↓	↓	↓	↓	↓～↑	芽球の増加
	骨髄異形成症候群	N～↑	N～↓	↓～↑	↓～↑	↓～↑	3系統の異形成変化
	慢性骨髄増殖症候群						
	慢性骨髄性白血病	↑↑	↑	↓	↑↑	↑↑	白血病性裂孔はなし
	真性多血症	↑	↑	↑	↑	N～↓	
	本態性血小板血症	↑	↑↑	N～↑	↑	N～↓	
	原発性骨髄線維症	↓	↑	↓	↓	↓～↑	吸引困難(dry tap)、線維化(生検)
	慢性リンパ性白血病	↑	N	N	N	N	成熟リンパ球増加
	多発性骨髄腫	N～↑	↓	↓	↓	↓～↑	異型形質細胞の増加
	悪性リンパ腫	N	N	N	N	N	末期にリンパ腫細胞の増加
その他	無顆粒球症	↓	N	N	↓	↓↓	顆粒球系の成熟型著減
	特発性血小板減少性紫斑病	N	N～↑	N	N	N	
	血栓性血小板減少性紫斑病	N	N～↑	↑	N	N～↓	

M/E比：顆粒球系/赤芽球系細胞比率
N：正常　↑↑：著増　↑：増加　↓↓：著減　↓：減少

b) **異常な形質細胞の増加**：多発性骨髄腫。
c) **異常なリンパ球系細胞の増加**：悪性リンパ腫の骨髄浸潤。
d) **非造血細胞の浸潤**：骨髄癌腫症。
e) **血球貪食像を示すマクロファージの増加**：血球貪食症候群。
f) **造血細胞の形態異常**：巨赤芽球性貧血(ビタミン B_{12} や葉酸の欠乏による DNA 合成障害)、congenital dyserythropoietic anemia(CDA)、骨髄異形成症候群や一部の急性骨髄性白血病(AML with trilineage dysplasia)などでさまざまな異形成を示す造血細胞が出現する。

①赤芽球系の異常：巨赤芽球、巨赤芽球様細胞、多核大型赤芽球、環状鉄芽球(鉄染色による)、PAS 陽性赤芽球など。

②顆粒球系の異常：巨大好中球、過分葉好中球、顆粒が乏しいあるいは欠損している顆粒球、myeloperoxidase 陰性顆粒球、Pelger 様異常など。

③巨核球系の異常：小型巨核球、円形多核分離核巨核球など。

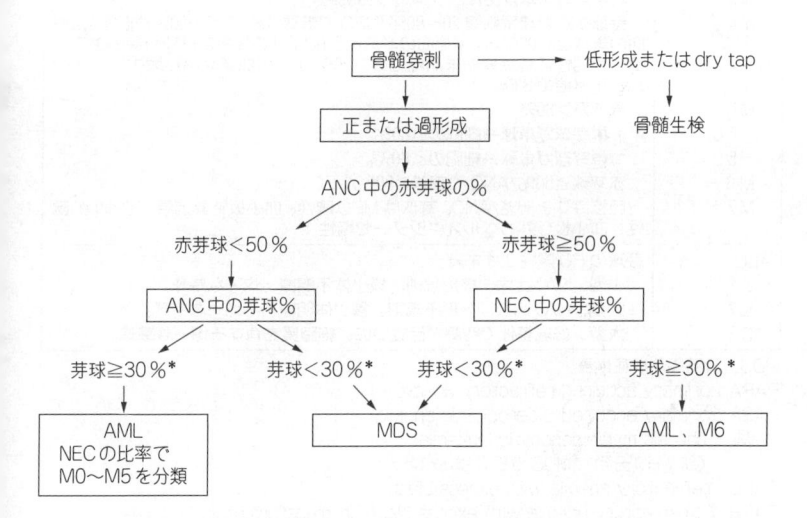

ANC(all nucleated cell)：全骨髄細胞−(リンパ球＋形質細胞＋肥満細胞＋マクロファージ)
NEC(non-erythroid cells)：ANC−赤芽球＝芽球＋顆粒球系細胞＋単球系細胞
*新 WHO 分類では 20％以上が AML とされる。
AML：急性骨髄性白血病
MDS：骨髄異形成症候群

図 2. 骨髄所見による AML と MDS の FAB 分類のためのフローチャート

表 15. 急性白血病と MDS の FAB 分類と骨髄所見

型	骨髄の特徴的所見
MDS	正ないし過形成。3 血球系に異形成を認める。骨髄の芽球は ANC または NEC 中＜30％（新 WHO 分類では＜20％）。
PARA	骨髄の芽球は＜5％。末梢血の芽球は＜1％。
PASA	骨髄の芽球は＜5％。末梢血の芽球は＜1％。環状鉄芽球は赤芽球の≧15％。
CMML	骨髄の芽球は 5〜20％。末梢血中単球≧1,000/μl。
RAEB	骨髄の芽球は 5〜20％。末梢血の芽球は＜5％。
RAEB-T	骨髄の芽球 21〜30％、末梢血の芽球≧5％、Auer 小体陽性芽球出現のいずれか 1 つ。
AML	骨髄の芽球は ANC または NEC あたり≧30％（新 WHO 分類で≧20％）。芽球の MPO 陽性≧3％（M0、M7 と M5 の一部は例外）。
M0	芽球の MPO 陰性、骨髄系マーカー（CD 13 または CD 33）陽性で、リンパ球系マーカー陰性。
M1	骨髄の芽球≧90％。
M2	骨髄の芽球 30〜90％、前骨髄球以降の顆粒球系＞10％、単球系＜20％。
M3	異常前骨髄球が主体。ファゴット細胞。
M4	芽球＋顆粒球系細胞 20〜80％/NEC で単球系細胞 20〜80％/NEC、末梢血の単球≧5,000/μl。末梢血の単球＜5,000/μl の場合には非特異的エステラーゼ陽性細胞が骨髄未熟細胞の＞20％ または血清ないし尿中リゾチーム≧正常値の 3 倍。
M5	単球系＞80％
5a	単芽球が単球系細胞の≧80％。
5b	単芽球が単球系細胞の＜80％。
M6	赤芽球≧50％/ANC で芽球≧30％/NEC。
M7	巨核芽球≧30％/ANC。芽球は MPO 陰性、血小板特異抗原（CD41a）陽性、血小板（電顕）ペルオキシダーゼ陽性
ALL	芽球の PO 陽性 3％ 未満
L1	小型、N/C 比大、核形規則、核小体不明瞭、均一な芽球。
L2	大型、N/C 比大、核形不規則、核小体明瞭、不均一な芽球。
L3	大型、好塩基性で空胞が目立つ広い細胞質を有する均一な芽球。

MDS：骨髄異形成症候群
PARA：primary acquired refractory anemia
PASA：primary acquired Sideroblastic anemia
CMML：chronic myelomonocytic leukemia
　（新 WHO 分類で MDS から分離された）
RAEB：refractory anemia with excess blasts
RAEB-T：refractory anemia with excess blasts in transformation
　（新 WHO 分類では AML に分類される）
AML：急性骨髄性白血病
ALL：急性リンパ性白血病
MPO：ミエロペルオキシダーゼ
ANC(all nucleated cell)：全骨髄細胞−(リンパ球＋形質細胞＋肥満細胞＋マクロファージ)
NEC(non-erythroid cell)：ANC−赤芽球＝芽球＋顆粒球系細胞＋単球系細胞
N/C：核、細胞質比

主な血液疾患の定型例における特徴的な骨髄所見を表 14 に示した。また、これらのうち急性白血病については FAB 分類に従って病型診断を行う必要があり、その概要を図 2 と表 15 に示した。

採取・保存の注意

穿刺液が 0.1 ml を超えて多くなるほど末梢血の混入が多くなり、骨髄は希釈されて有核細胞数や巨核球数は減少し、真の細胞密度より少なくなる。診断を誤るもとになるので穿刺液は過剰にならないように注意する。免疫学的検査や遺伝子解析などの検査のために骨髄液を余分に採取する必要がある場合には、塗抹標本作成と有核細胞数算定のためにまず少量採取したあと、穿刺針の方向や深さを変えて別に採取するべきである。

塗抹標本は時間が経つほど染色性が低下するので、なるべく早く（遅くとも数日以内）染色して保存する。油浸で鏡検した後はキシロールを入れた染色瓶中に浸しツェーデル油を溶かしたあと乾燥し、湿気と光線を避けるように標本箱中に保存する。なお後述するように、エステラーゼ染色標本はキシロールに浸すと退色するので、油浸で鏡検する際にはカバーグラスをかけた標本で行うのが望ましい。

保険上の注意

胸骨骨髄穿刺は 80 点、胸骨以外の部位での穿刺は 90 点。骨髄像は 500 点で、特殊染色を行った場合は、特殊染色ごとにそれぞれ 50 点が加算される。Clot section を作成し病理組織顕微鏡検査を行った場合には 880 点が合わせて算定される。

（斉藤憲治、仲村祐子）

4 特殊染色（細胞化学）

臨床上重要な特殊染色の種類とその意義を表 16 に示した。特に急性白血病の FAB 分類と特殊染色所見を表 17 に示した。

[a] 好中球アルカリホスファターゼ（NAP）

検査の目的

慢性骨髄性白血病と類白血病の鑑別などのために行う（表 16）。

表 16. 特殊染色の目的

特殊染色	目的
ペルオキシダーゼ	①骨髄系細胞とリンパ球系細胞との鑑別 　特に急性白血病の AML と ALL の鑑別 　CML の急性転化期の病型診断 ②MPO 陰性好中球の検出 　先天性、後天性（MDS、AML など）
エステラーゼ 　アセテート E（AE） 　ブチレート E（BE） 　クロロアセテート E（CAE）	急性白血病の病型診断 　特に ALL と M5a、M7 　　　　M2 と M4 　　　　M4 と M5b
アルカリホスファターゼ（ALP）	①CML と類白血病反応の鑑別 ②PNH と再生不良性貧血の鑑別 ③真性多血症と二次性赤血球増加症の鑑別
鉄	①鉄欠乏性貧血の診断 ②鉄芽球性貧血の診断

表 17. 急性白血病の FAB 分類と特殊染色所見

分類	ペルオキシダーゼ（MPO）	エステラーゼ AE	エステラーゼ BE	エステラーゼ CAE
ALL	−	−/+*	−/±*	−
AML				
M0	−	−	−	−
M1	+	−	−	−
M2	+	−	−	+
M3	+	+/−	−	+
M4	+	+	+/−	+/−
M5	−/+	+	+	−
M6	+	−	−	+/−
M7	−	+*/−	−	−

*斑状または粗大顆粒状陽性像（その他の陽性はすべてびまん性陽性像）。

表18. 好中球アルカリホスファターゼ染色(朝長法)の基準値

	男性		女性	
	平均値±SD	変動範囲	平均値±SD	変動範囲
陽性率	85±9	61〜99.5	89±8	68〜99.5
スコア	264±43	170〜335	289±45	189〜367

測定法と基準値

末梢血(骨髄ではない)の成熟好中球の陽性率と陽性度(NAPスコア)を算定する。表18に朝長法の基準値を示した。生理的変動が大きいので必ず健常人陽性コントロールをおいて測定する必要がある。

異常値の解釈

a) 生理的変動:10歳以下で高く、70歳以上で低い。有意に女性の方が高く、妊婦では妊娠月数とともに上昇する。

b) 低値:①慢性骨髄性白血病(CML)、②発作性夜間血色素尿症(PNH)、急性骨髄性白血病(AML)や骨髄異形成症候群(MDS)の一部(特にM2)。

c) 高値:①類白血病反応(重症細菌感染症など)、②真性多血症、③慢性好中球性白血病、④原発性骨髄線維症の約70%(5〜20%は低値を示す)、⑤再生不良性貧血の大部分。

採取・保存の注意

抗凝固剤により不活化されやすいので、採血後抗凝固剤を用いずに直ちに塗抹標本を作成する。塗抹、乾燥後は30分以内に固定する。固定後室温で3日間は保存可能である。また乾燥アルミホイルに包んで−70℃に保存すれば、1年までは保存可能である。染色後の標本は無処理なら3カ月は保存可能であるが、キシロールやツェーデル油につけると数日で退色し、グリセリンで封入するとサフラニンが溶出する。

保険上の注意

末梢血でアルカリホスファターゼ染色を行った場合、32点加算される。

(斉藤憲治、田所治朗)

[b] ミエロペルオキシダーゼ(MPO)

検査の目的

骨髄性白血病とリンパ性白血病の鑑別や MPO 陰性の異常成熟好中球の検出などのために行う(206頁の表16)。

測定法と基準値

本邦では陽性顆粒が黄～黒褐色に染まる diaminobennzidine(DAB)法と、青紺色に染まる α-naphtol brilliant crecylblue 法とがよく用いられる。顆粒球系と単球系が陽性で、そのほかの血球系はすべて陰性である。一般に好中球系より単球系の方が染色性が弱い。後染色はギムザ液

正常血球の種類	ペルオキシダーゼ
骨髄球系	
骨髄芽球	－～＋
前骨髄芽球～分葉核球	ほぼ100％＋
単球系	
単芽球	－～＋
前単球～単球	大部分＋
マクロファージ	－
リンパ球系	－
赤芽球系	－
血小板系	－

の方が細胞の形態の観察上優れているが、弱陽性の判定にはサフラニンの方が優れている。

異常値の解釈

①正常血球と同様白血病細胞でもリンパ球系はまったく陰性だが、顆粒球系と単球系は芽球の極めて未熟なものを除いて陽性を示す。

②急性白血病の FAB 分類では、骨髄中の芽球の MPO 陽性率が3％以上なら AML、3％未満なら ALL とする。但し M0、M7 は3％未満で、M5a でも3％未満のことがある。なお MPO に対するモノクローナル抗体を用いて免疫細胞化学的に MPO を検出すると、M0 のような極めて未分化な AML でも高率に陽性となる。また M7 では電顕で観察される血小板ペルオキシダーゼ(PPO)が陽性となり、ALL との鑑別に用いられる。

③成熟好中球が MPO 陰性となることがある。先天性 MPO 欠損症のほか、AML や骨髄異形成症候群など後天性に起こることもある。

採取・保存上の注意

塗抹後未固定の標本を室温に放置すると、染色性は1週間後には低下傾向を示す。未固定標本をアルミホイルに包んで冷凍保存すれば、さらに長期保存可能である。抗凝固剤の影響はない。

保険上の注意

末梢血でペルオキシダーゼ染色を行った場合は32点、骨髄標本でペルオキシダーゼ染色を行った場合は50点加算される。

(斉藤憲治、田所治朗)

[c] エステラーゼ

検査の目的
主に急性白血病の病型診断のために用いられる(206頁の表16、17)。

測定法と基準値
エステラーゼ染色は用いる基質により非特異的エステラーゼと特異的エステラーゼに分かれ、非特異的エステラーゼにはα-ナフチルブチレートエステラーゼ(BE)とα-ナフチルアセテートエステラーゼ(AE)が、特異的エステラーゼにはナフトールASDクロロアセテートエステラーゼ(CA-E)がある。

非特異的エステラーゼのBEとAEでは単球・マクロファージ系はびまん性に強陽性を示すが、顆粒球系は未熟型の一部を除いて陰性である。巨核球はAEが強陽性、BEが陰性ないし弱陽性である。そのほかTリンパ球はしばしば1個の斑状陽性を示す。染色液にフッ化ソーダ(NaF)を添加すると、単球系と巨核球系の陽性像はほぼ完全に抑制されるが、顆粒球系とTリンパ球の場合はほとんど抑制されない。

一方、特異的エステラーゼであるCAEでは、好中球と肥満細胞が強陽性に染色され、単球系はほとんど染色されない。しかし骨髄芽球の染色性はMPOより低い。

非特異的エステラーゼと特異的エステラーゼの両者を同時に染色する二重染色法により、顆粒球系と単球系とを明瞭に識別できる。

異常値の解釈
急性白血病の白血病細胞も正常血球と同様の染色パターンを示すので、206頁の表17に示したように病型分類に有用である。

採取・保存上の注意
塗抹標本作成後時間が経過するほど染色性が低下するので、速やかに固定、染色する。キシロールにより退色するので注意する。カバーグラスをかけておくと油浸で鏡検後ツェーデル油を拭き取るのに便利である。

保険上の注意
末梢血でエステラーゼ染色を行った場合は32点、骨髄標本でエステラーゼ染色を行った場合は50点加算される。

(斉藤憲治、田所治朗)

[d] 鉄(Fe)

検査の目的
鉄欠乏性貧血と鉄芽球性貧血の診断に用いられる。

測定法と基準値
ベルリン青法により青色に染色される鉄顆粒を有する赤芽球(鉄芽球)とマクロファージ内の可染鉄(ヘモジデリン)を観察する。

> 基準値：
> 正常人では鉄芽球＝20～50%、環状鉄芽球＝0%

異常値の解釈
a) **鉄欠乏性貧血**：鉄芽球とマクロファージ鉄がともに著明に減少する。

b) **鉄芽球性貧血**：核の周囲に鉄顆粒が環状に観察される環状鉄芽球が出現する。骨髄異形成症候群に属する原発性鉄芽球性貧血では、骨髄の赤芽球の15%以上を占める。

保険上の注意
骨髄標本で鉄染色を行った場合50点加算される。

(斉藤憲治、田所治朗)

5 染色体検査

検査の目的

染色体検査は、先天異常や遺伝性疾患に関する検査と腫瘍染色体を中心とする後天的異常に関する検査に大別される。1970年以降、染色体分染法の開発により染色体分析の精度は向上し、近年ではFISH法など分子生物学的手法の導入により、この分野での研究が急速に進んだ。染色体異常に関する知見をもとに疾患の原因となる遺伝子の同定や分子レベルでの病態解析が飛躍的に進んだ例は多く、分子標的治療に応用されたものもある。特に、白血病やリンパ腫などの造血器腫瘍では染色体所見が病型分類と密接に結びつき、診断に不可欠となっている。

測定法と基準値

染色体検査は表19に示すようないくつかの段階からなる。染色体の観察のためには分裂細胞が必要であり、通常は短期培養を行い、その後、標本の作製、染色、顕微鏡での観察へと進む。

染色体分染法とは、染色体の縦軸方向に沿っていくつかの横縞(バンド)を検出させたり、染色体の特定部位を染め分けたりする方法の総称である。これにより個々の染色体の同定や、染色体の部分的な識別が正確にできるようになった。分染法には染色剤としてギムザを用いるG分染法、キナクリンマスタードを用いるQ分染法などいくつかのものがあるが、G分染法が最も普及しており、染色体構造異常の切断点の同定にも本法がよく用いられる。

表19. 染色体検査の概要

1. 検体の採取
2. 細胞培養(24～72時間)
   リンパ球：PHA添加
   白血病細胞など：PHA無添加
3. コルセミド処理
4. 標本の作製
   低張処理、細胞の固定、染色体の展開
5. 染色体分染法
   (G分染法、Q分染法、R分染法など)
6. 顕微鏡写真の撮影と核型分析

基準値
男：46、XY　女：46、XX

染色体異常とその記載法

ヒトの体細胞の染色体数は46本で、22対の常染色体とXとYからなる性染色体により構成されている。分染法によりそれぞれのバンドは染色体の番号、短腕(p)・長腕(q)の別、領域およびバンド番号の4文字で記載すること

ができる。例えば、1q23とは1番染色体長腕の第2領域3番目のバンドである。

染色体異常には数の異常と構造異常とがある。

異常値の解釈

1. **数的異常**

 a) 異数性異常：ある特定の染色体対で数の増減がある場合を異数性の異常(aneuploidy)という。ある染色体が1個消失して相同染色体数が1個となった場合をその染色体のモノソミー(monosomy)といい、また1個増加して3個となった場合をトリソミー(trisomy)という。また、後述の倍数体より1～数個染色体数が多い場合を、例えば高2倍性(hyper-diploidy)などと、少ない場合を、例えば低3倍体性(hypo-triploidy)などと表現する。

 b) 倍数性異常：ヒト正常体細胞は、生殖細胞の基本数n(23本：haploid)の2倍(2n)の染色体数からなる2倍体(diploid)である。このnの数が整数倍となった場合を倍数体(polyploid)といい、3倍体(triploid)、4倍体(tetraploid)などと表現する。

2. **構造異常**

染色体の構造異常には以下のようなものがある。

 a) 欠失(deletion)：同一の染色体内で切断が起き、一部が失われること。端部欠失(terminal deletion)と腕内欠失(interstitial deletion)とがある。

 b) 重複(duplication)：染色体の一部が重複すること。

 c) 逆位(inversion)：同一染色体内の2カ所で切断が起き逆転して再結合すること。腕内逆位(paracentric inversion)と腕間逆位(pericentric inversion)とがある。

 d) 挿入(insertion)：染色体の一部がほかの部位に組み込まれること。

 e) 転座(translocation)：2つの染色体間で切断と再結合が起きること。断片が互いに交換し染色体量に過不足がない場合を均衡型相互転座(balanced reciprocal translocation)という。

 f) 環状染色体(ring chromosome)：染色体の両腕で切断が起き切断点より遠位部を失って再結合し、環状になること。

 g) 同腕染色体(isochromosome)：動原体を中心として両腕とも短腕あるいは長腕で形成された染色体。

3. **モザイクとキメラ**

1個体が2種類以上の異なる染色体構成からなることで、同一接合子由来の場合をモザイクと、異なる接合子由来の場合をキメラという。キメラは自

然発生することはごく稀だが、造血幹細胞移植後にはよくみられる。

4. 核型の表記法

染色体異常の記載法は、いくつかの国際会議を経て、現在ではその大要はISCN(An International System for Human Cytogenetic Nomenclature)(1995)としてまとめられている。

核型の表記はまず、総染色体数のあとにコンマを置き、性染色体構成を記す。常染色体数の異常があるときは、さらにコンマを付し「＋」または「－」記号を染色体番号の前に置き、性染色体の数的異常は、先天異常の場合は構成をそのまま表記するが(例、47,XXY)、腫瘍細胞などでは「＋」「－」記号を用い表記する(例、45,X,－Y)。2つ以上の染色体でみられた場合は番号の小さい順に記す(例、46,XY,－7,＋8)。

構造異常の記載法には略号が用いられるが、それらの代表的なものと使用例を**表20**に示した。複数の染色体による構造異常における染色体切断点はセミコロン(；)で表記する。

5. 造血器腫瘍における染色体異常

白血病やリンパ腫などの造血器腫瘍では、病型により特異的な染色体異常がみられる場合が多い。それらのうち代表的で頻度の高いものを**表21**に示した。

FISH法

FISHとはfluorescence in situ hybridizationの略で、標本上の染色体

表20. 核型記載によく用いられる略号とその使用例

記号	意味	使用例
del	Deletion 欠失	del(20)(q13) （端部欠失） del(6)(q21 q25) （腕内欠失）
der	Derivative chromosome 派生染色体	der(19)t(1；19)(q23；q13)
dic	Dicentric 二動原体	dic(3；13)(q21；p12)
dup	Duplication 重複	dup(1)(q21 q32)
i	Isochromosome 同腕染色体	i(17)(q10)
ins	Insertion 挿入	ins(4；5)(p13；q14 q23)
inv	Inversion 逆位	inv(3)(q21 q26)(腕内逆位) inv(16)(p13 q22)(腕間逆位)
mar	Marker chromosome マーカー染色体	
r	Ring chromosome(環状染色体)	r(X)(p21 q27)
t	Translocation 相互転座	t(9；22)(q34；q11)

複数の異常がみられる場合は以下のように表現する。
例　48,XX,t(9；22)(q34；q11),i(17)(q10),＋19,＋mar
　　47,XY,t(3；14)(q27；q32),＋7,t(8；22)(q24；q11),der(19)t(1；19)(q23；q13)

表21. 造血器腫瘍でよくみられる構造変化を伴う染色体異常

病型	染色体異常	関与する遺伝子
骨髄性白血病		
AML(M2)	t(8;21)(q22;q22)	MTG8(ETO)/AML1
AML(M3)	t(15;17)(q22;q21)	PML/RARα
AML(M4Eo)	inv(16)(p13q22)	MYH11/CBFβ
AML(M4, M5)	t(11q23)	MLL
AML(M7, M2, M4)	inv(3)(q21q26)	EVI1
CML	t(9;22)(q34;q11)	ABL/BCR
B細胞性白血病・リンパ腫		
ALL	t(9;22)(q34;q11)	ABL/BCR
ALL	t(11q23)	MLL
ALL	t(12;21)(p13;q22)	TEL/AML1
ALL	t(1;19)(q23;p13)	PBX1/E2A
BL	t(8;14)(q24;q32)	c-MYC/IgH
MCL	t(11;14)(q13;q32)	CCND1(BCL1)/IgH
FL	t(14;18)(q32;q21)	IgH/BCL2
DL、FL	t(3q27)	BCL6
T細胞性白血病・リンパ腫		
ALL	t(11;14)(p13;q11)	RBTN2/TCRδ
ALL	t(10;14)(p13;q11)	HOX11/TCRδ
ALL	t(8;14)(q24;q11)	c-MYC/TCRα
ALL	t(1;14)(q32;q11)	TAL1/TCRδ
ALCL	t(2;5)(p23;q35)	ALK/NPM

AML；acute myelogenous leukemia, CML；chronic myelogenous leukemia, ALL；acute lymphoblastic leukemia, BL；Burkitt's lymphoma, MCL；mantle cell lymphoma, FL；follicular lymphoma, DL；diffuse lymphoma. ALCL；anaplastic large cell lymphoma

DNAとプローブDNAとをハイブリダイズさせ蛍光シグナルとして検出する方法である。FISH法は遺伝子マッピングのための強力な手段として近年急速に普及したが、臨床検査の分野でも広く利用されるようになった。FISH法では分裂中期細胞でなく間核期細胞でもプローブとした部分のシグナルを得ることができるが、一方、染色体異常についての全体像の解析は難しい。FISH法と従来の染色体分析の両者について利点と限界を知ったうえで、目的に応じ使い分けるのが望ましい。

血液疾患の診療の場ではFISH法は以下のような目的で用いられることが多い。

①染色体の動原体部分やY染色体の不活性部分に特異的なサテライトDNAプローブにより異数性異常の診断や異性間での骨髄移植後の生着の判定を行う。

②領域特異的プローブによる染色体転座(t(9;22)、t(8;21)、t(15;17)な

ど)を検出する。各転座切断点領域のプローブを2種類の蛍光色素で標識し、転座の結果生じた結合部を中間色あるいは混合色の融合シグナルとして検出する方法がよく用いられる。

③ある染色体の全体あるいは特定の領域に特異的なプローブにより、従来の方法では識別困難な染色体の構造異常やマーカー染色体の同定を行う。染色体ペインティング法ともいう。

採取・保存の注意

1. 末梢血

ヘパリンで内壁を濡らした注射筒あるいはヘパリンが入っている採血管に無菌的に採取しよく混和する。先天性異常の診断のためリンパ球を用いる場合は、静脈血3～5 ml を全血のまま培養液と混合し PHA を加え培養することが多い。採血後速やかに培養を開始するのが望ましいが、数時間は室温で、1日以内は冷蔵(4℃)で保管可能である。

2. 骨髄液

骨髄穿刺により得られた骨髄液のうち 0.2～0.5 ml を、あらかじめ 5～15 ml の培養液を入れた試験管内に滴下し、検査室あるいは外注機関などに届ける。採取後速やかに培養を開始するのが原則であるが、搬送する場合には冷蔵保存で24時間を限度とする。

3. リンパ節

生検で切除後、無菌的にハサミやピンセットで細切し、培養液を加える。後の扱いは骨髄液と同様である。

保険上の注意

先天異常、造血器腫瘍(白血病、骨髄異形成症候群、リンパ腫、骨髄腫)などにおいて保険適応となる。染色体検査として 2,150 点が算定され(FISH 法も同等の扱いとなる)、分染法を行った場合は、その種類・方法にかかわらず 400 点が加算される。

(中村裕一)

6 遺伝子検査

検査の目的

近年の分子生物学の進歩はめざましく、臨床の場においても診断や治療方針の決定に応用されることが多くなってきた。現在のところ、臨床検査として用いられる遺伝子検査には以下のようなものがある。

a) **感染症の検査**：細菌・ウイルスなどの微生物の検出・同定や定量。

b) **腫瘍性疾患、特に造血器腫瘍の検査**：染色体転座による遺伝子再構成や融合(キメラ)遺伝子の検出、リンパ系腫瘍でのクロナリティーの検索など。

c) **多型解析による個体識別検査**：HLA 検査や VNTR を利用した造血幹細胞移植後の生着のモニタリングなど。

遺伝子検査を行う目的としては次のようなものが挙げられる。

a) **従来の検査法では診断がつかない場合**：培養困難な病原体の検出、ジェノタイプ・クロナリティーの判定、微小残存病変の判定、など。

b) **分子レベルでの病型診断が必要な場合**：転座型白血病の診断など。

ここでは、造血器腫瘍に関するものを中心に述べる。

検査法と原理

遺伝子検査にはその対象と目的により種々の方法があるが、ここでは臨床血液学領域でよく用いられるサザンブロット法による遺伝子再構成の検出と RT-PCR による融合遺伝子の検出を中心に述べる。

1. サザンブロット法

本法は、DNA を制限酵素で消化後電気泳動し分子量に応じ分離した後、アルカリ処理により1本鎖としてメンブレンフィルターに転写(トランスファー)し、標的遺伝子に特異的なプローブをフィルターとハイブリダイゼーションさせシグナルを検出するものである(表22)。ゲノム DNA に構造変化が生じ、プローブが認識する制限酵素断片が異なるサイズとなった場合に、これを異常バンドあるいは再構成バンドとして検出することができる。

表22. サザンブロット法

1. DNA の調製
2. DNA の制限酵素処理
3. アガロースゲル電気泳動
4. フィルターへの DNA のトランスファー(サザンブロッティング)
5. プローブのラベリング(RI、非 RI)
6. フィルターとプローブのハイブリダイゼーション
7. シグナルの検出

2. PCR 法、RT-PCR 法

PCR(polymerase chain reaction)法は検出しようとする DNA 領域をはさみ込むようにし

て特異的に結合する2つ(1対)のプライマーを設定し、このプライマーと耐熱性DNAポリメラーゼにより目的のDNA断片を指数関数的に増幅させる方法である。また、RNAはそのままではPCRの

表23. RT-PCR法

1. RNAの調製
2. 逆転写酵素によるcDNAの合成（ランダムプライマーなどを使用）
3. 特異的プライマーによるPCR反応
4. 増幅産物の電気泳動でのチェック

鋳型とはならないため、逆転写酵素により相補的DNA(cDNA)を合成した後にPCRを行う。これをRT-PCR(reverse transcriptase-polymerase chain reaction)法といい、転座型白血病における融合遺伝子の検出などによく用いられる。その概要を表23に示す。

 異常値の解釈

ここでは、サザンブロット法による再構成の検出とRT-PCR法による融合遺伝子の検出について述べる。

1. サザンブロット法による染色体転座に伴う遺伝子再構成の検出(図3)

白血病・リンパ腫など造血器腫瘍ではさまざまな病型特異的な染色体転座が認められるが、これに伴い転座切断点付近のゲノムDNAの構造変化が生じるため、これをサザンブロット法により検出することができる。通常はもう一方の染色体(アレル)は正常なので、正常バンドと異常(再構成)バンドの2本が検出される。また、切断点の位置は症例により異なるので、再構成バンドの長さもまちまちである。なお、切断点が広い範囲にわたって分布してい

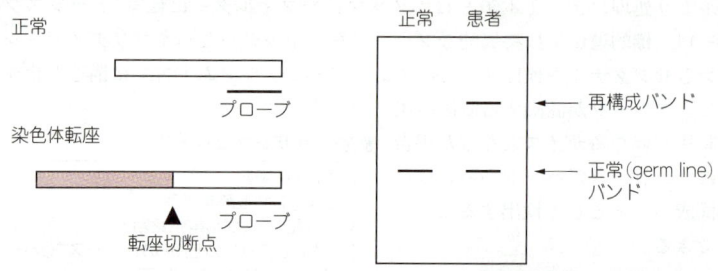

図3. サザンブロット法による染色体転座に伴う遺伝子再構成の検出

A. 制限酵素断片（■は転座相手の染色体に由来する部分を示す）

B. フィルターでのシグナルの検出（再構成バンド／正常(germ line)バンド）

る場合には1つのプローブでは領域をカバーできず、本法では検出困難である。また、検体中に腫瘍細胞が5〜10%以上存在することが必要である。

2. サザンブロット法によるリンパ系腫瘍におけるモノクロナリティーの判定

通常、免疫学的な多様性に対応するため、Bリンパ球では免疫グロブリン遺伝子の、Tリンパ球ではT細胞受容体遺伝子の再構成が認められる。リンパ性白血病やリンパ腫などのリンパ系腫瘍では、その由来する細胞の特質を反映して、これらの遺伝子のある特定の再構成パターンをもった細胞がモノクローナルに増殖するので、サザンブロット法により再構成バンドとして検出される。もしも病変がポリクローナルなリンパ球の集団からなるものであれば、再構成パターンはそれらの細胞ごとにまちまちなので再構成バンドとして検出されない。これにより、病変が腫瘍性のものか反応性のものか、腫瘍細胞の帰属がBリンパ系のものかTリンパ系のものかの判定が可能である。検出のためには、やはり検体中に腫瘍細胞が5〜10%以上存在することが必要である。

3. RT-PCR法による転座型白血病における融合(キメラ)遺伝子の検出(図4)

染色体転座の結果生じる融合遺伝子をPCRによりゲノムDNAのレベルで検出することは、増幅範囲が広過ぎるため困難な場合が多い。しかし、転座に関与する2つの遺伝子が融合mRNAを形成する場合は、RT-PCRを用いて検出することができる。これは、融合mRNAの接合点をはさみ、その両側に位置するプライマーを用いてPCRを行い、予想される産物の有無を判定するものである。正常(非腫瘍)細胞ではこのような融合mRNAは存在せずPCR産物は検出されない。本法は、t(9;22)転座におけるBCR-ABL(P210タイプ、P190タイプ)、t(8;21)転座におけるAML1-MTG8、t(15;17)転座におけるPML-RARαなどの融合mRNAの検出によく用い

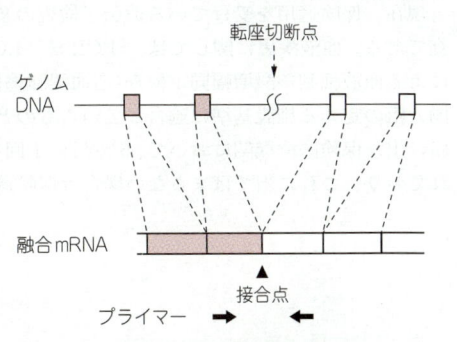

図4. RT-PCR法による転座型白血病における融合mRNAの検出

られており、感度が高く、残存白血病細胞の判定などにも有用である。

採取・保存の注意

DNA・RNAの抽出法はいくつかのものがあり、また、どのくらいの細胞数を扱うのか、抽出したDNA・RNAをどのような目的に用いるのかによって、検体の取り扱い・保存法は異なるので、詳しいことについては、検査室や研究室、あるいは外注機関に直接問い合わせ指示を仰ぐのが一番よい。

一般的には、血液からDNAを抽出する際にはEDTA採血が用いられる場合が多く(ヘパリンはPCR反応を阻害することがあるといわれている)、赤血球や血漿成分の混入は酵素反応(制限酵素やポリメラーゼ)を阻害することがあるため、単核細胞の分離や溶血操作(RNA抽出には好ましくない)によりできるだけ除いておくのが望ましい。検体の運搬にはEDTA加血液のままでよいが、すぐに抽出操作に移れない場合は白血球分画を分離後、凍結保存する。生検材料などからDNAを抽出する際には、組織片を滅菌シャーレなどにとり、乾燥しないように少量の生理食塩水をたらしておき、保存する場合はそのまま、あるいは適当な大きさに細切後凍結させる。

また、RNAの抽出には生存率の高い細胞からなる新鮮な検体を用いる必要があり、材料をすぐに処理できないときには、液体窒素やドライアイスで瞬間凍結後、−80℃以下で凍結保存する。血液や骨髄液からのRNA抽出には、細胞分離剤により単核細胞を分離してから抽出する方が良質なRNAが得られるとされており、検体を採取後なるべく速やかに抽出操作に入るか、細胞を分離して凍結保存する。

保険上の注意

現在、保険適用を受けている遺伝子検査の多くは感染症(病原微生物)の検査である。血液疾患に関しては、「PCR法、LCR法またはサザンブロット法による血液細胞核酸増幅同定検査(造血器腫瘍核酸増幅同定検査)が、厚生労働大臣の定める施設基準に適合しているものとして地方社会保険事務局長に届け出た保険医療機関において、6カ月に1回を限度として算定できる」とされており、これに当てはまらない場合は保険適用外となる。

(中村裕一)

7 鉄欠乏性貧血に関する検査

検査の目的

鉄欠乏性貧血（iron deficiency anemia；IDA）は鉄欠乏によるヘム合成障害のために起こる貧血で、鉄欠乏の成因としては鉄摂取不足（摂食、アルコール中毒）、鉄吸収障害（胃切除後）、鉄需要の増大（成長期、妊娠）、鉄排泄の増加（消化管出血、月経過多）などがある。検査所見では小球性低色素性貧血、血清鉄低値、総鉄結合能高値、血清フェリチン低値などの特徴を呈する。診断では小球性貧血としてサラセミア、鉄芽球性貧血があり、また二次性貧血などとも鑑別を要する。

[a] 血清鉄（serum iron）

基準値

> 男：70～180 μg/dl
> 女：60～160 μg/dl

血清鉄は早朝に高く、夜間に低い日内変動を示すため早朝採血が望ましい。小児期、老人で低値となり男女間では女性に低値となる傾向がある。血清中の鉄はトランスフェリン（transferrin）と結合して存在し、血清鉄値はトランスフェリンと結合している鉄量を表す。

生体内の鉄分布

成人の体内総鉄量は3.0～4.0gで、約2/3は赤血球中にヘモグロビン鉄として存在し、1/3は肝、脾、骨髄などにフェリチン、ヘモジデリンなどの貯蔵鉄として存在する。残りはミオグロビンなどの組織鉄と鉄含有酵素中に含まれる。このうち血漿鉄は約4 mgで体内総鉄量の約0.1%と微量である。

鉄の吸収と排泄

鉄の吸収は胃酸により2価鉄に還元されたのち十二指腸から空腸で吸収される。通常の食事中に含まれる鉄量は1日約10～20 mgで、うち5～10%が吸収される。生理的な状態での鉄の排泄は腸管粘膜上皮や皮膚の剥離などで起こり、1日約1 mg程度である。

鉄欠乏性貧血における体内での変化

1日あたりの鉄の出納は約1 mgと微量であるので容易に鉄欠乏・鉄過剰状態になりやすい。鉄はヘモグロビン1g中に3.4 mg含まれており、10 mlの出血で鉄の喪失は約5 mgに相当する。鉄欠乏が進行すると、①貯蔵鉄の減少

(フェリチン低値)、②血清鉄の減少、③ヘモグロビン鉄の減少(小球性低色素性貧血)、④組織鉄の減少(スプーン爪、舌萎縮)、の順で体内の鉄分布が変動する。

保険上の注意

血清鉄測定(保険点数 12 点)は保険上、鉄欠乏性貧血、出血性貧血、ヘモクロマトーシス、慢性感染症、真性多血症などが対象となる。

(青柳正邦)

[b] 総鉄結合能（TIBC）、不飽和鉄結合能（UIBC）

基準値

> TIBC　男：250〜380 μg/dl
> 　　　 女：250〜450 μg/dl
> UIBC　男：150〜310 μg/dl
> 　　　 女：160〜360 μg/dl

トランスフェリンは β_1 グロブリン分画中に存在する分子量8万kDaの糖蛋白で、トランスフェリン1分子につき鉄2原子と結合しうる。正常の血漿中ではトランスフェリンの約1/3に鉄が結合して存在している。

総鉄結合能（total iron binding capacity；TIBC）は血漿中のトランスフェリンが結合しうる鉄の総量を表し、トランスフェリンの総量に相当する。不飽和鉄結合能（unsaturated iron binding capacity；UIBC）は鉄と結合していない遊離のトランスフェリン量を表しており、血清鉄、TIBC、UIBCの3者の関係は以下のようになる。

$$\text{UIBC}(\mu g/dl) = \text{TIBC}(\mu g/dl) - 血清鉄(\mu g/dl)$$

保険上の注意

総鉄結合能、不飽和鉄結合能（ともに保険点数20点）は主に鉄欠乏性貧血、ヘモクロマトーシス、真性多血症などが対象疾患となる。

（青柳正邦）

[c] フェリチン（ferritin）

基準値

> 男：40～100 ng/ml
> 女：20～70 ng/ml

女性は男性の約 1/2 で妊娠、授乳中も低値をとる。

フェリチンは球状の蛋白外殻（アポフェリチン）と鉄とが結合した分子量約 480 kDa の可溶性の鉄貯蔵蛋白である。

異常値の解釈（表 24）

フェリチンは肝臓、脾臓、骨髄のマクロファージ中に多く存在し、貯蔵鉄量の増減を反映する。炎症性疾患ではマクロファージによるフェリチン合成の亢進によりフェリチンは高値を呈し、また肝炎などの肝細胞障害や白血病・リンパ腫などの悪性腫瘍では障害された細胞からの逸脱によるフェリチンの高値が認められる。

保険上の注意

フェリチン（保険点数 80 点）は鉄欠乏性貧血、鉄芽球性貧血、再生不良性貧血など以外に、急性肝炎、急性膵炎、肝癌、白血病などが対象疾患となる。

表 24. フェリチンの異常値を示す疾患

フェリチンが低値をきたす疾患	フェリチンが高値をきたす疾患
1) 貯蔵鉄減少 ・鉄欠乏性貧血 ・潜在性鉄欠乏 ・真性多血症	1) 貯蔵鉄増加 ・ヘモクロマトーシス ・ヘモジデローシス ・再生不良性貧血 ・鉄芽球性貧血 2) 悪性腫瘍 ・白血病 ・悪性リンパ腫 ・肝癌、腎癌、胃癌、膵癌など 3) 炎症性疾患、その他 ・ウイルス関連血球貪食症候群（VAHS） ・成人 still 病 ・肝炎、肝硬変 ・肺炎、膵炎、腎不全

（青柳正邦）

[鉄欠乏性貧血の鑑別診断]

小球性低色素性貧血の場合はまず、血清鉄、TIBC、フェリチンの測定を行う。異常値の解釈としては血清鉄は 50 μg/dl 以下、160 μg/dl 以上を、TIBC では 250 μg/dl 以下、400 μg/dl 以上を、フェリチンは 12 ng/dl 以下、100 ng/dl 以上をそれぞれ異常低値・異常高値としている。臨床上問題となるのは以下の場合である。

1. 血清鉄低値・TIBC 高値・フェリチン低値
以上の検査所見を満たす場合は、鉄欠乏性貧血に特徴的な所見である。潜在的鉄欠乏状態では血清鉄は正常で、貯蔵鉄の減少を反映してフェリチンのみが低値をとる。

2. 血清鉄低値・TIBC 低値・フェリチン高値
慢性感染症・慢性炎症では細網内皮系からの鉄利用障害（細網内皮系鉄ブロック）により血清鉄が低値をとり、アポフェリチンの合成亢進と貯蔵鉄プールの増大を反映してフェリチンは高値を呈する。

3. 血清鉄高値・TIBC 正常・フェリチン高値
小球性貧血の場合は鉄芽球性貧血とサラセミアの可能性がある。前者は骨髄鉄染色にて環状鉄芽球の出現を認め、後者は末梢値中の標的赤血球の出現と HbA_2、HbF の定量などの検索で診断できる。ほかに巨赤芽球性貧血や骨髄異形性症候群などの無効造血をきたす疾患、再生不良性貧血などの骨髄造血能の低下する疾患などでも同様の所見を呈する。

図5に小球性低色素性貧血の鑑別診断を示す。

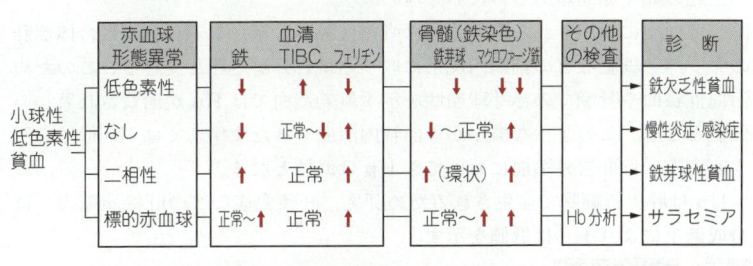

図5. 小球性低色素性貧血の鑑別診断

（青柳正邦）

8 溶血性貧血に関する検査

[a] ハプトグロビン

検査の目的

ハプトグロビン(Hp)は赤血球あるいは赤芽球の破壊(溶血)により血中に放出された遊離ヘモグロビン(Hb)と結合する糖蛋白であり、したがって溶血病態の有無あるいは骨髄での無効造血の有無を判定するのに用いられる。

測定法と基準値

測定法	基準値
ネフェロメトリー法	Hp 1-1 型 : 130～320 mg/dl Hp 2-1 型 : 100～340 mg/dl Hp 2-2 型 : 40～270 mg/dl 型判定なし: 40～340 mg/dl

＊基準値は検査施設により多少の違いがある

異常値の解釈 (表25)

ハプトグロビンは肝実質細胞で産生される急性相反応蛋白であり、したがって感染症、膠原病などの炎症性疾患、組織の壊死を伴う病態および悪性腫瘍などで高値を示す。しかしCRPほど鋭敏ではないためこれら疾患の病勢の指標として用いられるわけではない。

表25. 異常値を示す主な疾患

	疾患・病態
高値	炎症性疾患 悪性腫瘍
低値	各種溶血性貧血 無効造血 肝機能障害

上述の如く赤血球あるいは赤芽球の破壊に際して血中に放出される遊離 Hb は直ちに Hp と結合し Hp・Hb 複合体が肝のクッパー細胞などの細網内皮系に取り込まれ分解処理を受ける。このため溶血性貧血や骨髄での赤芽球崩壊を示す無効造血では Hp が消費され著しい低値となる。このような機序から血管内溶血をきたす疾患では Hp 低値を示すが実際には血管外溶血においても Hp は低値となる。

Hp は肝実質細胞で産生されるため肝炎、肝硬変症などの肝機能障害では合成低下により Hp は低値を示す。

採取・保存の注意

採血時に溶血させると Hp が実際より低値となりうる。保険点数＝220点。

(檀　和夫)

[b] 赤血球浸透圧抵抗試験

検査の目的
遺伝性球状赤血球症の診断確認に用いる。

測定法と基準値

測定法	基準値		
Parpart法	新鮮血	:最小	0.55〜0.45%
		最大	0.40〜0.30%
	24時間ふ置血	:最小	0.70〜0.60%
		最大	0.40〜0.20%

0.15〜0.9%の食塩水溶液を入れたスピッツに少量の血液(ヘパリン採血による新鮮血および脱フィブリン血による24時間ふ置血)を加え室温で30分ふ置後遠心し、上清のヘモグロビン量を測定し溶血度を算定する。

異常値の解釈 (図6)

基準値には最小と最大の数値で示したが、結果の解釈には図6に示したように各濃度の溶血度をプロットしたグラフで視覚的に判断するのがよい。遺伝性球状赤血球症では患者血液の溶血度をプロットすると正常範囲より右にシフトするのが特徴的である。しかし、異常が軽度の場合には明らかに正常

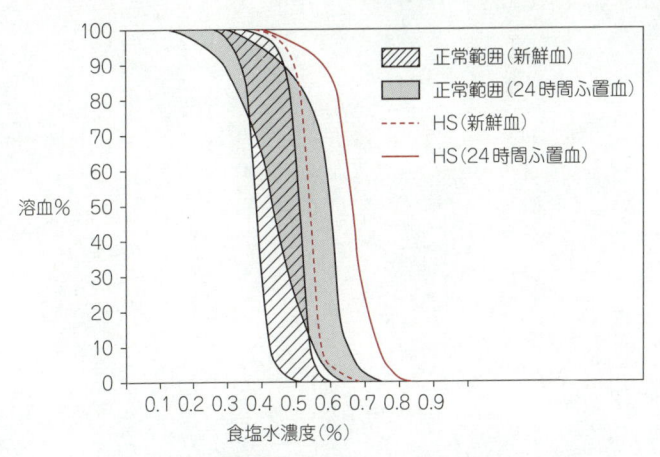

図6. 赤血球浸透圧抵抗弛緩(Parpart法)の溶血曲線

範囲を逸脱しないこともあり、この場合は 24 時間ふ置血を用いると溶血が明確になり異常の判定が容易になる。

　血液中に小球状赤血球が出現する自己免疫性溶血性貧血（温式抗体による）でも異常を示すが、遺伝性球状赤血球症の診断は家族歴、塗抹標本上の小球状赤血球の存在、クームス試験陰性、脾腫、胆石などによる総合的判断により容易である。保険点数は新鮮血＝60 点、24 時間ふ置血＝60 点。

（檀　和夫）

[c] ハム(Ham)試験

検査の目的
発作性夜間血色素尿症(PNH)における補体感受性が亢進した異常赤血球を検出する。

測定法
無処理血清、塩酸添加による酸性化血清、加熱による非働化血清の系を作製し、そこに赤血球浮遊液を加えて37℃で1時間ふ置し、遠心後上清のヘモグロビン量を測定する。それぞれ患者血球、同一血液型のコントロール血球を用いて溶血の有無を判定する。

異常値の解釈
無処理血清、塩酸および患者血球の組み合わせのみが溶血を示す場合にPNHと判定する(表26)。無処理血清と患者血球のみでもごくわずかに溶血を認める場合もある。しかし、コントロール血球の系では絶対に溶血は起こらず、もし溶血がみられたら検査の信頼性に問題がある。

PNH血球では細胞膜上に補体制御因子であるCD55、CD59などのGPIアンカー結合型膜蛋白が欠損しており、このため補体感受性が亢進し溶血病態を引き起こす。

ハム試験と同様に補体感受性が亢進した赤血球を検出する方法として、より簡便な砂糖水試験がある。

ハム試験が陽性となる疾患にはPNH以外に、極めて稀な疾患であるCongenital dyserythropoietic anemia(CDA)II型がある。

採取・保存の注意
採血後速やかに検査する。

保険上の注意
保険点数=60点。

表26. ハム試験の判定

系	1	2	3	4	5	6
血球浮遊液	コントロール血球			患者血球		
無処理血清	+	+	−	+	+	−
非働化血清	−	−	+	−	−	+
塩酸	−	+	+	−	+	+

*5番の系のみが溶血すればPNHと判定

(檀 和夫)

[d] クームス試験(373頁参照)

9 巨赤芽球性貧血に関する検査

[a] ビタミン B₁₂、葉酸

検査の目的
大球性貧血、巨赤芽球性貧血の鑑別診断に用いる。

測定法と基準値

ビタミン B₁₂		葉酸	
測定法	基準値	測定法	基準値
化学発光法	249～938 pg/ml	化学発光法	2.4～9.8 ng/ml

異常値の解釈

1. ビタミン B₁₂（表27）

骨髄増殖性疾患特に慢性骨髄増殖症候群では顆粒球過形成があり、そのため顆粒球系細胞が産生するといわれているトランスコバラミン I が増加し、そのため血清ビタミン B₁₂ が高値となると考えられている。したがってビタミン B₁₂ が高値の場合は骨髄増殖性疾患の存在を疑う。

ビタミン B₁₂ の測定は大球性貧血の鑑別を目的として行う。大球性貧血をみたら骨髄検査を行い、巨赤芽球性変化が認められたらビタミン B₁₂ あるいは葉酸欠乏を疑う。ビタミン B₁₂ が低値を示す疾患の中で最も多いのは悪性貧血と胃切除後貧血である。

2. 葉酸（表28）

わが国では摂取不足による葉酸欠乏は少ないが、非経口栄養施行時の葉酸補給に注意が必要である。葉酸欠乏をみたら需要の増大あるいは吸収障害を

表27．ビタミン B₁₂ が異常値を示す病態・疾患

高値	骨髄増殖性疾患 肝疾患 癌
低値	摂取不足 内因子欠乏 　悪性貧血 　胃切除後貧血 小腸病変 　吸収不良症候群：炎症性腸疾患、小腸切除、熱帯性スプルー 　細菌、寄生虫との競合：blind loop syndrome、憩室、広節裂頭条虫症

表28. 葉酸が異常値を示す病態・疾患

低値	取摂不足：アルコール中毒、非経口栄養 需要増大：妊娠、溶血性貧血、悪性腫瘍、広範な皮膚病変 吸収障害：小腸病変、薬物(抗痙攣剤、経口避妊薬)

きたす病態の存在を考えてみる。

摂取・保存の注意

葉酸は採血時の溶血により高値となるため注意が必要。

保険上の注意

保険点数はビタミン B_{12}＝270点、葉酸は280点。

(檀 和夫)

[b] 抗内因子抗体、抗壁細胞抗体

検査の目的
巨赤芽球性貧血の鑑別時に悪性貧血の診断の補助として用いる。

測定法
①抗内因子抗体：ラジオイムノアッセイ法(RIA、放射免疫測定法)、チャコール法
②抗壁細胞抗体：間接蛍光抗体法(IFA)

異常値の解釈

1. 抗内因子抗体
　食物として経口摂取されたビタミン B_{12} は胃壁細胞から胃液中に分泌される内因子と結合して腸管内を運ばれ回腸末端に存在する内因子受容体を介して血中に吸収される。悪性貧血は強度の萎縮性胃炎を示し、それに伴って内因子の欠乏がみられるが、同時に血清中には抗内因子抗体が出現する。抗内因子抗体にはビタミン B_{12} と内因子の結合を阻止するⅠ型抗体と、ビタミン B_{12} と内因子の複合体が回腸末端の内因子受容体に結合するのを阻害するⅡ型抗体の2種類がある。通常Ⅰ型抗体を測定する。抗内因子抗体は悪性貧血患者の約60％に認められるが、悪性貧血以外ではほとんど検出されず特異性は高い。

2. 抗壁細胞抗体
　胃体部および胃底部にある壁細胞は胃酸を分泌するプロトンポンプを有するが、抗壁細胞抗体の対応抗原はこのプロトンポンプ(H^+、K^+-ATPase)とされる。悪性貧血患者の血清中には高率に(約90％)抗壁細胞抗体が検出されるが逆に特異性は低く、萎縮性胃炎や甲状腺疾患などでも認められることがある。

採取・保存の注意
　血清は凍結して提出する。

保険上の注意
　抗内因子抗体、抗壁細胞抗体ともに保険では認められてなく自費扱いとなるため検査にあたっては注意が必要である。

(檀　和夫)

10 サイトカイン

[a] エリスロポエチン(EPO)

検査の目的

エリスロポエチン(erythropoietin；EPO)は分子量約 34 kDa の糖蛋白で大部分は腎の近位尿細管周囲細胞から産生され、骨髄の赤血球前駆細胞に作用しその分化増殖を促進することにより赤血球産生量を増加させる造血因子である。

エリスロポエチン測定の目的としては腎性貧血の程度や真性多血症と二次性多血症との鑑別など、骨髄の赤血球系の造血能の指標として用いられる。

表29. エリスロポエチンの異常を示す疾患

- エリスロポエチンが高値を呈する場合
  1. 貧血
     鉄欠乏性貧血、溶血性貧血、再生不良性貧血、骨髄異形成症候群、急性白血病など(腎性貧血以外の貧血をきたす疾患)
  2. 二次性多血症
     a. 適切なエリスロポエチン産生によるもの
        (1) 高地居住
        (2) 喫煙
        (3) 睡眠時無呼吸症候群(Pickwich syndrome)
        (4) 慢性閉塞性肺疾患(COPD)
        (5) 肺動静脈瘻
        (6) 心疾患チアノーゼ群
        (7) 異常ヘモグロビン症：メトヘモグロビン、高酸素親和性ヘモグロビンなど
     b. 不適切なエリスロポエチン産生によるもの
        (1) 腎虚血：囊胞腎、水腎症、腎移植後など
        (2) エリスロポエチン産生腫瘍：
            小脳血管芽細胞腫、腎細胞癌、腎上皮腫、Wilms 腫瘍
            肝細胞癌、平滑筋腫、褐色細胞腫など
        (3) 男性ホルモン、蛋白同化ホルモン、コバルトイオンなど
  3. 家族性多血症
  4. 薬剤：男性ホルモン、蛋白同化ホルモンなど

- エリスロポエチンが低値を呈する場合
  1. 腎性貧血
  2. 真性多血症

測定法と基準値

基準値：12.0～32.0 mIU/ml

遺伝子組換えヒトエリスロポエチン（rEPO）を用いて抗体を作成し、RIA（放射免疫測定法）で測定する。男性の血中濃度は女性の 1.5～2 倍、日内変動では夜間にわずかに高値を呈する。

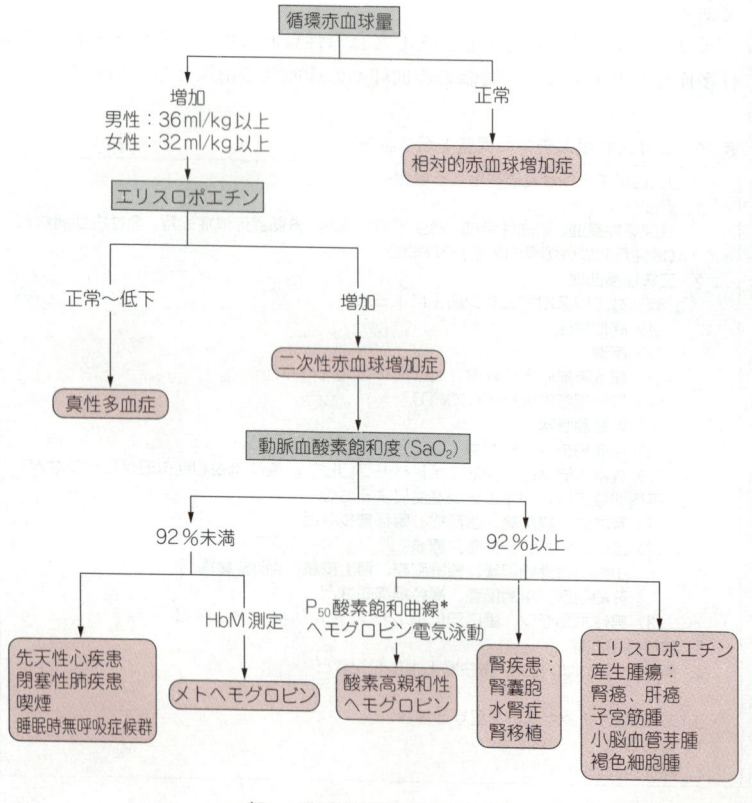

```
                    循環赤血球量
                   ／        ＼
                 増加         正常
          男性：36ml/kg以上      │
          女性：32ml/kg以上   相対的赤血球増加症
                │
           エリスロポエチン
            ／      ＼
        正常～低下    増加
           │         │
        真性多血症  二次性赤血球増加症
                     │
                動脈血酸素飽和度（SaO₂）
                  ／        ＼
              92％未満      92％以上
```

先天性心疾患／閉塞性肺疾患／喫煙／睡眠時無呼吸症候群

HbM測定 → メトヘモグロビン

P₅₀酸素飽和曲線＊／ヘモグロビン電気泳動 → 酸素高親和性ヘモグロビン

腎疾患：腎嚢胞／水腎症／腎移植

エリスロポエチン産生腫瘍：腎癌、肝癌／子宮筋腫／小脳血管芽腫／褐色細胞腫

＊P₅₀：動脈血の酸素飽和度を 50％ にするのに必要な酸素分圧

図 7．赤血球増加症の鑑別診断

異常値の解釈

エリスロポエチン産生亢進は、①貧血や心肺疾患など組織の低酸素状態をきたす疾患・病態、②腎に対する血流低下（腎動脈狭窄、腎動脈の収縮をきたす薬剤）、③男性ホルモン、蛋白同化ホルモン投与、などで認められる。赤血球数が増加し低酸素状態が改善されると negative feed back 機構によりエリスロポエチン産生が抑制される。

腎機能が正常な場合はエリスロポエチンとヘモグロビン濃度は負の相関があり、貧血の程度に応じてエリスロポエチンの上昇が認められる。また、疾患別でもエリスロポエチンの上昇の程度は異なり、慢性炎症・慢性感染症による貧血や鉄欠乏性貧血に比し再生不良性貧血の方が高値を呈する傾向がある。一方、腎性貧血では腎機能障害があるために貧血に見合ったエリスロポエチン濃度の上昇が認められず、エリスロポエリン濃度は低値を示す（表29）。

赤血球増加症においては真性多血症ではエリスロポエチン濃度は正常～低下するのに対し、二次性多血症ではエリスロポエチン濃度は増加し両者の鑑別に用いられる（図7）。適切なエリスロポエチン産生によるものとしては高地居住、喫煙、睡眠時無呼吸症候群、慢性閉塞性肺疾患、肺動静脈瘻、心疾患チアノーゼ群、異常ヘモグロビン症などがあり、不適切なエリスロポエチン産生によるものとしては腎疾患、エリスロポエチン産生腫瘍などがある。

採取・保存の注意

血清エリスロポエチン測定に際しては検体を−20℃で保存し、長期間保存するためには凍結保存が望ましい。

保険上の注意

エリスロポエチン精密測定（保険点数260点）の保険上の対象疾患は腎性貧血、赤血球増加症である。

（青柳正邦）

[b] 可溶性IL-2レセプター（sIL-2R）（284頁参照）

11 出血素因検査

[a] 出血時間

検査の目的

出血時間は in vivo での一次止血機能(血管内皮に損傷が起こると、血小板が損傷血管内皮のコラーゲンに粘着し、次いで血小板凝集塊からなる血小板血栓が形成される)をみる検査であり、血小板数とその機能に最も影響される。このほか、損傷部皮膚の状態、血管壁および周囲組織の状態、血漿因子が関与する。

特異的な検査ではなく、術前や出血傾向のスクリーニング試験として用いられる。

測定法と基準値

出血時間の測定値は、①検者の熟練度、②年齢・性別、③皮膚温度、④静脈のうっ血程度、⑤切創の方向・幅・深さ、⑥終末点の取り方、により左右されることを念頭に行う必要がある。

a) **Duke法**:耳朶にランセットで穿刺し、30秒ごとに血液を濾紙に吸い取らせ、血液が付着しなくなるまで(直径1mm以下)の時間を測定する。最初の血斑が1cm程度になるように穿刺する。広く行われている方法であるが、誤差が大きく再現性や信頼性に劣る。

b) **Ivy法**:上腕に血圧測定用のマンシェットを巻き、40mmHgの圧で駆血し、肘関節から5cmの前腕屈側をランセットで穿刺し、Duke法と同じように止血までの時間を測定する。

c) **Template法、Simplate法**:原理はIvy法と同様であるが、標準化のために型板を用いて一定の切創(深さ1mm、長さ9mm)ができるようにする方法である。simplate法は型板、刃、固定装置が一体化したディスポーザブルのsimplate R(Organon Teknika社製、販売元:三共株式会社)を用いる。

> 基準値:1~5分(Duke法)
> 2~7分(Ivy法)
> 2~9分(Template法、Simplate法)

異常値を呈する疾患および病態 (表30)

出血時間延長の場合は、まず血小板数を算定し、血小板減少によるものか、血小板機能異常によるものかを大別する。骨髄増殖性疾患(本態性血小板血

表30. 出血時間の異常を呈する疾患および病態

出血時間の延長
a）血小板減少症
b）血小板機能異常症
先天性疾患：血小板無力症、Bernard-Soulier 症候群、storage pool 病など
後天性疾患：尿毒症、多発性骨髄腫、原発性マクログロブリン血症、骨髄増殖性疾患など
c）血漿因子の欠乏：von Willebrand 病、先天性無フィブリノーゲン症、DIC
d）血管異常：遺伝性出血性毛細血管拡張症（Osler 病）、Ehlers-Danlos 症候群
e）薬剤：アスピリン、インドメサシンなどの非ステロイド系消炎鎮痛剤、ジピリダモール、シクロピジン
出血時間の短縮
脳梗塞、心筋梗塞などの血栓性疾患、動脈硬化性疾患、ネフローゼ症候群など

症、慢性骨髄性白血病など）では、血小板数は増加するが血小板機能は低下しているため出血時間の延長を認めることがある。血小板機能異常が疑われる場合には、出血傾向の既往歴、家族歴、血小板機能を抑制する薬剤の服用歴を確認し、血小板凝集能や放出能検査を行い異常のタイプを確認する。出血時間が短縮している場合には血小板機能亢進の可能性があり、血小板凝集能検査（自然凝集の有無、低濃度刺激に対する強い凝集反応）および βTG、PF 4 検査を行う。

採血および測定上の注意

①アスピリンなどの抗血小板薬の服用は1週間中止して行う。

②出血時間が15〜20分以上に延長している場合には検査を中止し、圧迫止血する。縫合が必要な場合もある。

③出血時間が短縮している場合には切創が不十分である可能性がある。

④血友病など凝固因子欠乏症では血小板機能異常がないため出血時間は正常であるが、二次止血機能に異常があるため後出血をきたすことがある。

保険上の注意

保険点数＝18点。

（向井陽美、長澤俊郎）

[b] 血小板凝集能

検査の目的

血管内皮が損傷を受けると、血小板の粘着、放出（ADP）、放出物質による血小板の凝集が起こり、血小板血栓が形成され一次止血が行われる。血小板凝集能検査は生体内における血小板凝集の度合いを *in vitro* で確認する検査である。各種の先天性および後天性血小板機能異常の診断のみならず、血栓傾向の予知や治療の指標としても重要である。

測定法と基準値

血小板凝集の程度を光学的に透光度の変化として記録する吸光度法と、凝集塊から発生する散乱光強度が凝集塊半径の自乗に比例する原理を用いた散乱光法がある。一般的には吸光度法が用いられることが多い。

吸光度法は多血小板血漿（platelet rich plasma；PRP）に凝集惹起物質（ADP、エピネフリンなど）を加え、撹拌すると血小板凝集が起こり、それに伴い透光度が増加していく変化を光学的に記録し、その曲線から凝集の状態を解析する方法である。血小板機能低下例に適している。散乱光法は糖尿病など易血栓性疾患における血小板機能評価に適している。

1. 採血とPRP作製

プラスチック注射器に20Gまたは21G注射針をつけて、3.8％クエン酸ナトリウム1容と血液9容の割合になるように採血する。混和後、800～1,000 rpmで10分間室温で遠心し、PRPを分離する。残りの血液を3,000 rpmで15分間遠心し、乏血小板血漿（platelet poor plasma；PPP）を得る。

2. 凝集惹起物質

通常の検査にはADP、エピネフリン、コラーゲン、リストセチンの4種類が用いられる。特殊な例や研究目的でトロンビン、アラキドン酸、カルシウムイオノフォアなどが使われる。

3. 基準値

低濃度のADPでは、血小板の放出反応を伴わない可逆的な一次凝集が起こり、高濃度のADPでは、血小板内の濃染顆粒からADPやセロトニンの放出に伴う非可逆的な二次凝集が起こる。

生化学検査のように明確な正常範囲を規定できる検査ではないので、健常人コントロールとの差を検討することになる。

> 正常成人：ADP 1〜10 μM/l、エピネフリン 0.1〜2 μg/ml で解離を伴わない二次凝集をみる。コラーゲンは 1〜4 μg/ml で 60〜90 秒の潜時を経て凝集が起こる。リストセチンでは 1.2〜1.5 μg/ml で凝集が起こる。
>
> 凝集能低下：ADP 10 μM/l 以上、エピネフリン 2 μg/ml 以上で一次凝集の低下または解離、二次凝集の欠如が認められる。コラーゲン 4 μg/ml 以上で潜時の延長、凝集低下が認められる。
>
> 凝集能亢進：ADP 0.5 μM/l 以下、エピネフリン 0.01 μg/ml 以下、コラーゲン 0.5 μg/ml 以下で明らかな二次凝集を認める。

表31. 血小板凝集能異常を呈する疾患および病態

	先天性	後天性
凝集能低下	血小板無力症、Bernard-Soulier症候群、von Willebrand病、storage pool病、放出異常症	骨髄増殖性疾患、高γグロブリン血症、尿毒症、肝疾患
凝集能亢進		糖尿病、高脂血症、脳梗塞、虚血性心疾患

表32. 血小板機能異常症の凝集能

	ADP（一次）	ADP（二次）	コラーゲン	リストセチン
血小板無力症	↓	↓	↓	正常
Bernard-Soulier症候群	正常	正常	正常	↓
storage pool病	正常	↓	↓	正常
von Willebrand病	正常	正常〜↓	正常	↓

異常を呈する疾患および病態

凝集能低下および亢進を呈する疾患を表31に示す。また、先天性血小板機能異常症の結果（表32）と典型的な凝集曲線（図8）を示す。

採血および測定上の注意

①採血は空腹時に行う。食後の血漿は乳び状になることがあり、PRPとPPPの透光度の差が小さくなり凝集曲線の解釈が難しくなるためである。

②血小板機能に影響を与える薬剤の使用は、検査前1週間は中止する。非ステロイド系抗炎症剤（NSAIDs）、抗ヒスタミン剤、カルシウム拮抗剤、クロロフィブレート、利尿剤、ペニシリン系抗生物質など。

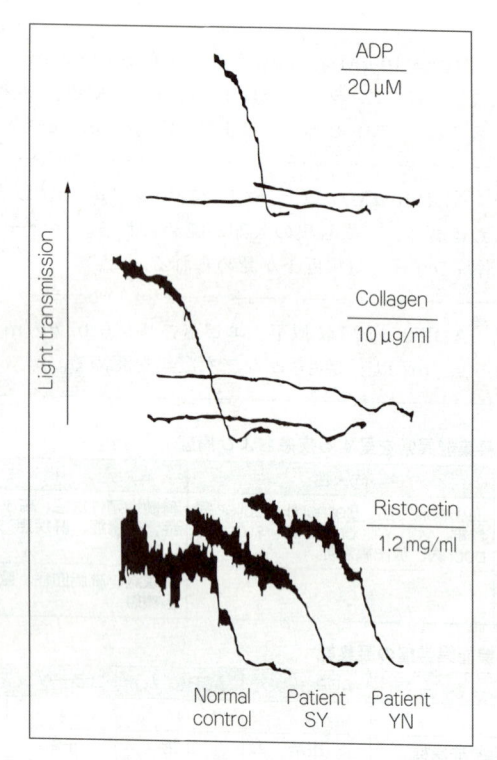

図 8. 血小板無力症患者の血小板凝集能
血小板無力症患者ではリストセチン凝集は正常であるが、ADP、コラーゲン凝集は低下しているため、吸光度の上昇が認められない。
(三輪史朗(編):血液病学, p 1238, 文光堂, 東京, 1995 より引用)

③血小板数の調整を行う。血小板が多い場合は同一人の PPP を用いて 30 $\times 10^4/\mu l$ 前後にする。血小板が少ない場合は、正常対照の PRP も同程度になるように調整する。血小板数 $7 \times 10^4/\mu l$ 程度までは測定可能であるが、それ以下では測定不能となる。

保険上の注意

保険点数=95 点。

(向井陽美、長澤俊郎)

[c] 血小板停滞率（血小板粘着能）

検査の目的

血管が損傷により内皮細胞が剝脱し、膠原線維が露出されると血小板が粘着する。これにより血小板血栓形成および止血機構がスタートする。血小板粘着にはコラーゲンとコラーゲン受容体、vWF、GPIb の結合が関与している。

この粘着能を調べる方法として、ガラスビーズやガラス繊維を通過する前後の血小板数の差から求める方法が一般的である。この場合、ガラスに吸着される血小板は粘着したものだけでなく、凝集した血小板も含まれるため「血小板停滞率」と呼ばれるようになってきた。

測定法と基準値

ガラスビーズを用いる方法として Salzman 変法と Hellem II 法がある。これらより生理的な測定法として、ウサギ腹部大動脈にバルーンカテーテルを挿入して内皮を剝離し、血液を灌流させ顕微鏡下で血管壁と血小板の反応を観察する方法もあるが一般的ではない。

ガラスビーズ法：ガラスビーズを一定量詰めた管内に血液を通し、通過前後の血中血小板数を比較する。生体から直接ビーズ管を通過させて採血する Salzman 変法と採血した血液をビーズ管から押し出して通過させる Hellem II 法がある。Salzman 変法の場合には血小板粘着能測定器（アイエスケー株式会社）、Hellem II 法の場合には GB 管（栄研）が市販されている。ビーズ管を通した血液と通さない血液をそれぞれ EDTA 試験管に採取し、血小板数を算定する。

$$\frac{対照血小板数 - ビーズ通過後血小板数}{対照血小板数} \times 100 = 血小板停滞率（\%）$$

Salzman 変法は粘着能亢進が疑われるとき、Hellem II 法は粘着能低下が疑われるときに行うことが望ましい。

> 基準値：10〜50％（Salzman 変法）
> 　　　　60〜95％（Hellem II 法）

異常値を呈する疾患および病態

低値：血小板無力症、von Willbrand 病、骨髄増殖性疾患、storage pool 病、Bernard-Soulier 病
高値：心筋梗塞、脳梗塞、高脂血症、糖尿病

測定上の注意

①血小板機能を抑制する薬剤(血小板凝集能の項を参照)を測定1週間前から中止する。

②空腹時に採血する。

③1回で確実に静脈に穿刺する。穿刺を繰り返すと組織液が混入する。

保険上の注意

保険点数＝85点。

(向井陽美、長澤俊郎)

[d] 血小板放出能

検査の目的

血小板の顆粒には濃染顆粒やα顆粒などがある。濃染顆粒は ADP、ATP、セロトニンなどを含む。血小板が刺激されると濃染顆粒から ADP が放出され、ほかの血小板を凝集させて血小板血栓を形成するのに関与している。α顆粒にはβトロンボグロブリン(β-TG)、血小板第4因子、フィブリノーゲン、トロンボスポンジンなどが存在する。血小板機能低下が疑われる症例では濃染顆粒内容の放出を測定する場合が多い。α顆粒から放出されるβ-TG や血小板第4因子濃度は血栓性疾患などでの生体内の血小板活性化を評価する場合に測定される場合が多い。

測定法と基準値

コラーゲン刺激による ATP 放出をルシフェリンの発光量として測定する方法や濃染顆粒に ^{14}C-セロトニンを取り込ませトロンビンなどで刺激し、外部へ放出された ^{14}C-セロトニンの放射活性を測定する方法がある。臨床的には ATP 放出能が広く用いられている。セロトニン放出能は ATP 法より定量性はあるが、放射性同位元素を用いるため検査可能な場所が限られてくる。β-TG 放出能はトロンビンで刺激後、放出されたβ-TG を RIA kit(Amarsham 社)を用いて測定する方法がある。

コントロールとして健常人の検体と同時に測定する。

> 基準値
> ATP 放出率：コラーゲン 20～50μg/ml 刺激で 30～50% 放出
> セロトニン放出率：トロンビン 0.25 U/ml 刺激で 50% 放出
> β-TG 放出率：トロンビン 0.25 U/ml 刺激で 60～90% 放出

異常値を呈する疾患および病態　(表33)

一般的に血小板凝集能低下を示す疾患は、血小板放出能も異常を示すことが多く、確定診断のためには、電顕写真の解析や血小板膜蛋白の解析などが必要となってくる。

表33. 血小板放出能の異常を呈する疾患および病態

ATP、セロトニン放出率の低下：storage pool 病、血小板放出機構異常症、薬剤(アスピリンなど)
β-TG 放出率低下：gray platelet syndrome、血小板放出機構異常症、薬剤

測定上の注意

血小板機能を抑制する薬剤(血小板凝集能の項を参照)を測定1週間前から中止する。

(向井陽美、長澤俊郎)

[e] 血小板結合性 IgG(PAIgG)(295頁参照)

[f] プロトロンビン時間(PT)

検査の目的

PTは被検血漿にカルシウムイオンと組織トロンボプラスチンを加え、フィブリンが析出するまでの時間を測定する。外因性および共通性凝固因子のスクリーニング検査として頻用され、フィブリノゲン、第II因子(プロトロンビン)、第V因子、第VII因子、第X因子の活性に関する異常を検出する(図9)。

測定法と基準値

被検血漿にカルシウムイオンと組織トロンボプラスチンを加え、フィブリンが析出するまでの時間を測定する。PT試薬はヒトやウサギなどの動物組織から抽出したものや遺伝子組み換えで製造された組織因子にリン脂質を結合した組織トロンボプラスチンなどに塩化カルシウムを添加した試薬である。このため試薬の違いにより測定秒数が異なり、普遍的基準値を得ることは困難である。そこで、ワーファリンのコントロールのために国際標準化比(INR)の形で標準化が進んでいる。

【PT測定結果の表現方法】

① 秒表示:同時に測定したプロトロンビン時間と正常対照値をともに表記する。基準範囲は対照±20%程度とすることが多い。秒表示は施設間差があり標準化できない。

② プロトロンビン比(PR)表示:プロトロンビン比=被検血漿秒数/対照秒数(基準範囲は1.0±0.1とされているが、異常検体については試薬間差が大きい)

③ プロトロンビン活性表示:標準血漿の希釈列より希釈標準曲線を作成し、被検血漿の測定値の活性%を示す。基準範囲は80〜100%。施設間差が大きく標準化できない。

④ 国際標準化比(International normalized ratio;INR):WHOの標準トロンボプラスチンを基準として、市販のトロンボプラスチン試薬を国際感度表示(ISI)で標準化する。抗凝固療法の指標として国際的に用いられている。INR=(PR)^{ISI} (PRはプロトロンビン比、ISIは各試薬のロットごとに添付されている)

異常値の解釈

性差、年齢差、日内変動、食後の乳び血症の影響はないが、生後1〜3日で

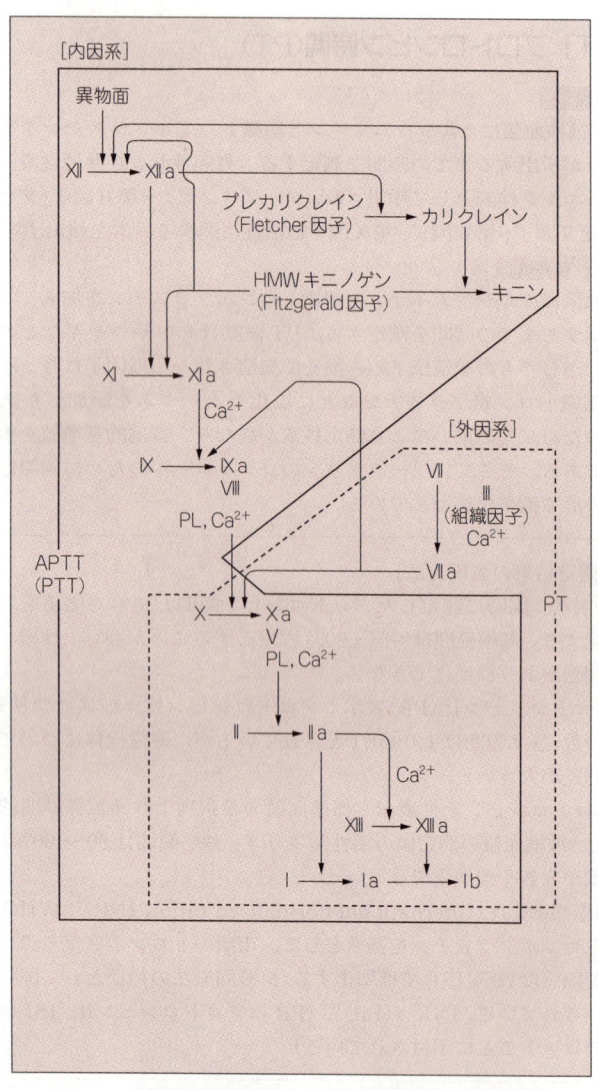

図9. 血液凝固の機構における APTT と PT の鑑別範囲
PL：リン脂質、Ia：不安定フィブリン、Ib：安定化フィブリン

は、ビタミン K 依存性凝固因子の低下のため正常プール血漿の 2 倍程度の延長を示し、約 1 週間で回復する。妊娠時は、生理的凝固因子の増加により短縮傾向を示す。正常対照値より 5 秒以上(対照の 1.5 倍以上、INR 2.5 以上)の延長で異常出血の可能性が高くなる。2 秒以上(1.2 倍以上)で精密検査を推奨する。経口抗凝固療法時には、国際比較が可能な INR による管理基準(表 34)が示されている。PT の延長は外因系・共通系凝固因子の質的・量的異常により起こる。先天性フィブリノゲン欠乏・異常症では PT の延長は比較的軽度である。多くの凝固因子は肝臓で合成されている。①ビタミン K 欠乏、②肝疾患などによる凝固因子の産生・合成障害、③播種性血管内凝固症候群(DIC)に代表される消費性凝固因子の欠乏、④ヘパリン投与、⑤自己抗体による活性阻害、などで PT の延長を示す(表 35)。

表 34. INR による経口抗凝固療法の治療域

適応症	推奨 INR
深部静脈血栓症の予防 (高リスク外科手術を含む) 深部静脈血栓症の治療 肺梗塞の治療 全身性塞栓症の防止 組織性心臓弁 急性心筋梗塞 心臓弁膜疾患 心房細動 反復性全身性塞栓症	2.0〜3.0
機械的人工心臓弁	2.5〜3.5

採取・保存の注意

APTT の項(249 頁)を参照。

保険上の注意

先天性凝固障害のスクリーニングは初回と再確認の 2 回は行う。異常があれば精密検査に移り欠乏因子の活性を測定する。先天性欠乏症の軽症者や保因者、後天性疾患では凝固因子の変動が大きいため繰り返しの測定が必要で

表 35. PT の異常値を示す疾患

```
先天性疾患
  プロトロンビン欠乏症        プロトロンビン異常症
  V 因子欠乏症
  VII 因子欠乏症              VII 因子異常症
  X 因子欠乏症                X 因子異常症
  無フィブリノゲン血症        フィブリノゲン異常症

後天性疾患
  肝障害                      胆道閉塞症
  ビタミン K 欠乏症           特発性乳児ビタミン K 欠乏症
  経口抗凝固剤投与            ヘパリン投与
  DIC                         著明な線溶亢進時
  循環抗凝血素の存在
  異常蛋白症(骨髄腫などで)
  抗生剤(メチルテトラゾールチオメチル基を有するもの)
```

ある。凝固因子の補充療法の効果判定をするため、同日に複数回の測定が必要な場合もある。経口抗凝固療法では、治療開始時期は目標値に安定するまで1～2週間ごとに、安定後は少なくとも月1回は測定する。頻回に測定した場合は検査結果と必要性を症状詳記に記載する。保険点数は17点である。

a) **トロンボテスト**：ワーファリン治療の管理のための検査で、第Ⅴ因子とフィブリノゲンの低下を補うことが特徴だが、臨床的には、国際的に標準化されている PT の INR を使う方が望ましい。保険点数は34点。

b) **ヘパプラスチンテスト**：PIVKA の影響を受けずに肝の蛋白合成能力を評価するための検査であるが、国際的には PT を用いる方が一般的である。保険点数は34点。

(山中　晃、福武勝幸)

[g] 部分トロンボプラスチン時間（APTT）

検査の目的

APTTは内因系および共通系凝固因子の状態を調べるスクリーニング検査として行われる。フィブリノゲン、第II因子（プロトロンビン）、第V因子、第VIII因子、第IX因子、第X因子、第XI因子、第XII因子、プレカリクレイン、高分子キニノゲンの活性に関する異常を検出する（246頁の図9）。

測定法と基準値

原理は被検血漿に接触因子の活性化物質とカルシウムイオンを加えフィブリンが形成されるまでの時間を測定するものである。APTTは試薬間差や機械間差が大きいため共通の基準値が設定できないのが現状である。各施設で測定した正常対照値の±20%以内程度が基準と考えられている。

異常値の解釈

正常対照の1.5倍以上の延長がある場合は出血傾向を示す可能性がある。フィブリノゲンは50 mg/dl程度にならないと異常値は示さない。顕著な延長があっても第XII因子の欠乏による場合は出血傾向は示さない。先天性出血性素因として血友病Aと血友病Bがある。伴性劣性遺伝を示し、関節内出血や筋肉内出血を特徴とする。von Willebrand病はフォン・ヴィルブランド因子（$_v$WF）の量的、質的異常により発生する。同因子が第VIII因子を運ぶ役割をもつことから第VIII因子も低下しAPTTが延長する。両者が低下している場合は本疾患を疑う。但し、質的異常の病型ではAPTTが延長しない場合もあるので注意を要する。内因系あるいは共通系因子の産生障害として重症肝障害による蛋白合成障害、ビタミンK欠乏症、新生児出血症、経口抗凝固薬投与などがある。消費性欠乏としては大量の出血や播種性血管内凝固症候群（DIC）などがある。内因系あるいは共通系凝固因子に対する抗凝固因子自己抗体や同種抗体により特定の凝固因子の活性が低下すると延長する。抗リン脂質抗体症候群においてループスアンチコアグラントによりAPTTが延長することがあり、血栓症や習慣性流産と関連している。プロトロンビン時間（PT）を合わせて測定し延長の原因が凝固系のどの系によるものかを推定する。凝固因子の欠乏と抗体による阻止の鑑別のために循環抗凝血素検査を行う。

採取・保存の注意

採血時に組織トロンボプラスチンの混入を避けるため、凝固検査には穿刺時の注射器や試験管ではなく、2本目以降を用いるようにする。採血後、直ち

に 3.2% クエン酸ナトリウム 1 容と血液 9 容を十分混和し、4°C、3000 RPM で 20 分間遠心分離して得た血漿を検体とする。4°Cに保存し数時間以内に検査する。保存が必要な場合は短期間は−40°C、長期間は−80°C以下とする。

保険上の注意

　先天性凝固障害のスクリーニングは初回と再確認の 2 回は行う。異常があれば精密検査に移り欠乏因子の活性を測定する。先天性欠乏症の軽症者や保因者、後天性疾患では凝固因子の変動が大きいため、繰り返し測定する必要がある。ヘパリンなどの治療のモニターや、凝固因子の補充療法の効果を判定するためには同日に複数回の測定が必要な場合もある。頻回に測定した場合は検査結果と必要性を症状詳記に記載する。保険点数は 28 点である。

（佐々木昭仁、福武勝幸）

[h] フィブリノゲン

検査の目的

フィブリノゲンは血液凝固系の最終段階で作用し、不溶性のフィブリンを形成することにより血栓の安定化に重要な役割を果たすものである。フィブリノゲンの量的・質的異常は出血傾向、血栓形成傾向、創傷治癒遅延などを引き起こすことが知られており、凝固系のスクリーニング検査として重要な位置を占める。

測定法

1. 凝血学的測定法

a) **トロンビン時間法**：自動測定装置で測定できるため最もよく用いられている。一定量のトロンビンによるフィブリノゲンのフィブリンへの転化速度は主としてフィブリノゲン濃度に依存することを利用した測定法である。実際には希釈血漿からフィブリン塊が析出する時間を測定し、検量線より定量する。

b) **重量法**：トロンビンにより形成されたフィブリン塊の乾燥重量を直接測定する方法である。

2. 免疫学的測定法

a) **一次元免疫拡散法（SRID）**：寒天平板の中で拡散させた被検血漿中のフィブリノゲン抗原と抗フィブリノゲン抗体が反応して形成された沈降輪の直径より抗原量として定量する方法である。

b) **レーザー免疫ネフェロメトリー法**：血漿中のフィブリノゲンと抗フィブリノゲン血清との複合物にレーザー光を照射し、その光の散乱強度より抗原濃度を求める。

3. 比濁法

血漿中のフィブリノゲンを硫酸アンモニウムなどで塩析し、その濁度を吸光度として捉えて定量する方法である。

基準値

200～400 mg/dl

異常値の解釈

1. フィブリノゲンの異常を示す病態と疾患（表36）

フィブリノゲンは肝臓で産生され、約80％が血管内に分布し生体内半減期は約3日とされている。血中濃度は主に産生と消費・分解のバランスにより

表36. フィブリノゲンの異常を示す病態と疾患

低　下	増　加
先天性無フィブリノゲン血症	炎症性疾患
先天性フィブリノゲン異常症	感染症
新生児	手術・外傷
肝硬変症	妊婦
激症肝炎	悪性腫瘍
L-アスパラギナーゼ使用時	ネフローゼ症候群
播種性血管内凝固症候群	クリオフィブリノゲン血症
大動脈瘤	新鮮凍結血漿の長期大量投与
線溶療法施行時	
脱フィブリノゲン療法時	
大量出血	

決まるが、大きく影響しやすい因子として肝臓での蛋白合成能、炎症性病態の程度、線溶能などが挙げられる。生理的には加齢や妊娠により増加する。

2．高値を呈する場合

感染症、悪性腫瘍、手術侵襲などでは炎症や組織崩壊などの生体防御機転と関係し、急性相反応蛋白の1つとして増加する。一般に増加の程度はその疾患の重症度、経過と相関がある。700 mg/dl を超えると血栓形成の危険が高まるといわれている。特に脳梗塞や虚血性心疾患ではリスクファクターの1つと考えられている。

3．低値を呈する場合

頻度としては肝硬変などの重度肝障害によるものが多い。播種性血管内凝固症候群(DIC)においては経時的な推移を注意深く追うことが重要であるが、顕著な減少を示す際には線溶亢進型の DIC を念頭におく。50 mg/dl 以下では出血の危険が高いとされている。なおトロンビン時間法で極端な低値を示すにもかかわらず臨床的に無症状の場合、先天性のフィブリノゲン異常症が考えられるので分子遺伝学的解析を進める必要がある。

採取・保存の注意

採血をする時間帯による変動は少ないが食後は避ける。検体は抗凝固剤として 3.2% のクエン酸ナトリウムを用いて直接静脈を穿刺し採取する。トロンビン時間法ではヘパリンの混入により偽低値を示すので動脈ラインなどの留置チューブからの採血は不適当である。採血後は直ちに転倒混和し、3000 RPM、20 分遠心して血漿を分離する。測定が2時間以内に行われる際には室温保存でよいが、それ以上かかる場合には 4℃ で保存する。翌日以降に測定するときには －20℃ 以下で保存し、長期保存は －80℃ で行う。

保険上の注意

特に明確な制限はないので病態の種類と重症度に応じて適宜検査を行う。検査の頻度の目安は病態により異なるが、急性期では1～3日に1回程度である。保険点数は26点である。

〔田中朝志〕

[j] 凝固因子定量（II、V、VII、VIII、IX、X、XI、XII、XIII、von Willebrand因子；vWF）

検査の目的

凝固因子の量的バランスが壊れると、出血傾向または血栓傾向が生じる。これらの検査により、先天性または後天性の出血性疾患や血栓症の診断が行える。

測定法と基準値

各因子は、健常人の新鮮プール血漿値の活性または抗原量の平均を100%とした場合の百分率で表現される。活性、抗原量ともに約50～150%が基準範囲である。また、国際的には健常者新鮮血漿1ml中の各因子含量を1単位（U）と表すことが一般的である。凝固因子量は個人差が大きいため、先天性凝固因子欠乏症のヘテロ接合体は基準範囲に含まれる例が多い。

因子名	基準範囲	凝固活性測定法	抗原量測定法
第II因子	50～150%	1段法、2段法、合成基質法	SRID、Laurell法
第V因子	50～150%	1段法	
第VII因子	50～150%	1段法	RIA、EIA
第VIII因子	50～150%	1段法、2段法、合成基質法	
VWF	50～150%	Rcof(ristocetin Cofactor)*	SRID、Laurell法、ELISA
第IX因子	50～150%	1段法、2段法	Laurell法、ELISA
第X因子	50～150%	1段法、合成基質法	ELISA
第XI因子	50～150%	1段法、合成基質法	
第XII因子	50～150%	1段法、合成基質法	
第XIII因子	50～150%	合成基質法、ゲル濾過法	ラテックス凝集法、中和抗体法、Laurell法

*血小板凝集能

異常値の解釈

表37に測定値と疾患を列挙した。単独欠損なら血友病AやB、von Willebrand病（vWD）など先天性欠乏症が疑われるが、既往歴や家族歴から先天性疾患の可能性が低い場合は凝固因子に対する自己抗体の産生を疑い、循環抗凝血素検査を行う。複合因子欠乏なら肝障害、ビタミンK欠乏症（新生児一次出血など）、播種性血管内凝固症候群（DIC）、抗リン脂質抗体症候群などが考えられる。また、先天性欠乏症の保因者診断にも利用される。さらに活性値と抗原量を比較することで各凝固因子の質的異常も推定できる。凝固障害をもたらす薬物はヘパリンとワーファリンがある。ヘパリンはアンチトロン

表 37. 凝固因子の欠乏が認められる疾患

分　類	代表的疾患（欠乏因子）	その他の疾患
先天性欠乏*	・血友病 A（Ⅷ因子） ・血友病 B（Ⅸ因子） ・von Willebrand 病 　（vWF）	・各因子欠乏症（異常症）
後天性欠乏	・ビタミン K 欠乏症；新生児一次出血症（Ⅱ、Ⅶ、Ⅸ、Ⅹ） ・肝障害（Ⅱ、Ⅶ、Ⅸ、Ⅹ） ・DIC（全因子）	・各因子に対するインヒビター（抑制物質）の発生 ・ヘパリン投与（vWF、ⅩⅢ以外の因子） ・ワーファリン投与（Ⅱ、Ⅶ、Ⅸ、Ⅹの低下） ・広域抗生剤長期大量投与（Ⅱ、Ⅶ、Ⅸ、Ⅹの低下） ・抗リン脂質抗体症候群（ループス・アンチコアグラント）（複数因子の低下） ・アレルギー性紫斑病（ⅩⅢ）

*血友病などの単独欠乏症の場合、1％以下は重症欠乏症、1〜5％を中等度欠乏症、5〜50％を軽症欠乏症と表現する。

ビンの抗凝固活性を促進するので、血栓症や DIC などの予防や治療に使用される。ワーファリンはビタミン K の拮抗薬で、経口抗凝固剤として汎用されている。ワーファリン内服で、活性のないⅡ、Ⅶ、Ⅸ、Ⅹ因子（protein-induced by vitamin K absence；PIVKA）が産生され、それぞれの因子活性は低下する。PIVKA-Ⅱの増加は通常法ではビタミン K 欠乏症、高感度法では肝細胞癌を疑う。

採取・保存の注意

運動や興奮でⅧ因子や vWF は増加する。また、数日以内の輸血や血液製剤投与は、測定値に影響を与える。採血時は全血 9 容：3.2％ クエン酸ナトリウム 1 容を速やかに混和し、4℃、3000 RPM で 20 分間遠心分離して得た乏血小板血漿を用いて測定する。Ⅴ因子やⅧ因子は保存不安定であり、採血後は速やかに測定する。保存する場合は、血漿分離後、直ちに急速冷凍し、−80℃以下を維持することが望ましい。

保険上の注意

保険点数は 280 点であるが、ほかに決められた複数の項目を測定すると別に定められた点数となるため、病態によって多項目の測定が必要な場合は経済的に不利な検査である。

（福江英尚）

[j] 凝固因子インヒビター

検査の目的

血友病患者の出血症状には、凝固因子製剤を輸注する補充療法が行われる。この際、先天的に欠損している凝固因子に対する同種抗体が発生することがあり、凝固因子インヒビターと呼ばれる。血友病Aの約30%の症例で、第Ⅷ因子製剤の平均10回の反復投与後に第Ⅷ因子インヒビターが発生する。その後、約半数の患者は免疫寛容療法や自然経過で抗体は消失し、残りの患者は長期にわたり抗体を保持する。血友病B患者の第Ⅸ因子製剤の繰り返し投与中にも、同様に第Ⅸ因子インヒビターを発生することがあるが、上記の第Ⅷ因子抗体に比較し頻度は低い。血友病におけるインヒビター発生の危険因子を表38に示した。インヒビターを発生した血友病患者は、通常の補充療法が無効になり、止血治療に難渋する。したがって、血友病患者の補充療法中には定期的にインヒビターを検査する必要がある。

凝固因子インヒビターは、血友病以外にも稀に自己抗体として発生することがある(表39)。このような症例は、インヒビター発生に伴って、それまでなかった出血傾向が生ずる。自己抗体症例の約半数は基礎疾患を認めず、健常高齢者に発生することが多い。凝固系のスクリーニング検査で凝固時間の延長を認め、特定の凝固因子活性が著減しているときには、自己抗体の発生を念頭においてインヒビターの測定をする必要がある。

表38. 血友病における凝固因子インヒビター発生の危険因子

- 重症型の患者
- 同一家系内にインヒビター保有血友病がいるとき
- 血液製剤の累積投与日数が少ない患者
- 若年者

表39. 第Ⅷ因子インヒビター(自己抗体)の随伴疾患

自己免疫性疾患	: 関節リウマチ、全身性エリテマトーデス(SLE)、その他
分娩後	
悪性腫瘍	: 肺、前立腺、結腸、腎、その他
リンパ増殖性疾患	: リンパ性白血病、悪性リンパ腫、多発性骨髄腫
薬剤投与後	: ペニシリン、クロラムフェニコール、ジフェニールヒダントイン、フルダラビン、その他
皮膚疾患	: 乾癬、天疱瘡、その他
呼吸器疾患	: 気管支喘息、サルコイドーシス、呼吸器不全
その他	: 糖尿病、肝炎、糸球体腎炎、真性多血症、アミロイドーシス、インターフェロン療法後

測定法と基準値

　血友病患者の場合はもともと APTT が延長しており、インヒビターが発生しても通常の凝固検査では確認できない。したがって、第Ⅷ因子インヒビターの定量的な検査が必要になる。ベセスダ法は、患者の血漿と正常プール血漿を等量混和し、37℃で2時間反応後、残存第Ⅷ因子活性を測定する。患者血漿の代わりにイミダゾール緩衝液を用いた対照に比較し、第Ⅷ因子活性が 50% に低下するものを1ベセスダ単位(Bethesda unit；BU)とする。第Ⅸ因子インヒビターもこれに準ずるが、反応時間は 30 分程度でよい。カットオフ値は施設により異なるが、0.6 BU/ml 以上を陽性とすることが多い。しかし、0.6〜1.0 BU/ml の検体は、測定原理上、誤差が大きいため、再現性を確認する必要がある。

異常値の解釈

　血友病患者で、1 BU/ml 以上の結果の再現性が確認されたときには、インヒビターの発生を考える。さらに、患者に凝固因子製剤を投与し、当該凝固因子活性の生体内回収率や血中半減期が低下していればインヒビターの存在が確定できる。

　凝固因子製剤の投与後に、免疫応答でインヒビター力価が 5 BU/ml 以上に上昇する症例をハイレスポンダーと称す。それに対し、免疫応答が弱く、インヒビター力価が常に 5 BU/ml 以下の症例をローレスポンダーとして臨床的に区別する。ローレスポンダーの症例では、当該凝固因子製剤を大量投与し、抗体を中和した後に残存凝固因子活性が得られることが多い。しかしハイレスポンダー症例では、通常凝固因子の投与は無効なので、バイパス療法を行うことが多い。

採取・保存の注意

　インヒビターの測定用検体は 3.2% クエン酸ナトリウム1容と血液9容を混和して採取した血漿を用いる。通常、インヒビターは IgG などの免疫グロブリンであり、4℃の冷所保存の安定性は高い。また、血漿はいったん凍結し、後日測定することもできる。

保険上の注意

　APTT 延長、PT 正常の際には内因系凝固因子(Ⅶ、Ⅺ、Ⅸ、Ⅷ)の減少やインヒビターの存在を考慮するが、両方同時に測定するのではなく、凝固因子活性が著減している凝固因子のインヒビターを測定する。凝固因子インヒビターの定量(ベセスダ法)は 200 点である。

(新井盛夫)

[k] アンチトロンビン（AT）

検査の目的

アンチトロンビン（antithrombin；AT）（従来、アンチトロンビンⅢと呼ばれていた）は、血液凝固系の重要な制御物質で、凝固因子のうちでもトロンビンやXa因子などのセリンプロテアーゼを阻害する。

ATは、分子量65,000のセリンプロテアーゼインヒビター（SERPINS）の1つで、肝および血管内皮細胞で産生される。ATはヘパリンとの結合により、その立体構造が変化し、凝固第X因子やトロンビンなどを速やかに阻害する。AT活性測定は、血栓症の原因として知られる先天性AT欠損症の診断に不可欠である。ATの血中濃度は凝固系の活性化による消費以外にも、IL-6などのサイトカインの作用による産生低下、さらに炎症による血管外漏出によっても低下するので、播種性血管内凝固症候群（DIC）や血栓症の診断に加えて全身性炎症反応症候群などの診断にも有用である。また、血中AT活性測定は、ヘパリン投与の際のAT製剤補充の適応決定にも重要である。

測定法と基準値

ATの血中濃度測定法には、抗AT抗体を用いた免疫学的測定法とATのトロンビンの阻害活性を測定する方法がある。免疫学的測定法には免疫拡散法、レーザーネフェロメトリー法、ラテックス粒子凝集法などがある。血漿AT濃度、もしくはAT活性の正常値は各測定キットで異なるので、添付文書で確認する必要がある。

> 基準値：抗原濃度で25～35 mg/dl
> 活性で80～120％

異常値の解釈

血中AT活性は、上記の異常が認められなくても、肝障害によりその活性は低下する。ATは新生児期には低値である。男性では50歳以降は低下傾向を示すが、女性では閉経期以降はむしろ上昇することが示されている。妊娠中は軽度の低下傾向を示すが、正常値の範囲内である。

上述のようにATの先天性欠損症例では若年（多くは35歳までに）から重篤な原因不明の血栓症が惹起される（先天性血栓性素因）。AT欠損症の種類は、抗原濃度の低下を示すものと活性値のみの低下を示すもの（いわゆる異常AT分子）とがある。DICではトロンビン生成に伴いATは消費され減少するが、ATは生成トロンビン量に対してかなり過剰に存在するため、トロンビ

ン生成のみでは、ATは著明に低下しない(せいぜい10〜20%程度の低下)。しかし、敗血症ではAT活性はさらに低下する。また敗血症で多臓器不全を認める症例ではATはさらに著明な低下を示し、この低下の程度が大きいほど、予後は不良となる。すなわち、血中AT活性は凝固の活性化に加えて、全身の炎症により著明に低下する。これはATが負の急性相蛋白として挙動することを意味する。

ネフローゼ症候群では尿中への喪失により、また熱傷では血管外への漏出によりATは低下する。大きな手術後、L-asparaginase投与、ヘパリン投与(低分子ヘパリンでは認められない)、ホルモン剤投与(エストロゲン・プロゲステロン投与で約10%減少)などでAT活性が低下する。

ヘパリン使用時には、AT濃縮性剤を用いて、血中AT活性を80%以上に維持する。

採取・保存上の注意

0.38%クエン酸ナトリウム加血液を遠心して得られる血漿を用いて測定する。検体を保存する場合は、凍結保存する。

保険上の注意

アンチトロンビン濃度測定は、保険診療が可能である。保険点数は120点。

(岡嶋研二)

[1] トロンビン-アンチトロンビン複合体

検査の目的

　血管内で生成したトロンビンは、生体の凝固制御機構により適切に処理される。すなわち、トロンビンはフィブリノゲン、トロンボモジュリンおよびアンチトロンビンにより結合され、その活性が制御されている。このトロンビン制御機構の重要性は、トロンビンを結合できない異常フィブリノゲンを有する例、また、プロテインC欠損症、さらにアンチトロンビン欠損症で血栓症が発症することからも理解できる。

　上述のように、アンチトロンビンは、血管内皮細胞表面のヘパリン様物質と相互作用し、1対1の分子比でトロンビンを結合し、これを効率よく不活化する。すなわち、血中トロンビン-アンチトロンビン複合体(TAT)濃度の測定は、トロンビン形成の程度を反映すると考えられ、血栓症や播種性血管内凝固症候群(DIC)の診断に有用な臨床検査となる。TATの血中半減期は、10～15分であるので、TAT濃度の上昇は、on-goingなトロンビン生成を反映しており、血栓形成の活動性を反映すると考えられる。

測定法と基準値

　血漿を用いて、酵素免疫測定法(EIA)により測定する。

> 基準値：1) Enzymegnost TAT、2.17±0.43 ng/ml
> 　　　　2) TATテスト(国際試薬)、1.8±1.5 ng/ml
> 　　　　1)の試薬での基準値、3.0 ng/ml以下

異常値の解釈

　TAT濃度は、男性が女性よりも高値であり、また、年齢とともに上昇する。深部静脈血栓症、脳梗塞、肺梗塞、心筋梗塞、DICなどの血栓性疾患をはじめ、妊娠中毒症、血液透析、手術後など、いろいろな病態に伴う凝固亢進状態時にも高値を示す。血栓症を発症していない糖尿病や心房細動などでは、血栓症発症のリスクを反映する。また、抗凝固療法の効果判定にも有用で、筆者らはDICの抗凝固療法の目標を10 ng/ml未満としている。DIC治療などで、アンチトロンビン製剤を投与すると、一過性にTAT濃度が上昇する。

採取・保存の注意

　採血時に組織液が混入すると、採血管内でトロンビンが生成され、高値を示すことがある。プラスミン-α_2プラスミンインヒビター濃度が正常である場合に、TATのみ高値(このような場合、多くは60 ng/ml以上)である場合

は、採血がスムーズに行われたかどうかを確認する必要がある。凍結・融解を繰り返すことにより TAT 値は低下する。

保険上の注意

本検査は保険診療可能であるが(保険点数は 310 点)、ほかに同じ意義を有する検査であるプロトロンビンフラグメント 1+2 や可溶性フィブリンモノマーの定量と同時に実施すると、どれか 1 つは算定されない場合がある。

(岡嶋研二)

[m] フィブリン・フィブリノゲン分解産物、D-ダイマー

検査の目的

FDPは、フィブリンおよびフィブリノゲンの分解産物の総称であるが、D-ダイマーは、フィブリンが活性型凝固第XIII因子により架橋され安定化フィブリンの分解産物の総称である。FDPの測定には、多くの場合、抗フィブリノゲン抗体を用いているので、安定化フィブリン以外にも、フィブリノゲンや不安定フィブリンの分解産物もFDPとして測定される。FDP濃度の測定は、間接的ではあるが、血管内(時に血管外もあるが)のフィブリン生成(すなわち血栓形成)を反映する。

測定法と基準値

これらの測定法には多くのものがある。

> 基準値：ラテックス凝集法、血中総FDP濃度の測定法
> 　　　　　　　5〜10 μg/ml
> 　　　　ラテックス凝集法(LPIAシステム)FDP(E)濃度測定法
> 　　　　　　　7〜71 ng/ml
> 　　　　D-ダイマー濃度測定法
> 　　　　　　　1 μg/ml 以下

異常値の解釈

FDP濃度は、多くの場合、フィブリンのプラスミンによる分解により増加するので、血管内でフィブリンが形成される血栓症や播種性血管内凝固症候群(DIC)で増加する。さらにプラスミンが過剰に生成され、安定化フィブリン以外に、フィブリノゲンや不安定フィブリンのプラスミンによる分解が起こると、それに伴って増加する(過剰線溶)。一方、血中D-ダイマー濃度は、血栓(安定化フィブリン)のプラスミンによる分解により増加するので、血栓形成のみを反映する。すなわち、両者ともに多くの場合、血栓形成を反映して、それらの血中濃度が増加するが、血管外に形成されたフィブリンの分解、例えば組織のフィブリン形成、胸水、腹水、および消化管出血が認められる場合にも増加する。血栓溶解剤投与では、これらの血中濃度は上昇する。正常値を超えるような生理的変動は知られていない。また、異常フィブリノゲンを有する症例では、FDPが高値を示すことがある。さらに、用手法によるラテックス凝集法によるFDP測定では、リウマトイド因子の存在により偽陽

性を示すことがある。D-ダイマー測定において、高 IgM 血症では、ラテックス凝集や EIA による測定で、非特異的反応により、偽陽性を示すことがある。

採取・保存の注意

FDP は、血液凝固促進剤および抗プラスミン剤が添加されている専用採血管を用いて採血する。室温で 30 分以上静置後、遠心分離し、得られた上清(血清)を用いて測定する。D-ダイマー測定は、血漿も用いられるが、FDP 測定に用いる血清検体で測定する。すぐに測定しない場合は、凍結保存する。

保険上の注意

本検査は保険診療が可能である(保険点数は各 240 点)が、フィブリノゲン分解産物測定は、FDP 測定が施行されていないと算定されない。

(岡嶋研二)

[n] 可溶性フィブリンモノマー複合体(SFMC)

検査の目的

可溶性フィブリンモノマー複合体(soluble fibrin monomer complex；SFMC)は、大量のトロンビンによってフィブリノゲンから生成した過剰なフィブリンが、高分子物質であるフィブリノゲン、フィブリン分解産物、およびフィブロネクチンを結合し、複合体を形成したものである。すなわち、SFMCが血中で検出されれば、過剰なフィブリン形成が引き起こされたことを意味する。

いろいろな病態で、凝固系の活性化が惹起されると、トロンビンが形成され、それに伴い、トロンビン-アンチトロンビン複合体、フィブリノペプチドA、およびプロトロンビンフラグメント1+2などが生成される。しかし、これらのマーカーは、トロンビン生成のマーカーであり、決して血栓形成のマーカーではない。これに対して、可溶性フィブリンやSFMCが血中で検出されれば、これは血栓が形成されたことを意味する。血栓が形成されても、線溶活性が低下していると、FDP濃度は上昇しないことがあるが、SFMC検出は、このような場合でも血栓形成の指標となり得る。

測定法と基準値

患者血漿とフィブリンモノマーを表面に吸着させたO型赤血球を反応させ、その凝集によりSFMCを検出する方法(FMテスト)を用いた場合、正常人では検出されない。陽性の場合、凝集の程度から、半定量的に+から+++までの評価を行う。そのほか、いくつかの可溶性フィブリンを定量する方法も開発されている。

基準値：FMテスト、正常人では(-)

異常値の解釈

血中のSFMCは、播種性血管内凝固症候群(DIC)、血栓症、また、その他の過凝固状態で血管内フィブリンの形成が亢進した場合に検出される。また、後述のように採血時に組織液が混入すると偽陽性を示す。

採取・保存の注意

採血の際に組織液が混入すると、採血管内でフィブリンが形成され陽性となるので、本検査の結果が、臨床症状やほかの凝固線溶検査と合致しない場合は、採血をやり直す必要がある。

保険上の注意

本検査は保険診療が可能である(保険点数は110点)が、可溶性フィブリンモノマー定量は、他のトロンビン-アンチトロンビン複合体やプロトロンビンフラグメント1+2測定と同時に施行すると、どれかが算定されない場合がある。

(岡嶋研二)

[o] α_2プラスミンインヒビター(α_2-PI)、プラスミン-α_2プラスミンインヒビター複合体(PIC)

検査の目的

血栓形成や虚血により血管内皮細胞から組織型プラスミノゲンアクチベーターが産生されるが、その結果、血中のプラスミノゲンが活性化され、プラスミンが生成し、フィブリンが溶解される(線溶)。肝で産生されるα_2プラスミンインヒビター(α_2-PI)は、プラスミンの重要な制御物質で、プラスミンα_2PI複合体(わが国では、これをプラスミン-インヒビター複合体、すなわちPICと省略することが多い)を形成し、プラスミンを適切に不活化することで、線溶活性を制御する。すなわち、α_2-PI活性およびPIC濃度の測定はプラスミン生成の指標として、すなわち線溶活性の指標となるので、血栓形成に引き続く線溶活性の上昇や、出血症状の原因としての先天性、または後天性α_2-PI欠損症に伴う過剰線溶の診断などに用いられる。

測定法と基準値

血漿のプラスミンの阻害活性から、α_2-PI活性を測定する(基準値:80〜120%)。また、ELISA(酵素免疫測定法)により、血中のα_2-PIの抗原濃度も測定される。

> プラスミン阻害活性よりα_2-PI活性を測定
> 基準値:80〜120%
> ELISAよりα_2-PIの抗原濃度を測定
> 基準値:45〜75μg/ml
> 血漿PIC濃度はELISAにより測定
> 基準値:0.8μg/ml以下

異常値の解釈

α_2-PIは肝臓で産生されるので、線溶活性の上昇がなくても、肝障害があれば、その血中濃度は低下する。このような場合、PIC濃度は正常か、α_2-PI濃度の低下に比して、軽度の上昇しか示さない。肝障害が認められない場合に、α_2-PI活性の低下を認め、同時に、PIC濃度の上昇を認めれば、プラスミン生成の亢進、すなわち、線溶活性の上昇が惹起されていることになり、このような場合、血栓形成が認められなければ、先天性のα_2-PI欠損症や異常症が疑われる。さらに血栓症や播種性血管内凝固症候群(DIC)などの凝固異常に

引き続く線溶活性の上昇でも、α_2-PI 活性の低下と PIC 濃度の上昇が認められる。特に、DIC で、α_2-PI 活性が 50%未満に低下すると過剰線溶が惹起されている場合が多く、これによる出血傾向も発現しやすくなる。このような場合、抗凝固療法とともに抗線溶療法を行う必要がある。また、血栓溶解のために、ウロキナーゼなどのプラスミノゲンアクチベーターを投与した後でも、同様の所見が認められる。α_2-PI 濃度は新生児で低値、加齢により上昇する。また、α_2-PI は正の急性相蛋白として挙動する。PIC 濃度も加齢により上昇する。

採取・保存の注意

両者とも、通常どおりに採血するが、長時間、または高度の駆血は避け、0.38% クエン酸加血液を遠心して得られる血漿で測定する。すぐに測定しない場合は凍結保存する。

保険上の注意

α_2 プラスミンインヒビター(保険点数収載上はアンチプラスミンで 120 点)および PIC 測定(保険点数は 260 点)は、保険診療が可能である。

(岡嶋研二)

[p] トロンボモジュリン(TM)

検査の目的

トロンボモジュリン(TM)は、血管内皮細胞膜に存在する糖蛋白で、トロンビンを結合し、そのプロテインC活性化能を著明に促進する。生成した活性化プロテインCが、活性型凝固第Ⅴ、および第Ⅷ因子を不活化し、トロンビン生成が抑制される。

活性化好中球は活性酸素種や好中球エラスターゼなどの蛋白分解酵素を放出して、血管内皮細胞膜を傷害するが、その結果、膜のプロテアーゼが活性化され、TMは可溶性型となり膜から遊離する。すなわち、可溶性TMの血中濃度は血管内皮細胞傷害のマーカーであると考えられている。

測定法と基準値

血漿を用いてEIA(酵素免疫測定法)により、可溶性TMの抗原濃度が測定される。基準値はTM(パナセラ)では4.1 FU/ml、トロンボモジュリン(MGC)では23.4 MGCU/mlである。

> 基準値：TM(パナセラ)：4.1 FU/ml
> 　　　　トロンボモジュリン(MGC)：23.4 MGCU/ml

異常値の解釈

性差は認められないが、加齢により上昇する。可溶性TM濃度は、血管内皮細胞傷害により上昇すると考えられているが、血中可溶性TMは腎排泄により大きく影響を受けるので、腎機能低下によってもその濃度は上昇する。腎障害以外に、血中可溶性TM濃度は、膠原病、糖尿病に伴う細小血管障害、重症感染症に伴う播種性血管内凝固症候群(DIC)、血栓性血小板減少性紫斑病、また、全身性炎症反応症候群などで上昇する。また、上記の病態にさらに腎障害が加わると、さらにそれらの上昇は著明になる。血清クレアチニン濃度を同時に測定し、血漿可溶性TM濃度の上昇機序に腎障害が加味されているかどうかを推定することができる。

採取・保存の注意

通常の採血手技で問題はないが、長い上腕の緊縛は避ける方が好ましい。凍結融解による影響は認められない。

保険上の注意

本検査は、保険診療が可能である。保険点数は350点。

(岡嶋研二)

D 血液検査

[q] プロテインC、プロテインS

検査の目的

プロテインC(PC)は、血管内皮細胞膜に存在するトロンボモジュリンに結合したトロンビンにより活性化され、生成したセリンプロテアーゼである活性化プロテインC(APC)は、プロテインS(PS)存在下に、活性型凝固第Vおよび第Ⅷ因子を不活化する。PCおよびPSは、ともにビタミンK依存性蛋白である。血漿中PSの約60%は、補体制御蛋白の一種であるC4b結合蛋白(C4bBP)と結合しており、APCのコファクター活性を有するものは、PSの遊離型のみである。このように、PCおよびPSはともに、凝固系の制御蛋白として重要で、それらの血漿濃度測定は、先天的血栓性素因を有する症例の原因検索として、また、播種性血管内凝固症候群(DIC)などの予後の判定に有用であることが示されている。

測定法と基準値

ELISA(酵素免疫測定法)によるPC、PS、遊離型PS、およびPS-C4bBP結合型の抗原濃度の測定とPCおよびPSの活性を測定する方法がある。以下にそれらの基準値を示す。

> 基準値：
> PC：総抗原濃度、2.4～4.0μg/ml(ELISA)、
>   活性値、67～130%(合成基質法および凝固時間法)
> PS：総抗原濃度、15～32μg/ml(ELISA)、
>   遊離型濃度、6～13μg/ml(ELISA)、
>   C4bBP結合型濃度、9～19μg/ml(ELISA)；活性値、
>   68～160%(凝固時間法)

異常値の解釈

肝障害、ワーファリン投与、ビタミンK欠乏では、PCおよびPSの産生低下による低値を示す。反復する若年性の血栓症例で、上記のようなこれらの物質の低下を引き起こす要因が認められず、PC、もしくはPS濃度、またはそれらの活性値が低下している場合は、先天性のPC、もしくはPS欠損症を疑い、さらに精査し、欠損症の診断とサブタイプの確定を行う。血中PC濃度は、DICや抗リン脂質抗体症候群などで、消費のみにより軽度減少するが、さらに消費に加え、産生低下や血管内皮細胞の傷害に基づく血管外漏出など

が加わると、著明な低下を示す。上記の病態以外に、PSの低下は妊娠、経口避妊薬、ステロイド内服、全身性エリテマトーデス(SLE)、およびネフローゼ症候群などでも認められる。PCには生理的変動は認められないが、遊離型PS濃度は、女性が男性よりも低値である。

採取・保存上の注意

3.8%クエン酸ナトリウムを含有する採血管に採血し(3.8%クエン酸ナトリウム1：全血9の容量比)、血漿分離後、すぐに測定、もしくは凍結保存し測定する。

保険上の注意

プロテインC、S測定ともに保険診療が可能である。保険点数は各々330点と260点。

(岡嶋研二)

[r] 抗リン脂質抗体 (360頁参照)
[s] ビタミンK (499頁参照)
[t] PIVKA-II (690頁参照)

E 免疫学的・血清学的検査

1 細胞成分、表面マーカー、サイトカイン

[a] HLAタイピング

検査の目的

HLA(Human leukocyte antigen、ヒト白血球抗原)は組織適合性にかかわる最も重要な抗原である。したがって、HLAのタイピングは骨髄移植・腎臓移植などの移植医療において、その成否にかかわるドナー・患者間の適合性を判断する必要不可欠の検査となる。輸血においても、頻回輸血で通常の血小板に対し不応答になった患者にはHLA適合血小板を輸血する必要が生じる。多くの疾患でその疾患感受性や抵抗性と特定のHLA型が関連するため、診断の補助手段となることもある。高度の多型性から、個人の特定や親子鑑定、また人類学においても有用なマーカーとなる。

1. HLA抗原系とその遺伝子群

HLAは単一の抗原ではなく、異なる複数の遺伝子座に支配される一連の糖蛋白質からなる抗原系である。抗原の分子構造と機能から、クラスI抗原(A、B、C)とクラスII抗原(DR、DQ、DP)に大別される。HLAのクラスI、クラスIIに属する各遺伝子座は第6染色体短腕上の4Mbほどの中に集中して存在し、補体遺伝子群などのクラスIII遺伝子群と合わせて、主要組織適合性複合体(Major histocompatibility complex；MHC)と呼ばれる領域を形成している。

2. 高度の多型性と集団特異性

HLAのタイピングで最も重要な概念は、その高度な多型性にある。現在までに報告されている対立遺伝子(アリル)数を表1に示した。これらは、DNAの塩基配列だけでなく、大半のものがアミノ酸の配列にも相違を示すため、免疫学的な反応に差異を生じるものも多いと考えられる。これらすべてを、正確にタイピングするのは習熟した施設でなければ困難である。しかし、通常みられるアリ

表1. WHO命名委員会で認められている各HLA遺伝子座の対立遺伝子数

クラスI遺伝子

A	B	C
303	559	150

クラスII遺伝子

DRA	DRB1	DQA1	DQB1	DPA1	DPB1
3	363	25	56	20	108

(2004年1月現在)

ルやその頻度は集団間によって特徴があり、実際に日本人の HLA をタイピングする場合にはある一定のアリル(HLA-B や HLA-DR で通常 30 ほど、稀なものを加えても 50 ほど)を意識すれば十分である[1)2)]。

測定法

検査法として一般的なのは、血清学的タイピングと DNA タイピングである。以下におおまかに記述するが、詳細はほかの総説に委ねたい[3)-6)]。

1. 血清学的タイピング

通常使われているのはリンパ球細胞障害試験(LCT)法で、1964 年にアメリカの Terasaki らによって確立された。抗原を発現しているリンパ球と血清中の HLA 抗体を反応させた後、ウサギ由来の補体を加え、抗体と反応した細胞を殺し、その生死を色素で判定する。最近では、ビーズを使った簡便なリンパ球分離や、結果判定の自動化が可能となり、多数の検体処理も容易になってきた[4)]。

2. DNA タイピング

多型を示す部分が、クラス II では各遺伝子座第 2 エクソンに、クラス I でも第 2・第 3 エクソンに集中しているため、この部分を PCR 法などで増幅し、その塩基配列を見分ける。種々の方法があり、市販のキットも多い。それぞれ目的や検査室の設備・手技によって使い分けられている(表 2)[3)5)6)]。

3. タイピング法の選択

血清学的タイピングと DNA タイピングを比較した場合、後者の方がタイピングの精度とサンプルの扱いやすさで勝っている。既にクラス II では DNA タイピングが主流となり、クラス I でもそれが実用段階となってきた。しかし、抗体を検査する場合には血清学的方法のみが有効な方法であり、抗原を調べる場合も、抗原蛋白を直接調べる血清学的タイピングは、ごく稀に存在する非発現型[7)]を検出するためにも必要な検査である。

DNA タイピングの中でどの方法を選ぶかは、先に述べたように目的や設備・手技によって変わる。経験のないラボならば、SSP、MPH、ラインプローブ法などの市販キットを用いるのが無難であろう。検体数が少なく、シークエンシングの機器を使えるようであれば、SBT 法でのタイピングが最適と思われる。電気泳動を日常的に行っているラボなら、RFLP 法や SSCP 法も手技的に馴染みやすい。人手のあるラボで多数のサンプルをコストをかけずにタイピングする目的には SSOP 法も有用である。

タイピングにあたっての注意

どの方法を用いても、得られるタイピング結果を常に吟味する姿勢が重要

である。ヘテロ接合体のもう一方の型が結果に影響する場合もある。PCRの増幅条件、ハイブリダイゼーションの微妙な温度などで結果を見誤ることも多い。できれば、異なる方法で確認することが望ましい。サンプルの遺伝的

表2. HLAのDNAタイピングに用いられる各種の方法

1. PCR増幅の有無で判定

PCR-SSP法	方法	種々のプライマーによる特異的増幅で判定する
	特徴	短い検査時間、簡便 サンプルDNAの質が悪いと誤判定しやすい

2. オリゴヌクレオチドプローブとの反応性をみる

PCR-MPH法	方法	マイクロプレート上のプローブとハイブリダイズ
	特徴	簡便、ELISA用の機器で検査可能、自動判定

ラインプローブ法	方法	膜上にドットしたプローブとハイブリダイズ
	特徴	プローブが縞状に配置しているので、バーコードリーダーのような装置で自動判定できる

PCR-SSOP法	方法	膜上の増幅産物にプローブをハイブリダイズ
	特徴	多数検体に向く。特に設備は必要としないが、作業量が多い

3. 制限酵素の配列認識を利用

PCR-RFLP法	方法	制限酵素による切断断片を電気泳動で判定
	特徴	少数検体の高精度タイピングに適する 切断パターンの判別がやや難しい

4. 1本鎖DNAの高次構造の違いをみる

PCR-SSCP法	方法	1本鎖に熱変成したDNAを電気泳動し、易動度で区別
	特徴	増幅領域すべての変異を検出可能 未知のアリル検出やマッチングに適する

5. 2本鎖DNA形成の競合をみる

PCR-PHFA法	方法	標準DNAと検体DNAの2本鎖形成の競合によって判定
	特徴	マイクロプレートを用いる。未知のアリル検出に適する

6. 塩基配列をみる

PCR-SBT法	方法	増幅後、直接塩基配列を決定
	特徴	増幅領域すべての塩基配列情報が得られるので、1ステップでアリルレベルの決定ができる。

SSP (sequence specific primer)
MPH (microtiter plate hybridization)
SSOP (sequence specific oligonucleotide probing)
RFLP (restriction fragment length polymorphism)
SSCP (single-strand conformation polymorphism)
PHFA (preferential homoduplex formation assay)
SBT (sequence based typing)

背景も考慮したうえ、個々のHLA型だけでなく、ハプロタイプ(各HLA型のセット)をも考慮に加えることは重要である。

今後のHLA検査

DNAタイピングはますます進歩し、クラスIでもそれが主流となりつつある。表2に示した方法とは別に、最近脚光を浴びているDNAチップやビーズアレーもHLAタイピングに応用されており、コンパクトな媒体で一度に数多くのプローブ反応性を検出できる優れた方法である。今後増大するであろうHLA検査の需要に対し、さらに手軽で正確なタイピング法が確立されていくと想像される。

(坂内　誠, 徳永勝士)

【文献】
1) Tokunaga K, et al : Sequence-based association analysis of HLA class I and II alleles in Japanese supports conservation of common haplotypes. Immunogenetics 46 : 199-205, 1997.
2) 徳永勝士：HLAの人類遺伝学. リウマチ'97, 柏崎禎夫(監修), pp 226-233, メディカルビュー社, 東京, 1997.
3) 坂内　誠, 徳永勝士：HLA検査法の進歩. 日常診療と血液 5(10) : 13-18, 1995.
4) 田中秀則：血清学的なHLAタイピングについて、臨床病理(特) : 110, 107-112, 1999.
5) 柏島貢一：HLAのDNAタイピング法. 臨床病理(特)110 : 99-106, 1999.
6) 松下正毅, 徳永勝士：HLAのタイピング法. Diabetes Frontier 10(4) : 563-570, 1999.
7) Ishikawa Y, et al : HLA-A null allele with a stop codon, HLA-A＊0215N, identified in a homologous state in a healthy adult. Immunogenetics 43 : 1-5, 1996.

[b] リンパ球とそのサブセット

検査の目的

リンパ球は、その表面抗原と細胞の機能とに密接な関連があり、表面抗原の種類によって機能的にいくつかの群に分類される。すなわちT細胞、B細胞やNK(natural killer)細胞といった特定の亜群(サブポピュレーション)と、ヘルパーT細胞、細胞傷害性T細胞といったT細胞亜分画(サブセット)である。これらの測定は、リンパ系腫瘍や原発性免疫不全症の診断や免疫異常の病態把握に役立つ。また後天性免疫不全症候群(AIDS)では、CD4細胞数は診療上の重要な指標である[1]。

測定法と基準値

リンパ球亜群/亜分画を規定する表面抗原の発現率、発現量は、それぞれの分子に対するモノクローナル抗体を用いてフローサイトメトリーで簡単に測定することができる。表3に白血球表面抗原のCD分類(Cluster of Differentiation Antigen)を挙げるが、それぞれのCD抗原に対応するモノクローナル抗体には、さまざまな種類が存在する。

同じ表面抗原に対するモノクローナル抗体でも、認識部位や親和性の違いなどのため、用いる抗体によって陽性率が異なる場合があるので注意が必要である。ここでは主な末梢血リンパ球サブセットの基準値を示す(表4)。

異常値の解釈

フローサイトメトリー検査では、陽性細胞の比率のみでなく、細胞の絶対数をみることが大切である。主な異常値と疾患との関連を表5にまとめた。

1. 絶対数の異常低値

多くは遺伝性の免疫不全による[2]。原発性CD4欠損症、LFA-1分子(CD11a/CD18)の欠損による白血球接着不全症(Leukocyte Adhesion Deficiency;LAD)、CD40リガンド(CD154)欠損による高IgM症候群などでは検査結果が直接診断の決め手になる。重症複合免疫不全の1つであるMHCクラス2欠損症(bare lymphocyte syndrome)では、HLA-DP、DQ、DR分子の欠損とCD4分子の発現低下がみられる。またZAP-70欠損症やX連鎖(Bruton型)無γグロブリン血症では、確定診断はそれぞれZAP-70やBtk(Bruton's tyrosine kinase)の欠損を証明することであるが、前者ではCD8陽性細胞、後者では成熟B細胞(CD19/CD20陽性細胞)の著減(<1%)が診断の有力な手がかりとなる。

遺伝性疾患以外では、AIDSによるCD4細胞数減少が重要である。これは

表3. 白血球表面抗原の CD 分類

CD# NW(kDa)	分布(別名、機能)	CD# NW(kDa)	分布(別名、機能)
CD1a gp49	胸腺細胞、樹状細胞サブセット、ランゲルハンス細胞、Bサブセット(T6)	CDw12 gp90-120	単球、顆粒球、血小板
CD1b gp45	胸腺細胞、樹状細胞サブセット、ランゲルハンス細胞、Bサブセット	CD13 gp150-170	骨髄細胞(アミノペプチダーゼN；コロナウイルスR、活性ペプチドを不活化)
CD1c gp43	胸腺細胞、樹状細胞サブセット、ランゲルハンス細胞、Bサブセット	CD14 gp55	単球、顆粒球、樹状細胞、マクロファージ、Bサブセット(LPS-R、GPI結合型)
CD2 gp50	T、大部分のNK(T11；EロゼットR、CD58L)	CD15 various	顆粒球、RS細胞(Le^x、X-ハプテン、3FAL)
CD2R gp50	活性化T、NK(T細胞の活性化に関与)	CD15s various	顆粒球、単球 (sLe^x；CD62E-L)
CD3 gp20-50	T(CD3複合体はTCR$\alpha\beta\gamma\delta$に結合、シグナル伝達に関与)	CD16 gp50-80	NK、顆粒球、マクロファージ、単球(Fc-γRIIIA/IIIB)
CD4 gp59	ヘルパー/インデューサーT、単球、胸腺細胞サブセット(T4；MHC classII認識、HIV-R)	CD16b gp48	好中球 (Fc-γRIIIB；GPI結合型)
CD5 gp67	T、Bサブセット(T1、CD27L)	CDw17 NA	顆粒球、単球、血小板 (ラクトセラミド)
CD6 gp100	成熟T、Bサブセット(T12)	CD18 gp95	リンパ球、骨髄球(インテグリンβ2；CD11a,b,cとヘテロダイマー)
CD7 gp40	T、NK、未熟骨髄細胞サブセット(IgMのFcR)	CD19 gp95	プロBを含むB(B細胞の反応性を調節)
CD8 gp32	細胞障害性/サプレッサーT、NKサブセット、胸腺細胞サブセット(T8；MHC classI認識)	CD20 p33	B、濾胞内樹状細胞(Ca^{2+}チャンネル)
CD9 gp24	単球、プレB、血小板、好酸球、巨核球(テトラスパン)	CD21 gp145	成熟B(CR2、EBVレセプター)
CD10 gp100	プレB、B、胸腺細胞サブセット、顆粒球(CALLA；中性エンドペプチダーゼ)	CD22 gp130/140	B(BL-CAM；単球、赤血球はα型、T、B細胞はβ型)
CD11a gp180	リンパ細胞、骨髄細胞(LFA-1α、αLインテグリン、ICAM-1、2、3に結合)	CD23 gp45	Bサブセット、単球、樹状細胞、好酸球、血小板(Fc-εRII)
CD11b gp165	顆粒球、単球、NK、マクロファージ(MAC-1α、αMインテグリン、CR3)	CD24 gp35-45	B、顆粒球(GPI結合型)
		CD25 gp55	活性化T、B、活性化マクロファージ(Tac抗原；IL-2Rα)
		CD26 gp110	活性化T、B、マクロファージ(DPPIV ADA結合タンパク)
		CD27 gp55	成熟T、Bサブセット(TNFRファミリー、CD70L)
CD11c gp150	単球、顆粒球、マクロファージ、リンパ球サブセット(p150、αXインテグリン、CR4)	CD28 gp44	Tサブセット(Tp44；costimulatory signalに重要、CD80/CD86L)

CD# NW(kDa)	分布(別名、機能)	CD# NW(kDa)	分布(別名、機能)
CD29 gp130	血液細胞全般(インテグリンβ1、血小板GPIIa、VLA-β；CD49a-fとヘテロダイマー)	CD44R gp130,160,190	赤血球(CD44、V9アイソフォーム非造血細胞型)
CD30 gp105-120	活性化リンパ球、RS細胞(Ki-1、TNFRファミリー)	CD45 gp180-240	白血球(白血球共通抗原＝LCA、T200；PTPase)
CD31 gp140	血小板、単球、NK、B、顆粒球、Tサブセット(PECAM-1)	CD45RA gp205-220	Tサブセット、B、顆粒球、単球(2H4；エキソンAを含むアイソフォーム)
CD32 gp40	マクロファージサブセット、顆粒球、単球、B、好酸球(Fc-γRII)	CD45RB gp205-220	B、Tサブセット、単球、マクロファージ、顆粒球(エキソンBを含むアイソフォーム)
CD33 gp67	骨髄細胞、単球系細胞	CD45RC gp200-220	NA reserved(エキソンCを含むアイソフォーム)
CD34 gp115	造血前駆細胞、血管内皮(I、II、III、のエピトープクラスに分けられる)	CD45RO gp180	胸腺細胞、活性化T、単球、顆粒球(いずれのエキソンも含まないアイソフォーム)
CD35 gp250	顆粒球、単球、樹状細胞、B、赤血球(CR1)	CD46 gp56-66	血液細胞全般(MCP；麻疹ウイルスR)
CD36 gp88	単球、マクロファージ、血小板、赤芽球、巨核球(GPIV；トロンボスポンジンR)	CD47 gp47	血液細胞全般(IAP)
CD37 gp40-52	B、T、単球、顆粒球(テトラスパン)	CD48 gp43	白血球 (BLAST-1；GPI結合型)
CD38 gp45	形質細胞、胸腺細胞、活性化T、B、単球、前駆細胞(T10)	CD49a gp210	活性化T、B、単球(インテグリンα1、VLA-1α；ラミニンR、コラーゲンR)
CD39 gp78	成熟B、血管内皮、活性化T、NKサブセット	CD49b gp160	活性化T、血小板(血小板GPIa；インテグリンα2、VLA-2α；ラミニンR、コラーゲンR、エコーウイルス1-R)
CD40 gp48	B、単球、樹状細胞(TNFRファミリー)		
CD41 gp120/23	血小板、巨核球 (GPIIb；CD61とヘテロダイマー、vWF-R)	CD49c gp150	造血幹細胞以外(インテグリンα3、VLA-3α；ラミニンR、コラーゲンR、フィブロネクチンR)
CD42a gp22	血小板、巨核球(GPIX)	CD49d gp150	リンパ球、好酸球、黒色腫(インテグリンα4、VLA-4α；α4/β1＝フィブロネクチンR、VCAM-R、α4/β7＝MadCAM-1R)
CD42b gp135	血小板、巨核球(GPIbα)		
CD42c gp22	血小板、巨核球(GPIbβ)	CD49e gp150	血小板、単球、好中球(インテグリンα5、VLA-5α；フィブロネクチンR)
CD42d gp85	血小板、巨核球(GPV)		
CD43 gp95-135	B以外 (Leukosialin、Sialophorin)	CD49f gp150	血小板、巨核球、Tサブセット(インテグリンα6、VLA-6α、血小板gpIc；ラミニンR)
CD44 gp80-95	白血球、赤血球(H-CAM、Pgp-1；ヒアルロン酸R)	CD50 gp120	白血球(ICAM-3；LAF-1-L)

278

CD# NW(kDa)	分布(別名、機能)	CD# NW(kDa)	分布(別名、機能)
CD51 gp150	血小板、血管内皮、巨核球(インテグリン αV、αV/β3＝VNR)	CD66c gp90-95	顆粒球(NCA)
CD52 gp25-29	白血球、好酸球(CAMPATH-1)	CD66d gp30	顆粒球(CGM1)
CD53 gp32-40	白血球系細胞(MEM-53；テトラスパン)	CD66e gp180-200	顆粒球(CEA)
CD54 gp90	血液細胞全般、血管内皮(ICAM-1；LFA-1-L、Mac-1-L)	CD66f ND	顆粒球、単球、巨核球(PSG)
CD55 gp70	血液細胞全般(DAF、GPI結合型)	CD67	＝CD66b
CD56 gp180	NK、Tサブセット(N-CAM、NKH1)	CD68 gp110	マクロファージ、活性化血小板(リソソーム蛋白)
CD57 p110	NKサブセット、Tサブセット(HNK1)	CD69 gp28/34	活性化T、B、マクロファージ(AIM)
CD58 gp55-70	血液細胞全般(LFA-3；GPI結合型もしくは膜貫通型、CD2L)	CD70 ND	活性化T、Bサブセット、RS細胞(Ki-24；CD27L)
CD59 gp18-20	血液細胞全般(HRF20、MAC阻害、GPI結合型、CD2L)	CD71 gp95	活性化細胞(T9；Tf-R)
CDw60 ND	Tサブセット、血小板(9-0-acetyl-GD3)	CD72 gp42	B(Lyb-2、CD5L)
CD61 gp105	血小板、巨核球(血小板GPIIIa、インテグリンβ3)	CD73 gp69	B、Tサブセット、血管内皮
CD62E gp110	血管内皮(E-セレクチン、ELAM-1；CD15sL)	CD74 gp41,35,33	B、単球サブセット(MHC classII、Ii鎖)
CD62L gp76	T、B、単球、NK、好中球、好酸球、前駆細胞(L-セレクチン、LECAM)	CDw75 various	成熟B、Tサブセット(CD22L?)
CD62P gp140	血小板、巨核球、活性化血管内皮(P-セレクチン、PADGEM)	CDw76 various	成熟B、Tサブセット
CD63 gp53	活性化血小板、単球、リンパ球、顆粒球(LIMP、テトラスパン、血小板顆粒蛋白)	CD77 various	活性化B(Gb3、BL-A、VTレセプター)
		CDw78 ND	B、マクロファージサブセット
CD64 gp75	単球(FcγRI)	CD79a gp33	B(mb-1、Igα；BCR複合体形成)
CD65 ND	好中球(poly-n-acetylactosamide)	CD79b gp40	B(B29、Igβ；BCR複合体形成)
CD65s ND	好中球、単球(シアリルCD65)	CD80 gp60	B(B7/BB1；CD28/CTLA-4L)
CD66a gp180-200	顆粒球(BGP＝biliary glycoprotein)	CD81 p26	血液細胞全般(TAPA-1、テトラスパン)
CD66b gp95-100	顆粒球(CGM6、GPI結合型)	CD82 gp50-53	血液細胞全般(R2、テトラスパン)

CD# NW(kDa)	分布(別名、機能)	CD# NW(kDa)	分布(別名、機能)
CD83 gp43	樹状細胞、ランゲルハンス細胞 (HB15)	CD102 gp55-65	休止期リンパ球、単球、血小板、血管内皮 (ICAM2、CD11a/CD18L)
CDw84 p73	単球、マクロファージ、血小板 (2G7)	CD103 gp150/25	粘膜付属Tリンパ球(インテグリン αE)
CD85 gp120	形質細胞、単球、Tサブセット、 B(VMP-55)	CD104 gp205	胸腺細胞(インテグリン β4)
CD86 gp80	活性化B、単球、 (B7.2；CD28/CTLA-4L)	CD105 gp95	活性化単球、血管内皮(エンドクリン；TGFβ1-R、TGFβ3-R)
CD87 gp50-65	骨髄細胞、活性化T(uPA-R)	CD106 gp100	血管内皮(VCAM-1、INCAM-1、IO；α4/β1-L)
CD88 gp80	顆粒球、単球、マクロファージ (C5aR)	CD107a gp110	血小板(LAMP-1)
CD89 gp55-70	顆粒球、単球、マクロファージ、 B、Tサブセット(FcαR)	CD107b gp110	血小板(LAMP-2)
CD90 gp18	幹細胞サブセット、脳細胞 (Thy-1；GPI結合型)	CDw108 gp80	活性化T(GPI結合型)
CD91 p600	単球、マクロファージ(α2M-R)	CD109 gp170/150	活性化T、血小板、血管内皮 (GPI結合型)
CDw92 p70	好中球(VIM15)	CD110	NA(reserved)
CD93 gp120	好中球、単球、血管内皮(GR11)	CD111	NA(reserved)
		CD112	NA(reserved)
CD94 gp43	NK、γ/δT、α/βTサブセット (KP43)	CD113	NA(reserved)
CD95 gp42	活性化Tなど(Fas、APO-1； NGFR/TNFRファミリー)	CD114 gp130	好中球、単球、血小板 (G-CSFR)
CD96 gp160	活性化T、NK(TACTILE=Tcell activated increased late expression)	CD115 gp150	単球、マクロファージ、絨毛癌細胞(c-fms；M-CSFR；CSF-1R)
CD97 p74、80、89	活性化T、B、NK、単球、顆粒球 (GR1；TNFRファミリー)	CD116 gp80	単球、顆粒球(GM-CSFRα)
CD98 gp80/40	単球、血小板、活性化T、NK、 骨髄細胞およびB(4F2)	CD117 gp145	造血前駆細胞 (c-kit；SCFR；SLR)
CD99 gp32	リンパ球など(MIC2、E2)	CD118	NA(reserved)
		CDw119 gp90	マクロファージ、単球、B、NK (INFγ-R)
CD99R gp32	造血系細胞に限局	CD120a gp55	血液細胞全般(TNFR type1)
CD100 gp150	血液細胞全般	CD120b gp75	血液細胞全般(TNFR type2)
CD101 gp140	活性化T、顆粒球、単球、マクロファージ、樹状細胞	CD121a gp80	T、胸腺細胞、線維芽細胞、血管内皮(IL-1R type2)

CD# NW(kDa)	分布（別名、機能）	CD# NW(kDa)	分布（別名、機能）
CD121b gp68	B、マクロファージ、単球（IL-1 R type2）	CD140b gp180	血管内皮、ストローマ、糸球体間質細胞（PDGF-Rβ）
CD122 gp75	NK、T、B、単球（IL-2R(p75)、IL-2Rβ/IL-15Rβ）	CD141 gp100	血管内皮、骨髄細胞、平滑筋（トロンボモジュリン）
CDw123 gp70	骨髄前駆細胞（IL-3Rα）	CD142 gp45	血管内皮、上皮細胞、単球、角質細胞（Tissue factor）
CD124 gp140	成熟T、B、造血幹細胞、血管内皮（IL-4Rα、IL-13Rα）	CD143 gp170	血管内皮、上皮細胞、マクロファージ（ACE）
CDw125 gp60	骨髄細胞（IL-5R）	CD144 gp135	血管内皮（VE-カドヘリン）
CD126 gp80	活性化B、形質細胞、上皮細胞（IL-6Rα）	CDw145 gp25-90-110	基底膜にも存在する血管内皮細胞マーカー
CD127 gp75	未熟リンパ細胞、成熟T、胸腺細胞、単球（IL-7Rα）	CD146 gp113-118	血管内皮、濾胞内樹状細胞、活性化T、黒色腫（MUC18、S-Endo）
CDw128 gp58-67	好中球、好塩基球、Tサブセット、単球、ケラチン生成細胞（IL-8R）	CD147 gp50-60	血管内皮、骨髄細胞、リンパ球（ニューロセリン；TCSF、EM-MPRIN、M6）
CD129	NA（reserved）	CD148 gp260	血液細胞全般（HPTP-eta、DEP-1）
CD130 gp130	血液細胞全般（gp130；IL-6/CNTF/CT/IL-11/OSM/LIF-Rβ）	CDw149 various	リンパ細胞（MEM133）
CDw131 gp95-120	単球、顆粒球、好酸球（commonβ；IL-3/IL-5/GM-CSF-Rβ）	CDw150 gp75-95	B、T胸腺細胞、樹状細胞（SLAM）
CD132 gp64	B、T、造血リンパ前駆細胞（commonγ；IL-2/IL-4/IL-7/IL-9/IL-15-Rγ）	CD151 gp27	血小板、血管内皮、上皮細胞、顆粒球、平滑筋（PETA-3；テトラスパン）
CD133	NA（reserved）	CD152 gp44	活性化T（CTLA-4、CD80/CD86L）
CD134 gp48-50	活性化T（OX40；TNFRファミリー）	CD153 gp40	T（CD30L；TNFファミリー）
CD135 gp130-150	初期およびリンパ系前駆細胞（flt3/flk2）	CD154 gp32-39	活性化CD4$^+$T（CD40L、gp39）
CDw136 p180	血液細胞全般（c-ron、MSPR）	CD155 gp80-90	血液細胞全般（PVR）
CDw137 gp30	T（4-1BB、TNFRファミリー）	CD156 gp60	単球、顆粒球、マクロファージ（ADAM8）
CD138 gp85、92	B、形質細胞（Syndecan-1）	CD157 gp42-45	骨髄ストローマ、好中球、単球、血管内皮、濾胞内樹状細胞（BST-1）
CD139 gp209-228	B、濾胞内樹状細胞	CD158a gp58/50	NK、Tサブセット（p58.1、p50.1；HLA-CW2、4、5、6のKIR）
CD140a gp180	血液細胞全般（PDGF-Rα)		

CD# NW(kDa)	分布(別名、機能)	CD# NW(kDa)	分布(別名、機能)
CD158b gp58/50	NK、Tサブセット(p58.2、p50.2；HLA-CW1、3、7、8のKIR)	CD162 gp110	単球、顆粒球、T、Bサブセット(PSGL-1；CD62P-L)
		CD163 gp130	単球、マクロファージの細胞質(M130、スカベンジャーRⅠ/Ⅱ)
CD158c gp55-58	NA(reserved)(p58.3、p50.3)	CD164 gp80	単球、顆粒球、T、B(MGC-24)
CD159	NA(reserved)(HLA-BKIR)		
CD160	NA(reserved)(HLA-AKIR)	CD165 gp37	血小板、T、NK、胸腺細胞(AD2)
CD161 gp60	NK、T(KNRP1A)	CD166 gp100	血管内皮、T、単球(ALCAM；CD6L)

表4. 主な末梢血リンパ球サブセットの基準値(陽性率)

表面抗原分子	反応細胞(サブセット)	陽性率(%)
CD3	成熟T細胞	58〜84
CD4	ヘルパーT細胞	25〜56
CD8	細胞障害性T細胞	17〜44
CD10	未熟B細胞	<1
CD11a	成熟T細胞	77〜95
CD19	成熟B細胞	5〜24
CD20	成熟B細胞	5〜25
CD56	NK細胞	10〜38

(SRL総合検査案内, 2002より引用)

抗HIV療法の開始時期決定(<500/μlで検討)と治療効果判定および日和見感染予防開始の判断(<200/μl)の大切な指標となっている[1]。

また大量ステロイド投与(ステロイドパルス療法など)後では、CD4陽性T細胞が減少、相対的にCD8陽性比率が上がり、AIDSと類似のパターンとなる。

2. 絶対数の異常高値

多くはリンパ系の腫瘍によるもので、その診断に利用される。成人T細胞白血病(ATL)は、抗HTLV-1抗体陽性と腫瘍細胞がT細胞(CD3およびCD4陽性)であることで診断される。CD10は小児に多くみられる急性リンパ芽球性白血病のよいマーカーである。大型顆粒リンパ球性白血病(Large Granular Lymphocyte Leukemia；LGL白血病)では、大きくT細胞型(CD3陽性かつ多くはCD8陽性、CD56陰性)とNK細胞型(CD3陰性、CD56陽性)に分類され、その鑑別診断と予後の推定(NK型は予後不良)に役立つ[3]。

そのほか良性疾患では、伝染性単核球症(EBウイルス感染症)でCD8陽性T細胞が増加し、相対的にCD4陽性細胞が減少することが知られている。

表5. 末梢血リンパ球サブセット異常と疾患

表面抗原の種類	異常高値	異常低値
CD3	T細胞性白血病	CD3(γ/ε)欠損症 AIDS
CD4	T細胞性白血病	原発性CD4欠損症 MHC class 2欠損症 AIDS ステロイド大量投与
CD8	EBウイルス感染 T細胞型LGL	ZAP-70不全症 MHC class 1欠損症
CD10	B-ALL	
CD11a(LFA-1α)		LAD type 1
CD18(インテグリンβ2)		LAD type 1
CD19または20	B細胞性白血病	X連鎖無γグロブリン血症
CD56	NK型LGL	
CD154 (CD41リガンド)		高IgM症候群

保険上の注意

　保険診療では、CD3、CD4、CD8の3つがT細胞サブセット検査として一連で(実施料290点、判断料140点)算定されている。原発性免疫不全症やAIDSなどの免疫不全症、全身性エリテマトーデス(SLE)、シェーグレン症候群(SjS)、関節リウマチなどの自己免疫疾患、アトピー性皮膚炎などで保険請求できる。その他の各項目は、悪性リンパ腫または白血病の保険病名で「モノクローナル抗体による造血器悪性腫瘍細胞検査」として、種類や回数によらず一連で所定点数(実施料1,370点、判断料140点)が算定される。

　しかし各病院により項目や算定方法などに差があり、医療事務や検査室などと連絡を取り、必要に応じて行う。

(天野宏一、竹内　勤)

【文献】
1) National Institute of Health Panel to Define Principles of Therapy of HIV Infection ; Principles of Therapy of HIV Infection. MMWR 47 : RR-05, 1998.
2) 岡野素彦, 小林邦彦：原発性免疫不全の病理. 臨床検査 43(4)：388-398, 1999.
3) Kingreen D, Siegert W：Chronic lymphocytic leukemias of T and NK cell type. Leukemia 11 (suppl 2)：S46-S49, 1997.

[c] 可溶性膜蛋白

1) 可溶性 IL-2 受容体（sIL-2 R）

検査の目的

sIL-2 R は、膜結合型 IL-2 R よりプロテオライシスにより産生される IL-2 Rα 鎖(CD 25)の可溶性レセプターである。IL-2 R は α 鎖(p 55)、β 鎖(p 75, CD 122)、γ 鎖(p 64, CD 132)のサブユニットから構成されており、α 鎖はリンパ球の活性化に伴い出現し IL-2 と低親和性結合能を示す。その可溶型分子である sIL-2 R は、親和性の違いにより、細胞表面の高親和性 IL-2 R(α 鎖、β 鎖、γ 鎖から構成)と IL-2 との結合を抑制できない。IL-2 の信号伝達を行うのは、中親和性の β-γ 鎖と高親和性の α・β・γ 鎖である。また可溶性 IL-2 β 受容体は mRNA の選択的スプライジングにより産生される。産生細胞は、活性化 T 細胞だけでなく B 細胞悪性腫瘍からもつくられることが報告され、B 細胞の関与も判明している。IL-2 R 発現細胞の増大に伴い sIL-2 R は高値となる。このことより臨床的にはリンパ球性悪性腫瘍による腫瘍量の増大(非ホジキン病、ホジキン病、多発性骨髄腫などの血液悪性腫瘍の進行に比例し治療効果とも相関する)や、また固形腫瘍、自己免疫疾患、感染症、臓器移植の拒絶反応時のリンパ球活性化状態においても高値となる。一部の疾患においては、疾患活動性と進行度や予後の指標となることが報告されている。

測定方法

ビーズによるサンドイッチ法 ELISA(山之内セルフリー IL-2 R)

①血清 50 μl に抗 IL-2 R 抗体が被覆されているビーズを入れ、ペルオキシダーゼ標識抗 IL-2 抗体 R(エピトープ認識が異なる抗体)150 μl を加える。

②90 分室温にて反応。

③未反応の標識抗体を洗浄除去し基質(o-フェニレンジアミン)に反応させ停止液で反応を停止させる。

④OD 492 で吸光度を測定し、別に作成した標準曲線より sIL-2 R 濃度を求める。

基準値：332.9〜585.7 U/ml （キット説明書による）

E 免疫学的・血清学的検査

異常値の解釈 (sIL-2 R が高値の疾患)

悪性腫瘍：非ホジキンリンパ腫、ホジキン病、成人T細胞白血病（ATL）、慢性骨髄性白血病、多発性骨髄腫、肺癌、乳癌、肝癌
自己免疫疾患：全身性エリテマトーデス（SLE）、関節リウマチ（RA）、全身性強皮症（SSc）、多発性筋炎/皮膚筋炎（PM/DM）、シェーグレン症候群（SJS）、多発性硬化症（MS）
感染症：AIDS、伝染性単核球症、麻疹、結核、肝炎
移植後拒絶反応

採取・保存の注意

検体の繰り返す凍結・融解は避ける。

保険上の注意

非ホジキンリンパ腫、ATL の経過観察、寛解後のフォローのための測定のみ適用。保険点数は 430 点。

2) 可溶性 IL-6 受容体（sIL-6 R）

検査の目的

IL-6 R は α 鎖（80 kDa, CD 126）とシグナル伝達を行う β 鎖（130 kDa, gp 130, CD 130）のサブユニットから構成しており、sIL-6 R はプロテオライシスと mRNA の選択的スプライジングの両方の機構により産生される。IL-6 R を表現していない細胞においても β 鎖が単独で発現していれば、sIL-6 R と IL-6 および β 鎖の複合体形成によりシグナル伝達が可能であり、ほかの可溶性受容体と異なって sIL-6 R は IL-6 活性を抑制せず増強（agonistic）する。sIL-6 R は正常人の血清、尿中にも存在し、血中では IL-6 量と比べ多量に存在し、多くの場合変動しない。疾患の中には血中や局所で増減を認めるが、しかしその機能や病態はいまだ不明な点が多くこれから解明されるべきことである。

測定方法

固相化サンドイッチ法による ELISA（R & D SYSTEMS human IL-6 sR Immunoassay）

前述の IL-2 R キットでの抗体被覆ビーズの代わりに、sIL-6 R に対する抗体を固相化したマイクロタイタープレートを使用し、また酵素標識ポリクローナル抗 sIL-6R 抗体を使用。ほかは基本的に sIL-2R キットと同様の原理。

基準値：14〜46 ng/ml （キット説明書による）

異常値の解釈

(1) sIL-6Rの上昇する疾患
　関節炎：RA、痛風の関節液中、炎症性腸疾患、AIDS
(2) sIL-6Rの低下する疾患
　若年性関節リウマチ(JRA)の急性発熱期、敗血症

採取・保存の注意

　熱に不安定のため検体の加熱はしない。検体の繰り返す凍結・融解は避ける。

保険上の注意

　測定の保険適用はない。

3）可溶性CD 4(sCD 4)、可溶性CD 8(sCD 8)

検査の目的

　CD 4、CD 8分子は免疫グロブリンスーパーファミリーに属し、T細胞とB細胞やマクロファージとの接着を強固にする分子であり、CD 4は helper T細胞上に表現されMHCクラスII分子と結合し、CD 8は killer T 細胞上に表現されMHCクラスI分子と結合し抗原認識を行う。sCD 4とsCD 8は分泌型遺伝子の存在が確認されておりmRNAの選択的スプライシングによりT細胞から分泌される。またこれらの可溶型分子である sCD 4、sCD 8の機能は不明であるが、sCD 4は炎症性疾患において増加しRA、SjS、SLEで高値を示す。ウイルス感染症では、ウイルス排除にかかわる免疫担当細胞の活性化に伴いsCD 8が増加しウイルス感染症の活動性の指標となりうる。

測定方法

　抗CD 4(CD 8)抗体標識ビーズと酵素標識抗CD 4(CD 8)抗体(エピトープ認識が異なる抗体)を使ったサンドイッチ法によるELISA(Endogen CELLFREE Human sCD 4、sCD 8 ELISA)

基準値：sCD 4　0～18 u/ml （キット説明書による）
　　　　sCD 8　138～533 u/ml （キット説明書による）

異常値の解釈

(1) sCD 4が高値の疾患：慢性炎症性疾患、RA（急性期の関節液中と血清中で高値：赤沈値、リウマチ因子と相関）、SjS、SLE
(2) sCD 8が高値の疾患：急性ウイルス感染症（麻疹、伝染性単核球増症）、HIV感染症

E 免疫学的・血清学的検査

保険上の注意

測定の保険適用はない。

4） 可溶性 Fas（sFas）

検査の目的

Fas（CD 95）は TNF（tumor necrosis factor）レセプターファミリーに属する膜蛋白であり、リンパ球、肝臓、小腸などの種々の細胞・組織に発現されている。Fas は TNF レセプターファミリーの膜蛋白の Fas リガンド（Fas L）との結合によりアポトーシスを引き起こす。その可溶型分子である sFas は、mRNA の選択的スプライジングによって膜貫通領域を欠損して産生され分泌される。膜型 Fas/Fas-L のアポトーシスを抑制し Fas を介してのアポトーシスの調節に関与すると考えられている。しかし臨床的意義はまだ確立されていない。

測定方法

固相化サンドイッチ法による ELISA（MBL sFas ELISA KIT）

基準値：1.45～4.62 ng/ml （キット説明書による）

異常値の解釈

sFas が高値の疾患：SLE（疾患活動性と相関）、急性リンパ球性白血病、慢性リンパ球性白血病、ATL、AIDS、大腸癌、心不全、乳癌、卵巣癌、肝癌、多発性硬化症（MS）HAM（HTLV-1 associated myelopathy）。

保険上の注意

測定の保険適用はない。

5） 可溶性 ICAM-1（sICAM-1）

検査の目的

ICAM-1（intracellular adhesion molecule-1, CD 54）は免疫グロブリンスーパーファミリーに属する細胞接着分子であり、そのリガンドは LAF-1（lymphocyte function-associated antigen-1）である。血管内皮細胞や単球、白血球などに存在する。サイトカインで発現が著明に増加し、炎症部位への白血球動員やローリングのあとの静止、粘着に関与し、また T 細胞活性化の際、副刺激シグナルを伝えるなどの炎症反応や免疫反応において重要な役割を担っている。sICAM-1 はプロテオライシスにより ICAM-1 より産生され遊離する。ICAM-1 の発現量により sICAM-1 の血中濃度は増減すると考え

られ、血管内皮を巻き込んだ炎症で高値となる。

測定方法

固相化サンドイッチ法によるELISA（Genzyme/Techne Human sICAM-1 Immunoassay）

> 基準値：96〜326 ng/ml （キットの説明書による）

異常値の解釈

sICAM-1が高値の疾患：悪性関節リウマチ（MRA）、Wegener肉芽腫、川崎病、慢性肝炎、悪性リンパ腫、多発性骨髄腫、転移を伴う上皮系悪性腫瘍など。

保険上の注意

測定の保険適用はない。

6）可溶性VCAM-1（sVCAM-1）

検査の目的

VCAM-1（vascular cell adhesion molecule-1, CD 106）は免疫グロブリンスーパーファミリーに属す接着分子であり、そのリガンドはVLA-4（very late antigen-4）である。サイトカイン刺激により血管内皮細胞に出現し白血球の接着に関与する。sVCAM-1はプロテオライシスにより産生され遊離するが、その調節機構は不明でありVCAM-1発現の増減に伴い産生されると考えられている。

測定方法

固相化サンドイッチ法によるELISA（Genzyme/Techne Human sVCAM-1 Immunoassay）

> 基準値：395〜714 ng/ml （キットの説明書による）

異常値の解釈

sVCAM-1が高値の疾患：SLE、RA、Wegener肉芽腫、川崎病。

保険上の注意

測定の保険適用はない。

（三田村巧、澤田滋正）

[d] IFN、PDGF、インターロイキン、TFN、TGFβ、GM-CSF、G-CSF、M-CSF、FGF、HGFなど

検査の目的

本項に挙げた物質はいわゆるサイトカインと呼ばれる範疇に属する。サイトカインは現在30種類近くの物質が同定されているが、その作用も当初考えられていたほど単純でないことが判明し、非常に話が複雑になってきているのが現状である。実際、これらの物質は臨床の場で測定される機会は現段階ではそれほど多くはなく、研究レベルで利用されているのが実情である。但し、免疫学をはじめ、種々の分野で脚光を浴びている物質であり、少なからず臨床でも利用される機会はある。この多様で複雑なサイトカインは表6に示すように概略で分類される。本項では臨床的に重要なものを中心に解説する。

測定法と基準値

かつてはbioassayが中心であったが、最近ではモノクロナール抗体を用いた酵素免疫測定法(ELISA)が汎用され、一部はキットとして市販されている。

> 基準値：測定系で異なり一概には決められない（正常人血清を対照として測定し基準値としている）。傾向としては、
> Th1サイトカイン、TNFは正常人で30 pg/ml以下
> Th2サイトカインは正常人の血清にはほとんど検出されない。

異常値の解釈

サイトカインの異常と疾患との関連は研究レベルの報告はいくつか出ているにもかかわらず、臨床的意義はまだ確立されていないのが実情である。一般的にはサイトカインは正常人ではほとんど検出されないため、異常値は増

表6. サイトカインの分類

1. 免疫担当細胞間で作用 (1) Th1サイトカイン：IFNγ、IL-2 (2) Th2サイトカイン：IL-4、IL-5、IL-6、IL-10、IL-13 (3) Th3サイトカイン：TGFβ 2. 炎症性サイトカイン：IL-1、TNF、IL-8 3. 造血関連サイトカイン：IL-3、IL-7、IL-11、IL-18、G-CSF、GM-CSF、M-CSF 4. 組織細胞成長因子：FGF、HGF、PDGF…

表7. サイトカインが増加する病態

1. 免疫担当細胞の異常な活性化
   自己免疫疾患：SLE など
   リンパ増殖性疾患：Castleman 病など
   血液系悪性腫瘍：ATL、多発性骨髄腫など
   高サイトカイン血症候群
   血球貪食症候群(HPS)など
2. 炎症
   感染症
   関節炎：RA など

表8. 主要なサイトカインの増加する病態・疾患

1. IL-1 ↑：各種炎症
2. IL-2 ↑：SLE、ATL、HPS
3. IL-4・IL-5 ↑：アレルギー
4. IL-6 ↑：RA、SLE
   多発性骨髄腫、Castleman 病
5. IL-8 ↑：各種炎症
6. IL-10 ↑：SLE
7. IFNγ ↑：RA、SLE、HPS、ウイルス感染
8. TNFα ↑：RA

加という形で出てくる。この異常な増加は表7に示すような病態で起こる。免疫担当細胞の異常な活性化はリンパ球・マクロファージなどの種々の細胞で起こり、この現象は自己免疫疾患などでみられる。また、炎症が起こると、マクロファージや好中球の作用で炎症性のサイトカインの増加がみられる。したがって特定のサイトカインが1つの疾患に特異的に異常を起こすという可能性は少ないため、ここに挙げた物質の異常は疾患よりはある病態を反映していると考えた方が賢明である。ただ、一部の疾患では特定のサイトカイン異常が数々報告されて定着しつつあるものがあり、表8に挙げておく。自己免疫疾患の中でサイトカイン異常が知られているのは関節リウマチ(RA)と全身性エリテマトーデス(SLE)、である。RA は免疫担当細胞の異常と炎症が混在した形でサイトカイン異常が起こり、前者の代表として、IL-6、IFNγ が、後者の代表として IL-1、TNFα が挙げられる。これらのサイトカインは血中でも検出されるが、主に関節内で産生される。この中で、TNF は治療という観点からも脚光を浴び、TNF に対する抗体や抑制因子による治療が定着しつつある。SLE では IL-2、IFNγ などの Th1 サイトカインや IL-6、IL-10 などの Th2 サイトカインが増加する。一方、免疫担当細胞の腫瘍性も含めた異常増殖に伴い、関連したサイトカインが増加することがある。例えば、CD4 陽性細胞が腫瘍性増殖する ATL では IL-2 が、形質細胞が腫瘍性増殖する多発性骨髄腫では IL-6 が増加する。また、腫瘍性ではないが、B 細胞や形質細胞が異常に増殖する Castleman 病では IL-6 が増加する。また、最近注目され出した疾患で、異常なサイトカイン増加があるのが血球貪食症候群(HPS)である。本疾患はマクロファージが異常に活性化して骨髄細胞を貪食して汎血球減少を起こす

のが主要病態であるが、各種サイトカインが異常に増加し、免疫担当細胞全体の異常活性化が示唆されている。一方、I型アレルギーではIgEの増加・好酸球増加が知られているが、これにIL-4やIL-5が関与して増加することがある。

採取・保存上の注意

現在、ほとんどのサイトカインは血清で測定可能であり、通常の血清の採血で問題ない。保存は−20℃以下の冷凍保存で問題ないが、一部のサイトカインは解凍時に壊れやすいものもあり、注意が必要である。

保険上の注意

一般にサイトカインは保険適応はない。表9に示す場合にサイトカインの測定が必要になるが、その場合は自費でまかなっているのが実情である。

表9. サイトカインの測定が必要になる疾患・病態

1. CNSループス：髄液IL-6、IFNα
2. HPS：IL-2、IFNγ、IL-6…
3. Castleman病：IL-6

(戸叶嘉明)

2 血清蛋白成分

[a] 炎症性反応物質

組織障害や感染が起こると、2～3日以内に蛋白をはじめとする血漿成分の変化が起こる。これを炎症性反応物質と呼び、CRP、シアル酸、α_1-AG、アミロイド蛋白(SAA)などが含まれる。

検査の目的

炎症、組織破壊の有無とその程度の診断および治療効果判定に用いられる。CRPが最もよく用いられるが、そのほかの物質では病態によりCRPとは異なる動態を示すことがある。

測定法と基準値、生理的変動、採取・保存の注意

それぞれの要点を下記に示す。

	基準値	生理的変動	測定法	採取・保存の注意
CRP	0.3 mg/dl以下	正常新生児では、出生直後はCRPは低値であるが、臍帯の壊死を反映して生後2～3日でピークに達し、その後漸減する。男性の方が女性よりやや高く、妊婦のCRP値はやや増加する。喫煙によっても上昇する。	毛細管法による半定量。免疫比濁法、レーザー免疫比朧法による定量法。ラテックス免疫定量法、EIAによる微量測定法。	血清を用いる。毛細管法では血漿を用いると、偽陽性を示すことがある。比朧法では高ビリルビン、溶血血清、乳び血清は誤差を生じさせるので要注意。冷蔵保存7日以内、凍結保存（－30℃）では1年以内。
シアル酸	44～71 mg/dl	加齢、炎症とともに増加する。妊娠期には増加する。食後一時的に軽度の上昇を見ることがある。	酵素法	血清、血漿いずれも使用でき、長期間比較的安定である。
α_1-AG	39～93 mg/dl	年齢別変動がみられ、臍帯血では成人の約1/3で、生後6カ月で成人値に達する。成人では年齢差はなく、男性が女性よりやや高値。	ネフェロメトリー法	血清を測定する。検体採取は早朝空腹時がよい。
SAA	8.01 μg/ml以下	高齢者では高目になる傾向にある。臍帯血ではほとんどが0.5 μg/ml以下である。	抗SAA抗体感作ラテックスによるラテックス凝集ネフェロメトリー法。抗体はSAA1とSAA2にのみ反応する。	血清は4℃1週間以内、凍結融解1回までの測定が望ましい。

異常値の解釈

1. CRP

組織障害を敏感に反映し、炎症マーカーとして最も広く利用されている。外傷や手術後では、CRP は 2〜3 時間以内に、48 時間をピークに急激に上昇し、約 5 日でほぼ正常に復する。上昇の程度と期間は組織障害の強さを反映する。肺結核、関節リウマチ(RA)、悪性腫瘍などの慢性の病変では、CRP が持続して上昇する。

a) 炎症性疾患：CRP は炎症性疾患では鋭敏に上昇するので、病態の診断、予後の判定、治療効果判定などに有用である。炎症や組織の破壊に反応し、12 時間以内に血中濃度の上昇が認められる。

b) 悪性腫瘍：癌腫においても、CRP は腫瘍の進展に伴って上昇する傾向を示す。CRP 値から癌の化学療法の効果、術後の癌再発、転移を評価することが可能である。一方、骨髄腫、白血病などの造血系腫瘍やホルモン産生腫瘍など、また、転移性癌でも前立腺癌の場合では、CRP 陰性ないし異常低値を示すことが多いので注意する。

c) 膠原病：RA の活動期では、CRP は陽性化ないし上昇する。治療が奏功すると、CRP は赤沈より早く陰性化する。全身性エリテマトーデス(SLE)の場合、その活動性の上昇だけでは CRP の上昇は軽度に止まり、CRP の高度の上昇を認める場合は細菌感染や漿膜炎の合併の可能性が高いと考えるのが妥当である。

d) 心筋梗塞：心筋の壊死が起こると CRP は 6〜8 時間に上昇し、3〜4 日最高値となる。病態が改善すると急速に低下する。

e) CRP 微量定量の臨床的意義：新生児感染症と細菌性髄膜炎において有用である。前者においては、CRP の低濃度域を捉え、より早期に新生児感染症の診断が可能となる。新生児感染症が疑われるときには、5〜8 時間ごとに 3 点の CRP 値を測定し、上昇傾向の有無を確認するのがよいとされている。後者においては、髄液の CRP 微量測定により、細菌性髄膜炎と無菌性のものとの鑑別に利用しうる。髄液 CRP 値 80 μg/dl 以上のときには細菌性髄膜炎が示唆される。また、動脈硬化の予知因子としても注目されており、冠動脈疾患のリスク予測や、血行再建術後の予後(再狭窄、再手術)予測、糖尿病発症リスク予測に有用であることなどが指摘されている。

2. シアル酸(496 頁参照)

3. α_1-AG

α_1 グロブリンに属する蛋白である。肝硬変では肝での合成低下、ネフロー

ゼ症候群では尿中へ大量に排泄されることにより、α_1-AGの血中濃度は著しく低下する。

高値を示す場合として、急性および慢性炎症性疾患、心筋梗塞、自己免疫性疾患、アレルギー性疾患、悪性腫瘍、外科手術後、ACTHやステロイドホルモン投与時、妊娠などが挙げられる。

4. SAA

SAAは二次性アミロイドーシス(AAタイプ)を引き起こすアミロイドA蛋白の血中前駆体と考えられている。ヒトSAA遺伝子は少なくとも4種(SAA1、SAA2、SAA3、SAA4)同定されている。CRPより有用であるとされる場合について概説する。

a) ウイルス感染症：ウイルス感染症では、CRPの上昇度が低く、SAAの方がより病態を反映した指標であることが報告されている。

b) 腎移植拒絶反応：血清クレアチニン値の上昇が移植腎の機能不全を確実に反映するものの、SAAは上昇度は低いが、クレアチニン上昇に一致して明確な異常値を呈する。CRPは明確な上昇を示さないことが多い。

c) 二次性アミロイドーシス：SAAの高値が持続し、慢性炎症に伴うさまざまな組織反応が加わり、処理し切れなくなったSAAが間質に残存することがアミロイド沈着に発展すると推測されている。原疾患としてはRAが最も多い。RAにおけるSAAの上昇は単にRAの活動性を反映しているだけの可能性もあるが、既にアミロイドーシスを有する例でのSAA高値持続は、さらなる増悪の危険因子と考えるのが妥当であろう。

保険上の注意

SAA(保険点数=50点)をCRP(同20点)またはシアル酸(同28点)と併せて、または、シアル酸をCRPまたはSAAと併せて測定した場合は主たるもののみ算定するとなっており、これらの同時測定は保険上は認められないので注意が必要である。また、測定の頻度も患者の重症度に応じて考えられるべきである。

(安藤聡一郎)

[b] 免疫グロブリン（IgG、IgA、IgM、IgE、IgD）

検査の目的

血清総蛋白定量、蛋白分画検査においてγ分画の増加あるいは減少が著明な場合、個々の免疫グロブリンの定量を行う（図10）。特に、単一免疫グロブリン高値の場合、免疫電気泳動検査により同定されたM蛋白の免疫グロブリンクラス（IgG、IgA、IgM、IgE、IgD）の個々（半）の定量を行うことになる。個々の免疫グロブリンクラスの定量は、単一クローン性あるいは多クローン性高γ血症の鑑別、免疫不全症の診断に用いられる。

急性の感染症が疑われる場合は、直接 IgM、IgG を測定する。感染症の初期に IgM の増加がみられ、後に IgG の増加が主体となる。IgE の測定はアレルギー性疾患を疑う場合に、IgD の測定は IgD 型骨髄腫および類縁疾患の診断、経過観察、治療効果判定に限られる。IgE および IgD 型骨髄腫は稀であり、全骨髄腫の1％未満である。

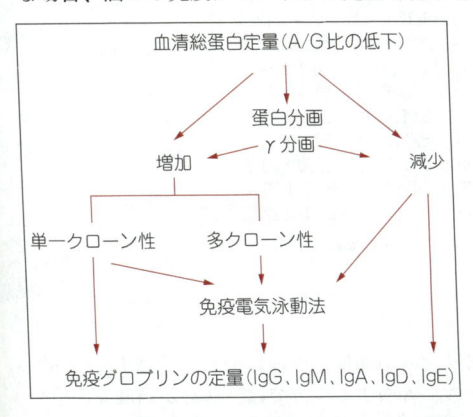

図10．免疫グロブリン定量のスクリーニング

測定法と基準値

IgG、IgA および IgM は血中濃度が高いため、日常の臨床検査のレベルで容易に測定し得る。測定法には、抗原抗体反応を原理に比朧法（ネフェロメトリー法 nephelometry）、比濁法（turbidimetry immunoassay；TIA）、ラテックス凝集免疫測定法などがある。基準値はそれぞれ TIA にて成人において IgG 748〜1,694 mg/dl、IgA 91〜391 mg/dl、IgM 33〜254 mg/dl（東北大病院）である。IgE は血中に微量しか存在しないので、キャップイムノアッセイや蛍光エンザイムイムノアッセイ（FEIA）にて測定される。非特異的 IgE は成人で 200 U/ml 以下であり、特異的 IgE はアレルゲンごとに FEIA あるいは IRMA（固相法）で index にて判定する（通常 1.0 未満）。IgD は、ネフェロメトリー法にて 3 mg/dl 以下である。但し、年齢、性別、人種によって基準値はそれぞれ変動する[1]。特に小児では成長に伴う変化が著しく[2]、注

表10. 免疫グロブリン値の年齢による変動

年 齢	IgG(mg/dl)	IgA(mg/dl)	IgM(mg/dl)
臍帯血	1,200±310.1	0	4.7±3.7
8～30日	694±347.6	6.7±17.1	27.1±13.1
31～60日	572±147.5	5.3±9.6	32.4±28.9
2～3ヵ月	390±133.2	7.7±7.1	36.6±18.4
4～6ヵ月	470±180.3	23.3±18.7	47.2±12.5
7～9ヵ月	748±297.3	39.4±24.8	66.4±33.5
10～12ヵ月	792±376.5	56.0±21.7	83.8±37.2
1～2 年	811±96.2	83.1±60.6	81.2±47.2
3～5 年	940±184.1	185.5±61.4	83.3±21.3
6～8 年	1,071±165.4	186.7±71.0	80.2±20.3
9～11 年	1,079±263.1	245.8±91.2	82.6±20.9
12～15 年	1,129±256.3	273.1±93.7	87.7±30.4
成人	1,120±230.3	250.0±75.2	95.0±22.2

(馬場一雄ほか(編):小児の正常値.医学書院,東京,1976より引用)

意が必要である(表10)。

異常値の解釈

すべてのクラスの免疫グロブリンの増加は、慢性に経過する感染症、免疫疾患、悪性腫瘍などで認められる。著増する場合では、病勢が高度な疾患や悪性リンパ腫、肝硬変などを特に考慮する。すなわち、免疫グロブリンの測定はこれらの疾患の補助診断として利用される。免疫グロブリンの増減する疾患を表11に示した。

単一のクラスが増加するうち、IgMの増加は急性期の炎症反応を反映する。臍帯血あるいは新生児血中におけるIgMの増加は、周産期感染症と診断し得る[3]。原発性胆汁性肝硬変ではIgM、アルコール性肝疾患ではIgA、一部慢性肝炎ではIgGが増加する場合があるが、必須の検査ではない。単一クローン性のIg増加は、M蛋白血症として多発性骨髄腫や原発性マクログロブリン血症などの類縁疾患で認められ、診断的価値が高い。

免疫グロブリンが減少する場合は、原発性、二次性に分類される。原発性は、先天性無γグロブリン血症、選択的IgA欠損症、選択的IgM欠損症、IgM増加を伴う免疫不全症などがある。二次性は、免疫抑制剤投与、ネフローゼ症候群などがあり、ほかの検査と併せて判断される。

採血・保存の注意

採血時はできるだけ溶血を避け、空腹時採血が望ましい。できるだけ早く測定するのが望ましいが、保存は血清で4℃1週間以内、それ以上は測定時まで-20℃で凍結する。なお、クリオグロブリンが疑われる場合は、血清を37℃

表11. 免疫グロブリンの変動する病態

免疫グロブリンクラス	増加	低下
IgG	感染症(特に反復、遷延時) 慢性肝炎 膠原病 免疫芽球性リンパ節症 肝硬変	無、低、γグロブリン血症 重症複合免疫不全症 ネフローゼ 蛋白喪失性腸症 免疫抑制剤投与 リンパ系腫瘍
IgA	IgA腎症 慢性肝炎 膠原病 アルコール性肝炎 多発性骨髄腫	無、低、γグロブリン血症 IgA単独欠損症 ataxia telangiectasia
IgM	肝炎・肝硬変症 IgM増加を伴う免疫不全症 子宮内感染 炎症(特に急性期)	無、低、γグロブリン血症 Wiskott Aldrich症候群
IgD	IgD型骨髄腫 他は不明	不明
IgE	アレルギー性疾患 アトピー性疾患 寄生虫感染 高IgE症候群 Wiskott Aldrich症候群	ataxia telangiectasia
形質細胞腫でIgA、IgE、IgGいずれかの単クローン性異常増加をみる。 原発性マクログロブリン血症ではIgMの単クローン性異常増加をみる。		

以下に冷却すると白濁またはゲル化するので、採血から血清分離まで37℃で保存する。非動化した血清は、熱により変性するため用いることはできない。多くの血清蛋白と同様の条件でよい。

保険上の注意

各免疫グロブリンは保険収載検査項目である。免疫グロブリンはIgG、IgA、IgMおよびIgDを複数測定した場合には、それぞれの所定点数(44点)を算出加算する。クリオグロブリンは48点、非特異的IgE・特異的IgEとも120点(平成16年4月より)となっている。しかし、適応症および期間などにより制限される場合がある。

(舩渡忠男、佐々木 毅)

【文献】
1) 血清蛋白13項目の日本成人基準範囲. 臨床病理(臨時増刊)101, 1996.
2) 小児基準値研究班：日本人小児の臨床検査基準値. 日本公衆衛生協会, 東京, 1997.
3) 河合 忠：初期診療の検査計画と結果の読み方. 東京医学社, 東京, 1997.

[c] 補体成分と CH50

検査の目的

補体は免疫や炎症に関連した一群の血漿蛋白質の総称で、20 種類近くの成分が存在する。補体成分蛋白質は系として生体内の反応に関与する。CH50 は補体の系としての活性を総合的に表現するもので、抗原抗体反応によって補体系が活性化されることを利用した生物活性測定である。

補体成分および CH50 は免疫異常が存在すると想定される疾患で主に測定される。

直接的な目的は、診断の確定、病態に補体異常、免疫異常が存在するかについて検索するなどである。さらには、疾患活動性をモニターすることにも役に立つ。

測定法と基準値

1. CH50

この検査は補体系の総合的活性をみるもので、Mayer 法かその変法により行われる。Mayer 法の原法ではモルモット血清とカルシウム、マグネシウムイオンを含んだ緩衝液 7.5 ml に $5×10^8$ 個の感作(ヒツジ赤血球にウサギでつくった抗体を反応させたもの)赤血球を混合、浮遊させて、37℃で 60 分反応させる。50% 溶血を示す補体血清量(ml)の逆数を CH50 としている。すなわち、Complement による Hemolysis が 50% を示す量(ml)の逆数として表現されたもので、この量が 0.025 ml、0.033 ml であればそれぞれの CH50 値は、40 および 30 となる。

10% 以上 90% 以下の溶血(y)の範囲で y/(1-y) は対数直線性を示すので 50% 溶血を示す値を計算により求めることができる。これに関する詳細は他著(免疫実験操作法 I. 南江堂, 1995)に譲る。臨床上、しばしば問題となる補体低値は 50% 溶血の血清量を多く必要とするという意味でしばしば希釈を変えないと正確に測定できない。しかも直線性も保たれていないので参考データとなる。4 以下というような表示の値はヒト血清を 0.25 ml 使用しても 50% 溶血に至らなかったという意味である。

基準値はおよそ 30〜45 であるが、検査所によって少しずつ異なる(表 12)。Mayer の原法では試験管に大容量のものが必要となるのでさまざまな変法が行われている。また人工的細胞膜であるリポゾームで補体反応を行わせ溶出した酵素を測定するということも行われている。

表 12. CH50（補体価）と補体成分値（C3、C4）

施設名	基準値		
	CH50(U/dl)	C3(mg/dl)	C4(mg/dl)
札幌臨床検査センター	30〜40	62〜132	16〜51
第一臨床検査センター	30〜45	80〜140	11〜34
道南臨床検査センター	30〜40	86〜160	16〜51
微研東北中央研究所	31〜48	86〜160	12〜40
宮古臨床検査センター	30〜40	84〜151	17〜40
順大医学部付属順天堂医院	25〜54	69〜128	14〜36
保健科学研究所	30〜46	80〜160	12〜40
東京顕微鏡院臨床検査所	30〜40	65〜135	13〜35
生物医科学研究所	30〜40	55〜115	15〜50
日本ラジオアッセイ研究所	30〜50	50〜110	13〜45
生命情報分析センター	28〜48	80〜160	17〜45
三菱化学ビーシーエル	29〜48	65〜135	13〜35
近畿予防医学研究所	30〜45	56〜103	15〜54
大阪血清微生物研究所	30〜46	55〜120	20〜50
四国中検	30〜45	50〜104	17〜51
キョーリン	29〜48	65〜135	13〜35
協同医学	30〜45	80〜140	11〜34
臨床病態医学研究所	30〜40	80〜160	17〜45
熊本臨床検査センター	30〜50	86〜160	17〜45

2. 補体成分の測定

CH50が補体系の総合的活性をみるのに対し補体成分測定は系に含まれる成分蛋白の測定が一般に行われている。個々の蛋白の活性測定も可能ではあるが、特殊な場合、および研究目的に限られる。

補体成分の測定は現在、その簡便性と安定性から免疫比濁法で行われる。以前はオフターローニー法が行われたが、反応時間を2〜3日かける必要があり、計測にも誤差が生じやすい。補体成分測定は原理的には20種近くの成分全部について測定が可能である。実際は血漿中での蛋白量の多い第3成分（C3）、第4成分（C4）について行われることが多い。

異常値の解釈

1. 基準値より高い場合

補体成分値、CH50などが基準値より高い例は感染症、悪性腫瘍、糖尿病、

表13. 疾患と補体

I型、補体欠損症。遺伝性で、補体系の一次的異常。
II型、補体価は正常または高値を示しかつ補体系が病態を促進 　a. 抗体が関与した補体系の活性化がみられる。 　　例）発作性寒冷血色素尿性、大半の細菌性、ウイルス性感染症 　b. 抗体が関与しない補体系の活性化がみられる。 　　例）通風、火傷、外傷、手術後、皮膚科疾患(ペンフィングス)、発作性夜間血色素尿症、細菌感染、ウイルス感染
III型、低補体価を示し主として免疫異常が関与する疾患。 　例）自己免疫疾患、溶連菌感染後糸球体腎炎、膜増殖性腎炎、免疫複合体病エンドトキシンショック、後天性C1インヒビター欠損症、低補体性蕁麻疹様血管炎、ほか

(Jpn J Med Vol 28, 117, 1989 より引用)

その他の炎症性疾患にみられる。補体高値は一般に特異性に乏しく鑑別診断に役立つことも少ない。また炎症経過を追うことでは有用であるが、一般に行われる赤沈、白血球数、CRPより優れているものでもない。補体高値は蛋白代謝の亢進を反映していると思われる。

2. 基準値より低い場合

血漿または血清の補体の低下はさまざまな病態で出現するが、しばしば経験されることでもない。

補体欠損症ではCH50の低下と欠損する補体成分が低下ないしは検出されない。C1(補体第一成分)インヒビター欠損症では、蛋白としてのC1インヒビターは正常の半分以下となる。活性化されたC1に対する抑制効果が低下しているため、C4、C2などが容易に活性化され消費される。結果として血漿中のC4、C2が低下する。C2は蛋白量が少ない微量成分であるが、C4は通常の臨床検査レベルで測定可能である。なお、C1インヒビター欠損症は遺伝性血管性浮腫(HAE)という病態に対応し、顔面、咽頭、上下肢、腸管などの発作性浮腫を特徴とする疾患である。浮腫の原因はC2の活性化に伴う現象とされている。

欧米白人に多いC2欠損症ではCH50は測定不能となる。一方、日本人に多いC9欠損症ではCH50は正常ないし低下を示し、補体による細胞融解作用にC9の存在が必須でないことを示している。

補体値の低下は膠原病疾患、特に全身性エリテマトーデス(SLE)の発病初期にしばしばみられるので、診断基準の項目にはなっていないが、ほかの膠原病疾患との鑑別に役に立つ。また疾患活動性ともよく相関し、治療が進む

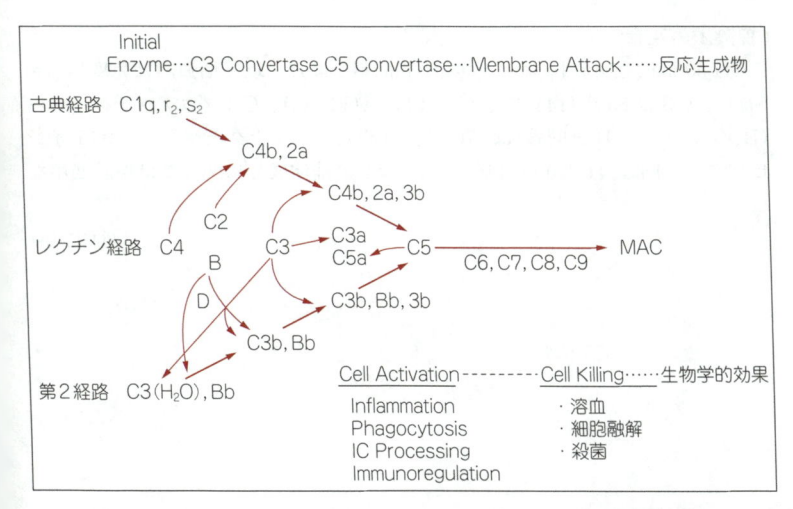

```
                Initial
            Enzyme…C3 Convertase C5 Convertase…Membrane Attack……反応生成物

古典経路  C1q, r₂, s₂
                       ↘
                        C4b, 2a
                       ↗       ↘
                    C2          C4b, 2a, 3b
レクチン経路 C4           ↘      ↗
              B    C3 → C3a  → C5                    MAC
               ↘  ↗    C5a          C6, C7, C8, C9
              D        ↘
                        C3b, Bb, 3b
               ↗
            C3b, Bb
                        Cell Activation --------- Cell Killing …… 生物学的効果
第2経路 C3(H₂O), Bb
                        Inflammation            ・溶血
                        Phagocytosis            ・細胞融解
                        IC Processing           ・殺菌
                        Immunoregulation
```

図11. 補体の3つの反応経路と反応生成物およびそれらの生物的効果
(Complement by Müller-Eberhard, Miescher: Springer-Verlag. 1983 を改変して引用)

につれて補体値は正常化する。その他の膠原病では混合性結合病の一部で補体値は低下するが、関節リウマチ(RA)、進行性強皮症、皮膚筋炎、多発動脈炎などでは正常もしくは高値となる。但し、RAの関節液では変形性関節症、痛風のような炎症性疾患の関節液に比して、はっきりとした補体値の低下が認められる。あるいは SLE、RAなどの胸水でも補体は低下している。こうした膠原病疾患における補体の低下は体液中とか腎臓のような血液が還流する組織に免疫複合体が存在して、補体系をふだんに活性化するためと考えられる。慢性腎炎のうち、膜性増殖性腎炎ではC3ネフリチック因子という自己抗体が出現してCH50とC3が低下する。そのほかに、低補体性蕁麻疹様血管炎、後天性C1欠損症(扁平性黄色腫症を伴う場合あり)、エンドトキシンショック、溶連菌感染後腎炎の病初期、などで補体値は低下する。

採取・保存の注意

時に肝疾患などで、血液を低温におくことで補体系が活性化されてしまう現象(cold activation といっている)があるので、疑わしいときは採血後37℃で保存、処理する必要がある。EDTA血漿として採血するとある程度この現象は防げる。あるいはCH50のほかにC3、C4蛋白量を測定すると、CH50は極端に低下しているが、C4はわずかに低下、C3は正常という結果を得る。

> **保険上の注意**

CH 50 は検査実施料 44 点(免疫学判断料 144 点、以下括弧内は免疫学的判断料)、C3 は 85 点(144 点)、C4 は 85 点(144 点)、C3 プロアクチベーター(B、ファクター B と同義)は 170 点(144 点)、C1 イナクチベーター(C1 インヒビターと同義)は 300 点(144 点)で、ほかの補体成分に関しては保険適用なし。

(行山 康)

[d] 免疫複合体

検査の目的

血中または組織局所で形成された免疫複合体(immune complex；IC)が血清病、全身性エリテマトーデス(SLE)、血管炎、腎炎などの発症に関与する。IC が原因となる疾患はクームスのアレルギー分類ではⅢ型に分類される。これら疾患での IC の存否やその量的程度を知ることは、疾患の病態機序や活動性の程度を推定するうえで重要である。

測定法と基準値

1970 年代に約 30 種類の測定法が開発され、1981 年にそれらの有用性などについての評価が WHO リポートとして出された。それによると C1q 固相法、C1q 液相結合法、コングルチニン法、ヒトモノクロナルリウマトイド因子(mRF)法および Raji 細胞法が有用であると評価された。

今日、本邦でルーチン検査に用いられている方法は C1q 固相法、抗 C3d 抗体法および mRF 法で、いずれも酵素抗体法である。C1q 固相法は精製ヒト C1q をマイクロタイタープレート壁に付着固相化させ、それらに結合した IC に酵素標識二次抗体が反応し、定量測定される。抗 C3d 抗体法と mRF 法とでは、それぞれ、抗 C3d 抗体、mRF を固相化している。前者では IC に結合した C3(C3d)と反応し、後者では IC 中の IgG-Fc と mRF が結合する。

> **基準値**
> (1) C1q 固相法：<2.9 μg/ml
> (2) 抗 C3d 抗体法：<9.0 μg/ml
> (3) mRF 法：<4.2 μg/ml

異常値の解釈

陽性、すなわち異常高値を呈する疾患について、それぞれでの主な抗原の由来について表 14 に示す。測定法により疾患での陽性率に差がみられる。例えば、SLE では C1q 法や抗 C3d 抗体法で検出率が高くなり、関節リウマチ(RA)では mRF 法で高くなる。

IC は種々疾患で検出され、疾患での特異性は高いとはいえず、ほかの所見と併せて評価に用いられるべきであろう。

表14. 血中免疫複合体陽性疾患とその由来

疾患	免疫複合体の由来
膠原病	
SLE	自己抗原(DNA、核蛋白)
RA	〃　(IgG)
クリオグロブリン血症	〃　(IgG)
糸球体腎炎	自己抗原(腫瘍抗原、組織抗原など)
	外来抗原(細菌、ウイルスなど)
血清病	外来抗原(異種血清、薬剤など)
血管炎	外来抗原(肝炎ウイルスなど)

検体の取り扱い

検体は血清を用いる。ヒト血清中のIgGは変性・凝集することで補体やRFとの結合性が出現する。56℃以上の加熱でもIgG・Fcの変性が出現するため、これらの前処理は行わない。また、-20℃での長期間保存でも同種の変化が出現するため、血清検体の保存は-70℃にて行う。

保険上の注意

上記3法とも、保険診療に含められている。平成16年4月より点数が引き下げられ、実施料は ① C1q 結合免疫複合体精密測定=190点、② C3d 結合免疫複合体精密測定=210点、③ mRF 結合免疫複合体精密測定=230点。

IgG型リウマチ因子精密測定、C/g結合免疫複合体精密測定、C3d結合免疫複合体精密測定、mRF結合免疫複合体精密測定、抗ガラクトース欠損IgG抗体精密測定とMMp-3精密測定のうち、2項目以上を併せて実施した場合には主たる点数のみを算定する。

なお、検体検査判断料は引き上げられ、免疫学的検査判断料は144点となった(月1回のみ請求可)。

(吉田　浩)

[e] クリオグロブリン、パイログロブリン

温度変化により物理的性状の変化がみられる蛋白を温度依存性蛋白(thermoprotein)と呼ぶ。

低温にて白濁沈殿するものにクリオグロブリン(cryoglobulin)やクリオフィブリノーゲン(cryofibrinogen)があり、加温にて白濁沈殿するものにパイログロブリン(pyroglobulin)やベンスジョンズ(Bence Jones)蛋白がある。

クリオグロブリンは血清を冷所に放置すると白濁沈殿物となり、それを加温(37℃)すると再溶解するもので、本態性と種々疾患に伴ってみられる続発性とに大別される。

パイログロブリンは血清を50℃前後に加温することでゲル化または白濁、白濁沈殿物の形成をみるもので、冷却しても再溶解しない免疫グロブリンである。

検出法

クリオグロブリンの検出は採血から血清分離まで37℃前後の条件下で行われる。注射器や採血管を温め、採血後、37℃に放置し、凝固させ、血清を分離する。次に血清を4℃に静置し、沈降物の有無を観察する。沈降物形成がみられたら、冷却水(バッファー)にて洗浄し、単離後、温め再溶解し、成分同定をオクテルロニー法や免疫電気泳動法にて行う。定量測定には、冷却遠心(1,400 rpm、5分)し、全血清に対する比率(cryocrit)を求める。

パイログロブリンは血清を56℃で30分間加温し、その性状の変化(ゲル化、白濁化)を知る。免疫グロブリンの同定を行うが、IgGが最多で、次いでIgM、IgAクラスのM成分である。

基準値

> クリオグロブリンもパイログロブリンも健常人血清中には見い出せず、出現すれば陽性と判定される。

異常値の解釈

クリオグロブリン 陽性疾患を表15に示す。

免疫グロブリンが冷所保存または56℃の加温により、なぜ、それらの物理的変化をきたすのかは明らかではない。クリオグロブリンはICと同意義を有することから疾患との関連で関心がもたれている。クリオグロブリン についての意義は明らかではないがクリオグロブリン陽性のM蛋白血症では尿蛋白陽性率が高く、予後不良のマーカーともなると考えられるが、検出報告

表 15. クリオグロブリン陽性疾患

```
1. 本態性クリオグロブリン血症
   1型：monoclonal
   2型：monoclonal-polyclonal 混合
   3型：polyclonal 混合
2. 続発性クリオグロブリン血症
   1) リンパ増殖性疾患
      骨髄腫、マクログロブリン血症、CLL、悪性リンパ腫
   2) 自己免疫疾患
      膠原病、甲状腺疾患、など
   3) 感染症
      a. ウイルス
         C型肝炎、B型肝炎、伝染性単核球症、CMV感染症
      b. 細菌、真菌
         梅毒、癩、亜急性心内膜炎、など
      c. 原虫、寄生虫
         マラリヤ、トキソプラズマ、など
```

例も少なく、これはルーチン的検査が行われないことが多いためでもあろう。

検体の取扱い

血清分離は通常の如く行うことで、特に問題はない。

保険上の注意

クリオグロブリンは保険診療での免疫学検査に加えられている。クリオフィブリノーゲンは血液学検査に加えられてきた。なおパイログロブリンは保険点数はつけられていない。点数（平成16年4月より）はクリオグロブリンは実施料＝48点（免疫学的判断料＝144点）、クリオフィブリノーゲンは実施料＝28点（血液学的判断料＝135点）。

（吉田　浩）

[f] 寒冷凝集素

検査の目的

寒冷凝集素は冷式の抗赤血球自己抗体である。マイコプラズマ肺炎患者では寒冷凝集素の上昇が見い出され、古くから診断法の1つとして利用されてきた。寒冷凝集素の免疫グロブリンクラスは IgM で、対応抗原は赤血球膜に存在するⅠまたはiである。マイコプラズマ感染症や伝染性単核球症で出現する場合はⅠ、i抗原と反応する多クローン性抗体が見い出されるが、特発性寒冷凝集素症では、ほとんどが IgM-K 型のモノクローナル抗Ⅰ抗体である。

寒冷凝集素の検出はマイコプラズマ感染症が疑われた場合に行われる。さらに本抗体は補体結合性を有し、低温で赤血球溶解を引き起こすことも考えられることから溶血性貧血の鑑別にも検査する必要がある。

測定法と基準値

血清をO型ヒト赤血球または患者赤血球(0.25%)と混ぜ4°C内に一夜放置し凝集価を測定する。

> 基準値：健常人は16倍以下で、32倍以上は陽性である。

異常値の解釈

寒冷凝集素が高値を示す疾患を表16に示す。単クローン性と多クローン性とに大別される。前者は慢性寒冷凝集素症やリンパ系腫瘍などに見い出され、後者はマイコプラズマ肺炎で必発であり、伝染性単核球症などでも検出される。そのほか、種々の感染症などでも見い出されることがあるが、通常、検査されることは少ない。

検体の取り扱い

寒冷凝集素はその名の如く、体温以下、特に32°C以下で赤血球表面膜上のⅠまたはi抗原と反応するため、採血から血清分離までの温度管理は厳重にする必要があり、全血は35°C以上に保つ必要がある。

表16. 寒冷凝集素が陽性となる疾患

単クローン性	多クローン性
慢性寒冷凝集素症 マクログロブリン血症 悪性リンパ腫・ホジキン病 慢性白血病(リンパ性、骨髄性) など	マイコプラズマ肺炎 伝染性単核球症 サイトメガロウイルス感染症 流行性耳下腺炎 梅毒 膠原病　など

保険上の注意

　平成 16 年 4 月より保険点数は実施料 14 点（免疫学的判断料は 144 点）（月 1 回）。

〔吉田　浩〕

3 アレルギー反応検査

[a] アレルゲンに対する特異 IgE 抗体の測定
（RAST、UNI CAP-RAST、AlaSTAT、MAST）

検査の目的

アレルゲン特異 IgE 抗体の検出はアレルギー疾患の診断および原因検索に不可欠である。アレルゲンを同定するには種々の方法がある（表17）。問診上で原因と考えられるアレルゲン特異 IgE 抗体の測定はアレルギーのスクリーニング検査である。特異 IgE 抗体測定に際しては同時に総 IgE 値の測定が必要である。成人の総 IgE 値の正常値は 250 U/ml 以下であるが、小児期の血清中 IgE 値は成人に比し低値で、新生児、乳児、幼児および学童と徐々に上昇する（表18）。特に新生児および乳児では高感度法で低濃度 IgE を測定する必要がある。

表17. アレルゲンの検査法

血液検査	血清中特異 IgE 抗体
	ヒスタミン遊離試験
	抗原特異的リンパ球幼若化反応
皮膚試験	スクラッチテスト
	プリックテスト
	皮内反応
	パッチテスト
誘発試験	吸入誘発試験
	食物除去・負荷試験

成人の総 IgE 値：250 U/ml 以下

基準値

表18. 健常小児の月齢別、年齢別の血清 IgE 値

年齢	n	geometric mean (U/dl)	geometric mean±SD (U/dl)	geometric mean±2SD (U/dl)
1カ月	28	1.34	0.48～ 3.78	0.17～ 10.65
2カ月	16	2.39	0.74～ 7.72	0.19～ 24.90
3カ月	17	3.33	1.37～ 0.87	0.57～ 19.56
4カ月	9	4.35	1.31～14.46	0.39～ 48.03
6カ月	37	6.44	2.15～19.25	0.72～ 57.60
9カ月	29	11.79	3.94～35.32	1.31～105.78
1歳	20	11.46	4.13～31.80	1.49～ 88.21
1歳1カ月～3歳	26	15.0	5.25～42.90	1.83～122.72
4～6歳	34	23.87	9.52～59.85	3.79～150.11
7～9歳	26	25.54	11.47～56.87	5.15～126.62
10～15歳	25	39.66	16.56～94.95	6.92～227.35

mean＋SD 以上を高値と判定する。

表 19. 代表的な特異 IgE 抗体測定法の特徴

	UNI CAP-RAST	AlaSTAT	LUMIWARD	MAST
測定原理	sandwich FEIA	sandwich EIA	sandwich CLEIA	sandwich CLEIA
アレルゲン	固相(セルローススポンジ)	液相	液相	固相(セルロース糸)
検体量	40μl	50μl	25μl	750μl/16項目
測定範囲	0.35～100 U_A/ml	0.35～30 IU/ml	0～100	0.06～3.5(電圧)
反応時間	1時間	3.2時間	1時間	22時間
レファレンス	WHO IgE	オオアワガエリ陽性血清	WHO IgE	なし
クラス設定	U_A/ml クラス 100< 6 50～100 5 17.5～50 4 3.5～17.5 3 0.7～3.5 2 0.35～0.7 1 0.35> 0	IU/ml クラス 15< 4 3.0～14.9 3 1.5～2.9 2 0.35～1.49 1 0.35> 0	IU/ml クラス 100< 6 50～100 5 17.5～50 4 3.5～17.5 3 0.7～3.5 2 0.35～0.7 1 0.35> 0	ルミカウント クラス 20.1< 3 11.3～20.0 2 4.41～11.2 1 1.01～4.40 1/0 1.00> 0
判定	陰性 0 疑陽性 1 陽性 2≦	陰性 0 陽性 1≦	陰性 0 疑陽性 1 陽性 2≦	陰性 0 疑陽性 1-0 陽性 1<
アレルゲン項目	シングル 181 マルチ 6 ファディアトープ	シングル 186 マルチ 7	シングル 39	26項目同時測定
RASTとの一致率	92.9%	90%	84.5%	60-90%

FEIA：fluorescence enzyme immunoassay　EIA：enzyme immunoassay　CLEIA：chemiluminescent enzyme immunoassay

アレルゲン特異 IgE 抗体の測定法

アレルゲン特異 IgE 抗体の測定には種々の測定方法がある(表19)。歴史的には Pharmacia 社の radioallergosorbent test (RAST) が標準として汎用されていたが、アイソトープ使用のため製造中止となり、現在は改良された UNI CAP-RAST が一般的である。

1. RAST(radioallergosorbent test)

アレルゲン結合ペーパーディスクと患者血清中の特異 IgE 抗体を反応させ複合体を形成させる。次に ^{125}I 標識抗 IgE 抗体を添加し、γシンチレーションカウンターで ^{125}I 標識抗 IgE 抗体-IgE 抗体-アレルゲン複合体を測定する。RAST は特異 IgE 抗体の半定量法であり、Pharmacia 社の抗シラカン

バ標準血清を用いて PRU 単位(Pharmacia RAST unit)で表され、簡便的にスコア化し、2以上が陽性である。

2. UNI CAP-RAST

UNI CAP-RAST では固相としてペーパーディスクの代わりにイムノキャップを使用している。イムノキャップは内部面積の大きいセルローススポンジをプラスチックカプセルの中に内蔵させているため、従来の約3倍の抗原量を結合でき、感度と測定範囲が上昇した。RAST ではラジオアイソトープである ^{125}I 標識抗 IgE 抗体を使用していたが、UNI CAP-RAST では radioimmunoassay (RIA) のほかに、β-D-ガラクトシダーゼ標識抗 IgE 抗体を用いた fluorescence enzyme immunoassay (FEIA)での測定が可能で、現在では FEIA で測定している。測定原理は従来の RAST と同様で、セルローススポンジに結合したアレルゲンに対し患者血清を反応させる。これにトレーサーとして β-D-ガラクトシダーゼ標識抗 IgE 抗体を反応させた後、基質を加えて蛍光物質を溶出させ、その蛍光を測定する。クラス2以上を陽性とする。皮膚プリックテスト陽性との一致率では、感度(sensitivity) 95.9%、特異度(specificity)91.2% である。

3. AlaSTAT

Diagnostic Products 社が開発した測定法で、AlaSTAT はアレルゲン担体として可溶性ポリマー(デキストラン、フィコール)を用いた液相免疫測定法である。RAST などの固相免疫測定法に比べアレルゲンの容量が増加し、非特異的吸着を減少できる。蛋白以外の多糖類(炭水化物)や核酸なども可溶性ポリマーに結合でき、多くの種類の特異 IgE 抗体を測定できる。また測定時間が短いことも特徴である。アレルゲン試薬は 186 種類のシングルアレルゲンと7種類のミックスアレルゲンがある。日本で採取したハウスダスト6、ヒノキ、マラセチアなどの日本産のアレルゲンもある。クラスは 0〜6 で2以上を陽性とする。

4. MAST (multiple antigen simultaneous test)

MAST はペルオキシダーゼ標識抗 IgE 抗体を用い、化学発光系を用いて発光させる方法である。複数のアレルゲンをセットでまとめて測定するため、安価でスクリーニングに有用である。種々のアレルゲンを結合させたセルロース糸 16 本を張った専用容器に血清を添加しアレルゲンと特異 IgE 抗体を結合させる。このアレルゲン-IgE 抗体複合体にペルオキシダーゼ標識抗 IgE 抗体を反応させ、ルミノールと過酸化水素を添加し化学発光させ、ポラロイドフィルムに記録してデンシトメーターで測定する。14 種類の吸入性アレル

ゲンの吸入系チャンバーと12種類の食餌性アレルゲンの食餌系チャンバーの2種類がある。

5. その他

シングルアレルゲン検出法には蛍光酵素免疫測定法（Fluorescence Allergosorbent Test；FAST）、液状アレルゲンと磁性微粒子を使用した化学発光酵素免疫法（LUMIWARD）などがある。また、マルチアレルゲン検出法には、9種類のアレルゲン（ハウスダスト1・2、ヤケヒョウヒダニ、コナヒョウヒダニ、卵白、ネコ、スギ、ブタクサ、ハルガヤ）をコートしたパッド（固相）を用いた enzyme linked immunoassay（QUIDEL Allergy Screen；QAS）がある。QAS は一般的な ELISA リーダーでの測定が可能で、特殊な測定用の機器を必要としない。

異常値の解釈

陽性を異常値とする（表19）。量的な単位は IgE の IU/ml に換算されるので異なる測定法による測定値のおおよその比較はできるが、同一の方法で増減を比較すべきである。日常の診療の場では総 IgE が低値での特異 IgE 抗体陽性を時に経験する。またステロイドなどの薬剤の影響は明確にされていないが、薬剤の影響は少ない。

臨床的に有用なアレルゲンを表20に示す。注意すべき点として、異常値の高低が必ずしも病勢を反映しない場合がある。また、多種類の項目に特異 IgE

表20. 臨床的に有用な代表的アレルゲン特異 IgE 抗体

吸入抗原	チリダニ	ヤケヒョウヒダニ、コナヒョウヒダニ、ハウスダスト
	動物表皮	ネコ、イヌの皮屑、上皮、ニワトリ羽毛
	真菌類	アスペルギルス、アルテルナリア、カンジダ
	樹木花粉	シラカンバ、スギ、ヒノキ、マツ
	雑草花粉	カモガヤ、ハルガヤ、ブタクサ
	繊維衣類	羽毛、絹、綿、羊毛
食物抗原	卵	卵白、卵黄、オブアルブミン、オボムコイド
	乳製品	ミルク、チーズ、βラクトグロブリン、カゼイン
	豆類	インゲン、エンドウ、大豆、ピーナッツ
	穀類	米、小麦、ソバ、トウモロコシ
	魚介類	アジ、イカ、イワシ、エビ、カニ
	肉類	鶏肉、豚肉、牛肉
	野菜	セロリ、ジャガイモ、タケノコ、ホウレンソウ
	果実	イチゴ、キウイ、トマト、バナナ、メロン
刺咬性抗原		ゴキブリ、ミツバチ、ヤブカ
その他		ゼラチン、ラテックス、黄色ブドウ球菌（SEA、SEB）

抗体陽性がみられることがある。このような場合には真のアレルゲンをみつけにくく、詳細な病歴聴取をもとにヒスタミン遊離試験など、ほかの検査や誘発試験が必要となる。

保険上の注意

アレルギー疾患の診断に適用で、1 項目 120 点、1 カ月に 1,690 点まで(14 項目)保険適用あり。

(古川　漸、松原知代)

[b] リンパ球刺激試験(LST)、薬剤による LST(DLST)

検査の目的

リンパ球は、末梢血中では多くは静止期の状態(G_0期)にある。これらが抗原やリンパ球分裂促進物質(マイトジェン)の刺激を受けると、核酸合成や蛋白質合成が活発になり、分裂、増殖し、エフェクター細胞として機能的な免疫担当細胞に分化する。この分化過程で、芽球様細胞へと形態的に変化するため、この現象をリンパ球芽球化反応という。芽球化反応は、表21のような種々の免疫機能検査に利用され、リンパ球芽球化試験(lymphocyte blastoid formation test)またはリンパ球刺激試験(lymphocyte stimulation test；LST)という。非特異的なマイトジェンに対する反応と、特異抗原に対する反応とに大別される。前者はリンパ球の免疫機能を総体的に把握するのに有用で、臨床上は、リンパ球機能不全のスクリーニングに用いられる。後者は感作リンパ球の有無や感作状態を知るのに有用で、特に薬剤アレルギーの原因検索に応用したのが、薬剤リンパ球刺激試験(drug lymphocyte stimulation test；DLST)である。

表21. リンパ球芽球化試験(リンパ球刺激試験 LST)

抗原			反応リンパ球	基準値($SI^{1)}$)
マイトジェン	レクチン	phytohemagglutinin (PHA)	T cell	26〜230
		concanavalin A (Con A)	T cell	21〜150
		pokeweed mitogen (PWM)	T、B cell	
	菌体成分	lipopolysaccharide (LPS)	B cell	
		staphylococcus aureus Cowan I (SAC)	B cell	
	抗体	抗CD3抗体	T cell	
		抗免疫グロブリンμ鎖抗体	B cell	
特異抗原	薬剤	ペニシリン、ストレプトマイシン、$INH^{2)}$など	T cell	1.8未満
	アレルゲン	スギ花粉、ダニ抗原など	T cell	
	同種抗原	HLA classII $抗原^{3)}$	T cell	
	細菌由来抗原	破傷風トキソイド、$PPD^{4)}$など	T cell	

注：1) SI：抗原(マイトジェン)添加後の測定値/抗原(マイトジェン)無添加の測定値
　　2) INH：isoniazid
　　3) リンパ球混合培養反応(mixed leukocyte culture reaction：MLR または MLC)
　　4) PPD：purified protein derivatives

測定法

リンパ球の芽球化を測定する方法は、リンパ球の形態学的変化を顕微鏡で観察し、芽球化したリンパ球の比率を算出する方法と、芽球化に伴って生じる生化学的変化をアイソトープの取り込みで測定する方法がある。一般にはDNAの合成材料であるthymidineにトリチウムを標識した^{3}H-thymidine (^{3}H-TdR)のDNAへの取り込みを測定する方法が用いられる。通常、末梢血をFicoll-Paqueを用いてリンパ球分離し、抗原(薬剤など)やマイトジェンを加え、37℃、5% CO_2インキュベーター内で3日培養する。さらに^{3}H-TdRを加え、18時間培養する。培養終了後、液体シンチレーションカウンターで細胞内に取り込まれた^{3}H-TdRの放射活性(cpm)を測定する。

基準値

マイトジェンや抗原を添加したときの^{3}H-TdRの取り込み量と、これらを添加しない非刺激細胞での取り込み量との比、刺激指数(stimulation index；SI)で表す。

```
PHA  : 26〜230
ConA : 21〜150
DLST : SI 2以上     陽性
       1.80〜1.99   疑陽性
       1.79以下     陰性
```

異常値の解釈

1. マイトジェンによるリンパ球芽球化試験

リンパ球の刺激に対する増殖反応が保たれているか否かをみる試験である。抗原による刺激では、ごく一部のリンパ球の反応しかみられない。そこでリンパ球を一様に刺激するマイトジェンが用いられる。マイトジェンとしては、表21に示すものがある。PHA、Con Aは、T cellを活性化させる。特にPHAはCD 8陽性細胞よりもCD 4陽性細胞を強く活性化させ、逆にCon AはCD 8陽性細胞をより強く活性化させる。またLPS(マウス)、SACではB cellを活性化させる。PWMはT cell、B cellとも活性化させる。このようにT cellとB cellの反応を別個に調べられる。反応性の低下がみられる場合、表22のようなリンパ球機能不全が考えられる。さらにモノクローナル抗体によるリンパ球サブセット検査にて、CD 4、CD 8などサブセットの数の異常の有無や、IL-2などのサイトカイン産生能など機能異常の有無を調べ、リンパ球機能不全の解析を進める。

表22. リンパ球芽球化反応試験で低値を示す疾患

1. 原発性免疫不全症
    重症複合免疫不全症（SCID）、胸腺無形成症（DiGeorge症候群）、adenosine deaminase（ADA）欠損症、Wiskott-Aldrich症候群、ataxia telangiectasia、common variable immunodeficiencyの一部など
2. 続発性免疫不全症
    1) 自己免疫疾患、膠原病
        全身性エリテマトーデス（SLE）、Sjögren症候群（SJS）、関節リウマチ（RA）、若年性関節リウマチ（JRA）、サルコードシスなど
    2) 悪性腫瘍、血液疾患
        白血病、悪性リンパ腫、固形腫瘍（主に進行癌）など
    3) 感染症
        HIV感染症（AIDS）、麻疹、風疹、水痘、ヘルペス感染症、サイトメガロウイルス感染症、EBウイルス感染症、マイコプラズマ感染症、結核、梅毒、癩、トリパノソーマ感染症、ウイルス性肝炎など
    4) 薬剤
        副腎皮質ホルモン、免疫抑制剤（シクロホスファミド、アザチオプリン、シクロスポリン、FK 506など）、抗腫瘍剤、アスピリン、フェニトイン、ハロタンなど
    5) 栄養障害：亜鉛欠乏症
    6) 腸リンパ管拡張症
    7) その他
        未熟児、老齢、妊娠、熱傷、手術後、放射線照射後、肝硬変、腎不全、ネフローゼ症候群、Down症候群など

表23. リンパ球刺激試験で高値を示す疾患

1. 薬疹、薬剤性肝障害、薬剤性大腸炎
    ペニシリン、ストレプトマイシン、INHなど
2. アレルギー性疾患
    気管支喘息、花粉症、アレルギー性鼻炎、アレルギー性結膜炎、接触性皮膚炎、造影剤過敏など

2. 特異抗原によるリンパ球刺激試験

特異抗原に対する反応試験は、感作リンパ球に対する反応で、臨床的にはアレルギーの検索や移植においてドナー・レシピエント間のHLA class II適合性の検討（混合リンパ球培養試験）などに用いられる。感作リンパ球が抗原を認識すると芽球化する。この芽球化の程度を測定し、アレルギーの有無および程度を知る。反応の亢進がみられる場合には、表23のような薬剤性アレルギーやアレルギー性疾患が考えられる。特に薬剤に対する反応試験（DLST）は、薬剤性肝障害、薬剤性アレルギーの原因薬剤を確認するのに有用な検査である。

E 免疫学的・血清学的検査

採取・保存の注意

1. 採血上の注意

採血は、ヘパリンを加えて無菌的に行う。検体量は通常、PHA、Con A などマイトジェンは一種類あたり血液 3 ml、DLST では一薬剤あたり 5×10^6 個のリンパ球が必要となり、血液 5 ml が望ましい。

2. 保存上の注意

検体は室温で保存。できる限り早く培養することが望ましいが、8 時間は保存可能である。

保険上の注意

保険上は、マイトジェン PHA、Con A に限って、原発性免疫不全症や、膠原病、白血病、悪性リンパ腫、サルコイドーシス、橋本病などの続発性免疫不全症が疑われる場合保険適用(340 点)となる。ほかのマイトジェンおよび特異抗原に対するリンパ球芽球化試験や DLST は保険適用されない。

(村田秀行、住田孝之)

[c] NK 細胞活性

検査の目的

NK 細胞(Natural Killer Cell)は、抗原感作には依存せずに、腫瘍に対する非特異的な細胞障害活性、いわゆる NK 細胞活性を有するリンパ球として見い出された。主に末梢血中に存在し、形態学的にはアズール好性の粗大な顆粒を有する LGL(Large Guranular Lymphocyte)として同定される。これまでに種々の疾患で、NK 細胞活性の低下あるいは上昇が知られている。近年、NK 細胞の抗原認識や機能に関する新たな知見が蓄積されており、今後その重要性および臨床的意義は増大していくものと考えられる。

測定法

標的細胞として、NK 細胞に対する感受性が高い K 562 というヒト白血病細胞株が、一般によく用いられている。被験者の末梢血から分離したリンパ球と、^{51}Cr でラベルされた K 562 細胞を、一定の比率で通常 4 時間混合培養した後、NK 細胞によって破壊された K 562 細胞から遊離した ^{51}Cr の放射活性を測定する。一方、薬剤や低浸透圧ショックなどによって完全に破壊したK 562 細胞から遊離した放射活性を最大遊離値、また単なる K 562 細胞の培養後に遊離した放射活性を自然遊離値として、以下の式によって NK 細胞活性(% 特異的 ^{51}Cr 放出値)を求める。

$$NK 細胞活性(\%) = \frac{検体の実験結果 - 自然遊離値}{最大遊離値 - 自然遊離値}$$

基準値

生細胞での機能解析いわゆる Bioassay であるため検査条件による影響や個人差が大きく、一般的な基準値は設定できない。女性よりも男性の方が高く、小児や高齢者では低いという傾向があるため、性と年齢を一致させた一定数の健常人を対照として用いることが必要である。

異常値の解釈

1. NK 細胞活性の低下する場合

免疫不全症では、Chediak-Higashi 症候群は NK 細胞活性が欠損した遺伝性疾患としてよく知られている。重症複合免疫不全症(SCID)や AIDS その他の免疫不全症でも NK 細胞活性の低下がみられる。

自己免疫疾患では多彩な免疫機能異常がみられるが、全身性エリテマトーデス(SLE)やシェーグレン症候群(SjS)その他の疾患において NK 細胞活性

表24. NK細胞活性の低下する場合

1. 免疫不全症
   Chediak-Higashi症候群
   重症複合免疫不全症(SCID)
   AIDS
2. 自己免疫疾患
   全身性エリテマトーデス(SLE)
   シェーグレン症候群(SJS)
   多発性硬化症
3. 悪性腫瘍
   特に白血病・リンパ腫など
4. その他
   サルコイドーシス
   慢性肝炎・肝硬変
   クローン病・潰瘍性大腸炎
   妊娠
   ステロイド投与
   老化

表25. NK細胞活性の上昇する場合

1. 顆粒リンパ球増殖異常症
2. ウイルス感染症の初期
3. 運動後
4. インターフェロンやそのインデューサーの投与時

が低下していることが多い。

　種々の悪性腫瘍を有する担癌患者では、進行度に伴ってNK細胞活性の低下がみられ、特に白血病・リンパ腫などの血液系腫瘍では初期より著明な低下を認める。

　そのほか、NK細胞活性の低下が報告されている場合を表24に示した。

2. NK細胞活性の上昇する場合

　NK細胞活性の上昇は表25に示した場合にみられる。

3. 保険

　現在、保険請求不可項目となっており、実費で約1万円程度である。

採取・保存の注意

　検体は一般的には末梢血を用いる。ヘパリン採血後、できるだけ早く単核細胞を分離し、測定に用いる。全血で保存する場合は室温がよいが、採取後24時間以内に測定することが望ましい。運動により活性が上昇するので、早朝の活動前など採取条件を一定にするべきである。

(安達佳宏)

[d] ADCC

検査の目的

抗体依存性細胞作動性細胞障害(antibody dependent cell-mediated cytotoxicity；ADCC)とは、標的細胞に特異的な抗体(主として IgG クラス)が結合していると(図 12-a)、抗体の Fc 部分に対する受容体(Fc 受容体)をもつエフェクター細胞が結合する(図 12-b)ことにより引き起こされる標的細胞障害をいう(図 12-c)。エフェクター細胞は K(killer)細胞と総称され、図 12 に示すように主として Fcγ Ⅲ 受容体陽性のナチュラルキラー(NK)細胞である。ADCC は、それ自身では細胞障害活性をもたない微量の抗体の存在下で免疫能を増幅させるメカニズムであり、主要組織適合抗原(HLA)に依存しない生体防御機構と考えられており、特に免疫反応の初期反応としての細胞性免疫能を知るうえで有意義である。腫瘍免疫、自己免疫疾患、ウイルス・寄生虫感染、肝疾患などの病態で重要視されつつある。

測定法と基準値

ADCC は標的細胞、抗体、エフェクター細胞の 3 者からなるので、理論的には標的細胞に対する特異抗体の有無の検出にも応用しうるが、通常はエフェクター細胞の細胞障害活性の検討に用いられる。この場合、標的細胞にはニワトリ赤血球(CRBC)を、エフェクター細胞には単球を除去した患者由来末梢血リンパ球を使用する。

測定法は ^{51}Cr 遊離試験を用いる。CRBC を ^{51}Cr で標識し、ウサギ抗 CRBC 抗体を加えた後、エフェクター細胞を加えて 20 時間培養し、障害された標的細胞より上清中に放出された ^{51}Cr の放射活性(Experimental release；E)

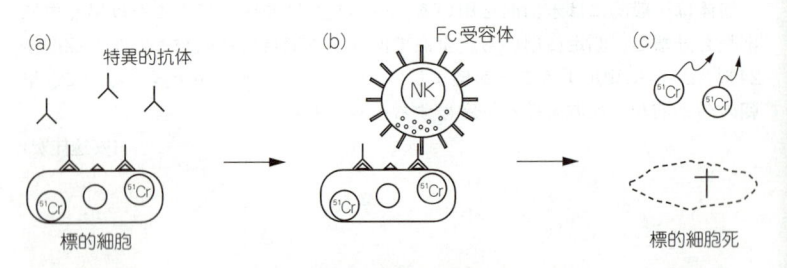

図 12. ADCC の原理

を測定する。抗体無添加での標的細胞からの ^{51}Cr 自然遊離(Spontaneous release；S)、標識した CRBC を界面活性剤や浸透圧で溶血させた全カウント(Total release；T)を同時に測定し、ADCC 活性を次式によって求める。

ADCC 活性(%) = (E−S)/(T−S)

> 基準値(大塚アッセイ研究所)：41~72%
> (エフェクター細胞：標的細胞＝10：1 のとき)

異常値の解釈

高 値	原発性免疫不全症(正常~上昇) 悪性腫瘍の初期(白血病を除く) 自己免疫疾患(関節リウマチ、重症筋無力症など)の一時期 橋本病
低 値	リンパ性ならびに骨髄性白血病 全身性エリテマトーデス(SLE) 悪性腫瘍末期 肝疾患 尿毒症(正常~低下) ステロイド・免疫抑制剤使用者

採取・保存の注意

ヘパリン加血液を室温保存。通常 24 時間程度までは活性は保たれる。

保険上の注意

保険承認外の検査である。

(小柴賢洋、熊谷俊一)

[e] リンパ球混合培養試験(MLC)

検査の目的

リンパ球混合培養試験(mixed lymphocyte culture;MLC)は免疫機能を総合的に評価する方法で、特にT細胞を中心とした細胞性免疫能の解析に有用である。主要組織適合抗原(HLA)の適合性を反映するので、臨床的には主に臓器移植におけるドナーとレシピエントの適合性の診断に用いられる。

測定法と基準値

主要組織適合抗原(HLA)の異なる2名(X、Y)の末梢血単核球を混合し4〜7日培養する。この中にはリンパ球、抗原提示細胞(APC)が含まれる。この際X由来の細胞を放射線照射あるいはマイトマイシンC(MMC)処理しておくと、抗原としては作用するが増殖できなくなる(図13-a:処理細胞を薄赤で示す)。処理していないY由来の単核球中にXに反応するT細胞が含まれていると、Y由来のCD4陽性T細胞はHLAクラスIIを認識して増殖し(図13-b)、CD8陽性T細胞はHLAクラスIを認識してキラーT細胞となりX由来の細胞を障害する(図13-c)。これを1方向MLC(one-way MLC)と呼び、Xがドナー、Yがレシピエントであれば移植片拒絶反応(host-versus-graft reaction;HVGR)の可能性を予測することができる。骨髄移植の場合にはHVGRだけでなく、移植骨髄由来の細胞が宿主を攻撃する移植片対宿主反応(graft-versus-host reaction;GVHR)の可能性を検討するため

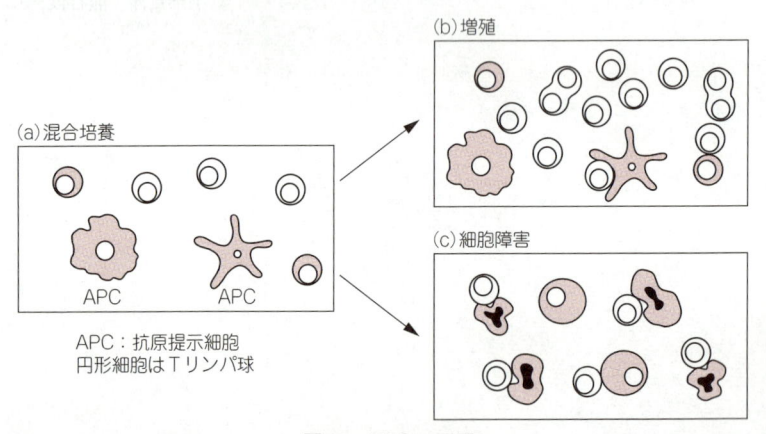

図13. MLCの原理

に、レシピエントの細胞を処理しドナーの細胞の反応性をみる逆方向のMLCも行う(two-way MLC[註])。

通常の検査ではリンパ球の増殖を^{3}H-サイミジンの取り込み(DNA合成を反映)で測定する。対照コントロールとして放射線・MMC処理した自己細胞(HLAが同一)を刺激細胞とする。1方向MLCを例に取ると、レシピエントの単核球(未処理)をA、処理後のレシピエント、ドナーの単核球をそれぞれAt、Btとしたとき、A+At、A+Btの組み合わせで混合培養して^{3}H-サイミジンの取り込みを測定し、SI(stimulation index)を次式によって求める。

SI＝(A+Bt)/(A+At)

SI値が低い(1.0に近い)ほどHLAの適合度が高いと解釈される。

註：「two-way MLC」という用語はここで述べた「2方向のone-way MLC」を指す場合と、放射線・MMC処理を行わずに両方の細胞が相互に標的細胞、エフェクター細胞になる術式を指す場合がある。

異常値の解釈

化学療法や免疫抑制剤などによって宿主の細胞性免疫能が低下しているとHLAが適合していなくてもSIが低値を示す場合があるので、非血縁者(HLA不適合)のリンパ球に対して反応するかどうかを検討し、真のSI低値(HLA適合)であるのか、みかけ上の低値なのかを確認する必要がある。

採取・保存の注意

ヘパリン加血液を被験者(レシピエント)20 ml、提供者(ドナー)10 ml、非血縁者(対照)10 mlを室温保存。検体は採取当日に提出する。細胞が細菌・カビなどに汚染されていると異常値がみられることがあるので、無菌的操作に留意する。

保険上の注意

保険承認外の検査である。

(小柴賢洋、熊谷俊一)

4 自己抗体(臓器非特異性)

[a] リウマトイド因子(RF)

検査の目的

関節リウマチ(RA)患者血清中にIgGのFc部位に反応する自己抗体が存在する。この自己抗体がリウマトイド因子(RF)である。RAの診断(分類)のためにRFを測定する。アメリカリウマチ学会(ACR)のRAの分類基準の1項目に「RF陽性」があることからも理解できる。

多発性関節炎の診断の際には、まずはじめにRFを測定し、一般的には、RF陽性(seropositive)であるか、RF陰性(seronegative)であるかに大きく分類される。IgG型のRF(IgG-RF)はRAの活動性や関節外症状、特に血管炎などの指標となる。

測定法と基準値

現在本邦にて普及しているRF測定法とその基準値、測定原理・方法を表26に示す。RAテストはラテックス凝集法である。以前行われていた定性法では、凝集の程度で、陰性(−)、陽性(＋)などと表示されていた。定量法では、以前WHOから標準患者血清が提供され、この血清のRF力価に基づいて、測定単位として、IU/mlとして表示される。定量法では、連続的な測定値が得られ、治療経過など経時的評価が可能である。測定はラテックス凝集比濁法(LAT)もしくは比朧法によって行われる。RAPA法は、以前はヒツジ赤血球を使用した血球凝集法(RAHA法など)であったが、ヒツジ赤血球の長期使用・保存が不可能なため、ゼラチン粒子が代わりに使用され、RAPA法と呼ばれている。RAPA法ではゼラチン粒子が凝集する最大の血清希釈倍数で表示される。測定は肉眼的に凝集判定が行われる。RAテスト、RAPAはIgM型のRFが測定される。IgG-RF測定法は、測定キット内に試薬会社から提供された標準血清があり、この血清との対比によってインデックスで表

表26. RF測定法と正常基準値および測定原理および測定方法

検査法	正常基準値	原理および測定方法
RAテスト	定性法：陰性 定量法：20 IU/ml以下	ヒトIgG被覆ラテックス凝集を肉眼判定もしくは比濁判定にて測定する。
RAPA法	40倍以下	ウサギIgG被覆ゼラチン粒子の凝集を肉眼的に判定する。
IgG-RF	2.0 U/ml以下	ヒトIgG-Fcをポリスチールカップに被覆し、抗ヒトIgG-Fd抗体にて定量する。

E 免疫学的・血清学的検査

示される。測定は酵素免疫測定法(ELISA)である。

異常値の解釈

RAテストとRAPA法の大きな違いは、前者はヒトIgGを、後者ではウサギIgGを抗原に使用していることである。このため、従来より前者は感度に、後者は特異度に優れているといわれている。偽陽性を生じる原因として、前者では、輸血や妊娠などの際に生じるRF以外の抗ヒトIgG抗体が存在する検体に偽陽性が生じ、後者では、抗コラーゲン抗体が存在する検体では、担体であるゼラチンと結合する可能性がある。

RF陽性は関節リウマチ(RA)の診断の際の参考になる。但し、RA以外の膠原病(混合性結合組織病、シェーグレン症候群、全身性エリテマトーデス、顕微鏡的多発動脈炎など)、肝疾患(慢性肝炎、肝硬変など)、呼吸器疾患(慢性気管支炎、間質性肺炎など)、感染症などさまざまな疾患の際に陽性になる。また、健常者においても約5% RFが陽性であり、加齢に伴い陽性率も増加する。このように、RFは疾患特異性は低い。RF陽性者の約40%がRAともいわれている。このため関節痛(炎)のある症例でRFが陽性の場合には、多くの臨床および検査所見からRAであるか、そうでないか鑑別をしなければならない。

強直性脊椎炎、反応性関節炎や成人発症型Still病など、RF陰性であることがその疾患の診断に意味をもつ関節炎もある。変形性関節症においてもRFは陰性であるが、加齢その他の影響にてRF陽性の場合があり、臨床症状から適切に鑑別することが重要である。

RFはRAの治療中、抗リウマチ剤やステロイド剤によって測定値の低下や陰性化が認められる。RAの治療評価として、検査値では、RFよりCRPの方が鋭敏である。RFの改善は、数値として3桁、2桁、50 IU/m*l* 以下などの大きな変化が重要と思われる。多くの場合、臨床症状、CRP、血沈などと関連してRFは変動する。しかし、症状が改善した際にRFが数百単位の高値をとる症例やRF値数千単位を示す健常者も存在する。このため、RF値のみでRAの重症度は判定できない。

RF測定の注意点として、試薬間の測定誤差が大きいこと、施設間の測定方法が種々あることなどのため、異なる施設間でのRF値の比較の際には注意する必要がある。

採取・保存の注意

IgG-RFの凝集によるIgM-RFの吸収、血中の補体の関与、RFの熱分解などのさまざまな影響が考えられ、新鮮血清と56℃で血清を30分間加熱し

た非働化血清とを比較した場合、測定値が異なる。非働化血清の方が安定した測定値を得られるが、現在は多くの施設で新鮮血清が測定の際に用いられている。

保険上の注意

保険上、一般的には月1回の検査が認められている。免疫複合体の検査のように、2種類以上の測定法によるRFを同時に測定することは可能ではあるが、主たるもののみ算定されるので注意を要する。このため、RAテストやRAPA法のどちらかで検討し、他方の測定方法で別の月に確認することが勧められる。IgG-RFは血管炎の合併や悪性関節リウマチなどを考える際に測定する。従来より、RAテストは感度がよく、RAPA法は特異度に優れているといわれ、また、前述の偽陽性の可能性が考えられる際には、使い分けることが勧められる。なお、保険点数は定性検査では20点、定量検査は36点、抗ガラクトース欠損IgG抗体は40点である。

(田嶋美智子、小林茂人)

[b] 抗核抗体(IF)

抗核抗体とは有核細胞の核成分に対する自己抗体を総称したもので、膠原病を中心とする多くの自己免疫疾患の患者血清で検出される。近年では対応抗原の同定法の進歩により、特異性の異なる多数の抗核抗体が発見されている。これらの抗核抗体の中には、特定の疾患で特異的に検出される疾患標識

表 27. 抗核抗体と疾患および病像との関係

	関連する病像	出現頻度(%)
1. SLE で検出される抗体		
抗 dsDNA 抗体	ループス腎炎	60〜80
抗ヒストン抗体	薬剤性ループス	60〜70
抗 Sm 抗体	CNS ループス、腎症	20〜30
抗 RNP 抗体	レイノー現象、肺高血圧症	30〜50
抗 SS-A 抗体	新生児ループス・完全房室ブロック ループス皮膚炎	30〜40
抗 SS-B 抗体	乾燥症状	5〜15
抗 Ki 抗体	肺線維症、乾燥症状	10
抗 PCNA 抗体	血小板減少、腎症	3〜5
2. 強皮症で検出される抗体		
抗 Scl-70 抗体	肺線維症、全身性強皮症	20〜40
抗セントロメア抗体	CREST 症候群(不全型を含む)	15〜25
抗 Fibrillarin 抗体	全身性強皮症	8
抗 RNApol 抗体	間質性肺炎	4
抗 PM-Scl 抗体	筋炎との overlap	10
抗 To 抗体		稀
抗 NOR-90 抗体		稀
3. PM/DM(多発性筋炎/皮膚筋炎)で検出される抗体		
抗 Jo-1 抗体	多発性筋炎+間質性肺炎	30
抗 Ku 抗体	強皮症との overlap	10
抗 PM-Scl 抗体	強皮症との overlap	15〜10
抗 PL-7 抗体		4
抗 PL-12 抗体	間質性肺炎	3
4. MCTD に主として検出される抗体		
抗 U1RNP 抗体	レイノー現象、肺高血圧症	100
5. SJS に主として検出される抗体		
抗 SS-A 抗体	新生児ループス・完全房室ブロック ループス皮膚炎	70
抗 SS-B 抗体	乾燥症状	40
抗 poly(ADP ribose) polymerase 抗体	神経障害	稀

抗体や、自己抗体の産生と臨床症状が密接に関連するものが含まれ、自己免疫疾患の診断や病態の把握に有用な情報を提供する(**表27**)。

抗核抗体の検出には ELISA、凝集法、RIA なども用いられるが、一次スクリーニング検査には間接蛍光抗体法(indirect fluorescent antibody technique；IFA)が最も広く用いられている。IFA の基質は、かつては組織切片なども使用されたが、現在ではヒト腫瘍由来の培養細胞である HEp-2 を用いるのが一般的である。本法は細胞成分に対する自己抗体を感度よく検出するのに適した方法で、種々の細胞周期の細胞を同一視野で観察できるために細胞周期関連抗原に対する抗体の検出も可能である。以下、抗核抗体の検出法として最も一般的な、HEp-2 細胞を用いた IFA による抗核抗体の測定に関して概説する。

検査の目的

自己免疫疾患、特に膠原病が疑われた場合には必須の検査である。また経過中に病態の変化に先行して抗体のプロフィールが変化する症例があり、このような場合には定期的な染色パターンの検索が必要である。

測定法と基準値

スライドグラス上で培養した HEp-2 細胞を、アセトンやアルコールで固定したものを基質として用いる。被検希釈血清をスライドグラス上で一定時間抗原と反応・洗浄した後、蛍光色素標識された二次抗体(FITC 標識抗ヒトγグロブリン抗体)を反応させ蛍光顕微鏡で観察する。血清希釈倍率20〜40倍を基準値として、核質に有意な染色を認めた場合に陽性とする。陽性例に対しては血清を段階希釈することで、抗体価を半定量する。上記の基準値を用いた場合、健常人でも 10〜30％ が陽性となるので注意を要する。しかし健常人では一般に抗体価が低値で、疾患標識抗体も陰性である。

異常値の解釈

IFA での抗核抗体陽性は、なんらかの核抗原に対する自己免疫現象の存在を示唆している。しかし抗核抗体には臨床的な有用性が確立されていないものも多く、また健常人でも検出されるために、本検査での陽性所見が自己免疫疾患の存在を直ちに示唆するものではない。一方、抗 SS-A 抗体や抗 Jo-1 抗体は IFA で陰性と判定される場合があり、これらの抗体の存在が疑われる症例に対しては IFA 陰性でも同定検査が必要である。

抗核抗体の染色型は、Homogeneous(均質)型、Peripheral(辺縁)型、Speckled(斑紋)型、Nucleolar(核小体)型、Discrete-Speckled(散在斑点)型、Granular(顆粒)型、PCNA 型などに分類される(**図14**)。これらは対応抗原の

E 免疫学的・血清学的検査

a. homogeneous 型　　　　　　　b. speckled 型

c. nucleolar 型　　　　　　　　d. discrete-speckled 型

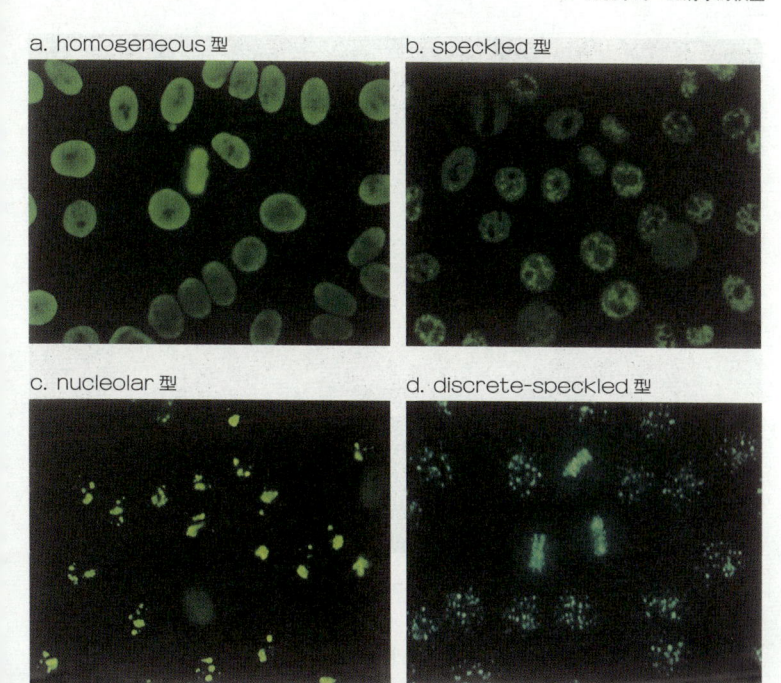

図14. 蛍光抗体法による代表的染色パターン

細胞内での局在部位を反映しており、染色像から特定の自己抗体の推定が可能な場合もあるが、多くは同定検査による確認が必要である。また同一患者血清における複数の自己抗体の出現を反映して、上記の染色パターンが混在する場合もある。

Homogeneous 型は核質が均質に染色され、分裂中期の細胞では染色体領域が同様に染色される。抗 DNA 抗体や、抗ヒストン抗体などの抗デオキシリボ核蛋白に対する自己抗体で検出される。

Peripheral 型は核辺縁が強く染色され、より高力価の Homogeneous 型の染色像が同時に観察される。抗2本鎖 DNA 抗体に特異性が高い(図15)。

Speckled 型は核質が全体に粒状に染色される。この染色型には多くの抗核抗体が含まれ、一般に可溶性核抗原(ENA)に対する自己抗体がこの染色型を示す。

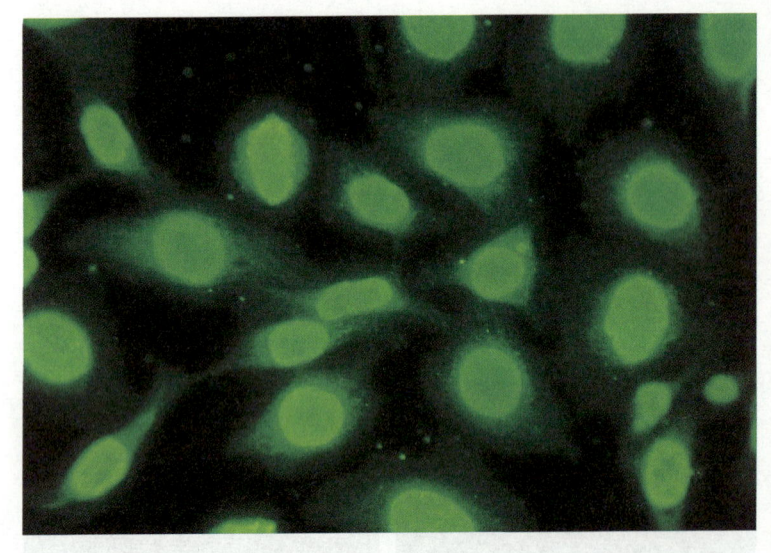

図 15. Peripheral 型染色

　Nucleolar 型は核小体抗原に対する自己抗体で検出され、強皮症に対する疾患標識抗体が多く含まれる。しかし一部の抗体は、筋炎、全身性エリテマトーデス(SLE)などのほかの疾患でも検出される。

　Discrete-Speckled 型は間期核に散在する粒状の染色および分裂中期の染色体に一致した棒状の染色像が特徴とされ、抗セントロメア抗体に特異的な染色像である。このためセントロメア型とも称される。

　Granular 型は Nuclear Dots 型とも称され、核内に複数の点状の染色を示す。抗 p 80 抗体などが含まれ、肝疾患やシェーグレン症候群(SjS)などで出現するが、疾患特異性が明らかでない抗体も多く存在する。

　細胞により染色の強さやパターンが異なる場合は細胞周期関連抗原に対する自己抗体の存在が示唆される。代表的なものとして、抗 PCNA 抗体 (proliferating cell nuclear antigen ; PCNA)が知られている(図16)。抗 PCNA 抗体は、低頻度ながら SLE に特異的に検出される自己抗体で、細胞周期の G 1 から S 期の細胞が染色され、分裂期の細胞はまったく染色されない点が特徴である。細胞周期により異なる染色を示すものは PCNA 型と総称される場合が多い。しかし抗 PCNA 抗体とは異なる染色パターンを呈する抗体

E 免疫学的・血清学的検査

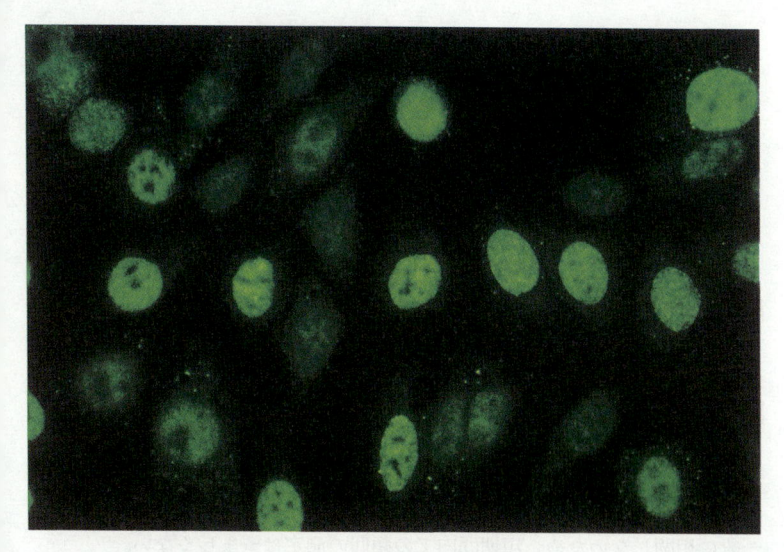

図 16. PCNA 型染色

表 28. 主な抗核抗体蛍光抗体法での染色パターンと疾患特異性

対応抗原	染色パターン	疾患
ssDNA	homogeneous	SLE など
dsDNA	homogeneous	SLE
ヒストン	homogeneous	薬剤誘発性ループス SLE、RA など
Sm	speckled	SLE
RNP	speckled	SLE、MCTD、強皮症
SS-ARo	speckled	SjS、SLE
SS-BLa	speckled	SjS(SLE)
Scl-70	speckled/homogeneous	強皮症
セントロメア	discrete-speckled	強皮症(CREST 症候群) SjS、PBC
fibrillarin	nucleolar	強皮症
PM-Scl	nucleolar/speckled	強皮症・筋炎重複症候群
Ku	speckled	強皮症・筋炎重複症候群
ミトコンドリア	cytoplasmic	PBC
Jo-1	cytoplasmic	多発性筋炎

SLE：全身性エリテマトーデス　　　SjS：シェーグレン症候群
RA：関節リウマチ　　　　　　　　PBC：原発性胆汁性肝硬変
MCTD：混合性結合組織病

も複数含まれ、これらの病的意義は不明なものが多い。

抗核膜抗体は、核膜に存在する自己抗体で、IFAでは核辺縁が強く染色されPeripheral型に類似するが、分裂中期で染色体領域が染色されない点が異なる。原発性胆汁性肝硬変や自己免疫性肝炎などで検出される。

IFAでは、細胞質に対する抗体も判定可能で、対応抗原によってさまざまな染色パターンが観察される。抗ミトコンドリア抗体、抗リボソーム抗体、抗Jo-1抗体などが知られている。表28に代表的な抗核抗体のIFAによる染色型および関連する病態を示す。

採取・保存の注意

検体に用いる血清は、凍結保存すれば長期間の保存が可能である。しかし頻回の凍結解凍で抗体価が低下する場合がある。

保険上の注意

IFAによる抗核抗体のスクリーニング検査は、膠原病が疑われる症例には必須の検査で、保険収載もされている(130点。平成16年4月現在)。しかし、短期間における染色パターンの変化は稀で、抗体価と疾患活動性・重症度も一般に相関しないため、短期間内での頻回の測定は望ましくない。

(竹内　健)

[c] 抗DNA抗体

検査の目的

抗DNA抗体は、細胞核のDNA成分に対する自己抗体である。全身性エリテマトーデス(SLE)をはじめとする自己免疫性リウマチ性疾患において出現するが、特にSLEにおいてその診断、活動性評価、治療効果の判定上重要な指標となる。抗DNA抗体は、その反応性から、①2本鎖DNA(dsDNA)のみに反応する抗体(DNAの二重らせん構造を認識する)、②dsDNAと1本鎖DNA(ssDNA)の両者と反応する抗体(糖-リン酸骨格部を認識する)、③ssDNAとのみ反応する(塩基または塩基配列を認識する)、に分けられる。dsDNAを抗原として測定される抗dsDNA抗体は①＋②の抗体を測定し、ssDNAを抗原として測定される抗ssDNA抗体は、①＋②＋③の抗体、すなわち、抗DNA抗体の全体を測定する。①の抗体の出現は稀とされている。臨床的に意義のある抗体は②の抗体であるが、抗dsDNA抗体および抗ssDNA抗体の両者に含まれる。抗dsDNA抗体は、アメリカリウマチ学会(ACR)のSLE分類基準の項目の1つとして挙げられている。一方、③のssDNAのみと反応する抗体は、SLE以外の自己免疫性リウマチ性疾患でも出現し疾患特異性は低い。

測定法と基準値

抗DNA抗体は、測定法により、また用いるキットにより基準値が異なる。最近、臨床検査ではRIAやELISAが好んで用いられるようになっている。

1) 放射免疫測定法(RIA)：放射性同位元素で標識したプラスミド由来のdsDNAと被検血清を反応させたのち、50％の硫安で沈殿させた沈殿物中の放射活性を測定し標準曲線から抗体価を算定する。高い塩濃度を用いるためRIA法では高親和性の抗体が検出され、ループス腎炎の活動性と相関するとされる。また、基準としてWHOのstandard(Wo/80)血清を用いて国際単位(IU/ml)で示される。現在、臨床検査で使用されているキットは、リコンビジェン抗DNA IIキット(日本DPC)であり、正常基準値は6 IU/ml未満である。

2) 酵素免疫測定法(ELISA)：マイクロプレートにDNA抗原を固相化し、被検血清および酵素標識抗体を反応させたのち、基質を加えて発色させ吸光度を測定する。固相化抗原として目的に応じてdsDNAまたはssDNAを用いる。酵素標識抗体の種類を変えることにより各免疫グロブリンクラス別(通常IgG型を測定するが、IgM、IgAクラスの抗体も検出可能)の抗体価を測定

することができる。放射性同位元素を用いる必要がないため、安全であるとともに簡便で感度がよく、低親和性の抗体も検出する。現在、臨床検査で使用されているキットでの、抗dsDNA抗体価(IgG)の正常基準値は、MESACUP-dsDNA-II(MBL、医学生物学研究所)で12 IU/ml未満、リコンビジェンELISA抗dsDNAキット(日本DPC)で10 IU/ml未満である。また、抗ssDNA抗体価(IgG)の正常基準値は、MESACUP-ssDNA-II(MBL、医学生物学研究所)で25 AU/ml未満、リコンビジェンELISA抗ssDNAキット(日本DPC)で10 U/ml未満である。

3) 受身血球凝集法(PHA)：DNAで感作した赤血球と被検血清を混合し凝集反応で判定する。スクリーニング検査として用いられるが、IgMクラスの抗ssDNA抗体を測定しやすいので、定量法としては制約がある。現在、臨床検査で使用されているキットでの、抗DNA抗体価の正常基準値は、抗DNA抗体検出用DNA-HA(KW)(協和薬品工業)で80倍未満である。PHAの常として、SLE以外の疾患でも高率に出現するIgMクラスの抗ssDNA抗体も検出してしまうため、本法で抗DNA抗体が陽性の場合には、RIAあるいはELISAで確認する必要がある。

4) 間接蛍光抗体法(IFA)：Crithidia lucilliae(住血鞭毛虫)のキネトプラストに存在するdsDNAを抗原として被検血清を反応させ、蛍光抗体法により検出する。特異性は高いが、RIAやELISAに比べて感度が低い。現在、臨床検査で使用されているキットでの正常基準値は5倍以下(フルオロnDNAテスト、MBL、医学生物学研究所)である。

<u>異常値の解釈</u>

1. 抗dsDNA抗体が高値陽性の場合

抗dsDNA抗体は活動期SLEでは高率(60%以上)に陽性となる。特に、IgG抗dsDNA抗体は、SLEの疾患標識抗体の1つであり、SLEの活動性と相関し腎症(ループス腎炎)を反映する。治療による疾患活動性の低下とともに抗dsDNA抗体価も低下するため、SLEの治療効果判定の指標ともなる。SLEの寛解期には抗体価は低値となり陰性化する。また、経過中に抗体価が上昇してきたときには、疾患活動性の上昇を考慮する。

2. 抗dsDNA抗体が低値陽性の場合

SLE以外の自己免疫性リウマチ性疾患でも、混合性結合組織病、強皮症、シェーグレン症候群(SjS)などで、抗dsDNA抗体が陽性になることがある。これは、低親和性抗体も検出するELISAで特に顕著で、高親和性抗体を検出するRIAで再測定すると陰性になることが多い。

3. 抗 ssDNA 抗体のみが陽性の場合

SLE の寛解期や SLE 以外の自己免疫性リウマチ性疾患(混合性結合組織病、強皮症、SjS)などでは、抗 ssDNA 抗体のみが陽性となることがある。保険の適応はないが SLE 以外の自己免疫性リウマチ性疾患では、IgM 抗 ssDNA 抗体が優位に検出されることがある。

採取・保存の注意

検体は $-20℃$ 以下に保存する。ヘパリンは測定値に影響を与えるため用いない。

保険上の注意

ELISA、RIA、蛍光抗体法は、いずれも抗 DNA 抗体精密測定として扱われ、210 点である。また、ELISA では、抗 dsDNA 抗体と抗 ssDNA 抗体を同時に測定しても、210 点である。これら 3 法の抗 DNA 抗体精密測定を重複して同日に算定すると査定される。PHA 法は 65 点である。リコンビジェン ELISA 抗 dsDNA キット、リコンビジェン ELISA 抗 ssDNA キットでは IgM クラスの抗体も測定できるが保険適応外である。

(青塚新一)

[d] LE因子（LE細胞、LEテスト）

検査の目的

　LE細胞は全身性エリテマトーデス（SLE）の診断のために有用な検査である。SLEにおけるLE細胞の陽性率（感度）は73％、特異性は96％とされている。LE細胞はアメリカリウマチ学会（ACR）の1982年改訂SLE分類基準の1項目として採用されていたが、1997年には分類基準の項目から削除された。検査手技の繁雑さから施行されなくなったのがその理由であろう。しかし、もし1つの検査でSLEを診断しようとすればLE細胞は、かなり特異性の高い検査であり、特殊な機器を必要としないことも利点ではある。

　LEテストは、LE細胞に関与するDNAと結合した形のヒストン（デオキシリボ核蛋白、DNP）に対する抗体を、DNPをコートしたラテックスの凝集反応で簡便に検出するものである。

　LE細胞は、1948年HargravesによりSLE患者骨髄塗抹標本中に発見された。これがその後の抗核抗体研究の端緒となった。LE細胞の形成には4つの因子、①血清中のLE細胞因子、②細胞膜が傷害された細胞（主に好中球）、③血清中の補体、④貪食細胞（主に、好中球、時に単球）、が必要である。LE細胞の形成は、次のような段階を経ると考えられている。まず白血球の細胞膜に損傷が起こり、核が露出され、血中の抗体がこれに反応する。反応の結果、核は膨化し、細胞外に出てくる。これが染色を行うと赤紫色に染まる無構造の遊離ヘマトキシリン体である。この存在もLE細胞に類似した意義を有すると考えられる。ヘマトキシリン体がやがて補体の関与のもとに好中球に貪食されると、典型的なLE細胞となる。補体成分を結合したヘマトキシリン体の食細胞による貪食において、LE因子の免疫グロブリンクラスはIgMよりIgGの方が効率がよい。食細胞がもつFcリセプターが補体リセプターとともに有効に機能するからである。

　一方、LEテストは、DNPをコートしたラテックス粒子の凝集反応をみるもので、IgMクラスの抗体をよく検出する。LE細胞現象の程度（例えば多形核白血球に対するLE細胞の割合）とLEテストの陽性度との間に解離がみられることがあるが、この点を考慮すると理解できる。

測定法と基準値

　LE細胞の正常基準値は陰性である。LE細胞の測定法には凝血法とヘパリン加法があるが、前者が広く行われている。患者の血餅をメッシュ上ですりつぶし、濾液を遠心し、白血球層を取ってスライドグラスに塗抹して染色す

る。大型細胞で赤紫色、無構造の封入体を有し、核が辺縁に圧迫されている典型的な LE 細胞が 2 個以上みられれば陽性、1 個の場合は、2 回以上の検査で認められれば陽性である。凝血法では、塗沫標本の辺縁に LE 細胞が出現しやすい。LE 細胞と鑑別すべき細胞として、tart cell と偽 LE 細胞が挙げられる。Tart cell は、貪食された核のクロマチン構造が残存しており、染色性も不均一で封入体辺縁に濃淡があり、輪郭は鮮明である。偽 LE 細胞は、LE 細胞に比べ、封入体の大きさがやや小型で一部だけが均質化されており、好塩基性のリングを有し、貪食した細胞の核の圧排像も著明ではない。

LE テストの正常基準値は陰性である。LE テストの測定法には、スマイテスト［ラテックス］LE(MBL、医学生物学研究所)、LE ラテックステスト(KW)(協和薬品工業)があるが、どちらもラテックス凝集法である。

異常値の解釈

LE 細胞が陽性を示す疾患として、SLE 75〜90%、薬剤誘発性ループス(procainamide、hydralazine) 90%、関節リウマチ(RA)8〜27%、強皮症 < 5%、シェーグレン症候群(SjS)10〜20%、混合性結合組織病 18%、慢性活動性肝炎(ルポイド肝炎) 9%、その他の疾患(悪性リンパ腫、赤白血病)や薬剤(penicillin、抗痙攣薬)が挙げられる。多数の LE 細胞がみられるか、あるいは LE 細胞周囲に好中球の集合(ロゼット形成)がみられる強陽性では SLE の可能性が高い。LE 細胞が形成されるためには、4 因子が揃っている必要があるため、補体価が著明に低下している例や、白血球減少症の著しい例では偽陰性となる可能性がある。また、*in vivo* においても、LE 細胞は SLE 患者の心嚢水、胸水、関節液、腹水、脳脊髄液でみられることがあり、この場合、診断的な意義が高い。

採取・保存の注意

LE 細胞は採血後、試験管内に 2 時間前後放置、検査することが望ましい。

保険上の注意

LE 細胞は 70 点、LE テストは 75 点である。LE 細胞と LE テストの同時測定は査定される。

(青塚新一)

[e] 抗Sm抗体、抗U1 RNP抗体

検査の目的

抗Sm抗体と抗U1 RNP抗体は、ともに抗ENA抗体と総称される。抗Sm抗体は全身性エリテマトーデス(SLE)の疾患標識抗体であり、アメリカリウマチ学会(ACR)のSLE分類改訂基準にも採用されている。一方、抗U1 RNP抗体は以前には抗RNP抗体または抗nRNP抗体とも呼ばれ、混合性結合組織病(MCTD)の標識抗体とされるが、実際にはSLE、強皮症など、膠原病に広く検出される。

抗Sm抗体の対応抗原は、mRNAのスプライシングに関与する核内低分子リボ核蛋白群(U1、U2、U4/U6、U5 RNP)である。一方、抗U1 RNP抗体はU1 RNPのみを対応抗原としている。抗Sm抗体陽性例はほとんど常に抗U1 RNP抗体を併存し、また二重免疫拡散法では、抗U1 RNP抗体の沈降線は抗Sm抗体の沈降線に対して部分的に一致する。このことはU1 RNP抗原がSm抗原の一部であり、両者の分子構造の共通性を示唆している。

測定法と基準値

①二重免疫拡散法(DID)、②酵素免疫測定法(ELISA)、③受身血球凝集法(PHA)、がルーチンに利用されている。しかし、現在PHAは健康保険の対象から除外されたため、ほとんど行われていない。リコンビナントU1 RNP抗原および精製Sm抗原を用いたELISAの利用が近年の主流である。

現行のELISAは感度と特異性にやや問題があり、約10%の偽陽性と偽陰性がみられる。臨床的に合わない場合には、DIDで確認すべきである。特に抗U1 RNP抗体が陰性で抗Sm抗体のみが陽性の場合は他法で確認の必要がある。抗Sm抗体陽性血清の多くは抗U1 RNP抗体を併存するためである。

測定法	抗Sm抗体	抗U1 RNP抗体
DID	陰性	陰性
ELISA*	陰性 7未満 (グレイゾーン 7~30) (陽性 30以上)	陰性 15未満 (グレイゾーン 15~22) (陽性 22以上)
PHA	RNase抵抗性抗ENA抗体として40倍未満	RNase感受性抗ENA抗体として40倍未満

*ELISAの基準値はMBL社 MESACUP-2キットによる

E 免疫学的・血清学的検査

異常値の解釈

1. 抗Sm抗体の意義

表29に各種膠原病における抗Sm抗体と抗U1 RNP抗体の出現頻度を対比した。抗Sm抗体陽性率はSLEで18%と最も高く、ほかの疾患では1～2%以下とほとんど見い出されない。Overlap症候群およびMCTDにおける陽性率は14%であったが、かかる抗Sm抗体陽性例は全例がSLEの診断基準を満たしていた。SLEでの抗Sm抗体陽性率は国内外の報告でも15～25%とされる。

抗Sm抗体はSLEで特異性が高いが、SLEの病型との関連には諸説がある。陽性SLEには軽症の腎炎が多いとされるが、特に抗Sm抗体と遅発腎症との関連が指摘されている。すなわち、抗Sm抗体をもつSLE患者は初期に腎症状は少ないが、経過を追ううちに大多数が蛋白尿陽性となる。また抗Sm抗体と中枢神経症状や生命予後不良との関連を指摘する報告もある。

2. 抗U1 RNP抗体の意義

抗Sm抗体と異なり、抗U1 RNP抗体は膠原病に広く検出される(表29)。特にMCTDを含むOverlap症候群とSLEでの陽性率が高く、強皮症、シェーグレン症候群(SjS)でも見い出される。これに対し、多発性筋炎/皮膚筋炎(PM/DM)での陽性率は低いが、抗U1 RNP抗体陽性の筋炎は、大多数がSLEまたは強皮症を合併する筋炎Overlap症候群あるいはMCTDに含まれる。また、いずれの診断基準も満たさないレイノー現象などの例にも抗U1 RNP抗体が見い出されることがあり、未分類膠原病(UCTD)などと呼ばれる。

抗U1 RNP抗体は特定の疾患の標識抗体とはならないが、各疾患での同抗体陽性例には一定の特徴がある。SLEでは同抗体単独陽性例はレイノー現象が高頻度で腎症状は少ないか重症例が少ない。強皮症では皮膚硬化が限局性で関節炎が多い。筋炎は大多数がOverlap例であり治療反応性はよい。この

表29. 膠原病における抗Sm抗体と抗U1 RNP抗体の出現頻度(教室例)

疾患	検索数	陽性数(陽性率%)	
		抗Sm抗体*	抗U1 RNP抗体*
全身性エリテマトーデス(SLE)	428	77(18 %)	158(37%)
強皮症	181	2(1.1%)	31(17%)
多発性筋炎・皮膚筋炎(PM/DM)	72	0(0%)	2(3%)
Overlap症候群・MCTD	182	25(14 %)	151(83%)
シェーグレン症候群(SjS)	139	3(2 %)	19(14%)
関節リウマチ(RA)	75	1(1.3%)	3(4%)

*測定は二重免疫拡散法による

ように、抗 U1 RNP 抗体陽性例は疾患が異なっても MCTD を思わせる臨床像を呈することが多い。

採取・保存の注意

通常採血後分離した血清に、防腐剤として 0.05% 窒化ソーダを加えて密封し−20°C に凍結しておけば、10 年以上も保存可能である。解凍凍結を繰り返しても抗体価が著しく減ずることはない。

保険上の注意

健康保険で認められている検査法は、抗 Sm 抗体、抗 U1 RNP 抗体いずれも DID と ELISA（精密測定）である。同一の抗体を同時に 2 つの方法で測定することは認められていない。いずれの方法によっても、抗 U1 RNP 抗体は 170 点、抗 Sm 抗体は 190 点である。自己抗体の測定には包括規定があり、他の自己抗体を含め、2 項目を同時に測定すると 370 点、3 項目以上では項目数にかかわらず 490 点に算定される。どちらの抗体も疾患活動性との相関は低いので、数カ月に 1 回の測定で十分であり、月に 2 回以上の検査は減額される可能性がある。

（三森経世）

[f] 抗SS-A抗体、抗SS-B抗体

抗SS-A抗体、抗SS-B抗体はシェーグレン症候群(SjS)患者血清中に見い出された自己抗体である。これらの対応抗原は全身性エリテマトーデス(SLE)の患者血清を用いて同定されたRoおよびLa抗原とそれぞれ同一であることが明らかにされ、抗SS-A/Ro抗体、抗SS-B/La抗体とも称される。SS-A抗原は分子量60 kDおよび52 kDの蛋白と低分子RNA(hY 1～5 RNA)との複合体で、核および細胞質に存在する。一方SS-B抗原は48 kDの核蛋白で、RNAポリメラーゼIIIの初期転写産物と複合体を形成する。

検査の目的

膠原病、特にSjSの診断や随伴する病態の推定に用いる。

測定法と基準値

抗核抗体のスクリーニングとして用いられる間接蛍光抗体法(IFA)では、両抗体ともspeckled型を示すが、抗SS-A抗体はしばしば陰性と判定されるので注意を要する。また抗SS-A抗体は細胞質との反応も検出されることがある。

本抗体の同定検査には二重免疫拡散法(DID)が広く用いられている。抗原と標準血清および被検血清の沈降線の一致性を判定するもので、抗体価を血清の希釈倍数で表現することで半定量を行う。健常人では検出されない。

またEnzyme-linked immunosorbent assay(ELISA:酵素免疫測定法)では60 kD SS-A、48 kD SS-Bのリコンビナント蛋白を抗原として用いる。60 kD SS-A抗原に対する抗体は、その一部に立体構造を認識する抗体が存在すること、またSS-A抗原は60 kD蛋白に加え52 kD蛋白が存在するため、リコンビナント60 kD抗原のみを抗原源として用いると、DIDによる抗SS-A抗体の約60%にのみ反応を示すに過ぎない。そのため開発されているELISAのキットでは、この問題を解決するためにリコンビナント抗原に精製抗原を加え対処している。抗SS-A抗体はindex 20以上、抗SS-B抗体はindex 25以上が陽性領域と設定されている(MBL社 MESACUP)。

そのほか、免疫ブロット法でも抗体の検索が可能である。本法ではSS-A抗原の60 kD、52 kDの各蛋白に対する反応性をみることができる。

異常値の解釈

抗SS-A抗体はSjSの60～70%と最も高頻度に検出される自己抗体であるが、SLEなど他の膠原病患者血清でも認められ、特異度はあまり高くない。一方、抗SS-B抗体はSjSの40%に検出され抗SS-A抗体に比べ低率であ

表 30. 各膠原病における抗 SS-A 抗体と抗 SS-B 抗体の陽性率(%)

疾患	抗 SS-A 抗体	抗 SS-B 抗体
シェーグレン症候群(SjS)	60～70	40
関節リウマチ(RA)	15～25	<5
全身性エリテマトーデス(SLE)	40～50	<10
強皮症	<10	<5
多発性筋炎/皮膚筋炎(PM/DM)	<5	<5
混合性結合組織病	10～15	<5

るが、疾患特異性が高く診断に有用である(表 30)。また抗 SS-B 抗体陽性の患者血清中ではほぼ常に抗 SS-A 抗体が検出される。

抗 SS-A 抗体に関連する病態は、SjS にみられる乾燥症状以外に、高γグロブリン血症、赤沈亢進、リウマトイド因子陽性、リンパ球および血小板減少などが知られている。

また抗 SS-A 抗体陽性の SLE では陰性の症例に比べ、光線過敏、間質性肺炎、subacute cutaneous lupus、C2 および C4 欠損症などが高率に出現すると報告されている。SLE のごく一部の患者は抗核抗体陰性であるが(ANA 陰性ループス)、抗 SS-A 抗体を有することがある。

抗 SS-B 抗体も SLE で検出されることがあるが、このような症例では乾燥症状を高率に合併する。また SjS でみられる再発性環状紅斑は抗 SS-B 抗体と相関することが知られている。

上述のように抗 SS-A 抗体は SjS および SLE で高率に検出されるが、これらの患者血清の SS-A 抗原の個々の蛋白に対する反応性は両疾患で異なることが報告されている。DID で抗 SS-A 抗体陽性の SjS および SLE いずれも約半数の患者血清が、免疫ブロット法で 60 kD および 52 kD 抗原両者に反応するが、52 kD のみと反応する血清は SjS に、60 kD のみと反応する血清は SLE にそれぞれ特異的に認められる。

新生児ループス(neonatal lupus erythematosus；NLE)は、なんらかの自己抗体をもつ母親から出生した児にみられる先天性心ブロックまたは亜急性皮膚ループス様皮疹を主症状とする症候群である。そのほとんどの症例で母体血清の抗 SS-A 抗体が陽性であることから、抗 SS-A 抗体が本症候群の発症に深くかかわっているものと考えられている。抗 SS-A 抗体と NLE の関連性を SS-A 抗原の個々の蛋白との反応性で比較してみると、60 kD 蛋白のみと反応する症例は NLE の発症が低率なのに対し、60 kD および 52 kD 両者と反応する症例や、60 kD、52 kD に加え抗 SS-B 抗体を有する症例では比

較的高率に NLE が発症することが知られている。また最近、60 kD SS-A 抗原と結合する 75 kD リン蛋白に対する抗体が NLE の母体血清の 17% に認められたと報告されている。

保険上の注意

抗 SS-A 抗体、抗 SS-B 抗体の同定検査は、ともに保険収載されているが、短期間内の頻回の測定は望ましくない。

抗 SS-A/Ro 抗体、抗 SS-B/La 抗体いずれも 190 点、それぞれ精密測定 (ELISA) の場合はいずれも 220 点。

（官川　薫）

[g] 抗PCNA抗体、抗Ki抗体

1) 抗PCNA抗体

本抗体は1978年全身性エリテマトーデス(SLE)患者血清中に存在する自己抗体として報告された。対応抗原であるPCNA(proliferating cell nuclear antigen：増殖性細胞核抗原)は細胞の核内に存在する分子量34 kDの蛋白であり、DNAポリメラーゼδがDNAの複製および修復を行う際に補助蛋白として作用する。

測定法

本抗体のスクリーニング検査としてHEp-2細胞を用いた間接蛍光抗体法(indirect fluorescent antibody technique；IFA)が有用である。IFAではspeckled型などに染色される細胞と染色されない細胞とが混在し、M期細胞は染色されない。このような染色パターンはPCNAが細胞周期におけるG1からS期に特異的に発現することに由来し、本抗体が単独陽性か、あるいは本抗体の力価が共存する他の抗体より高い場合に認められる。また、本抗体以外にも細胞周期関連抗原に対する抗体が報告されているので、最終的な同定は一般的には二重免疫拡散法(double immuno-diffusion；DID)によって行われる。

異常値の解釈

本抗体はSLE患者の3〜5%に検出され、疾患特異性は高い。CNSループス、腎症、血小板減少症と相関するとされている。

2) 抗Ki抗体

本抗体は1981年SLE患者血清中に存在する自己抗体として報告された。対応抗原であるKi抗原は核内に存在する分子量29 kDの蛋白である。最近の知見ではKi抗原はproteasome activator PA 28 α、βと高い相同性をもつことからPA 28 γと呼ばれているが、機能については不詳である。一般的にPA 28は抗原提示機能をもつMHCクラスI分子に抗原ペプチドが結合する過程においてproteasomeの補助蛋白として作用することが知られている。

測定法

スクリーニング検査はHEp-2細胞を用いたIF法で行われ、細胞の核がspeckled型に染色されるが、陰性の場合もある。最終的な同定は一般的には

DID で行われる。

異常値の解釈

抗 Ki 抗体陽性患者の中に抗 PCNA 抗体陽性者が高率に存在するが、これは先に述べた PCNA と Ki 抗原が高分子複合体を形成することに由来する。かつて本抗体は抗 Ku 抗体と混同されたが、両者は分子量も細胞生物学的意義も異なる自己抗体であることが確認されている。また、後に報告された抗 SL 抗体は本抗体と同一の抗体である。抗 Ki 抗体陽性患者の臨床的特徴としては持続性関節炎、心外膜炎、円板状ループスが挙げられる。本抗体は SLE のみならず、強皮症、Overlap 症候群、MCTD においても検出されることがある。

保険上の注意

上記2種の自己抗体の同定検査は保険未収載で、多くは研究室レベルで行われているのみである。

(金田和彦)

[h] 抗 Scl-70 抗体（抗トポイソメラーゼⅠ抗体）

抗 Scl-70 抗体は、1979 年 Tan らにより強皮症で特異的に検出される自己抗体として報告された。抗 Scl-70 抗体の対応抗原は、分子量 70 kD の塩基性非ヒストンクロマチン蛋白で、DNA トポイソメラーゼⅠ（Topo I）と同一であることが知られている。70 kD 抗原は分子量 100 kD の Topo I の主要分解産物であることが明らかにされており、抗 Topo I 抗体の名称も広く用いられている。Topo I は真核細胞の核内に存在し、二本鎖 DNA の一本鎖に切断点を入れて、DNA の超らせん構造を弛緩させる作用を有することから DNA の複製や転写の際に必要な酵素と考えられている。

検査の目的

抗 Scl-70 抗体は、強皮症、特にびまん性皮膚硬化型の強皮症に対して疾患特異性が高い。本抗体陽性強皮症は皮膚硬化が全身に及び、高率に内臓病変を合併することが知られている。レイノー現象を有する症例や、強皮症を疑った症例では、本抗体の測定が必要である。

測定法と基準値

蛍光抗体法による抗核抗体のスクリーニングでは、間期核は微細な Speckled 型と Homogeneous 型の中間的な像を示す。核小体も同時に染色される。また分裂中期の細胞では、染色体領域に一致した強い染色を認める。このため Homogeneous 型と判定される場合がある。

本抗体の同定検査には二重免疫拡散法（DID）が広く用いられている。抗原と標準血清および被検血清の沈降線の一致性を判定するもので、抗体価を血清の希釈倍数で表現することで半定量を行う。健常人では検出されない。

Enzyme-Linked Immunosorbent Assay（ELISA：酵素免疫測定法）では、Topo Ⅰのリコンビナント蛋白を抗原とした ELISA キット（MBL 社 MESACUP）が市販されている。標準血清を用いることで抗体価を定量することも可能である。また一般に ELISA は感度も DID より優れている。しかし ELISA では、抗原の一次構造のみを認識するため、一部の陽性血清は本法で陰性と判定される場合がある。

そのほか、培養細胞や精製抗原などを用いた免疫ブロット法でも抗体の検索は可能である。この場合、通常の方法では Topo Ⅰの主要な分解産物である分子量 70 kD に反応線を認めるが、抗原を蛋白分解酵素阻害剤で処理した場合には分子量 100 kD 蛋白との反応を認める。

E 免疫学的・血清学的検査

異常値の解釈

抗 Scl-70 抗体は強皮症の約 30〜40% で検出され、診断マーカーとして臨床的有用性の高い自己抗体である。本抗体は強皮症の中でも硬化性病変の範囲が広いびまん性強皮症に相関が認められ、その陽性率は 60〜70% とされている。抗 Scl-70 抗体は健常人およびほかの膠原病患者血清ではほとんど検出されず、強皮症に高い疾患特異性を有する。したがって、本抗体が強皮症以外の膠原病で検出された場合には、強皮症の存在を視野に入れ鑑別を行う必要がある。膠原病における抗 Scl-70 抗体の陽性率を表 31 に示す。

表 31. 抗 Scl-70 抗体の膠原病における陽性率

疾　患	陽性率
強皮症	30〜40%
びまん性	60〜70%
限局性	16%
重複症候群	9%
全身性エリテマトーデス	0.3%
多発性筋炎/皮膚筋炎	0%

抗 Scl-70 抗体陽性の強皮症の臨床像の特徴は、皮膚病変が広範で、肺線維症などの臓器病変を高率に合併することである。レイノー現象もほぼ必発である。皮膚硬化病変は近位四肢、体幹や顔面に及び、石灰沈着、皮膚潰瘍、毛細血管拡張などの皮膚病変も高率に合併する。臓器病変では、肺線維症、食道病変および消化管障害の合併などの内臓線維化病変の頻度が高い。

抗 Scl-70 抗体は強皮症の発症に先行して出現するので、発病初期には上述の特徴的な臨床像が明らかでない場合も多い。本抗体が陽性で、レイノー現象のみが認められる症例や皮膚硬化が軽度の症例でも、後に随伴症状の出現および皮膚病変の進行が出現する可能性があり注意を要する。また肺線維症は初期には自覚症状も乏しく、胸部単純 X 線でも陰影を認めない場合があり、胸部 CT 検査、肺拡散能検査などによる経時的観察を行うことが望ましい。

保険上の注意

抗 Scl-70 抗体の測定は、疾患標識抗体として、さらに病変の波及度の推定に有用な検査である。しかし一般に抗体価と疾患活動性・疾患重症度は相関しないので、短期間内の頻回の測定は望ましくない。平成 16 年 4 月現在の保険点数は一般検査が 170 点、精密測定は 190 点で、両者を同時には算定できない。

〔竹内　健〕

［i］抗セントロメア抗体

　抗セントロメア抗体は、染色体のセントロメア領域と特異的に反応する自己抗体である。セントロメアは2本の染色体が接合する一次狭窄部位に存在し、主要な抗原は分子量 17 kD、80 kD、140 kD のクロマチン蛋白で、それぞれ CENP-A、B および C と称される。近年ではさらに CENP-D、E、F および G の4種の蛋白が抗セントロメア抗体の対応抗原であることが報告されている。

検査の目的

　抗セントロメア抗体は、病変が四肢に限局した強皮症、特に CREST 症候群で高率に検出される自己抗体である。またレイノー現象のみを有する症例や、シェーグレン症候群、原発性胆汁性肝硬変の一部の症例でも陽性となることがあり、これらの疾患が疑われる場合には本抗体の測定が有用である。

測定法と基準値

　抗核抗体のスクリーニング検査は、HEp-2 などの培養細胞を基質として用いた蛍光抗体法で行われるのが一般的である。抗セントロメア抗体は、蛍光抗体法で特徴的な染色パターンを呈することより、多くの症例でその存在が推定可能である。間期の細胞では核内に散在する粒状の染色像を示し、散在斑点型、または discrete speckled 型と称される。また分裂中期の細胞では染色体に一致して棒状に配列した染色像を認める。この間期と分裂期の染色パターンが確認できた場合に、セントロメア型と報告する施設も多い。

　抗セントロメア抗体の同定は、染色体塗抹標本を用いた蛍光抗体法あるいはリコンビナント抗原を用いた ELISA で行われる。染色体塗沫標本を用いた蛍光抗体法では、染色体の一次狭窄部に一致した染色を確認することで同定される。また抗セントロメア抗体の主要な対応抗原である CENP-B を ELISA 用プレートに固相化した ELISA キットも市販されている（MBL 社、MESACUP）。このキットは間接蛍光抗体法（IFA）ともよく相関し、定量性にも優れている。

　蛍光抗体法では、間期の細胞が抗セントロメア抗体と類似の染色パターンを示す血清や、他の自己抗体との共存により分裂期の染色パターンの判定が困難な場合がある。このような抗核抗体のスクリーニング検査での判定が困難な場合には、同定検査による確認が特に必要である。

異常値の解釈

　抗セントロメア抗体の強皮症患者全体での陽性率は 20〜30％ で、抗 Scl-

70抗体の30～40％に比し低率であるが、皮膚硬化が四肢末端に限局する限局型の強皮症では高率に検出され、特にCREST症候群での陽性率は70～80％といわれている。一方、全身性強皮症(SSc)での陽性率は4～18％と低率である。

CREST症候群は強皮症の一病型で、皮膚硬化が四肢末端に限局するもので、石灰沈着、レイノー現象、食道機能障害、手指硬化、毛細血管拡張を特徴とする。しかしこれらの徴候をすべて有する典型的な症例は比較的稀で、これらの特徴の一部のみを有する不全型の症例も多く存在する。

表32. 抗セントロメア抗体が陽性となる疾患と検出率

疾　患	陽性率
膠原病	
CREST症候群	57～96％
全身性強皮症(SSc)	4～18％
Raynaud症候群	約30％
SjS	7～8％
SLE	1～2％
MCTD	1～2％
肝疾患	
PBC	30～40％
自己免疫性肝炎	約10％

SjS：シェーグレン症候群
SLE：全身性エリテマトーデス
MCTD：混合性結合組織病
PBC：原発性胆汁性肝硬変

抗セントロメア抗体が陽性となる疾患および検出率を表32に示す。Raynaud症候群で約30％、シェーグレン症候群(SjS)で7～8％に検出されるほか、原発性胆汁肝硬変症でも30～40％に認められるなど、種々の疾患でも検出され、強皮症に対する特異性はさほど高くない。

本抗体に随伴する臨床症状は、上記のCREST症候群の特徴に一致するが、特にレイノー現象はほぼ必発である。また本抗体陽性の強皮症ではレイノー現象のみを有する期間が持続し、その後にほかの強皮症徴候が出現する場合が多く、レイノー現象のみを有する症例においても本抗体の存在を疑う必要がある。

抗セントロメア抗体陽性の強皮症の臨床経過は一般に緩徐で、予後良好とされている。長期経過例においても、毛細血管拡張などの病像は高率に出現するものの、肺線維症などの重篤な臓器病変の合併は少なく、積極的な治療を必要とせず、対症療法のみで経過観察可能な症例が多い。しかし経過中に原発性胆汁性肝硬変や、肺高血圧症を併発した症例の報告もあるので注意を要する。

保険上の注意

ELISAによる抗セントロメア抗体の同定検査は保険収載されている(平成16年4月現在の保険点数は220点)。本抗体は疾患や病態の推定に有用な

検査であるが、一般に抗体価と疾患活動性・疾患重症度は相関しないので、短期間内の頻回の測定は望ましくない。

(松平　蘭、竹内　健)

[j] 抗PM-1抗体、抗Mi-1抗体、抗Mi-2抗体、抗Ku抗体

1) 抗PM-1抗体

本抗体は、1977年にWolfeらによって多発性筋炎(PM)および、PMと強皮症の重複例で特異的に検出される自己抗体として報告された。その後、抗PM-1抗体にはいくつかの特異性の異なる抗体が含まれることが明らかにされ、その中の主要な1つが抗PM-Scl抗体と命名された。対応抗原は核小体および核質に存在し、少なくとも11種類の分子量20〜110 kDのポリペプチドよりなる複合体を形成してプレリボゾーム粒子の合成に関与していると考えられている。

検査の目的

多発性筋炎(PM)、強皮症および両者の重複が疑われる症例に対して本抗体を測定する。

測定法と基準値

HEp-2細胞を用いた蛍光抗体法で強い核小型染色と弱い核質の斑紋型染色を呈する。本抗体の同定には二重免疫拡散法(DID)、免疫沈降法(IPP)、免疫ブロット法などで行う。健常人からは通常検出されない。

異常値の解釈

本抗体は多発性筋炎と強皮症の重複症例に特異性が高く、欧米では50%に出現すると報告されているが、わが国での陽性例は低い。PMあるいは強皮症単独の患者血清中でも出現する。

2) 抗Mi-1、抗Mi-2抗体

1976年にReichlin、Mattioliらが仔牛胸腺抽出物を用いて補体結合反応を利用し抗Mi抗体が検出された。その後DIDにより抗Mi-1、抗Mi-2抗体の2種があることが判明した。

1. 抗Mi-1抗体

本抗体は、75 kD蛋白のサブユニットから構成されており、対応抗原は150 kDの非ヒストン塩基性蛋白質である。当初、PMおよび皮膚筋炎(DM)に特異的な自己抗体として報告されたが、その後の研究では筋炎患者での陽性率も低く、筋炎以外の患者血清からも検出されるとの報告もあり、いまだ臨床的有用性は確立されていない。

2. 抗 Mi-2 抗体

本抗体の対応抗原は、少なくとも 240、190、150、65、63 および 30 kD からなる核蛋白であるが、その機能は不明である。

検査の目的

多発性筋炎/皮膚筋炎(PM/DM)が疑われる場合に測定する。

測定法と基準値

DID により同定される。健常人では陰性である。

異常値の解釈

本抗体は、欧米の報告では PM/DM の 10%、DM のみでは 20% に検出され、HLA-DR 7 との関連も示唆されている。しかしわが国での陽性例は極めて稀である。

3) 抗 Ku 抗体

本抗体は、1981 年に多発性筋炎(PM)/強皮症重複症候群の患者血清中で検出された自己抗体である。Ku 抗原は非ヒストン核蛋白で、70 kD および 80 kD 蛋白ヘテロ二量体よりなり、70 kD サブユニットが二本鎖 DNA 末端に特異的に結合する。二本鎖 DNA 存在下で複製、転写因子をリン酸化する DNA 依存性プロテインキナーゼを介し遺伝子発現に大きく関与していることが知られている。

本抗体は PM および強皮症の重複症候群の 30～50% に検出され、有用な診断マーカーと考えられている。また全身性エリテマトーデス(SLE)、PM、強皮症およびシェーグレン症候群(SjS)でも陽性となる場合がある。

検査の目的

PM、強皮症および両者の重複が疑われる症例に対して本抗体を測定する。

測定法と基準値

HEp-2 細胞を用いた蛍光抗体法で微細斑紋型を呈するが、本抗体の抗原認識には種族特異性がありラット肝を使用すると陰性となる。本抗体の存在が疑われる場合には、DID、IPP、免疫ブロット法などで同定する。健常人からは検出されない。

異常値の解釈

本邦と欧米で疾患別発現頻度に大きな差があるが、本邦では多発性筋炎(PM)/強皮症の重複症候群の 30～50% に検出される。また SLE、強皮症、SjS においても 20% 以下の頻度で検出される。欧米では前述の重複症候群での陽性率は低く、強皮症および SLE など単独の症例で高率に出現すると報告さ

れている。

　本抗体陽性例における強皮症様症状は、臨床的にレイノー現象をほぼ全例にみるが、皮膚硬化は四肢に限局している場合が多い。また筋炎症状は筋力低下も軽度で、関節炎などの筋外症状が少なくステロイド剤に対する治療反応性も一般に良好である。生命予後も良好な場合が多い。

保険上の注意

　上記4種の自己抗体の同定検査は保険未収載で、多くは研究室レベルで行われているのみである。

〔松下雅和、竹内　健〕

[k] 抗核小体抗体

　抗核小体抗体(Anti-Nucleolar Antibody；ANoA)は、核小体抗原に対する自己抗体の総称で、多くは強皮症に特異的に検出される。近年、複数の対応抗原が同定され、個々の抗体の有する臨床的意義も明らかにされてきている。

検査の目的

　ANoAの対応抗原はFibrillarin、RNAポリメラーゼI、Th/Toなどが同定されており、頻度は低いが強皮症に特異性が高い。強皮症が疑われた症例の補助診断や、病型分類に有用である。

測定法と基準値

　ANoAは、蛍光抗体法による抗核抗体のスクリーニング検査で検出可能で、核小体に一致した強い染色像が認められた場合に陽性とされる。核小体内での対応抗原の局在部位により、Homogeneous、Speckled(Punctate)、Clumpyと染色パターンは分類されるが、判別が困難な場合も多い。対応抗原の同定には、免疫ブロット法、免疫沈降法(IPP)による蛋白およびRNAの解析などが行われる。健常人ではいずれも検出されない。

異常値の解釈

　ANoAの多くは強皮症に特異的で、一部レイノー現象のみを有する症例でも検出される。表33にANoAの種類と関連する病態を示す。

　抗Fibrillarin抗体は強皮症全体の約8%、ANoA陽性強皮症に限定すると約半数で検出される。対応抗原は分子量34 kDの蛋白で、U3 RNAをはじめとする核小体内低分子RNAと複合体を形成する。本抗体はびまん型皮膚硬化を有する強皮症との関連が知られているが、臓器病変との関連性は明らか

表33. 抗核小体抗体の対応抗原と関連する病態

対応抗原	対応抗原	核小体染色像	関連する疾患
Fibrillarin	34 kD蛋白、核小体Usno RNAに存在	Clumpy	びまん型強皮症、レイノー現象
RNAポリメラーゼ	14-210 kDの少なくとも13種の蛋白よりなる複合体	Speckled	びまん型強皮症、腎障害
Th/To	40 kD蛋白7-2または8-2 RNAと結合	Speckled	限局性強皮症
PM-Scl	20-110 kDの少なくとも11種の蛋白よりなる複合体	Homogeneous	強皮症・筋炎重複症候群
NOR-90	90/92 kD蛋白核小体形成部位に存在	Speckled	強皮症、SJS、RA

SjS：シェーグレン症候群　　RA：関節リウマチ

ではない。

抗RNAポリメラーゼI抗体は、強皮症全体の約4%に検出される。RNAポリメラーゼはクラスI、IIおよびIIIに分類され、このうちクラスIが核小体に存在する。本抗体はびまん型皮膚硬化例に出現し、重篤な腎障害の合併例が多いとされている。

抗Th/To抗体は、核小体内の8-2および7-2 RNAと結合する分子量40 kDの蛋白に対する抗体である。本抗体は皮膚硬化が限局性で、比較的軽度な症例に出現するとされる。

抗PM-Scl抗体は強皮症・筋炎重複症候群で検出される自己抗体である。詳細は別項を参照されたい。

抗NOR-90抗体は、対応抗原がNucleolus organizer regionに存在することに由来する。本抗体も強皮症で出現するが、シェーグレン症候群(SjS)など、ほかの膠原病でも検出される。

保険上の注意

個々のANoAの同定検査は一般臨床検査の場では行われておらず、一部の研究室で行われているのみである。

(縄田益之、竹内　健)

［Ⅰ］抗 Jo-1 抗体とその他の抗アミノアシル tRNA 合成酵素抗体

検査の目的

抗 Jo-1 抗体は、多発性筋炎/皮膚筋炎（PM/DM）に特異的な自己抗体（筋炎特異自己抗体）で、PM/DM 改訂診断基準（平成4年度自己免疫疾患調査研究班）の1項目となっている。近年、間質性肺炎、多発性関節炎を併発する PM/DM との密接な関連も明らかとなり、診断ばかりでなく、病型分類、臨床経過・予後の推定にも有用とされる。抗 Jo-1 抗体は tRNA^{His} を特異的に沈降し、tRNA のヒスチジル化を特異的に抑制することより、その対応抗原がヒスチジル tRNA 合成酵素（histidyl-tRNA synthetase；His-RS）であることが明らかとなった。同様の方法で、5種類のアミノアシル（aminoacyl）tRNA 合成酵素（ARS）に対する自己抗体（抗 PL-7：threonyl-RS、抗 PL-12：alanyl-RS、抗 EJ：glycyl-RS、抗 OJ：isoleucyl-RS、抗 KS：asparaginyl-RS）が、抗 Jo-1 抗体に比し低頻度（3〜6％）ながら、PM/DM 患者血清を中心に報告された。これらの抗 ARS 抗体は、免疫学的特異性や対応抗原の分子構造がそれぞれ異なるものの、筋炎ばかりでなく、間質性肺炎、多発性関節炎、レイノー現象と密接に関連する（抗 ARS 抗体症候群）。したがって、間質性肺炎先行筋炎、特発性間質性肺炎症例でも、これらの自己抗体の測定は、診断、症状出現の推測など臨床的に有用である。

測定法

a）**二重免疫拡散法（double immunodiffusion；DID）**：仔牛胸腺抽出物、HeLa 細胞抽出物、精製 ARS 蛋白を抗原とし、各抗 ARS 抗体（抗 Jo-1、抗 PL-7、抗 PL-12、抗 EJ、抗 OJ、抗 KS 抗体）標準血清を対照とする最も一般的な検出法である。特異性が高いものの、感度が低く、比較的多量の標準血清を要する点が問題である。

b）**酵素免疫測定法（enzyme-linked immunosorbent assay；ELISA）**：アフィニティカラムで精製した Jo-1（His-RS）、PL-7（Thr-RS）抗原蛋白、リコンビナント Jo-1 蛋白を用いた ELISA などが開発されている。DID に比し高感度、定量的、多数の検体の処理が可能で、スクリーニングに適している。しかし、偽陽性例の確認試験として、免疫ブロット法、免疫沈降法などを要する。

c）**免疫沈降法（immunoprecipitation；IPP）**：Lerner-Steitz により開発されたアイソトープ標識細胞抽出物を用いる免疫沈降法は、感度、特異性と

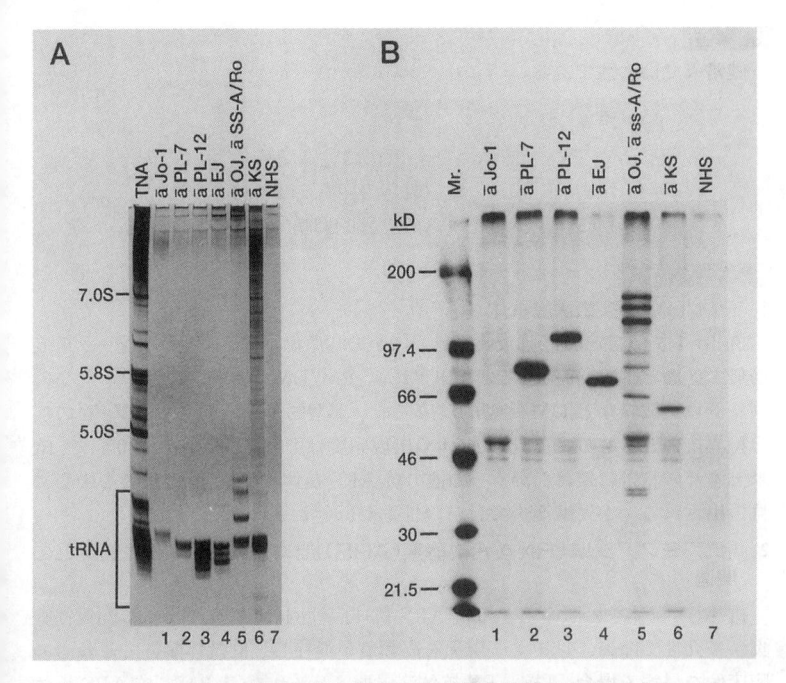

図17. 抗アミノアシル tRNA 合成酵素抗体が免疫沈降する核酸成分の Urea-PAGE(A)と蛋白成分の SDS-PAGE(B)

抗 Jo-1 抗体は tRNA^{His} と 50 kDa 蛋白、抗 PL-7 抗体は tRNA^{Thr} と 80 kDa 蛋白、抗 PL-12 抗体は tRNA^{Ala} と 110 kDa 蛋白、抗 EJ 抗体は tRNA^{Gly} と 75 kDa 蛋白、抗 OJ 抗体は tRNA^{Ile} と 150 kDa および関連複合蛋白、抗 KS 抗体は tRNA^{Asn} と 65 kDa 蛋白を沈降する。

もに優れた方法である。自己抗体が認識する細胞成分の核酸成分と蛋白成分を電気泳動移動度、パターンで分析し、同定する(図17)。

d) **アミノアシル化反応抑制試験(AAI)**：血清あるいはその IgG を HeLa 細胞、仔牛肝抽出物など(アミノアシル tRNA 合成酵素原)とまず反応させ、仔牛肝 tRNA、ATP、そしてアイソトープ標識アミノ酸を混和後、添加し、アミノアシル化反応(Jo-1 の場合、His-RS)の抑制率を分析する方法で、鋭敏で抗体価とよく相関する。生物活性を調べる唯一の測定法である。

現在のところ c. d. ともに研究室レベルの測定法で、一般的普及は得られていない。

基準値

健常人では陰性である。

> DID：特異沈降線(-)
> ELISA：各 ELISA キットでの陰性領域値
> IPP：特異的 RNA、蛋白成分の免疫沈降(-)
> AAI：アミノアシル化反応の特異的抑制(-)

異常値の解釈

1. PM/DM の疾患標識抗体

抗 Jo-1 抗体は SLE、強皮症など、ほかの膠原病、筋ジストロフィー、重症筋無力症など、他の筋疾患では検出されず、PM/DM（特にヘリオトロープ疹、ゴットロン徴候など DM 定型的皮疹のない典型的多発性筋炎で高頻度）の疾患特異抗体とされる。抗 Jo-1 抗体の出現頻度は PM/DM の 20～30% で、欧米と本邦の報告に差はない。その他の抗 ARS 抗体も PM/DM 患者を中心に見い出される。小児型筋炎では、陽性率が低いとされる。

2. 「抗アミノアシル tRNA 合成酵素(ARS)抗体症候群」-間質性肺炎との関連

抗 Jo-1 抗体をはじめとする抗 ARS 抗体陽性例は筋炎のほかに、間質性肺炎、多発性関節炎、レイノー現象を高頻度に発症し、同抗体陽性でこれらの臨床像を呈する場合、「抗 ARS 抗体症候群」とされる(表34)。抗 ARS 抗体

表34. 抗アミノアシル tRNA 合成酵素抗体の対応抗原、測定法、臨床特徴

自己抗体	自己抗原	抗原蛋白分子量	測定法	臨床症状	特徴所見
抗 Jo-1 抗体	histidyl-tRNA synthetase	50 kDa 二量体	ID、IPP、WB、EIA、AAI	Myo、ILD、Arth、RP、MH	PM>DM
抗 PL-7 抗体	threonyl-tRNA synthetase	80 kDa	ID、IPP、EIA、AAI	Myo、ILD、Arth、RP、MH	手指硬化症
抗 PL-12 抗体	alanyl-tRNA synthetase	110 kDa	ID、IPP、AAI	ILD、Arth、Myo、RP、MH	ILD>PM
抗 EJ 抗体	glycyl-tRNA synthetase	75 kDa	ID、IPP、WB、AAI	Myo、ILD、Arth、RP、MH	DM>PM
抗 OJ 抗体	isoleucyl-tRNA synthetase	150 kDa 多酵素複合体	IPP、AAI	Myo、ILD、Arth、RP、MH	クラス I ARS
抗 KS 抗体	asparaginyl-tRNA synthetase	65 kDa	ID、IPP、AAI	ILD、Arth、Myo、RP	ILD>PM

測定法　ID＝immunodiffusion、IPP＝immunoprecipitation、WB＝Western blot、EIA＝enzyme immunoassay、AAI＝aminoacylation inhibition
臨床症状　Myo＝筋炎、ILD＝間質性肺炎、Arth＝多発性関節炎、RP＝レイノー現象、MH＝Mechanic's hand

陽性教室例の間質性肺炎は慢性型で、横隔膜が挙上する縮小肺が特徴的であった。予後不良な急性進行性間質性肺炎は同抗体陰性でCK上昇の軽度なDM例が多く、異なる病型と考えられる。多発性関節炎は手、手指関節が高頻度に侵され、一般的に非変形性、非破壊性であるが、関節亜脱臼、手指のMechanic's hand(手指指腹の裂溝を伴う角質化、色素沈着)の報告もある。そのほか、発熱、手指硬化症も高頻度に認める。

これまで、最も高頻度な抗Jo-1抗体陽性例の間質性肺炎併発PMという臨床像が抗ARS抗体陽性例の均一な臨床特徴とされてきたが、抗EJ抗体とDM皮疹、抗PL-12抗体、抗KS抗体と筋炎のない間質性肺炎との関連も明らかとなり、それぞれの抗体特異性による臨床特徴も示唆されている。抗ARS抗体陽性例には、筋炎先行例、間質性肺炎先行例ともに存在し、同抗体の測定は診断、症状出現の推測に有用である。

採取・保存の注意

採血をした後はその日のうちに血清分離し、4°Cに保存する。5日以内の検査の場合、そのまま放置してよい。長期の保存には防腐剤(アジ化ナトリウム0.1%)を添加し、−20°Cで凍結保存する。

保険上の注意　(抗Jo-1抗体は保険診療可)

抗Jo-1抗体は多発性筋炎(PM)、皮膚筋炎(DM)を対象疾患とする保険検査として認められている(平成16年保険点数170点、検体検査判断料144点)。筋力低下、血清筋原性酵素(CK値など)上昇、ゴットロン徴候などの皮疹を認め、PM/DMが疑われる症例、関節炎や免疫異常を伴う間質性肺炎症例で施行すべき検査である。その他の抗ARS抗体は、現在のところ保険検査として認められていない。

(平形道人、佐藤慎二)

[m] 抗リン脂質抗体（aCL、aCL-β_2GPI、LA）

検査の目的

抗リン脂質抗体症候群(APS)は代表的な獲得性血栓性疾患で、静脈血栓症のみならず動脈血栓症あるいは流死産・妊娠中毒症を臨床症状とする特徴的な症候群であり、日常診療上極めて重要な位置を占める。APSはこれらの臨床症状に伴って抗リン脂質抗体と呼ばれる自己抗体が検出されることで診断される。抗リン脂質抗体とは、凝固検査であるループスアンチコアグラント(LA)と、抗カルジオリピン抗体(aCL)あるいはカルジオリピン以外のリン脂質、またはリン脂質結合蛋白を「抗原」とした免疫学的検査(ELISAなど)によって検出される自己抗体の総称である。

1998年、わが国の札幌においてAPSの診断基準（分類基準）についてのワ

表35. 抗リン脂質抗体症候群分類基準案(Sapporo Criteria, 1998)

臨床症状
1. 血栓症
    動脈、静脈あるいは小血管の血栓症
    どの臓器・組織でもよい
    画像診断、ドップラー試験あるいは組織学的に証明されたものに限る（表在静脈血栓症についてはその限りでない）
    組織学的には血管炎の所見がないこと
2. 流死産
    (a) 10週以降に起こる形態異常を伴わない子宮内胎児死亡
    (b) 重症の妊娠中毒症、子癇あるいは胎盤発育不全による34週以降におこる新生児の形態異常を伴わない早産
    (c) 3回以上連続する10週以前に起こる自然流産（但し母親の解剖学的、内分泌学的異常、および両親の染色体異常は除外）

検査所見
1. IgGまたはM型 β_2 グリコプロテインI依存性抗カルジオリピン抗体が6週以上の間隔をおいて少なくとも2回中等度以上の力価であること
2. 国際血栓止血学会のガイドラインに沿った方法で検出されるループスアンチコアグラントが6週以上の間隔をおいて少なくとも2回陽性であること。すなわち
    (a) スクリーニング凝固時間（活性化部分トロンボプラスチン時間、カオリン凝固時間、希釈ラッセル凝固時間、希釈プロトロンビン時間、テキスタリン時間）が延長している
    (b) 正常血漿添加で延長した凝固時間が回復しない
    (c) リン脂質過剰の状態では延長した凝固時間は短縮する
    (d) 第VIII因子インヒビター、ヘパリンなど他の凝固異常の除外

1つ以上の臨床症状に検査所見のいずれかを伴うものを抗リン脂質抗体症候群とする。

表36. 抗リン脂質抗体症候群以外で抗リン脂質抗体の出現する疾患、病態

1. 感染症：梅毒、マラリア、癩、AIDS、HTLV-1 など
2. 全身性エリテマトーデス（続発性抗リン脂質抗体症候群以外でも活動期は陽性になることがある）や他の膠原病
3. 薬剤投与時
4. 悪性腫瘍
5. モノクローナルガンモパチー
6. その他

ークショップが開催され、そこで提唱された診断基準案は現在臨床研究に多用されている（表35）。APSの診断は通常本診断基準案による。

抗リン脂質抗体検査の目的はAPSの診断である。但し抗リン脂質抗体はかなり多様な抗体群で、それぞれの方法が検出する抗体の種類によってAPSとの関連の強いものから弱いものまでさまざまである。APSとの相関が強い抗体はリン脂質結合蛋白を対応抗原とするものと考えられる。APS以外で抗リン脂質抗体の存在し得る疾患を表36に示した。APSに特異度の低い検出法のみが陽性の場合これらの疾患（病態）を除外する必要がある。

測定法と異常値の解釈

1. 抗カルジオリピン抗体（aCL）

カルジオリピンを固相化したELISAによるaCLを用いて多くの臨床的検討が行われてきた。血栓症の患者でaCLが高率にみつかる一方、aCLは梅毒やマラリヤ、AIDSなどの感染症患者でも低力価ながら検出される。さらに種々の自己抗体の出現する全身性エリテマトーデス（SLE）患者においては30～50％がaCL陽性で、必ずしもAPSの臨床所見を伴わない。したがって従来法のaCLは特異度において問題があった。当初はaCLの力価とAPSの相関から、aCLは「中等度」以上の陽性で意義があるとされた。また、急性感染症によるaCLの出現の除外のため、6週間の間隔をおいて2回陽性であることが必要であるとされた。

2. 抗カルジオリピン-β_2グリコプロテインI抗体（aCL-β_2GPI）

現在ではAPSと関連したaCLと非特異的なaCLは真の対応抗原の違いにより区別されうることがわかっている。APS患者に検出されるaCLはカルジオリピンとβ_2グリコプロテインI（β_2-GPI）との複合体に結合していることが明らかとなり、しかもその結合エピトープはβ_2GPIの分子上に存在する。したがってAPSに特異性の高いaCLは「β_2-GPI依存性aCL」と呼ばれるアッセイで検出される抗体である。このELISAではβ_2-GPIの存在下

および非存在下で同時に aCL の測定を行い、前者の力価が基準値を超え、かつ β_2-GPI の存在下での aCL の力価が非存在下での力価よりも高いものを陽性とする。但し aCL-β_2 GPI の方法では非特異的 aCL がサンプル血清中に存在する場合は目的とする β_2-GPI 依存性 aCL の有無や力価は評価が困難である。

β_2-GPI 上での抗体結合エピトープは、照射して酸化した ELISA プレートに β_2-GPI をコーティングしても β_2-GPI 分子上に表現されるので、カルジオリピンを用いずに直接 β_2-GPI を照射 ELISA プレートに固相化して aCL を検出する方法が確立され、その臨床的意義が確立されつつある(抗 β_2-GPI 抗体という用語が用いられているが、照射プレートを用いた場合は検出される抗体は aCL そのものである)。この方法を併用すれば β_2-GPI を対応抗原とした aCL をより確実に検出できる。

3. その他の抗リン脂質抗体 ELISA

抗 β_2-GPI 抗体に次いで臨床的意義の注目されている抗リン脂質抗体は、抗プロトロンビン抗体である。ホスファチジルセリンを固相化してプロトロンビンを吸着し、これを抗原として ELISA を行うと(ホスファチジルセリン依存性抗プロトロンビン抗体)LA との相関が高く、LA の補助診断に有用である。

4. ループスアンチコアグラント(LA)

LA は、*in vitro* のリン脂質依存性凝固反応(活性化部分トロンボプラスチン時間 aPTT、カオリン凝固時間 KCT、希釈ラッセル蛇毒時間 dRVVT)を阻害する免疫グロブリンと定義される。臨床検査上の LA の同定はその多様性から必ずしも容易でない。単一の方法で LA の存在を決定することは困難であり、通常はいくつかの方法を組み合わせて行う。すなわち、① aPTT、KCT、dRVVT でリン脂質依存性凝固時間が延長していることをスクリーニングする、②ミキシングテストでこの凝固時間延長が患者血漿中にインヒビターが存在するためであることを示す、③障害血小板やリン脂質による吸収中和試験でこのインヒビターが抗リン脂質抗体であることを確証、のステップである。

LA はリン脂質依存反応を抑制するので、LA を感度よく検出するにはリン脂質濃度を低くすることが条件である。あらかじめリン脂質濃度を低く設定してある aPTT 試薬(例、PTT-LA、ロシュ社)を使用すると便利である。KCT は残存血小板の作用を極めて強く受けるため、サンプルの取り扱いには十分な注意が必要である。dRVVT はスクリーニング目的のアッセイの中

では特異性の高い方法であるが、使用する蛇毒の作用機序から内因系上流のインヒビターは検出できない。

ミキシングテストは、サンプルと正常血漿を混合させ、凝固時間延長がインヒビターの存在のためか凝固因子欠乏のためかを確認するために行う。LA 血漿はたとえ少量でも正常血漿由来の凝固時間を延長させるので、両者の鑑別が可能である。リン脂質添加試験は、希釈したリン脂質での延長した凝固時間が実際にリン脂質(またはリン脂質-蛋白複合体)に対する抗体のためであるかどうかを調べるためで、逆に高濃度のリン脂質で凝固時間を測定して低濃度の凝固時間と比較することで判定する。LA であればリン脂質濃度の差により凝固時間の延長の程度が異なっているはずで、すなわちリン脂質低濃度の凝固時間/リン脂質高濃度の凝固時間、の比がほかの原因による凝固時間延長よりも大きい。

採取・保存の注意

ELISA には通常の血清サンプルが使われる。

LA はクエン酸加血漿を用いる。血小板が血漿中に存在していると偽陰性となるので、二重遠沈または $0.22\,\mu m$ のフィルターを通してから使用する。凍結する場合の再現性はかなり残存血小板に依存しており、凍結前のフィルターの使用が必要である。

保険上の注意

2004 年 3 月現在、健保適応の抗リン脂質抗体検査法は IgG aCL、IgG 抗カ

表 37. 抗リン脂質抗体の測定(2004 年 3 月現在)

		保険適応	測定キット
抗カルジオリピン抗体	IgG	○(330点)	○
	IgM	×	○
	IgA	×	○
抗カルジオリピン-β2 GPI 抗体	IgG	○(310点)	○
	IgM	×	×
	IgA	×	×
抗 β2 GPI 抗体	IgG	×	○
	IgM	×	○
	IgA	×	×
ホスファチジルセリン依存性抗プロトロンビン抗体	IgG	×	○
	IgM	×	×
ループスアンチコアグラント	aPTT	○(330点)	○
	dRVVT	○(330点)	○
	KCT	×	×

ルジオリピン-β2GPI抗体、aPTT または dRVVT を用いた LA の 4 種だけである。抗リン脂質抗体の多様性を考えた場合、この 4 法だけですべての APS を適切には診断できない。

表 37 に保険適応と測定キット入手の可否を一覧表にした。

(渥美達也、小池隆夫)

[n] 抗好中球細胞質抗体(ANCA)

検査の目的

抗好中球細胞質抗体(anti-neutrophil cytoplasmic antibody；ANCA)は、1982年Daviesらにより、腎の半月体形成を伴う巣状壊死性腎炎による急速進行性糸球体腎炎(rapidly progressive glomerulonephritis；RPGN)を示し、全身の血管炎症候を呈した症例で、間接蛍光抗体法(IIF)により初めて報告されたヒト好中球細胞質に対するIgG型の自己抗体である。

ANCAは腎および肺を中心とする細小血管の血管炎を呈する諸疾患の診断、疾患活動性を推定するうえで有用である。

図18に示すように発熱、体重減少などの全身症状に加え、腎、肺、関節、筋肉、神経、皮膚、上気道などの虚血、あるいは出血による臓器症状を呈した場合には細小血管レベルの血管炎症候群の存在を疑う。この際は一般検査に加え急性相反応物質(白血球、血沈、CRP)、リウマチ因子、γグロブリン、赤血球などの測定に加え、IIFによるANCAの測定を行う。IIFでANCAが陽性の場合には、図19に示すように蛍光染色パターンにより好中球の細胞質がびまん性顆粒状に染色されるcytoplasmic(C)-ANCAと、好中球の核の周辺が強く染色されるperinuclear(P)-ANCAに大別される。C-ANCAが陽性を示す場合は、C-ANCAの主な対応抗原であるプロティナーゼ-3(PR-3)ANCAを抗原特異的酵素免疫測定法(ELISA)にて測定し、陽性を呈する場合は臨床的にWegener肉芽腫症(WG)の疑いが強い。一方、P-ANCAが陽性を示す場合はP-ANCAの対応抗原であるミエロペルオキシターゼ(myeloperoxidase；MPO)ANCAを抗原特異的ELISAにより測定し、陽性を示す場合は、臨床的に顕微鏡的多発血管炎(MPA)、壊死性半月体形成腎炎(NCGN)、Churg-Strauss症候群を疑う。ほかにIIFでC-ANCAあるいはP-ANCAが陽性であるが、抗原特異的ELISAによりPR-3 ANCAおよびMPO-ANCAが陰性の場合は、double negative ANCAとして、薬剤誘発性の血管炎あるいは血管炎以外の各種炎症性疾患の鑑別を行う。ANCAが陽性で細小血管炎が疑われる場合には、血管炎症候を示す場所の生検あるいは血管造影により確診に至るのが望ましい。一方、ANCAが陰性の場合には抗GBM抗体、抗DNA抗体、CH50、クリオグロブリン血症、IgA値などの血清免疫学的所見の有無により、ほかの細小血管炎の鑑別を行う。

測定法と基準値

IIFによるANCAの検出法はまず、健常人末梢血よりモノポリ分離液もし

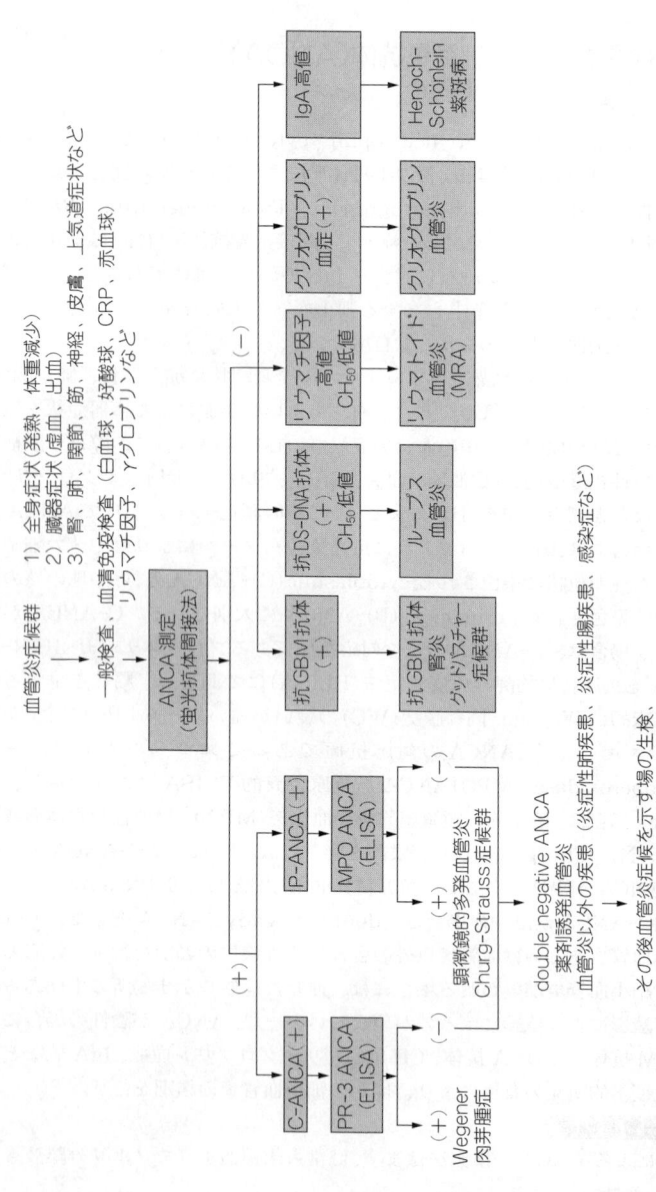

図18. 細小血管炎の疑われる症例の診断的アプローチ

くはリンホプレーク液を用いて好中球を分離精製し、無蛍光スライドガラス上へ伸展、96～99％エタノールで4℃、5分間、風乾にて固定したものを基質として用いる。これに被検血清をPBSで20倍に希釈したものを加え、37℃、30分間、湿潤室で反応させる。PBSで3回洗浄後、蛍光顕微鏡下にC-ANCA、P-ANCAを判定する(現在、BINDING SITE社のフルオロANCAテストが本邦にあり、MBL社にて測定できる)。

抗原特異的ELISAを用いてC(PR-3)、P(MPO)-ANCAを測定し[現在、ニプロ・ニッショー(SRL)社、

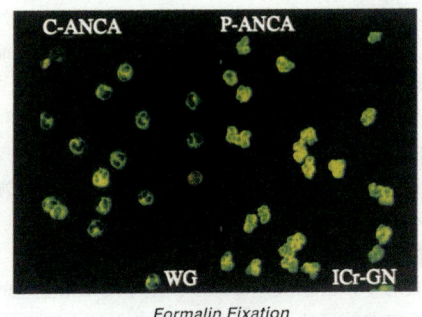

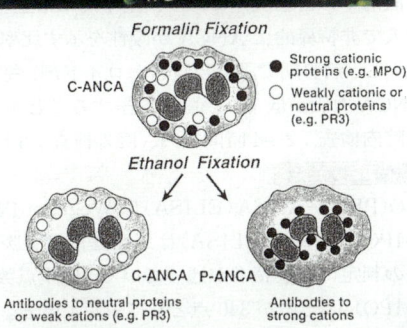

図19. ANCAの蛍光染色パターン

MBL社、特殊免疫研究所、コスミック社のキットが本邦にある]。各キットにより3.5～20 EU以上をそれぞれ陽性と判定する。

異常値の解釈

C (PR-3)-ANCAは未治療・活動期のWegener肉芽腫症(WG)では80～95％に陽性、中～高力価を示す。但し、上気道、下気道に症状の限局した型(limited WG)では、C(PR-3)-ANCAが陰性および低力価陽性の症状が認められる。臨床的に上気道(EENT：鼻出血、膿性鼻汁、中耳炎、難聴、嗄声、咽喉頭狭窄ほか)、腎[K：血尿、蛋白尿、急速進行性腎炎(RPGN)]、肺(L：血痰、咳嗽、肺浸潤影のほか臓器病変の拡がりとC(PR-3)-ANCA陽性率、力価は相関して変動する症例が多い。

P(MPO)-ANCAはC(PR-3)-ANCAに比較して疾患特異性は少ないが、pauci-IC型壊死性半月体形成腎炎、顕微鏡的多発血管炎、アレルギー性肉芽腫性血管炎などで、病理学的に共通して肺・腎を中心とした毛細血管炎を示し、臨床的にRPGN、肺出血、間質性肺炎などのいわゆる肺腎症候を呈する

もので 80〜100% 陽性を示す。また、肺・腎以外の血管炎症候として消化管出血、皮疹(紫斑、出血斑)、多発性神経炎、関節・筋肉炎症状などを高頻度に認め、疾患活動性と P(MPO)-ANCA 力価は多くは相関して変動する。

 ANCA 関連血管炎症候群の 60〜70% の症例は、未治療活動期および再発時に ANCA 力価は低下、正常値化する傾向を示す。しかし、10〜20% に血管炎症候と無関係に ANCA 力価が推移する症例もみられる点に注意が必要である。

採取・保存の注意

 血清中の自己抗体であり、基本的には生理的変動および男女差はない。健常人で非特異的に ANCA が陽性を示す比率は極めて少ない(1%以下)。

 但し、病勢期で副腎皮質ステロイド剤、免疫抑制剤を使用後に測定すると、ANCA 力価が低下し偽陰性を呈することがあり注意が必要である。

 院内検査:2〜4 時間以内、院外検査:3 日。

保険上の注意

 C(PR-3)-ANCA(ELISA)は Wegener 肉芽腫症の診断、疾患活動性の、P(MPO)-ANCA(ELISA)は急速進行性腎炎(RPGN)の診断および疾患活動性の判定に保険請求が通っている。保険点数は C(PR-3)ANCA が 330 点、P(MPO)ANCA が 340 点として算定できる。ELISA による ANCA 測定に代わり IIF(フルオロ ANCA)が同上の保険点数により測定可能である。但し、ELISA と IIF の測定を同時に保険上請求はできない。

 できればまず一度 IIF にて ANCA を測定し、C あるいは P-ANCA を判定後、ELISA により C(PR-3)ANCA あるいは P(MPO)ANCA の測定をするのが望ましい。

(吉田雅治)

[o] 抗ミトコンドリア抗体、抗ミトコンドリアM2抗体

検査の目的

抗ミトコンドリア抗体(Anti-mitochondrial antibody；AMA)は原発性胆汁性肝硬変(Primary biliary cirrhosis；PBC)で90%と高頻度に陽性化し、しかも疾患特異性が高いことからPBCの診断に重要な意義を有している。したがって、慢性胆汁うっ滞の鑑別診断に重要な抗体である。ウイルスマーカー陰性で胆道系酵素(ALP、γ-GTP)優位の酵素異常ないしは黄疸を呈した症例をみた場合、超音波検査で閉塞性黄疸を除外するとともに、本抗体を測定してPBCの鑑別診断を行う。

AMAは対応抗原に基づいて抗M1～M9抗体の9亜型に分類されており、PBCに限らずほかの疾患でも陽性になることがある。PBCに関連した抗体は抗M2抗体であり、対応抗原としてのM2抗原はピルビン酸脱水素酵素(PDC)、2-オキソグルタル酸脱水素酵素複合体(OGDC)、分枝鎖2オキソ酸脱水素酵素複合体(BCOADC)よりなる2-オキソ酸脱水素酵素複合体の成分であることが明らかにされた。中でもPDCのE2-コンポーネント(PDC-E2)が主要対応抗原であり、抗M2抗体としてAMAより特異性が高い。

測定法と基準値

AMAのスクリーニング検査として間接蛍光抗体法が用いられている。ラットの胃/腎凍結切片を基質に用い、腎臓の近位および遠位尿細管の細胞質と胃壁上皮細胞が染まるもので、20倍以上が陽性とされる。抗M2抗体の測定には、ELISAまたはWestern blotting法が用いられているが、保険診療ではウシ心筋ミトコンドリア由来M2蛋白を抗原とした抗ミトコンドリアM2抗体測定試薬(MBL社)を用いたELISAによって測定される。index 7.0以上が陽性と判定される。

異常値の解釈

1. 高力価陽性の場合

AMAの陽性率はPBCでは90%と高く、しかもPBCでは40倍以上の高力価陽性を呈し特異性も高いため診断的意義は大きい。したがって、ウイルスマーカー陰性で胆道系酵素(ALP、γ-GTP)優位の酵素異常ないしは黄疸を呈した症例で、閉塞性黄疸などほかの疾患が否定された場合はPBCが強く疑われる。慢性非化膿性破壊性胆管炎や肉芽腫など特徴的な肝組織像が診断の決め手になるが、厚生省の診断基準を参考に診断する。PBCの病態とAMA、抗M2抗体力価との間にも相関はみられないとする報告が多いが、無

症候性よりも症候性で力価は高い傾向があるとの報告もみられる。

2. 低力価陽性の場合

PBC 以外の肝炎や肝硬変およびほかの自己免疫性疾患でも AMA は検出されることがあるが低力価を呈する。梅毒(抗 M1 抗体)、膠原病(抗 M5 抗体)、心筋炎(抗 M7 抗体)、薬剤起因性疾患(Venocuran による偽ループス、抗 M3 抗体)、Iproniazid 肝炎(抗 M6 抗体)においては抗 M2 抗体以外の抗体が陽性化する。鑑別が困難であるときは、抗 M2 抗体が陽性を示せば PBC の可能性が高い。

3. PBC が疑われながら AMA 陰性の場合

AMA は PBC で血液生化学の異常や症状が出現する前から陽性を呈しており、そのような時期の PBC は早期 PBC と称されている。一方、約 10% の PBC 症例では AMA あるいは抗 PDH 抗体が陰性である。これらの抗体が陰性であっても、組織学的に慢性非化膿性破壊性胆管炎を認め、検査所見が PBC と矛盾しないものは PBC と診断がなされる。この場合、①精密検査でも AMA が陰性である場合と、②力価が低いために陰性と判定されることがある。このようなときは経過中に検査を繰り返すことで陽性となることもあるため、AMA 陰性であるときは検査を繰り返すか、ELISA や Immunoblot 法などの精密検出法を行うことが必要である。また、抗セントロメア抗体(ACA)、抗 nuclear dots 抗体(ANDA)、抗核膜抗体(ANEA)などほかの抗体の有無をチェックする。ACA は CREST 症候群を合併した PBC に高率に認められる。

IgG クラス抗 PDH 抗体は PBC に対して特異性は高いものの間接蛍光抗体法による AMA 検出よりも感度が低いため、AMA 陰性 PBC 例ではほとんど検出されない。IgM クラス抗 M2 抗体は AMA 陰性例の約 50% に検出され、診断的有用性が認められる。

臨床的および肝組織学的に PBC 像を呈しながら、AMA 陰性で ANA が高力価を呈する病態に対し、自己免疫性胆管炎(Autoimmune cholangitis；AIC)の名称が提唱されているが、Immunoblot 法で詳細に検討すると多くの症例が AMA の対応抗原である PDC、OGDC、BCOADC のコンポーネントに陽性であることから、これら自己免疫性胆管炎と称される病態も PBC の一部であるとみなされるようになっている。

保険上の注意

抗 M2 抗体と AMA の同時測定は査定される。保険点数はともに 310 点。

(石橋大海)

[p] 抗平滑筋抗体

検査の目的

抗平滑筋抗体(Anti-smooth muscle antibody；ASMA あるいは SMA)は自己免疫性肝炎(Autoimmune hepatitis；AIH)で比較的に特異的に陽性化することから AIH の診断に重要な意義を有している。したがって、肝炎ウイルスマーカー陰性の肝炎の鑑別診断の一環として AIH の診断に重要な自己抗体である。

SMA は細胞骨格を標的抗原とする自己抗体の総称であり、対応抗原として複数のものが考えられているが、AIH における主要な標的抗原はアクチンであることが示されている。しかし、現在は抗アクチン抗体の測定は専門研究施設に限る。

測定法と基準値

SMA のスクリーニング検査として間接蛍光抗体法が用いられている。AMA 同様、ラットの胃/腎凍結切片を基質に用い測定し、胃の平滑筋層および粘膜筋板が染色されるもので、40 倍以上が陽性とされる。

異常値の解釈

1. 陽性の場合

AIH における SMA の陽性率は極めて高いとはいえないが、50〜65% に陽性になる。したがって肝機能異常、高γグロブリン血症、抗核抗体(ANA)陽性など、ほかの検査成績からも AIH が疑われれば AIH である可能性が高いといえる。肝生検にて肝組織像を確認することにより確診が得られるが、疾患特異性が低く、低率ながら原発性胆汁性肝硬変、自己免疫性胆管炎、C 型慢性肝炎、B 型慢性肝炎や薬剤性肝障害などでも陽性となる。また、急性ウイルス肝炎、アルコール性肝障害、伝染性単核球症やサイトメガロウイルス・麻疹や梅毒などの感染症、悪性黒色腫・卵巣癌・子宮癌・肺癌・肝癌・白血病・悪性リンパ腫などの悪性腫瘍、そのほか、関節リウマチ、不妊症などでも陽性例が報告されている。したがって SMA の成績だけで診断せずに、ほかの肝機能異常や血清免疫学的異常を参考に診断することが大切である。

2. AIH が疑われながら陰性の場合

AIH の 35〜50% の症例では SMA は陽性にならない。日本人の場合ほとんどの AIH 症例では ANA が陽性だが、稀に SMA あるいは LKM-1 抗体、SLA 抗体、抗アシアロ糖蛋白レセプター抗体などの自己抗体のみが陽性となる AIH がある。しかし、SMA 以外は専門研究施設での測定となる。

全身性エリテマトーデス(SLE)の活動期には高頻度に肝機能異常を伴い、しかもAIH同様ANAが陽性化し高γグロブリン血症を呈するなど血液検査異常が類似するため、しばしばAIHとの鑑別が問題となる。SMAはSLEでは陽性化しないため両者の鑑別に有用だが、AIHでの陽性率が低いので、陰性だからSLEとはいえない。

保険上の注意

保険未収載であるが、測定法および用いられる基質がAMAと同じであるため、AMAを測定した場合は結果が同時にわかる。検査センターに問い合わせて訊ねることができる。

（石橋大海）

5 自己抗体（臓器特異性）

[a] 抗赤血球抗体（クームス抗体）

検査の目的

　臓器特異的自己抗体のうちでは最も古くから知られている有名な抗体であり、Coombs によって提唱された抗体であるのでクームス抗体とも呼ばれる。この抗体はなんらかの理由によって赤血球膜表面抗原に対する抗体が産生され、抗原抗体反応の結果、赤血球が溶血する疾患、すなわち自己免疫性溶血性貧血(Autoimmune hemolytic anemia；AIHA)の原因となる。AIHA は Coombs & Gell のアレルギー疾患の分類では II 型アレルギーに属する。

　この抗体を検出する検査がクームス試験である。この抗体は不完全抗体のため抗体が赤血球に結合しても凝集を起こすことはできないが、ここに抗ヒトグロブリン抗体（クームス抗体）を加えることによって赤血球膜表面に結合している抗赤血球抗体（不完全抗体）とクームス抗体とが反応して凝集反応が起こる。

　クームス試験は既に赤血球と結合している抗体を検出する直接法、血清中

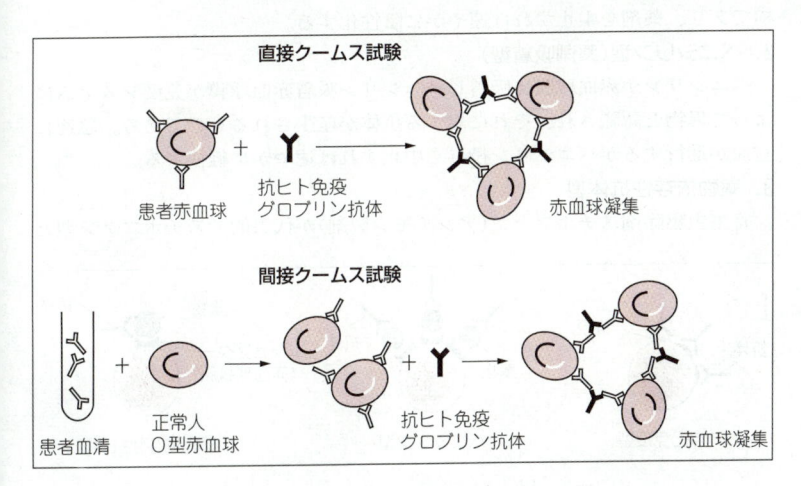

図 20. クームス試験

に存在している抗体を検出する間接法とがある(図20)。

測定法と基準値

赤血球凝集反応で検出する。凝集が起これば陽性である。凝集の強さによって1+〜4+とする。健常人では陰性である。またクームス抗体をIgG、M、A、補体などの特異的抗体を用いれば抗赤血球抗体の性質をより詳しく解析できる。さらに反応温度により37℃前後で最も強い凝集反応のみられる場合は温式抗体、4℃前後で最も強い凝集がみられる場合は冷式抗体という。

クームス試験が陽性の場合:その鑑別疾患については表38に示した。このうち薬剤誘発性免疫性溶血性貧血については抗体産生の機序から3パターンが知られている(図21)。

表38. クームス試験陽性時の鑑別診断

直接クームス試験陽性
1. 自己免疫性溶血性貧血(AIHA) 　温式抗体:狭義のAIHA(IgG抗体が多い) 　冷式抗体:寒冷凝集素症(IgG抗体) 　　　　　:発作性寒冷色素尿症(IgG抗体) 2. 新生児赤芽球症 3. 薬剤誘発性免疫性溶血性貧血
間接クームス試験陽性
血液型に対する不規則抗体の出現(妊婦や輸血後)

1. 自己免疫型

最近は使用頻度は減ったが降圧剤αメチルドーパを長期使用すると薬剤がサプレッサーT細胞の働きを抑制するため赤血球自己抗体が出現するものと考えられている。但し溶血性貧血が起こることは稀であり、薬剤を中止すれば速やかに陰性化する。

2. ペニシリン型(薬剤吸着型)

ペニシリンが赤血球膜に吸着しペニシリン吸着赤血球膜が免疫システムによって異物と認識され、それに対する抗体が産生されるものである。急速に貧血が進行するがペニシリン投与を中止すれば速やかに軽快する。

3. 薬物依存性抗体型

寄生虫駆除剤スチボファン(アンチモン製剤)が代表的でスチボファン型と

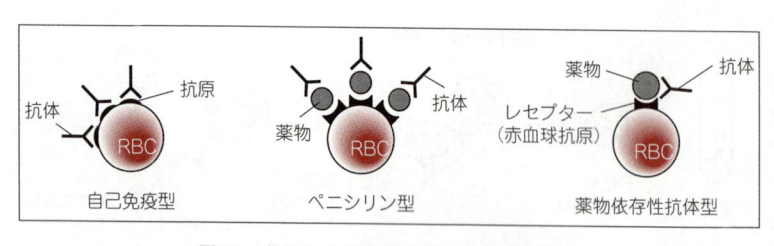

図21. 薬物による免疫性溶血性貧血の機序

呼ばれるが現在は使用されない。そのほか抗結核剤のイソニアジド(INH)、パラアミノサリチル酸(PAS)、リファンピシン(RFP)、鎮痛解熱剤などによって起こることがある。薬剤が赤血球膜とゆるく結合し赤血球膜と薬剤の両方を抗原としてそれに対する抗体が産生される。このタイプは以前は赤血球は Innocent bystander であると考えられていたが、薬剤とともに抗原の一部を担っているので薬物依存性抗体型と呼ばれるようになった。

保険上の注意

クームス試験は表38に示した疾患に対しては保険適用があるが、特異的抗体によるクームス試験は保険適応はない。また検査頻度についても寒冷凝集症以外は月に1〜2回が限度である。保険点数は直接クームス試験＝40点、間接クームス試験＝46点。

(若林芳久)

[b] 抗白血球抗体（抗リンパ球抗体）

検査の目的

　白血球減少症（顆粒球減少症、リンパ球減少症、単球減少症を含む）のうち骨髄の造血能低下、脾機能亢進症など原因の明らかなもの以外の白血球減少症にはしばしば免疫異常によって起こるものが知られている。

　このうち妊娠、輸血、移植などによる白血球減少は主要組織適合性抗原（HLA）、白血球特異抗原などの不適合によって生ずる同種白血球抗体による白血球減少は対応する抗原との接触を絶てば抗体は消滅し軽快する。

　本項ではそれ以外のいわゆる自己免疫疾患や自己免疫現象としての白血球減少症や薬剤誘発性白血球減少症に関与する抗白血球抗体について解説する。

　検査の対象となるのは自己免疫性好中球減少症（表39）や抗リンパ球抗体の出現する疾患（表40）であるが、とりわけ特発性自己免疫性好中球減少症が主たる対象疾患である。

　これらの疾患は液性免疫の異常のみならず細胞障害性T細胞を中心とする細胞性免疫異常も同時に病態形成に関与しているものと考えられる。抗白血球抗体の推移をみることにより疾患活動性の指標として治療に利用される。

測定法と基準値

　健康ヒト白血球（顆粒球、リンパ球、単球、T細胞、B細胞）を分離し、被検血清を添加し凝集反応を観察する方法、さらにここに新鮮補体を添加して死細胞を染色する方法などが知られているがこれらの方法は感度、特異性に

表39. 自己免疫性好中球減少症の分類

1. 特発性自己免疫性好中球減少症
2. 二次性自己免疫性好中球減少症
   膠原病
       全身性エリテマトーデス（SLE）
       関節リウマチ（RA）
       Sjögren症候群（SJS）
       Felty症候群
   ウイルス感染
   悪性リンパ腫
   薬剤

表40. 抗リンパ球抗体のみられる疾患

1. 膠原病
   全身性エリテマトーデス（SLE）
   関節リウマチ（RA）
   Still病
2. ウイルス感染症
   麻疹、風疹、伝染性単核症
3. 後天性免疫不全症候群（AIDS）
4. ワクチン接種後

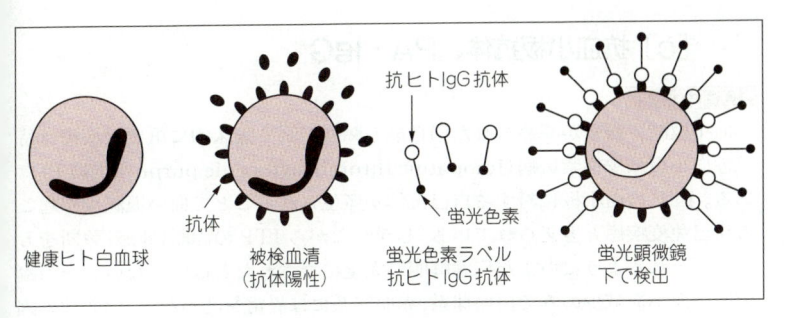

図22. 間接蛍光抗体法による抗白血球抗体検出法

問題がある。現在は間接蛍光抗体法(IFA)が最もよく行われるが本法とてなお問題があり、それほど優れた方法とはいい難い面があるので必ずコントロールをおいて比較検討する。

健康ヒト白血球に被検血清を加え蛍光色素ラベル抗ヒトIgGで染色し、フローサイトメトリー、蛍光顕微鏡下に観察しコントロールと比較して判定する(図22)。陽性の場合は被検血清を希釈して希釈倍数で表す。

抗白血球抗体陽性の場合：抗白血球抗体が関与する疾患が疑われるが、特に薬剤誘発性免疫性白血球減少症とその機序を鑑別できる。詳細は「抗赤血球抗体(クームス抗体)」の項(373頁)を参照されたい。

|採取・保存上の注意|

被検血清は複数のチューブに分注し冷凍保存する。抗原となる白血球は常に同一の複数健康ヒトから採取し検査を行い、採取白血球の変性、破壊などが起こらないよう速やかに検査を行うことが大切である。

|保険上の注意|

本検査は保険の適応外である。

(若林芳久)

[c] 抗血小板抗体、PA・IgG

検査の目的

血小板減少だけが認められた場合最も頻度が高く臨床的に重要な疾患は特発性血小板減少性紫斑病(Idiopathic thrombocytopenic purpura；ITP)である。ITPは血小板に対する自己抗体が産生されることで血小板減少が起こる自己免疫疾患と考えられている。しかしながらITPの診断は除外診断をもって行われるようにいまだ病態解明が完全になされたとはいえない。その臨床像は血小板減少のみで白血球系、赤血球系には異常を認めない(出血性素因による貧血がみられることはある)こと、EDTA、ヘパリン採血ともに血小板減少を認める(血小板凝集による偽血小板減少症を除外する)こと、骨髄像で巨核球数の減少を認めず、多くは巨核球数の増加を認めること、そしてその他の血小板減少を呈する疾患を除外できた場合に初めてITPと診断できる。ITPが自己免疫疾患と考えられる最大の根拠はPA・IgG(Platelet-associated IgG)が高値を示すこと、またPA・IgG値はITP患者の血小板数とよく逆相関する(図23)[1]ためITPの診断によく利用される。一方、抗血小板抗体はもっぱら血小板同種抗体の検出目的に行われ、抗HLA抗体、血小板特異抗体(表41)などがある。輸血後血小板減少症、新生児血小板減少性紫斑病など

表41. 抗血小板同種抗体

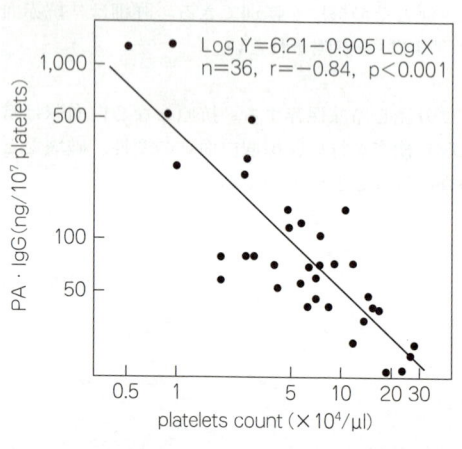

| 1. 抗HLA抗体 |
| 2. 抗血小板特異抗体 |
| Zw-a |
| Zw-b |
| Bak-a |
| Yuk-a |
| Yuk-b |
| Koz-a |
| Nak-a |

図23. ITP患者におけるPA・IgGと血小板数の関係
(柴田洋一、ほか：抗血小板抗体. Clinical management of laboratory data in medical practice. 和田 攻、ほか(編), pp 739-741, 文光堂, 東京より引用)

$\mathrm{Log}\ Y = 6.21 - 0.905\ \mathrm{Log}\ X$
$n=36,\ r=-0.84,\ p<0.001$

の診断に用いられるが、抗原との接触を絶つことにより速やかに消滅するため本項では PA・IgG を中心にして述べる。

測定法と基準値

同種血小板抗体の検出には Mixed passive hemagglutination test (MPHA)がよく行われる。健康ヒトでは陰性である。抗血小板抗体が認識する抗原としては HLA、血小板特異抗原などである。一方 PA・IgG と反応するのは血小板膜糖蛋白(GP)である。GP の頻度としては GP Ⅱ b/Ⅲ a が最も多いがそのほかさまざまな抗原が知られている(表42)。

表42. PA・IgG の抗原となる血小板膜糖蛋白

GPⅡb/Ⅲa
GP3Ⅱb/Ⅲa
GPⅠb
GPⅢa
GPⅡb
GPⅠb/Ⅸ

PA・IgG の測定は EIA(Enzyme immunoassay:酵素免疫測定法)で行われ、正常値では $5.0〜25.0\,\text{ng}/10^7\,\text{cells}$ であるが ITP ではほとんどの症例で増加しており血小板数とよく逆相関する。但し被検者の血小板数が極端に少

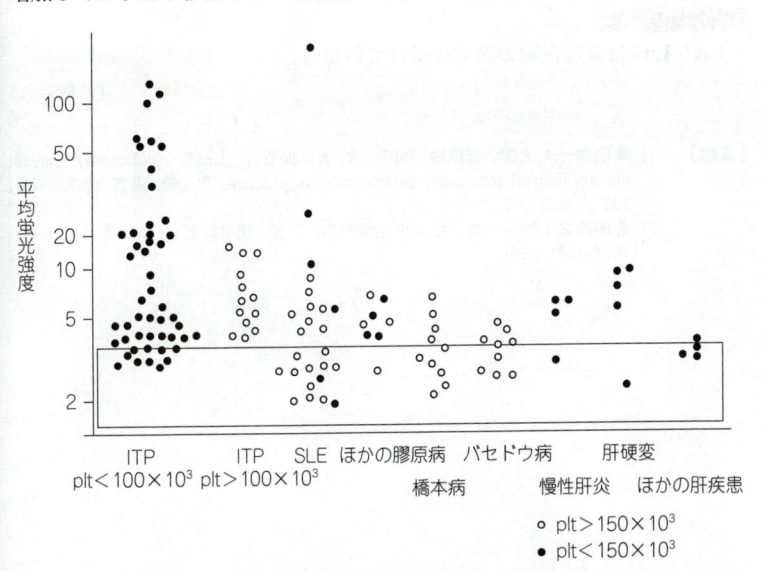

図24. ITP、各種自己免疫疾患、肝疾患における PA・IgG 値
(倉田義之:特発性血小板減少性紫斑病の診断・鑑別診断. 日常診療と血液 8:1504-1511, 1998 より引用)

ない(数千/μl)場合は参考値とする。

異常値の解釈

血小板同種抗体は IgG 分画にあるので抗原がなくなれば約1カ月で消失する。

PA・IgG は ITP 患者で最も高い値を示すが、しばしば ITP としか考えられないような症例でも高値を示さないこともある。ITP 以外で PA・IgG が高値を示す疾患として膠原病、特に全身性エリテマトーデス(SLE)、肝疾患(慢性活動性肝炎、肝硬変)、悪性腫瘍、ネフローゼ症候群、甲状腺疾患、ウイルス感染症などがある(図24)[2]。これらの疾患ではほとんど軽度増加でありITP のように異常高値を示すことは稀である。また ITP では治療によって低下することから PA・IgG が血小板自己抗体である可能性は高いが血小板には Fc レセプターがあり、さまざまな原因で生じた免疫複合体も PA・IgG として検出されること、自己免疫機序が関与していないと考えられる疾患でも高値を示すことなどから真の自己抗体であるか否かの結論は得られていない。このため本検査は ITP の診断基準に入っていない。

保険上の注意

PA・IgG は健康保険の適応は受けていない。

(若林芳久)

【文献】
1) 柴田洋一:抗血小板抗体. 和田 攻, 大久保昭行, 永田直一, ほか(編), Clinical management of laboratory data in medical practice, 文光堂, 東京, pp 739-741, 1991.
2) 倉田義之:特発性血小板減少性紫斑病の診断・鑑別診断. 日常診療と血液 8: 1504-1511, 1998.

[d] 抗サイログロブリン抗体（抗 Tg 抗体）

検査の目的

サイログロブリン（Tg）は甲状腺細胞で合成される糖蛋白で分子量 660 KDa である。甲状腺濾胞に含まれコロイドの主成分であり、甲状腺ホルモン合成に重要な役割を果たしている。この Tg に対する自己抗体が抗サイログロブリン抗体（抗 Tg 抗体）である。

自己免疫性甲状腺疾患（バセドウ病や橋本病など）で甲状腺特異抗原に対する抗体が高率に検出され、この Tg 抗体もその 1 つとして測定される重要な抗体である。

測定法

a）従来法（サイロイドテスト）： 1970 年後半に抗 Tg 抗体に対して抗原感作赤血球を用いた凝集法が開発されサイロイドテストの商品名でキット化された。その後抗原担体がゼラチン粒子に変更されて取り扱いが容易となった。患者血清を倍々希釈し、凝集をきたす最高希釈倍数をもって抗体価としている。

b）高感度ラジオイムノアッセイ（抗 Tg 抗体、RIA）： 放射性ヨード（^{125}I）で標識した Tg を患者血清と反応させ、固相化プロテイン A（抗ヒト IgG 抗体を用いる方法もある）で沈降する放射活性により直接抗体活性を知る。

基準値

> 従来法（サイロイドテスト）：100 倍未満
> 高感度ラジオイムノアッセイ（抗 Tg 抗体、RIA）：抗 Tg 抗体の基準値は 0.3 U/ml 未満（キットによっては 0.7 U/ml 未満）

異常値の解釈

抗体陽性の場合、自己免疫性甲状腺疾患の存在が考えられる。バセドウ病、橋本病、特発性粘液水腫、無痛性甲状腺炎、悪性リンパ腫などで、陽性を示す。サイロイドテストでは橋本病、バセドウ病でそれぞれ 25〜40％、40〜59％陽性であり、高感度 RIA では、それぞれ 60〜80％、80〜100％ 陽性を示す。しかし疾患特異性はないのでバセドウ病と橋本病の鑑別には使用できない。亜急性甲状腺炎では、一般的に陰性であり（RIA で陽性になるとの報告もある）、橋本病の急性増悪との鑑別に利用できる。甲状腺腫瘍で陽性の場合は橋本病の合併を考える。ほかの自己免疫疾患でも陽性の場合があり、自己免疫性甲状腺疾患が合併していると考えられる。

採取・保存の注意

検体は血清を用いる。高脂血清、溶血血清および血漿の使用は避ける。長期保存する場合は凍結保存する。検体の凍結、融解の繰り返しは避ける。

保険上の注意

現在サイロイドテストは44点、抗Tg抗体(RIA)は170点である。

(芦澤潔人、江口勝美)

[e] 抗マイクロゾーム抗体

検査の目的

マイクロゾーム抗原は甲状腺組織の細胞質内に存在し、このマイクロゾーム抗原の主体をなすものが甲状腺ペルオキシダーゼ(TPO)であることが明らかとなった。

自己免疫性甲状腺疾患(バセドウ病や橋本病など)で甲状腺特異抗原に対する抗体が高率に検出され、このマイクロゾーム抗体もその1つとして測定される重要な抗体である。

測定法

ゼラチンを粒型化した人工担体にヒト甲状腺組織から抽出精製したマイクロゾーム抗原を感作したもので、間接凝集反応によってヒト血清中の抗マイクロゾーム価を測定する。

基準値

通常、100倍希釈血清でも凝集像を示すものを陽性と判定する。
正常者は抗体陰性である。

異常値の解釈

抗体陽性の場合、自己免疫性甲状腺疾患の存在が考えられる。バセドウ病、橋本病、特発性粘液水腫、無痛性甲状腺炎、悪性リンパ腫などで、陽性を示す。橋本病、バセドウ病でそれぞれ70～90%、70～85%と高い陽性率を示す。しかし疾患特異性はないので、バセドウ病と橋本病の鑑別には使用できない。亜急性甲状腺炎では一般的に陰性であり、橋本病の急性増悪との鑑別に利用できる。甲状腺腫瘍で陽性の場合は橋本病の合併を考える。ほかの自己免疫疾患でも陽性の場合があり、自己免疫性甲状腺疾患が合併していると考えられる。

採取・保存の注意

通常は血清を用いる。保存は冷蔵庫または氷室に1～2週間安定であり、-20℃で凍結しておくと数年間力価にほとんど変動がない。凍結、融解の繰り返しは避ける。食事の影響を受けず早朝空腹時に限る必要はない。血清補体不活化も必要でない。

保険上の注意

保険実施料は44点で抗甲状腺ペルオキシダーゼ抗体(抗TPO抗体、RIA)170点より安価である。両者を実施した場合には主たるもののみ算定する。ど

ちらを選ぶかは議論のあるところだが、筆者らはまずマイクロゾームテストを施行し、必要性に応じて RIA を施行している。

(芦澤潔人、江口勝美)

[f] 抗甲状腺ペルオキシダーゼ抗体(抗TPO抗体)

検査の目的

甲状腺ペルオキシダーゼ(TPO)は分子量約10万の膜酵素でホルモン合成過程における主要酵素である。抗甲状腺ペルオキシダーゼ抗体は(抗TPO抗体)、TPOに対する抗体であるが、TPOはマイクロゾーム抗原の主体をなすものである。

自己免疫性甲状腺疾患(バセドウ病や橋本病など)で甲状腺特異抗原に対する抗体が高率に検出され、この抗TPO抗体もその1つとして測定される重要な抗体である。

測定法

精製した抗原(TPO)を^{125}Iで標識し、これと検体血清中の抗TPO抗体と反応させ生じた結合物にプロテインA(抗ヒトIgGヤギ血清を用いることもある)を加えて遠心分離し、沈降物の放射能を測定する。

またRecombinant TPOを用いるELISA(酵素免疫測定法)も普及している。

基準値

抗TPO抗体(RIA):0.3U/ml未満
(キットによっては0.1U/ml未満)

異常値の解釈

抗体陽性の場合、自己免疫性甲状腺疾患の存在が考えられる。バセドウ病、橋本病、特発性粘液水腫、無痛性甲状腺炎、悪性リンパ腫などで、陽性を示す。橋本病では100％近く、バセドウ病では90％近く陽性となる。しかし疾患特異性はないので、バセドウ病と橋本病の鑑別には使用できない。亜急性甲状腺炎では一般的に陰性であり、橋本病の急性増悪との鑑別に利用できる。甲状腺腫瘍で陽性の場合は橋本病の合併を考える。ほかの自己免疫疾患でも陽性となることがあり、自己免疫性甲状腺疾患が合併していると考えられる。高感度RIAを用いることにより感度が上がり、潜在性自己免疫性甲状腺炎の早期診断が可能となっている。また産後の甲状腺炎は一過性の甲状腺機能異常を呈するが、抗TPO抗体陽性の婦人では高率に起こる。また抗体価はバセドウ病の抗甲状腺薬による治療経過をみると次第に低下する傾向がある。

採取・保存の注意

血清を用いる。長期保存が必要な場合は凍結保存にする。高脂血清、溶血

血清、および血漿の使用は避ける。検体の凍結、融解の繰り返しは避ける。

保険上の注意

　保険実施料は現在 270 点である。マイクロゾームテストと併せて実施した場合には、主たるもののみ算定する。

(芦澤潔人、江口勝美)

[g] TSHレセプター抗体、甲状腺刺激抗体(TSH刺激性レセプター抗体)、甲状腺刺激阻害抗体

1) TSHレセプター抗体(TRAb)

検査の目的

TSHレセプター抗体(TRAb)はTSH受容体に対する抗体である。自己免疫的機序により産生される甲状腺に対する抗体の中で甲状腺ホルモン分泌を変化させる性質を有する。

TRAbにはagonist作用をもつ刺激抗体(TSAb)とantagonist作用をもつブロッキング抗体(TSBAb)が存在する。

TRAbはバセドウ病における甲状腺中毒症および一部の甲状腺機能低下症の発症要因と考えられ、その測定は診断、治療の経過観察および寛解の判定に有用である。

測定法

1. TSHレセプター抗体(TRAb)

TRAbの測定は可溶化したブタ甲状腺濾胞細胞膜と^{125}IラベルしたTSHとの結合をみるreceptor assayで、検体血清中に存在するTRAbによって生ずる^{125}I-TSH結合の阻害の程度(TBII%)で表現する。

$$\mathrm{TBII}(\%) = 1 - \frac{各検体のカウント - \mathrm{NSB}^* のカウント}{陰性コントロールのカウント - \mathrm{NSB}^* のカウント} \times 100$$

*NSBはcAMP抗体液を添加しない状態での^{125}I-cAMPの非特異的結合率を示す。

2. TSHレセプター抗体(ヒト)定量(高感度)

固相化リコンビナントヒトTSH受容体を用いるradioreceptor *assay*(RRA)で測定する。ヒトリコンビナントTSHレセプター固相試験に抗ヒトTSH抗体を含む緩衝液を入れて内因性TSHによる干渉を除き、検体または標準液を加えて反応させる。その後^{125}I-bTSHを添加し洗浄後放射能測定を行う。

基準値

> 1) TRAb
> 15%以下(−15%～15%)とする。しかし測定のばらつきとして正常血清でも10～15%の数値を呈することもある。
>
> 2) TSHレセプター抗体(ヒト)定量(高感度)
> 未治療バセドウ病のカットオフ値は2.0 IU/lである。しかし1.0～2.0 IU/lはグレイゾーンとされている(欧米では1.0～1.5 IU/lをグレイゾーンとしている)。

異常値の解釈

甲状腺中毒症の患者でTRAb陽性を示すときバセドウ病と考えられる。バセドウ病の治療とともに抗体値が低下してくるので、治療の経過観察、および寛解の判定の1つの指標となる。

慢性甲状腺炎でも特に萎縮性甲状腺炎がある場合には、約30%抗体値が陽性である。甲状腺機能異常を示さなくても陽性を示すことがあり、なんらかの自己免疫的機転があると考えられる。眼症がある場合、euthyroid Graves病を考える。TRAbは胎盤を通過するのでTRAb強陽性のバセドウ病の母親から生まれる新生児は新生児バセドウ病となることが予見される。

採取・保存の注意

血清を用いる。凍結保存であれば長期保存可能である。生理的変動はなく食事の影響もない。高脂血清、溶血血清および血漿は使用しない。検体の凍結融解の繰り返しは避ける。

保険上の注意

現在保険実施料は290点である。甲状腺刺激抗体(TSAb)測定と同時に行った場合は、いずれか一方のみ算定する。

2) 甲状腺刺激抗体(TSAb)(TSH刺激性レセプター抗体)

検査の目的

TSHレセプター抗体(TRAb)のうち甲状腺機能を刺激する抗体の生物活性を評価する方法である。甲状腺中毒症の患者で、この刺激抗体の存在を知ることによって、バセドウ病か否か判断する。またバセドウ病の治療中次第に減少してくるので、病勢の把握、治療効果判定に用いることができる。抗

甲状腺薬を中止できるかどうかの判定項目の 1 つとして求められる。

測定法

TSH 受容体にリガントが結合すると second messenger として cAMP が産生される。この cAMP 産生量を TSAb 活性として測定する方法が最も一般的に利用される。ブタ甲状腺細胞または、FRTL-5 細胞を用いて血清 PEG 沈殿分画（IgG）による培養上清中に放出された cAMP を RIA（酵素免疫測定法）で測定する。正常人のプール血清の cAMP 産生量を 100% とする。

基準値

二抗体法による基準値：180% 未満

異常値の解釈

甲状腺機能亢進症で TSAb 陽性の場合バセドウ病と考えられる。未治療バセドウ病の 90% 近くは陽性である。TSAb 活性はバセドウ病患者の病状の指標である。陰性化すると寛解の 1 つの指標となる。

TSAb と TRAb は必ずしも同じものではない。バセドウ病の中にもどちらか一方のみが陽性となることがある。

採取・保存の注意

測定には血清を用いる。凍結保存で安定である。

保険上の注意

現在 TSAb 実施料は 370 点である。TSAb＝TRAb ではないので同時に測定するのが理想だが保険上は認められていない。TRAb 測定と同時に行った場合は、いずれか一方のみ算定する。

3）甲状腺刺激阻害抗体（TSBAb）

検査の目的

抗 TSH レセプター抗体（TRAb）のうち甲状腺刺激抗体（TSAb）とは逆で、甲状腺機能を低下させる阻害型 TRAb（TSBAb）の存在が知られている。この阻害型 TRAb は原発性粘液水腫の患者やバセドウ病の治療経過中に甲状腺機能低下症となった患者に検出される。

測定法

TSBAb は甲状腺細胞の cAMP 産生を抑制すると考えられる。TSAb 測定法と同様にブタ甲状腺細胞（または FRTL-5 細胞）を用いて測定する。コントロール IgG（健常人プール IgG）存在下で TSH 0.1 mU/ml による cAMP 増加を 100% とし患者 IgG がどの程度阻害したか評価する。

基準値

> 40％以上は陽性。
> TSH活性が高値（600％以上）の陽性例ではTSBAb値の正確な測定は不可能。
> 患者血中にTSAbが混在するときは判定に注意。

異常値の解釈

甲状腺機能低下症でTRAb陽性の場合、TSBAbの検査をするのが望ましい。特発性粘液水腫の一部、橋本病による甲状腺機能低下症、萎縮性慢性甲状腺炎の一部で陽性となる。バセドウ病のアイソトープ治療後、抗甲状腺剤使用後でも陽性になることがある。

TRAb強陽性の特発性粘液水腫症の母親から生まれる新生児はこのTSBAbをもつため一過性甲状腺機能低下症となることが予見される。

採取・保存の注意

血清を用いる。凍結保存であれば長期保存可能である。

保険上の注意

保険診療は認められていない。

（芦澤潔人、江口勝美）

[h] 抗インスリン受容体抗体

検査の目的

抗インスリン受容体抗体はインスリン受容体自身に対して後天的に生じた自己抗体であり、インスリン受容体異常症の中で最も頻度の高いB型異常症の成因とされている。インスリン受容体異常症B型の症例はこれまでに世界で100例以上報告されている[1]。人種的には白人には稀であるが、黒人に多く、また日本人にも比較的多いとされる。わが国ではこれまでに30例以上報告されている。わが国におけるインスリン受容体異常症B型の臨床的特徴をまとめると、女性に多く、年齢は10歳代〜70歳代まで幅広く分布している[2]。空腹時高インスリン血症を呈し、多くはインスリン抵抗性による糖尿病状態を示すが、経過中に低血糖発作を示す例や低血糖発作によって発症する例もみられる。本症は自己免疫疾患の1つと考えられ、シェーグレン症候群(SjS)、進行性全身性硬化症(PSS)、全身性エリテマトーデス(SLE)などを併発する場合が多い。また、ほかの自己免疫疾患と同様、症状に消長があり、自然寛解もしばしば認められる。自己抗体の軽減のためにステロイド療法、免疫抑制療法、血漿交換療法などが用いられることがある。

特徴

抗インスリン受容体抗体は一般的にポリクローナルであり、これら数種の作用をもった抗体が同時に存在すると考えられている。したがって抗インスリン受容体抗体の働きは多様性に富み、また1つの働きの中でその程度にも幅を生ずることになる。

次に抗インスリン受容体抗体のもつそれぞれの作用について示す。

①この抗体はインスリンとインスリン受容体との結合を競合的に阻害することでインスリン作用を低下させる。

②この抗体はインスリン受容体に結合することによって、その受容体が細胞内に取り込まれ分解されるのを促す。すなわち受容体数を減少させる(down-regulation)。またこの抗体はインスリン結合には関与せずに、インスリン受容体以降の経路での脱感作作用(desensitization)をもたらすこともある[3]。これらはいずれもインスリン作用を低下させることになる。

③この抗体はインスリン受容体への結合後、その抗体単独でインスリン様作用を生じるか、またはインスリンによる作用を亢進させる[4]。

④これはしばしば空腹時低血糖の原因になる。

測定法[5]

抗体測定方法の主なものを挙げる。なお試料は早朝空腹時に得られた血清とし、測定まで−20℃以下に凍結保存する。

a) インスリン受容体結合阻害法：最も普遍的で簡便な方法である。抗インスリン受容体抗体の存在により、標識されたインスリンの受容体への結合がどの程度阻害されるかを測定する。受容体材料としてヒト胎盤膜、血球細胞などが用いられる。

b) 免疫沈降法(IPP)：感度はよいが、手技が繁雑である。可溶化したインスリン受容体に ^{125}I-インスリンを反応させて作成した複合体に被検血清を加え、さらに抗ヒト IgG 抗血清、あるいは protein A を加えて複合体を免疫沈降させ、遠心後その沈渣の放射活性を測定する。受容体材料としてヒト胎盤などが用いられる。

c) インスリン作用測定法：感度が高く、定量性があるが、手技がやや繁雑である。前述のように抗インスリン受容体抗体は *in vitro* においてインスリンと同様の生物活性を有することが知られており、その性質を利用して抗体の有無の判定や力価の測定を行う。受容体材料として脂肪細胞、線維芽細胞などが用いられる。

(小沼富男)

【文献】
1) Blecher M : Receptors ; Antibodies and disease. Clin Chem 30 : 1137, 1984.
2) 厚生省特定疾患ホルモン受容機構異常調査研究班(班長：尾形悦郎)：b)インスリン受容体異常症の調査成績報告．昭和59年度総括研究事業報告書, p 143, 1985.
3) Karlsson FA, et al : Desensitization of the insulin receptor at an early post-receptor step by prolonged exposure to antireceptor antibody. Proc Natl Acad Sci USA 81 : 7446, 1984.
4) Kobayashi M, et al : Characterization of anti-insulin receptor antibody action ; Biologic activity and kinase activity. Best Approach to the Ideal Therapy of Diabetes Mellitus, Shigeta Y, et al(eds), p 195, Excerpta Medica, Amsterdam, 1987.
5) 小林 正, ほか：インスリン抗体とインスリンレセプター抗体の測定と臨床的意義．臨床病理 33 : 513, 1985.

[I] 抗内因子抗体、抗壁細胞抗体 (232 頁参照)

[j] 抗糸球体基底膜抗体

検査の目的

　動物において抗糸球体基底膜(GBM)抗体を投与すると、馬杉腎炎と呼ばれる激しい増殖性腎炎モデルができることが知られている。ヒトでも抗 GBM 抗体が関与する腎炎が存在し、患者血清中に抗 GBM 抗体が存在するとともに、腎生検組織において糸球体基底膜に IgG や C3 が線状に沈着する(抗 GBM 抗体腎炎)。Goodpasture 症候群は抗 GBM 抗体が関与する腎炎の1型であり、出血性肺臓炎と増殖性腎炎がみられる疾患である。この疾患は 1919 年に Goodpasture により報告され、抗 GBM 抗体は Goodpasture 抗体とも呼ばれる。抗 GBM 抗体の測定は抗 GBM 抗体腎炎および Goodpasture 症候群の診断に必須である。

測定法と基準値

　抗 GBM 抗体の主要抗原はⅣ型コラーゲンの α-3(Ⅳ)鎖、NC1 domain である。一般に基底膜はⅣ型コラーゲンやラミニン、プロテオグリカンなどにより構成される。このうちⅣ型コラーゲン分子は α(Ⅳ)鎖と呼ばれる3つのサブユニットより構成され、らせん構造をとる。各々のⅣ型コラーゲン分子の C 末端は球状に集まって NC1 domain を形成している。α(Ⅳ)鎖には α-1(Ⅳ)～α-6(Ⅳ)の6種類が知られており、このうち糸球体基底膜には α-1(Ⅳ)～α-5(Ⅳ)が存在する。抗 GBM 抗体の 90% 以上は α-3(Ⅳ)に対する抗体であり、稀に α-1(Ⅳ)などの抗体のみが存在することもあるが、この場合は Goodpasture 症候群のような急速進行性腎炎像は呈さないと報告されている。抗 GBM 抗体の検出は正常腎組織を用いた間接蛍光抗体法か放射免疫測定法(RIA)、酵素免疫測定法(ELISA)などで行う。

　　　基準値：10 EU 未満

異常値の解釈

　血清中に抗 GBM 抗体を証明するか、腎生検組織にて抗 GBM 抗体の糸球体係蹄壁への線状沈着を証明し、ほかの原因の明らかでない腎障害がみられれば抗 GBM 抗体腎炎と診断できる。血清中の抗 GBM 抗体は抗 GBM 抗体腎炎患者の約 90% にみられる。抗 GBM 抗体腎炎は臨床的には急速進行性腎炎症候群の形を取り、数週間から数カ月の経過で急速に腎機能障害が進行し腎不全に至る。血尿、蛋白尿、赤血球円柱、顆粒円柱、貧血などを伴うことが多く、先行する上気道感染を認めることもある。急速進行性腎炎症候群の

分類としては抗GBM抗体関連型、pauci-immune型、免疫複合体型に分類されるが、抗GBM抗体関連型の占める割合は諸外国では10〜20%とされている。しかし日本においては抗GBM抗体の測定が普及していない影響もあり、抗GBM抗体腎炎と診断できる割合は5%前後と低いようである。

また、抗GBM抗体腎炎の約半数の症例は肺出血を伴い、Goodpasture症候群と呼ばれる。肺胞毛細管基底膜はGBMと同様の抗原性をもち、肺出血は一般的に抗GBM抗体によって引き起こされると考えられる。しかし抗GBM抗体陽性例の約30%に抗好中球細胞質抗体(ANCA)が陽性に出るとされている。Hellmarkらの検討では、抗GBM抗体陽性100例中38例がANCA陽性であり、うち25例がMPO-ANCA陽性、12例がPR 3-ANCA陽性、1例が両ANCA陽性であったと報告されている(J Am Soc Nephrol 8 : 376-385, 1997)。抗GBM抗体陽性例でANCAが陽性に出ることは疑陽性ではなく、抗GBM抗体と血管炎の間に関連があるためと考えられる。Goodpasture症候群における肺出血が抗GBM抗体のみで起こるのか、ANCAの陽性率が高いことから血管炎を伴って起こるのかは、まだ検討の余地がある。

肺出血と腎障害の程度は症例によりまちまちであるが、一般に抗GBM抗体が高力価であるほど、肺腎障害が高度な症例が多い。また治療が奏功すると抗体価が低下していく。抗GBM抗体価はある程度、病勢や治療効果判定

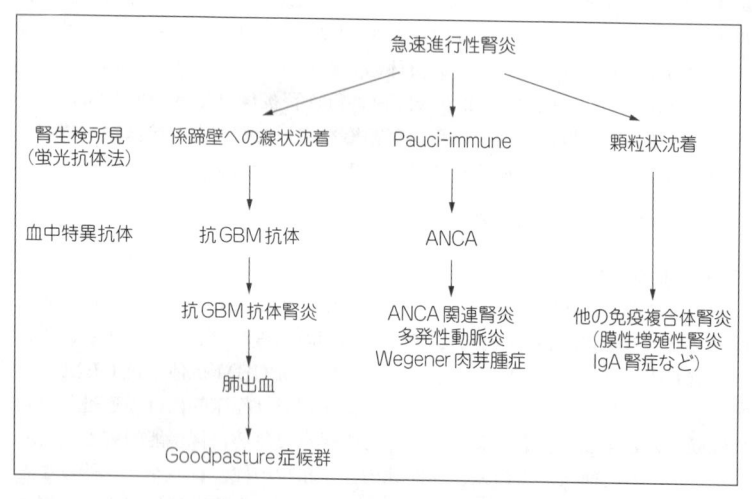

図25. 抗GBM抗体腎炎の診断手順

に有用であるといえる。

図25に抗GBM抗体腎炎の診断手順を示す。原因不明の急速進行性腎炎や腎性急性腎不全、あるいは肺出血を伴う腎炎では抗GBM抗体の測定が必要である。また腎生検において糸球体にIgGやC3の線状沈着がみられ、原因が明らかでなければ抗GBM抗体腎炎を疑う必要がある。一般に抗GBM抗体腎炎と診断されれば、血漿交換やステロイド療法、免疫抑制剤投与などの集学的な治療が必要とされる。

採取・保存の注意

採取後すぐに測定することが望ましい。血清を保存する場合は−20〜−30°Cで凍結保存する。

保険上の注意

抗GBM抗体腎炎もしくはGoodpasture症候群の診断・治療・方針の決定に用いた場合のみ算定できる(340点)。

(松田充浩、槇野博史)

[k] 抗アセチルコリンリセプター(AChR)抗体

抗アセチルコリンリセプター(AChR)抗体はアセチルコリン(ACh)を伝達物質とする神経筋接合部後シナプス側に局在するリセプター蛋白質を標的とし、ここを病変部位とする重症筋無力症の発症に中心的な役割を果たしている。重症筋無力症の診断はテンシロンテストや臨床所見などを総合してなされるべきであるが、血清中で本抗体が高値を示すことは本症を示唆する重要な傍証となりうる。

測定法と基準値

抗 AChR 抗体には ACh と AChR との結合を阻害する阻害型抗体と、AChR の崩壊を促進する、あるいは補体介在性に後シナプス膜を破壊する結合型抗体の2種類があることが知られており、両者は別個の系で測定される。

1. 結合型抗 AChR 抗体

^{125}I で標識した α-bungarotoxin(AChR と特異的に結合する蛇毒神経毒)とヒト骨格筋から抽出した AChR の複合体に結合した患者血清中の抗体を、抗ヒト IgG により沈澱させ、その中に含まれる放射活性をγカウンターで測定する(immunoprecipitation 法)。結果は血清一定量に結合する α-bungarotoxin の mol 数として表現される。本邦ではヒト骨格筋の安定供給が困難なため、ヒト横紋筋肉腫からクローン化した培養細胞、TE 671 を抗原とした測定キットが普及している。

> 基準値：おおよそ 0.2 nmol/l 以下

2. 阻害型抗 AChR 抗体

α-bungarotoxin は AChR の ACh 結合部、またはその近傍に結合する。前項の結合型抗体の測定では α-bungarotoxin と AChR とが結合した形の抗原に患者血清を反応させるため、トキシン結合部近傍を認識する抗体は検出できないのに対し、本抗体測定法ではまず AChR と患者血清を反応させた後、^{125}I で標識した α-bungarotoxin を添加し、患者血清がトキシンの結合をどれだけ阻止できるかを定量する。したがって α-bungarotoxin の結合部近傍、すなわち ACh 結合部またはその近傍を標的とする抗体のみを検出することになる。一般的に行われる方法は concanavalin A-sepharose 法である。

> 基準値：おおよそ 10％ 以下

検査値の解釈

1. 抗 AChR 抗体の疾患特異性

結合型、阻害型のいずれも重症筋無力症に特異性が極めて高く、ほかの自己免疫疾患ではごく一部に境界値を示す例がみられるのに過ぎない。稀に重症筋無力症を伴わない胸腺腫や D-ペニシラミンによる薬剤性筋無力症で本抗体が高値を示すことがある。また重症筋無力症の病初期には症状に先がけて抗体が出現することがあるので、抗体価が基準値以上を示す場合には臨床的に本症の所見がなくても注意深く経過を観察する必要がある。

2. 重症筋無力症の臨床型と抗体価

全身型では胸腺腫の合併の有無にかかわらず、結合型抗体と阻害型抗体のそれぞれが 80〜90% の陽性率を示す。一方、眼筋型では胸腺腫合併例で結合型抗体と阻害型抗体のいずれも高率に陽性となるのに対し、胸腺腫非合併例では結合型抗体 20%、阻害型抗体 10% と低率で、たとえ陽性になっても低抗体価の場合が多い。

3. 重症筋無力症の重症度と抗体価

抗体価は結合型、阻害型のいずれも重症筋無力症の重症度とは相関しない。但し症例ごとに長期観察すると、病勢と抗体価との間に相関関係が認められる。例えばステロイド療法や胸腺摘出術を施行した症例では抗体価は減少傾向を示し、それと併行して臨床的改善が認められ、病像の変動や治療効果を追跡するうえで有用なマーカーとなりうる。

4. 結合型抗体と阻害型抗体との相関

一般に結合型抗体に比して阻害型抗体の陽性率は低いが、多数例の検討で両者は有意な相関を示す。従来、seronegative といわれた結合型抗体陰性の症例の中に阻害型抗体が陽性を示すものがあることや、結合型抗体価より阻害型抗体価が臨床症状と相関する症例があることが明らかにされており、両抗体価について検討することが望ましい。

5. 関連検査としての抗横紋筋抗体

胸腺腫を合併した重症筋無力症では、抗 AChR 抗体とともに抗横紋筋抗体が 90% 以上の症例で検出される。抗横紋筋抗体の測定は重症筋無力症における胸腺腫の有無を判定するのに画像検査と並んで有用な検査である。

採取・保存の注意

血清は通常の採血法により採取する。凍結、融解はなるべく避け、−20°C 以下で保存すれば長期にわたり安定である。血清運搬の際はドライアイス詰めにて行う。

> 保険上の注意

重症筋無力症の診断名があれば月に1回の測定が可能である（結合型1,280点。阻害型は保険適応なし）。月に2回以上測定した場合には、その理由を明記する必要がある。

（松田正之、池田修一）

[I] 抗ガングリオシド抗体

検査の目的

ガングリオシドは糖鎖構造にシアル酸を含むスフィンゴ糖脂質である。特に神経組織に多く分布し、主として細胞膜表面に存在する。ガングリオシドは糖鎖構造に基づいてGM1、GD1a、GQ1bなどと命名されており、それぞれの分子種が神経組織内で独特の局在性を示すことが知られている。自己免疫性ニューロパチーではしばしば特定のガングリオシド分子種に対する抗体(抗ガングリオシド抗体)が上昇することから、本抗体は診断マーカーとして極めて有用であり、その中のいくつかは発症機序に直接関与している可能性がある。

測定法と基準値

96穴マイクロタイタープレートに抗原を固相化した酵素免疫測定法(ELISA)により測定される。各施設により固相化抗原量、試料血清の希釈倍数、標識二次抗体の希釈倍数、陽性判定方法などが異なっている。

検査値の解釈

各ガングリオシド分子種に対する抗体と、それが陽性になる代表的疾患を表43に示す。

Guillain-Barré症候群では抗GM1抗体を中心に急性期血中に種々の抗ガングリオシド抗体が高頻度に検出され、発症直後に高抗体価で、経過とと

表43. 各ガングリオシド分子種に対する抗体と、それが陽性になる代表的疾患

抗GM1抗体	Guillain-Barré症候群(多くはIgG抗体) 慢性炎症性脱髄性多発神経炎(CIDP) Multifocal motor neuropathy(IgM抗体) 良性IgM M蛋白血症を伴う慢性 自己免疫性ニューロパチー
抗GQ1b抗体	Fisher症候群 Guillain-Barré症候群(眼筋麻痺を伴うもの)
抗GD1b抗体 (ジシアロシル基を認識)	感覚障害性失調性ニューロパチー(IgM抗体)
抗GD1b抗体 (上記以外のもの)	Guillain-Barré症候群(多くはIgG抗体) CIDP Multifocal motor neuropathy(IgM抗体) 良性IgM M蛋白血症を伴う慢性 自己免疫性ニューロパチー
抗Gal-NAc-GD1a抗体	Guillain-Barré症候群(軸索障害型)

もに低下するため、本症の補助診断のみならず、病勢の把握にも有用である。また抗GQ1b抗体はFisher症候群と眼筋麻痺を伴うGuillain-Barré症候群において特異性が高く、診断マーカーとして検出意義は大きい。

なお低力価の抗ガングリオシド抗体は他の自己免疫疾患、筋萎縮性側索硬化症、自己免疫性以外のニューロパチー、時には健常人でも検出されることがあるので、結果の解釈にあたっては注意が必要である。

採取・保存の注意

血清は通常の採血法により採取する。凍結、融解はなるべく避け、−20℃以下で保存すれば長期にわたり安定である。血清運搬の際はドライアイス詰めにて行う。

保険上の注意

保険適応はまだない。

(松田正之、池田修一)

F 生化学検査

1 血清酵素

[a] アデノシンデアミナーゼ（ADA）

検査の目的

アデノシンデアミナーゼ（adenosine deaminase；ADA）は肝疾患・血液疾患・感染症・悪性腫瘍などで異常値を示すが、臨床的には、肝疾患の鑑別（血清 ADA）、結核性漿膜炎・髄膜炎の診断（胸水・腹水・心嚢水・髄液の ADA）、ADA 欠損症や遺伝性溶血性貧血の診断（赤血球 ADA）に有用と考えられる。

測定法と基準値

ADA はアデノシンを加水分解してイノシンとアンモニアを生成する反応を触媒する。活性はアデノシン・イノシン・アンモニアの増減をそれぞれ直接あるいは間接に定量して測定する（紫外線法、酵素法など）。

> 基準値：
> 6.8〜18.2 IU/l（測定法や検査機関により多少のばらつきあり）

異常値の解釈

ADA は細胞の増殖や機能発現に不可欠なプリン体の回収にかかわっており、リンパ組織や単球、上皮細胞の分化・成熟に重要な役割を有する。脾、胸腺、リンパ節、末梢リンパ球に活性が高く、肝、肺、腎、赤血球、腸管粘膜、脳など生体内に広く分布する。アイソザイム（ADA 1、ADA 2）が存在し、組織中では ADA 1 が、血清では ADA 2 が主体である。炎症などで組織が崩壊すると血清 ADA 1 が上昇し、T 細胞や単球が活性化する状態で ADA 2 が上昇すると考えられるが、まだ不明な点も多い。ADA が T 細胞リセプターの CD 26 と結合することが判明している。

1．血清 ADA 活性

a）**肝疾患**：急性肝炎、慢性肝炎、肝硬変、肝細胞癌のいずれでも上昇する（図 26）。急性肝炎では壊死炎症反応を反映していると考えられ、ADA 1 の上昇が主体で、回復とともに正常化する。慢性肝疾患では ADA はトランスアミナーゼとは異なった動きを示し、肝予備能の指標ともならない。線維化や細胞浸潤を反映している可能性があるが、上昇機序はまだ明らかではない。脂肪肝ではトランスアミナーゼが上昇していても ADA は正常範囲に留まり、慢性肝炎との鑑別に有用である。

b）**悪性腫瘍**：気管支癌、白血病、悪性リンパ腫、乳癌および慢性骨髄性白

F 生化学検査

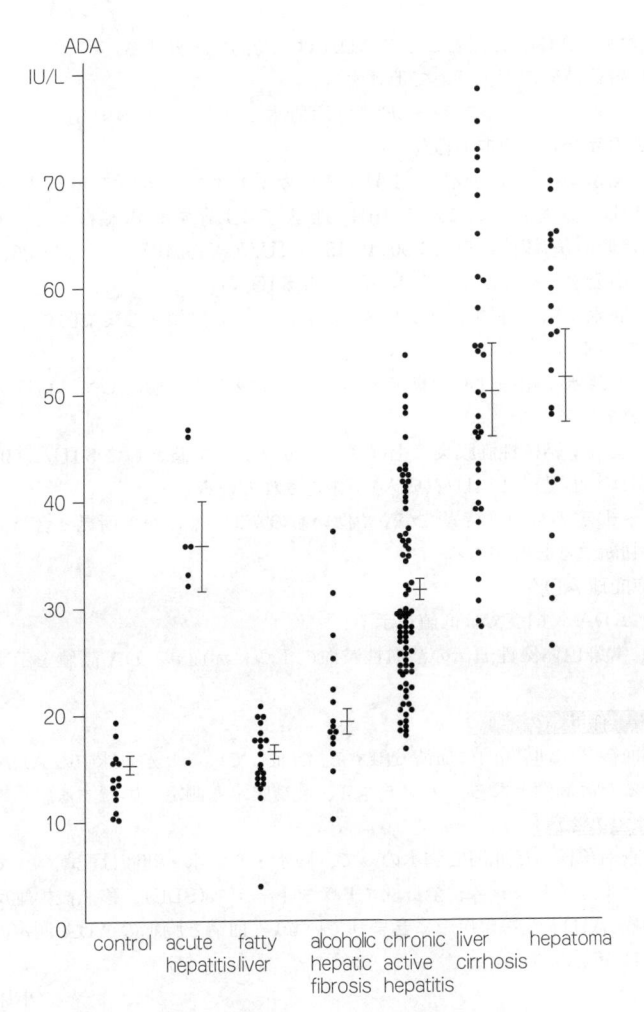

図26. 各種肝疾患における血清 ADA 活性

血病の急性転化の際に ADA が上昇することが多い。

c) **感染症**：伝染性単核球症、風疹、麻疹、結核、HIV 感染症で上昇する。HIV の gp 120 が T 細胞の CD 26 と ADA との結合を阻害することが判明

しており、AIDS 発症とともに ADA は経時的に上昇する。

　d）腎移植後の拒絶反応で上昇する。

　e）サルコイドーシスや SLE でも活動性と相関して上昇する。

2．そのほかの体液中 ADA

　a）**胸水**：結核性胸膜炎で上昇する。カットオフ値として 40 IU/l あるいは 50 IU/l が報告されている。癌性胸膜炎でも上昇するが、結核よりも上昇の程度は低い（結核性胸膜炎；50.4〜154.6 IU/l、癌性胸膜炎；10.9〜36.1 IU/l、心不全などそのほかの胸水；3.2〜8.8 IU/l）。

　b）**腹水**：結核性腹膜炎で上昇する。カットオフ値として 31 IU/l が報告されている。

　c）**心囊水**：結核性心膜炎で上昇する。カットオフ値として 40 IU/l が報告されている。

　d）**髄液**：結核性髄膜炎で上昇する。カットオフ値として 5 IU/l、9 IU/l（いずれも小児）、10 IU/l（成人）が報告されている。

　a）〜d）項のものは特異性がやや低いものがあり、ほかの所見と合わせ総合的に判断する必要がある。

3．赤血球 ADA

　a）ADA 欠損症では低値を示す。

　b）常染色体優性遺伝の溶血性貧血の 1 つに赤血球 ADA 高値を示すものがある。

採取・保存上の注意

採血後 2〜3 時間内に血清分離する。溶血していると赤血球中の ADA が逸脱するため高値となる。アンモニア、乳び腹水も測定に影響する。

保険上の注意

検査対象検体は血清と胸水のみで、腹水・心囊水・髄液は記載されていない。サルコイドーシス、全身性エリテマトーデス（SLE）、移植後拒絶反応、固形癌、AIDS も対象疾患に含まれていない。血清と胸水の ADA 測定の保険点数は 46 点である。

（小林史枝）

[b] アルカリホスファターゼ(ALP)、ALPアイソザイム

検査の目的

ALPはスクリーニング検査として広く一般に実施される。特に①胆汁の流出障害の有無、②肝機能の状態、③骨新生の状態、④胎盤の機能の状態、を把握するために測定されるほか、⑤腫瘍マーカーの1つ、として測定される場合もある。ALPには臓器由来の異なるアイソザイムが存在し、異常値の評価にはアイソザイムを考慮に入れた検討が必要である。

測定法と基準値

1. ALP

測定法には、基質としてphenylphosphateを使用するKind-King法と4-nitrophenyl-phosphate(4NPP)を用いるスカンジナビア臨床化学会(SSCC)勧告法、旧ドイツ臨床化学会(GSCC)勧告法、日本臨床化学会(JSCC)勧告法などがある。基質として4NPPを使用する方法は自動分析機に適しているため、現在では主流となってきている。同じ基質を用いても使用する緩衝液や構成アイソザイムによって活性値は異なってくる。1U/lは、与えられた条件下で1分間に1μmolの基質を変化させる酵素量として定義される。

(成人)

測定法	基準値
SSCC準拠法	80～260 U/l
GSCC準拠法	92～280 U/l
JSCC準拠法	105～320 U/l
Kind-King法	3～10 KAU

2. ALPアイソザイム

アイソザイムの分析は、セルロースアセテート膜あるいはポリアクリルアミドゲルを用いた電気泳動法にて行われる。電気的易動度により由来の臓器を推定できる。セルロースアセテート膜を用いた電気泳動では、陽極側よりa) 高分子ALP、b) 肝型ALP、c) 骨型ALP、d) 胎盤型ALP、e) 小腸型ALP、f) 免疫グロブリン結合性ALP、に分かれる。ポリアクリルアミドゲルを用いた方法では一部のみが異なる(表1)。

異常値の解釈

1. 生理的変動

ALPには以下に示したような生理的変動が認められ、異常値を解釈

検査方法	ALPアイソザイムの百分率(%)		
	ALP₂	ALP₃	ALP₅
セルロースアセテート膜電気泳動法	31～54	39～66	0～25

表1. 血清 ALP アイソザイムの臓器起源と増加機序

支持体		臓器起源	抗原性	増加機序
セルロース アセテート膜	ポリアクリル アミドゲル			
ALP₁	―	肝 (高分子)	肝	胆管内圧の亢進による胆汁成分の類洞への逆流。
ALP₂	ALP_II	肝	肝	胆管障害に関連した肝での合成の亢進。
ALP₃	ALP_III	骨	肝	骨の新生。
ALP₄	ALP_IV	胎盤、癌	胎盤	妊娠後期の胎盤で産生。稀に悪性腫瘍細胞にて産生。
ALP₅	ALP_V	小腸	小腸	脂肪の吸収に伴って小腸粘膜からリンパ管、さらに大循環系に流入。肝での処理能力の低下に関連。
ALP₆	ALP_VI	肝、骨	肝	免疫グロブリン結合 ALP。潰瘍性大腸炎活動期に出現。
―	ALP₁	肝細胞癌	小腸	肝細胞癌により産生

する場合に注意が必要である。

a) 骨の成長が盛んな小児期では成人の 2〜3 倍の値をとる。

b) 妊娠後期の妊婦では、胎盤型 ALP の増加により妊娠前の 2〜4 倍に上昇する。分娩後 2〜3 週で正常化する。

c) 通常、血清 ALP の主成分は肝型 ALP と骨型 ALP であり、小腸型 ALP はわずかに検出されるのみである。しかし、血液型が B 型および O 型の人では、その検出頻度や活性値が高く、特に脂肪食後では 1.5〜2 倍までの上昇が認められる。

d) 閉経後の女性では、骨型 ALP の増加傾向が認められる。

2．薬剤の影響

薬剤性肝障害以外には、抗痙攣剤など薬剤代謝酵素を誘導する薬剤で上昇することがある。

3．考えるべき疾患、病態、機序

表2に ALP が異常値を示す疾患を、また表3にそれらの疾患における構成アイソザイムの特徴を示した。

表2. ALPが異常値を示す疾患

値	考えられる疾患	
低値	家族性低ホスファターゼ血症 亜鉛欠乏	
軽度上昇 正常上限の2倍まで	黄疸のない場合	黄疸のある場合
	肝硬変、肝細胞癌、甲状腺機能亢進症、骨折、慢性腎不全 その他：脂肪肝、慢性肝炎、無症候性原発性胆汁性肝硬変	ウィルス性急性肝炎、薬剤性肝障害（肝細胞障害型）、うっ血肝
中等度上昇 正常上限の2〜4倍	肝細胞癌、無症候性原発性胆汁性肝硬変、副甲状腺機能亢進症、くる病 その他：妊娠、成長期	アルコール性肝炎、薬剤性肝障害（胆汁うっ滞型）
高度上昇 正常上限の4倍以上	限局性肝病変（転移性肝癌、肝膿瘍、肉芽腫性肝障害）、ページェット病、転移性骨腫瘍（造骨性）、骨肉腫、ALP産生腫瘍（泌尿生殖器癌、肺癌、肝癌、胃癌など）、家族性高ホスファターゼ血症	閉塞性黄疸（胆管癌、胆管細胞癌、膵頭部癌、総胆管結石）、原発性胆汁性肝硬変、原発性硬化性胆管炎、先天性胆道疾患

表3. ALPが高値を示す疾患の構成アイソザイム

疾患	構成アイソザイム
肝・胆道疾患	
ウィルス性急性肝炎・アルコール性肝炎・薬剤性肝障害	ALP_2
肝硬変	ALP_2またはALP_{2+5}
肝細胞癌	ALP_2またはALP_{1+2}
限局性肝障害（転移性肝癌、肝膿瘍、肉芽腫性肝障害）	ALP_{1+2}
原発性胆汁性肝硬変	ALP_2またはALP_{1+2}
肝内胆汁うっ滞	ALP_{1+2}
その他の肝疾患（慢性肝炎、脂肪肝）	ALP_2時にALP_{1+2}
胆道系疾患（胆管癌、胆管結石など）	ALP_{1+2}
閉塞性黄疸（胆管癌、胆管細胞癌、膵頭部癌、総胆管結石）	ALP_{1+2}
骨疾患	
副甲状腺機能亢進症・くる病・骨軟化症・骨肉腫	ALP_3
転移性骨腫瘍（造骨性）	ALP_3
その他の疾患	
甲状腺機能亢進症	ALP_3
慢性腎不全	ALP_{2+3}, ALP_{2+5}
悪性腫瘍（肝・骨転移なし）	ALP_{2+4}

a) **異常低値を示す場合**：家族性低ホスファターゼ血症では、肝型および骨型ALPが欠損または著減している。このため重症例では新生児期に死亡

するか、ビタミンD抵抗性くる病になるが、軽症例は無症状である。

b）異常高値を示す場合：血清 ALP の上昇は局所での ALP の合成亢進を反映していると考えられる。さらに、その部位に細胞壊死・再生があれば、活性値はより増加する。ALP 値は各アイソザイムの和であり、構成アイソザイムの特徴を解析することは、疾患を鑑別するうえにおいて重要である。各アイソザイムの増加機序を表1に示した。

採取・保存の注意

　食事、運動による変動は軽微であるが、脂肪食後に小腸型 ALP が軽度上昇するため空腹時採血が原則である。溶血による影響はほとんど認められない。EDTA やクエン酸を用いた採血は活性値に影響するため適さない。これ以外の方法で採血した血清・血漿を用いる。ALP は非常に安定した酵素であり、4℃での保存が可能である。

保険上の注意

　ALP はスクリーニング検査として広く一般に実施される検査であり、特別な保険上の注意点はない。また、ALP が異常値を示した場合の ALP アイソザイムの実施についても保険上の問題はない。保険点数は ALP は 13 点、ALP アイソザイムは 60 点である。

（池田隆明）

[c] AST(GOT)、ALT(GPT)

検査の目的

逸脱酵素である AST、ALT は、肝障害が予測される場合のスクリーニング検査として広く一般に実施される。特に ALT は、その分布量が他臓器に比較して肝に多く、肝障害の有無や程度を知るためのよい指標となる。AST は肝以外にも心筋、骨格筋、赤血球に多く存在し、これらの臓器が障害された場合にも増加する。AST には、細胞内での局在が異なる ASTm(ミトコンドリア)と ASTs(細胞質)という2種のアイソザイムが存在する。ASTm は ASTs に比較し血中に遊出し難く、ショック肝や劇症肝炎などのように肝細胞障害が強い場合に高値となる。

測定法と基準値

AST、ALT はともにビタミン B_6(ピリドキサールリン酸)を補酵素とするアミノ基転移酵素である。測定には、AST 基質として L-アスパラギン酸を、ALT 基質として DL-アラニンを、第2基質として α-ケトグルタル酸を使用する。AST、ALT の測定原理は、酵素反応により生成されたそれぞれオキザロ酢酸、ピルビン酸を還元し、同時に起こる NADH (nicotinamide adenine dinucleotide 還元型)の減少を340 nm の吸光度の変化として測定する方法が大勢を占めている。

日本臨床化学会(JSCC)勧告法による基準値

項目	測定温度 30℃	測定温度 37℃
AST(GOT)	5～25 U/l	8～38 U/l
ALT(GPT)	3～30 U/l	4～43 U/l

各検査機関での基準値

項目	基準値	検査機関
AST(GOT)	10～40 U/l 8～40 U/l 10～27 U/l	SRL BML 大塚アッセイ
ASTm(GOTm)	<7 U/l <7 U/l <6 U/l	SRL BML 大塚アッセイ
ALT(GPT)	5～40 U/l 5～45 U/l 5～33 U/l	SRL BML 大塚アッセイ

異常値の解釈

1. 生理的変動

AST、ALT には日内変動、食事による影響、妊娠の影響は認められないが以下に示したような生理的変動が認められる。

a) AST は新生児期から 1 歳未満の乳幼児期にかけては成人の 2〜3 倍の値を示し、その後次第に低下し、15 歳頃までに成人値となる。ALT は新生児期にも成人と同様の値を示す。

b) 健常人の生理的変動幅は、基準範囲の 1/2 程度である。

2. 薬剤の影響

測定法で述べたように、AST、ALT は補酵素としてビタミン B_6 を必要とする酵素であり、ビタミン B_6 欠乏症を生じうる薬剤（イソニアジド、D-ペニシラミンなど）の服用時に低値を示すことがある。

3. 考えるべき疾患、病態、機序

表 4 に AST、ALT が異常値を示す疾患、および AST/ALT 比による肝疾患の鑑別診断を示した。AST は肝、心筋、骨格筋、赤血球に、ALT は主に肝に分布している。これらの臓器で細胞障害が惹起された場合に AST、ALT は血中に逸脱する。AST は肝小葉内に均一に分布し、ALT は門脈域周辺に多く分布する。このため、小葉中心部に壊死の強いアルコール性肝炎では AST が優位に上昇する。他方、慢性肝炎では門脈域周辺に壊死が強く、また、AST の血中半減期が ALT に比較して短いために ALT が優位になると考えられる。AST に比較して ALT はより分化した酵素である。肝硬変では血流障害のために ALT の生成が障害され血中への遊出が低下し、AST の増加が優位になる。ASTm は ASTs に比較し血中に遊出し難く、ASTm の高値が続く場合は、ミトコンドリアに障害が及ぶほどの強い障害の継続が考えられる。AST、ALT のいずれかが単独高値で、ほかの関連データーが正常の場合には免疫グロブリン結合酵素の出現が考えられる。

採取・保存の注意

食事の影響はないので、空腹時採血の必要はない。安静仰臥位（入院患者など）に比較して、立位（外来患者など）での採血では 10% 程度高値となる。血清、血漿ともに使用でき、軽度の溶血は測定値に影響しない。$-20°C$、72 時間の保存で ALT が 20〜30% 失活するとの報告がある。長期保存する場合には $-70°C$ 以下での保存が必要である。

保険上の注意

AST、ALT はスクリーニング検査として広く一般に実施される検査であ

表 4. AST、ALT が異常値を示す疾患

疾患名	AST/ALT
AST(GOT)が軽度上昇(100以下)に留まる疾患	
脂肪肝(過栄養性)	<0.87
脂肪肝(アルコール性)	>0.87
慢性非活動性肝炎	<0.87
肝硬変	>0.87
肝細胞癌	>0.87
原発性胆汁性肝硬変	>0.87
うっ血肝	>0.87
AST(GOT)が中等度上昇(100～500)する疾患	
肝疾患	
慢性活動性肝炎	<0.87
自己免疫性肝炎	≧0.87
アルコール性肝炎	>0.87
胆汁うっ滞	>0.87
閉塞性黄疸	>0.87
その他の疾患	
心筋梗塞(軽症)	>0.87
筋ジストロフィー	>0.87
溶血性疾患	>0.87
AST(GOT)が高度上昇(500以上)する疾患	
肝疾患	
急性ウイルス性肝炎(初期)	>0.87
急性ウイルス性肝炎(発黄期)	<0.87
薬剤性肝障害	<0.87
劇症肝炎	>0.87
その他の疾患	
心筋梗塞(重症)	>0.87
ショック	>0.87

AST/ALT 比は JSCC 準拠法で示した。JSCC 準拠法の AST/ALT 比=0.87 は Karmen 法での 1 に相当する。

り、特別な保険上の注意点はない。保険点数は AST、ALT ともに 22 点である。

(池田隆明)

[d] LDH、LDHアイソザイム

検査の目的

LDHはスクリーニング検査として臓器・組織の損傷の推定に広く一般に実施される。LDHは心筋、骨格筋、肝、腎、膵、脾などの臓器に広く分布し、これらの臓器・組織が障害を受けると血中に逸脱してくる。したがって、この酵素活性の上昇は、なんらかの臓器損傷の存在を示しており重要である。また、LDHの異常値が認められた場合には、損傷臓器の推定のためにLDHアイソザイムの検討が有用である。

測定法と基準値

1. LDH

LDHはNAD(nicotinamide adenine dinucleotide)を電子受容体として乳酸とピルビン酸との変換を可逆的に触媒する酵素である。今日では、乳酸またはピルビン酸を基質として、NADの還元、酸化を340 nmの吸光度の変化として測定する方法が大勢を占めている。日本臨床化学会(JSCC)勧告法は乳酸を基質とした方法であり、旧ドイツ臨床化学会(GSCC)勧告法、Wroblewski法はピルビン酸を基質とした方法である。

測定法	基準値
乳酸を基質とした方法 日本臨床化学会(JSCC)勧告法など	100〜190 U/l
ピルビン酸を基質とした方法 旧ドイツ臨床化学会(GSCC)勧告法 Wroblewski法	200〜390 U/l 170〜340 W-U

2. LDHアイソザイム

アイソザイムの分析は、セルロースアセテート膜あるいはアガロースを用いた電気泳動法で行われる。LDHは2種類のサブユニット(H型、M型)4個からなる5つのアイソザイムが存在する。電気泳動法で陽極からLDH$_1$(H$_4$)、LDH$_2$(H$_3$M$_1$)、LDH$_3$(H$_2$M$_2$)、LDH$_4$(H$_1$M$_3$)、LDH$_5$(M$_4$)であり、

検査方法	LDHアイソザイムの百分率(%)				
	LDH$_1$	LDH$_2$	LDH$_3$	LDH$_4$	LDH$_5$
セルロースアセテート膜電気泳動法	21〜31	28〜35	21〜26	7〜14	5〜13
アガロース電気泳動法	21〜33	30〜37	18〜23	7〜12	5〜14

それらの構成比は臓器により異なる。

異常値の解釈

1. 生理的変動

食事による変動は認められない。臨床上問題となるような生理的変動はないとされているが、以下のような変動が報告されている。

a) クレアチンキナーゼ(CK)が1,000 U/lを超えるような激しい運動後で、50〜100 U/l程度の上昇が認められる。

b) 新生児、乳児期では成人の1.2〜1.5倍の値を示し、その後次第に低下し2歳頃までに成人値となる。

c) 妊娠の後期では1.5倍程度までの上昇が認められる。

2. 薬剤の影響

筋障害を誘発するようなステロイドなどの薬剤の服用や筋肉注射で上昇することがある。

3. 考えるべき疾患、病態、機序

表5にLDHが異常値を示す疾患を示した。

a) **異常低値を示す場合**：大部分は抗腫瘍剤か免疫抑制剤の投与例である。約10%が先天性H型LD欠損症および保因者、免疫グロブリンなどの阻害因子の出現例である。

b) **異常高値を示す場合**：生体内のいずれかの臓器に組織損傷が存在し、組織中のLDHが血清に逸脱していることを意味する。LDHが高値を示す疾

表5. LDHが異常値を示す疾患

値	考えられる疾患
低値	先天性H型LD欠損保因者、先天性H型LD欠損症、糖尿病、放射線治療、抗腫瘍剤・免疫抑制剤投与例、免疫グロブリンなどの阻害因子出現例
軽度上昇(正常上限の1.0〜1.5倍)	慢性肝炎、肝硬変、慢性膵炎、胃癌、うっ血性心不全、亜急性心内膜炎、心筋症、単球性白血病、子宮癌、膀胱癌、慢性腎疾患、脳血管障害
中等度上昇(正常上限の1.5〜2.5倍)	ホジキン病、縦隔腫瘍、リンパ性白血病、慢性骨髄性白血病、伝染性単核球症、溶血性貧血、肺梗塞、皮膚筋炎、進行性筋ジストロフィー、甲状腺機能低下症、肉腫、各種臓器癌(膵、胆嚢・胆道、腸、肺、腎など)
高度上昇(正常上限の2.5倍〜)	急性肝炎、劇症肝炎、肝細胞癌、消化管悪性腫瘍、急性骨髄性白血病、悪性リンパ腫、悪性貧血、急性心筋梗塞
持続的高値	LDH結合性免疫グロブリン

表6. LDH/AST比とLDHアイソザイムからの疾患の鑑別

疾患	LDH/AST比	LDHアイソザイム
LDH低値を示す疾患		
先天性H型LD欠損保因者		I≪II型
先天性H型LD欠損症		V型のみ
免疫グロブリンなど阻害因子		不安定
抗腫瘍剤・免疫抑制剤投与例		全体に低活性
LDH高値を示す疾患		
アイソザイムI、II型優位		
急性心筋梗塞	10〜25	I>II型
溶血性貧血	30<	I=II型
悪性貧血	30<	I>II型
セミノーマ	50<	I=II型
アイソザイムII、III優位		
膠原病	15<	II>III型
進行性筋ジストロフィー	10〜20	II>III型
悪性腫瘍(消化器系など)	20<	II>III型
悪性リンパ腫	10〜25	II>III型
白血病	30<	II>III型
アイソザイムII〜V型優位		
急性の筋障害	5〜15	II〜V型
悪性腫瘍(消化器系)	5〜50	II〜V型
アイソザイムV型優位		
急性肝炎	<4	V型優位
悪性腫瘍(子宮癌など)	5〜15	V型優位
その他		
LDH結合性免疫グロブリン		エキストラバンドあり

LDH/AST比は、LDHの測定基質としてピルビン酸を用いた場合であり、乳酸を用いた場合にはこの半分の数値を利用する。

患として、悪性腫瘍、膠原病、溶血性疾患、心筋・骨格筋障害の頻度が高い。LDHの構成アイソザイムの比は臓器により異なっているため、その特徴を解析することは疾患を鑑別するうえにおいて重要である。表6にLDH/AST比およびLDHアイソザイムによる疾患の鑑別診断を示した。

採取・保存の注意

食事の影響はないので、空腹時採血の必要はない。激しい運動後の採血は避ける必要がある。EDTA、シュウ酸、クエン酸などの抗凝固剤を用いた採血は活性値に影響するため適さない。これ以外の方法で採血した血清・血漿を用いる。赤血球中には血清の200倍程度のLDHが存在し、わずかな溶血でも活性値は上昇するので注意が必要である。血清分離後は室温で1週間以内は活性値の変動は認められない。凍結・融解に対して骨格筋(M型)酵素は不安定である。凍結する場合は−45℃以下での保存が必要で、少なくとも1カ月は安定である。

F　生化学検査

保険上の注意

LDH はスクリーニング検査として広く一般に実施される検査であり、特別な保険上の注意点はない。また、LDH が異常値を示した場合の LDH アイソザイムの実施についても保険上の問題はない。保険点数は LDH は 14 点、LDH アイソザイムは 60 点である。

(池田隆明)

[e] γ-GTP

検査の目的

γ-glutamyl transpeptidase(γ-GTP)または、γ-glutamyl transferase(γ-GT、GGT)は肝・胆管系細胞に広く分布し、ALPとともにルーチンの肝機能検査として汎用されている。血清γ-GTPは肝胆道疾患に特異性が高く、ALPの変化に比し鋭敏に変化する。正常値や上昇の程度の個体差は大きく、γ-GTP値の高低と病態の程度とは必ずしも相関しない。各個体の日内・日差変動はほとんどない。

測定法と基準値

測定には合成基質としてL-γ-glutamyl-3-carboxy-4-nitroanilideを用い、γ-glutamyl基の受容基質としてglycylglycineを加え、生成する5-amino-2-nitrobenzoateの吸光度変化を測定するJSCC常用基準法などがある。血清γ-GTPは安定であり、測定法による差異も少ない。

成人　男性	0〜 66 IU/l
女性	0〜 43
新生児	50〜150
小児〜若年	0〜 20
常習飲酒者	10〜100

基準値は男性が女性より高い。新生児では高く、乳児期・学童期と漸減し、思春期以後は加齢とともに漸増するが、高齢者では再び低下する。飲酒者、酵素誘導作用のある薬剤常用者で高値となる。

異常値の解釈

アルコール性肝障害ではγ-GTP値は酵素誘導のため上昇し、禁酒により約4週間で飲酒時の40%以下ないし基準値の1.5倍以下に改善するため、アルコール性肝障害の診断、アルコール摂取の監視のよい指標になる(表7)。但し大酒家でもγ-GTP値のまったく上昇しない例が稀にあり、また上昇の程度と肝障害の程度とは必ずしも関連しない。

胆汁うっ滞では胆道系酵素の1つとしてALPとともに著明に上昇することが多く、診断的価値

表7. γ-GTPの高値を示す疾患

アルコール性肝障害
胆汁うっ滞
肝内胆汁うっ滞
胆道閉塞
原発性胆汁性肝硬変
原発性硬化性胆管炎
肝内占拠性病変
肝膿瘍
良性腫瘍
胆管細胞癌
肝細胞癌
転移性肝癌
ウイルス性肝障害
急性肝炎
慢性肝炎
肝硬変
自己免疫性肝炎
サルコイドーシス
粟粒結核
アミロイドーシス
ある種の薬物長期服用
薬剤性肝障害
脂肪肝
NASH
糖尿病

が高い。肝内胆汁うっ滞と胆道閉塞との鑑別は血液検査値のみからは難しく、画像検査が必要である。なお、胆道結石嵌頓などで突然胆管閉塞をきたした直後には、トランスアミナーゼ値の上昇が胆道系酵素の上昇より著明で急性肝炎との鑑別が難しいことがあり、さらに超音波検査でも胆管拡張がいまだ目立たないこともあり注意を要する。

原発性胆汁性肝硬変や原発性硬化性胆管炎では、ALPやγ-GTP値の上昇がトランスアミナーゼ値の上昇に比し著しい。妊娠時の胆汁うっ滞ではγ-GTP値は上昇せず、女性ホルモンによるγ-GTP活性の抑制のためと考えられている。

肝内占拠性病変では、病変の拡がりと胆管への影響により上昇の程度が異なる。肝膿瘍では上昇することが多いが、肝血管腫や肝嚢胞では多発する場合でも一般に上昇しない。胆管細胞癌で著明に上昇するが、肝細胞癌でも上昇することがある。肝細胞癌に特異的なアイソザイムの存在も知られている。

ウイルス性肝障害では一般にγ-GTP値の上昇は軽度であるが、急性肝炎で胆汁うっ滞を伴う例ではトランスアミナーゼのピークに遅れて上昇する。慢性肝炎でもその活動性に応じて100を超えて上昇することがある。ウイルス性肝硬変ではγ-GTP値の上昇は軽度で、肝不全になるとむしろ低下することが多い。

サルコイドーシスや粟粒結核など、肝内にびまん性に多発する病変でもγ-GTP値は高値となる。

フェノバルビタールなどの抗痙攣薬、ジアゼパムなどの鎮静薬、フェニトインなどの抗てんかん薬によりγ-GTPは酵素誘導を受け上昇する。ステロイド剤の大量あるいは長期服用でもγ-GTP値の上昇をみることがある。

薬剤性肝障害はほとんどすべての薬剤で起こりうるが、胆汁うっ滞型でγ-GTP値は高値となり、肝細胞障害型の場合も軽度上昇することがある。

非アルコール性脂肪肝、NASH（非アルコール性脂肪性肝炎）や糖尿病でもγ-GTP値の上昇を認めることがある。

摂取・保存の注意

冷蔵・冷凍保存による変化は少なく、溶血や高ビリルビン血症の影響もほとんどない。

保険上の注意

現在、保険点数は12点である。ほかの血液生化学検査と併せて同時に5項目以上行う場合は、検査の項目数に応じた点数となる。

（野内俊彦）

[f] コリンエステラーゼ（ChE）

検査の目的

コリンエステラーゼ（Cholinesterase；ChE）はコリンエステルをコリンと有機酸に加水分解する活性をもつ酵素の総称であるが、血清中の ChE は基質特異性が低い非特異性酵素で、アセチルコリンを特異的に分解する真性 ChE とは異なる。血清 ChE は肝細胞で合成され、血中に放出されるので、血清 ChE 値は肝での蛋白合成能を反映し、肝実質機能のマーカーとなる。また、ChE 値は有機リン剤で活性が非可逆的に阻害され、中毒症の重症度のよい指標となる。

測定法と基準値

測定には基質として p-ヒドロキシベンゾイルコリンを用いる JSCC 勧告法などがあるが、ChE 検査法は標準化されておらず、ほかにも多くの基質が用いられ、同じ基質を用いても各施設で基準値が異なるので、値の比較には注意を要する。検査値の報告には測定法と単位と基準値とを記載する必要がある。

基質	基準範囲
p-ヒドロキシベンゾイルコリン	185〜 430 IU/l
アセチルコリン	0.8〜1.1 ΔpH
2,3-ジメトキシベンゾイルチオコリン	100〜 240 IU/l
ブチリルチオコリン	3,000〜7,000 IU/l

（同じ基質を用いても各施設で基準値は異なる）

基準値には若干の性差が認められ、女性が男性よりやや低値である。女性は月経時、妊娠時に低値となる。新生児の ChE 値は成人の 65〜90% で、乳幼児では高値（成人の 130% まで）である。成人では加齢とともに低下する。

異常値の解釈

肝の蛋白合成障害をきたす病態で ChE 値は低下し、肝疾患では多くの場

表8. 血清 ChE の異常値を示す疾患と状態

異常低値	肝疾患：急性肝炎、劇症肝炎、慢性肝炎、肝硬変、肝癌 栄養障害：重症感染症、悪性腫瘍、炎症性腸疾患、膠原病、腎不全、うっ血性心不全、熱傷など 内分泌疾患：粘液水腫、下垂体・副腎機能低下症など 薬物中毒：農薬、殺虫剤、サリン、カルバメートなど 遺伝性コリンエステラーゼ欠損症
異常高値	肝疾患：脂肪肝、肝細胞癌に伴う腫瘍随伴症候群 内分泌代謝疾患：肥満、糖尿病、高脂血症、甲状腺機能亢進症 ネフローゼ 遺伝性高コリンエステラーゼ血症

合血清アルブミン値との間に相関がみられるが、ChE 値の方が鋭敏である（表8）。急性肝炎では ChE 値は重症度に相関し、劇症肝炎では短期間で著明な低値となる。慢性肝炎では基準範囲のことが多いが、活動性の高い場合しばしば低値となる。肝硬変症では一般に低値となるが基準範囲内のこともあり、ChE 値のみから肝硬変と慢性肝炎との鑑別は困難である。原発性肝癌の大半は肝硬変に合併し、ChE 値は低値を呈するが、肝細胞癌に伴う腫瘍随伴症候群としての高値を認めることが稀にある。

敗血症、腹膜炎、重症結核などの重症感染症、悪性腫瘍、白血病、炎症性腸疾患、膠原病、腎不全、うっ血性心不全、熱傷、粘液水腫、下垂体・副腎機能低下症など全身性消耗性疾患で肝への栄養供給が低下すると ChE 値は低下する。

有機リンは強力な ChE の不可逆性阻害剤で、ChE 活性低下と有機リン中毒の重症度との間には相関がみられる。

遺伝性 ChE 欠損症は基本的に無症状であるが、手術時に筋弛緩剤のサクシニルコリンを投与すると分解が遅延し、遷延性無呼吸をきたすことがある。

脂肪肝で ChE 値は高値を示すことが多い。肥満、糖尿病、高脂血症、甲状腺機能亢進症でも ChE 値が軽度の高値を示すことがある。アルブミン低値で ChE 高値が認められた場合はネフローゼを疑う。これらの疾患とは無関係に ChE 高値を示す遺伝性高コリンエステラーゼ血症が知られており、筋弛緩剤耐性を示す可能性がある。

採取・保存の注意

ChE は比較的安定な酵素だが、殺虫剤撒布など有機リン剤などによる検体・分析機の汚染で異常低値となる。また血漿を使用する場合、ヘパリン以外の抗凝固剤を用いると Ca^{2+} 除去により ChE 活性が低下する。

保険上の注意

現在の保険点数は 12 点である。ほかの血液生化学検査と併せて同時に 5 項目以上行う場合は、検査の項目数に応じた点数となる。

(野内俊彦)

[g] グアナーゼ（GU）

検査の目的

グアナーゼ（Guanase；GU, guanine deaminase）は肝細胞可溶性分画に存在し、肝細胞の壊死により血中に逸脱する。AST・ALT と異なり骨格筋・心筋にはほとんど存在しないので、肝疾患に特異性が高い。輸血用血液の GU 値が高くなるに従い輸血後肝炎の発生率が増加することが示され、輸血のスクリーニング検査として GU の導入が検討されたが、HCV 抗体測定が可能となり、GU の導入には至らなかった。

測定法と基準値

GU の基準値は測定方法や施設によって異なる。有意な性差はなく、乳幼児は成人よりやや高値といわれている。

基質	測定法	基準値
グアニン	NTB 法	1.3 IU/l 以下
グアニン	H_2O_2 法	0.11～1.10 IU/l
8-アザグアニン	アンモニア直接比色法	男 1.2±0.8 IU/l 女 1.2±0.7 IU/l

（基準値は施設によって多少異なる）

異常値の解釈

肝障害時には AST・ALT とほぼ同様の上昇を示し、急性肝炎や劇症肝炎で高度の上昇を、慢性肝炎や肝硬変・肝癌で中等度ないし軽度の上昇を示す（表9）。C 型肝炎・肝硬変などで AST・ALT 値が基準値内でも GU 値が高値となることもある。GU 活性は肥満による上昇が ALT 活性より少ない。脂肪肝やアルコール性肝障害では基準範囲に留まることが多いが、軽度の上昇を示すこともある。

表 9．血清 GU の高値を示す疾患

ウイルス肝炎
急性肝炎
劇症肝炎
慢性肝炎
肝硬変
肝癌
閉塞性黄疸
薬剤性肝障害
自己免疫性肝炎
原発性胆汁性肝硬変
ヘモクロマトーシス
アルコール性肝障害
脂肪肝
腎梗塞

急性心筋梗塞、筋炎、溶血性疾患では AST・ALT 値は上昇するが、GU 値は上昇しない。但し急性心筋梗塞時に心不全による肝うっ血が加わると GU 値も上昇する。

腎には GU が比較的多く、腎梗塞で血清 GU 値が上昇することがある。

採取・保存の注意

GU は比較的安定であるが、凍結・解凍を繰り返すと失活する。測定法によ

F 生化学検査

っては溶血、高ビリルビン血症、乳びの影響を受ける。ヘモグロビンの存在やEDTAの存在で負誤差を生ずる。

保険上の注意
現在、保険点数は44点でAST・ALTの19点と比べて高い。

(野内俊彦)

[h] アミラーゼ

アミラーゼは多糖類を加水分解する酵素で、α、β、γ-amylase が知られているがヒトで臨床上問題になるのは α-amylase である。ヒトでの存在は膵と唾液腺が主で、肝、肺、小腸、卵巣にもある。アミラーゼはこれらの組織から分泌され消化管や血中に存在し、腎の糸球体で濾過され尿中に排泄される。したがって、血中のアミラーゼは膵(P)型と唾液腺(S)型のアイソザイムに大別されるが、稀にはアミラーゼが免疫グロブリンと結合し、マクロアミラーゼといわれる高分子型アミラーゼが存在することがある。

検査の目的

アミラーゼは本来、消化液や唾液に分泌され、正常でも一部は血中に逸脱する。これが血、尿中で異常に増加したりする場合は、由来する臓器の炎症や腫瘍により、膵や唾液腺の腺管の閉塞、分泌液の貯溜うっ滞などの場合である。また逆に減少する場合は膵切除や膵の荒廃などがある。さらに血中に比べ尿中で減少を認める場合は腎機能障害やマクロアミラーゼ血症が考えられる。

測定法と基準値

かつてはヨードや色素デンプン反応を利用した方法からアミラーゼインヒビターを用いた方法が主になりつつある。

> 正常範囲：血清（50～150 IU/l）
> 　　　　　尿（200～400 IU/l）

異常値の解釈 （表10）

1. マクロアミラーゼ血症

本症はマクロ酵素（macroenzyme）の1つであり、なんらかの機序で、ほかの高分子と複合体を形成する現象で、多くは免疫グロブリンの IgG や IgA と結合する場合が多い。分子量が大きいため尿中に排泄されず、血中に停滞する。このため血中値が尿中値よりも高値であるという解離現象が生じる。マクロアミラーゼ血症の診断はアミラーゼと大部分は免疫グロブリン（ほかにアルブミンやリポ蛋白、グリコーゲンなどの多糖類など）の結合を同定する（酵素免疫固定法、薄層ゲルロカ法など）ことによって行われる。これまでの報告例として高分子アミラーゼを形成する物質は免疫グロブリンが多いが、時にリポ蛋白やアルブミンであることもある。免疫グロブリンでは IgA が60％以上で、次いで IgG、IgA＋IgG となり、結合部位は Fab であるとさ

表10. アミラーゼの異常を示す疾患と状態

膵型アミラーゼが上昇する疾患と状態	膵型、唾液腺型アミラーゼの上昇する疾患と状態
急性膵炎、慢性膵炎(急性増悪期) 膵癌(随伴性膵炎)、薬物性膵炎 胆石、乳頭部、胆道炎 十二指腸・胃の疾患 セクレチン、コレシストキニン、静注時 膵液の消化管からの漏出 消化管の穿孔、腸管壊死、腹膜炎 ERCP、PTC	慢性腎不全
唾液腺型アミラーゼが上昇する疾患と状態	膵型アミラーゼの低下する疾患と状態
唾液腺炎、術後、ショック、火傷、その他 アミラーゼ産出腫瘍、急性腹症(卵巣疾患)	膵実質の荒廃 唾液腺摘出

れる。一方、アミラーゼは唾液腺型に親和性が高い。頻度は高アミラーゼ血症の0.5～2.5%で男性に多く、中年以降に多い。この現象自体はなんの障害もないため治療的には問題はない。しかし、自己免疫疾患、悪性腫瘍(胃、食道癌などの腺癌)、肝疾患に合併していることもあるので、その方の検索を怠らないことが必要である。

2. アミラーゼ・クレアチニンクリアランス比 (ACCR)

アミラーゼの尿中への排泄は腎機能と併行するとされるが、急性膵炎や腎不全のような場合の鑑別に利用する。例えば急性膵炎では腎尿細管での透過性が変化することによりアミラーゼの再吸収異常が起こり、アミラーゼの腎におけるクリアランスが亢進する。これを算出して膵疾患の補助診断に利用するものである。

ACCR(%) =尿アミラーゼ濃度/血中アミラーゼ濃度×血中クレアチニン濃度/尿中クレアチニン濃度×100:正常域 2～4

このようにアミラーゼ活性量の測定を通じて由来臓器の疾患診断とともに大まかな障害の程度を推定し得る。さらに測定が簡便なため疾患経過の把握に便利である。

採取・保存の注意

血液は早朝空腹時が望ましい。また、尿の場合は尿量への注意が値の解釈のとき、参考にすべきである。

保険上の注意

血、尿ともに12点(ほかの生化学検査とマルメになることが多い)、アミラ

ーゼ・アイソザイムは 55 点。

(上原総一郎)

【文献】　1) 小川道雄:膵酵素および inhibitor の測定法と診断. 膵酵素の基礎と臨床, 神前五郎(監修), pp 123-135, 医学図書出版, 東京, 1983.
2) 早川哲夫, 成瀬　達, 近藤孝晴:アミラーゼ. 日本臨床 53 (増刊:広範囲血液・尿化学検査. 免疫検査上):311-313, 1995.
3) 早川哲夫, ほか:膵疾患血清膵酵素診断の進歩. 臨床病理 89(臨増特集):35-48, 1991.

[i] リパーゼ

検査の目的

リパーゼはその大部分が膵腺房細胞で合成され膵液中に分泌される。しかし膵のほかにも肝、腎臓、胃、胆嚢、小腸にも存在が認められる。このリパーゼはトリグリセリドの α 位脂肪酸エステルを加水分解し、小腸で吸収される脂肪酸にさせる酵素である。またアミラーゼと異なり尿中排泄は極めて少ない。したがって血中でのリパーゼの変動を測定することは膵の障害による逸脱酵素を測定することであり、膵機能の検査として、ほかの膵酵素に比べ簡便性や臓器特異性からみて優れたものといえる。

測定法と基準値

オリーブ油をはじめとする基質をリパーゼが分解遊離した脂肪酸を pH や濁度を計測することで行っていたが、基質の安定性に問題があった。しかし最近では 1,2-ジグリセリドを基質として、リパーゼにより水解される脂肪酸を酵素的に測定する方法や、抗リパーゼ抗体を用いる EIA 法などがあり施設によって正常値が異なるので注意を要する。

正常値：7〜60 IU/l

異常値の解釈 （表11）

膵障害の際に血中に逸脱してくる膵酵素の中では特異性があることから診断的価値の高い検査といえる。リパーゼが異常高値を示す疾患として急性膵炎および慢性膵炎の急性増悪期が挙げられる。これらの場合その大部分は上昇が発症以降、48時間以内にピークに達する。その後 1〜2 週間で正常化するが一般的にはアミラーゼ値の正常化より遅れる。また経過的に再び上昇してくる場合は炎症の再燃が考えられるため、対応を考えることが必要である。膵癌についても膵管の閉塞、圧迫、随伴性膵炎などでリパーゼの上昇を認める場合が多い。特に異常な上昇でなく正常上限をフラフラ経過する症例には画像診断が必須である。ほかにリパーゼ

表11. リパーゼが異常を示す疾患と状態

リパーゼが増加を示す疾患と状態
急性膵炎、慢性膵炎（急性増悪期）
膵仮性嚢胞、膵外傷
膵癌（随伴性膵炎）
胆のう、胆道疾患、胃・十二指腸潰瘍
ERCP、腹部手術
膀胱炎、腹部手術後
腎不全

リパーゼの低値を示す疾患と状態
膵全摘
慢性膵炎（非代償性）
糖尿病

高値を示す疾患は腎不全の場合である。上昇の機序はいまだ不明であるが、透析患者の透析後、ヘパリン使用により高値を示す。稀に免疫グロブリンとリパーゼ複合体を形成するマクロリパーゼ血症がある。

異常低値を示す疾患としては膵の荒廃によるものとして慢性膵炎(非代償期)、糖尿病、膵癌、膵全摘時などが挙げられるが、リパーゼ値低下の影響を受けるものとしては高脂血症高度時がある。

採取・保存の注意

採血後、直ちに血清分離することが望ましい。また溶血、高脂血症例のときに値が変わる場合がある。

保険上の注意

保険点数29点(ほかの生化学検査と別に請求することが多い)。

(上原総一郎)

[j] トリプシン(T)

検査の目的

トリプシン(T)はトリプシノーゲンとして膵腺房細胞で合成され、膵液として十二指腸へ分泌されエンテロキナーゼにより活性化され蛋白を分解する。しかしアミラーゼなどと同様に血中では逸脱膵酵素としてトリプシノーゲンを主に、活性化されたトリプシンは $\alpha 1$ アンチトリプシン($\alpha 1$ AT；80％)、$\alpha 2$ マクログロブリン($\alpha 2$ M；<10％)と瞬時に結合し、これらと複合体の型で存在する。$\alpha 1$ AT-Tは酵素活性はないが、免疫活性があるのでEIA(酵素免疫測定法)、RIA(放射免疫測定法)が可能である。$\alpha 2$ M-Tは低分子基質に対する残存活性があるが免疫活性はない。膵炎の発症におけるトリプシン活性の重要性から前述のトリプシン量($\alpha 1$ AT-T)の測定に加え、$\alpha 2$ M-Tの残存活性の測定や、トリプシノーゲン活性化の際に生じるtrypsin activating peptide(TAP)を測定する試みがある。また膵のトリプシンはcationic trypsinとanionic trypsinのアイソフォームが存在し、正常では2：1の割合で含まれており、通常の測定法はcationic trypsinの免疫活性量を測定するものである。

測定法と基準値

RIAが主になる。

基準値 101〜408 ng/ml(RIA)

異常値の解釈 (表12)

トリプシンは膵から分泌されるため、ほかの膵酵素より特異性があるとともに、その上昇は膵の炎症や腫瘍による膵実質障害、膵管狭窄などによる膵液の浸潤、うっ滞の反映による。したがって、急性膵炎、慢性膵炎の急性増悪期や膵癌の随伴性膵炎などでみられるが、アミラーゼ、リパーゼよりは免疫活性を測定しているため上昇期間が長い。そこで良性疾患の場合は回復期の診断に有用である。その他、腎不全、

表12. トリプシンの異常を示す疾患と状態

トリプシンの増加する疾患と状態
急性膵炎、慢性膵炎(急性増悪期)
膵癌(随伴性膵炎)、外傷
胆石、胆道炎、胆道癌
肝硬変
ERCP、アルコール依存症
膵液が消化管より漏出
穿孔性腹膜炎
腎不全

トリプシンの低下する疾患と状態
慢性膵炎、膵癌、膵嚢胞線維症
膵広範全摘、糖尿病

胆石、肝硬変、アルコール依存症でも高値を認める。

低値は膵の荒廃時、すなわち膵癌や糖尿病の進行例、慢性膵炎の非代償期などが挙げられる。

採取・保菌の注意

採血時、直ちに血清分離し、凍結保存して測定する。

保険上の注意

保険上はトリプシン精密(230点)、トリプシン(230点)がある。請求は同点数であるが、PSTIと同時に測定した場合はいずれか一方のみが請求点数となる。

(上原総一郎)

【文献】 1) 早川哲夫：膵リパーゼ, トリプシン. 臨床医 19(増刊)：146-147, 1993.

[k] PSTI（膵分泌性トリプシン・インヒビター）

検査の目的

Pancreatic secretory trypsin inhibitor(PSTI)は膵で合成され、トリプシンの活性を阻害する物質として発見され、ほかの膵酵素と同様、膵障害に伴って血中逸脱するが、現在では単にトリプシンの阻害物質のみならず広く生体防御反応にも関与していることが知られている。すなわちのみならず、膵疾患、生体侵襲に対する急性期蛋白、腫瘍マーカーなどにも利用される。

測定法と基準値

RIAが主となる。

> 基準値：5.9～22.7 ng/ml(RIA)

異常値の解釈 （表13）

急性膵炎や慢性膵炎の急性増悪期で上昇する。特に、重症膵炎においてはほかの血中膵酵素の変動と異なり感染症や播種性血管内凝固症候群(DIC)を伴う場合で上昇が著しいとされる。この点、本酵素の測定は重症度、進行度を推測させる利点があるという。

膵炎のほかには生体侵襲の大きい症例、エンドトキシンショック、DICなどが挙げられる。また腫瘍マーカーとしては各種の悪性腫瘍の進行癌で上昇する。これは各種悪性腫瘍組織中にもPSTIが存在するとされるためである。

表13．PSTIの異常を示す疾患と状態

急性膵炎、慢性膵炎(急性増悪期)
エンドトキシン血症(ショック時)
敗血症、重度火傷
膵癌、肝癌、胃癌、卵巣癌
胆嚢癌、胆道癌
DIC
腎不全
ERCP

採取・保存の注意

特にないが採血後、血清分離し凍結するか、直ちに測定することが望ましい。

保険上の注意

保険点数120点。トリプシンとの併用時の請求はいずれか一方のみとなる。

(上原総一郎)

【文献】
1) 小川道雄：膵分泌性トリプシンインヒビター；歴史と展望．胆と膵 7：1-7, 1986.
2) 小川道雄：膵癌マーカーとしての血中酵素と酵素インヒビター．臨床病理 34：1229-1236, 1986.

[I] エラスターゼ1

検査の目的

セリンプロテアーゼの1つであるエラスターゼは動脈壁や腱などを構成するエラスチンを特異的に分解する。このエラスターゼはそのほとんどが膵に分布するが、ほかに白血球、脾、大動脈にも存在する。膵エラスターゼにはエラスターゼ1と2が存在するが、そのエラスターゼ1の免疫活性量を測定するものである。

測定法と基準値

RIA(放射免疫測定法)とEIA(酵素免疫測定法)がある。

> 基準値:100～410 ng/ml(RIA)

異常値の解釈 (表14)

血中エラスターゼ1はほかの膵酵素と同様に膵からの逸脱を反映する。したがって急性膵炎、慢性膵炎の急性増悪、膵癌など膵疾患のほかの病態は主に腎不全がある。症状なき高値持続は自己抗体の存在も考えられる。この酵素はアミラーゼなどより上昇期間が長いので、膵炎の回復期間の判断に利用される。さらに膵全摘や膵荒廃時でも低値を示すことは少ない。

表14. エラスターゼの異常を示す疾患と状態

急性膵炎、慢性膵炎(急性増悪期)
膵癌(随伴性膵炎)、膵囊胞
ERCP
消化管穿孔、腸管壊死、腹膜炎
腎不全

採取・保存の注意

採血後、直ちに測定するのでなければ血清分離後、凍結保存、毎回もの凍結融解は避けるべきである。

保険上の注意

保険点数160点。本検査は腫瘍マーカーとしても使用されているので、悪性腫瘍特異物質治療管理料を算定中であっても、膵炎の診断および経過観察のために行う場合は同管理料とは別に算定できる。

(上原総一郎)

【文献】 1) 吉田憲司, 竹内 正:重症急性膵炎. medicina 31:126-130, 1994.

[m] 膵ホスホリパーゼ A₂

検査の目的

膵ホスホリパーゼ A₂ は膵で合成され、プロホスホリパーゼ A₂ として膵液中に分泌され、リン脂質の 2 位のエステル結合を分解する酵素である。プロホスホリパーゼ A₂ が十二指腸で活性化されると、N 末端の heptapepte (DSGISRR：PR 0 P) を分離する。これを測定することで本酵素の活性化を定量する試みもある。

本酵素は、ほかの膵酵素のように血中には逸脱酵素として測定される。

測定法と基準値

RIA による。

> 基準値：130〜400 ng/ml（RIA）

異常値の解釈 （表 15）

急性膵炎や慢性膵炎（急性増悪期）、膵癌でも随伴性膵炎を伴った比較的早期のものは上昇を認める。またアルコール依存症や胃十二指腸疾患、肝胆道系疾患での上昇が認められる。またホスホリパーゼ A₂ は膵リパーゼの作用を補助する酵素でもあることから本酵素の消長は膵外分泌能を反映している。特に血中レベルの低下は膵の荒廃の程度を反映する。したがって膵癌ではホスホリパーゼ A₂ は初期には上昇するが進行につれて膵荒廃の結果、低値を示す。慢性膵炎で石灰化を有している症例なども同様の傾向を示す。

表 15. ホスホリパーゼ A₂ の疾患と病態

ホスホリパーゼ A₂ の上昇する疾患と状態
急性膵炎、慢性膵炎（急性増悪期）
膵癌（随伴性膵炎）
アルコール依存症
腎不全
ERCP

ホスホリパーゼ A₂ の低下を示す疾患と状態
慢性膵炎（非代償期）、膵癌（末期）
膵全摘
糖尿病（進行例）

採取・保存の注意

ほかの膵酵素（PSTI、エラスターゼ I）と同様である。

保険上の注意

保険点数は 250 点。

(上原総一郎)

【文献】 1) 小川道雄, ほか：血中膵ホスホリパーゼ A₂ の正常参照値と参照範囲. 膵ホスホリパーゼ A₂；基礎と臨床. 森武 貞, 小川道雄（編）, pp 97-100, 医学図書出版, 東京, 1991.

[n] ペプシノゲン

　胃粘膜内で産生されるペプシノゲン(pepsinogen)の血中に流入する機序は不明であるが、その1%は血中に流入し、99%が胃内腔に分泌される。血清ペプシノゲンⅠおよびⅡ値は、主に胃粘膜内主細胞量を反映する。血中ペプシノゲンの排泄は腎からなされるが、代謝機序の詳細は不明である。健常人ではペプシノゲンⅠのみ尿中に認められる。異常高値を示す場合は、胃粘膜内での産生が増加しているか、腎からの排泄が減少しているかであり、異常低値を示す場合は、胃粘膜内での産生減少か、胃切除後などの胃粘膜量そのものの減少である。

検査の目的

　血清ペプシノゲンⅠ/Ⅱ比は内視鏡的胃酸分泌機能検査法であるコンゴーレッド法による腺境界分類でみた胃粘膜萎縮(atrophy)の拡がりとその程度を反映することから、いわゆる"血清学的生検；serologic biopsy"として、また最大酸分泌量(MAO)と相関することから、無胃管胃分泌機能検査(tubeless gastric analysis)として使用できる。最近では、胃粘膜の炎症の指標としての臨床的使用法が注目されており、*Helicobacter pylori*(*H. pylori*)除菌(eradication)判定、急性胃粘膜病変(acute gastric mucosal lesion；AGML)の血清学的診断として使用できる。

　すなわち、血清ペプシノゲン検査は、①胃粘膜萎縮の有無判定、②胃分泌機能検査、③胃粘膜の炎症の有無判定、および④消化性潰瘍の再発性・難治性の危険率の有無、などを調べる目的で測定される。

基準値

　ペプシノゲンⅠ値は20〜70歳までほぼ横ばいであり、性差を認めない。正常値(95%信頼限界)および平均値は、15〜100、49.1 ng/m*l*である。ペプシノゲンⅡ値は加齢とともに漸増傾向を示し、性差を認めない。正常値(95%信頼限界)および平均値は、3〜40、14.6 ng/m*l*である。ペプシノゲンⅠ/Ⅱ比は加齢とともに20歳代7.0〜60歳代3.0と段階的に有意に低値を示し、性差は認めない。正常値(95%信頼限界)および平均値は1〜9、4.8である。測定値に影響を及ぼす因子としては、①切除胃(ペプシノゲンⅠおよびⅡ値ともに低値となり、胃全摘では両値ともにほぼ0となる)、②プロトンポンプインヒビター(PPI)服用(ⅠおよびⅡ値ともに高値となる)、③腎機能障害(クレアチニン3 mg/d*l*以上では、Ⅰ値およびⅡ値とともに高値となる)がある。

F 生化学検査

> ペプシノゲンⅠ値(20～70歳)
> 　　　　15～100、49.1 ng/ml
> ペプシノゲンⅡ値
> 　　　　3～40、14.6 ng/ml

異常値の解釈

　胃粘膜萎縮あり(陽性)(mild～moderate atrophy positive)と判定するカットオフ値はペプシノゲンⅠ値70 ng/ml以下かつⅠ/Ⅱ比3以下である。高度萎縮[強陽性(severe atrophy positive);Ⅰ値30 ng/ml以下かつⅠ/Ⅱ比2以下]、陽性、疑陽性(Ⅰ値40 ng/ml以下またはⅠ/Ⅱ比2.5以下)および陰性の胃癌(gastric cancer)随伴の確率は、およそ、それぞれ2%、1%、0.1%および0.01%である。内視鏡をゴールドスタンダード(gold standard;絶対基準)としたペプシノゲン法の胃癌発見精度(n=11,707)は、陽性率30%で、感度(sensitivity)80%、特異度(specificity)70%、陽性反応的中度(positive predictive)1.5%、および胃癌発見率(数)0.44%(51人)である。どのカットオフ値を用いてもペプシノゲン法は、既に胃癌一次スクリーニング法として、その有用性(死亡率減少効果)が確立されている間接X線法より、さらに精度が優れており、今後、積極的に胃集検に取り入れていくべきである。また、最近、ペプシノゲン法による胃癌発見の報告は急増している(n=125,929人、陽性率21%で胃癌発見率(数)0.14%(174人)。人間ドック(健診)でのペプシノゲン法の位置づけが提唱され、年ごとに費用効果比も優れたペプシノゲン法の使用件数が増加している(1996年からは東京都足立区および高崎市で、1999年から東京都では全国に先駆けて老人保健事業として実施され、2000年からは東京都葛飾区、中野区、杉並区、昭島市、多摩市、大阪府吹田市などで実施されている。今後さらに大規模集団(コホート)での有用性の確認、胃癌死亡率減少の実証が期待される)。

　血清ペプシノゲン値から疾患の存在診断はできないが、低値群では萎縮性胃炎(atrophic gastritis)、胃腺腫(gastric adenoma)、悪性貧血(A型胃炎)、胃癌、切除胃など、高値群では胃潰瘍(gastric ulcer)、急性胃粘膜病変(AGML)、十二指腸潰瘍(duodenal ulcer)、再発性(recurrent)・難治性(intractable)・消化性潰瘍(peptic ulcer)、Zollinger Ellison症候群、腎不全(renal failure)、腎機能障害(renal dysfunction)(クレアチニン値が3 mg/dl以上)、プロトンポンプ阻害薬(PPI)服用、H. pylori陽性、などを強く推定することができる。

AGML、PPI服用時、腎機能障害などではペプシノゲンⅠ、Ⅱ値とともに2～3倍高値を示す。AGMLの治療後、PPI服用中止後、腎機能障害回復後、1～2ヵ月後には前値に復する。*H. pylori*陽性時は陰性時より、Ⅰ、Ⅱ値ともに有意に高値を示す。除菌により、*H. pylori*抗体価よりも早期に(除菌治療終了直後から)有意に正常値に復するので、*H. pylori*除菌判定に有用であり、ほかの判定法と比べ安価(測定料1,000円前後)、簡便な(2002年現在、11社より14品目のペプシノゲンⅠ、Ⅱ測定キットが上市されており、測定法も免疫放射定量測定法(IRMA)、化学発光免疫測定法(CLIA)、酵素免疫測定法(EIA)、化学発光酵素免疫測定法(CLEIA)、発光免疫測定法(LIA)、酵素免疫測定法(ELISA)がある。測定時間もLIAは10～20分で、大部分のキットで30分前後である)ために、今後ますます小児・老人などにも広く使用されると思われる。検査日数は院内・外ともに当日～1日。

採取・保存の注意

　血清、血漿いずれでも測定可能である。

　食事はほとんど影響しないので、採血は空腹時でなくてもよい。日差変動、季節変動、人種差などはほとんど認められない。

　血清は室温(25℃)3日間、冷蔵庫(4℃)7日間保存後で安定であり、−20℃保存血清では数年間安定である。

　必要検体試料は0.1 m*l*。

保険上の注意

　保険未収載である(現在申請中)。

(三木一正)

[o] CK、CKアイソザイム

検査の目的

クレアチンキナーゼ(CK)は以前クレアチンホスホキナーゼ(CPK)と呼ばれていたことから現在でも CPK と記載されることがある。

CK は骨格筋、心筋、平滑筋、脳などに多く分布する酵素であり、特に筋肉のエネルギー代謝において重要な役割を有している。CK は二量体の酵素であり、M 型と B 型の 2 種類のサブユニットがあり、MM、MB、BB の 3 種のアイソザイムが存在する。

血清 CK は逸脱酵素であり、臓器局在性が強く、前記の臓器以外にはほとんど存在しない。したがって血清 CK の上昇する場合、想定すべき疾患はかなり限定可能である。逆に血清 CK を測定しなかった場合、ルーチン生化学検査では同様の臓器特異性を有する酵素がほかに見当たらないため、大きな誤診に結びつく可能性がある。したがって、初診時、とりわけ救急患者の生化学検査では必ず CK を測定すべきである。

検査法と基準値

自動生化学分析装置により約 10 分で測定可能である。測定キットにより正常値にはかなりの開きが認められるため、各施設の正常値に十分注意する必要がある。CKMB についても同様の装置で短時間のうちに測定できる。

異常値の解釈

異常低値から特定の疾患を診断することは困難であり、一般には高値のみを解釈の対象としている。表 16 は CK 高値のとき、自覚症状や理学的所見と合わせ鑑別すべき疾患である。特に内科医がみることの多い疾患を挙げた。

急性心筋梗塞においては血清 CK の時間的推移が病勢を反映するため、頻回(少なくとも 4〜6 時間ごと)の測定が必要である。発症から CK がピーク値に到達するまでの時間は再疎通した場合には短く、またピーク値

表 16. 自覚症状、身体所見から推定できる疾患

自覚症状 →	CK 上昇する疾患
胸痛	急性心筋梗塞、急性心筋炎
腹痛	急性心筋梗塞、腸間膜動脈閉塞症
筋力低下、筋肉痛	神経筋疾患
筋肉痛、倦怠感	横紋筋融解症
痙攣	てんかん
外傷	筋の挫滅
ショック	急性循環不全
四肢の阻血	急性動脈閉塞
意識障害	脳血管障害急性期、頭部外傷急性期
症状なし	筋ジストロフィー、筋肉注射、甲状腺機能低下症、横紋筋融解症

も高くなる。すなわち、再疎通により血流が再開すると傷害された心筋細胞から急激に CK が流出し、再疎通の得られなかった場合に比較し短時間でピーク値を迎える(washout 現象)。但し、開通と閉塞を繰り返した場合など複雑な経過には対応できない。

　最近スタチン系抗高脂血症薬(メバロチン®、リポバス®、ローコール®、リバロ®)が盛んに使用されるようになり、これらの薬剤による横紋筋融解症、特に自覚症状に乏しい、もしくはまったく欠ける症例をかなり認めるようになった。このような場合にも CK は軽度から中等度上昇していることが多い。

採取・保存の注意

　血清 CK は不安定な酵素であり保存中に不活化が進行するため、採血後早めの測定が望ましい。長期保存の場合には SH 試薬を添加して凍結する。

保険上の注意

　特に胸痛、心電図変化など急性心筋梗塞を疑わせる症状がある場合は初診時より CK-MB も同時測定すべきである(保険点数＝60点)が、それ以外ではまず血清 CK 値を測定し、上昇していることを確認してからアイソザイムの測定を行う方がよい。ルーチン検査で MB 分画を測定すると、多くの患者に「急性心筋梗塞(疑い)」の保険病名をつけることになる。

(井川昌幸)

[p] 酸ホスファターゼ(ACP)

検査の目的

酸ホスファターゼ(acid phosphatase;ACP)は前立腺組織内に極めて多量(他の組織の300倍以上)に局在しており、実際に測定される血中ACPの大部分を前立腺由来の前立腺性酸性ホスファターゼ(prostatic acid phosphatase;PAP)が占めている。このことより、従来は前立腺癌の診断や経過観察に用いられていた。酒石酸抵抗性酸性ホスファターゼ(tartrate resistant acid phosphatase;TRACP)は骨吸収や破骨細胞機能の指標として最近注目されてきた。

測定法と基準値

酸ホスファターゼ(ACP:EC 3.1.3.2)はリン酸化合物より無機リン酸を遊離する酵素で、分子量約10万、等電点4.1〜5.2、2つのサブユニットからなる糖蛋白である。前立腺のみでなく、白血球、脾、肝、腎、赤血球および骨に分布している。シアル酸の多寡により、電気泳動上数個のアイソザイムに分かれPAPはアイソザイム2に含まれる。ACPは酵素活性を測定する酵素法でもっぱら測定されている。用いる基質および測定法の違いにより、本邦で市販される測定法は多くある。代表的な測定法を下記に示す。基準値は

測定法	単位	基準値
King-Armstrong法	1mgフェノール/100ml/時(KA単位)	0〜3
Bessey-Lowry法	1mmol p-ニトロフェノール/l/時(BL単位)	0.8以下
Kind-King法	KA単位に同じ	1〜4
Fishman-Lerner法	KA単位に同じ	2.76以下
Bodansky法	1mg無機リン/100ml/時(Bodansky単位)	0〜1
Huggins-Talalay法	0.1mgフェノールフタレイン/100ml/時	4〜8

国際単位(mU/ml)=7.1×KA単位
=16.7×BL単位

測定法により異なる。

異常値の解釈

ACPが高値を示す疾患、病態を表17に示す。ACPは前立腺癌の腫瘍マーカーとして、20年ほど前までは重要であった。しかしながら、異常値となる症例はほとんどが転移病期であり、早期癌の診断には限界性のあることが判明して、より前立腺に特異的なPAPのRIA(放射免疫測定法)、やEIA(酵素免疫測定法)、での開発がなされた。現在では前立腺癌の診断面でのACPの有用性は乏しい。PAPも1985年頃より臨床応用されたγセミノプロテイン

表 17. 血中 ACP が上昇する疾患、病態

前立腺癌	主として転移病期
急性前立腺炎	
尿閉	
経尿道操作	カテーテルや膀胱鏡
骨吸収が亢進する疾患、病態	
	骨転移を伴った悪性腫瘍
	上皮小体機能亢進症など
血液疾患	白血病など
肝、胆道系疾患	胆道閉塞を生じる病態
腎疾患	腎不全を生じる病態

(γ-Sm)や前立腺特異抗原(PSA)と比較して早期癌の陽性率が低率であること、再発時にも異常値へと変動することが少ないことが明らかとなり、腫瘍マーカーとしての評価は現在低いものとなっている。

骨吸収が亢進する各種の骨疾患で ACP の上昇が認められる。最近は TRACP がより骨吸収、破骨細胞機能を反映する指標として注目されている。

多発性骨髄腫では形質細胞中の ACP 活性が上昇するため、血中 ACP が高値となる。骨髄性白血病やときにリンパ球性白血病でも血中 ACP は上昇する。TRACP は hairy cell leukemia の腫瘍マーカーとしても重要視されている。

慢性透析患者では、骨吸収優位の骨代謝が基本的病態のため、ACP、TRACP は上昇する。肝硬変、胆道閉塞などでは、排泄障害のため ACP は上昇する。

生理的変動：年齢に関しては、小児は成人より、また老人は若年者より高値を示す。ACP の日内変動については意見の一致をみていない。血中 ACP 値は PAP、PSA などと同様に、急性前立腺炎、尿閉、臨床症状のない前立腺炎で上昇するので注意が必要である。アンドロゲンを低下させる抗アンドロゲン剤やエストロゲン剤などを投与されると ACP 値は抑制されるので、内服薬の確認が必要である。

採血・保存の注意

ACP は室温では酵素活性が低下するので、測定は速やかに実施することが望ましい。血清を保存する場合は、酢酸を加えて 4℃に保存し 2 日以内に測定する。

保険上の注意

D 007 血液化学検査の 1.31 項目中に入っている。包括検査(生化学的検査 I)に含まれ、単独では 12 点(平成 16 年 4 月現在)。

(秋元　晋)

[a] アンジオテンシン変換酵素(ACE)

検査の目的

アンジオテンシン変換酵素(angiotensin converting enzyme；ACE)は、アンジオテンシンⅠに作用して、昇圧作用を有するアンジオテンシンⅡに変換する酵素であり、同時に血管拡張作用を有するブラジキニンを不活化する作用も有している。ACE は生体内に広く分布するが、中でも肺・網膜の毛細血管内皮細胞、腎の近位尿細管刷子縁、サルコイドリンパ節に強い活性を示す。1975 年、Liberman がサルコイドーシス患者で血清 ACE 活性が上昇し、かつ治療に反応して低下することを報告して以来、種々の呼吸器疾患・肝・腎・甲状腺および糖尿病などで変動することが知られるようになった。しかし日常の臨床検査での本酵素活性の測定は主にサルコイドーシスの補助診断や病勢の把握、治療効果の判定に用いられる。

測定法と基準値

1. 笠原法：8.3〜21.4　IU/l/37℃
2. Cushman 法の変法：22〜40 U/ml

1 が 2 に比べ簡便なので多く用いられている。測定方法により活性値が異なるので症例の追跡する際には注意を要する。

異常値の解釈

1. サルコイドーシス

サルコイドーシス患者では血清 ACE 活性の上昇がみられる。この ACE は類上皮細胞由来と考えられており、血清 ACE 活性は肉芽腫性病変の量を一定程度反映する。活動性サルコイドーシスの約 70% の症例は健常者の血清 ACE 活性の mean±2 SD より高い活性を示す(正常上限値の 1.5〜2 倍以上)。サルコイドーシスの活動期症例を病型別にみると病変の拡がりが大きいものほど高値を示す。また非活動期には正常範囲の値を示す。

自然経過観察例では血清 ACE 活性の変動は臨床経過とよく相関し、ステロイド治療時には胸部 X 線所見の改善に先行して比較的短期間に血清 ACE 値の低下が認められる。ACE 高値症例は予後不良となる頻度は高いがステロイド剤投与の適応の指標にはならない。以上、まとめると血清 ACE 活性測定はサルコイドーシスの診断、病変の拡がり、治療経過の把握をみるうえで有用な検査である。

2. その他の疾患

血清 ACE 活性が変動する疾患を表 18 に示す。サルコイドーシス以外でも血清 ACE 活性が上昇する疾患もあるが、サルコイドーシスほどその頻度は少なく上昇の程度は高くない。高値といっても正常人値上限の 1.5 倍以上は示さない。肉芽腫性疾患で高い傾向にあり、肺血管床の減少する疾患で低い傾向にある。糖尿病や透析患者は全身の血管障害のため、肝疾患では肝細胞障害による ACE 分解能低下のため血清 ACE 活性は高値を示すとされている。甲状腺機能亢進症では血清 ACE 活性とホルモン値は正の相関を示すが、その詳細な機序は不明である。血清 ACE 活性と血圧との関連性はいまだ不明である。

表 18. 血清 ACE 活性が異常値を示す疾患

高値を示す疾患	低値を示す疾患
サルコイドーシス 慢性ベリリウム肺 珪肺 石綿肺 肺結核 非定型抗酸菌症 気管支喘息 リンパ脈管筋腫症 癩病 甲状腺機能亢進症 糖尿病(特に網膜症の合併) 肝硬変 原発性胆汁性肝硬変 慢性肝炎 Lennertリンパ腫 慢性腎不全 Osteoarthritis Gaucher病	慢性閉塞性肺疾患 肺癌 クローン病 慢性白血病 多発性骨髄腫 甲状腺機能低下症

3. 生理的変動

日内変動、日差変動は少ない。食事の内容、採血時の体位による影響はない。女性は男性より高値を示す。10 歳以下では成人に比し高値となる。

4. 遺伝子多型性

近年 ACE 遺伝子に遺伝子多型性(DD 型、ID 型、II 型)が存在することが明らかになっている。遺伝子多型と血清 ACE 活性には一定の関係があり DD 型、ID 型、II 型の順に血清 ACE 活性が高い(表 19)。したがって健常成人の血清 ACE 活性は、同一個体では変化せず一定の値をとるが、個体間の活性値にはかなりの差がみられる。このため活動性サルコイドーシスの患者でも血清 ACE 活性が正常値を示す場合があると考えられている。このような症例でも血清 ACE 活性は病状の改善とともにさらに低下するため経過の把握に役に立つ。

表 19. 血清 ACE 活性と遺伝子多型性

測定性	遺伝子多型性		
	II	ID	DD
笠原法 (IU/l/37°C)	11.8±2.9	15.2±3.6	19.3±3.9

5. 薬剤の影響

1) ACE 阻害剤が近年広く高血圧の治療に用いられている。ACE 阻害剤はその服用後一定時間血清 ACE 活性を低下させるので測定上注意を要する。
2) ステロイド剤により低下する。

採取・保存の注意

a) **笠原法**：血清のみ。

b) **Cushman 法の変法**：血清、血漿いずれでも測定可。

採取必要量は血清 0.7 ml。検体は －20℃ に冷凍保存すれば一カ月程度は安定。室温でも 1 日程度の保存なら明らかな活性の変動はみられない。

保険上の注意

a) **保険適応**：保険病名がサルコイドーシス（または疑い）ならば問題ない。

b) 保険点数＝290 点。検体検査判断料＝135 点。

(吉村信行)

2 血清蛋白

[a] 血清総蛋白

検査の目的

血清蛋白は 100 種類以上の蛋白成分の集合体である。単一の蛋白であるアルブミン以外はグロブリンとして総称されている。形質細胞で合成される免疫グロブリンを除いて、アルブミン・凝固因子・補体・酵素などそのほとんどは肝細胞で合成され、血清蛋白の異常は合成異常・分解異常・消費・漏出などを反映している。

測定法と基準値

Biuret 法、Kjeldahl 法、屈折計法などが知られているが、日常検査ではペプチド結合と Cu^{2+} の反応で発色する Biuret 法が用いられている。

基準値：6.5〜8.3 g/dl

異常値の解釈

1. 総蛋白の増加する疾患
   a) **濃縮による見かけ上の増加**：下痢・嘔吐・発汗などによる脱水
   b) **免疫グロブリンを中心とする増加**：免疫グロブリン異常症、急性炎症、慢性炎症、悪性腫瘍（多くはアルブミンの低下を伴うため総蛋白としては増加しないこともある）

2. 総蛋白の減少する疾患（総蛋白の約 50〜60% がアルブミンであることから多くはアルブミンの減少を反映している）
   a) **合成低下**：肝障害（特に肝硬変）
   b) **栄養不良**：飢餓、消化器疾患
   c) **異化の亢進**：悪性腫瘍、慢性炎症、甲状腺機能亢進症
   d) **蛋白質の漏出**：広範熱傷、腹水・胸水（浸出液）の貯留、蛋白漏出性胃腸症、ネフローゼ症候群

3. 生理的変動

   生後徐々に増加し、3歳で成人の値に達する。成人女子では男子より 0.1〜0.2 g/dl 低い。体位としては立位で、また時間的には午後の方が体液の分布の変化により高値となる。妊娠中は希釈により低下する。

4. 測定誤差

   高度の黄疸や乳び血清では高値となる。

F　生化学検査

採取・保存の注意
凍結保存(−20℃)で長期間安定である。

保険上の注意
保険適応(15点)であるが自動分析装置でルーチンに行われるセット検査の1つであることが多く、この場合には所定点数(12点)にかかわらず検査の項目数に応じて点数が算定される。さらにほかの検体検査の種類・回数に関係なく一括して検体検査判断料(155点)、検体検査管理加算(病院・診療所によって異なる)が月1回に限り算定される。

(前田正人)

[b] 蛋白分画、アルブミン

検査の目的

　血清蛋白は両性電解質で、アルカリ溶液中では負に帯電することから、陽極に移動し、移動度の差からアルブミン、α_1グロブリン、α_2グロブリン、βグロブリン、γグロブリンの5つに分画される。アルブミン分画には単一な蛋白であるアルブミンが、α_1グロブリンには主にα_1アンチトリプシン、α_2グロブリンにはα_2マクログロブリン・ハプトグロビン、βグロブリンにはトランスフェリン・βリポ蛋白が含まれ、γグロブリン分画の大半はIgGである。

測定法と基準値

　一般的にはセルロースアセテート膜を支持帯として電気泳動により分画し、デンシトメーターで分画の比率を測定する。また、アルブミンの測定はBCG試薬との結合を測定するBCG法が用いられる。

> 基準値：
> アルブミン　　　53～68%
> α_1グロブリン　　2～6%
> α_2グロブリン　　6～12%
> βグロブリン　　　6～12%
> γグロブリン　　　11～24%

> 基準値：アルブミン　3.8～5.3 g/dl

　ごく稀に遺伝的に異性アルブミン(alloalbumin)として電気泳動上2峰性のアルブミンを認めることがある(ヘテロ接合体では2峰性となるが、ホモ接合体では1峰性となるため通常の電気泳動では検出は困難である)。

異常値の解釈

1) アルブミンの増加：総蛋白の増加をきたす疾患がそのまま該当する。

2) 蛋白分画に影響するのは約10数種類の蛋白の増減で、蛋白分画の測定はこれらの欠損症やM蛋白のスクリーニングに有用である。稀ではあるが遺伝的に特定の蛋白が単独で欠損する場合(無アルブミン血症、α_1アンチトリプシン欠損症、α_2マクログロブリン欠損症、無トランスフェリン血症、無γグロブリン血症)には、それぞれの分画が著明に減少する。蛋白分画の異常は表20のように、① ネフローゼ型、② 急性炎症型、③ 慢性炎症型、④ 肝硬変型、⑤ 妊娠型、⑥ 分画欠損型、⑦ M蛋白血症型、などに分類することができる。

表20. 蛋白分画の典型的なパターン

	アルブミン	α_1	α_2	β	γ	代表的疾患
ネフローゼ型	↓↓		↑			ネフローゼ症候群
急性炎症型	↓	↑	↑			急性感染症 急性心筋梗塞
慢性炎症型	↓		↑		↑	悪性腫瘍、慢性感染症 自己免疫疾患
肝硬変型	↓↓		↓	↑↑*		肝硬変
妊娠型	↓		↑			妊娠中期・後期
分画欠損型	↓				↓	無γグロブリン血症 無アルブミン血症
M蛋白血症型				↑↑**		多発性骨髄腫 マクログロブリン血症

* γグロブリンの著明な増加のためβ分画とγ分画の分離が不明瞭となり β-γ bridging と呼ばれる変化を認めることがある。
** α_2 からγ分画にかけて急峻なピークが認められ単クローン性(monoclonal)免疫グロブリンの増加(Mピーク)が観察される。

しかし、これらに疾患特異性はなく臨床像の把握に有用である。各蛋白分画に含まれる微量成分の変化を捉えるには免疫電気泳動を行う必要がある。また、個々の蛋白成分の測定には single radial immunodiffusion などの免疫化学的定量を行う必要がある。

3）**生理的変動**：アルブミンは総蛋白と同様に3歳で成人の値となる。α_2 グロブリンは生後半年から1年にかけて増加する。

4）**測定誤差**：溶血により α_2 グロブリンとβグロブリンの分離が不良となり著明な溶血ではβグロブリン分画が増加する。蛋白結合性の強い抗生物質・化学療法剤のために2峰性のアルブミンの出現やアルブミン分画の増加をきたすことがある。

採取・保存の注意

凍結保存($-20°C$)で長時間安定である。

保険上の注意

表20の該当する疾患について保険適応（アルブミン：12点、蛋白分画：22点）。アルブミンは自動分析装置でルーチンに行われるセット検査の1つであることが多く、この場合には所定点数にかかわらず検査の項目数に応じて点数が算定される。さらに他の検体検査の種類・回数に関係なく一括して検体検査判断料(155点)、検体検査管理加算(病院・診療所によって異なる)が月1回に限り算定される。

（前田正人）

[c] α_1ミクログロブリン(α_1-MG)

検査の目的

糸球体濾過値低下の早期診断(Ccr が 70 ml/分以下となると上昇してくる)。

測定法と基準値

ラテックス凝集反応(LAI)、radioimmunoassay(RIA、放射免疫測定法)、enzymeimmunoassay(EIA、酵素免疫測定法)など種々の方法で測定されているが、RIA による測定は LAPI、EIA による測定に比し 1~3 mg/l 高値となりやすい。

	総 α_1ミクログロブリン	備考
成人	10~30 mg/l	加齢により上昇(生理的腎機能低下) 男性は女性より 1~2 mg/l 高い 立位では臥位より 1~2 mg/l 高い
小児	5~ mg/l	生下時 5~10 mg/l 成長するにつれて上昇し思春期に成人レベル

異常値の解釈 (表21)

α_1-m は分子量 33,000 で約 20% の糖を含有する低分子糖蛋白である。主として肝臓で産生され、血中でほぼ 50% が低分子のままフリーで、残りの 50% は単量体 IgA(分子量 16 万)と等モル比で結合した高分子型を形成している。低分子型 α_1-m は糸球体基底膜を容易に通過し、近位尿細管でエンドサイトーシスによって取り込まれアミノ酸に異化される。よって正常では尿中

表21. α_1ミクログロブリン異常値を示す疾患

		尿中 α_1-m(低分子型)	
		高値	正常
血中総α_1-m	高値	腎機能低下(Ccr<70 ml/分) 　腎機能低下を呈する疾患すべて 　一部の肝癌	腎機能正常の IgA 増加症: 　IgA 型骨髄腫、感染症
	正常	腎機能低下のない 　尿細管間質障害 　　Fanconi 症候群、Wilson 病 　　Cd 中毒、通風腎、間質性腎炎 　　薬剤性障害 　　慢性糸球体腎炎 　　腎盂炎	
	低値		α_1-m 産生の低下:高度の肝機能障害

にはほとんど排泄されないが、尿細管障害を生じると尿中排泄量が増加する。血中レベルは低分子型および高分子型の両方を含んだ総 α_1-m として測定されるため、α_1-m 自体の産生量、排泄量以外にも血中 IgA 値によって左右されることになる。

異常値の多くは Ccr 低下による排泄障害に基づき、通常 Ccr 70 ml/分(100 l/日)以下になると血中レベルは上昇してくる。よって血清 Cr 値の上昇よりも早期に Ccr の低下を捉えることが可能となる。腎機能の低下以外で血中レベルが上昇するのは産生量の増加(一部の肝癌)あるいは IgA の増加のため高分子型が増加する多発性骨髄腫がある。逆に高度の肝機能障害による産生量の低下や IgA 欠損症では血中レベルは低下する。

|採取・保存の注意|

血清でも尿中でも極めて安定しており、変化を生じにくい。

|保険上の注意|

保険点数 170 点。

(小澤　潔)

[d] β_2ミクログロブリン(β_2-MG)

検査の目的
1. 糸球体障害の指標
2. 非特異的腫瘍マーカー
3. 適正透析の指標

測定法
ラテックス凝集反応(LAI)、radioimmunoassay(RIA)、enzymeimmunoassay(EIA)などの種々の方法で測定されている。

基準値

> 基準値　　　　　　1.0～2.0 mg/l
> 透析前の目標値　　＜30 mg/l

異常値の解釈

β_2-MG はアミノ酸 99 個からなる分子量 11,800 の低分子蛋白で、赤血球を除く全身の有核細胞で産生され、特にリンパ球、単球などに豊富に存在して主要組織適合抗原(HLA)class 1 の L 鎖の構成成分となっている。正常人での合成速度は 2.4～3.7mg/kg/日と推定されており、流血中ではほかの蛋白と結合せず、ほぼフリーの形で存在する。糸球体基底膜におけるふるい係数はほぼ 1 で、濾過された β_2-MG は近位尿細管で異化される。腎以外での異化は無視できる範囲とされており、血中濃度の測定は糸球体濾過値の簡便な評価に用いられている。すなわち腎機能の低下例では比較的早期に血清濃度が上昇し、血清クレアチニン値と正の相関を示す。糸球体濾過値あるいは尿細管障害の指標として利用されてきた β_2-MG が大きな注目を浴びたのは長期透析患者に生じる透析アミロイドーシスの前駆蛋白であることが証明された以後のことである。腎機能が完全に廃絶した透析患者では正常の数十倍の血清濃度にも達し、透析療法の長期化とともに手根管症候群、骨関節障害をはじめとし、ついには全身性アミロイドーシスを呈してくる。β_2-MG 分子が脱アミド、AGE 化など、さまざまな修飾を受けて線維を形成するためか血清 β_2-MG 濃度と透析アミロイドーシスの発症頻度や重症度は必ずしも相関しない。しかし血清 β_2-MG が異常高値であることが必要条件であるため、高分子透析膜、血液透析濾過、β_2-MG 吸着筒などを用いて除去量の増加を試みる必要がある（表22）。

また悪性腫瘍、自己免疫疾患、感染症などでは産生量が増加するため血清

表22. β_2ミクログロブリン異常高値を示す疾患

異化の減少	腎機能障害 　急性糸球体腎炎、慢性糸球体腎炎、慢性腎不全、透析患者
産生の増加	悪性腫瘍 　肺癌、肝癌、大腸癌、胃癌、卵巣癌など
	血液疾患 　多発性骨髄腫、悪性リンパ腫、リンパ性白血病、単球性白血病
	自己免疫疾患など 　SLE、RA、シェーグレン症候群、マクログロブリン血症、伝染性単核球症

β_2-MG は上昇する。一般に活動性の高い細胞ほど β_2-MG を多量に産生する傾向があり、疾患の活動性に伴った動態が認められる。

採取・保存の注意

血清あるいは血漿にて測定する。4℃で1週間、−20℃で1年間の保存が可能である。

保険上の注意

保険点数120点。精密測定は130点。透析患者では外来管理料に含まれるが、β_2-MG 除去目的にダイアライザー変更時3カ月間のみ、月2回以上測定した場合は1回/月で追加加算可能。

(小澤　潔)

[e] ミオグロビン

検査の目的

心筋梗塞の診断、筋ジストロフィー、皮膚筋炎、多発性筋炎などの診断に用いられる。

検査法と基準値

> RIA 2 抗体法、60 ng/ml 以下

異常値の解釈

ミオグロビンは心筋、骨格筋の細胞質に存在するヘム蛋白で、心筋梗塞などの心疾患、筋ジストロフィーなどの骨格筋疾患など、筋細胞が傷害される病態で血中に放出される。心筋梗塞では発症後1～3時間で上昇するため、心筋梗塞の早期診断に有用である。但し心筋特異性が低く骨格筋疾患との鑑別が必要なため、CK、ミオシン軽鎖Ⅰ、トロポニンTなどの他の心筋逸脱蛋白と同時に測定する必要がある。骨格筋疾患では持続的に上昇していることが多い。激しい運動の後や腎不全患者で上昇するので注意が必要。血中濃度が300 ng/ml 程度を超えると尿中に排出され、ミオグロビン尿症となる。

採取・保存の注意

血清 0.2 ml、凍結保存。

保険上の注意

保険点数 170 点。

(伊藤　宏)

[f] 心室筋ミオシン軽鎖(LC)I

検査の目的
心筋梗塞、心筋炎などの心筋疾患の診断と重症度判定、筋ジストロフィー、皮膚筋炎、多発性筋炎などでの骨格筋疾患の診断に用いられる。

検査法と基準値

> IRMA法、2.5 ng/ml以下

異常値の解釈
ミオシン軽鎖(light chain＝LC)はミオシン重鎖、トロポニンなどとともに心筋、骨格筋などの収縮線維を形成する。心筋梗塞や骨格筋疾患において筋細胞が傷害されるとはじめ細胞膜が破壊され、CKやミオグロビンなどの細胞質の成分が血中に放出されるが、ミオシン軽鎖Iなどの筋原線維蛋白はそれより遅れて放出される。心室筋ミオシン軽鎖Iは免疫学的に骨格筋のアイソフォームとクロスするため心筋特異的ではなく、筋ジストロフィー、皮膚筋炎、多発性筋炎などでも上昇する。蛋白として安定で心筋梗塞発症後長期に血中濃度が保たれるので、心筋梗塞の長期診断に有用である。発症後3〜4時間で上昇をはじめ、12〜24時間でピーク、7〜14日くらいまで高値が持続する。また梗塞範囲の大きさとよく相関するといわれ、心筋梗塞の重症度の指標ともなる。運動や筋肉注射では上昇しないが、腎不全患者では上昇することがあるので注意が必要。

採取・保存の注意
血清0.5 ml、凍結保存。

保険上の注意
保険点数230点。

同一日に当該検査を2回以上行った場合においては、算定は1回とする。

(伊藤　宏)

[g] 心筋トロポニン T

検査の目的

心筋梗塞などの心筋疾患の診断および重症度判定、心筋梗塞後の再灌流の有無の判断に最も有用な検査である。

検査法と基準値

EIA 法、0.25 ng/ml 以下

異常値の解釈

トロポニン T はトロポニン I、C とともに収縮線維の一部を構成し、横紋筋の収縮を制御している蛋白の1つである。骨格筋と心筋ではアイソフォームが異なり免疫学的に判別可能である。現在行われている精密測定(EIA、酵素免疫測定法)は心筋に特異的な抗体を用いているので、心筋トロポニン T の高値は心筋の傷害を反映する。現在施行可能な生化学的検査の中で心筋梗塞の診断に最も特異性が高い。心筋トロポニン T はその 94% は筋原線維構造蛋白を構成し、残りの 6% は細胞質に存在する。一般に2峰性の血中動態を示す(図 27)のは先に細胞質の分画が放出され、引き続き筋原線維内の分画が放出されるためと考えられている。急性心筋梗塞の早期再灌流症例では3〜6時間で上昇をはじめ、12〜18 時間で最初のピーク、90〜120 時間後に第2のピ

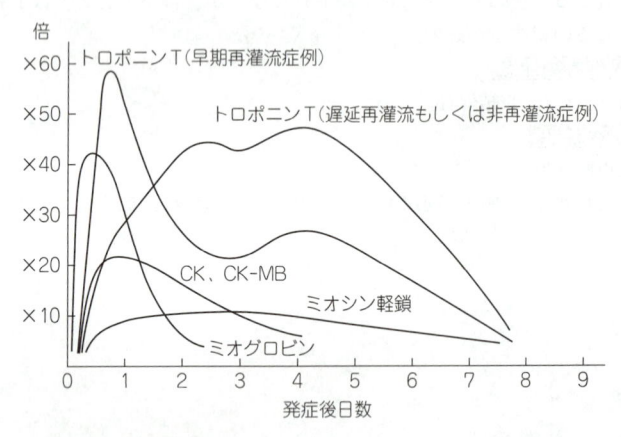

図 27. 急性心筋梗塞における生化学的マーカーの経時的変化
(Seino Y, et al : Jpn Circ J, 1996 より著者らの許可を得て改変して引用)

ークを形成して、7～10日高値が持続する。遅延再灌流または非再灌流症例では3～6日の間に1峰性またはなだらかな2峰性のピークを認め、比較的長期の間高値が持続する。90～120時間後に認める第2のピーク値は心筋梗塞範囲とよく相関するので、重症度判定にも有用である。骨格筋疾患や運動での上昇はない。高度の腎不全で高値をとることがある。また、トロポニンIも近年測定可能となり、保険適応となった。

採取・保存の注意

血清1.0 ml、凍結保存。

保険上の注意

保険点数はトロポニンT・Iいずれも120点(トロポニンTおよびIを同一月に併せて測定した場合は主たるもののみを算定)。

(伊藤　宏)

[h] III型プロコラーゲンアミノペプチド

検査の目的

　III型プロコラーゲンペプチド（P-III-P）は、コラーゲンの前駆物質であるIII型プロコラーゲンが細胞内で合成され細胞外に分泌され、コラーゲン分子として重合する際に、プロコラーゲンペプチダーゼによりはずされるコラーゲン分子の両末端（カルボキシおよびアミノ末端）に付着しているペプチドである（図28）。はずされたプロコラーゲンペプチドは循環血中に移行するので、それを測定することにより、体内でのコラーゲンの生成を知り得るものと推測される。したがって各種臓器（特に肝臓）の線維化の指標（肝線維化マーカー）、活動性の判定、治療効果の判定に有用とされる。

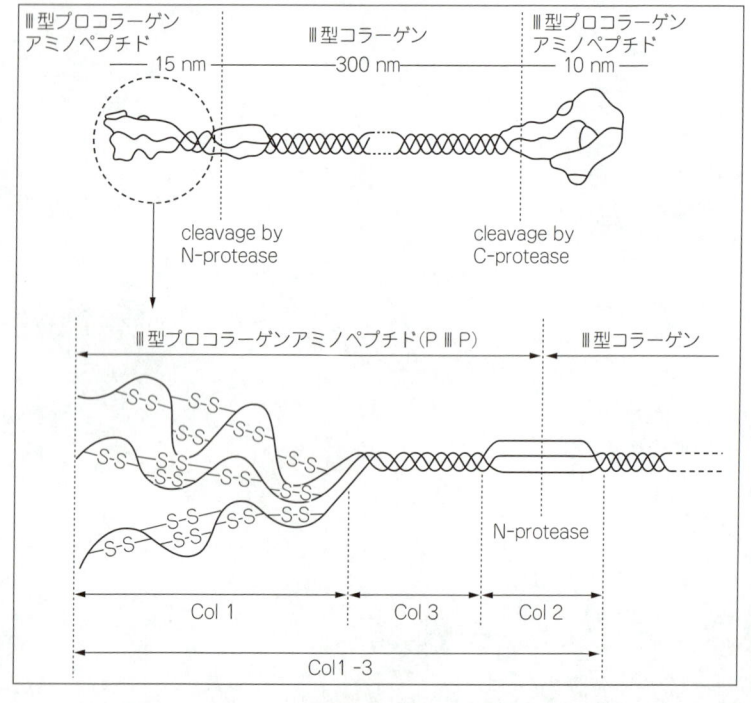

図28. III型コラーゲン（図上）およびP-III-P（図下）の構造

測定法と基準値

P-Ⅲ-P の測定にはⅢ型プロコラーゲンのアミノ末端にあるペプチド（Ⅲ型プロコラーゲンアミノペプチド；図28）に対する2種のモノクロナール抗体を使用した試験管固相 IRMA 法が用いられている。

> 基準値：0.3～0.8 U/ml（20 歳以上の成人）

異常値の解釈

血清 P-Ⅲ-P が異常高値を示す主な疾患は、それぞれの臓器でⅢ型コラーゲンが産生される疾患であるが、肝疾患として急性肝炎、慢性肝炎、肝硬変症、肝癌、アルコール性肝疾患、原発性胆汁性肝硬変症（PBC）、原発性硬化性胆管炎（PSC）などが挙げられる。そのほか、腫瘍、肺線維症、骨および骨髄疾患、心・血管障害、甲状腺機能亢進症、膠原病、創傷治癒過程でも肝疾患と同様にⅢ型コラーゲンが産生されるため高値を示す。腎疾患では排泄の低下により血清中で高値を示す。

Rohde らにより最初に肝疾患での有用性が報告された故に、最も肝疾患での検討が行われている。血清 P-Ⅲ-P 値は急性肝炎を除いた慢性肝疾患において、門脈域の線維化の程度と良好な相関を示した。P-Ⅲ-P は肝線維化の初期において線維化とよい相関が得られているが、高度な肝硬変では正常範囲内に低下する場合がある。またウイルス性急性肝炎、慢性活動性肝炎、アルコール性肝炎や断酒後のアルコール性肝疾患などでも著明に上昇することより既に蓄積した線維化を表すのではなく、肝炎の活動性、すなわちコラーゲンの合成を表すと同時にコラーゲンの分解（断酒後のアルコール性肝疾患など）も反映することが明らかとなり、肝線維化マーカーとしての意義は薄れてきた感がある。しかし、急性肝炎から慢性肝炎への移行の診断や、慢性肝疾患の病勢の把握、それにC型慢性肝炎に対するインターフェロン治療の有効性の判定などには有用と思われる。ただ肝疾患以外でも悪性腫瘍（特にスキルス胃癌）、甲状腺疾患、膠原病のようにコラーゲン代謝にダイナミックな変化をみる場合、上昇することがあるので、これらの疾患の存在についても考慮する必要がある。このように臓器特異性がないために、ほかの検査法と併せて診断に用いることが重要である。

生理的変動として、年齢的に検討すると小児期では成人に比し高値を示す。特に新生児では著明である。成人では70歳以上で多少の上昇傾向がみられる。また妊娠とともに上昇する。同一健常人の値は年間を通してほとんど変動はみられない。

採取・保存の注意

食事は測定値に影響しないが、長時間の運動は避けさせる。血清の保存は冷蔵庫内でも比較的安定(少なくとも1週間)であり、−30°C以下であれば長年にわたり安定である。

保険上の注意

P-III-Pの測定は前述の疾患名で健康保険上認められている。保険点数は170点であり検体検査判断料は155点となっている。しかし血清IV型コラーゲン測定あるいはプロリルヒドロキシラーゼ(PH)と併せて行った場合には、一方の所定点数のみしか算定できない。

(丸山勝也)

[i] Ⅳ型コラーゲン

検査の目的

Ⅳ型コラーゲンは基底膜の主要構成成分である。体内で基底膜が増殖(合成)したり、あるいは逆に破壊(分解)される状態では、血中にⅣ型コラーゲンが増加することが推測される。特に肝障害が進展する過程において、肝類洞の毛細血管化と呼ばれる基底膜様構造物の形成がみられ、これによりⅣ型コラーゲンが一部血清中に出現し、その血中濃度が上昇する。そのため血中のⅣ型コラーゲンの測定は肝線維化の早期発見や、肝硬変への進展の有無の鑑別に有用となる。肝線維化マーカーとしてはP-Ⅲ-Pより有用とされる。また、ほかの臓器における線維症(肺線維症、糖尿病性腎症)や、癌細胞が基底膜破壊や新生血管を形成する状態である癌の浸潤転移の診断にも有用である。

測定法と基準値

Ⅳ型コラーゲン分子は主要部分の三重らせん領域(TH domain)と、そのN末端に7-S領域と呼ばれる第二のらせん構造(7 S domain)があり、このほかに非コラーゲン(非らせん)領域として両らせん領域の間に存在するnon collagenous domain 2(NC 2)と、TH domainのC末端に存在するNC 1と呼ばれる領域がある(図29)。基底膜を構成するⅣ型コラーゲンは4つの分子が7 S domain部分でS-S結合により結合しており、この部分を特に7 Sコラーゲンと呼んでいる(図29)。血清中のⅣ型コラーゲンの測定法には、現在2種類の異なった測定法によるキットが開発され用いられている。1つの検査法は7 S domainの部分に対するポリクロナール抗体を使用して測定するRIA(Ⅳ型コラーゲン・7 S精密測定:7 Sと略す)法であり、もう1つの測定法は7 S domainおよびTH domainを抗原とした2種のモノクロナール抗体を使用したサンドイッチEIA(Ⅳ型コラーゲン精密測定:Ⅳ-Cと略す)法である。両者の間には良好な相関を認めるが、それほど高い相関ではなく今後さらにその違いについて検討を要する。

> 基準値
> 7 S(検査センターにより若干異なる)
>   5 ng/ml 以下(MBC)
>   6 ng/ml 以下(SRL、BML)
> Ⅳ-Cによる基準値は150 ng/ml 以下

図29. IV型コラーゲンの構造

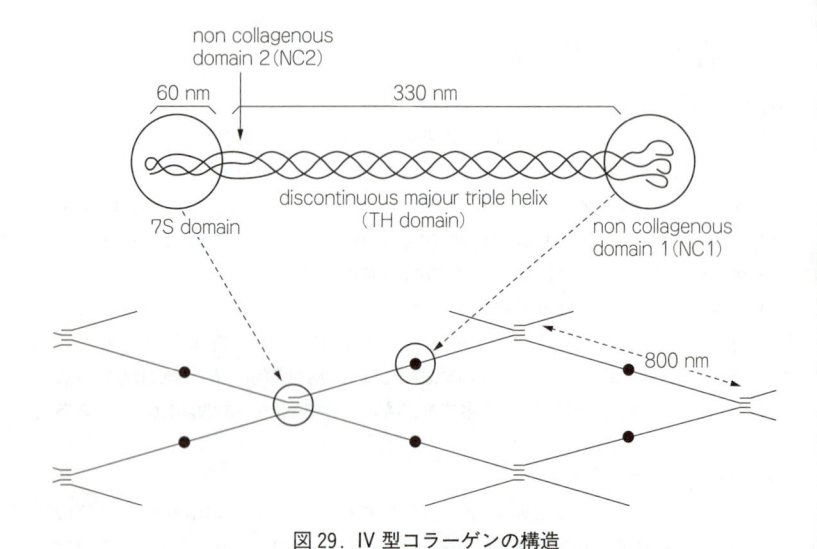

異常値の解釈

異常値を示す主な疾患は、臓器の線維化特に基底膜様構造物の形成がみられる慢性肝炎、肝硬変、肝臓癌、PBC、アルコール性肝疾患、劇症肝炎、肺線維症、糖尿病性腎症、膜性腎症などであるが、このうち劇症肝炎や肝臓癌は基底膜の破壊により血清中に増加するものも含まれる。このほかIV-C精密測定法は慢性骨髄増殖性疾患、糖尿病性血管障害、膠原病にも健康保険上適応が認められている。

血清IV型コラーゲン値は急性肝炎ではその極期に最も上昇するが、その程度はP-III-Pと比較し軽く、経過とともに低下する。したがって高値が持続する場合には劇症肝炎を考慮する必要がある。ウイルス性慢性肝炎ではその進行とともに増加し、また門脈域や中心静脈周囲の線維化の程度とよく相関する。7Sの場合8.5 ng/ml以上、IV-Cの場合250 ng/ml以上では肝硬変の可能性が高い。ウイルス性肝硬変例でさらに高値を示す場合には肝硬変に肝癌が合併されていないか考慮する必要がある。肝癌では肝硬変による肝線維化のほかに、癌の進展に伴う周囲脈管への浸潤、破壊それに癌組織への新生血管の増生を反映して高値を示すと考えられる。なおインターフェロンの治療中に7S値が著明に上昇したとする報告がみられるので注意を要する。しか

し投与終了後には低下するという。またステロイドの投与が行われている場合、著明な高値を示していた症例が急に低下したり、あるいは肝障害が著明であるにもかかわらず高値を示さない場合があるので注意を要する。ステロイドはコラーゲン合成を抑制する効果があるので低下するものと考えられる。

アルコール性肝障害では門脈域や中心静脈周囲の肝線維化ばかりでなく肝細胞周囲の肝線維化の程度とも良好な相関を示す。アルコール性肝障害では、非アルコール性肝障害に比し高値を示す。またアルコール依存症患者における飲酒中の値は高値を示すが、断酒後漸次低下し約1カ月後にほぼ安定する。したがって肝障害患者を診たとき、必ず飲酒の有無とその量、そして断酒の期間を聞くことが大切である。また飲酒継続中であれば断酒1カ月後にもう一度再検する必要がある。アルコール性肝線維症例ではトランスアミナーゼが正常となっても7S値は異常高値が持続するので、その診断に有用である。飲酒中あるいは断酒直後のアルコール性肝硬変患者の7Sのカットオフ値は10 ng/ml となった。

肝障害以外には基底膜を有する脈管の病変、すなわち血管障害を伴う糖尿病や、糖尿病性腎症や膜性腎症によるクリアランスの低下により血清Ⅳ型コラーゲン値は高値を示す。同様に肺線維症でも高値がみられる。

生理的変動として食後の乳び血清が高値を示す。慢性大量飲酒では肝線維化がなくても上昇する場合もある。また妊娠中には上昇することが報告されている。年齢的な変化としては加齢と正の相関を示し、動脈硬化との関連を示唆するとの報告があるが異常値を示すほどではない。

採取・保存の注意

食後の乳び血清が高値を示すので早朝空腹時の採血が望ましい。保存は凍結すれば長期にわたり安定しており、また凍結、融解にも安定とされている。

保険上の注意

血清7SおよびⅣ-Cの測定は前述の疾患名で健康保険上認められている。7Sの保険点数は190点、Ⅳ-Cの保険点数は180点であり、検体検査判断料はいずれも155点となっている。血清7SまたはⅣ-C測定はプロリルヒドロキシラーゼ(PH)またはP-Ⅲ-Pと併せて行った場合には、一方の所定点数のみしか算定できない。

(丸山勝也)

[j] 血清ヒアルロン酸

検査の目的

ヒアルロン酸(HA)は酸性ムコ多糖の一種であり、臍帯、関節腔の滑液、眼の硝子体、結合組織および基底膜などに存在するが、血清中には微量にしか存在しない。HAは線維芽細胞など種々の細胞で合成されるが、肝臓では主に伊東細胞で合成され血中へ移行する。一方、分解は主に肝類洞内皮細胞にリセプターを介して取り込まれ行われる。したがって産生の亢進および取り込み・分解の低下により血中でのHA濃度の上昇がみられる。肝疾患、特に肝硬変症では、結合組織の増生に伴いHAの肝内での産生亢進が生ずるとともに、肝障害による肝類洞内皮細胞の形態的、機能的変化により取り込み・分解の低下が起こり血清HA値は著明に上昇する。したがって血清HA濃度の慢性肝炎患者における測定は、肝生検の適切な時期の判断、さらに肝硬変症への移行を診断するのに有用とされている。

測定法と基準値

ヒアルロン酸バインディングプロテインを使用したサンドウイッチバインディングプロテインアッセイあるいは ^{125}I 標識ウシHA結合蛋白とマイクロセファロースに固相化されたHAを競合させるバインディングプロテインアッセイ法がある。

> 基準値：50 ng/ml 以下
> （130 ng/ml が肝硬変のカットオフ値）

異常値の解釈

異常値を示す主な疾患は肝細胞障害としての急性肝炎、劇症肝炎、慢性肝炎、肝硬変、肝臓癌、アルコール性肝障害など、炎症性疾患としての関節リウマチ、全身性エリテマトーデス(SLE)、胸膜炎など、各種悪性腫瘍としての肺癌、悪性リンパ腫など、それに腎機能障害としての尿毒症などである。

肝障害ではHAの肝内での産生亢進が生ずるとともに、肝障害による肝類洞内皮細胞の形態的・機能的変化により取り込み・分解の低下が起こり血清HA値は著明に上昇する。急性肝炎でも著明な高値を示す例がある。特にA型肝炎に多いという。急性肝炎重症型や劇症肝炎ではさらに高値を示すが、経過とともに著明に低下するので、高値が持続する症例の場合には予後不良であることを考慮する。慢性肝炎では50 ng/ml以上であることが多いが、その病期や病態の進展とは必ずしも比例して上昇するとは限らない。しかし

130 ng/ml 以上を示した場合には肝硬変である可能性が高い。また慢性肝炎でインターフェロンの著効例はすべて 100 ng/ml 以下であったことよりインターフェロンの治療効果判定にも有用という報告もみられる。しかし原因はいまだ不明だが、インターフェロン投与中あるいは終了時に血清ヒアルロン酸が著明に上昇する例がみられ、インターフェロン β では特に多いとの報告もあるので注意を要する。インターフェロン投与を中止すると投与前値かそれ以下に戻る。さらに肝癌手術の際の肝切除率の決定、移植肝の予後の判定などにも有用とされている。アルコール性肝障害では非アルコール性肝障害に比し飲酒中高値を示すが、断酒後 2 週目まで漸次低下し安定する。したがって飲酒中に高値を示しても必ずしも肝硬変ではない可能性があるので、2 週間の断酒を指示し再検する必要がある。ただ著者らの検討では飲酒中でも 218 ng/ml 以上の場合は肝硬変の可能性(sensitivity 88％、specificity 87％)が高いことを見い出している。アルコール依存症では入院 1 週間後にヒアルロン酸が著明に上昇する例が少なからずあるが、このような症例は脱水が著明で点滴を行っていること、また食事ができるようになり栄養が改善したことが関係しているのではないかと思われる。

関節リウマチでは関節炎の程度に応じて滑膜細胞の増殖およびそれから産生される HA の産生が亢進するためその値は増加し、1,000 ng/ml を超える例もみられる。したがって関節リウマチの診断や病態の進行、それに治療効果の判定にも有用である。

生理的変動として血清ヒアルロン酸濃度は起床後の運動による影響を受け、起床 2 時間後にピーク値をとり 4 時間後に通常値に戻るという。また食事摂取により門脈血流量が増加し、内臓リンパ液が血中に流入するためヒアルロン酸が上昇する。性差は認められないが生後 1 年以内および 50 歳以上でやや高値を示すという。

採取・保存の注意

運動および食事摂取の影響を受けるので、起床直後か起床後 4 時間以降の空腹時採血が必要となる。保存は凍結で行う。

保険上の注意

本検査は慢性肝炎の患者に対して、慢性肝炎の経過観察および肝生検の適応の確認を行う場合に算定できる。主な対象疾患名は肝硬変と慢性肝炎である。したがってリウマチ疾患、胸膜炎の胸水中での測定など肝疾患以外での測定が有用であっても、現時点では査定されるので注意を要する。保険点数は 230 点で、検体検査判断料は 155 点である。

(丸山勝也)

[k] TTT、ZTT

検査の目的

膠質反応は血清蛋白の異常、特に血清グロブリン分画の質的・量的変化を反映する検査として用いられる。欧米の臨床検査ではほとんど用いられないが、電気泳動による血清蛋白分画に比べて安価に情報が得られるため依然として使用されている。

測定法と基準値

測定は消化器病学会肝機能研究班推奨法に基づき、チモール混濁試験（thymol turbidity test；TTT）は血清をバルビタール緩衝液と、硫酸亜鉛混濁試験（zinc sulfate turbidity test；ZTT）は硫酸亜鉛バルビタール緩衝液と混和することにより生じる混濁を比濁測定する。

> 基準値：TTT 4単位以下、ZTT 4〜10単位

異常値の解釈 （表23）

TTTはγグロブリン、特にIgMの増加とリポ蛋白の増加をきたす疾患で高値を示す。ZTTはγグロブリンの増加（特にIgG、IgMの増加）をきたす病態で高値となる。またIgG型のM蛋白血症ではTTTに比べてZTTが解離して上昇する。

a) 肝疾患：急性ウイルス性肝炎は1〜2週ではTTTが上昇し、その後ZTT値が増加する。急性肝炎の中でもA型肝炎、伝染性単核球症ではTTTが高値となるが、ほかのウイルス性肝炎では正常範囲かごく軽度の上昇に留まる。肝炎が慢性化・遷延化する場合には異常値が続き、慢性活動性肝炎では高値となる。肝硬変では高率に異常高値を示し、活動性のない場合（トランスアミナーゼがごく軽度の異常）には血小板数の減少とともに唯一の手がかりとなることがある。しかしアルコール性肝硬変ではZTTが正常値を示すこともある。また、閉塞性黄疸や脂肪肝では正常のことが多い。

表23. TTT、ZTTが異常となる疾患

	TTT軽度上昇	TTT中等〜高度上昇
ZTT軽度上昇	脂肪肝 閉塞性黄疸	A型肝炎 伝染性単核球症
ZTT中等〜高度上昇	多発性骨髄腫 単クローン性免疫グロブリン血症	肝硬変、肝膿瘍 慢性活動性肝炎 膠原病、慢性感染症

b)**慢性炎症性疾患**:膠原病、慢性感染症などの多クローン性免疫グロブリン血症ではTTT、ZTTがいずれも上昇する。

c)**単クローン性免疫グロブリン血症**:多発性骨髄腫、良性単クローン性免疫グロブリン血症の場合、IgG型ではZTTの上昇が目立つ。また、IgM・IgA型ではTTT、ZTTの軽度上昇であることが多い。

d)**生理的変動**:TTTは生後1歳までは低値で1~10歳では成人より高値となる。ZTTは生後徐々に増加し10歳頃成人の値となる。いずれも高齢者で上昇する。TTTは妊娠時、更年期以後に若干高値となる。ZTTには性差はない。

e)**測定誤差**:血清の混濁が影響するため食後の乳び血清や溶血、高ビリルビン血症では高値となる。TTTは試薬が不安定なため施設による差が大きい。

| 採取・保存の注意 |

空腹時血清を用いる。凍結保存($-20°C$)で長期間安定である。

| 保険上の注意 |

表23に該当する疾患について保険適応(12点)であるが、自動分析装置でルーチンに行われるセット検査の1つであることが多く、この場合には所定点数(12点)にかかわらず検査の項目数に応じて点数が算定される。さらにほかの検体検査の種類・回数に関係なく一括して検体検査判断料(155点)、検体検査管理加算(病院・診療所によって異なる)が月1回に限り算定される。

(前田正人)

[l] **セルロプラスミン**(522頁参照)
[m] **ハプトグロビン**(226頁参照)
[n] **フェリチン**(224頁参照)
[o] **トランスフェリン、総鉄結合能(TIBC)、不飽和鉄結合能(UIBC)**(223頁参照)

3 脂質

[a] 総コレステロール、HDL-コレステロール、LDL-コレステロール

検査の目的

コレステロールは細胞膜の必須成分であり、また、副腎皮質ホルモンの前駆体でもある。リポ蛋白を担体として、血漿中を運搬される。すべてのリポ蛋白［カイロミクロン、VLDL(very low density lipoprotein、超低比重リポ蛋白)、LDL(low density lipoprotein、低比重リポ蛋白)、HDL(high density lipoprotein、高比重リポ蛋白)］に含まれるが、正常では、LDL中に含まれるコレステロール量(LDL-コレステロール)が最も多く、次に、HDL中に含まれるもの(HDL-コレステロール)が多い。化学的には、血漿中のコレステロールの75％は脂肪酸とエステル結合しており(リポ蛋白粒子の内部に存在する)、残りが遊離型のコレステロール(リポ蛋白粒子の表面に存在する)であるが、かつては、この両者の和を総コレステロールと呼んだ。しかし、現在では、すべてのリポ蛋白中に含まれるコレステロールの総和という意味で、総コレステロールと呼ぶことが多い。血漿コレステロール量は原発性脂質代謝異常症で変動を示すほか、脂質代謝に影響を及ぼす肝、腎、内分泌、代謝、血液などの各疾患、食事や栄養摂取の異常、薬物などによっても二次性の変化を示す。LDL-コレステロールの増加、またHDL-コレステロールの減少は、それぞれ動脈硬化の主要な危険因子である。したがって、総コレステロール/HDL-コレステロールもしくはLDL-コレステロール/HDL-コレステロールもしくは総コレステロール－HDL-コレステロール/HDL-コレステロールを動脈硬化指数と表現することがある。

測定法と基準値

総コレステロールは、一般的には、血清そのものを基質として、エステル型コレステロールを加水分解してすべて遊離型コレステロールとした後、コレステロール酸化酵素を用いて酵素法で測る。HDL-コレステロールは、HDLのみを他のリポ蛋白から分離した後、そのコレステロール含量を測定する。LDL-コレステロールは、かつては、VLDL-コレステロールが中性脂肪/5で近似できるところから(中性脂肪が400 mg/dl 以下の場合)、Friedewaldの式(LDL-コレステロール＝総コレステロール－HDL-コレステロール－中性脂肪/5)で計算されていたが、最近では、LDLを他のリポ蛋白から

F 生化学検査

分離してそのコレステロール量を直接測定する方法(直接法)が、臨床検査で可能となった。

健康人のコレステロール値の分布には、性差、年齢差が存在する。総コレステロール(LDL-コレステロール)は、加齢とともに増加し、男性では50歳代、女性では60歳代がピークである。また、40歳代までは男性の方が女性より高値を示すが、それ以降は逆転する(閉経に伴うエストロゲンの分泌低下が関与している)。HDL-コレステロールは、若年者で高く、加齢とともに減少し、また、女性が男性より高値である。したがって、コレステロールの基準値は、性・年齢別に設定されるべきであるが、日本にはまだその基準値はない。一方、臨床的には、コレステロール値の管理は動脈硬化性疾患の予防ならびに治療を念頭において行われることが大部分であり、日本動脈硬化学会は、動脈硬化性疾患診療ガイドライン2002年版において、動脈硬化性疾患の

表24. 高脂血症の診断基準(血清脂質値:空腹時採血)

高コレステロール血症	総コレステロール	≧220 mg/dl
高LDLコレステロール血症	LDLコレステロール	≧140 mg/dl
低HDLコレステロール血症	HDLコレステロール	<40 mg/dl
高トリグリセリド血症	トリグリセリド	≧150 mg/dl

表25. 患者カテゴリー別管理目標値

患者カテゴリー			脂質管理目標値(mg/dl)				その他の冠危険因子の管理		
	冠動脈疾患*	LDL-C以外の主要冠危険因子**	TC	LDL-C	HDL-C	TG	高血圧	糖尿病	喫煙
A	なし	0	<240	<160	≧40	<150	高血圧学会のガイドラインによる	糖尿病学会のガイドラインによる	禁煙
B1	なし	1	<220	<140					
B2		2							
B3		3	<200	<120					
B4		≧4							
C	あり		<180	<100					

TC:総コレステロール、LDL-C:LDLコレステロール、HDL-C:HDLコレステロール、TG:トリグリセリド

*冠動脈疾患とは、確定診断された心筋梗塞、狭心症とする。
**LDL-C以外の主要冠危険因子
　加齢(男性≧45歳、女性≧55歳)、高血圧、糖尿病(耐糖能異常を含む)、喫煙、冠動脈疾患の家族歴、低HDL-C血症(<40 mg/dl)
・原則としてLDL-C値で評価し、TC値は参考値とする。
・脂質管理はまずライフスタイルの改善から始める。
・脳梗塞、閉塞性動脈硬化症の合併はB4扱いとする。
・糖尿病があれば他に危険因子がなくともB3とする。
・家族性高コレステロール血症は別に考慮する。

予防と治療の必要な対象を集団からスクリーニングする目的のための「高脂血症の診断基準」(表24)ならびに冠危険因子からみた「患者カテゴリー別管理目標値」(表25)を発表し、これらの基準値と目標値が広く使われるようになってきた。一方、総コレステロールの下限の基準値については、統一した見解はないが、経験的に 120 mg/dl がよく使われている。同様に、HDL-コレステロールの上限の基準値については、男性で 60 mg/dl、女性で 70 mg/dl 前後がよく使われている。

異常値の解釈

総コレステロールが増加および減少する原因を表26、27 に示すが、リポ蛋白中で最もコレステロール含量の多い LDL の増減がその原因となっていることが多い。家族性高コレステロール血症は LDL 受容体欠損症であり、ヘテロ接合体患者では総コレステロール 300〜500 mg/dl、ホモ接合体患者では 500 mg/dl 以上であり、前者は人口 500 人に 1 人の割合で存在する。高コレステロール血症がきっかけとなって甲状腺機能低下症が発見されることがしばしばある。血漿中に LDL を欠如している家族性無および低 β-リポ蛋白血症は互いに遺伝形式が異なっており、また、前者の原因はミクロゾームトリ

表26. 高コレステロール血症の原因

原発性高脂血症	LDL の増加(WHO IIa 型)	家族性高コレステロール血症 多因子性高コレステロール血症
	LDL+VLDL の増加(IIb 型)	家族性複合型高脂血症
	β-VLDL の増加(III 型)	家族性異常 β-リポ蛋白血症
二次性高脂血症	外因性	脂肪食過剰摂取
	内分泌、代謝疾患	甲状腺機能低下症 クッシング症候群 下垂体機能低下症 末端肥大症 糖尿病 急性間欠性ポルフィリン症
	肝疾患	閉塞性黄疸 肝癌 急性アルコール性脂肪肝 (Zieve 症候群)
	腎疾患	ネフローゼ症候群
	血液疾患	多発性骨髄腫 (免疫グロブリン異常症)
	その他	全身性エリテマトーデス(SLE) グルココルチコイド ストレス

グリセリド転送蛋白(MTP)の欠損である。HDL-コレステロールが増加および減少する原因を表28、29に示す。コレステロールエステル転送蛋白(CETP)欠損症は、日本人で頻度の高い疾患で、高HDL血症を呈する。

採取・保存の注意

通常、早朝空腹時採血の検体とされるが、中性脂肪ほどには食事の影響は受けない。むしろ施設間での測定値のばらつきが大きいことがある。血清分離後冷蔵保存すれば、数日間は安定である。

保険上の注意

LDL-コレステロールの直接定量法についても保険点数が算定されるようになったが、HDL-コレステロール、総コレステロール、LDL-コレステロールを併せて測定した場合には主なるもの2つに限り算定するとされている。これは、ほかに中性脂肪を測定していればFriedewaldの式によって、2つのコレステロール値から3番目のコレステロール値の算出が可能であるからとの理由によると思われる。一方、Friedewaldの式でLDL-コレステロールを自動的に計算して表示している施設もあるが、中性脂肪400 mg/dl以上の場合には意味のない数字になってしまうことにも注意すべきである。

表27. 低コレステロール血症の原因

原発性低脂血症	家族性無β-リポ蛋白症 家族性低β-リポ蛋白症
二次性低脂血症	低栄養 腸管吸収障害 肝実質障害 免疫グロブリン異常症 骨髄増殖性疾患 慢性貧血 甲状腺機能亢進症

表28. 高HDL血症の原因

原発性脂質代謝異常症	家族性高HDL血症 CETP欠損症
二次性脂質代謝異常症	アルコール 運動 胆管炎 Banti症候群 エストロゲン インスリン

表29. 低HDL血症の原因

原発性脂質代謝異常症	家族性低HDL血症 Tangier病 アポA-I変異体症 魚眼病 LCAT欠損症
二次性脂質代謝異常症	喫煙 閉塞性肝障害 肝実質障害 低栄養 尿毒症 甲状腺機能異常症 免疫グロブリン異常症 骨髄増殖性疾患 慢性貧血 糖尿病

保険点数は総コレステロール＝19点、HDL-コレステロール＝19点、LDL-コレステロール＝20点。

(林　洋)

[b] 中性脂肪

検査の目的

中性脂肪(トリグリセリド)は、リポ蛋白の中でもカイロミクロンと VLDL に多く含まれる。したがって、これらのリポ蛋白に変動が起こる原発性脂質代謝異常症やほかの二次的な脂質代謝異常によって増減する。高中性脂肪血症は、コレステロールの増加ほどではないにしても、動脈硬化の危険因子であり、また、膵炎の原因となることがある。

測定法と基準値

臨床検査では、酵素を用いて中性脂肪を加水分解し、生成されたグリセロールを測定する。健康人においては、コレステロールと同様の性、年齢による差異が存在するが、この各層別の標準値は日本ではいまだ定められていない。一方、高中性脂肪血症が動脈硬化の危険因子であるところから、日本動脈硬化学会は、動脈硬化性疾患診療ガイドライン 2002 年版において、この意味での高中性脂肪血症を空腹時中性脂肪 150 mg/dl 以上と定めた。一方、食後の高中性脂肪血症も動脈硬化の危険因子といわれているが、食後の(測定条件も含めた)基準値は、いまだ定められていない。膵炎は、中性脂肪 500 ないし 1,000 mg/dl 以上で起こりやすいとされており、この意味でも 150 mg/dl 未満を基準値とすることには問題がない。一方、中性脂肪の下限の基準値については統一した見解はないが、経験的に 50 mg/dl がよく使われている。

基準値:50~150 mg/dl

異常値の解釈

高中性脂肪血症および低中性脂肪血症の原因について、それぞれ原発性および二次性の原因に分けて表 30、31 に示す。なお、中性脂肪値と HDL-コレステロール値は、一般に、逆相関して変動する。

採取・保存の注意

食後の高中性脂肪血症の基準値および解釈の方法はいまだ確立していない。したがって、食後採血で高値を示した場合には早朝空腹時での再検査を必要とする。臨床検査では、最終的にグリセロールとして測定するため、グリセロールを点滴中の患者などのように血漿遊離グリセロール値が増加しているときには異常高値となることがあり、注意が必要である。また、中性脂肪 500 mg/dl 以上では血清が混濁するため、ほかの臨床検査値を異常変動させることがある。

表30. 高中性脂肪血症の原因

原発性高脂血症	カイロミクロンの増加（WHO I 型）	家族性リポ蛋白リパーゼ欠損症 アポ C-II 欠損症
	カイロミクロン+VLDL の増加（V 型）	家族性 V 型高脂血症
	VLDL の増加（IV 型）	家族性高中性脂肪血症
	VLDL+LDL の増加（IIb 型）	家族性複合型高脂血症
	β-VLDL の増加（III 型）	家族性異常 β-リポ蛋白血症
二次性高脂血症	食事性	完全飢餓 高脂肪、高炭水化物、高カロリー食 アルコール
	内分泌、代謝疾患	甲状腺機能低下症 クッシング症候群 下垂体機能低下症 末端肥大症 糖尿病 リポジストロフィー
	肝疾患	閉塞性黄疸 急性アルコール性脂肪肝 （Zieve 症候群）
	腎疾患	ネフローゼ症候群 尿毒症
	血液疾患	多発性骨髄腫 （免疫グロブリン異常症） 高度の貧血
	その他	全身性エリテマトーデス（SLE） 経口避妊薬 エストロゲン グルココルチコイド ストレス ポリ塩化ビフェニール（PCB）中毒

表31. 低中性脂肪血症の原因

原発性低脂血症	家族性無 β-リポ蛋白血症 家族性低 β-リポ蛋白血症
二次性低脂血症	低栄養 悪液質 肝実質障害 下垂体機能低下症 アジソン病 甲状腺機能亢進症

保険上の注意

特にない。保険点数は中性脂肪＝12点。

(林　洋)

[c] リポ蛋白分画

検査の目的

主要な血漿脂質であるコレステロール、中性脂肪、リン脂質はすべてリポ蛋白の構成脂質として存在する。したがって、高(低)脂血症とは高(低)リポ蛋白血症にほかならない。リポ蛋白分画とは、各種リポ蛋白の量的な増減、それぞれの質的な変化、ならびに異常リポ蛋白の出現を直接測定する検査である。正常血漿中には、リポ蛋白として、VLDL、LDL、HDL が存在し、食後にはこれにカイロミクロンが加わる。一方、コレステロールと中性脂肪とでは、各リポ蛋白中におけるそれぞれの含有量の割合が異なることから、両脂質の測定値でもって高リポ蛋白血症における増加リポ蛋白を予想することができる。増加しているリポ蛋白のパターンに対して、それぞれ WHO の表現型が命名されている(表32)が、この表現型の診断確定には、リポ蛋白分画検査が必要となる。

測定法と基準値

リポ蛋白とは、本来、超遠心法における比重(密度)によってそれぞれ定義されており、定量的な各リポ蛋白の分離と含有脂質量測定には超遠心法を施行することが理想的であるが、これは一般の臨床検査では不可能であり、また必要がない。一方、沈殿法によって LDL、VLDL を分離してそれぞれ定量する方法が、リポ蛋白分画定量として行われているが、本方法をルーチン検査として行うことも一般的ではない。最も頻繁に行われ、かつ有用なリポ蛋白分画の測定法は電気泳動法である。すなわち、各リポ蛋白は比重が異なるばかりではなく、電気泳動上での移動度も異なっていることを利用して、正常リポ蛋白同士の構成比の違いおよび異常リポ蛋白を検出しようとするものである。臨床検査では、アガロースゲルを利用するものとポリアクリルアミ

表32. 高リポ蛋白血症の表現型(WHO)

増加脂質	増加リポ蛋白	表現型
コレステロール	LDL	IIa
中性脂肪	カイロミクロン	I
	カイロミクロン+VLDL	V
	VLDL	IV
コレステロール+中性脂肪	VLDL+LDL	IIb
	β-VLDL	III

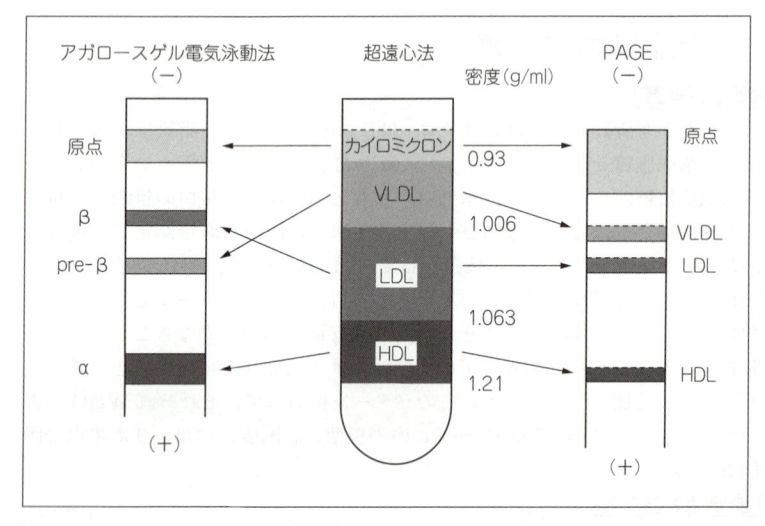

図30．リポ蛋白分画

ドゲルを使うものの2種類がある(図30)。アガロース電気泳動法では、血漿蛋白分画の泳動度に対応して、HDLはα位に、LDLはβ位に、VLDLはαとβの中間のpre-β位に泳動されるところから、それぞれαリポ蛋白、βリポ蛋白、pre-βリポ蛋白と呼ばれている。すなわち、アガロース電気泳動法では、荷電の影響を受けて、LDLより陰性荷電の大きいVLDLがβ位(LDL)を超えて、pre-β位まで泳動される。カイロミクロンは原点に留まる。これに対してポリアクリルアミドゲル電気泳動法(PAGE)ではリポ蛋白の荷電による泳動度の影響はなく、粒子サイズの小さい順に陽極側からHDL、LDL、VLDLの順に泳動されるが、カイロミクロンは分子が大き過ぎて測定できない。それぞれ泳動後、脂質染色を行い、比色によって各リポ蛋白の相対比が出される。基準値を右に示すが、質的なリポ蛋白の異常をみるには実際の泳動図を取り寄せて確認することが大事である。

測定法		%
アガロース電気泳動法	PAGE	
βリポ蛋白	LDL	38〜50
pre-βリポ蛋白	VLDL	12〜26
αリポ蛋白	HDL	30〜42

異常値の解釈

量的に増加(減少)しているリポ蛋白があれば表32に基づいてWHOの表現型診断を行う。各表現型ごとの原因疾患については、[a]コレステロール(表26～29)、[b]中性脂肪(表30、31)の項に掲げた。空腹時血清でカイロミクロンが存在すれば(アガロース電気泳動法で原点にピーク)、Ⅰ型もしくはⅤ型高脂血症である。Ⅲ型高脂血症では異常リポ蛋白(β-VLDL)が、アガロース電気泳動法において、β位とpre-β位の中間にbroad βとして出現するが、正常VLDLが増加している場合にも同じくbroad βとして検出されることがある。この場合には、PAGEを行うと、真のβ-VLDLであればVLDLとLDLの間にmid bandとして出現するため、VLDLとの区別が可能である。正常のLDLに比べてコレステロール含量が低く、そのため粒子が小型になり、かつ、比重(密度)の増加した異常LDLは、small dense LDLと呼ばれ、催動脈硬化性のリポ蛋白と考えられているが、PAGEでは粒子サイズにしたがって泳動度が異なるため、LDLより陽極側にsmall dense LDLを検出することが可能である。

採取・保存の注意

血清を特殊な方法で保存しない限り、冷凍もしくは長期間の保存によりリポ蛋白は変性し、電気泳動は不可能となる。したがって、採血後速やかに検査を施行することが望ましい。なお、血清を冷蔵庫中で一晩放置することによって、もしカイロミクロンが存在すれば血清表面にクリーム層が出現し、また、VLDLが増加(中性脂肪にして500 mg/dl以上)している場合には、血清は白濁したままである。

保険上の注意

通常のスクリーニング検査としては認められず、高脂血症など脂質代謝異常症の際に測定を行うべきである。アガロース電気泳動法は"リポ蛋白分画"として、PAGEは"リポ蛋白分画精密測定"として請求するが、後者の方が保険点数が高い。したがって、(前者に加えて)後者を施行する場合には、コメントが必要なときもある。保険点数はリポ蛋白分画=60点、リポ蛋白分画精密測定=85点。

(林　洋)

[d] アポリポ蛋白 AI、AII、B、C、E

検査の目的

リポ蛋白は脂質と蛋白よりなるミセルであるが、この構成蛋白をアポ(リポ)蛋白と呼ぶ。10種類近くのアポリポ蛋白のうち、現在、臨床検査として、A-I、A-II、B、C-II、C-III、Eの6項目の測定が可能である。アポリポ蛋白は、リポ蛋白の構造を維持するだけではなく、リポ蛋白がLDL受容体などのリポ蛋白受容体と結合する際のリガンドとして機能したり、また、リポ蛋白がLPL(lipoprotein lipase)やLCAT(lecithin-cholesterol acyltransferase)などの酵素によって代謝を受ける際に補酵素として働く。表33に、各アポリポ蛋白の機能とリポ蛋白中における分布を示す。原発性高(低)脂血症の中には、アポリポ蛋白の欠損や質的な異常によって引き起こされるものが数多くあり、極端な高(低)コレステロール血症や高中性脂肪血症の場合にはアポリポ蛋白を測定する必要があり、また、虚血性心疾患を代表とする動脈硬化性疾患でも測定の意義がある。糖尿病、腎疾患、肝疾患でも値が変動する。

表33. アポリポ蛋白の機能と分布

	機能	分布(%)			
		CM	VLDL	LDL	HDL
A-I	HDLの構造、LCAT活性化	7.4	tr	—	67
A-II	LCAT抑制(?)	4.2	tr	—	22
B	CM、VLDL、LDLの構造、受容体との結合	22.5	36.9	98	tr
C-II	LPL活性化	15	3.3	tr	1〜3
C-III	LPL抑制	36	39.9	tr	3〜5
E	受容体との結合	+	13.0	tr	+

CM：カイロミクロン、tr：trace

表34. 日本人健常者のアポリポ蛋白濃度

	免疫比濁法(TIA)	一元免疫拡散法(SRID)
A-I	133±25	137±25
A-II	30±5	32±6
B	83±15	79±20
C-II	3.0±1.1	3.4±1.3
C-III	7.9±2.3	7.5±3.0
E	4.0±0.9	4.1±1.2

単位：mg/dl、平均値±SD

測定法と基準値

免疫比濁法(TIA)もしくは一元免疫拡散法(SRID)で測定される。日本人健常者の血清における濃度を表34に示す。

異常値の解釈

各アポリポ蛋白の異常高値ないし低値を示す原発性脂質代謝異常症を表35に示す。この中にはアポリポ蛋

表35. アポリポ蛋白が増減する原発性脂質代謝異常症

	増加	減少
A-I	原発性高 HDL 血症 CETP 欠損症 肝性リパーゼ欠損症	アポ A-I 欠損症 アポ A-I 変異体症 Tangier 病 魚眼病 LCAT 欠損症 LPL 欠損症
A-II	原発性高 HDL 血症 CETP 欠損症 肝性リパーゼ欠損症	アポ A-II 欠損症 アポ A-I 欠損症 アポ A-I 変異体症の一部 Tangier 病 魚眼病 LCAT 欠損症
B	家族性高コレステロール血症 家族性複合型高脂血症 家族性異常 β-リポ蛋白血症 家族性欠陥アポ B-100 血症	家族性無 β-リポ蛋白血症 家族性低 β-リポ蛋白血症
C-II	CETP 欠損症	アポ C-II 欠損症
C-III	CETP 欠損症	アポ A-I/アポ C-III 欠損症 アポ A-I/アポ C-III/アポ A-IV 欠損症
E	家族性異常 β-リポ蛋白血症 リポ蛋白糸球体症 CETP 欠損症	アポ E 欠損症

表36. 各種疾患におけるアポリポ蛋白の変化

		A-I	A-II	B	C-II	C-III	E
虚血性心疾患(動脈硬化性疾患)		↓	↓	↑			
糖尿病		↓	↓	↑	↑	↑	
腎疾患	ネフローゼ症候群			↑	↑	↑	↑
	慢性腎不全(透析)	↓	↓			↑	
肝疾患	急性肝炎	↓	↓		↓	↓	
	慢性肝炎	↓	↓			↓	
	肝硬変	↓	↓	↓	↓	↓	
	閉塞性黄疸	↓	↓		↑	↑	↑

白の異常そのものによって、病態が引き起こされるものと、ほかの酵素や受容体の異常によって二次的に濃度が増減するものがある。そのほか、各種疾患におけるアポリポ蛋白の変化を表36に示す。虚血性心疾患(動脈硬化性疾

患)においてはアポ B が増加し、アポ A-Ⅰおよび A-Ⅱが減少することから、アポ B/アポ A-Ⅰないしアポ B/アポ A-Ⅰ＋アポ A-Ⅱを動脈硬化指数と表現することがある。

採取・保存の注意

採血後速やかに測定できない場合には、血清を冷蔵保存する。凍結によって、アポ A-Ⅰ、B の値は多少低下する。

保険上の注意

アポ A-Ⅰ、A-Ⅱ、B、C-Ⅱ、C-Ⅲ、E のうち、3 項目以上測定した場合に所定点数を算定するとされている。したがって、3 項目以上測定した場合でも請求点数は同じであることから、臨床検査に際しては、6 項目のうち 3 項目を選ぶ必要がある。動脈硬化性疾患では一般に、A-Ⅰ、A-Ⅱ、B が選ばれることが多いが、原発性脂質代謝異常症を疑う場合には当然、それとは異なった組み合わせとなる。保険点数はアポリポ蛋白＝120 点。

(林　洋)

[e] リポプロティン(a)[Lp(a)]

検査の目的

リポプロティン(a)[Lp(a)]は1963年に発見されたリポ蛋白で、催動脈硬化性のリポ蛋白と考えられてきたが、1987年、Lp(a)のアポ蛋白に相当するアポ(a)の構造がプラスミノゲンとよく似ていることが解明され、線溶系に対する作用機序が類推されるに至り、近年注目されることとなった。Lp(a)の構造は、LDLのアポBにアポ(a)がS-S結合したものであり、プラスミノゲンの働きを阻止することによって、血栓形成を助長すると考えられている。アポ(a)には数種類のアイソフォームが存在しており、その結果、Lp(a)にも数種類のフェノタイプが存在する。各個人のもつアポ(a)のアイソフォームは遺伝的に決まっており、アポ(a)アイソフォームの分子量と血清(血漿)Lp(a)濃度とは反比例の関係にあるところから、各個人のLp(a)濃度の90%までが遺伝的に規定されていると考えられている。Lp(a)濃度はコレステロールや中性脂肪といったほかの血清脂質値とはまったく無関係な値をとる。Lp(a)濃度の高値は虚血性心疾患、脳血管障害、閉塞性動脈硬化症などの動脈硬化性疾患において、高脂血症を含むほかの因子とはまったく独立した、危険因子と考えられている。

測定法と基準値

測定にはELISA(酵素免疫測定法)もしくはラテックス免疫比濁法が用いられる。健常人のLp(a)濃度は低濃度になるに従って頻度が増える対数正規分布を示す。日本人の平均値は14.6 mg/dl(標準偏差13.6 mg/dl)、中央値は11.0 mg/dlである。Lp(a)濃度は、フェノタイプごとに遺伝的に大部分が規定されているため、測定されたLp(a)濃度が基準を外れているかどうかを判断するには、フェノタイプの分析も同時に行うべきであるが、ルーチンの臨床検査では実施が難しい。一方、Lp(a)は催動脈硬化性のリポ蛋白であり、PTCAや血管バイパス術後の血管再狭窄の頻度に関する臨床的観察から、Lp(a)濃度が25〜30 mg/dl以上でこの危険性が高く、動脈硬化の臨床ではこれを基準値とすることが多い。

> 基準値:14.6±13.6 mg/dl
> 中央値:11.0 mg/dl

異常値の解釈

Lp(a)濃度の90%は遺伝的に規定されているため、そのフェノタイプもし

表37. Lp(a)が変動を示す状態

	増加	減少
内分泌疾患	甲状腺機能低下症 末端肥大症	甲状腺機能亢進症
薬剤		ニコチン酸製剤 エストロゲン製剤 蛋白同化製剤
その他	急性炎症	

くはアポ(a)のアイソフォームを知らない限り、得られた値が遺伝的に規定された濃度から外れた異常値かどうかを判定することは不可能である。遺伝以外にLp(a)濃度に異常を与える状態を表37に示す。Lp(a)は急性相反応物質としても変化するが、性、年齢、栄養などの影響は、極めて受けにくい。

採取・保存の注意

Lp(a)は変性しやすいリポ蛋白であるため、血清(血漿)は凍結せずに冷蔵保存することが望ましい。

保険上の注意

保険診療では、3カ月に1回の測定が認められている。その濃度が各個人において極めて変化しにくいことを考えると、妥当な規定と考えられる。明細書に、前回測定日の記載を求められることもある。一方、測定の適応疾患としては、虚血性心疾患や脳血管障害といった動脈硬化性疾患の場合と考えられるが、現状では、直接関連のないはずの高脂血症の病名でも測定が認められているようである。保険点数はリポ蛋白(a)精密測定=160点。

(林　洋)

[f] レムナント様リポ蛋白-コレステロール(RLP-C)

検査の目的

レムナントとは、カイロミクロンや VLDL といった中性脂肪に富むリポ蛋白が代謝される過程で、一過性に血中に出現するリポ蛋白であり、家族性異常 β-リポ蛋白血症(原発性III型高脂血症)を代表とする、カイロミクロンや VLDL の代謝異常症の際には常に存在している。レムナントは催動脈硬化性のリポ蛋白であり、動脈硬化の危険因子として重要である。レムナントの正確な測定は臨床検査では不可能であるが、RLP-C は、これを近似して測定するものである。

測定法と基準値

2種類の固相化したモノクローナル抗体を用いた免疫分離法で測定する。抗体は抗アポ B-100 抗体と抗アポ A-I 抗体を用いる。ヒトのアポ B には、肝臓で合成されるアポ B-100 と小腸で合成されるアポ B-48 の2種類があり、前者は VLDL ならびにその代謝物である LDL の構造蛋白であり、後者はカイロミクロンの構造蛋白である。アポ B-48 は、アポ B-100 の N 端側から 48% のアミノ酸よりなる。一方、アポ A-I は HDL の構造蛋白であり、また、カイロミクロンにも含まれる。したがって、本法は、抗アポ B-100 抗体によって VLDL と LDL を、また抗アポ A-I 抗体によってカイロミクロンと HDL を血清から除き、残ったリポ蛋白をレムナントとして、そのコレステロール含量を測るものである。このレムナントには、カイロミクロンのうち、血漿中でアポ A-I を失ったもの、および VLDL のうちアポ E に富むもの(アポ B-100 をもっているが、本法で使用している抗アポ B-100 抗体とは反応しない)が含まれているものと思われる。カイロミクロン、VLDL はともに食後で増加するため、食後の RLP-C の値は、空腹時より高い。日本人の空腹時での上限基準値は、7.5 mg/dl とされている。

基準値:7.5 mg/dl 未満

異常値の解釈

RLP-C は動脈硬化の危険因子であるところから、増加する場合が問題となる(表38)。本来のレムナント増加疾患である家族性異常 β-リポ蛋白血症(原発性III型高脂血症)で増加するほか、測定法上の特徴から、アポ E 異常や、表面にアポ蛋白をもたない特殊なリポ蛋白(LpX など)、肝硬変の場合に出現するリポ蛋白など、レムナントとはいえないリポ蛋白が出現する場合でも、

表38. RLP-Cが増加する状態

生理的条件	食事
脂質代謝異常症	家族性異常β-リポ蛋白血症 （原発性Ⅲ型高脂血症） 高中性脂肪血症
高アポリポ蛋白血症	高アポB血症 高アポC-Ⅱ血症 高アポC-Ⅲ血症 高アポE血症
動脈硬化性疾患	虚血性心疾患 脳梗塞 閉塞性動脈硬化症
代謝性疾患	糖尿病
肝疾患	肝硬変 原発性胆汁性肝硬変 脂肪肝 アルコール性肝炎

異常高値を示すことがある。

採取・保存の注意

食事の前後によって、値が大きく変わり、動脈硬化の観点からは、特に食後の値が重要と思われるが、標準的な脂肪負荷試験およびその際の基準値は定められてはいない。血清（血漿）分離後、速やかに測定することが望ましいが、冷蔵にて、1週間は保存可能である。

保険上の注意

保険上での測定は、3カ月に1回と制限されている。病態や治療によって、その値が大きく変動することもあり得る測定項目であり、実際とはかけ離れた規定のようにもみえるが、本方法は決してレムナントそのものを測定しているわけではないこと、また食後の基準値がいまだ確立していないことなどを考えると、現状ではやむを得ない制限とも思われる。保険点数はレムナント様リポ蛋白（RLP）-コレステロール＝230点。

（林　洋）

[g] リン脂質

検査の目的

血漿中のリン脂質は、リポ蛋白の主要な構成脂質であり、その約70%はホスファチジルコリン(レシチン)で、ほかにスフィンゴミエリン、リゾホスファチジルコリン、ホスファチジルエタノラミン、ホスファチジルイノシトールがある。量的には、総コレステロールの1ないし1.1倍存在し、また、その増減もコレステロールとほぼ平行するところから、現在、ルーチン検査とはなっていない。しかし、コレステロールに比べて胆汁うっ滞をより鋭敏に反映する。

測定法と基準値

臨床検査では、酵素法を用いてコリン含有リン脂質を測定するため、実際の総リン脂質量より5%以上低値となるが、実用上問題はないといわれている。

基準値:150～240 mg/dl

異常値の解釈

肝、胆道疾患の際にコレステロールと組み合わせることによって、鑑別診断に利用できる(表39)。

採取・保存の注意

コレステロールの場合と同様である。

保険上の注意

測定する目的が限られているため、特にコメントがない場合には、保険診療上査定の対象と成り得る。保険点数はリン脂質=17点。

表39. リン脂質による肝・胆道疾患の鑑別

	肝実質障害	閉塞性黄疸	
リン脂質	<300 mg/dl	>300 mg/dl	
リン脂質/コレステロール		<1	>1
疾患	肝炎 肝硬変 肝癌	胆管炎	悪性閉塞性黄疸 原発性胆汁性肝硬変 原発性硬化性胆管炎

(林　洋)

[h] 遊離脂肪酸

検査の目的

血漿中に存在する脂肪酸の大部分はエステル化されて、中性脂肪、コレステロールエステル、グリセロリン脂質中に含まれ、残り約5%が遊離(実際にはほとんどが陰イオン)脂肪酸として、アルブミンに結合している。したがって、遊離脂肪酸(free fatty acids；FFA)をNEFA(non-esterified fatty acids)と呼ぶこともある。遊離脂肪酸の血液中での代謝回転は極めて早く、血中半減期は1～2分である。食後血漿においては、食物中の脂肪に由来し、空腹時においては、脂肪組織および肝臓中の中性脂肪に由来する。食事を中心とした生理的条件や、多数のホルモンの影響、さらに主要臓器の病変によって、濃度が変化する。

測定法と基準値

臨床検査では、アシルCoA合成酵素を用いた酵素法で測定される。通常の空腹時では、おおよそ500 μEq/l とされ、食後にはこれより低下し、逆に絶食時では増加するが、極端な飢餓状態でも1,000 μEq/l をようやく超える程度とされている。

> 基準値：170～700 μEq/l(0.17～0.7 mEq/l)

異常値の解釈

遊離脂肪酸が変動を示す状態を表40に示す。細胞膜中の脂肪酸濃度が増加すると、組織障害が起きると考えられている。したがって、血漿中の遊離脂肪酸濃度の上昇は細胞膜中への脂肪酸の移行につながり、問題となるが、遊離脂肪酸とアルブミンとの結合度から考えると、遊離脂肪酸濃度は相当な高値にならない限り、実際には、臨床的に悪影響を及ぼすことは少ないと思われる。一方、逆に低アルブミン血症において遊離脂肪酸濃度が増加している場合には、注意を要すると思われる。

採取・保存の注意

採血後、血液中のLPLによって中性脂肪が加水分解され、遊離脂肪酸濃度は経時的に高くなる。したがって、採血後速やかに測定するか、血清もしくは血漿を凍結することが望ましい。

保険上の注意

代謝学的には興味深い検査項目であるが、疾患特異性に乏しく、また、必ずしもすべての施設で至急の検査結果が得られないことを考えると、臨床的

表40. 遊離脂肪酸が変動を示す状態

	増加	減少
生理的条件	絶食、飢餓 ストレス 妊娠 喫煙	食事 運動
内分泌、代謝疾患	糖尿病 クッシング症候群 甲状腺機能亢進症 末端肥大症 褐色細胞腫	インスリノーマ アジソン病 甲状腺機能低下症 汎下垂体機能低下症
肝疾患	急性肝炎 肝硬変(肝性昏睡)	
膵疾患	急性膵炎	
腎疾患	ネフローゼ症候群	
循環器疾患	急性心筋梗塞	

な有用性は限られると思われる。したがって、保険診療上、スクリーニング検査の項目には向いていない。保険点数は遊離脂肪酸=18点。

(林　洋)

[i] 過酸化脂質

検査の目的

脂質の過酸化によって生ずる、ハイドロペルオキシドを代表とする複数の生成物を脂質過酸化物というが、一般にこれを過酸化脂質と呼ぶ。過酸化は、フリーラジカルないしは活性酵素によって惹起されるが、これらの反応およびその生成物である脂質過酸化物の中には、生体にとって生理的なものとそうでないものが含まれる。

測定法と基準値

血液中の過酸化脂質を直接測定することは困難なので、ハイドロペルオキシドから生ずるMDA(malondialdehyde)を、TBA(thiobarbituric acid)との反応を用いて測定するTBA法が一般的である。TBA法にはいくつかの異なった方法があり、また、同じハイドロペルオキシドでも由来する不飽和脂肪酸の種類によって、TBAとの反応性が異なっているところから、一律の基準値を定めることは難しい。

基準値：約2～6 nmol/ml

異常値の解釈

低値が問題となることはない。高値を示すとされる疾患名を表41に示すが、多種多様の病態で高値となり、疾患特異性は乏しい。また、脂質過酸化物が実際に病的意義をもっているのは主に臓器内あるいは細胞(膜)においてであって、「血液」過酸化脂質はこれを推定するものでしかないことにも留意すべきである。

採取・保存の注意

採取条件によって測定値に差異が生ずる可能性がある。例えば、血清分離のため血液を凝固させた際に、血小板からプロスタグランジンエンドペルオキシド(PGG_2、PGH_2)や

表41. 過酸化脂質が高値を示す疾患

血管系疾患	動脈硬化症
脳疾患	脳梗塞
眼疾患	糖尿病性網膜症 未熟児網膜症
心疾患	心筋梗塞 狭心症
呼吸器疾患	放射線肺臓炎 肺結核
肝疾患	劇症肝炎 肝硬変(非代償期) 脂肪肝 アルコール性肝炎 ハローセン肝障害 四塩化炭素肝障害
腎疾患	慢性腎炎
代謝・内分泌疾患	糖尿病 肥満 甲状腺機能亢進症 甲状腺機能低下症 家族性高脂血症 痛風発作時
その他	潰瘍性大腸炎 癌 妊娠中毒症 急性炎症性疾患 薬物

MDAが発生し、それが測定値に影響を与える可能性がある。また、血清の保存温度や日数によっても値の変化する可能性がある。

保険上の注意

疾患特異性に乏しいところから、保険診療での測定はほとんどみかけない。保険点数は過酸化脂質＝22点。

(林　洋)

4 アミノ酸、窒素化合物、有機酸、ビタミン

[a] BUN、クレアチニン

1) BUN

血中尿素窒素(Blood Urea Nitrogen；BUN)は実際に測定するのは血清中の尿素窒素であるので血清尿素窒素(Serum Urea Nitrogen：SUN)が正確な表現といえるが、慣用的に BUN が使われている。一般的に SUN は BUN より少し高値となる。

検査の目的

尿素は食物中の蛋白質と体蛋白の分解により生じたアミノ酸の脱アミノによって産生したアンモニアと CO_2 から尿素サイクルによって主として肝臓で合成される。食事として摂取された蛋白質中の窒素は、尿素、クレアチニン、尿酸などの形でほとんどすべて尿中に排泄される。中でも尿素窒素(BUN)として排泄されるものが大部分であることから、腎機能障害時にBUN の上昇が目立つことになる。すなわち、BUN の測定は血清クレアチニンの測定と同様に腎機能を反映する検査であるといえる。しかし、BUN は腎からの排泄に関係する腎性因子だけではなく、腎機能以外の因子(摂取蛋白量、組織の異化亢進)や、循環血液量の異常(脱水、浮腫、下痢)などによっても変動するのでそれらを総合して数値の意味を考える必要がある。

測定法と基準値

BUN の測定法にはウレアーゼインドフェノール法とグルタミン酸脱水素酵素(GLDH)による紫外線吸光度測定(ウレアーゼ GLDH 法)があり、両者とも感度、特異性に優れているが、現在の自動分析装置ではウレアーゼ GLDH 法が用いられている。

> 基準値：10〜15 mg/dl

a) **性差**：女性は男性より 10〜20% 低い。

b) **年齢差**：成人では高齢になるに従って高値を示すようになり、60 歳以上で上昇する。

c) **日内変動、季節変動**：食事摂取と日中の代謝亢進のため日中に高く、夜間低下することがある。

d) **食事、運動の影響**：高蛋白食で数値は上昇し、菜食主義や低蛋白食では

表 42. BUN 異常値の原因

1. BUN 低下(0〜10 mg/dl) 　妊娠、低蛋白食 　多尿(強制利尿、尿崩症) 　肝不全 2. BUN 上昇(15 mg<) 　1) 尿中尿素窒素排泄減少 　　a. GFR の減少 　　b. 尿量減少(脱水、心不全、肝不全) 　2) BUN の過剰産生 　　a. 外因的負荷(高蛋白食、アルブミン輸液、アミノ酸輸液) 　　b. 体組織の崩壊、異化亢進(カロリー摂取不足、高熱、火傷、消化管出血、悪性腫瘍、プレドニン投与)

低下する。極度の飢餓状態では異化が進み数値の上昇がみられる。筋肉 1 kg の破壊によって約 40 g の BUN が産生されるとされており、組織の異化が亢進するような運動では数値が上昇する。また、発熱後も異化亢進により BUN は上昇する。

e) 月経、妊娠：月経直前には高値を示す。妊娠時は浮腫や糸球体濾過値 (GFR)の増加によって数値は正常下限以下まで低下する。

f) 薬剤の影響：利尿薬による脱水や腎毒性のある抗生物質で高値を示す。成長ホルモンや蛋白同化ホルモンの大量投与では数値の低下を示す。

異常値の解釈

BUN が異常値を示すのは、前述したように GFR に関したものと腎外性因子とに分けて考えることができる(表 42)。

採取・保存の注意

食事摂取の影響を受けるので空腹時採血がよい。保存は 24 時間以内なら室温にても安定。

保険上の注意

保険点数=12 点。

2) クレアチニン(Cr)

検査の目的

クレアチニン(Cr)は筋肉内で非酵素的にクレアチンから H_2O がとれた無水物として生成され、尿酸や尿素と同じように血中に出現する摂取蛋白や体蛋白の最終代謝産物であり、ほとんどが尿中に排泄される。Cr は、人によっ

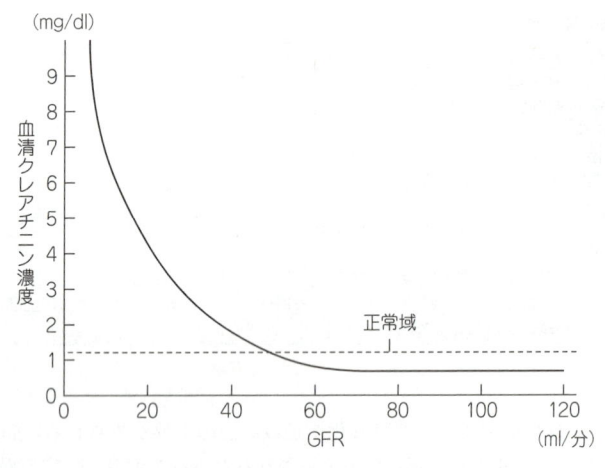

図31. GFRと血清クレアチニン濃度との関係

て1日の産生量がほぼ一定であり、糸球体を自由に通過し、その後は尿細管での再吸収、分泌が少ないことよりクレアチニンクリアランス(Ccr)はGFRとほぼ一致するとされる。その意味でもCrの値は食事の影響もほとんど受けないことより、臨床的に腎機能の簡便な評価法として有用である。

> 測定法

酵素法による。従来はJaffé法ないしはJaffé反応速度からCr濃度を求めるreaction rate assay (Jaffé変法)が用いられていたが、アセトン、ブドウ糖、ビタミンC、溶血などの影響を受け実際より高値を示す傾向にあったが酵素法はその影響が少ない。

> 基準値

成人男子 0.6～1.0 mg/dl
成人女子 0.5～0.8 mg/dl

a) **性差**：クレアチニン産生量は筋肉の総量と相関するので、男性の血清濃度や尿中排泄量は女性の値より高値を示す。

b) **年齢差**：aの理由と同様で子供の値は成人の値より低い。また高齢化し筋肉量が低下すると成人の値より低くなるので注意が必要である。

異常値の解釈

高　値	低　値
1 腎機能障害をきたす疾患 　　急性腎不全 　　慢性腎不全 2 筋肉増加量 　　末端肥大症、巨人症 3 血液濃縮、脱水、火傷	1 腎排泄量の増加 　　妊娠、糖尿病 2 筋肉量低下 　　筋ジストロフィー、多発性筋炎、 　　加齢による筋肉量低下 3 希釈

採取・保存の注意

　食事による影響は少ないが、運動により高値を示すことがあるので早朝空腹時の採血が望ましい。保存については冷蔵(−5℃)で約1週間、冷凍保存(−20℃)で約数カ月安定である。

保険上の注意

　保険点数＝12点。

(東海林隆男)

[b] 尿酸

検査の目的

尿酸は体細胞の核の核蛋白プリン体の最終代謝産物である。食事やプリン体と合わせて約1gの尿酸が産生される。産生された尿酸の腎臓における排泄は複雑で完全には解消されてはいないが、図32で示すようにSteelらによる4-コンパートメントモデルが現在最も支持されている。最終的に濾過された尿酸の6～10%(500～800 mg)が尿中に排泄されると考えられている。

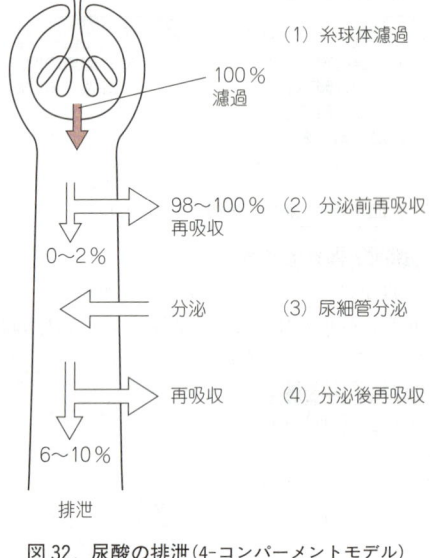

図32．尿酸の排泄(4-コンパーメントモデル)

(1) 糸球体濾過
(2) 分泌前再吸収
(3) 尿細管分泌
(4) 分泌後再吸収

測定法

ウリカーゼカタラーゼ法。

基準値

成人男子：4.0～7.0 mg/dl
成人女子：3.0～5.5 mg/dl

血清尿酸値は人種、性別、年齢によって異なり、食事、運動の影響も受ける。日内変動や日差変動もあるとされる。

異常値の解釈 （表43）

高尿酸値が5年以上持続すると痛風、腎障害などの症候を現すといわれる。尿細管を通る量が多いと尿細管を詰まらせ腎を障害する。また、尿が酸性に傾くと尿酸結石を生じやすい。関節では最も動きの激しい部分で代謝により酸性物質が溜まり尿酸の溶解度が下がり、尿酸塩が析出しやすくなり痛風発作を引き起こす。

採取・保存の注意

BUNやクレアチニン(Cr)と同様に早朝空腹時が望ましい。保存はBUNに準ずる。

保険上の注意

保険点数＝12点。

(東海林隆男)

表43．尿酸が異常値を示す疾患と病態

I 高尿酸血症を示す疾患
 1 尿酸過剰生産
 1) 原発性プリン生合成亢進
 2) 環境と素因によるもの
    プリン体、核酸量の高値の食品摂取、
    高蛋白食、アルコールの過剰摂取
 3) プリン体合成亢進
    HGPRT活性低下(部分欠損、完全欠損)
    slucose 6-phosphatase欠損症
    核酸回転の亢進による
        赤血球増加症、白血病、骨髄腫
 2 尿酸体外排泄低下型
 1) 原発性尿酸排泄低下
 2) 腎臓からの尿酸排泄低下
    腎機能低下—慢性腎不全
    粘液水腫
 3) 尿酸分泌低下または再吸収増加
    急性アルコール中毒、妊娠中毒症
    飢餓、糖尿病性ケトアシドーシス、Down症候群
 4) 薬剤性
    フロセミド、サイアザイド、エタンブトール、L-ドーパ、ピラジナマイド、エタクリン酸、アセタゾラミド

II 低尿酸血症を示す疾患
 1) 原発性低尿酸血症
    分泌前再吸収欠損型
    分泌後再吸収欠損型
    分泌亢進型
 2) 続発性
    尿酸排泄薬投与、尿細管性アシドーシス、プリンおよび尿酸産低下(重症肝障害、キサンチン尿症など)
 3) 原因不明
    Hartnup症候群、SIADH、悪性貧血、
    急性ポルフィリン症

[c] アンモニア

検査の目的

生体内のアンモニアの大半は腸管で産生される。そのうち大腸では腸内細菌のウレアーゼ作用により尿素の分解過程で合成され、空腸・回腸では粘膜のグルタミナーゼによりグルタミンから産生される。また、一部は肝臓・腎臓でのアミノ酸の酸化的脱アミノによっても産生される。産生されたアンモニアの大半は肝臓の尿素サイクルで尿素として処理され、一部はケト酸のアミノ化やグルタミン酸のアミド化に利用され、腎臓からはアンモニウム塩として尿中に排泄される。したがって血中アンモニア濃度は主に腸管における産生と肝臓における処理のバランスによって決まる。重症肝障害・先天性尿素サイクル酵素欠損症では処理機構の障害により、門脈・大循環短絡では門脈から直接大循環にアンモニアが流入するために血中濃度が上昇する。

測定法と基準値

基準値は測定法によってかなり異なるが最近は酵素法・微量拡散法が主流である。前者はグルタミン酸脱水素酵素がα-ケトグルタル酸＋NH_3＋NADH(NADPH)→グルタミン酸＋NAD(NADP)＋H_2O の反応を触媒することからNADH(NADPH)の減少を340 nmで測定する方法である。これはアンモニアに対する特異性が高く自動分析機での測定法として広く用いられている。一方、微量拡散法は全血をアルカリ性にして試料中のNH_4^+をアンモニアガス(NH_3)として拡散させ指示薬で比色測定する方法である。

基準値：20〜70 μg/dl

異常値の解釈 (表44)

a) 肝疾患：重症肝障害(肝硬変、劇症肝炎)では、肝細胞に局在する尿素サイクルの酵素活性が低下することによりアンモニアの処理能力が低下して高アンモニア血症となる。肝硬変ではさらに肝内・肝外の側副血行路のために腸管で産生されたアンモニアが大循環系に流入して血中アンモニア濃度が上昇する。しかし、アンモニア濃度と昏睡の程度とは必ずしも一致はしない。

b) 先天性代謝異常：乳幼児の意識障害患者に高アンモニア血症がみられる場合には尿素サイクル酵素欠損症(カルバミルリン酸合成酵素欠損症、オルニチンカルバミル転移酵素欠損症、シトルリン血症、アルギノコハク酸尿症、高アルギニン血症)や先天性アミノ酸代謝異常症(高グリシン血症、高リジン血症など)の可能性があり、血漿アミノ酸分析や肝組織中の尿素サイクルの酵

表44. 血中アンモニア濃度が異常となる疾患

アンモニア高値	アンモニア低値
門脈-大循環シャント 肝硬変(非代償期) 劇症肝炎 Reye症候群 尿素サイクル酵素欠損症 先天性アミノ酸代謝異常症 薬剤 ショック	貧血 低蛋白食 抗生物質投与

素活性を測定する必要がある。特に酵素欠損の場合にはアンモニア濃度の日内変動が認められるため食後のアンモニア濃度を測定する必要がある。

c) **Reye症候群**：尿素サイクルの酵素の異常を背景にウイルス感染(水痘、インフルエンザ)・薬剤(アスピリン)・アフラトキシンなどが誘因となって高アンモニア血症、乳酸アシドーシスを伴う意識障害をきたす疾患である。抗てんかん薬のバルプロ酸ナトリウムによっても同様の代謝異常が起こることが知られている。

d) **生理的変動**：新生児では成人に比してやや高値を示す。性差はない。筋肉運動後や、高蛋白食後に、また静脈血では動脈血に比して高値となる。

|採取・保存の注意|

採血後の温度、測定までの時間が誤差の要因となるため速やかに測定する必要がある。安静・空腹時に採血を行う。赤血球には血清の約3倍のアンモニアが含まれており、室温に放置すると $0.3\,\mu g/dl/$分の速度で上昇する。

|保険上の注意|

肝性脳症・肝不全・尿素サイクル酸素欠損症などで保険適応(60点)である。さらに他の検体検査の種類・回数に関係なく一括して検体検査判断料(155点)、検体検査管理加算(病院・診療所によって異なる)が月1回に限り算定される。

(前田正人)

[d] BTR（branched chain amino acids & tyrosine ratio）

検査の目的

血漿アミノ酸は、食事摂取により流入するアミノ酸と肝・筋肉での代謝で生じるアミノ酸の平衡状態を反映している。中でも分枝鎖アミノ酸（branched chain amino acids；BCAA）は主として骨格筋・脳で代謝され、芳香族アミノ酸（aromatic amino acids；AAA）やメチオニンは主として肝臓で代謝される。肝障害やアミノ酸の先天性代謝異常に伴うアミノ酸のインバランスをみる目的で血漿アミノ酸の測定が行われる。その中で総BCAAとAAAのモル比（Fisher比）は肝の代謝機能の低下の指標となることが報告されている。総BCAAとFisher比の分母であるAAA中のチロシン（Tyr）の比（総BCAA/Tyr：BTR）がFisher比と良好に相関することから肝予備能の判定、特に肝不全の診断とBCAA製剤投与の指標に用いられる。

測定法と基準値

総BCAA（バリン＋ロイシン＋イソロイシン）およびチロシン（Tyr）を酵素的に測定し、その濃度比（総BCAA/Tyr）を計算して求める。従来のアミノ酸分析装置による測定に比較して血漿・血清のいずれでも測定可能であり短時間で安価に測定できる。

基準値：4.4〜10

異常値の解釈

a）重症肝障害：AAAは主として肝臓で代謝されることから非代償性肝硬変や劇症肝炎などの重症肝障害ではAAAの分解が著しく阻害されて（脱アミノ化、尿素合成能の低下）AAAが増加する。一方BCAAは骨格筋でエネルギー源として消費されるが、肝不全の状態では高インスリン血症の結果骨格筋でのBCAAの代謝が亢進することによって血中濃度が低下し、その結果BTRは低下する。BTRは肝病変の進行とともに慢性肝炎＞代償性肝硬変＞非代償性肝硬変と低下する傾向が認められる。肝硬変患者ではChild-Pugh scoreと逆相関し、中でも非代償性肝硬変では3.0以下となることが多い。アルコール性肝障害・腎不全ではTyrが低下することにより、糖尿病では筋肉でのBCAAの利用が抑制されるためBTRはみかけ上高値となる。したがって肝不全であっても原因がアルコール性肝硬変である場合や重篤な腎不全を伴う場合には正常範囲となり得る。また、Fisher比が有効肝血流量に

相関することが知られており、BTR についてもバルーン下逆行性経静脈的塞栓術などの肝外シャントに対する処置後に改善(上昇)することが報告されている。

　b) **生理的変動**：年齢的には差はない。男性に高値の傾向がみられる。
　c) **測定誤差**：黄疸(T.Bil>10 mg/dl)、溶血では Tyr が低値となることから BTR は増加する。

採取・保存の注意

採血後速やかに測定するか、-20℃以下で保存する。

保険上の注意

肝不全・肝性脳症として保険適応(310点)である。さらに他の検体検査の種類・回数に関係なく一括して検体検査診断料(134点)、検体検査管理加算(病院・診療所によって異なる)が月1回に限り算定される。

(前田正人)

[e] シアル酸

検査の目的

シアル酸は、糖蛋白、糖脂質の糖鎖成分の一部として生体に多く分布しているノイラミン酸の誘導体である。シアル酸含有蛋白は肝臓で生成され、血清中では主として急性相反応物質と結合し、また、細胞膜の構成成分を形成し、レセプターとしても広く分布している。したがって、感染症、関節リウマチなどの炎症性疾患の際には高値となるため炎症のマーカーとして利用することが可能であり、また、悪性腫瘍などの組織破壊の病態も反映する。一方、肝硬変、慢性肝炎などでは低値となり、肝合成機能障害を反映する。

測定法と基準値

多くの測定法があるが、感度、特異性ともに優れた酵素法により血清を測定する。

> 基準値:成人　44〜71 mg/dl

異常値の解釈

細胞成分の破壊、あるいは炎症に伴い、シアル酸をはじめとした糖蛋白が高値を示す。悪性腫瘍、白血病、種々の感染症ならびに膠原病の急性期などでは、血清シアル酸やその他の糖蛋白の高値をみる。一方、自己免疫疾患のうち、腎障害あるいは全身性エリテマトーデス(SLE)などでは逆に低値を示す場合もある。特に肝合成機能低下の場合は低値を示す。

生理的変動としては、血清シアル酸は男女ともほぼ同一で、加齢とともに増加する。妊婦期には、シアル酸をはじめとして、血清蛋白が増加する。食後一時的に軽度の上昇をみることがある。

採取・保存の注意

血清・血漿いずれも使用でき、長期間比較的安定である。

保険上の注意

シアル酸(保険点数=28点)をSAA(同=50点)またはCRP(同=20点)と併せて測定した場合は主たるもののみ算定することとなっており、注意が必要である。

(安藤聡一郎)

[f] ポリアミン

検査の目的

ポリアミンは強塩基性で低分子の非蛋白性窒素化合物で、アミノ酸であるアルギニン、メチオニンに由来し、ヒトではプトレスシン、スペルミン、スペルミジンの3種類が知られている。ポリアミンは細胞増殖に密接に関係しているので、その測定は細胞増殖が亢進した状態の指標となり得る。この性質を利用し、ポリアミンの測定は非特異的腫瘍マーカーとして腫瘍の診断や治療効果判定の目的に用いられることが多い。

ポリアミンは、肝再生などの腫瘍とは関係のない細胞増殖状態や炎症性疾患などでも増加し、腫瘍特異性の高いマーカーとはいい難い。また、ポリアミンは腫瘍がある程度以上の大きさに発育しないと増加しないことから、悪性腫瘍の早期診断には有用性の乏しいマーカーである。したがって、腫瘍の存在診断にポリアミンを用いる場合には、ほかの腫瘍マーカーや画像診断を併用し、診断精度の向上に努めることが必要である。

一方、悪性腫瘍患者のポリアミンを経時的に測定しその変動を観察することが、治療効果の判定や腫瘍再発のモニタリングに用いられている。

したがって、ポリアミンは悪性腫瘍の診断というよりも、悪性腫瘍と診断された患者の病態の変化を把握する目的で経時的に測定された場合に、有用性が高い検査であると考えられる。

測定法と基準値

検体は尿を用い、尿中の総ポリアミン量を酵素法で測定する方法が一般的である。尿中総ポリアミン排泄量は、尿中のクレアチニン量で補正して計算されている。

基準値：20.0±8.3 μmol/g クレアチニン

異常値は基準値の3SDを超える値に設定され、45.0～46.3 μmol/g クレアチニン以上が異常値とされている。

尿以外に血清や胃液、手術摘出材料などが検体として用いられるが、検体の処理が煩雑で、微量のポリアミンを測定するために高速液体クロマトグラフィー（HPLC）などの高感度測定機器を用いなければならないなど、一般臨床で用いるには困難な点が多い。

ポリアミンは、循環血液中では主に赤血球に取り込まれて輸送される。赤血球中のポリアミンはほとんどが遊離型であるので、検体を処理することな

く測定可能である。赤血球中ポリアミンの定量は尿中よりも高感度で、腫瘍での陽性率が高いとされているが、一般化された検査法にはなっていない。

異常値の解釈

ポリアミンは、悪性腫瘍以外でも肝再生などの細胞増殖が関連する病態や、炎症性疾患、心筋梗塞、膠原病、糖尿病などで高値を示すことが知られている。したがって、ポリアミンが高値の場合にはこれらの疾患と悪性腫瘍とを鑑別することが必要である。またポリアミンは妊娠により増加し、出産後には正常化する。表45にポリアミンが増加する疾患、病態および生理的状態について示した。

ポリアミンを、悪性腫瘍に対する治療効果の判定や腫瘍再発の指標として用いる場合には、1回のみの測定では判定が困難であり、経時的に測定されたポリアミン量の推移から病態を把握することが重要である。ポリアミン量は、治療効果や腫瘍の再発をよく反映して変動する。但し、ポリアミンは腫瘍細胞の破壊により一過性に増加すること、感染症の合併が増加の要因となることも勘案する必要があり、その変動の意義は臨床所見と併せ総合的に判断することが肝要である。

表45. ポリアミンが増加する疾患、病態および生理的状態

種々の臓器の悪性腫瘍
炎症性疾患
心筋梗塞
RA、SLEなどの膠原病の活動期
糖尿病(特に糖尿病性網膜症)
肝再生時(急性肝炎回復期など)
創傷の治癒過程(手術後など)
乾癬

採取・保存の条件

尿中のポリアミンを測定する場合、蓄尿の際に防腐剤(窒化ナトリウム)の添加が不十分であれば細菌が増殖し、尿中ポリアミン量が実際以上に高値となることがある。したがって、尿の保存にあたっては細菌の増殖による影響を極力避ける工夫が必要で、測定までの期間は検体を凍結保存することが望ましい。また、酸性蓄尿となると低値となることが知られているので、注意が必要である。

保険上の注意

保険上、尿中ポリアミン定量の算定が認められている。実施料は140点で、月1回の検体検査判断料は34点である。尿中ポリアミン定量は腫瘍マーカー包括点数には含まれていないので、腫瘍マーカーとして悪性腫瘍管理料などは請求できない。

(相澤良夫)

[g] ビタミン K

検査の目的

1. 目的

食物として摂取されるビタミン K_1(phylloquinone)と腸内細菌により産生されるビタミン K_2(menaquinone)を総称してビタミン K と呼んでいる。ビタミン K は脂溶性ビタミンで小腸から吸収されるのに胆汁が必要である。血中ビタミン K_1 濃度とビタミン K_2 濃度を測定することは体内でのビタミン K の過不足、特にビタミン K 欠乏状態を知るのに有用である。

2. ビタミン K の作用

ビタミン K_1 と K_2 の生体内での作用は同じ。血液凝固促進因子である第Ⅱ(プロトロンビン)、Ⅶ、Ⅸ、Ⅹ因子と血液凝固阻止因子であるプロテイン C、Z、S はビタミン K 依存性の蛋白であり、各因子の前駆体蛋白分子中のアミノ酸の一部であるグルタミン酸がカルボキシラーゼにより γ-カルボキシル化を受けて活性化蛋白となる際に、補酵素としてビタミン K が作用する(図33)。特に、ビタミン K が欠乏すると血中に出現してくる γ-カルボキシル化を受けていないプロトロンビン(第Ⅱ因子)前駆蛋白あるいは不完全にカルボキシル化を受けたプロトロンビン前駆蛋白を PIVKA-Ⅱ(protein-induced by vitamin K ab-sence or antagonists)と呼ぶ。PIVKA-Ⅱは、プロトロンビン時間(PT)、活性化部分プロトロンビン時間(APTT)、ヘパプラスチンテストなどの結果と総合的に判断すると、ビタミン K 欠乏状態を知るのに有用な検査となる。

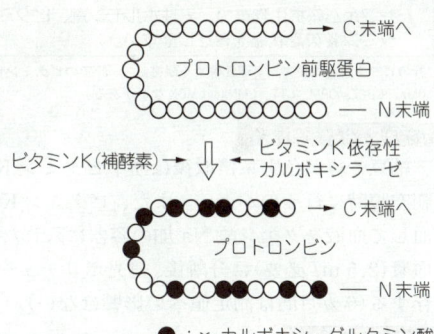

図33. プロトロンビン(第Ⅱ因子)合成におけるビタミン K の作用

測定法

高速液体クロマトグラフィー(HPLC)により測定する。

基準値

> ビタミン K₁：0.15～1.25 ng/ml
> ビタミン K₂：0.10 ng/ml 以下

なお、新生児では血中ビタミン K 濃度は低く、生後 7 日までは成人の 1/5 以下、生後 1 カ月では成人の 1/2 以下である。

異常値の解釈

- ■低値をきたす疾患
  - 新生児出血性疾患(新生児メレナ)、乳児ビタミン K 欠乏症、肝疾患
    - 新生児肝炎、劇症肝炎、肝硬変の一部、肝細胞癌
  - 胆道閉鎖
    - 先天性胆道閉鎖症、総胆管嚢腫、胆石、胆道癌、胆道瘻など吸収不全症候群
    - Cystic fibrosis、Celiac 病、潰瘍性大腸炎、限局性回腸炎、術後(short-bowel 症候群)など
  - 高度栄養失調
  - 慢性下痢
  - 完全経静脈栄養
  - 閉経後の骨粗鬆症
- ■高値をきたす疾患
  - ビタミン K 大量投与
- ■薬剤などの影響：ワーファリン、抗生物質(特に N-methyltetrazolethiol 側鎖をもつセフェム系抗生物質*)、男性ホルモン剤、ビタミン A(大量)、ビタミン E(大量)はビタミン K 欠乏状態をきたしやすい。

*肝のビタミン K エポキシド還元酵素を阻害して、肝でのビタミン K の再利用を障害する。略号で CMD、CMZ、CPZ、CMX、CBPZ、CPM、CTT、CMNX、LMOX などがある。

採取・保存の注意

納豆や緑黄色野菜摂取後は血中ビタミン K₁ が高値となるので、採血は早朝空腹時に行うのがよい。また、ビタミン K は光に分解されやすいので、採血して血液をクエン酸 Na 加の容器に入れた後、容器を直ちに遮光すること。血漿(2.5 m*l* 必要)に分離後、遮光ポリチューブに入れ、−20℃以下で凍結保存する(6 カ月間は測定値への影響はない)。

保険上の注意

健保不適用。

(栗林武男、有阪　治)

F　生化学検査

[h] 25-OH ビタミン D、1α,25-(OH)₂ ビタミン D

検査の目的

紫外線により皮膚で産生されたビタミン D(D_3)と食物から摂取された D_3 は、肝臓に運ばれ、25-水酸化酵素の作用を受けて、25-水酸化ビタミン D_3(25-OH-D_3)となる。さらに、腎臓に運ばれて、1α-水酸化酵素により活性型ビタミン D_3(1,25-(OH)₂D_3)となる。このほかに、椎茸などに含まれているビタミン D(D_2)も D_3 と同様に代謝されて、活性型ビタミン D_2(1,25-(OH)₂

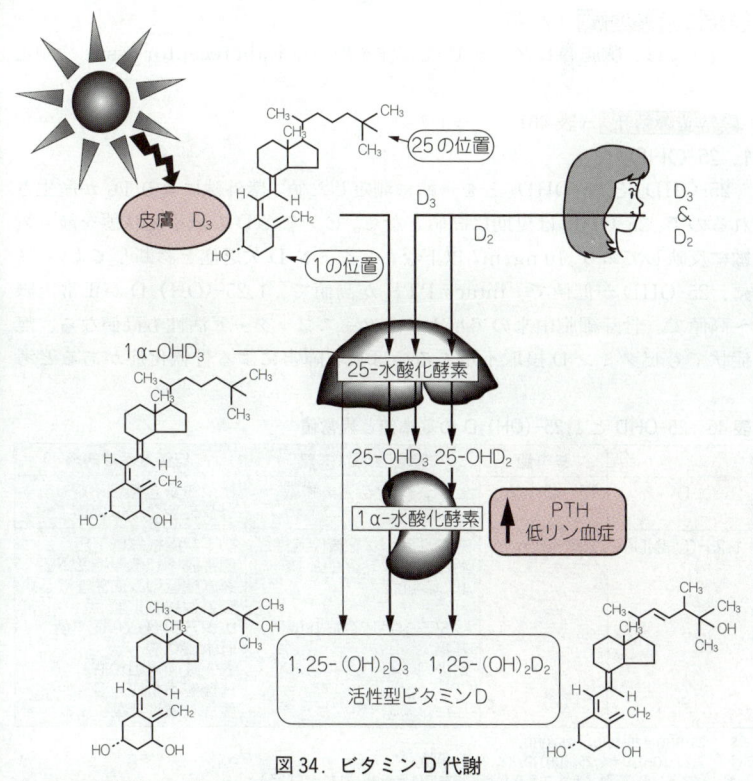

図 34．ビタミン D 代謝

1α-OHD₃ は天然には存在しない人工的に合成された活性型ビタミンの prodrug である。
PTH が存在しなくとも、また腎機能障害があっても、肝臓で 25 位が水酸化され、直ちに活性型ビタミン D になってビタミン D 作用を発揮する。

D_2)となる（図34）。通常、D_2代謝産物の血中濃度はD_3代謝産物の1/10程度である。臨床検査室ではD_2とD_3代謝産物を一緒に測定しており、測定結果は25-OHDおよび1,25-$(OH)_2$Dとして報告されてくる。D_2もD_3も著しく脂溶性であり、貯蔵型ビタミンDとして脂肪組織中にあり、血中にはほとんど存在しない。ビタミンDの過不足状態は、循環型のビタミンDである25-OHDを測定すれば、明瞭に把握できる。

腎尿細管にある1α-hydroxylaseはPTHや低リン血症により活性化されるので、原発性副甲状腺機能亢進症や低リン血症の著しい病態では1,25-$(OH)_2$Dは高値となる。

測定法と基準値 （表46）

現在では、胸腺のビタミンD受容体を用いるradioreceptor assayで測定される。

異常値の解釈 （表46）

1. 25-OHD

25-OHD_2と25-OHD_3とを一緒に測定した値。紫外線によりD_3が産生されるので、25-OHDは夏期に高値となる。ビタミンDの過不足状態を最も鋭敏に反映しており、10 ng/ml以下ならビタミンD欠乏症と診断してよい。特に、25-OHDが低値で、intact PTHが高値で、1,25-$(OH)_2$Dが正常上限〜高値で、骨芽細胞由来のアルカリ・フォスファターゼ活性も高値なら、無症状でもビタミンD摂取不足あるいは吸収障害による骨軟化症があると考

表46. 25-OHDと1,25-$(OH)_2$Dの基準値と異常値

	基準値	高値を示す病態	低値を示す病態
25-OHD$	15〜40 ng/ml	ビタミンD*の過剰摂取	ビタミンD摂取不足 ビタミンD吸収障害
1,25-$(OH)_2$D§	20〜60 pg/ml	原発性副甲状腺機能亢進症 活性型ビタミン**D中毒 低リン血症 ビタミンD依存症II型## 妊婦 幼少児	副甲状腺機能低下症 偽性副甲状腺機能低下症 家族性低リン血症性くる病 腫瘍性骨軟化症 ビタミンD依存症1型# 低栄養状態 老人性の骨粗鬆症 腎機能不全症 重篤な悪性腫瘍

$ 25-OHD=25-OHD_2+25-OHD_3
§ 1,25-$(OH)_2$D=1,25-$(OH)_2D_2$+1,25-$(OH)_2D_3$
* ビタミンD_2製剤（チョコラDなど、現在では発売中止となっている）
** 1,25-$(OH)_2D_3$（ロカルトロール）または1α-OHD_3（アルファロール、ワンアルファー）
# 1α-hydroxylaseの先天的異常により1,25-$(OH)_2$Dが産生されない病態。
1,25-$(OH)_2$Dは過剰に産生されているが、ビタミンD受容体に欠損がある病態。

えてよい。

2. 1,25-(OH)₂D

1,25-(OH)₂D₂ と 1,25-(OH)₂D₃ とを一緒に測定した値。PTH 過剰状態では高値となる。逆に PTH 欠乏症では低値となる。また、PTH の受容体不応症でも低値となる。1α-hydroxylase は近位尿細管に存在しているので、腎機能不全では低値となる。1α-hydroxylase 活性はサルコイドーシスの肉芽腫でも異所性に発現しているので、活動性の激しい時期には内因性のビタミン D 中毒症となり、高カルシウム血症を生ずることがある。なお、著しい高カルシウム血症(15〜20 mg/dl)があると、PTH 産生過剰症(原発性副甲状腺機能亢進症)でも PTHrP 産生過剰症(悪性腫瘍)でも、1,25-(OH)₂D の産生は抑制され、むしろ低値となることもある。1,25-(OH)₂D₃ 過剰内服によるビタミン D 中毒でも、prodrug(1α-OHD₃)によるビタミン D 中毒症でも、1,25-(OH)₂D₃ は高値となる。

採取・保存の条件

−20 度で保存すれば長期間安定である。

保険上の注意

25-OHD は保険適応がないが、大手の検査センターで測定可能である。1,25-(OH)₂D は、慢性腎不全、副甲状腺機能低下症、ビタミン D 依存症 I、II型、低リン血症性ビタミン D 抵抗性くる病のみで保険適応がある。

(佐藤幹二)

[i] ビタミン B₁₂ (230 頁参照)
[j] 葉酸 (230 頁参照)

5 電解質・金属

[a] Na（ナトリウム）

検査の目的

Naは原子量23の細胞外液（ECF）の主要な陽イオンである。Na排泄量は糸球体濾過量、アルドステロン、心房性Na利尿ペプタイド、腎の交感神経、腎血流量（糸球体濾過量に影響する）などによって調節されている（容量調節系）。

血清浸透圧（Posm）は、

$$Posm = 2 \times Na + BUN/2.8 + Glu/18$$

で示され、Naが大きく関与している。血清浸透圧は非常に狭い範囲に調節されており、この浸透圧異常によって脳の水分量が変化し、精神症状をきたしたり、時には生命にかかわる症状をもたらすことがある。この血清の浸透圧は、脳の視床下部にある浸透圧受容体によって調節されており、口渇中枢の刺激と抗利尿ホルモン（ADH）の分泌による浸透圧調節系によって行われている。

Na濃度は、細胞内と細胞外で異なり、細胞外では細胞内の約30倍も高値である。進化の過程で生命は、海から陸へ、新しい環境へと順応していったが、その際に原始の環境を内部環境として保持する必要があった。すなわち、細胞内環境（細胞内Na濃度）とは、海に生命が誕生して細胞膜を形成する際にその時代の海のNa濃度を細胞内に保持した結果と考えられている。その後（さまざまな原因によって）海水は徐々にNa濃度を上昇させ、生命が海から陸へ上がった際に細胞外液としてその時代の海水Na濃度を細胞外に保持したと考えられている。このような理由で細胞内外のNa濃度が異なっているとされる。

細胞内液と細胞外液の浸透圧は、水が細胞膜を自由に通過するために常に等しく、細胞膜を介した浸透圧勾配を形成しない。ところがイオンであるNaは細胞膜を介して自由に通過することができない。血清Na濃度は体内のNa総量の動きを反映するものではなく、あくまでも体液の浸透圧を反映し、主に水代謝系に異常を呈したときに血清Naも異常値をとるとされている。

酸塩基平衡や浸透圧の異常は日常の診療において常に念頭におく必要がある。特に利尿薬投与中の患者、高カロリー輸液を含めた補液中の患者、尿量異常時（多尿、乏尿）、下痢・嘔吐・熱傷など体液の異常排泄のみられる患者、

意識障害の患者、浮腫の認められる患者、内分泌疾患の疑われる患者など、検査の適応範囲は広い。

測定法と基準値

イオン電極法（SRL）	136～147 mEq/l
イオン電極法（BML）	135～145 mEq/l
イオン電極法（シオノギ）	135～147 mEq/l
イオン電極法（三菱）	137～147 mEq/l
イオン電極法（住友）	134～147 mEq/l

異常値の解釈

1. 低 Na 血症

日常診療の中で最も高頻度に認められる電解質異常である。病態により大きく4つに分類する。

①細胞外液量が減少しているもの

Na の摂取が非常に少ないもの、Na の喪失が水の喪失を上回った場合（低張性脱水）

a) 腎性の喪失：利尿薬（フロセミド、サイアザイドなど）投与、ミネラルコルチコイドの欠乏、急性腎不全利尿期、Na 喪失性腎症、中枢性 Na 喪失性症候群、Addison 病

b) 腎外性の喪失：消化管からの喪失（下痢、嘔吐）、Third Space への移行（熱傷、膵炎、腹膜炎）

②細胞外液量が正常または軽度上昇を伴うもの

浮腫、脱水を認めず、ADH の過剰分泌による水貯留の希釈性低 Na 血症

a) SIADH をきたす疾患

(i) 悪性腫瘍（肺癌、膵癌、十二指腸癌、胸腺腫、悪性リンパ腫、前立腺癌など）

(ii) 中枢神経性疾患（脳炎、髄膜炎、脳出血、くも膜下出血、脳腫瘍、頭部外傷手術）

(iii) 胸腔内疾患（肺炎、肺結核、アスペルギルス症、肺膿瘍、陽圧呼吸）

(iv) 薬剤（ビンクリスチン、サイクロフォスファミド、バゾプレッシン、オキシトシン）

b) 水中毒、グルココルチコイド欠乏、甲状腺機能低下症

③細胞外液量が増加しているもの

体内総 Na 量の増加があり、それを上回る水分が貯留する希釈性低 Na 血

症：慢性腎不全、肝硬変、うっ血性心不全、ネフローゼ症候群、慢性閉塞性肺疾患

④偽性低 Na 血症

一定体積中に血清中の水の量が減少するため血清水分量に対する Na の濃度に異常がないにもかかわらず、血清 Na 濃度が低値を示すもの

a) 糖尿病、高脂血症(甲状腺機能低下症、ネフローゼ症候群)、高蛋白血症(多発性骨髄腫)→浸透圧を測定すれば異常が認められない点で確認できる。炎光光度計ではなく、イオン選択性電極を使用すれば正確な Na 濃度に近づくが、検体を希釈する場合には低 Na となるので注意が必要である。

2. 高 Na 血症

低 Na 血症と比較して臨床の場で遭遇する機会は少ない。

病態としては、体内の水分量の減少に伴う高 Na 血症と、体内の Na の過剰による高 Na 血症などが考えられる。高 Na 血症をきたすような異常な病態が存在すると、通常は ADH の分泌亢進とともに口渇の刺激があり、水分を摂取することで高 Na 血症は容易に是正される。したがって、高 Na 血症が持続するためには水の摂取ができない状態、例えば意識障害、昏睡、まだ表現能力の発達が十分でない乳幼児などに限定される。そのほか、間脳下垂体疾患などで口渇感の低下と ADH の分泌障害を伴う本態性高 Na 血症がある。

① Na も減少しているが、それ以上に体内水分量が減少しているもの

a) 腎以外からの体液喪失($U_{Na}<10$ mEq/l)：消化管からの喪失(嘔吐、浸透圧性下痢)、皮膚からの喪失(過剰な発汗)

b) 腎からの喪失($U_{Na}>20$ mEq/l)：浸透圧利尿(ブドウ糖投与、糖尿病、マンニトール)

c) 水分摂取障害：嚥下障害、意識障害、麻痺患者、乳幼児

d) 不感蒸泄の増加：熱傷、発汗

②純粋な体内水分喪失によるもの

a) 本態性高 Na 血症

b) ADH 欠乏：中枢性尿崩症、腎性尿崩症

③ Na の過剰によるもの

a) ミネラルコルチコイド過剰：原発性アルドステロン症、Cushing 症候群

b) 医原性：高張 NaCl・高張 $NaHCO_3$ の投与、高濃度の透析液を使用した透析

c）海での溺水

採取・保存の注意

採血時には輸液を施行している側からの採血を避ける。輸液で血液が希釈されるためである。また、クエン酸 Na やヘパリン Na など Na を含む凝固阻止剤を使用する際は、凝固阻止薬による検体の希釈もあり得るため、注意が必要である。さらに、検体を放置した際、Na は細胞内移行がみられるので、採血後は血球を速やかに分離する。

保険上の注意

週1回程度の測定。保険点数は 12 点。

（和田健太朗、飯野靖彦）

[b] K(カリウム)

検査の目的

　原子量 39 であり、細胞内液(ICF)の主要な陽イオンである。神経伝達や電解質輸送などに関係する細胞膜の電位形成を行っている。細胞内の K は総量で約 3,000 mEq もあり、それに対し細胞外の K は 60 mEq しかなく、約 50 倍も細胞内 K の方が多い。これを維持するために Na-K ポンプにより能動的に細胞内に K を取り込んでいる。K 代謝を調節しているのは、主に細胞内外の分布(腎外性)と腎からの排泄(腎性)であり、腎外性にはインスリン、カテコールアミンなどが、腎性にはアルドステロンなどが調節を行っている。この調節に異常が起これば当然 K 値に異常が起こるが、そのほか多くの因子によっても K 代謝の異常が起こる。K の異常は時として致死的不整脈など生命の維持に危険をもたらすこともあるため、その異常を早期に発見することが重要である。

測定法と基準値

```
イオン電極法(シオノギ、SRL、住友)   3.6～5.0 mEq/l
イオン電極法(三菱、BML)             3.5～5.0 mEq/l
```

異常値の解釈

1. 低 K 血症

　血清 K が 3.5 mEq/l 以下を低 K 血症という。臨床上遭遇する機会が多い。低 K 血症をきたす病態は、K 摂取量の不足、体外への喪失の増加、細胞外から細胞内への K の移動、の大きく 3 つを考える必要がある。

① K の摂取・吸収の減少によるもの
　a) 摂取の減少：飢餓、神経性食思不振症
　b) 吸収の減少：吸収不良症候群、炎症性腸疾患
② K 排泄の増加によるもの
　a) 腎外性の K 喪失：嘔吐、下痢、緩下薬の乱用、胃液吸引、WDHA 症候群、Zollinger-Ellison 症候群、腸絨毛腺腫、尿管-結腸吻合
　b) 腎性の K 喪失
　　(i) 腎・尿細管疾患：腎血管性高血圧、Fanconi 症候群、尿細管性アシドーシス、尿濃縮障害、Liddle 症候群、Bartter 症候群
　　(ii) 内分泌疾患：原発性アルドステロン症、続発性アルドステロン症、Cushing 症候群、レニン産生腫瘍、17 α-hydroxylase 欠損症、11

　　　　β-hydroxylase 欠損症、異所性 ACTH 産生腫瘍
　(iii) 薬剤性：利尿薬（サイアザイド、ループ利尿薬）、甘草（グリチルリチン）、副腎ステロイド薬、抗生物質（アンホテリシン B など）
③細胞外から細胞内への K の移動：アルカローシス、$NaHCO_3$ 投与、インスリン投与または分泌増加、カテコールアミン投与、トルエン中毒、バリウム中毒、周期性四肢麻痺

2. 高 K 血症

血清 K が 5 mEq/l 以上ある状態を高 K 血症という。但し、偽性高 K 血症を除外しなければならない。真の高 K 血症の原因として、K の過剰投与、腎からの排泄低下、細胞内から細胞外への K の移動の 3 つが考えられる。

① K の過剰投与によるもの：消化管出血、食事による K 大量摂取、輸血、輸液（医原性）
②腎からの排泄低下によるもの
　a）腎不全：急性腎不全、慢性腎不全
　b）肝腎症候群
　c）レニン-アルドステロン系の障害：Addison 病、副腎皮質酵素欠損症、低レニン性低アルドステロン症（糖尿病性腎症、間質性腎炎、閉塞性腎障害）、
　d）薬物：NSAIDs、アンギオテンシン変換酵素阻害薬、K 保持性利尿薬（スピロノラクトン、トリアムテレン）、ヘパリン、β 遮断薬
③細胞内から細胞外への移動によるもの
　a）アシドーシス（特に代謝性）
　b）インスリン欠乏と高血糖：糖尿病性ケトアシドーシス、非ケトン性高浸透圧症候群
　c）組織崩壊：横紋筋融解症、組織挫傷、溶血、悪性腫瘍に対する化学療法
　d）家族性高 K 血性周期性四肢麻痺
　e）薬物：サクシニルコリン、ジギタリス、アルギニン、リシン

採取・保存の注意

K は細胞内に多く存在するため、採血時に長時間駆血帯で圧迫していると、採血した血液に細胞内から K が流入した際に K は一見高値を示すので注意が必要である。そのほか血清分離まで長時間放置した場合（溶血）、白血球が増加している場合、血小板が増加している場合などでも同様である。これを偽性高 K 血症という。

保険上の注意

週1回の測定。保険点数は12点。

(和田健太朗、飯野靖彦)

[c] Cl(クロール)

検査の目的

Cl は原子量 35.5 であり、細胞外液（ECF）の主要陰イオンである。酸塩基平衡における HCO_3 の増減に従って変化し、HCO_3 が増加すると Cl は減少し、逆に HCO_3 が減少すると Cl は増加する。これをクロール・重炭酸塩移動という。但し、尿毒症や乳酸アシドーシスのように、通常は測定不能なほかの陰イオン（有機酸や無機酸）が増加して anion gap が開大している場合には HCO_3 が減少しても Cl は正常または低値を示すことがある。通常は Cl は Na と動態をともにすることから、Cl のみの異常もしくは Na の動きと合致しない異常が認められるときは、ほかの陰イオンの動態を検索するべきである。一般にサンプルで測定した Na 値の 1/1.4 付近であれば Cl の異常は、Na の異常と同じ原因で起こっているとされる。

測定法と異常値

イオン電極法（シオノギ）	98～108 mEq/l
イオン電極法（SRL）	98～109 mEq/l
イオン電極法（BML）	98～108 mEq/l
イオン電極法（住友）	98～108 mEq/l
イオン電極法（三菱）	98～108 mEq/l

異常値の解釈

1. 低 Cl 血症

① Na と解離のみられないもの
② 消化管からの喪失によるもの：嘔吐、胃液吸引、Cl 喪失性下痢
③ 腎からの喪失によるもの
　a）利尿薬（ループ利尿薬、サイアザイド系）
　b）ミネラルコルチコイド過剰
　c）呼吸性アシドーシス
　d）Bartter 症候群
　e）副甲状腺機能亢進症、高 Ca 血症
　f）抗生物質（ペニシリン系など）
④ 細胞内への移動によるもの：低 K 血症
⑤ HCO_3 の蓄積によるもの
　a）輸血（クエン酸の肝での代謝により HCO_3 が産生される）

b）NaHCO₃ の投与

　c）ミルクアルカリ症候群

2．高 Cl 血症

①Na と解離のみられないもの

②呼吸性アルカローシス

③低アルドステロン症：アルドステロン単独欠乏症、副腎不全、K 保持性利尿薬

④Cl 含有輸液

⑤消化器疾患：下痢、膵管外瘻

⑥腎・尿路疾患

　a）尿細管性アシドーシス（近位型、遠位型）

　b）尿管結腸瘻、空腸膀胱開口

⑦偽性高 Cl 血症：Br（ブロム）やその他のハロゲン化物の混入

採取・保存の注意

　Cl の測定法には電量滴定法、イオン選択電極法、酵素法などがある。このうちイオン選択電極法では、Br の方が Cl よりも高感度に測定されるため高値をとることがある。特にセデス A などの薬物には Br が含まれているため、同薬を大量に摂取している患者では Cl が異常高値をとることがあり、注意を要する。

保険上の注意

　保険点数は Na、Cl で 12 点。

（和田健太朗、飯野靖彦）

[d] Ca（カルシウム）

検査の目的

成人の体内には約1kgのCaが存在する。その99％は骨にヒドロキシアパタイトとして貯蔵され、残りの1％が軟部組織や細胞外液中に存在し、血液中に存在するCaは0.1％（約1g）に過ぎない。血清中のCaは約40％が血漿中のアルブミンと結合し、10％が血清中の有機酸（クエン酸、炭酸、リン酸）と結合し、残り50％がイオン化して存在している。イオン化Caは生体の細胞機能の維持に必須の役割を演じており、種々のCa調節ホルモン（副甲状腺ホルモン、活性型ビタミンD_3、カルシトニンなど）によって厳密な調節を受けている（表47）。また最近、副甲状腺細胞の細胞膜上に血清Ca濃度を感知するセンサー蛋白が存在し、この受容体を介して、PTHの分泌が調節されていることが明らかとなってきた。このように、血清のCa濃度は、腸管、骨、腎臓における代謝バランスと、調節ホルモンの協調に障害が生じたときに異常値を示す。

表47. Ca調節ホルモンの主な作用

	骨吸収	尿排泄	腸管吸収
PTH	↑	↓	〜
カルシトニン	↓	↓	〜
活性型ビタミンD_3	↑	↓	↑

測定法と基準値

血清Ca濃度の測定は通常、比色法を用いており、発色剤としてo-cresolphthalein complexone（OCPC）を使用する。イオン化Caの測定には、イオン選択電極を用いるシステムが使われており、pHを同時測定し、試料のpH変動に伴い生じるイオン化Ca量の補正をする。しかし、イオン化Caの測定は、機械が高価で操作も煩雑であるため、一般に血清Ca濃度異常の判断には、蛋白濃度の影響を除くべく算出した補正Ca値が用いられる。

補正Ca値（mg/dl）＝血清Ca実測値（mg/dl）−血清アルブミン（g/dl）+4

> ＜基準値＞　血清総Ca：8.5〜10.3 mg/dl
> 　　　　　　　　（4.25〜5.15 mEq/l）
> 　　　　　イオン化Ca：4.2〜5.0 mg/dl

異常値の解釈

1. 高Ca血症

成因は（A）腸管からのCa吸収亢進、（B）骨吸収の亢進、（C）腎尿細管Ca再

表 48. 高 Ca 血症の原因疾患

①　悪性腫瘍
　(1)　体液性因子によるもの(B、C)：扁平上皮癌(舌、喉頭、食道、咽頭、歯肉、子宮頸)、乳癌、胃癌、肺癌、腎癌、成人 T 細胞性白血病
　(2)　骨転移によるもの(B)：骨髄腫、癌骨転移
②　内分泌疾患
　(1)　原発性副甲状腺機能亢進症(A、B、C)
　(2)　甲状腺機能亢進症(B)
　(3)　褐色細胞腫(B)
　(4)　副腎不全(B、C)など
③　肉芽腫性疾患
　(1)　サルコイドーシス(A、B)
　(2)　肺結核(A、B)
　(3)　ベリリウム中毒症(A、B)など
④　薬物
　(1)　ビタミン D 過剰症(A、B)
　(2)　ビタミン A 過剰症(A、B)
　(3)　サイアザイド系利尿薬(B、C)
　(4)　リチウム塩(C)
　(5)　エストロゲン/アンチエストロゲン(B)
　(6)　テオフィリン(D)など
⑤　その他
　(1)　ミルクアルカリ症候群(C、D)
　(2)　不動性骨萎縮(B)
　(3)　家族性低 Ca 尿性高 Ca 血症(C)
　(4)　急性腎不全(横紋筋融解症)の利尿期(B、D)
　(5)　原因不明

(　)内は成因

吸収亢進、(D)その他(摂取亢進など)、のいずれかか、その組み合わせによる。原因疾患、およびその成因を表 48 に示す。

2. 低 Ca 血症

成因は①腸管 Ca 吸収の低下、②骨からの Ca 動員減少、③骨、軟部組織への Ca の移行、④ Ca 複合体形成、⑤腎尿細管 Ca 再吸収低下、のいずれかか、またこれらの組み合わせによって起こる。主因は PTH の作用低下、活性化ビタミン D_3 作用不全、カルシトニン過剰、高 P、Mg 血症である。

低 Ca 血症を伴う原因疾患を表 49 にまとめた。

表 49. 低 Ca 血症の原因疾患

① 副甲状腺機能低下症
　(1) 副甲状腺ホルモン分泌低下症
　(2) 偽性副甲状腺機能低下症
② ビタミン D 欠乏または作用不全
　(1) 摂取障害および日光暴露不足
　(2) 吸収障害：吸収不良症候群、胃切除
　(3) 排泄過多：ネフローゼ症候群
　(4) 25 位水酸化障害：高度肝疾患
　(5) 1 位水酸化障害：慢性腎不全、ビタミン D 依存性くる病 I 型
　(6) ビタミン D 代謝異常：抗痙攣剤
　(7) ビタミン D 受容体異常：ビタミン D 依存性くる病 II 型
③ 骨代謝異常および骨疾患
　(1) 骨硬化症(大理石骨病)
　(2) 骨形成性転移(前立腺癌、乳癌、肺癌など)
　(3) hungry bone 症候群
④ 薬剤
　骨吸収抑制：カルシトニン、ミスラマイシン、ビスホスフォネート
　Ca 複合体形成：リン酸塩、EDTA、クエン酸
　Ca 排泄促進：ループ利尿薬
⑤ ほかの電解質異常
　(1) 低 Mg 血症(PTH 分泌低下、骨の PTH に対する反応性低下)
　(2) 高 P 血症(Ca 複合体形成)
⑥ その他
　(1) 急性膵炎(PTH 異化の亢進、軟組織への Ca 沈着など)
　(2) 横紋筋融解
　(3) 妊娠

採取・保存の注意

血清、血漿いずれでも測定可能である。総 Ca 濃度測定にはいずれの抗凝固剤も問題にならないが、イオン化 Ca の測定の際にはヘパリンを使用する。

保険上の注意

保険点数は 12 点。

(金子朋広、飯野靖彦)

[e] P（リン）

検査の目的

Ca（カルシウム）、P（リン）は腸管（主に十二指腸と空腸）からの吸収、腎からの排泄によって調節されている。Ca、P 代謝の調節因子には PTH（副甲状腺ホルモン）、活性型ビタミン D_3 などがある。

P は骨に約 85％ が貯蔵されており細胞外に比し細胞内に高濃度に分布する（14％ は軟部組織に存在し、細胞外液中には 1％ 以下しか存在しない）。このため細胞内外の分布異常によって濃度が変化することがある（表50）。

腎においては、腎糸球体で血清の無機 P 濃度とほぼ同じ濃度で濾過された後、約 80％ が近位尿細管で再吸収され、15％ が遠位尿細管で再吸収される（図35）。近位尿細管における再吸収は $2Na^+ - PO_4^{2-}$ とも輸送にて行われており、P 濃度の重要な調節機構となっている。腸管においては活性型ビタミン D_3 が Na 依存性の能動輸送を促進させて P の吸収を増加させている。

表50. 高 P 血症、低 P 血症の原因

```
1) 高 P 血症
   A. P の過剰負荷
      摂取量の増加（経腸的または経静脈的投与）
      腸管吸収の亢進（ビタミン D 中毒）など
   B. 細胞内から細胞外への移行
      細胞破壊
      乳酸アシドーシス、ケトアシドーシスなど
   C. 腎排泄の低下
      急性・慢性腎不全
      特発性・続発性・偽性副甲状腺機能低下症
      甲状腺機能亢進症
      先端巨大症
      尿細管異常など

2) 低 P 血症
   A. 吸収低下
      吸収不良症候群、P 吸着薬、ビタミン D 欠乏症など
   B. 細胞外から内への移行
      高カロリー輸液、インスリン治療、急性白血病、敗血症、
      急性心筋梗塞、呼吸性アルカローシスなど
   C. 腎排泄の亢進
      副甲状腺機能亢進症、PTHrp 産生腫瘍、Fanconi 症候群、
      利尿薬、くる病・骨軟化症など
   D. 骨への P の移行
      Hungry bone 症候群など
```

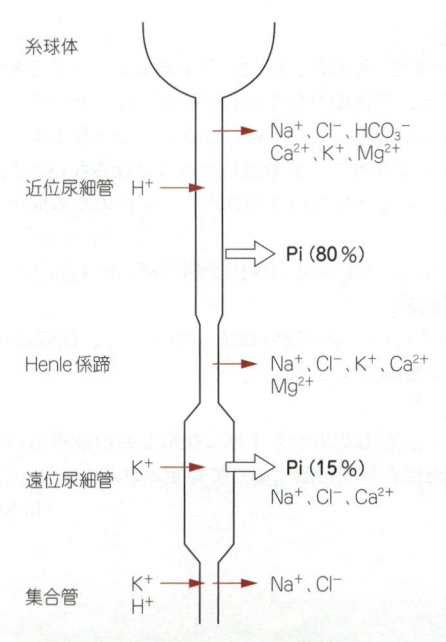

```
糸球体
                    → Na⁺、Cl⁻、HCO₃⁻
                      Ca²⁺、K⁺、Mg²⁺
近位尿細管  H⁺ →

            ⇒ Pi (80%)

Henle係蹄    → Na⁺、Cl⁻、K⁺、Ca²⁺
                Mg²⁺

遠位尿細管  K⁺ → ⇒ Pi (15%)
                Na⁺、Cl⁻、Ca²⁺

集合管    K⁺
         H⁺ → Na⁺、Cl⁻
```

図 35．P の尿細管における再吸収について

また、P は細胞内エネルギー代謝や細胞膜機能に重要な役割を果たしているので低 P 血症では神経症状、止血不全、呼吸筋麻痺、不整脈などが出現するので注意を要する。

以上のように P にはさまざまな調節機構が働いているが、血清の P を測定することは、PTH を含めた内分泌疾患、腎疾患、ビタミン D の異常による代謝性疾患の診断などの把握のために重要である。

測定法と基準値

一般に血清中の無機 P（30％ が無機 P で、70％ が有機 P である）を測定しており、検査法としては酵素法（スクロースホスホリラーゼを利用する方法など）と Fiske-Subbarow 法の 2 つが行われている。

| 血清無機 P の基準値　成人：2.5〜4.5 mg/dl |
|　　　　　　　　　　　　　小児：4〜7 mg/dl |

異常値の解釈

血清中のPは性差、年齢差、日内変動があるので注意を要する。例えば生理的変動としては、閉経後の女性が若干高値になるということや、生理期間中低値を示すことがある。また小児、思春期では成長ホルモンの影響を受け1 mg/dl程度高値になることも考慮しなければならない。また日内変動もあり夜間に最高になることや食後は細胞内への移行のため低下することも重要である。

表50に高P血症、低P血症の原因を病因別に示す。

採取・保存の注意

日内変動があるため早朝空腹時採血が望ましく、採取後は血球と分離し4℃に保存することが望ましい。

保険上の注意

保険点数は19点。但し患者から1回に摂取した血液を用いて規定の検査を5項目以上行った場合は項目数に応じて算定される。

（柏木哲也、飯野靖彦）

[f] Mg（マグネシウム）

検査の目的

Mgは生体内でNa、K、Caに次いで4番目に多い陽イオンであり、その約60%が骨組織、20%が筋肉組織、20%がその他の臓器に存在し、血漿中には総Mg量のわずか1%が存在する。Mgの代謝調節は消化管での吸収と腎での排泄によって調節されているが、後者がより重要である。役割は主として、細胞内でリン酸伝達反応とATPの関与する酵素反応においてアクチベーターとして働くことであり、膜能動輸送、アミノ酸活性化、核酸合成、蛋白質合成、酸化的リン酸化、筋の収縮・弛緩、赤血球と血小板の形態保持などに重要な役割を果たしている。したがってMgの欠乏、過剰状態は多彩な臨床症状を呈するため、その代謝異常を把握することは臨床上非常に重要である。またCa、P、Kなど、ほかの電解質異常と合併している場合も多いため、電解質異常を認めた場合には同時にMgの測定を行い、Mg代謝異常の有無を確認することが必要である。

基準値

血漿Mg	1.67±0.14 mEq/l、1.8〜2.4 mg/dl
イオン化Mg	1.03(0.93〜1.13)mEq/l
赤血球Mg	4.66±0.66 mEq/l packed cell
単核球Mg	62.0±14.0 mEq/kg・dry weight
リンパ球Mg	43.4±1.5 mEq/kg・dry weight
白血球Mg	19.8±1.6 mEq/kg・wet weight
尿中Mg	8〜15 mEq/日

異常値を示す疾患

1. 低Mg血症

主要な原因は摂取不足、吸収不良症候群、アルコール中毒、腎排泄を増加させる薬剤である。Mg欠乏が消化管由来か腎由来かを診断するには、尿中Mg排泄測定が有効である。低Mg血症は低Ca血症、低K血症、低P血症と合併することが多く、かつ特有な症状、徴候に乏しいため看過されていることが少なくない。

a) 症状

> ❶ 循環器症状：不整脈、頻脈、PR、QT の延長、冠攣縮、血圧低下など
> ❷ 神経症状：テタニー、筋力低下、痙攣、振戦、めまい、眼振、失調など
> ❸ 精神症状：抑うつ、不安、無欲、記憶障害、興奮、せん妄など
> ❹ その他：昏睡、疼痛、皮膚病変、死亡など

b) 原因

> ❶ 摂取量不足：蛋白栄養不良症、慢性アルコール中毒、飢餓、偏食、Mg 欠乏輸液
> ❷ 腸管吸収障害：吸収不良症候群、小腸切除、肝硬変
> ❸ 排泄増加：急性腎不全利尿期、尿細管性アシドーシス、薬剤（利尿剤、アミノ配糖体、シスプラチン）、慢性アルコール中毒、家族性腎性 Mg 喪失症、アルドステロン症、副甲状腺機能低下症、甲状腺機能亢進症、Bartter 症候群、高 Ca 血症、細胞外液増加、糖尿病性ケトアシドーシス、
> ❹ 体液喪失：長期消化液吸引、重症下痢、腸・胆汁瘻
> ❺ その他：急性膵炎、リン酸欠乏

2. 高 Mg 血症

高 Mg 血症をきたす原因は低 Mg 血症をきたす原因ほど多くはない。その多くは腎機能低下と Mg の過剰負荷である。高 K 血症を伴うことが多い。

a) 症状

> ❶ 循環器症状：徐脈、低血圧、QRS 延長、心停止など
> ❷ 神経症状：筋力低下、腱反射消失、失調、呼吸筋麻痺など
> ❸ 精神症状：傾眠、昏睡など
> ❹ 消化器症状：嘔吐、食欲不振など

b) 原因

> ❶ 腎機能低下：急性・慢性腎不全
> ❷ Mg 過剰負荷：Mg 含有制酸剤、緩下薬、高 Mg 透析液
> ❸ 腸管吸収亢進：ビタミン D、リチウム
> ❹ 腎再吸収亢進：甲状腺機能低下症、Addison 病
> ❺ その他：組織崩壊、急性肝炎、白血病、糖尿病性ケトアシドーシス

[関連検査項目]

異常値がみられた場合には、ほかの電解質(特に Ca、K、P)、尿中 Mg の測定を行い、原因疾患、病態について検査を進める。また Mg は細胞内に豊富に存在し血清中には総 Mg 量のわずか 1% しか存在していないため、Mg 異常を正確に診断するためには筋肉や赤血球、リンパ球、単核球などの Mg 濃度を測定する必要がある。

[採取・保存の注意]

血漿あるいは血清を速やかに分離し、細胞内 Mg の影響を少なくする。

[保険上の注意]

Mg 欠乏症、Mg 過剰症(疑)と病名記載をすることと、月 1 回の測定。血漿・尿中 Mg 測定は 12 点。

(高田大輔、飯野靖彦)

[g] Fe(鉄) (211 頁参照)

[h] 血清銅、セルロプラスミン

検査の目的

血清中の銅のうち、およそ95％がキャリア蛋白であるセルロプラスミンに結合して存在し、約5％が血中のアルブミンとゆるく結合して存在する。したがって、血清銅の値は通常は血中のセルロプラスミンの増減と併行して変動するので、両者はほぼ同様の意義をもつと考えてよい。血清銅やセルロプラスミンは多くの疾患や病態で変動するが、特に Wilson 病では著しい低値を示し、診断の決め手として不可欠の検査である。

測定法と基準値

血清銅、血清セルロプラスミンの正常範囲は次のとおりである。

> 血清銅　　　　　　　　80～130μg（Bachocuproin 法）
> セルロプラスミン　25～40 mg/dl（酵素法、免疫学的測定法）

両者とも性差はほとんどなく、新生児では低値を示すが、成人では年齢による差は明らかでない。季節による変動もなく、食事の影響もみられないが、妊娠中は両者ともにかなり高い値を示す。

血清セルロプラスミンの測定には、p-phenylen-diamine-2・HCl を用いてジアミンオキシダーゼ活性を測定する方法とセルロプラスミンの抗原量を免疫学的に測定する方法がある。両者の測定値はほぼ一致するが、免疫学的測定法が酵素法より、高値を示すことも稀にある。

異常値の解釈

血清銅はキャリア蛋白であるセルロプラスミンと併行して変動し、疾患による増減も同様である。血清銅、血清セルロプラスミンが高値を示す疾患、低値を示す疾患を表51に示す。妊娠時には早期から両者ともに増加し、正常値の3倍程度に達し、分娩後は約1カ月以内に正常域に復する。エストロゲン投与や経口避妊薬服用でも増加がみられる。

血清セルロプラスミ

表51. 血清銅、セルロプラスミンが増減する疾患

増加する疾患	妊娠、 エストロゲン投与、経口避妊薬投与 感染症 急性・慢性炎症性疾患 悪性腫瘍 閉塞性黄疸
減少する疾患	Wilson 病 Menkes kinky hair syndrome 著明な低蛋白血症 　ネフローゼ症候群 　肝硬変 　蛋白漏出性胃腸症

ンは acute phase reactant の一種であり、感染症、急性、慢性炎症、悪性腫瘍などでも高値を示す。閉塞性黄疸では胆汁中への銅の排泄が障害されるために血清銅、血清セルロプラスミンは上昇する。

血清銅、血清セルロプラスミンが減少する疾患としては Wilson 病が代表的で、血清銅、血清セルロプラスミン測定の診断的意義が極めて高い。Wilson 病は遺伝性銅代謝異常を基盤とした疾患で、肝、脳、角膜、腎などに過剰の銅が蓄積し、尿中の銅排泄は増加し、血清中の銅およびセルロプラスミンは著明な低値を示す。尿中の銅排泄量は正常人で1日 50μg 以下であるのに対して、Wilson 病では 100〜800μg と著しく増加する。

Menkes kinky hair syndrome も血清銅、血清セルロプラスミンが著明な低値を示す遺伝疾患である。そのほか、ネフローゼ症候群、肝硬変、蛋白漏出性胃腸症など著しい低蛋白血症を伴う疾患では血清銅、血清セルロプラスミンの減少がみられることが多い。

保険上の注意

保険点数(平成 16 年 4 月)は血清銅＝29 点、セルロプラスミン＝110 点(注意)、Wilson 病、Menkes Kinky hair Syndrome の病名または疑いがあれば問題ないが、他の疾患については診断上不可欠でないので査定される可能性がある。

(金山正明)

6 色素、ガス分析など

[a] ビリルビン

検査の目的

血中のビリルビンが増加すると皮膚および粘膜が黄染し、黄疸となる。血清ビリルビンの測定は黄疸の有無の特定のみならず、黄疸の原因となる疾患の鑑別に重要である。

測定法と基準値

ジアゾ化法、化学酸化法、酵素法がある。

> 基準値：血清総ビリルビン値　0.5〜1.2 mg/dl
> 　　　　血清直接ビリルビン値　0〜0.4 mg/dl

異常値の解釈

ビリルビンは、80〜90％は寿命の尽きた赤血球のヘムに由来し（図36-①）、残りの10〜20％は骨髄内の無効造血と非赤血球成分のチトクローム、ミオグロビン、ヘム含有酵素などに由来する。これらの非抱合型（間接）ビリルビンはアルブミンと結合し、肝臓に到達し、類洞壁に存在するトランスポーターにより肝細胞に摂取される（図36-②）。肝細胞に取り込まれたビリルビンの大部分はY蛋白（リガンディン、glutathione S-transferase のアイソザイム）、Z蛋白（fatty acid binding protein）と結合し小胞体に輸送される（図36-③）。小胞体内で glucuronyl transferase（UDPGT）によりグルクロン酸抱合ビリルビンとなり、水溶性の直接ビリルビンとなる（図36-④）。抱合されたビリルビンは、毛細胆管膜に存在するトランスポーターにより毛細胆管内に排泄される（図36-⑤）。トランスポーターは MRP2（multidrug resistance protein 2）と呼ばれ、Dubin-Johnson 症候群はこの異常によるとされる。抱合ビリルビンは胆汁に混ざり十二指腸に排泄される。以上のビリルビン代謝過程のいずれかに異常があると高ビリルビン血症が生じる。小胞体でのグルクロン酸抱合およびそれ以前の過程では間接型ビリルビンが、抱合された後の異常では直接型ビリルビンが優位となる。

血清ビリルビンが上昇しているときは、間接ビリルビン、直接ビリルビンのどちらが主であるかを判断しなければならない。高ビリルビン血症の成因による分類を表52 に示した。

F 生化学検査

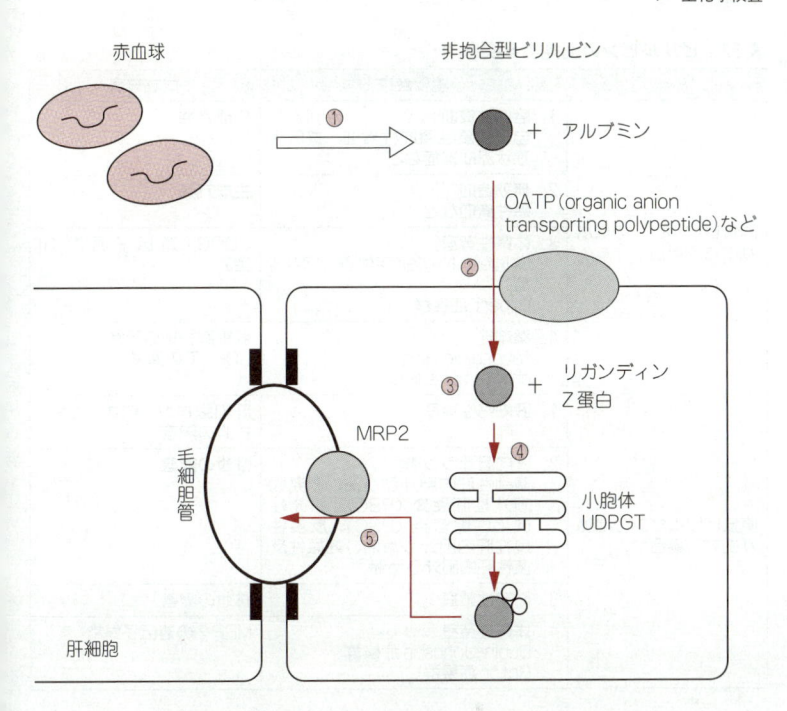

図中ラベル:
- 赤血球
- 非抱合型ビリルビン + アルブミン
- ①
- ② OATP(organic anion transporting polypeptide)など
- ③ + リガンディン Z蛋白
- ④ 小胞体 UDPGT
- ⑤ MRP2
- 毛細胆管
- 肝細胞

④UDPGT：uridine diphosphoglucuronic acid glucuronyltransferase
⑤MRP2：multidrug resistance protein 2

図36．ビリルビン代謝

1．間接ビリルビンの増加が主たる場合

　成人の場合、貧血、網状赤血球 3％ 以上、LDH の上昇、ハプトグロビン低下などで溶血の有無をまず調べる。無効造血亢進による shunt bilirubinemia の鑑別も必要である。溶血がない場合には先天性のビリルビン代謝異常が示唆される。新生児では glucuronyl transferase の活性低下または欠損による新生児黄疸がみられる。Crigler-Najjar 症候群（I型、II型）、Gilbert 症候群などの体質性黄疸の鑑別も必要である。このほかに、肝炎後、うっ血肝、薬などで非溶血性の非抱合型高ビリルビン血症を認めることもある。

2．直接ビリルビンの増加が主たる場合

　GOT、GPT などの逸脱酵素、ALP、LAP などの胆道系酵素のみならず、

表52. ビリルビンの上昇する疾患

	主要疾患	成立機序
間接ビリルビンの増加が主たる場合	1. 溶血性貧血 自己免疫性溶血性貧血、遺伝性球状赤血球症など	生成亢進
	2. 無効造血 悪性貧血など	生成亢進
	3. 体質性黄疸 Crigler-Najjar症候群（I型、II型） Gilbert症候群	UDPGT遺伝子異常（II型）
	4. 薬剤性 favospidic acid chroramphenicol	肝細胞摂取の異常 UDPGTの異常
直接ビリルビンの増加が主たる場合	1. 肝細胞性黄疸	肝細胞摂取、輸送、抱合、排泄の障害
	2. 肝内胆汁うっ滞 薬剤性肝内胆汁うっ滞、原発性胆汁性肝硬変（PBC）、原発性硬化性胆管炎（PSC）、反復性良性肝内胆汁うっ滞、妊娠性反復性肝内胆汁うっ滞	排泄の障害
	3. 閉塞性黄疸	排泄の障害
	4. 体質性黄疸 Dubin-Johnson症候群 Rotor症候群	MRP2の遺伝子異常

必ず超音波、CTなどの画像診断もできるだけ早く行うべきである。逸脱酵素、胆道系酵素、画像診断でいずれも異常がなければ体質性黄疸の精査が必要となる。急性肝炎（胆汁うっ滞型を除く）や肝細胞障害型の薬剤性肝障害などの肝細胞性の黄疸の場合は逸脱酵素の著明な上昇があるが、胆汁系酵素の上昇は軽度である。胆道系酵素の上昇がある場合は、まず肝内胆汁うっ滞か閉塞性黄疸かを速やかに判断しなくてはいけない。肝機能のみではこの鑑別は難しく、画像診断が有用である。すなわち、超音波、CTで肝内または上部胆管の拡張があれば閉塞性黄疸であり、胆管の拡張がなければ肝内胆汁うっ滞と考えられる。閉塞性黄疸の場合は各種の胆道造影（MRCP、ERCPなど）を行い、さらに検索を進めることとなる。

採取・保存の注意

ビリルビンは光に対して不安定なため、採血後、光にさらさないようにして速やかに測定する。

F　生化学検査

保険上の注意

ビリルビン(総)(直)いずれも保険点数は13点であるが、複数の検査を行った場合は点数が包括される。

(宮川八平、小山　恒)

[b] 総胆汁酸

検査の目的

胆汁酸は肝細胞でコレステロールより生成される。一次胆汁酸のコール酸とケノデオキシコール酸はタウリンやグリシンの抱合を受け、これらの一次胆汁酸は毛細胆管中へ分泌され(図37-②)、胆管を経由して十二指腸に流入する(図37-③)。腸管内の胆汁酸は回腸より再吸収され(図37-④⑤)、腸肝循環によって肝臓に再流入し(図37-⑥)、肝細胞に取り込まれる(図37-①)。したがってこれらのリサイクル過程のいずれかで障害が起こると血清総胆汁酸は上昇する。

測定法と基準値

血清総胆汁酸の測定法としては真重らの開発した3α-hydroxysteroid dehydrogenase(3α-HSD)を用いた酵素蛍光法、酵素比色法(エンザイバル、第一化学)が広く行われている。

基準値：10μM以下

異常値の解釈

血清総胆汁酸上昇の機序として次のような原因が挙げられる。

1．肝細胞による胆汁酸の取り込み障害(図37-①)

抱合胆汁酸の肝取り込みにかかわる輸送蛋白がクローニングされ、それらの生理的意義が明らかとなった。

2．胆管への分泌障害(図37-②)

胆汁酸の毛細胆管への分泌にかかわる輸送蛋白がクローニングされ、それらの遺伝子異常による病態が報告されている。家族性肝内胆汁うっ滞2型(progressive familial intrahepatic cholestasis；PFIC)はBSEP(bile salt export pump)の遺伝子異常、また、Dubin-Johnson症候群はMRP2(multidrug resistance protein 2)の遺伝子異常によるとされている。

3．腸管内濃度の上昇

Blind loop syndromeにおいて腸内細菌叢が増殖すると血清総胆汁酸濃度が上昇することがある。この場合、一次胆汁酸が腸内細菌叢で代謝されて生じる二次胆汁酸のデオキシコール酸が増加する。

4．側副血行路(図37-⑦)

肝硬変で側副血行路が形成されると、腸肝循環される胆汁酸の一部は大循環系に流入するため、血清総胆汁酸濃度が上昇する。

F 生化学検査

胆汁酸　　　　　肝類洞

①NTCP (Na⁺/taurocholate cotransporting polypeptide)
　OATP (organic anion transporting polypeptide)
②MRP2 (multidrug resistance protein 2)
　BSEP (bile salt export pump)

Y、Y'、Z＋蛋白

肝細胞

肝臓

⑦側副血行路

腸肝循環

回腸

胆汁酸

回腸上皮細胞

結合蛋白＋(bile acid binding protein)

④ASBT (apical sodium-dependent bile acid transporter)
⑤Mrp3 (multidrug resistance protein 3)？

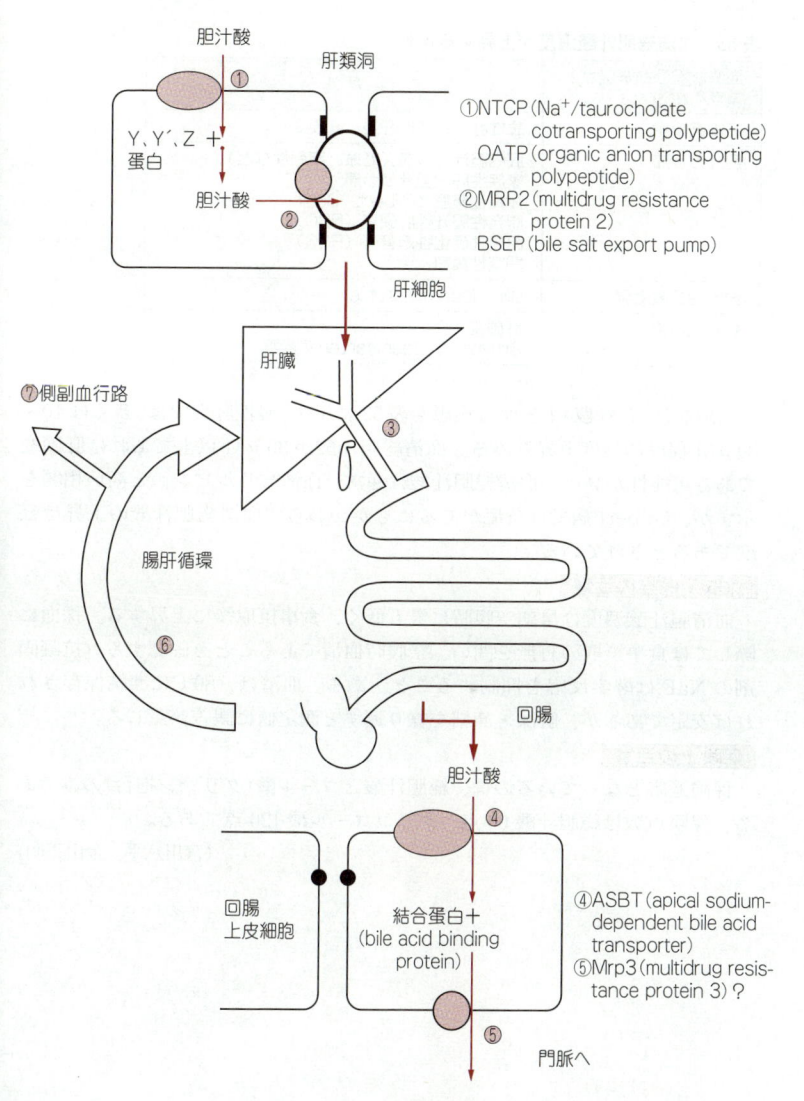

門脈へ

図37．胆汁酸代謝

529

表 53. 血清総胆汁酸濃度が上昇する疾患

血清総胆汁酸濃度が上昇する原因	疾患
肝細胞障害	急性肝炎、慢性肝炎、肝硬変
胆汁うっ滞	肝内胆汁うっ滞(妊娠、薬剤性など) 家族性肝内胆汁うっ滞 体質性黄疸(Gilbert、Dubin-Johnson) 原発性胆汁性肝硬変(PBC) 原発性硬化性胆管炎(PSC) 閉塞性黄疸
腸管内濃度上昇	Blind loop syndrome
側副血行路	肝硬変 Cruveilhier-Baumgarten症候群

血清総胆汁酸濃度が上昇する疾患を表53に示す。慢性肝炎では、多くは10～30 μM 程度の軽度上昇をみる。血清総胆汁酸が 30 μM 以上であれば肝硬変である可能性が高い。血清総胆汁酸は通常、血清ビリルビン値と高い相関を示すが、Gilbert 病では黄疸があるにもかかわらず血清総胆汁酸の上昇は軽度であるとされている。

採取・保存の注意

血清胆汁酸濃度は早朝空腹時に最も低く、食事摂取後に上昇する。採血に際しては食事摂取の有無を問い、空腹時血清であることを確認する。抗凝固剤の NaF は酵素反応を抑制することがある。血清は−80℃に凍結保存されれば安定であるが、解凍・凍結を繰り返すと測定値に誤差が生じる。

保険上の注意

保険適応となっているのは、総胆汁酸とコール酸(グリシン抱合)のみである。保険点数は総胆汁酸 60 点、グリココール酸 120 点である。

(宮川八平、金山正明)

[c] ICG

検査の目的

ICG(indocyanine green)は血液中で主としてアルブミンに結合し、肝臓を通過する際に肝細胞に取り込まれ、胆汁中へ排泄される色素である。肝臓でのICG色素代謝は肝細胞機能、肝血流量をよく反映するとされている。

測定法と基準値

被検者体重1 kgあたり0.5 mgのICGを静注し、15分後の血中停滞率(R 15)、血中消失率(K)をみる。後者の測定には、前、5分、10分、15分の採血が必要である。著しい肥満や腹水が認められる場合は標準体重に換算して負荷量を決める。ICGRmax：ICGの負荷量を変えて求める。ICG 0.5 mg/kgと5 mg/kgの2回法で求める。最近では指先に装着した光センサーで血中ICG濃度を測定する装置があり、採血せずにICG検査が可能となっている(ICGクリアランスメータ、第一製薬)。

> 正常値：15分血中停滞率(R 15)　0～10%
> 　　　　血中消失率(K)　0.168～0.206
> 　　　　ICGRmax 2.5 mg/kg/分以上

異常値の解釈

ICG R15が上昇する疾患を下に示す。ICGは小葉改築傾向が進むにつれてK値が下がり、R 15が上昇する。慢性肝炎の場合にはICG R15は軽度の上昇を示すが、肝硬変ではK値が0.1以下で、R 15は20%以上である。

1. 肝硬変
2. 慢性肝炎
3. 体質性黄疸
4. 体質性ICG排泄異常症

ICG Rmaxは肝病変の進展に伴って低下し、外科において肝予備能の重要な指標とされている。ICG Rmaxが0.4 mg/kg/分以下の場合は肝切除が難しいとされている。

採取・保存の注意

色素はビリルビンと競合するため黄疸のある患者では不正確な値となる。ICGは光に対して不安定であるため、採取後なるべく早く測定する。

保険上の注意

ブロムサルファレイン(BSP)は体質性黄疸の診断に有用である。Dubin-

Johnson 症候群では 120 分で再上昇がみられ、診断の決め手となる。しかし、現在では BSP は副作用のため発売されていない。保険点数は ICG(R 15) 100 点、ICG(k) 100 点である。

(宮川八平、小山　恒)

[d] 動脈血ガス分析

検査の目的

動脈血液ガス分析では大別すると肺ガス交換能(呼吸機能、循環器機能)の異常の有無、および酸塩基平衡障害(腎機能、呼吸機能、細胞代謝の異常)の存在の有無を評価できる。両者は密接に関連しているが、前者の評価では$PaCO_2$、PaO_2、$Sat.O_2$ を、後者では pH、$PaCO_2$、PaO_2、HCO_3^-、Base Excess を主に使う。

動脈血中の酸素は主としてヘモグロビンと結合して運搬され末梢組織で解離するが、血液が酸性になると酸素解離曲線が右方へ偏位するため、酸素飽和度は低下する。組織への酸素供給量は $Sat.O_2$、ヘモグロビン値、PaO_2 により規定されるが臨床的には $Sat.O_2$、PaO_2 で代用されることが多い。

基準値

pH	7.40±0.05
$PaCO_2$	40±5 mmHg
PaO_2	80〜100 mmHg
HCO_3^-	25±1 mEq/l
BE	0±2 mEq/l
$Sat.O_2$	98±2% 血漿

異常値の解釈 (表54)

1. 低酸素血症

吸入気酸素分圧の低下、肺胞低換気、肺胞気—動脈血酸素分圧較差($A-aDO_2$)の開大(拡散障害、換気血流不均衡、肺内・心臓内の右—左シャント、混合静脈血中酸素分圧の低下)による。$P(A-a)O_2$ の正常値は 20 mmHg 以下である。

2. 酸塩基平衡の異常

$$pH = 6.1 + \log\frac{[HCO_3^-]mEq/l}{0.03 \times PaCO_2 mmHg}$$

(Henderson-Hasselbalch の式)により pH は導かれる。臨床的には異常の一次的原因、その期間、に応じ pH を正常値へ保つ方向に代償性変化が生じるため、動脈血液ガス分析値だけでの判断には慎重を要する。

a) 呼吸性アシドーシス:$PaCO_2$ の上昇で引き起こされ、pH が低下する。$PaCO_2$ は CO_2 の産生量、および肺における排出量のバランスにより決定さ

表54. 動脈血ガス分析で異常値をきたす疾患

```
1. 低酸素血症
気管支炎、気管支喘息、睡眠時無呼吸症候群、肺炎、肺水腫、間質性肺炎、肺血栓塞
栓症、先天性心疾患(心室中隔欠損症、心房中隔欠損症など)、心不全、など。
2. pH、酸塩基平衡の異常
  a) 呼吸性アシドーシス
  呼吸器疾患:肺結核後遺症、慢性閉塞性肺疾患(肺気腫、慢性気管支炎)、誤嚥など
          による急性中枢気道閉塞、気管支喘息重積発作、など。
  神経筋疾患:頸髄損傷、筋萎縮性側索硬化症、ギラン・バレー症候群、高度な胸郭
          変形、鎮静剤過剰投与による呼吸中枢抑制、など。
  b) 呼吸性アルカローシス
  過換気症候群、呼吸中枢の異常(脳血管障害、脳炎、脳挫傷など)、発熱、など。
  c) 代謝性アシドーシス
  アニオンギャップ正常:下痢、胆汁ドレナージ、小腸ドレナージ、尿管-S字結腸瘻、
          腎尿細管性アシドーシス、移植の拒絶反応時の尿細管障害、
          $NH_4Cl$ 投与、リシン・アルギニンなどのアミノ酸投与、など。
  アニオンギャップ増加:急性および慢性腎不全、糖尿病性ケトアシドーシス、乳酸
              性アシドーシス、アルコール性ケトアシドーシス、長期の
              飢餓、サリチル酸中毒(特に子供への過剰投与)、エチレン
              グリコール中毒、メタノール中毒、など。
  d) 代謝性アルカローシス
  $HCO_3^-$ 過剰摂取、嘔吐、胃液の吸引、利尿剤の投与、ステロイドホルモン投与、ア
  ルドステロン症、Bartter's 症候群、クッシング症候群、カリウム欠乏(K<2mEq/l)、
  甘草の過剰摂取、など。
```

れ、一般的に換気障害で上昇する。呼吸運動が正常、もしくは亢進している場合(閉塞性肺疾患など)と抑制されている場合(神経筋疾患など)がある。数日間にわたる $PaCO_2$ の上昇では腎による代償が生じる。

b) **呼吸性アルカローシス**:換気量の増大により $PaCO_2$ が低下するため、pH の上昇が生じる。過換気の状態が長くなれば、腎臓で HCO_3^- の喪失が起きるため、pH の上昇は急性呼吸性アルカローシスに比べ抑制される。

c) **代謝性アシドーシス**:代謝性アシドーシスでは HCO_3^- の減少によりpH の低下が引き起こされるが、Cl、HCO_3 以外の測定されない陰イオン(有機酸、SO_4、NO_2、など)の量、つまりアニオンギャップにより2群に分けられる。(アニオンギャップ)$=Na-(Cl+HCO_3)$ で計算でき、基準値は 10 ± 2 mEq/l である。

アニオンギャップ正常(高 Cl 性)代謝性アシドーシスは、①消化管または腎臓からの HCO_3 喪失、② H^+ の排泄障害、③ HCL の添加、の3つの原因に分類できる。

アニオンギャップ増加(正Cl性)代謝性アシドーシスは測定されない有機酸の過剰産生、または腎不全(急性、慢性)による。有機酸の過剰産生をきたす乳酸性アシドーシスは、臨床的にしばしば重篤となり、基礎疾患としてショック、腸梗塞、糖尿病、アルコール中毒などが隠されている。糖尿病性ケトアシドーシスは、糖尿病がコントロール不良な状態時にアセト酢酸、β-ヒドロ酪酸が産生されることが原因となる。

d) **代謝性アルカローシス**：HCO_3^- の過剰な増加により pH の上昇が生じる。この場合は腎臓からの過剰な HCO_3^- の排泄低下を伴っている。HCO_3^- の増加の原因は外因性の負荷、胃液の喪失、腎臓での酸(H^+)排泄、が挙げられる。腎臓での過剰な HCO_3^- の排泄低下の病態は、NaCl 反応性、および NaCl 不応性に大別される。細胞外液量の低下時に、Na に比較し Cl が喪失した場合、腎血流量の低下に伴い Na の再吸収増加が生じるが、Cl が低下しているため HCO_3^- の近位尿細管での再吸収が増加する。レニン、アルドステロンの分泌亢進も関与する。この状態では K も低下しており治療は生理食塩水と K の補充である。NaCl 不応性の場合は、腎臓での酸排泄や HCO_3^- 再吸収が増加し、Cl は尿中へ排泄されている。アルドステロン症、クッシング症候群(特に異所性 ACTH 産生腫瘍など)、Bartter's 症候群などがこの場合で、生理食塩水投与で改善せず、過剰なコルチコイドの除去が必要である。

検体・保存の注意

橈骨動脈で採血し、困難な場合は大腿動脈、肘部の上腕動脈を使う。神経損傷、止血に留意する。注射器の内腔は事前にヘパリンでぬらす。採血後気泡を取り除き、二酸化炭素の蒸散を防ぐためにキャップをする。直ちに測定を行うが、困難なときには氷冷し、いずれにしても1時間以内に測定する。

保険上の注意

保険点数は血液ガス分析 150 点、動脈血採取(1日につき)40 点。急性期4日間は4〜6回/日、その後1週間は2〜3回/日、2週間以後1回/日。慢性期は必要時に1回/日。これを目安とし、超える場合、もしくは月に15回を超える場合は症状詳記を。

〔神　靖人〕

7 腎機能検査

　腎臓は老廃物の排泄、電解質の保持・排泄とともに各種のホルモン産生など多様な機能を有して体内の恒常性維持に寄与しているが、これらの複雑な機能はネフロンや間質細胞において行われている。このうちいくつかの機能は皮質と髄質のネフロンでも差異があり、またネフロンの各部位においても機能分化がみられる(ネフロン機能の heterogeneity という)。したがって腎の機能検査には、腎総体としての機能とともに各種の病態を検討するために各部位の機能をチェックする必要があり、日常臨床においても多数の検査法が実施されている(表55)。ここで重要なことは、これらいずれの検査法においても欠点、問題点があり、それらを十分加味したうえで実施し、結果を解釈しなければならない。

[a] PSP試験

検査の目的

　Phenolsulfophthalein(PSP)は尿細管、特に近位尿細管において94%が分泌される。そのため糸球体機能は反映されず、腎血流および近位尿細管の機能異常を検出する検査法としての意義を有していた。本試験は比較的簡便であることから広く用いられ、特に15分排泄値の意義が高いとされている。

測定値と基準値

　朝、排尿後、500 mlの水を飲み、その30分後にPSP溶液1.0 ml(正確に)を静注し、15分、30分、60分、120分後のそれぞれの時間に尿を全量採取し

表55. 腎機能検査

A. 腎の総合的機能検査
1. 血液生化学的指標：クレアチニン、尿素窒素、β_2ミクログロブリン
2. 糸球体濾過機能：イヌリン・クリアランス、クレアチニン・クリアランス、^{99m}Tc-DTPA
3. 腎血漿流量、腎血液流量：パラアミノ馬尿酸クリアランス
B. 尿細管部位別機能検査
1. 近位尿細管障害マーカー：尿中β_2ミクログロブリン、尿中NAG、尿中アミノ酸排泄量
2. 近位尿細管機能：リン再吸収極量、ブドウ糖再吸収極量、パラアミノ馬尿酸クリアランス
3. 遠位尿細管機能：尿pH、尿濃縮試験、尿希釈試験、自由水クリアランス、ピトレッシン試験
4. 尿酸性化能検査：塩化アンモニウム負荷試験、重炭酸ソーダ負荷試験

て検査に回す。結果の評価は前述したように15分値が最も重要とされ、25%以上(25〜45%が排泄されるが、50歳以上では20%以上)が基準範囲である。2時間総排泄量も参考として加味し、55%以上を基準値としている。

異常値の解釈

PSP試験の異常値は近位尿細管機能や腎血流の異常を反映しているが、尿路系通過障害のときにも低値となる。腎生理学からみると基本的に重要な難点があり、臨床においても検査結果の評価上、問題とされてきた。例えば腎1回通過でのPSPの除去率は約50%しかないことから腎機能を正しく反映しないこと、また15分目の採尿時、膀胱内に残尿があるなどで十分な尿量($>50 ml$)が得られないと検査値が不正確になること、糸球体の濾過障害が進んでも2時間総排泄量ではさほどの低値にならず解離する場合があることなどである。加えて、PSP少量投与では血清アルブミンとの結合が80%くらいの高率になるので、肝硬変、ネフローゼ症候群、蛋白漏出性胃腸症などの低アルブミン血症時には、血中に遊離型PSPが増加して排泄率は却って高値を示すことも問題である。このようなことから、臨床の場においても利用されなくなってきた。ただ腎生理の研究においては、特殊な場合に使用されることがあるという。

採取・保存の注意

検査2〜3日前から、尿細管機能に影響するようなアスピリン、ペニシリンなどの使用は避けた方がいい。またアルカリ性になると発色するアントラキノン系(例えばセンナ、アローゼン)やフェノールフタレイン系誘導体などの薬剤の内服、リファンピシンの投与は中止しておかねばならない。

検査当日の朝は絶飲・絶食とする。採尿には時間を厳守すること、かつ毎回、全量排泄し採尿することが肝要であり、採尿後は速やかに(1時間以内)測定しないと色素が変化する。また検査前の説明が不十分な場合や高齢者ではしばしば尿全量が採取できないため不正確であったり、15分値と2時間総排泄量が解離する原因になる。

保険上の注意

保険適応の検査であり、腎疾患においては広く適応となる。150点で注射手技料も含むが、薬剤費は別途算定できる。

(木嶋祥麿)

[b] 内因性クレアチニンクリアランス、PAH クリアランス

検査の目的

糸球体の濾過機能と腎血流量を調べることは腎機能の本質的な機能であるから、腎の機能評価において基本検査といえる。事実、両者は腎生理学においても臨床においても日常的に行われている。検査は理論的には簡単であるが、実施するに際しては糸球体、近位・ヘンレ係蹄・遠位の各尿細管、集合管の多彩な機能を加味すると、測定する物質のネフロン内での動態が問題となる。

クリアランスの概念は 1921 年 Wearn と Richards により報告され、1929 年 Möller、McIntosh、van Slyke らにより clearance という言葉が提唱された。つまり物質 x のクリアランス(Cx)は

$$Cx(ml/分) = \frac{Ux \times V}{Sx} \times \frac{1.48(m^2)}{体表面積(m^2)}$$

Ux：尿中の x の濃度(mg/dl)　V：1 分間尿量(ml/分)
Sx：血清中の x の濃度(mg/dl)

として算出される(体格による補正として、日本人では 1.48 m² を採用している)。

クリアランスの測定においては必要かつ十分な利尿をつけるため、空腹状態において多量(通常は 500 ml くらい)の飲水が必要である。高度の心疾患や腎疾患がある患者、あるいは飲水が無理な患者においては病状を悪化させる場合もあるので見合わせなければならない。

1) 内因性クレアチニンクリアランス

真の糸球体濾過率(GFR)を反映する理想的な物質(GFR 物質という)の条件は、体内で蛋白と結合せず、また生物学的活性を有しないということである。1930 年代、Richards らや Hormer Smith によりイヌリンに関する腎生理学的研究が行われ、現在でも GFR 測定の標準物質とされている。この物質は 5,200 dalton の fructofuranose の多糖体で菊科植物の根から得られ、基礎的実験や一部の臨床研究において使用されている。GFR 物質としてはほかに polyfructosan-S があるが、普及するには至っていない。近年、cystein proteinase の阻害作用を有する cystatin C が GFR 物質として注目されている。既に血中濃度の測定が可能で臨床データも集積されており、いずれ臨

表 56. 各種クリアランスの基準範囲(ml/分/体表面積 1.48 m^2)

	男性	女性
クレアチニンクリアランス		
〜40 歳	117±5	115±4
41〜50 歳	110±5	92±4
51〜60 歳	98±6	84±5
61〜70 歳	96±6	78±3
24 hr クレアチニン・クリアランス	83.3±2.9	66.9±1.5
パラアミノ馬尿酸クリアランス	541.5±81.0	513.9±98.0

床の場でも利用されることになろう。

測定法と基準値

正確に GFR を測定するにはイヌリンを用いるのがよいが、高価なうえに測定が繁雑であること、本邦ではイヌリンの人体投与は認められていないこと、また検査法としてイヌリン・クリアランス(Cin)は簡単ではないことなどの問題点を回避できていない。そのため 1% チオ硫酸ナトリウム(60 ml)が用いられるが、臨床においては血中および尿に存在し、測定が簡便なクレアチニンがイヌリンの代用品として常用されている(表 56)。内因性クレアチニンは、骨格筋のクレアチンがクレアチン－リン酸となり非酵素的脱リン酸を経てつくられ、毎日ほぼ一定した量が産生され放出されて(1 mg/分くらい)、同量が尿中に排泄されるため透析療法による除去以外、血中濃度は 1 日中ほとんど変化しない。このことが最大の利点であり、クリアランスに利用されている理由でもある。

異常値の解釈

内因性クレアチニンクリアランス低値は GFR の低下、すなわち腎障害の進行を意味するが、検査に際して下記の諸点について、十分な認識をもっていなければならない。

1) 検査前に約 500 ml の飲水が必要であるが、全量飲めない場合があり、また飲めても十分な利尿(1 分間尿量＞1 ml)が得られないこともある。

2) クレアチニンの測定法のうち Jaffé 法では、尿ではクレアチニンそのものを測定しているが、血中は 20% ほどのクレアチニン様物質(Jaffé 反応物質という)があってこれも含めて測ることになるので、偽高値(特に腎機能が正常〜ごく軽度の障害時において)となる。したがって Jaffé 法で測定したクレアチニンクリアランス(Ccr)は真の値(神のみぞ知る"神値"かも知れないが)より少し低値として計算される。しかし、現行の方法は多くが酵素反応を利用した酵素法で、クレアチニンだけが測定されており、Jaffé 法での問題はほ

ぼ解決されている。各検査室の測定法を再確認しておくことが必要である。

3) 尿中に排泄されるクレアチニンは糸球体濾過のほか、尿細管からも多少は分泌されるので、Ccr は Cin よりも高値を示すことが多く(Ccr/Cin=0.9〜1.5)、特に糸球体濾過能が低下している場合には両者の解離は大きくなる。このことは重要なことである。

4) クレアチニンの1日産生量は骨格筋量と関係があり、筋肉量の少ないやせ型の人や高齢者では血清クレアチニンは低値傾向を示し、腎障害時の Ccr の低下がむしろ軽微になることがある。

5) クリアランスは体表面積で補正した値で評価することになっている。欧米においては体表面積の標準を 1.73 m^2、本邦においては 1.48 m^2 としているが、近年、日本人の体格も西欧に比肩できるまでになっているので、再検討が必要であろう。

6) ^{99m}TC−diethylene triamine pentaacetic acid(DTPA)を用いる方法には1回静注法と体外計測法がある。GFR をかなり正確に反映し、水負荷や安静が不要でかつ体外計測法では採血が不必要であることから侵襲が少なく、手技的にも簡便で優れている。しかし、計測誤差が無視できず、また類似の方法としての ^{51}Cr−EDTA は被曝線量は少ないが、ともに放射性同位元素を用いることから特別な設備を必要とする。これらの欠点から臨床的には汎用されるに至っていない。

7) パラアミノ馬尿酸、スピロノラクトン、トリアムテレン、シメチジン、トリメトプリムなどの薬剤投与時やうっ血性心不全があるときには、Ccr/Cin<1 となる。

24時間クレアチニンクリアランス(24 hrCcr)は外来、入院とも比較的簡単に実施でき、値が安定しているが、外来では24時間蓄尿して持参してきてもらうという繁雑さがある、結果は l/24hr という単位となるが、ml/分に換算して利用することもできる。

$$24 \text{ hrCcr} = \frac{\text{Ucr} \times \text{V}}{\text{Scr}} \times \frac{1.48(\text{m}^2)}{\text{体表面積}(\text{m}^2)}$$

Ucr：尿中クレアチニンの濃度(mg/dl)　　V：1日尿量(l/24hr)
Scr：血清中クレアチニンの濃度(mg/dl)

健常な40歳以下の成人男子の Ccr は 100〜150 ml/分、女子では 85〜130 ml/分であるが、その後は低下して70歳を過ぎた高齢者では腎疾患がなくとも 50〜60 ml/分になってしまう。

2）PAH クリアランス

測定法と基準値

腎血漿流量（renal plasma flow；RPF）は、血液が腎臓を1回灌流すると血中からは完全に除去され尿中に排泄されてしまう物質（RPF物質）を用いて Fick の原理から求められる（図38）。RPF 物質は糸球体と近位尿細管周囲の血流量（有効腎血流量）を反映するが、理想物質はまだ知られておらず、代

a. GFR 物質 A

Aの尿中濃度：U_A
尿量：V

$$GFR = \frac{U_A \times V}{S_A}$$

b. RPF 物質 B

Bの尿中濃度：U_B
尿量：V

$$RPF = \frac{U_B \times V}{S_B}$$

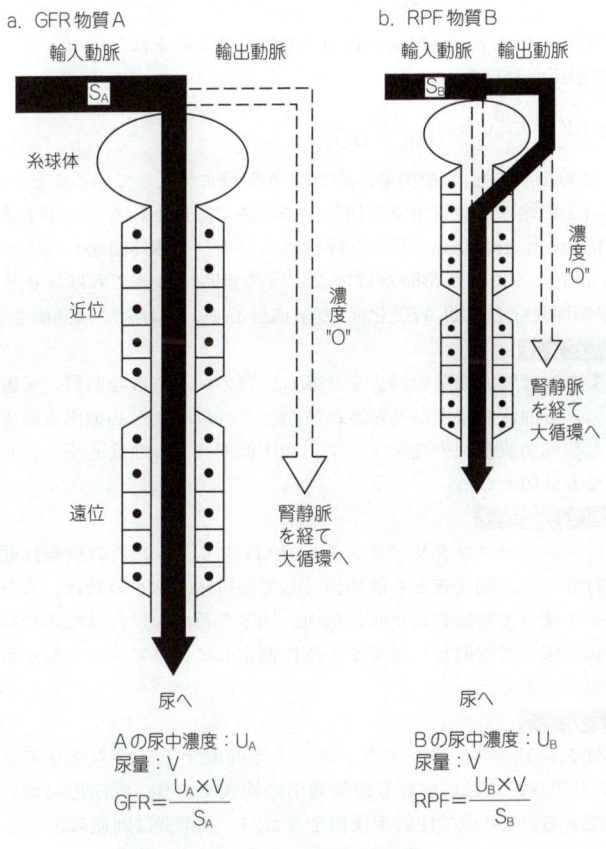

図38．クリアランスの概念

用としてパラアミノ馬尿酸(PAH)とダイオドラストがある。

臨床的には PAH が使われ、腎を1回循環すると 90% が迅速に排泄され、残りは循環血中に留まっている点に問題があるが、測定が簡単であることから広く利用されている。中でも PAH の「1回静注法」は細かい点では問題があるものの、現在のところ簡便さにおいてこれに代わるものがない。基準範囲は表 56 に示したが、正確な値が必要なときには、「持続点滴法」によらねばならない。

$$RPF = C_{PAH} = \frac{U_{PAH} \times V}{S_{PAH}}$$

なお腎血液流量(renal blood flow；RBF)を求めるにはヘマトクリット値(Hct)で補正すればよい。

$$RBF = C_{PAH} \times \frac{100}{(100 - Hct)}$$

RBF を算出すると、心拍出量の約 25% が腎臓に流入していることがわかる。
GFR/RPF 比は腎血漿流量の何割が糸球体で濾過されるかを示す値で、濾過率(filtration fraction；FF)と呼ばれている。糸球体濾過が障害されると RPF も低下するため正常時だけでなく腎障害時においてもほぼ 0.2 であるが、糖尿病性腎症の初期、腎硬化症、うっ血性心不全においては高値を呈する。

異常値の解釈

低値であれば腎血流量の減少を意味し、腎のいろいろな器質的疾患や腎動脈狭窄による血流の減少が推定されるが、それ以外にも心拍出量減少をきたすような循環血流量減少性ショック、血圧低下、うっ血性心不全、心筋梗塞においても低値となる。

採取・保存の注意

内因性クレアチニンクリアランスと PAH クリアランスの検査は通常、同時に施行される。両検査とも前準備としての排尿、飲水の後は、ストップ・ウォッチを使って時間的に正確に採血、採尿を行わなければならない。かつ尿は全量排尿して採取し、尿量を正確に測定してクリアランス値を算出することが重要である。

保険上の注意

内因性クレアチニンクリアランス、チオ硫酸ナトリウムクリアランス、PAH クリアランスはいずれも保険適用の検査であり、腎疾患においては広く適応できる。150 点で注射手技料を含むが、薬剤費は別途算定できる。

(木嶋祥麿)

[c] 尿濃縮試験、尿希釈試験

検査の目的

体液量の多寡に応じて腎は尿量を調節し体液量の恒常性を保っている。実際には、尿の濃縮、希釈によって尿量がコントロールされているのだが、その微妙な調整は尿細管において抗利尿ホルモン(ADH)の関与で行われていることは以前から知られていた。近年、ADHの働きに加えて腎の濃度勾配形成の重要さが明らかにされ、さらにADH受容体、水チャネルの意義が解明され、ミクロ的ではあるがchloride channelやurea transporterの重要性が指摘されるに至った。加えて遺伝子レベルでの解明も急進して尿濃縮に関するメカニズムの詳細が明らかになってきている。

尿の濃縮能、希釈能を検査することは尿細管機能をチェックすることになるのだが、近位尿細管、ヘンレ係蹄、遠位尿細管、集合尿細管は極めて複雑な物質、水の移動の機能を有しており、尿濃縮、希釈能だけでは尿細管の全機能を推し量ることはできず、ただ集合尿細管の一部の機能評価しかできない。尿濃縮能の異常を認めた例においては、ADH異常、ADH受容体異常、アクアポリン-2などのポリペプチド異常と遺伝子異常の検査が必要となるが、近い将来、それらが可能になっていくであろう。

測定値と基準値

尿濃縮能検査としてかつては尿比重が測られていた。しかし、尿に糖などの高比重物質が混入していると影響される(後述)ので、今日では尿の浸透圧を測定するのが一般的である。濃縮時の最高尿浸透圧は、20～30歳では血清浸透圧の5倍(1,500 mOsm/kg・H_2Oくらい)になるが、年齢とともに下降し50歳代では800 mOsm/kg・H_2O、70歳代になると700 mOsm/kg・H_2Oまでに低下する。

Fishberg尿濃縮試験の方法は前夜の夕食に乾燥食(通常はパン食)をとり、その後14時間の絶飲絶食を経て3回採尿し、各々の浸透圧を測定するという簡便な方法である。800 mOsm/kg・H_2O以上が基準範囲となっているが、3回のうち1回でもこれを超えていれば正常である。しかし、水制限の程度によって結果にバラつきが生じ、またこの方法では最大濃縮に達し得ないという報告もあり、本試験の問題とされるところである。

尿希釈能を検査するには、約1,200 mlの飲水によって尿がどの程度まで希釈されるかを調べる方法(Fishberg尿希釈試験)が用いられ、浸透圧は60 mOsm/kg・H_2Oくらいまでになる。朝、多量の水を飲むということ自体が大

変な負荷であり、特に心不全や腎障害のある患者においては危険を伴う。また尿希釈能は内分泌的異常などでも低下するため、臨床の場で検査することはごく稀なことになっている。

尿の濃縮能、希釈能の検査においては、数日前から肉食などで蛋白摂取量が増えないようにすること、検査前日から利尿薬の使用は中止しておくことなどを留意しておき、できれば喫煙も控えた方がよい。

異常値の解釈

尿濃縮力が低下するのは、慢性糸球体腎炎の進行例や慢性腎盂腎炎、間質性腎炎のような腎髄質障害の場合、低K血症や高Ca血症などの血清電解質異常をきたす疾患の場合であり、ADHの抗利尿作用が発揮されないことによる。またADH分泌障害(中枢性尿崩症)の場合や腎でV_2受容体異常、すなわちADH感受性が著明低下している場合(腎性尿崩症)は当然のことである。腎不全患者の随時尿の浸透圧は血清浸透圧と同じくらいに固定されている(等張尿)。

良性腎硬化症や糖尿病においては、腎障害の進行する初期に尿濃縮能の低下をみることがあり、臨床的にも参考となる。習慣性に飲水量が多い患者では、多尿とともに浸透圧の低い尿となっているので注意を要する。

尿希釈能に障害をきたすのは進行した腎不全が第一であるが、副腎皮質機能不全、甲状腺機能低下症でも尿の希釈障害が起こり水利尿不全となっている。

採取・保存の注意

採尿カップには浸透圧測定に影響するような物質の誤入に注意し、採尿後は細菌繁殖によるコンタミを避ける意味で速やかに測定する。

保険上の注意

保険適用の検査であり、腎疾患は広く適応となり、浮腫をきたす疾患や尿崩症においても適応となる。尿浸透圧の測定は24点である。

（木嶋祥麿）

[d] 血清浸透圧、尿浸透圧

検査の目的

体内に一定の水分や電解質を保持して体内環境の恒常性を維持するためには、体液は狭い範囲に設定された浸透圧（282±5 mOsm/kg・H_2O）を有していなければならない。ただ尿が濃縮される腎髄質、消化液をつくる消化腺、汗をつくる汗腺は例外である。

浸透圧は溶液中の粒子の原子価、大きさ、重さには関係なく、ただ浸透圧活性（osmotic activity）を有する物質の粒子数に比例する物理化学的な圧力（physicochemical osmolality）であるが、生物学的には細胞膜の特殊な性質、つまり半透性によって重要な圧作用（biologically effective osmolality）を発揮する原動力となっている。したがって血清浸透圧を適正に保つことは生命の維持に直結しており、そのためADH分泌の調整によって微調節されている。

測定法と基準値

血清と尿の浸透圧測定は前項で述べた如く、通常は氷点降下法によって測定される。定義からいえば、水1 kgに何かの溶質が溶けている溶液（厳密には、多くの場合、容量は僅かだが1 l を超える）の浸透圧を osmolality とし、単位を mOsm/Kg・H_2O で表している。一方、溶液それ自体が1 l の示す浸透圧は osmolarity として単位を mOsm/l で表しており、両者は厳密に使えば異なった値となる。医学の分野で用いられる"浸透圧"は、測定原理からして前者である。しかし、臨床的にこの二者はほぼ同義として成書にもしばしば mOsm/l の単位で表記されている。

体内各所の細胞内液、細胞外液の浸透圧は、2、3の例外を除くと細胞の内液、外液とも 280〜290 mOsm/Kg・H_2O である。0℃、1 Osm/Kg・H_2O は約 22.4 気圧であり、水銀柱に換算すると 17,024 mmHg となる。したがって 285 mOsm/Kg・H_2O は水銀柱で表示すると 4,845 mmHg となるが、体温での 1 mOsm/Kg・H_2O はおよそ 19.3 mmHg であるから血清浸透圧は約 6,000 mmHg となり、血圧と対比して考えると、著明に高い圧力であることが理解できる。

尿の比重あるいは浸透圧を測定するには前項の「尿濃縮試験、尿希釈試験」の項で触れたように、屈折型尿比重計で比重を測るか、氷点降下法で浸透圧を測定する。健常人の随時尿の比重は、1.015〜1.020 であるが、希釈時は 1.002 くらいになり、濃縮時には 1.035 にまで上昇する。前述した如く、今日

では尿浸透圧を測ることが一般的になっており、健康成人の随時尿は500～600 mOsm/Kg・H₂Oである。

異常値の解釈

血清Na濃度は140 mEq/lであり、計算から求めた血清浸透圧は2 Na(つまりNaとClの2つのイオンの数)に近似している。事実、臨床においては多くの場合、血清浸透圧の異常は血清Naの異常を意味し、逆もまた真である。しかし、NaClは血中では100%イオン化しているわけではなく、またNa、Clだけが浸透圧物質ではないので、計算でより正確に測定値に近似させるには血清尿素窒素(BUN)と血糖(BG)の値を加味した下記の式が用いられる。

$$計算で求めた血清浸透圧 = 2\,Na + \frac{BUN(mg/dl)}{2.8} + \frac{BG(mg/dl)}{18}$$

この式の第2、3項の割り算は、mg/dlで測定されたBUNとBGの値を分子量で割ってmEq/lに換算するためである。

臨床的に重要なことは、血清浸透圧を上記の式で求めた値(calculated osmolality)と実測した値(measured osmolality)を比較することであり、実測値が計算値よりも15 mOsm/kg・H₂O以上高値のときは"浸透圧ギャップ(osmolar gap)がある"といい、次の2つのケースを考えねばならない。第一は尿素、血糖以外の浸透圧物質が増加している場合である。例えばマンニトール投与とか大酒(エタノール)の後、あるいはなんらかの意図で体内にメタノール、エチレン・グリコール、パラアルデヒドが入って代謝された場合であり、多くの例では、アニオン・ギャップ(anion gap)高値の代謝性アシドーシスを呈している。第二は血清中の水分含量が減少して血清中に蛋白(高グロブリン血症、多発性骨髄腫)や脂質(高脂血症)が増加している場合である。ここで特に留意しておかなければならないことは、BUN、エタノール、メタノール、エチレン・グリコールは細胞膜透過性を有しているので、測定された浸透圧値は高値であっても、体内でのいわゆる有効浸透圧(effective osmolality)は高くはなく、したがって細胞内脱水は起こらず、よって血清Na値の変化も招来しないということである。また末期腎不全ではosmolar gapが高値となるが、原因物質は現在のところ不明である。

尿比重を測定する場合の注意事項は、尿中蛋白、糖、造影剤などが存在すると影響を受けて"高値"(偽高値)となることである。

採取・保存の注意

前項で述べたことと同じであり、割愛する。

保険上の注意

保険適応の検査であり、適応疾患は前項の疾患を含め、糖尿病や原因不明の意識障害のある場合、酸塩基平衡障害などでも実施する。浸透圧測定は尿、血清とも18点である。

(木嶋祥麿)

G ■ 内分泌・代謝学的検査

1 視床下部―下垂体系

[a] 尿中成長ホルモン（尿中GH）

検査の目的
尿中GHの測定は下垂体前葉から分泌されるGHの生理的な分泌量を簡便な方法で推察する目的で行われる。スクリーニング検査として用いられる。

測定法
化学発光酵素免疫測定法（CLEIA）による。

基準値
尿クレアチニン濃度との比で換算した値（pg/mg・Cr）で示す。新生児・乳児期早期では高値を示す。

CLEIA、ヒタザイムCLキットによる測定

年齢（歳）	尿中GH濃度（pg/mg・Cr） 男子 −2SD〜+2SD（平均）	尿中GH濃度（pg/mg・Cr） 女子 −2SD〜+2SD（平均）
2〜3	6.0〜79.4 （21.9）	17.0〜107 （42.7）
4〜5	3.3〜57.5 （13.8）	7.4〜51.3 （19.5）
6〜7	6.0〜50.1 （17.4）	8.1〜46.8 （19.5）
8〜9	5.0〜38.0 （13.8）	3.2〜81.3 （16.2）
10〜11	2.7〜51.3 （11.7）	6.0〜50.1 （17.4）
12〜13	4.6〜55.0 （15.8）	8.7〜55.0 （21.9）
14〜15	3.4〜53.7 （13.5）	2.8〜39.8 （10.5）
16〜17	3.8〜26.3 （10.1）	2.2〜24.5 （7.4）
18〜19	1.8〜21.9 （6.3）	2.5〜11.0 （5.3）

異常値の解釈

> 低値を示す疾患：成長ホルモン分泌不全性低身長症（下垂体性小人症）、下垂体機能低下症
> 高値を示す疾患：下垂体性巨人症、末端肥大症、腎尿細管障害、GH受容体異常症

採取・保存の注意

早朝第一尿(夜間入眠後から翌朝起床までの尿でも可)あるいは24時間蓄尿。日差変動があるので2～3日検体を採取し、平均値で判断するのが望ましい。牛血清アルブミン BSA 入りの容器で−20℃以下で凍結保存する。

保険上の注意

健保適用。保険点数230点。月3回まで。但し、血中 GH との同時測定は認められていない。

(栗林武男、有阪 治)

[b] 血中成長ホルモン（血中GH）

検査の目的

血中GH濃度の測定はGH分泌能を推定する目的で行われるが、血中GHの値は日内変動が大きく、食事摂取（特にアミノ酸の摂取）・運動・睡眠により増加する。夜間の睡眠時に律動的な分泌を認め、入眠後60〜120分の深睡眠（徐波睡眠）時に血中GHはピークとなる（図39）。したがって、血中GH濃度の測定は単一の1回のみの測定では下垂体性巨人症、末端肥大症やGH受容体異常症などの特別な場合を除くと診断的価値はなく、GH分泌能を正しく評価するには、後述するGH分泌刺激試験を行って経時的に採血し、血中GH濃度を測定する必要がある。

測定法

IRMA（免疫放射定量測定法）、IEMA（酵素免疫定量測定法）、CLEIA（化学発光酵素免疫測定法）などがある。但し、測定法・測定キットによる測定値の差が大きいので正確な値を知るには換算式による補正が必要である［(財)成長科学協会（TEL 03−3353−6414：ホームページ http://www.fgs.or.jp/)が毎年換算式を公開しているので参考にするとよい]。

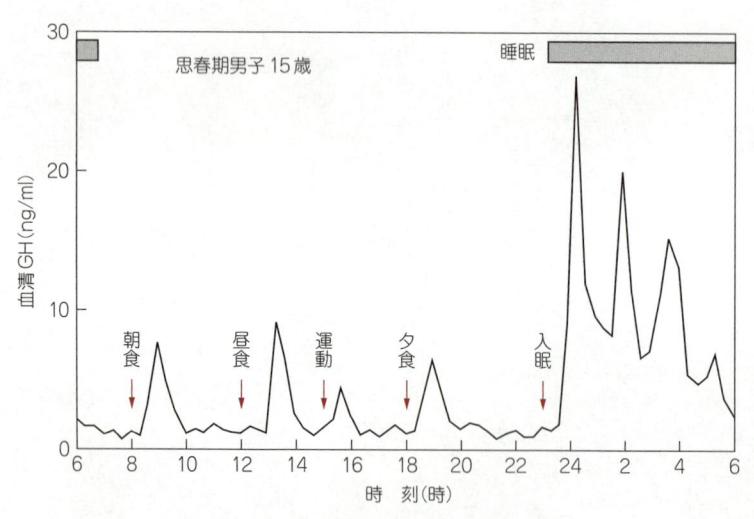

図39．成長ホルモン（GH）分泌の日内変動

基準値

IRMA、GHキット「第一」による測定

年齢(歳)	血中GH濃度(ng/mg・ml) 男子 −2SD〜+2SD(平均)	血中GH濃度(ng/mg・ml) 女子 −2SD〜+2SD(平均)
1	0.17〜31.3 (4.58)	0.18〜24.3 (3.99)
2	0.14〜28.2 (4.14)	0.17〜23.7 (3.92)
3	0.12〜26.2 (3.82)	0.16〜23.1 (3.85)
4	0.11〜24.6 (3.55)	0.15〜22.5 (3.78)
5	0.10〜23.2 (3.29)	0.15〜21.9 (3.71)
6	0.08〜21.3 (2.88)	0.14〜21.4 (3.64)
7	0.08〜20.5 (2.68)	0.15〜21.8 (3.70)
8	0.07〜19.7 (2.48)	0.16〜22.9 (3.82)
9	0.07〜19.5 (2.43)	0.17〜24.1 (3.97)
10	0.08〜20.8 (2.76)	0.21〜26.6 (4.27)
11	0.09〜21.7 (2.99)	0.27〜31.4 (4.97)
12	0.09〜21.5 (2.93)	0.30〜33.1 (5.25)
13	0.08〜20.8 (2.77)	0.22〜27.9 (4.45)
14	0.08〜20.4 (2.66)	0.21〜26.7 (4.28)
15	0.08〜19.9 (2.54)	0.17〜24.2 (3.97)
16	0.08〜19.3 (2.39)	0.15〜22.1 (3.73)
17	0.07〜18.7 (2.23)	0.13〜20.2 (3.49)
18歳以上(成人)	<0.42 (0.13)	0.66〜3.68 (2.20)

異常値の解釈

先に述べたように血中GHの測定は1回のみの測定では意味がない。下垂体性巨人症や末端肥大症、GH受容体異常症で高値を示すが、全例ではない。

採取・保存の注意

血清または血漿の状態で−20℃以下で凍結保存する。血中GHは比較的安定で、夜間睡眠時GH分泌能検査のときなど全血のまま1昼夜くらいなら4℃で保存しておいても問題はない。

保険上の注意

健保適用。保険点数150点。月1回。但し、負荷試験の場合は下垂体前葉

負荷試験として何回負荷試験を行ったとしても、月1回の一連の算定で1,200点しか保険で認められていないので注意。

(栗林武男、有阪　治)

[c] 成長ホルモン(GH)分泌刺激試験

以下に述べる負荷試験は睡眠時GH分泌能検査を除けば、すべて早朝空腹時に安静の状態で行う。各負荷試験での採血時間を図40に示す。

1. インスリン負荷試験

インスリンによる低血糖刺激で、一部は視床下部から分泌されるGH放出ホルモン(GRH、GRF)を介する機序でGHを分泌させる試験である。速効型インスリン(ノボリンR®またはヒューマリンR®)を0.075～0.1単位/kg・体重の量を静注する(年少児では0.075単位/kgで十分。また、下垂体機能不全や副腎皮質不全が強く疑われるときは投与量を0.05単位/kgに減らす)。血糖値が負荷前の値の1/2以下か40 mg/dl以下に低下すれば、有効な低血糖刺激となる。低血糖刺激が不十分の場合はGHの反応は偽低反応を呈しやすい。また、インスリン負荷試験はインスリンによる低血糖刺激でACTH分泌も促進されるので、ACTH-コルチゾール系の反応も同時に調べることができる。

インスリン静注後30～45分で血糖値が最低になり低血糖症状(空腹感、発汗、ふるえ、眠気、嘔気など)が出現してくるが、60分を過ぎると血糖が上昇してきて低血糖症状も自然に治まってくる。ただ、痙攣などの重篤な低血糖症状に備えて、いつでも血糖チェックが行えるようにし、さらに20%ブドウ糖溶液(20～40 ml)をいつでも静注できるように備えておく。血中GHはイ

負荷試験	時間(分)
	0　15　30　　60　　90　　120　　150　　180
インスリン	↑　　↑　　↑　　↑　　↑
アルギニン	↑←点滴→↑　↑　↑　↑
L-DOPA	↑　　↑　　↑　　↑　　↑
クロニジン	↑　　↑　　↑　　↑　　↑
グルカゴン	↑　　↑　　↑　　↑　　　　↑　　↑
グルカゴン・プロプラノロール	↑　↑　↑　↑　　↑　　　↑　　↑
GRH	↑　↑　↑　↑　↑
ブロモクリプチン	ブロモクリプチン服用前と服用後30分ごと6時間まで。
睡眠試験	入眠前と入眠(自然入眠)後20分ごと180～240分まで。

図40. 各負荷試験での採血時間

ンスリン静注後60～120分でピークとなる。

2. アルギニン負荷試験

アミノ酸(特に塩基性アミノ酸)の摂取がGH分泌を促進させることを利用した検査である。視床下部からのソマトスタチン(SRIH)の分泌を抑制することによりGHを分泌させると考えられている。L-アルギニン(10%溶液) 0.5 g (5 ml)/kg・体重の量を30分かけて点滴静注する(最大量30 g/300 ml, 1ボトル300 ml)。採血は点滴開始時を負荷前(0分)として30分ごとに120分まで行う。アルギニンによるアナフィラキシーが報告されているので、アレルギーの既往のある患者では注意して観察する。

3. L-DOPA負荷試験

L-DOPAは視床下部のドパミン受容体に作用して、GRHの分泌を促進させることによりGHの分泌を刺激すると推測されている。L-DOPA(ドパストン®1カプセル250 mg、1錠200 mg、ドパゾール®1錠200 mg、ラロドーパ®1錠200 mg、いずれも散剤あり) 10 mg/kg・体重(最大500 mg)の量を経口投与する。嘔気を伴いやすいのが難点である。嘔気は服用後60分くらいに出現してくるが、一過性で自然に消失する。

4. クロニジン負荷試験

クロニジンは脳内の交感神経系のα受容体に作用して、視床下部からのGRHを放出させることによりGH分泌を促進させる。塩酸クロニジン(カタプレス®1錠75、150 μg)を体表面積あたりで100～150 μg/m²(最大150 μg)経口投与(錠剤あるいは錠剤を粉砕して内服)する。通常100 μg/m²の投与量で十分である。眠気や嘔気を伴うことがあるが、嘔気はL-DOPAの場合ほど強くはない。ただ、血圧が低下することがあるので注意する。

5. グルカゴン負荷試験

グルカゴンによる血糖上昇とそれに対する反応性のインスリン分泌の促進の結果、血糖が低下することを利用した検査である。グルカゴン投与後30～45分で血糖が上昇し、60～120分後に血糖が低下してくる。グルカゴン(注射用グルカゴンG・ノボ®1 mg/バイアル)を0.03 mg/kg・体重(最大1 mg)皮下注あるいは筋注する。血中GHのピークはグルカゴン投与後120～150分後に認められるので、採血はグルカゴン注射後30分ごとに180分まで行う必要がある。

本試験はGH分泌刺激としては比較的弱いが、他の試験に比べ副作用が少ないので小児では行いやすい試験である。

6. グルカゴン・プロプラノロール負荷試験

グルカゴン注射と同時に、プロプラノロールを同時投与する負荷試験である。プロプラノロールの交感神経系β受容体遮断作用がGH分泌に促進的に働くので、グルカゴンとプロプラノロール同時投与は強力なGH分泌刺激となる。したがって、他の負荷試験ではGHの頂値が10 ng/ml以上を正常反応とするのに対し、本試験では15 ng/ml以上を正常反応とする。

グルカゴン投与量は単独投与の場合と同じ0.03 mg/kg・体重(最大1 mg)で、プロプラノロール(インデラル®1錠10 mg)は0.25 mg/kg・体重(最大10 mg)内服させる。採血は180分まで行う。副作用は低血糖(軽度)とプロプラノロールによる嘔気、嘔吐、めまいなどであるが、徐脈と血圧低下にも注意する。

GH分泌刺激試験としてはルーチンに行う検査ではない。ことに年少児や副腎皮質不全を合併している場合は行わない方がよい。

7. GRH 試験

視床下部から分泌されるGH放出ホルモンであるGRHが直接下垂体前葉のGH産生細胞を刺激してGHを分泌させることを利用した負荷試験である。GRH(注射薬GRF®住友50または100 μg/バイアル)を1 μg/kg・体重(最大100 μg)の量を静注する。GRHはGH分泌刺激としては比較的強力で、GH頂値が15 ng/ml以上を正常反応とする。

GRH試験は視床下部障害によるGH分泌不全を下垂体性のGH分泌不全と鑑別する目的でも行われるが、視床下部障害の場合は下垂体のGRHに対する反応性が低下しているので、1回だけの検査ではGHが低反応を呈することもあるので結果の解釈には注意を要する。

また、GRH試験に対する血中GHの反応は小児や若年者では良好であるが、加齢とともに低下していき、40歳以上では健常人でも低反応を呈することが多いので、成人の場合は結果の判定には慎重を要する。副作用は軽微で顔面紅潮を認めることがあるが、小児では稀である。

8. ブロモクリプチン負荷試験

ブロモクリプチンはL-DOPAと同様に視床下部のドパミン受容体に作用してGH分泌を刺激するが、通常GH分泌不全を診断する目的では用いられない。逆に、下垂体腺腫による下垂体性巨人症や末端肥大症の場合に、健常人とは反対にドパミン作動薬がGH分泌を抑制することを利用して、本試験は専ら下垂体性巨人症や末端肥大症を診断する目的で行われる。ブロモクリプチン(パーロデル®1錠2.5 mg)を1錠服用後30分ごとに6時間まで採血

する。健常人では90～150分で血中GHはピークを示すが、下垂体性巨人症や末端肥大症では4～6時間後にGHは最低となる。しばしば嘔気、嘔吐、頭痛、起立性低血圧などの副作用を認める。

9. 夜間睡眠時GH分泌能検査（睡眠試験）

睡眠試験は今まで述べた薬理学的な負荷試験と異なり、睡眠時の生理的なGH分泌能を調べる検査である。入眠後60～120分に出現する深睡眠（徐波睡眠）に一致して血中GHの1日のうちでの最大のピークが認められる。入眠前に1度採血した後に入眠後20分ごとに180（～240）分まで採血する。自然に入眠するのを待たなければならない。合計10回の測定値の平均値で判定する。思春期に睡眠時のGH分泌は最も盛んになるが、年齢別の正常値はつくられておらず、年齢にかかわらず、正常か否かは下記の表で判定する。

> 正常反応：平均値が≧5 ng/ml
> 境界反応：平均値が4＜～＜5 ng/ml
> 低反応：平均値が≦4 ng/ml

10. 成長ホルモン（GH）分泌不全症の診断

以上述べてきたGH分泌刺激試験の成績によってGHの分泌能を評価するが、表1に各負荷試験での結果の解釈を示した。また、厚生省（現・厚生労働省）による成長ホルモン分泌不全性低身長症（下垂体性低身長）の診断基準を表2に示したので参考にされたい。

表1. 成長ホルモン分泌刺激試験の結果の判定基準

負荷試験	GH頂値
インスリン アルギニン L-DOPA クロニジン グルカゴン	正常反応：＞10 ng/ml 低反応：5＜～≦10 ng/ml 無反応：≦5 ng/ml
グルカゴン・プロプラノロール GRH	正常反応：＞15 ng/ml 低反応：7.5＜～≦15 ng/ml 無反応：≦7.5 ng/ml

表2. 成長ホルモン分泌不全性低身長症診断の手引き (厚生省診断基準)(2004年改訂)

I. 主徴候
 1. 成長障害があること
  通常は、身体のつりあいはとれているが、身長は標準身長(注1)の-2 SD以下*、または、年間の成長速度が2年以上にわたって標準値(注2)の-1.5 SD以下(注3)であること。
 2. 乳幼児で、低身長を認めない場合であっても、成長ホルモン分泌不全が原因と考えられる症候性低血糖がある場合。

II. 検査所見
 以下の分泌刺激試験(注4)で下記の値が認められること。(注5)
 インスリン負荷、アルギニン負荷、L-DOPA負荷、クロニジン負荷、グルカゴン負荷試験において、原則として負荷前および負荷後120分間(グルカゴン負荷では180分間)にわたり、30分ごとに測定した血清(漿)中成長ホルモン濃度の頂値が10 ng/m/以下。

III. 参考所見
 1. 明らかな周産期障害がある。
 2. 24時間あるいは夜間入眠後3〜4時間にわたって20分ごとに測定した血清(漿)中成長ホルモン濃度の平均値が正常値に比べ低値である。または、腎機能が正常の場合で、2〜3日間測定した24時間尿または、夜間入眠から翌朝起床までの尿中成長ホルモン濃度が正常値に比べ低値である。
 3. 血清(漿)IGF-I値や血清IGFBP-3値が正常値に比べ低値である。
 4. 骨年齢(注6)が暦年齢の80%以下である。

【診断の基準】
A. 成長ホルモン分泌不全性低身長症
 1) 主徴候がI-1を満たし、かつIIの2種以上の分泌刺激において検査所見を満たすもの。
 2) 主徴候がI-2あるいは、I-1とI-3を満たし、IIの1種以上の分泌刺激試験において検査所見を満たすもの。
B. 成長ホルモン分泌不全性低身長症の疑い
 1) 主徴候がI-1またはをI-2を満たし、かつIIIの参考所見の4項目のうち3項目以上を満たすもの。
 2) 主徴候がI-1を満たしIIの1種の負荷試験の検査所見およびIIIの参考所見のうち2項目を満たすもの。
 3) 主徴候がI-1とI-3を満たし、かつIIIの参考所見のうち2項目以上を満たすもの。

(注1)横断的資料に基づく日本人小児の性別・年齢別平均身長と標準偏差値を用いること。
(注2)縦断資料に基づく日本人小児の性別・年齢別標準成長率と標準偏差値を用いること。但し、男児11歳以上、女児では9歳以上では歴年齢を骨年齢に置き換えて判読すること。
(注3)頭蓋部の照射治療歴、頭蓋内の器質的障害、あるいは画像検査の異常所見(下垂体低形成、細かく見えない下垂体茎、偽後葉)が認められ、それらにより視床下部-下垂体機能障害合併が強く示唆された場合。
(注4)正常者でも偽低反応を示すことがあるので、確診のためには2種以上の負荷試験を必要とする。但し、乳幼児で頻回の症候性低血糖発作のため、早急に成長ホルモンが必要と判断される場合にはこの限りでない。

(注5)次のような状態においては、成長ホルモン分泌が低反応を示すことがある。
　☆甲状腺機能低下症：甲状腺ホルモン治療中に検査する。
　☆中枢性尿崩症：DDAVP治療中に検査する。
　☆成長ホルモン分泌に影響を与える薬物（副腎皮質ホルモンなど）投与中：可能な限り投薬を中止して検査する。
　☆慢性的精神抑圧状態（愛情遮断症候群など）：精神環境改善などの原因除去後に検査する。
　☆肥満：体重コントロール後に検査する。
(注6)Tanner - Whitehouse 2(TW2)法に基づいた日本人標準骨年齢を用いるのが望ましいが、Greulich&Pyle法またはTW2原法でもよい。
＊(著者注)小児慢性特定疾患で成長ホルモン治療を行う際に医療費の補助の対象になるのは、身長が標準身長(注1)の－2.5SD以下の場合である。

(栗林武男、有阪　治)

G 内分泌・代謝学的検査

[d] インスリン様成長因子-I(IGF-I、ソマトメジンC)

検査の目的

インスリン様成長因子-I(IGF-I)は主に肝臓でGH依存性に産生される。IGF-Iは血中では大部分がIGF結合蛋白(IGFBP-1～6、主にIGFBP-3)と結合し、一部がIGF結合蛋白と結合せずに遊離のIGF-Iとして存在して生理作用を発揮すると考えられている(図41)。血中IGF-I濃度はGHと異なり日内変動がなく、食事や運動などの影響を受けず、また日差変動も少ないため、血中GHの1回だけの測定に代わってGH分泌能を間接的に評価するスクリーニング検査として利用される。

測定法

IRMA(免疫放射定量法)による。

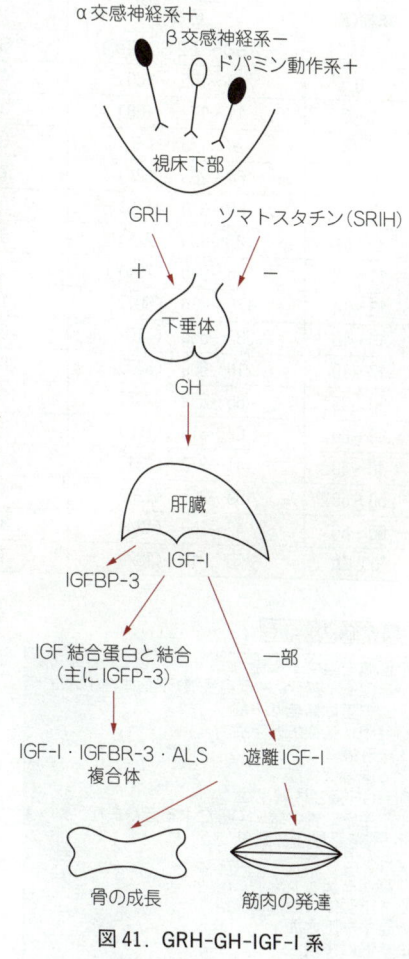

図41. GRH-GH-IGF-I系

基準値

IRMA「第一」キットによる測定

年齢(歳)	血中 IGF-I 濃度(ng/ml) 男子 −2 SD〜+2 SD(平均)	女子 −2 SD〜+2 SD(平均)
0	18〜150 (69)	12〜174 (69)
1〜2	11〜172 (68)	37〜229 (113)
3〜4	29〜173 (86)	35〜238 (114)
5〜6	64〜203 (124)	74〜230 (141)
7〜8	50〜356 (168)	95〜437 (235)
9〜10	87〜405 (217)	60〜514 (231)
11〜12	115〜545 (291)	206〜731 (428)
13〜14	178〜686 (391)	216〜798 (462)
15〜16	287〜555 (410)	262〜510 (376)
17〜19	219〜509 (347)	264〜542 (391)
20〜29	85〜369 (202)	119〜389 (234)
30〜39	67〜318 (169)	73〜311 (171)
40〜49	41〜272 (131)	46〜282 (139)
50〜59	59〜215 (125)	37〜266 (126)
60〜69	42〜250 (124)	37〜150 (84)
70以上	75〜218 (137)	38〜207 (106)

異常値の解釈

低値を呈する疾患
 GH分泌不全性低身長症(下垂体性小人症)
 下垂体機能低下症
 甲状腺機能低下症
 肝硬変
 低栄養状態
 GH受容体異常症
 生物活性の弱いGHによる低身長症
 IGF-II産生膵腫瘍
ピグミー族
高値を呈する疾患
 下垂体性巨人症
 末端肥大症
 妊娠後期
 IGF-I抵抗性低身長症

採取・保存の注意

血清または血漿で測定し、保存は−20℃以下で凍結保存する(少なくとも1年は安定で、凍結融解にも安定である)。

保険上の注意

保険適用。保険点数290点。月1回。

(栗林武男、有阪　治)

[e] インスリン様成長因子(IGF)結合蛋白3型(IGFBP-3)

検査の目的

インスリン様成長因子(IGF)結合蛋白3型(IGFBP-3)はIGF-Iと同様、肝臓で産生される6種類あるIGF結合蛋白(IGFBP-1〜6)の1つで、IGF結合蛋白の中では血中で最も多く存在する。IGFBP-3は血中で、acid labile subunit(ALS)とともにIGF-Iと結合し複合体を形成する(「インスリン様成長因子-I」561頁図41参照)。血中IGFBP-3濃度はGHに依存し、日内変動もないので、血中IGFBP-3濃度の測定は血中IGF-I濃度の測定と同様に、GH分泌能を間接的に評価するスクリーニング検査の目的で行われる。特に、負荷試験を行いにくい乳幼児には有用な検査となる。

測定法

RIA(2抗体法)、またはIRMA(免疫放射定量測定法)による。

基準値

RIA「コスミック」キットによる測定

年齢(歳)	血中IGFBP-3濃度(μg/ml)	
	男子	女子
	−2SD〜+2SD(平均)	−2SD〜+2SD(平均)
0	0.91〜2.12 (1.39)	0.83〜2.24 (1.36)
1〜2	1.02〜2.50 (1.60)	1.33〜2.19 (1.70)
3〜4	1.25〜2.56 (1.79)	1.41〜3.25 (2.14)
5〜6	1.50〜2.98 (2.11)	1.66〜2.91 (2.20)
7〜8	1.76〜3.62 (2.52)	1.90〜3.20 (2.47)
9〜10	1.99〜3.41 (2.60)	1.86〜4.70 (2.96)
11〜12	2.01〜4.31 (2.94)	2.30〜4.39 (3.18)
13〜14	2.69〜4.16 (3.35)	2.62〜4.96 (3.61)
15〜16	2.55〜4.59 (3.42)	2.47〜4.52 (3.34)
17〜19	2.62〜3.51 (3.03)	2.44〜5.20 (3.56)
20以上	1.90〜3.89 (2.72)	1.99〜3.20 (2.52)

異常値の解釈

IGF-I の場合とほぼ同じである。

> 低値を呈する疾患
>   GH 分泌不全性低身長症（下垂体性小人症）
>   下垂体機能低下症
>   甲状腺機能低下症
>   肝硬変
>   低栄養状態
>   GH 受容体異常症
>   生物活性の弱い GH による低身長症
> 高値を呈する疾患
>   下垂体性巨人症
>   末端肥大症

採取・保存の注意

血清で−20°C以下で凍結保存する（少なくとも1年は安定で、凍結融解にも耐える）。

保険上の注意

保険適用。保険点数 330 点。月1回。但し、成長ホルモン分泌不全症を診断する目的で検査する場合にのみ認められている。

（栗林武男、有阪　治）

[f] プロラクチン（PRL）

検査の目的

乳汁漏出症、乳汁分泌障害、性腺機能低下症（無月経、希少月経、無排卵月経、勃起障害など）、下垂体腺腫や視床下部下垂体系の障害などの診断。

測定法と基準値

IRMA（jmmunoradlometric assay）による測定が一般的で、血清プロラクチン濃度の基準値はおおよそ 15 ng/ml 以下である（使用標準品の差により正常値が異なるので注意すること）。

> 基準値（使用標準品の差により若干異なる）：15 ng/ml

異常値の解釈

プロラクチンは下垂体前葉から分泌されるアミノ酸 198 個からなる蛋白ホルモンで、乳腺の発達を促進し乳汁の産生分泌を促す。また、LHRH の分泌を抑制するため授乳期間中は排卵を抑制する。男性では前立腺、精嚢腺の発達を促すという。

プロラクチンの分泌は視床下部プロラクチン分泌抑制因子（PIF-主にドパミンであるが、ノルエピネフリン、ソマトスタチン、アセチルコリンなども含む）により抑制されている。妊娠中はプロゲステロンにより分泌が抑制される。反対に、視床下部プロラクチン分泌促進因子（PRF-TRH、VIP、セロトニン、PHM-27 など）や、身体疲労、精神的ストレス、乳頭の刺激により分泌は増加する。エストロゲンも分泌を刺激する。最近、プロラクチン分泌刺激ペプチドが発見されたが、その生理的意義については現在検討中である。

プロラクチンの分泌には日内変動が認められ、夜間睡眠後半から早朝にかけて増加する。また、思春期以降の女性の値は男性より高い傾向にある。

20 ng/ml 以上の高プロラクチン血症においてまず除外する必要のある病態は、妊娠（後期ほど高値）、産褥、授乳である。

上記以外で 300 ng/ml 以上の異常高値を示す場合には、ほぼプロラクチン産生腺腫であると考えてよい。

300 ng/ml 以下の高プロラクチン血症では、プロラクチン産生腺腫のほかに、視床下部病変、末端肥大症、下垂体 ACTH 産生腫瘍、Nelson 症候群、原発性甲状腺機能低下症、腎不全、薬剤性（ドパミン拮抗剤、エストロゲン製剤、セロトニン作動薬など）を考える。

プロラクチンの過剰分泌の症状として、排卵障害、無月経、乳汁漏出、多

毛症、性欲減退、勃起障害、精子形成障害、女性化乳房などが認められる。しかし、乳汁漏出を認めても必ずしも高プロラクチン血症を伴わない病態(正プロラクチン血性乳汁漏出症)も知られている。

プロラクチンが測定されない場合(検出限界以下)には、下垂体障害による下垂体機能低下症やドパミン作動薬の投与によることが多い。プロラクチン分泌刺激試験としてはTRH試験がよく用いられる。

下垂体障害による場合と異なり視床下部・下垂体茎に限局した病変ではプロラクチンの分泌が亢進する。したがって、プロラクチンの測定は下垂体機能低下症の障害部位の推定に役立つ。

採取・保存の注意

安静下にストレスを避けて採血すること。検体量としては血清として0.3 ml以上必要。−20℃で凍結することによりほぼ安定した保存が可能。

保険上の注意

プロラクチン精密測定、プロラクチン測定は120点である。下垂体前葉負荷試験については測定回数および負荷する薬剤の種類にかかわらず一連のものとして月1回に限り1,200点の請求が可能である。

(庄司　優、須田俊宏)

[g] 甲状腺刺激ホルモン(TSH)

甲状腺刺激ホルモン(thyrotropin, thyroid-stimulating hormone；TSH)は、下垂体前葉 TSH 産生細胞で合成・分泌される分子量約 28,900 の糖蛋白質ホルモンで、α-およびβ-サブユニットから成っている。α-サブユニットは、LH、FSH および hCG と共通である。下垂体からの TSH 分泌は、TRH(TSH-releasing hormone)を介する神経内分泌性調節と甲状腺ホルモン(T_3 および T_4)によるネガティブ・フィードバック調節を受けている。

検査の目的

主たる目的は、甲状腺機能状態の把握である。甲状腺機能亢進症では低下(ほとんどの場合、測定感度以下)、甲状腺機能低下症では基準範囲を超える上昇を示す。

下垂体機能障害の指標としては鈍感である。視床下部—下垂体機能障害は、GH 系やゴナドトロピン系の障害が先行することが多い。下垂体 TSH 分泌亢進あるいは低下を示す種々の疾患においては、多くの場合、TSH が基準範囲内からやや上昇あるいは低下程度の値を示す。この場合、TRH 試験が有用であるが、臨床的判断に際しては種々の要素を考慮する必要がある。

測定法と基準値

Non-RIA が主流である。測定間再現性をもとにした測定の下限値(実効感度)が $0.01\,\mu U/ml$ 以下を示すいわゆる第三世代の高感度測定法が普及しつつある。

> 基準値は施設ごとに多少異なるが、おおむね $0.5〜5.0\,\mu U/ml$ である(TSH 測定は、ホルモンの測定値としては測定方法間および施設間差が小さい)。

性、年齢による差はなく(新生児では高値)、日内変動、季節変動、食事・運動の影響も基準範囲内の変動である。妊娠初期(5〜15 週)はやや低値を示す。

異常値の解釈

1. 著明な上昇($20.0\,\mu U/ml$ 以上)

この範囲の値を示す場合、ほとんどなんらかの原因による原発性甲状腺機能低下症である。TSH 不適合分泌症候群(SITSH)で稀にこの範囲の値を示す。原発性甲状腺機能低下症の病因のほとんどは橋本病で、ほかにブロッキング・タイプの TSH 受容体抗体による特発性粘液水腫、先天性甲状腺機能低

下症(クレチン症—甲状腺発生ならびに形成異常、ヨード有機化障害、サイログロブリン合成障害、ヨード輸送障害など)、さらに甲状腺全摘出術後、放射性ヨード治療後などがある。

2. 軽度の上昇(5.0〜20.0 μU/ml)

前項の原発性甲状腺機能低下症に加えて、甲状腺ホルモン不応症(下垂体型および全身型の一部)、不活性なTSHの分泌(視床下部・下垂体疾患、偽性副甲状腺機能低下症I型)などがある。また、全身性疾患(尿毒症、肝硬変末期、悪性腫瘍などの低T_3症候群)の部分症としてもみられる。

3. 基準範囲内

この場合、甲状腺機能異常の存在を証明するにはTRH刺激後のTSHの反応(TRH試験)から判定する必要がある。過大反応は原発性甲状腺機能低下症、遅延反応および低反応は視床下部—下垂体性甲状腺機能低下症をそれぞれ示唆するが、case-by-caseでほかの検査結果や症候と合わせ判断する。

慢性甲状腺炎(橋本病)の大部分、甲状腺腫瘍(悪性、良性)のほとんど、先天性甲状腺機能低下症(機能の代償されている例)、非甲状腺疾患(低T_3症候群、euthyroid sick syndrome)。

4. 低値(0.1〜0.5 μU/ml)

視床下部性甲状腺機能低下症(鞍上部腫瘍、神経性食思不振症、下垂体性小人症の一部)、下垂体性甲状腺機能低下症(下垂体腫瘍、Sheehan症候群、TSH単独欠損症、Pit 1因子異常症)など考えられるが、視床下部-下垂体機能をTRH試験やほかの負荷試験結果および臨床症状を総合的に判断する必要がある。

TSHが感度以下を呈する疾患(次の項)の一部および妊娠初期(5〜15週)でこの範囲のTSH値を示す。

5. 低値(測定感度以下)

甲状腺機能亢進症(Graves'病、Hashitoxicosis)、亜急性甲状腺炎の急性期、無痛性甲状腺炎、機能性甲状腺腫[Plummer病、autonomously functioning thyroid nodule (AFTN)]、腺腫様甲状腺腫の一部。

採取・保存の注意

血清、血漿はいずれでもよい。但し、EDTA血漿は避ける。
採取後凍結保存すれば長期間安定である。−20℃で6カ月保存可能。

保険上の注意

症例の病態により異なるが、1月に1〜2回が最大である。

(家入蒼生夫)

[h] 甲状腺刺激ホルモン放出ホルモン試験（TRH 試験）

TRH（thyrotropin-releasing hormone）は、pGlu-His-Pro・NH_2 の 3 つのアミノ酸からなるホルモンで、化学構造が判明した最初の視床下部ホルモンである。TRH は視床下部以外の中枢神経系にも存在し、神経伝達物質としての機能がある。

検査の目的

1．TSH 分泌予備能

TSH の基礎値が感度以下あるいは 10～20 μU/ml 以上では、反応パターンがおよそ予想できるので、施行する価値がない。基礎値がおよそ 0.1～10 μU/ml の範囲で施行する。

2．奇異反応

GH 産生下垂体腺腫（先端巨大症 Acromegaly）の約 70% の例で TRH に対して GH が基礎値の 2 倍以上の増加反応を呈する。

3．プロラクチン（PRL）分泌予備能

健常人では、GH とともに PRL も TRH に反応して増加反応を呈するので臨床的に用いられている。PRL 放出ペプチドも同定されているが臨床的応用はされていない。

測定法と基準値

朝食禁の状態で午前中に施行する。成人の場合、TRH（プロチレリンまたは酒石酸プロチレリン）0.5 mg（500 μg）を 2～5 ml の生理的食塩水で希釈し 30 秒から 1 分以内で単回静注、投与前、投与後 15、30、60、90、120 分に TSH、GH、PRL など目的に応じて必要な検体を採取する。小児の場合、体重を考慮して投与量を決定する。

投与後 15～30 分に TSH は 8～20 μU/ml の頂値、120 分に前値～10 μU/ml へ戻る反応を呈する。PRL は投与後 15～30 分に男子が 15～30 ng/ml、女子が 20～50 ng/ml の頂値、120 分後ほぼ前値へ戻る反応を呈する。PRL 頂値が 70 ng/ml を超える反応を示す場合、ほぼ高 PRL 血症と判定される。

TSH、PRL とも頂値の出現が 90～120 へ遅れる反応は、遅延反応で視床下部障害を疑わせる。頂値が前値の 2 倍以下の反応は、無～低反応で、下垂体障害を疑わせる。

異常値の解釈

1．TSH の過大反応（TSH 基礎値が基準範囲～軽度の上昇の場合）

潜在性甲状腺機能低下症（原因疾患については「TSH 上昇」の項、568 頁参

照)。

2. TSH の低反応、遅延反応（TSH 基礎値低値～基準範囲内）

視床下部一下垂体性甲状腺機能低下症（原因疾患については、TSH 低下の項を参照）、腺腫様甲状腺腫の一部、Graves'病の治療中、亜急性および無痛性甲状腺炎の回復期。

3. TSH 無反応（TSH 基礎値感度以下）

未治療 Graves'病のほとんど、その他 TSH 感度以下の項参照。

4. 奇異反応

GH の奇異反応：先端巨大症（Acromegaly）の 70% の症例が TRH 投与後 15～30 分に前値の 2 倍以上の奇異反応を呈する。その他肝硬変、腎不全、うつ病、神経性食思不振症、糖尿病などでみられることがある。

ACTH の奇異反応：下垂体 ACTH 産生腺腫（Cushing 病）の一部の例でみられる。

5. PRL の高反応

下垂体 PRL 産生腫瘍、乳汁分泌一無月経症候群、薬剤性高 PRL 血症、原発性甲状腺機能低下症（「プロラクチン」の項、566 頁参照）。

採取・保存の注意

静脈に採血針を留置して採血する場合、試料が生理食塩水で希釈されないよう注意する。測定する項目によっては、採血直後の氷冷や血清（血漿）分離が必要である。

保険上の注意

下垂体機能検査として TRH 試験は月 1 回程度算定できる（1,200 点）。複数のホルモンの反応を同時にみた場合も算定できるが、1 月に 1 回 3,600 点が上限である。検査に必要な器具、手技にかかわる費用は、採血や測定の回数にかかわらず所定の点数に含まれる。

〔家入蒼生夫〕

[i] 黄体化ホルモン(LH)

検査の目的

　黄体化ホルモン(luteinizing hormone；LH)は、FSH(follicle stimulating hormone)とともに、脳下垂体前葉から分泌されるゴナドトロピン(gonadotropin、性腺刺激ホルモン)の1つである。LHはFSHとともに性腺である卵巣、精巣を刺激し、機能を賦活する。LHの受容体は、女性では主として莢膜細胞に存在しており、コレステロールからプレグネノロンへの変換酵素活性を亢進させる。LH受容体は、間質細胞や排卵後の黄体にも存在し、黄体維持に関与している。男性では、LH受容体はLeidig細胞に存在し、テストステロン合成を促進し、精子形成に寄与している。

　LHは、主として視床下部のGnRH(gonadotropin-releasing hormone)により分泌が促進され、性腺からの性ステロイドホルモンにより分泌が抑制されることにより調節されている。GnRHは60～90分周期のパルス状の律動的分泌を示すので、LHも同様の律動的分泌を呈する。その振幅は、女性では排卵が近づくにつれ大きくなり、黄体期になると小さくなり、周期も長くなる。また卵胞期後期には、エストロゲンによるpositive feedbackのためにLH分泌は急上昇し、LHサージを形成する。このようにLHは視床下部・下垂体・性腺系の一部をなすもので、その測定は下垂体機能のみならず、視床下部機能、性腺機能をも反映する。

測定法と基準値

　測定には通常の血清を用いるが、血漿や溶血した検体でも測定値に大きな差はない。LHは2つのサブユニットから構成される糖蛋白であるが、このうちαサブユニットは他のゴナドトロピンおよび甲状腺刺激ホルモン(TSH)のものと共通の構造であり、βサブユニットがLHに特異的である。現在最も汎用されている測定用キット(スパック-S LH)はβサブユニットのモノクローナル抗体を用いるので特異性が高い。

　男女とも小児期は低値であり、年齢とともに漸増する。性

スパック-S LHによる血中LHの基準値(mIU/ml)

女　　性		男　　性	
思春期前	1.2以下	小児期	1.2以下
月経周期		成人期	1.5～5.0
卵胞期初期	1.5～5.0	老年期	4.0以上
排卵時ピーク	10.0～50.0		
黄体期	1.0～3.0		
妊娠時	0.2以下		
閉経前	5.0～12.0		
閉経後	15.0以上		

mIU/ml

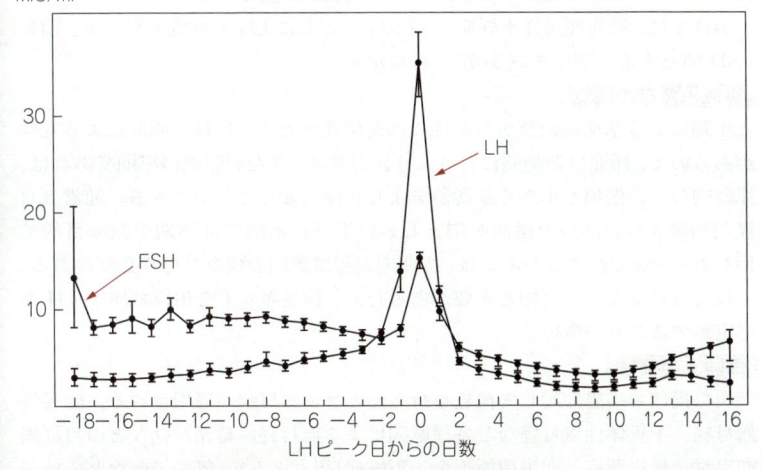

図 42．正常月経周期における LH と FSH の経日的変動(mean±SE)
(青野，ほか：ホルモンと臨床 36：1087-1097, 1988 より引用)

成熟期の女性では月経周期による変動が認められるので、採血の時期に注意を要する。閉経後の女性や老年期の男性では LH 値は、やや上昇する。図42 に女性の LH 値の月経周期による変動を FSH とともに示す。

異常値の解釈

LH が低値となる疾患は下垂体障害によるものが考えられ、FSH も同時に低下している。視床下部障害の場合も二次的に LH 低下がみられるが、一般に下垂体障害の場合に比し LH の下降は軽度である。両者の鑑別には GnRH テストが有用である。このほか、性ステロイドホルモン製剤投与を受けた場合に、LH は抑制され投与終了後も 2 週間程度持続する。妊娠時には、胎盤から分泌される大量の性ステロイドにより下垂体機能は抑制されているので、LH 濃度も低下する。

LH が高値となる疾患は、卵巣性無月経、性腺未分化など性ステロイドによる negative feedback の欠如したものであり、FSH も同様に高値をとる。これらの中には、放射線治療や抗腫瘍剤による化学療法により卵巣機能の低下したものも含まれる。また更年期や閉経後女性も同様のホルモン環境となっている。多囊胞性卵巣症候群(PCOS)でも LH の上昇がみられるが、FSH は正常範囲にあることが多く、LH/FSH 比は通常 1 以上となる。ほかに極めて

稀であるが、LH 分泌腫瘍で LH の異常高値が認められる。

男性では、特発性男性不妊症で、FSH とともに LH も軽度上昇する。LH、FSH 値と疾患の関係を表 3 (576 頁) に示す。

採血・保存の注意

年齢による基準値のほか、女性では先に述べたように月経周期による変動があるので、採血は卵胞期に行うよう注意する。また卵胞期の早期であれば、律動的分泌の振幅も小さく基礎値をより正確に知ることができる。通常は月経開始後 5 日目前後の採血が望ましい。不妊症治療で排卵期予測の目的で LH サージを観察するためには、排卵期周辺で数回の検査を行う必要がある。実際には結果を直ちに知る必要があるため、簡易キットを用いて尿中 LH を半定量することが多い。

保険上の注意

次に掲げる疾患に対して検査を行ったときに、保険が適用される。原発性無月経、下垂体性無月経など各種原因による無月経。希発月経などの月経周期異常。無排卵症。卵巣機能不全。不妊症 (男女とも)。無精子症などの精子異常症。下垂体機能不全症。

保険点数は検査実施料 170 点、検査判断料 130 点である。但し、性ステロイドホルモンなど、他のホルモン検査を同時に 3 項目以上実施した場合の検査実施料は各点数の総和とはならず項目の数により一定の点数が定められている。

(久具宏司、武谷雄二)

[j] 卵胞刺激ホルモン（FSH）

検査の目的

卵胞刺激ホルモン（follicle-stimulating hormone；FSH）は、LH（luteinizing hormone、黄体化ホルモン）とともに、脳下垂体前葉から分泌されるゴナドトロピン（gonadotropin、性腺刺激ホルモン）である。FSHはLHとともに性腺である卵巣、精巣を刺激し、機能を賦活する。FSHの受容体は、女性では卵巣の顆粒膜細胞に存在し、エストロゲン合成の最終段階の酵素である17βデヒドロキシステロイドデヒドロゲナーゼとアロマターゼを活性化する。したがってFSHは卵巣でのエストロゲン合成に必須といえる。またFSHは顆粒膜細胞の分化を促し、卵胞発育を促進する。男性ではFSHの受容体は精巣のセルトリ細胞に存在し、テストステロンによる精子形成に協調的に作用すると考えられている。また思春期の精子形成の開始にもFSHがかかわっている。

FSHは、主として視床下部のGnRH（gonadotropin-releasing hormone）により分泌が促進され、性腺からの性ステロイドホルモンにより分泌が抑制されることにより調節されている。GnRHはパルス状の律動的分泌を示すが、FSHはLHのようにGnRHの分泌パターンを反映した明瞭な律動的分泌パターンとはならない。主として卵巣の顆粒膜細胞および精巣のセルトリ細胞から分泌される糖蛋白質のインヒビンは下垂体に作用してFSHの分泌を抑制し、インヒビンと構造の類似したアクチビンはより広範な組織で産生されFSHの分泌を促進する。

測定法と基準値

測定には通常の血清を用いるが、血漿や溶血した検体でも測定値に大きな差はない。FSHは2つのサブユニットから構成される糖蛋白であるが、このうちαサブユニットは他のゴナドトロピンおよび甲状腺刺激ホルモン（TSH）のものと共通の構造であり、βサブユニットがFSHに特異的である。現在最も汎用されている測定

スパック-S FSHによる血中FSHの基準値（mIU/ml）

女　性		男　性	
思春期前	4以下	小児期	4以下
月経周期		成人期	4〜15
卵胞期初期	4〜10	老年期	15以上
排卵時ピーク	16〜23		
黄体期	4〜7		
妊娠時	1以下		
閉経前	10〜15		
閉経後	15以上		

用キット(スパック-S FSH)はβサブユニットのモノクローナル抗体を用いるので特異性が高い。

男女とも小児期は低値であり、年齢とともに漸増する。性成熟期の女性では月経周期による変動が認められるので、採血の時期に注意を要する。閉経後の女性ではFSH値は大きく上昇する。老年期の男性でもFSH値はやや上昇する。図42(573頁)に、女性のFSH値の月経周期による変動をLHとともに示す。

異常値の解釈

FSHが低値となる疾患は下垂体障害によるものが考えられ、LHも同時に低下している。視床下部障害の場合も二次的にFSH低下がみられるが、一般に下垂体障害の場合に比し、FSHの下降は軽度である。両者の鑑別にはGnRHテストが有用である。このほか、性ステロイドホルモン製剤投与を受けた場合に、FSHは抑制され投与終了後も2週間程度低値が持続する。妊娠時には、胎盤から分泌される大量の性ステロイドにより下垂体機能は抑制されているので、FSH濃度も低下する。

FSHが高値となる疾患は、卵巣性無月経、性腺未分化など性ステロイドによる negative feedback の欠如したものである。LHも同様に高値をとるが、一般にFSHの上昇の方が著しい。これらの中には、放射線治療や抗腫瘍剤による化学療法により卵巣機能の低下したものも含まれる。また更年期や閉経後女性も同様のホルモン環境となっている。男性では、特発性男性不妊症で、LHとともにFSHも軽度上昇する。

LH、FSH値と疾患との関係を表3に示す。

表3. 血中LH、FSH値と各種疾患などとの関係

LH値・FSH値	疾患など
低値	妊娠 視床下部機能低下 汎下垂体機能低下 Sheehan症候群 Kallmann症候群 神経性食思不振症
正常	正常 視床下部機能低下
高値	排卵期 更年期・閉経後 卵巣機能不全 早発閉経 多嚢胞性卵巣症候群* Turner症候群 精巣性女性化症候群 Kleinfelter症候群

*多嚢胞性卵巣症候群ではLHのみ上昇しFSHは通常正常値である。

採血・保存の注意

年齢による基準値のほか、女性では上に述べたように月経周期による変動があるので、採血は卵胞期に行うよう注意する。通常は卵胞期早期(月経開始

後5日目前後）の採血が望ましい。

保険上の注意

次に掲げる疾患に対して検査を行ったときに、保険が適用される。原発性無月経、下垂体性無月経など各種原因による無月経。希発月経などの月経周期異常。無排卵症。卵巣機能不全。更年期症候群。卵巣欠落症候群。不妊症（男女とも）。無精子症などの精子異常症。下垂体機能不全症。

保険点数は検査実施料170点、検査判断料130点である。但し、性ステロイドホルモンなど、他のホルモン検査を同時に3項目以上実施した場合の検査実施料は各点数の総和とはならず項目の数により一定の点数が定められている。

（久具宏司、武谷雄二）

[k] GnRH試験

検査の目的

性腺刺激ホルモン放出ホルモン（gonadotropin-releasing hormone；GnRH）は視床下部から分泌されるペプチドであり、下垂体のゴナドトロピン分泌細胞の膜に存在する受容体に作用し、ゴナドトロピン（LH、FSH）の分泌を促進する。GnRHはパルス状の律動的分泌を示しており、その分泌パターンの差によりLH、FSHを個別に調節すると考えられている。過去には、LH、FSHはそれぞれ別のホルモンにより分泌が促進されると考えられLHRHのみが同定され、FSHRHは未知の物質とされていたが、LHRHがLH、FSH両方の分泌を促進することから、GnRHと呼ばれるようになった。

GnRH試験はGnRHに対する下垂体前葉のゴナドトロピン分泌能を検査する目的で行われる。具体的には、続発性無月経や希発月経などの月経異常で機能障害の存在する部位が視床下部であるか下垂体であるかの診断に用いられる。

測定値と基準値

GnRH（LHRH）の100 μg を静注または筋注し、注射前および注射後15分、30分、60分、120分の採血を行い、LH値、FSH値を測定する。注射後の反応パターンの概略を知るために一度だけの採血で済ませることもある。その場合、静注なら15分後、筋注なら30分後が適当である。

基準となる結果は、図43に示す視床下部不全型とほぼ同様であり、LH、FSHともGnRH負荷前値は低く、負荷後十分な上昇反応を示す。

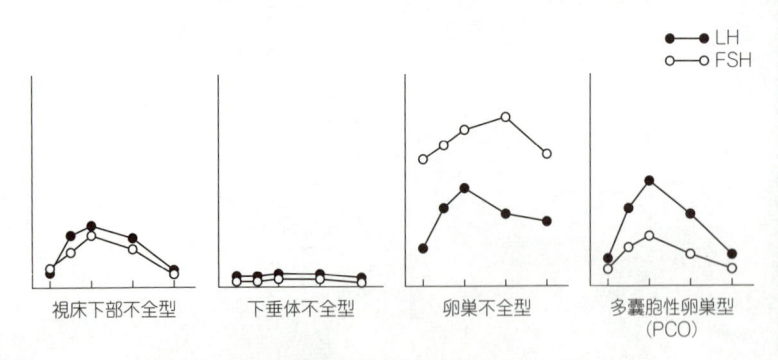

図43．GnRH試験におけるLH、FSH反応のパターン

G 内分泌・代謝学的検査

異常値の解釈

視床下部に障害が存在する場合は、正常とほぼ同様のパターンを示す。しかし障害の部位が下垂体である場合、LH、FSH とも前値は低値であり、GnRH 負荷によって両者ともほとんど変化しない。Premature ovarian failure などの卵巣性無月経では、GnRH 負荷前から LH、FSH とも高値を示すが、GnRH 負荷により両者とも過剰な上昇反応を呈する。多嚢胞性卵巣症候群(PCO)では、基礎値で LH のみ上昇していることが多いが、正常範囲の値であることも少なくない。このとき、GnRH 試験を行うことにより、LH のみ過剰反応を呈することにより PCO と診断されることもある。

採血・保存上の注意

LH、FSH 基礎値の測定と同様に GnRH 試験も卵胞期早期に行うのが望ましい。月経異常の原因の診断に、プロラクチン分泌予備能を検査する TRH (thyrotropin-releasing hormone)試験が行われることも多いが、GnRH と TRH とを同時に混注して行ってもよい。GnRH、TRH ともそれぞれプロラクチンおよび LH、FSH の分泌に大きな影響を及ぼさないからである。

保険上の注意

次に掲げる疾患に対して検査を行ったときに保険が適用される。原発性無月経、下垂体性無月経など、各種原因による無月経。希発月経などの月経周期異常。無排卵症。卵巣機能不全。不妊症(男女とも)。無精子症などの精子異常症。下垂体機能不全症。

保険点数は、測定回数にかかわらず、負荷のために行った注射も含めて一連の検査と考え 1,600 点であり、月1回に限り算定が認められる。TRH 負荷試験を同時に行った場合、TRH 試験の点数 (1,200 点) を合計する。また1カ月以内に内分泌負荷試験を複数実施した場合、算定が認められる点数の上限は1カ月で 3,600 点である。

(久具宏司、武谷雄二)

[I] 副腎皮質刺激ホルモン（ACTH）

検査の目的

視床下部・下垂体・副腎皮質系疾患の診断。

測定法と基準値

IRMA（immunoradiometric assay）による測定が一般的である。

> 基準値：早朝空腹時でおおよそ 60 pg/ml 以下

異常値の解釈

副腎皮質刺激ホルモン（ACTH）はアミノ酸39個からなるポリペプチドホルモンで、下垂体前葉から分泌される。ACTHは副腎皮質に作用してコルチゾールの分泌を促進する。ACTHの分泌調節は視床下部で産生されるCRH（副腎皮質刺激ホルモン放出ホルモン）により刺激され、コルチゾールにより抑制される。血漿ACTH濃度は下垂体前葉からの分泌を反映し、日内変動が認められ起床時に高く就寝時に低い（乳幼児期には日内変動不明確）。脈動的間歇的分泌もあり、また、ストレスや食事などの影響を受けやすい。

表4に異常値が認められる主な疾患・病態を示す。血漿ATCH濃度の異常の判定には同時採血による血清コルチゾールの測定が不可欠である。

ACTHとコルチゾールがともに高値の場合は、ACTH依存性Cushing症候群（下垂体ACTH産生腫瘍、異所性ACTH産生腫瘍、稀にはCRH産生腫瘍）が疑われる。また、糖質コルチコイド不応症、うつ病、神経性食欲不振症

表4. ACTHが異常値を示す主な疾患・病態

ACTH＼コルチゾール	高値	低値
高値	ACTH依存性Cushing症候群（下垂体ACTH産生腫瘍、異所性ACTH産生腫瘍、異所性CRH産生腫瘍） 糖質コルチコイド不応症 うつ病、ストレス 神経性食欲不振症 アルコール依存症	Addison病 先天性副腎皮質過形成 ACTH不応症 Nelson症候群
低値	副腎性Cushing症候群（副腎腺腫、副腎癌、原発性副腎皮質結節性過形成、異所性コルチゾール産生腫瘍） コルチゾール治療	ACTH合成分泌障害（視床下部下垂体系腫瘍、Sheehan症候群、ACTH単独欠損症など） 合成糖質コルチコイド治療

の場合もある。ACTH が高値でコルチゾールが低値の場合は、Addison 病や先天性副腎皮質過形成が考えられる。また、ACTH 不応症や Nelson 症候群のこともある。

ACTH が低値でコルチゾールが高値の場合は、副腎性 Cushing 症候群（副腎腺腫、副腎癌）が考えられる。稀には原発性副腎皮質結節性過形成や異所性コルチゾール産生腫瘍による Cushing 症候群のこともある。ACTH とコルチゾールがともに低値の場合には、視床下部・下垂体疾患による ACTH 合成分泌障害や合成糖質コルチコイド大量長期投与が考えられる。

採取・保存の注意

早朝安静空腹時にストレスを避けて採血すること。

検体量としては血漿として 0.5 ml 以上必要。$-20℃$ で凍結することによりほぼ安定した保存が可能。

保険上の注意

ACTH 精密測定は 230 点である。但し、1 回に採血した血液を用いて 3 項目以上測定する場合には規定がある（3 項目以上 5 項目以下 460 点、6 項目または 7 項目 740 点、8 項目以上 900 点）。下垂体前葉負荷試験については測定回数および負荷する薬剤の種類にかかわらず一連のものとして月 1 回に限り 1,200 点の請求が可能である。

（庄司　優、須田俊宏）

[m] バゾプレシン（ADH：抗利尿ホルモン）

検査の目的
多尿の診断、特に心因性多飲症、中枢性尿崩症、腎性尿崩症の鑑別診断に必要である。また、ADH分泌不適切症候群（SIADH）の診断、高Na血症および低Na血症の鑑別診断、異所性ADH産生腫瘍のマーカーとして重要である。

測定法と基準値

> RIA（radioimmunoassay）キットを用いている全国的検査機関における血漿ADH濃度の基準値：おおよそ 0.4～4.0 pg/ml

異常値の解釈
バゾプレシン（ADH）はアミノ酸9個からなるペプチドホルモンである。視床下部で転写・翻訳を受け下垂体後葉に貯えられ分泌される。腎集合管のV_2受容体に作用し抗利尿作用を発揮する。血漿浸透圧が最も重要な分泌調節因子である。血漿ADH濃度と血漿浸透圧との間には正の相関関係が認められ、血漿浸透圧が 272 mOsm/kg 以下になるとADHは検出されない（図44）。

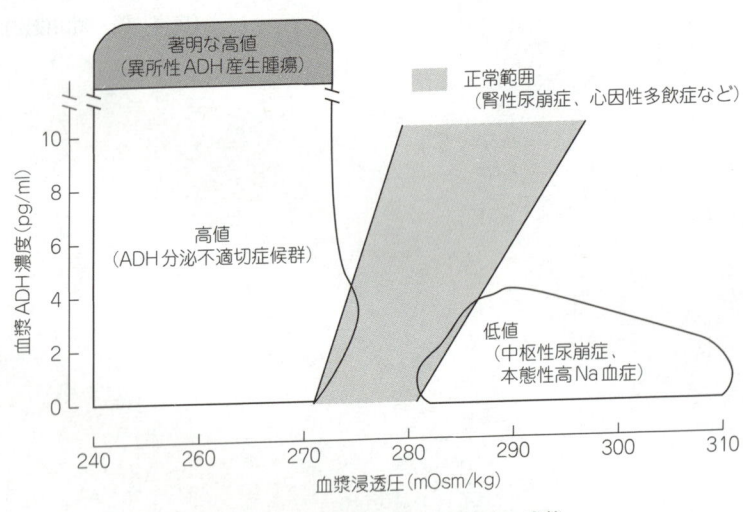

図44．ADHが異常を示す主な疾患・病態

ADHの異常値の解釈には、同時採血による血漿浸透圧値との比較が重要となる。

すなわち、272 mOsm/kg 未満の低浸透圧血症にもかかわらず ADH が検出される場合には、基準値内であっても ADH は高値といえる。

ADH が 10 pg/ml 以上の高値では、異所性 ADH 産生腫瘍を疑う。10 pg/ml 以下では、ACTH 分泌不全症、薬剤（ニコチン、クロルプロパミド、トルブタミド、クロフィブレート、カルバマゼピンなど）、炎症などを疑う。いずれも ADH 分泌不適切症候群をきたしうる。水負荷試験を行って血漿浸透圧を低下させても、ADH は抑制されない。

また、急性の出血、急激な血圧低下、疼痛、ストレス、嘔吐のときにも ADH は著明に増加する。

血漿浸透圧が 298 mOsm/kg 以上で ADH が基準値内であるときには ADH が相対的に低値であるといえる。

ADH が低値を示す場合には、中枢性尿崩症を疑う。本態性高 Na 血症でも ADH が低値を示すことが多いが多尿は伴わない。水制限や高張食塩水静注で血漿浸透圧を上昇させても、ADH の増加は認められ難い。

一方、ADH が増加するものの血漿浸透圧との関係では正常の分泌調節範囲内にあり鑑別を要する病態としては、高張性脱水症（中枢性尿崩症によらないもの）や腎性尿崩症がある。いずれも ADH 値は水分の補充により低下する。また、心因性多飲症は ADH が下限にあるが、血漿浸透圧も低下している。水制限を行うと血漿浸透圧が上昇して ADH は増加する。

採取・保存の注意

体位、ストレスの影響を受けやすい。安静臥床下で採血し、直ちに氷冷する。冷却遠心分離が必要で、血漿として 2.5 ml 以上を測定まで凍結（−20℃以下）保存する。溶解と凍結の繰り返しは避けること。

保険上の注意

アルギニンバゾプレシン精密測定は 290 点である。下垂体後葉負荷試験については測定回数および負荷試験の種類にかかわらず一連のものとして月1回に限り 1,200 点の請求が可能である。

（庄司　優、須田俊宏）

2 甲状腺

[a] サイロキシン(T_4)、遊離サイロキシン(FT_4)、トリヨードサイロニン(T_3)、遊離トリヨードサイロニン(FT_3)

検査の目的

甲状腺ホルモンにはサイロキシン(T_4)とトリヨードサイロニン(T_3)があるが、血中 T_4 はその100%が甲状腺由来(1日分泌量 80 μg)である。一方、血中 T_3 はその20%が甲状腺に由来し、残りの80%は末梢組織の5'脱ヨード酵素により T_4 より産生されたものである。したがって、T_4 は甲状腺機能そのものを反映する検査法であるのに対し、T_3 は末梢の代謝状態も加味した検査法である。特に、全身状態が悪いときには脱ヨード酵素活性が落ち、T_3 が選択的に低値となる(低 T_3 症候群)。T_4、T_3 ともに血中ではほとんどが甲状腺ホルモン結合蛋白に結合しており、T_4 の0.03%、T_3 の0.3%が遊離ホルモンである。つまり、T_4、T_3 の70%がサイロキシン結合グロブリン(TBG)に、10～15%がプレアルブミン(トランスサイレチン)に、15～20%がアルブミンに結合しており、一種の貯蔵ホルモンとしての意義をもっている。特にTBGは各種病態で増減するので、結合蛋白の血中レベルに影響される T_4、T_3 を測定するよりは、遊離サイロキシン(FT_4)、遊離トリヨードサイロニン(FT_3)を測定した方が生体の甲状腺機能をみるという観点から有用である。甲状腺ホルモン受容体は T_3 と結合するので、生物活性を有するホルモンは T_3 で、その活性は T_4 の4～5倍以上である。T_4、T_3 はネガティブフィードバックで甲状腺刺激ホルモン(TSH)により相互に調節されており、特に潜在性の甲状腺機能異常がある状態でもTSHは鋭敏に反応するため、甲状腺機能のスクリーニングには FT_4、FT_3、TSHの組み合わせが最良である。

測定法と基準値

基準値：T_4　　　5～12 μg/dl
　　　　FT_4　　0.9～1.8 ng/dl
　　　　T_3　　　0.8～1.8 ng/ml
　　　　FT_3　　2.4～4.3 pg/ml

EIA(酵素免疫測定法)、CLIA(化学発光免疫測定法)、ECLIA(電気発光免疫測定法)、RIA(放射免疫測定法)など多数の測定法が行われているが、自動

G 内分泌・代謝学的検査

表5. T₄、T₃、FT₄、FT₃、TSH の異常値の解釈

① T₄↑ T₃↑ FT₄↑ FT₃↑ TSH↓
甲状腺刺激による産生、分泌亢進
  バセドウ病（刺激型TSH受容体抗体）、妊娠初期（hCG）、胞状奇胎（hCG）
甲状腺破壊
  亜急性甲状腺炎、無痛性甲状腺炎、急性化膿性甲状腺炎、産後破壊性甲状腺機能亢進症
甲状腺ホルモン自律的産生
  プランマー病（機能性結節性甲状腺腫）
甲状腺ホルモン剤服用、ハンバーガー甲状腺機能中毒症

② T₄→ T₃→ FT₄→ FT₃→ TSH↓
潜在性甲状腺機能亢進症、バセドウ病治療中

③ T₄→ T₃↑ FT₄→ FT₃↑ TSH↓
T3中毒症、バセドウ病治療初期

④ T₄↑ T₃↑ FT₄↑ FT₃↑ TSH↑→
SITSH
  TSH産生腫瘍、甲状腺ホルモン不応症（Refetoff症候群）

⑤ T₄↓ T₃↓ FT₄↓ FT₃↓ TSH↑
橋本病、特発性粘液水腫（阻害型TSH受容体抗体）
甲状腺手術後、甲状腺アイソトープ治療後
クレチン症（甲状腺無形成、甲状腺低形成、異所性甲状腺）
先天性ホルモン合成障害（サイログロブリン異常症、TPO異常症、NIS異常症）
亜急性甲状腺炎や無痛性甲状腺炎の回復期
ヨード欠乏、ヨード過剰摂取、リチウム剤服用、インターフェロン注射

⑥ T₄↓ T₃→ FT₄↓ FT₃→ TSH↑
軽症甲状腺機能低下症（橋本病など）

⑦ T₄↓ T₃↓ FT₄↓ FT₃↓ TSH↓
下垂体性、視床下部性甲状腺機能低下症（下垂体腫瘍、下垂体炎、下垂体手術）

⑧ T₄→ T₃↓ FT₄→ FT₃↓ TSH→
低T₃症候群

⑨ T₄↓ T₃↓ FT₄↓ FT₃↓ TSH→
重症低T₃症候群

⑩ T₄↑ T₃↑ FT₄→ FT₃→ TSH→
TBG増加
  TBG遺伝子異常、妊娠、エストロゲン剤服用、肝炎
家族性異常アルブミン高T₄血症

⑪ T₄↓ T₃↓ FT₄→ FT₃→ TSH→
TBG減少
  TBG遺伝子異常、肝硬変、ネフローゼ症候群
男性ホルモン、ステロイドホルモン剤服用

⑫ T₄→ T₃→ FT₄→ FT₃→ TSH→
単純性甲状腺腫、潜在性橋本病（抗甲状腺抗体のみ陽性）、euthyroid graves'病
甲状腺腫瘍（良性、悪性）、サイログロブリン異常症

検査機器を利用した EIA、CLIA を用いている施設が多くなっている。基準値は施設やキットによって多少違いがある。

異常値の解釈 (表5)

原則的に T_4、T_3、FT_4、FT_3 の増減の方向は同じ(例外あり、③⑥⑧⑩⑪)であり、TSH の増減により、異常が甲状腺自体にあるのか、下垂体、視床下部の中枢側にあるのかを判断する。甲状腺機能亢進症のうち特殊な病型として、T_4 が基準値内で、T_3 だけが高値を示す場合、T_3 中毒症と呼ばれ(③)、抗甲状腺剤に対する反応が悪い。バセドウ病治療初期でも、T_4 が最初に基準値内に低下し、T_3 が高値、TSH が抑制されていることがある。T_4、T_3 が高値で、TSH が抑制されていなければ、SITSH(inappropriate secretion of TSH)と呼ばれ(④)、TSH の過剰産生もしくは甲状腺ホルモン不応症が考えられる。

甲状腺機能低下症は原発性(⑤)、二次性(下垂体性)(⑦)、三次性(視床下部性)(⑦)に分類されるが、二次性または三次性甲状腺機能低下症の鑑別診断のためには TRH 試験を行う。

甲状腺機能低下症と紛らわしい病態としては、低 T_3 症候群(non-thyroid illness、euthyroid sick syndrome)がある(⑧⑨)。

甲状腺ホルモン結合蛋白の異常では、T_4、T_3 は増減するが、FT_4、FT_3 はほぼ基準範囲内である(⑩⑪)。

しかし、T_4、T_3、FT_4、FT_3 が基準範囲内の甲状腺疾患も多数ある(⑫)。

最後に、予想し得ない異常値が出た場合は抗 T_4 または抗 T_3 抗体の存在または薬剤の影響を考慮する。薬剤としてはジクロフェナク(ボルタレン®)、サリチル酸、ジフェニルヒダントイン、ヘパリンなどがあるが、臨床的によく遭遇するジクロフェナクでは FT_3 が異常高値となる。

採取・保存の注意

T_4、T_3、FT_4、FT_3 ともに日内変動もないし、食事の影響も受けない。血清、血漿いずれでも測定でき、分離は24時間以内に行えば検査結果に影響を与えない。分離後1カ月間は室温保存でも大きな検査値の変動はないが、長期保存するのであれば、凍結保存が好ましい。

保険上の注意

血中総ホルモンと遊離ホルモンを同時に測定できない。つまり、T_4(保険点数150点)と FT_4(同190点)、T_3(同150点)と FT_3(同190点)を同時に測定できない。

(菱沼　昭)

G 内分泌・代謝学的検査

[b] トリヨードサイロニン摂取率(T₃U)

検査の目的

甲状腺ホルモン結合蛋白(TBP)のうち甲状腺ホルモンに結合していない不飽和部分を調べる検査法で、血清にT₃を添加し、TBPの不飽和部分に結合させた後、結合しなかったT₃を測定する。したがって、甲状腺ホルモンとTBPの相対的濃度によって変化する。以前は、FT₄の指標として、遊離T₄ index＝総T₄×T₃Uを用いていたが、遊離甲状腺ホルモンを直接測定できる現在では、測定する意義は少ない。

測定法と基準値

RA固相法(スパックT₃-uptake)、25～36%

異常値の解釈

T₃Uが高値となる場合は、甲状腺機能亢進症かTBPが増加している状態であり、T₃Uが低値となる場合は、甲状腺機能低下症かTBPが減少している状態である。

採取・保存の注意

日内変動はほとんどない。血清分離後は室温でも1カ月は安定であるが、通常は凍結保存する。

保険上の注意

次の組み合わせの検査が行われている場合、同時にT₃U(保険点数110点)を測定することはできない。

T₃(同150点)とFT₃(同190点)、FT₃(同190点)とFT₄(同190点)、T₄(同150点)とTBG(同190点)、T₄(同150点)とFT₄(同190点)。

(菱沼　昭)

[c] サイロキシン結合グロブリン(TBG)

検査の目的

TBGは肝細胞で合成される分子量54 kDの糖蛋白で、TBG1分子に甲状腺ホルモン1分子が結合する。血中T_4、T_3のうち70%はTBGと結合している。検査の主要な目的はTBG遺伝子異常症である。

測定法と基準値

RIA、EIA、CLIAと測定法はいろいろあるが、RIAを用いている施設が多い。

> 基準値：12～30 μg/ml

異常値の解釈 （表6）

①TBGが最も顕著な変化を示すのはTBG遺伝子異常症である。TBG遺伝子はX染色体上に位置するので、伴性優性遺伝形式となる。

②他のホルモンによりTBGが変化する場合、臨床的に最もよく遭遇するのは妊娠である。妊娠時エストロゲン作用により、TBGのシアル酸含量は上昇し血中半減期は延長する。

③TBGは肝で合成されるため肝疾患で変動する。急性肝炎、慢性活動性肝炎では肝細胞の破壊によりTBGは血中に放出され、肝硬変、低栄養ではTBGの産生、分泌が低下する。ネフローゼ症候群ではTBGが尿中に失われるので血中濃度は低下する。

採取・保存の注意

日内変動はほとんどない。血清分離後は室温でも1カ月は安定であるが、通常は凍結保存する。

表6. TBGの異常値の解釈

	高値	低値
①	遺伝性TBG増加症	遺伝性TBG減少（欠損）症
②	エストロゲン高値 妊娠、胞状奇胎	アンドロゲン高値 コルチゾール高値
③	急性肝炎、慢性活動性肝炎	肝硬変、低栄養 ネフローゼ症候群
④	甲状腺機能低下症	甲状腺機能亢進症
⑤	経口避妊薬 ペルフェナジン、5FU	アンドロゲン剤、コルチゾール剤 Lアスパラギナーゼ
⑥	新生児	

保険上の注意

FT₄(保険点数190点)と同時に測定できない。

(菱沼　昭)

[d] サイログロブリン（TG）

検査の目的

サイログロブリン（TG）は甲状腺濾胞細胞で合成され、分子量 660 kD の 2 量体を形成する糖蛋白で、生理機能は甲状腺ホルモン合成の基質として働くことである。甲状腺分化癌の腫瘍マーカーとして使われているが、良性腫瘍でも高値となるため、疾患特異性は少ない。しかし、甲状腺分化癌治療後の予後、再発の指標としては有用である。測定上注意しなければいけないのは、抗 TG 抗体が存在するとき、異常値を示すことである。特に、橋本病、バセドウ病のほか、甲状腺機能正常の人でも抗 TG 抗体をもっていることがあるので注意しなければならない。

測定法と基準値

> IRMA による基準値：5〜30 ng/ml

異常値の解釈 （表 7）

高値①甲状腺分化癌では腫瘍マーカーとして扱われているが、腺腫や腺腫様甲状腺腫でも上昇するので、確定診断には針生検などの検査をして総合的に診断する。しかし、分化癌治療後の寛解、再発の指標としては有用である。甲状腺未分化癌、甲状腺髄様癌では高値とならない。② TSH もしくは刺激型 TSH 受容体抗体により TG の分泌は亢進する。バセドウ病患者で抗甲状腺剤中止判定の指標として、従来は T_3 抑制試験が用いられていたが、TG を指標とする方法も提唱されている。③甲状腺が破壊されたときに TG は血中に漏出する。

低値①生体内に甲状腺が欠損している場合 TG は低値となる。しかし、甲状腺発生異常症のうち、低形成や異所性甲状腺の場合には、TSH が高値となり TG は必ずしも低値とはならない。② TG 遺伝子異常症の場合 TG は低値となる。しかし、例外的にミスセンス変異 Cys 1996 Ser では逆に軽度高値と

表 7．サイログロブリンの異常値の解釈

高値 ①分化型甲状腺癌（乳頭状甲状腺癌、濾胞状甲状腺癌）、腺腫、腺腫様甲状腺腫
②TSH 産生腫瘍、バセドウ病
③亜急性甲状腺炎、無痛性甲状腺炎、急性化膿性甲状腺炎、アイソトープ治療
④新生児、臍帯血中
低値 ①甲状腺無形成、甲状腺全摘
②サイログロブリン遺伝子異常症
③甲状腺ホルモン投与、ハンバーガー症候群

なる。③甲状腺ホルモン剤を投与されたときや甲状腺ホルモンを含有する食品を食べたとき、内因性 TSH が抑制されると TG は低値となる。甲状腺機能亢進症で TG が低値となるのはこの場合だけであるので診断的意義は高い。

採取・保存の注意

性差、日内変動、食事による影響はない。しかし、採血前針生検などの操作を甲状腺に加えると高値となる。TG は巨大な蛋白で、特定の部位で蛋白分解酵素により分解されやすいので、凍結保存する。

保険上の注意

甲状腺腫瘍性疾患以外では適応とならないことがある。

(菱沼　昭)

[e] 抗サイログロブリン抗体(TgAb)(381頁参照)
[f] 抗甲状腺ペルオキシダーゼ抗体(385頁参照)
[g] TSHレセプター抗体(TRAb)(387頁参照)
[h] 甲状腺刺激抗体(TSAb)(388頁参照)
[i] 甲状腺刺激阻害抗体(TSBAb)(389頁参照)

3 副甲状腺（上皮小体）

[a] カルシトニン

検査の目的

カルシトニンは主に甲状腺C細胞から分泌されるペプチドホルモンで、破骨細胞に作用し骨吸収を抑制する。胎児のCa代謝調節に関与するほか、成人においても食後に一過性に上昇し血清Caの上昇を抑制するなどの生理作用を営むと考えられている。血清カルシトニン値は、主に甲状腺髄様癌などの内分泌腫瘍で高値となるため、腫瘍マーカーとして診断や経過観察および家族のスクリーニングなどに用いられる。

検査の目的

①甲状腺髄様癌の診断、経過観察
①MEN II、家族性髄様癌家系におけるスクリーニング

測定法と基準値

15～86 pg/ml（RIA　2抗体法）

異常値の解釈

カルシトニンが異常を示す疾患を表8に示す。

血中カルシトニンが高値の場合、髄様癌を疑うべきであり、増加が著しい場合は他臓器へ転移している可能性がある。

さらに髄様癌が診断された場合は、MEN IIの除外のため褐色細胞腫や他の内分泌腫瘍を検索するとともに家族調査を行う。

表8．カルシトニンが異常を示す疾患

高値
甲状腺髄様癌（多発性内分泌腫瘍（MEN）II型を含む）
異所性カルシトニン産生腫瘍
肺小細胞癌、膵Langerhans島腫瘍
カルチノイド症候群、褐色細胞腫
Zollinger-Ellison症候群（ガストリン産生腫瘍）など
悪性腫瘍
乳癌、肝癌、白血病など
高Ca血症
膵炎
慢性腎不全
妊婦、授乳期

髄様癌で基礎値が正常～軽度高値の場合でもカルシウムまたはペンタガストリン負荷によりカルシトニン濃度が著高を示すことが多い。また、カルチノイドなど、ほかの内分泌腫瘍でもカルシトニンの異常産生がみられることがある。

1. 生理的変動

食事：食後に増加する。

性差：男性が高値、女性は月経周期による変動があり、閉経後に低下する。

年齢：加齢に伴い低下する。

2. 薬剤の影響

骨粗鬆症に対し、サケやウナギカルシトニンを投与されている患者でも測定値に大きな影響はない。

採取・保存の注意

早朝空腹時に採血する。凍結保存が必要。

保険上の注意

2カ月に1回以上の間隔で測定する。保険点数は210点。

（伊藤祐司、井上大輔、松本俊夫）

[b] オステオカルシン(bone Gla protein；BGP)

オステオカルシン(OC)は骨芽細胞で産生される3つのGlu基のγカルボキシル(Gla)化により骨の石灰化基質に蓄積されていることからbone Gla protein(BGP)とも呼ばれる。成人では産生されたOCの約2/3が骨基質中に蓄積され、残りは血中に放出されることから、その血中濃度が骨芽細胞の骨形成機能の指標として用いられる。しかし、ビタミンK欠乏やワーファリン投与のときにはGla化が抑制され、骨基質中に蓄積されるOCが減少するとともに非Gla化のOCの血中濃度が高まる。

検査の目的
①続発性副甲状腺機能亢進症の手術適応の決定
②原発性または続発性副甲状腺機能亢進症による副甲状腺腫・過形成の手術後の治療効果判定
③骨代謝回転の評価

測定法と基準値

オステオカルシン(BGP)：3.5〜13.7 ng/ml(IRMA)

OCは49個のアミノ酸からなるが、とりわけ22〜23位、43〜44位で切断されやすく、血中にはさまざまなフラグメントが存在する。現在用いられているIRMA(免疫放射定量測定法)は、23〜43位の両端を認識する2つの抗体を使用しており、上記の部位で切断されたものを含め分泌されたOCのほとんどが検出される。しかし、現在の測定系ではGla化と非Gla化OCを識別することはできない。

異常値の解釈

OCが異常を示す疾患を表9に示す。

OCは骨形成の指標に用いられるが、副甲状腺機能亢進症などの骨代謝回転が亢進した病態では骨吸収と形成がともに亢進しOCも高値を示す。

OCの血中からの消失は主

表9. オステオカルシンが異常を示す疾患

```
高値
  副甲状腺機能亢進症(原発性、続発性)
  慢性腎不全
  Paget 病
  高回転型骨粗鬆症
  くる病、骨軟化症
  先端巨大症
  甲状腺中毒症
   (Graves病、甲状腺ホルモン過剰投与など)

低値
  副甲状腺機能低下症(特発性、術後性、偽性)
  低回転型骨粗鬆症
  糖尿病(コントロール不良時)
  Cushing 症候群
```

に腎排泄に依存しており、腎不全では高値となる。

1. 生理的変動
日内変動：夜間から早朝にかけて5〜25%の変動幅で高くなる。

性差：女性では閉経後の骨代謝亢進に伴い増加する。

年齢：生後1年以内に高値を示し5歳までは高値を持続した後、徐々に低下し、20歳以後成人では一定値となる

2. 薬剤による影響
OCの産生は$1,25(OH)_2D$により促進される。ワーファリンなどのビタミンK拮抗剤はGla化を抑制する。

採取・保存の注意
採血から1時間以内に血清分離を行い、測定まで$-20〜80℃$で保存する。

保険上の注意
保険点数は190点。

(伊藤祐司、井上大輔、松本俊夫)

[c] 副甲状腺ホルモン（PTH）

　副甲状腺ホルモン（PTH）は 84 個のアミノ酸からなる polypeptide として副甲状腺から分泌されるが、分泌後に切断され血中には種々のフラグメントが存在する。臨床的には IRMA による intact PTH の測定が、感度、精度ともに優れ副甲状腺からの PTH 分泌をよく反映する。一方、中間部 PTH（高感度 PTH）や PTH-C 端は腎臓から排泄されるため腎機能低下時には高値となり、副甲状腺機能を正確に評価できない。

検査の目的
　副甲状腺機能異常症の診断

測定法・基準値

> intact PTH（IRMA）：15～53 pg/ml
> 高感度 PTH（中間部）（RIA）：180～568 pg/ml

異常値の解釈

　PTH が異常を示す疾患を表 10 に示す。

表 10. 血中 PTH、PTHrP が異常値を示す疾患

高 Ca 血症
PTH 高値
原発性副甲状腺機能亢進症
PTH 低値、PTHrP 高値
PTHrP 産生腫瘍
PTH 低値、PTHrP 低値
Local osteolytic hypercalcemia（LOH）
甲状腺機能亢進症
1,25(OH)$_2$D 産生肉芽腫
1,25(OH)$_2$D 産生腫瘍
ビタミン D 中毒などによる高 Ca 血症

低 Ca 血症
PTH 高値
続発性副甲状腺機能亢進症（腎不全を含む）
偽性副甲状腺機能低下症
ビタミン D 欠乏症
ビタミン D 依存症
Hungry bone 症候群など
PTH 低値
特発性、術後性副甲状腺機能低下症
低マグネシウム血症

　高 Ca 血症をきたす疾患に対しては、薬剤や稀な遺伝性疾患を除外した後、PTH、PTHrP、あるいは 1,25(OH)$_2$D のいずれかの作用過剰あるいはそのほかの原因による高 Ca 血症を鑑別することになる。一方、低 Ca 血症をきたす疾患は、PTH 作用低下や腎不全により低 Ca 血症とともに高 P 血症を示す群と、1,25(OH)$_2$D 作用低下などに基づく続発性副甲状腺機能亢進症により低 Ca 血症に加え低 P 血症を呈する群に大別される。

　副甲状腺機能異常症の診

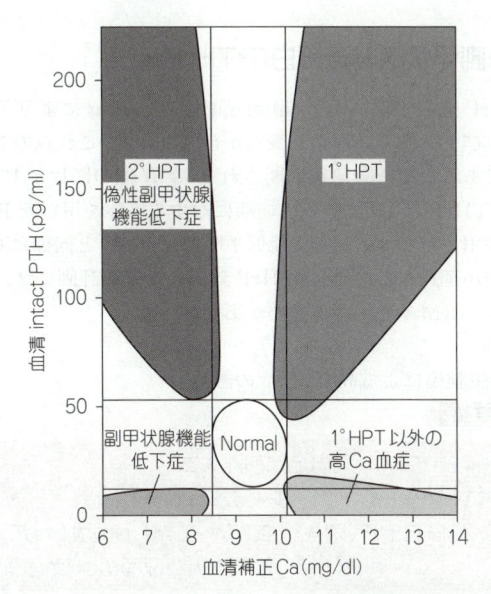

図45. 血清Caとintact PTH濃度の関係

断に際しては、必ずPTHをCaと同時に測定し両者の関係を二次元的に評価することが重要である(図45)。

1. 生理的変動

日内変動：PTHは脈動的に分泌されており、また夜間にピークをもつ日内変動を示す。

性差：閉経後女性においては骨吸収の亢進が強い場合は低値を示す。

年齢：高齢者では加齢に伴い上昇する。

食事：極端なカルシウム、リン摂取の異常がなければ問題とならない。

採取・保存の注意

PTHは分解されやすいため、とりわけintact PTHの測定はEDTA血漿を用いる。採血後は速やかに分離し−20℃以下で凍結保存する。また、必ず血中CaやP濃度と同時に評価する必要がある。

保険上の注意

保険点数はintact PTH・高感度PTHともに260点。

(伊藤祐司、井上大輔、松本俊夫)

[d] 副甲状腺関連蛋白(PTHrP)

ヒト PTHrP 遺伝子からは、alternative splicing によりアミノ酸数が 139、141 および 173 個の 3 種類の蛋白が合成される。これらの N 端 139 個の配列は同一であり、また分泌後切断され N 端 87 個の断片が PTH 様作用を発現する。PTHrP は IRMA と C 端部に対する抗体を用いた RIA の 2 種類の測定法が使用されている。腎機能低下時には PTH と同様に C 端フラグメントの半減期が延長するため、PTHrP 分泌の正確な評価には、PTHrP(1-87)を測定する IRMA を用いる必要がある。

検査の目的
PTHrP 産生腫瘍による高 Ca 血症の診断

測定法と基準値

> PTHrP-IRMA：1.1 pmol/l 未満
> C-PTHrP(RIA)：13.8〜55.3 pmol/l
> 尿中 C-PTHrP(RIA)：0.307〜0.741 pmol/mgCr(男性)
> 　　　　　　　　　　0.496〜1.157 pmol/mgCr(女性)

異常値の解釈

PTHrP が異常を示す疾患を表 10(596 頁)に示す。

高 Ca 血症が存在し PTHrP≧1.5 pmol/l であれば PTHrP 産生腫瘍と考えてよい。PTHrP 産生腫瘍は大部分が悪性であるが、褐色細胞腫や卵巣腫瘍、乳腺異形成などの良性疾患においても PTHrP の過剰産生による高 Ca 血症が認められる場合がある。

1. 生理的変動

PTHrP は腫瘍以外にも少量ながら各種組織で産生され局所因子として作用している。しかし健常人ではほとんどの場合 <1.1 pmol/l である。

採取・保存の注意

C-PTHrP は EDTA 血漿で、PTHrP-IRMA はトラジロール・EDTA 血漿で測定する。C-PTHrP の尿中測定ではクレアチニン補正を行う。

保険上の注意

保険点数は PTHrP-IRMA は 270 点。

(伊藤祐司、井上大輔、松本俊夫)

[e] エルスワース・ハワード試験(PTH負荷試験)

副甲状腺機能低下症は、副甲状腺ホルモン(PTH)分泌が低下している特発性副甲状腺機能低下症(IHP)と、標的組織のPTHに対する反応性が低下した偽性副甲状腺機能低下症(PHP)に大別される。Ellsworth-Howard試験は外因性にヒトPTH(1-34)を投与することにより、腎近位尿細管のPTHに対する反応性を検討する負荷試験であり、IHPとPHPの鑑別やPHPの病型鑑別のために施行されてきた。しかし、血中intact PTH測定の普及により、PTHの基礎値によるIHPとPHPの鑑別が可能となった(図45、597頁)。したがって、現在は主にPHPの病型分類に用いられるが、PHP II型は存在するとしても非常に稀な病態である。

検査の目的
①特発性副甲状腺機能低下症と偽性副甲状腺機能低下症の鑑別診断の確定(軽度の腎障害。PTH値 border line など)。
②偽性副甲状腺機能低下症の病型診断

検査法・判定基準 (図46)

異常値の解釈

> 正常反応:特発性副甲状腺機能低下症
> 低〜無反応:偽性副甲状腺機能低下症
> リン酸反応、cAMP反応ともに異常:I型
> リン酸反応のみ異常:II型

PTH分泌が低下している特発性副甲状腺機能低下症では、PTH負荷により尿中cAMPおよびリン酸排泄が増加する。一方PTHへの抵抗性を特徴とし、血中PTHが高値を示す偽性副甲状腺機能低下症では、PTH負荷後のリン酸排泄増加が認められない。さらに、PTH負荷後尿中cAMPも増加しないI型と、cAMP排泄が促進されるII型に大別される。

検査に影響を与える因子
尿中リン酸排泄は、PTH作用に加えリンの摂取状態によって大きく変化する。そのため、図46の判定基準の適応条件のようにリン酸欠乏状態にないことを十分に確認して検査を施行する必要がある。また、Mg欠乏はPTHの分泌、作用の両者を抑制するので、その除外が必要である。

[A]　　（標準法ー午後1時PTH投与）	[B]　　（乳幼児変法ー午後10時PTH投与）
（前処置） ・アルミゲルその他のリン吸収阻害剤やカルシウム剤の投与は行わない。それらの薬剤を投与中の症例は、投与中止（約1週間）後検査を施行する。 ・検査前日は、乳製品摂取制限が望ましい。 ・検査当日は、朝食として乳製品を含まない軽食可。	（前処置） ・検査前日は乳製品の摂取制限が望ましい。 ・検査当日は検査終了まで食事禁。 ・カルシウム剤、そのほかのリン吸収阻害剤の投与は行わない。
（検査時刻）　　　採血 AM9　10　11　12　PM1　2　3　4 （飲水）　　ヒトPTH-（1-34）100単位投与 （採尿）（200ml） ├U₁┼U₂┼U₃┼U₄┼U₅┼U₆┤ 完　採　採　採　採　採 全　尿　尿　尿　尿　尿 排　1　2　3　4　5　6 尿	（検査時刻）　　　　採血 AM6　7　8　9　10　11　12　PM1 （飲水）　　ヒトPTH-（1-34）100単位/m²投与 　　　　　　　（但し100単位まで） （採尿）（5ml/kg、但し200mlまで） ├U₁┼U₂┼U₃┼U₄┼U₅┼U₆┤ 完　採　採　採　採　採 全　尿　尿　尿　尿　尿 排　1　2　3　4　5　6 尿

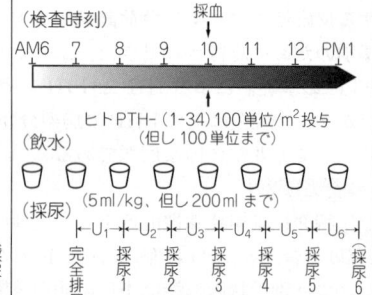

（測定項目） 尿　：尿量、リン、クレアチニン、cyclic AMP 血清：カルシウム、リン、クレアチニン、アルブミン	小児も可能ならば午後1時にPTHを投与する方法が望ましい。

エルスワース・ハワード試験の判定基準（陽性判定）

①リン酸反応
　　前後2時間の差：$(U_4+U_5)-(U_2+U_3)=35\,mg/2$時間以上
②cyclic AMP反応
　　前後1時間の差：$U_4-U_3=1\,\mu mol/$時間以上、および
　　前後1時間の比：$U_4/U_3=10$倍以上

体表面積1m²未満の小児においては、体表面積1m²あたりに換算した測定値をこの基準にあてはめて判定する

判定基準（リン酸反応）の適用条件

①検査時低カルシウム・高リン血症の状態にある。
②リン酸欠乏状態にない：PTH投与前の尿中リン酸排泄量が10mg/2時間以上ある。
③採尿が正確に行われている：PTH投与前2時間とPTH投与後2時間の尿クレアチニン排泄の比が0.8〜1.2の間にある。
④リン酸排泄の日内変動が大きくない：PTH投与前2回の尿中リン酸排泄の差が17.5mg/時間未満である。

図46．エルスワース・ハワード試験の実施法
(厚生省特定疾患ホルモン受容機構異常調査研究班：平成4年度総括研究事業報告書, 1993 より引用)

（伊藤祐司、井上大輔、松本俊夫）

[f] 腎原性 cAMP(NcAMP)

PTH は近位尿細管細胞に作用して細胞内の cAMP を増加させる。この cAMP は尿中に排泄され再吸収を受けないため、尿中総 cAMP 量から血中の cAMP が糸球体から濾過され排泄されるものを差し引いたものが腎尿細管で産生される cAMP に相当し腎原性 cAMP(NcAMP)と呼ばれる。NcAMP の大部分は PTH 作用に依存していることから、PTH の腎での生物活性の臨床指標として用いられてきた。しかし、感度、精度の高い血中 intact PTH 測定系の導入以来、血漿と尿を同時に採取しなければならない煩雑さと合わせその役割は大幅に減少した。

検査の目的
近位尿細管での PTH の生物活性の評価。

測定法と基準値
NcAMP の計算式
NcAMP＝尿中 cAMP(nmol/dl)×血清 Cr(mg/dl)÷尿中 Cr(mg/dl)
　　　　－血漿 cAMP(nmol/dl)

基準値：0.8～2.8 nmol/dlGF

異常値の解釈
腎原性 cAMP が異常を示す疾患は下記のとおり。

高値
　原発性副甲状腺機能亢進症
　続発性副甲状腺機能亢進症
　（腎不全では評価できない）
　PTHrP 産生腫瘍

低値
　特発性副甲状腺機能低下症
　術後性副甲状腺機能低下症
　偽性副甲状腺機能低下症Ⅰ型
　PTH、PTHrP 以外による高 Ca 血症
　ビタミン D 中毒
　Local osteolytic hypercalcemia(LOH)
　サルコイドーシスなど

1. 生理的変動
　　年齢：20歳以下で低値、60歳以上では高値。
　　腎機能：腎機能低下例（Cr＞2.0 mg/dl）では有用な指標とならない。
　　その他：労作で血漿 cAMP が上昇する。
　　薬剤の影響：インドメタシンにより軽度抑制される。

採取・保存の注意

　早朝安静空腹時に尿と EDTA 血漿を採取し、−20℃で凍結保存する。cAMP はホスホジエステラーゼにより分解されるのでとりわけ尿路感染症などを合併する患者などは尿も EDTA 試験管に採取する。

（伊藤祐司、井上大輔、松本俊夫）

4 副腎髄質

[a] 血中・尿中カテコールアミン

検査の目的

24時間尿中カテコールアミン排泄測定は、カテコールアミン過剰の病態である褐色細胞腫および神経芽細胞腫の診断上有用であり、特に前者については必須の、また唯一診断価値のある検査である。後者の神経芽細胞腫はホモバニリン酸(HVA)、バニリルマンデル酸(VMA)の定量がまず第一選択であるので別項で記載する。

血漿カテコールアミンは血糖値、体位、運動、さまざまなストレスで変動しやすく、また律動的な日内変動がみられるので、肘静脈血のただ1回の測定値のみが異常高値でも、これによって診断を確定することはできない。但し、褐色細胞腫では当然血中カテコールアミンが異常高値をとることが予想され、およそアドレナリン＋ノルアドレナリンのトータルとして 2,000 pg/ml 以上の場合に本症の存在が強く疑われる。

血漿カテコールアミンの測定が最も役立つのは、CT などで局在のはっきりしない小腫瘍の場合、カテーテル法であちこちの採取血液を測定し、局在静脈血中濃度の異常高値により褐色細胞腫の局在診断をすることである。

測定法と基準値

測定は HPLC による。

```
基準値
尿　中：アドレナリン　　　　15 μg/日以下
　　　　ノルアドレナリン　　120 μg/日以下
　　　　ドパミン　　　　　　700 μg/日以下
血漿中：アドレナリン　　　　0.12 ng/ml 以下
　　　　ノルアドレナリン　　0.06〜0.50 ng/ml
　　　　ドパミン　　　　　　0.3 ng/ml 以下
```

異常値の解釈

小児でみられる神経芽細胞腫を除くと、尿中カテコールアミンが明らかな異常値であれば、およそ95％で褐色細胞腫と診断可能である。褐色細胞腫には発作型と高血圧持続型があるが、発作型の場合ただ1日の蓄尿ではカテコ

ールアミンの異常高値を発見できないこともあるので、数日間蓄尿を続け測定する必要がある。

尿中アドレナリン排泄値が異常で、ノルアドレナリン排泄値が正常あるいはその逆のこともあるので、必ずアドレナリンとノルアドレナリンに分けて両者を測定する必要がある。また分画測定は、腫瘍の局在性を知る助けともなる。すなわちアドレナリンがノルアドレナリンに比べて優位に高値の場合は、褐色細胞腫の副腎内の局在が示唆される（CTやシンチグラフィーによる局在診断の前に）。逆にノルアドレナリン優位型のものは副腎外の腫瘍（異所性）のことが多い。これはノルアドレナリンをアドレナリンへ転換する酵素PNMTを欠くためである。

アドレナリン、ノルアドレナリン値が正常上限ぐらいでメタネフリンやノルメタネフリン（いずれもアドレナリン、ノルアドレナリンの中間代謝産物）が高値の症例もあるので、尿中カテコールアミンに加えて尿中メタネフリン2分画をも測定依頼すると診断効率が向上する（尿中アドレナリンとノルアドレナリンを用いると褐色細胞腫の診断効率が sensitivity 85％、specificity 77％ であるが、メタネフリンとノルメタネフリンを用いると sensitivity 100％、specificity 84％ との報告がみられる）。

神経芽細胞腫は小児悪性腫瘍の中で比較的頻度の高いもので、乳児、小児で尿中カテコールアミン高値であれば本症を疑う。但し尿中カテコールアミンよりその代謝産物であるVMAやHVAの方が診断や臨床経過の指標として有用である。最近はこれら以外にNSE（神経特異エノラーゼ）が本症の腫瘍マーカーとして用いられ、またニューロペプチドYの高値も報告されている。

血中カテコールアミンは、さまざまなストレスで変動しやすく、また律動的（episodic）な日内変動もみられるので、肘静脈血のただ1回の測定値のみが異常高値でも、これによって診断を確定することはできない。但し、およそアドレナリン＋ノルアドレナリンのトータルとして 2,000 pg/ml 以上の場合には、褐色細胞腫の存在が強く疑われる。褐色細胞腫の局在が、CTなどの画像診断できないとき、血中カテコールアミン測定が有用なことがある。すなわち、左右副腎静脈など局在静脈血中濃度測定により腫瘍の局在を診断できる。その他クロニジンテストの際にも血中カテコールアミン測定が用いられる。

なお、生理的変動として日内変動では早朝低く、日中最も高く、夜間に低い傾向を示すが、単に日中に活動的であるといったことを反映していると思

われる。その他体位(臥位→立位)、運動、その他のストレス、低血糖で増加する。最後になるがカテコールアミン値に干渉する薬剤を表11に示す。その他食物の中バナナ摂取はカテコールアミン値を数倍増加させるので、摂取を禁じておく。

表11．カテコールアミン値に干渉する薬剤

増加： 　血管拡張剤(亜硝酸剤、ヒドララジン) 　αブロッカー(プラゾシン) 減少： 　クロニジン 　αメチルパラタイロシン 　ブロモクリプチン 　デキサメゾン

採取・保存の注意

尿中カテコールアミンについては、蓄尿条件が重要であり、酸性蓄尿(6規定塩酸 30 ml をあらかじめ入れた蓄尿ビンに蓄尿させ、毎採尿後必ずよく混合させる)を守らねばカテコールアミンが分解して測定が無意味(偽陰性)となる。尿検体の測定はなるべく早い方がよいが、−20℃に保存しておくと1～2カ月は安定である。

カテコールアミン値はいろいろなストレスによって分泌が増加する。特に血中カテコールアミンは不安感や穿刺疼痛のみでも1.5～5倍も増加する(偽陽性)という。安静状態を30分保ってから、あらかじめ挿入しておいた留置針を通して採血を行う。また採血後速やかに冷却遠心分離して凍結保存する必要がある。

保険上の注意

カテコールアミン3分画は尿、血漿とも実施料は260点。

(中井利昭)

[b] メタネフリン・ノルメタネフリン

検査の目的

メタネフリン(メタアドレナリン)、ノルメタネフリン(ノルメタアドレナリン)は、それぞれアドレナリン、ノルアドレナリンの中間代謝産物である。最終代謝産物は VMA、MOPEG などであるが、中間代謝産物であるメタネフリンやノルメタネフリンも、一部は尿中にそのまま排泄されてくる(分泌されたカテコールアミンの約50%強が、メタネフリン、ノルメタネフリンとして排泄されるといわれている)。したがってカテコールアミンと同じくカテコールアミン過剰の病態である褐色細胞腫および神経芽細胞腫の診断上有用である。

測定法と基準値

測定は HPLC また RIA による。HPLC は短時間で測定できるが多数の検体処理はできない。RIA は多数検体処理可能であるが、HPLC と若干乖離する。基準値と年齢別変動を表 12 に示す。

異常値の解釈

尿中メタネフリンやノルメタネフリンの異常高値をみた場合、カテコールアミンの場合と同じく、褐色細胞腫と神経芽細胞腫を考える。

褐色細胞腫の大部分の症例で、経日的な測定(連続7日間など)を行うとアドレナリンまたはノルアドレナリンあるいは両者の高値を証明できるが、前述したように稀にはこれらが正常値で、代謝産物であるメタネフリン、ノルメタネフリンが高いことがある。したがって、尿中カテコールアミンに加え尿中メタネフリン2分画を測定依頼すると、診断率が向上する。これらメタネフリン、ノルメタネフリンの方がカテコールアミン3分画より診断価値が高いとするものもいる。血漿メタネフリン、ノルメタネフリンも褐色細胞腫で異常高値をとるが、診断に利用されるのは尿中の方である。

神経芽細胞腫では VMA や HVA とともにメタネフリン、ノルメタネフリ

表12. 尿中メタネフリン・ノルメタネフリンの基準値および年齢別変動(μg/日)

基準値

メタネフリン	40〜200
ノルメタネフリン	70〜300

年齢別変動

	メタネフリン	ノルメタネフリン
1歳以下	10〜70	20〜150
2〜6歳	10〜90	25〜200
7〜12歳	20〜180	30〜300
13〜15歳	40〜180	40〜300
成人	40〜200	70〜400

ンを大量に排泄していることが多い(本症の87%でメタネフリン、ノルメタネフリンを合わせた総メタネフリンの排泄の増加がみられるという)のでその測定の意義がある。但し症例によってVMAやHVAは異常高値でもメタネフリン、ノルメタネフリンはそれほど増加していない例もあるので、VMAやHVA測定の方が第一次の検査となる。本症はカテコールアミンやその前駆物質、代謝物質が増加か正常かによっていくつかのパターンに分けられるので、排泄パターンを明らかにするのにも有用な検査である。

なお、生理的変動としては、カテコールアミンと同じく午前中から昼間に高値を示す日内変動がみられる。また運動、その他のストレスなどで増加する。薬剤の影響はカテコールアミンと同じであるので、カテコールアミンの項を参照されたい。そのほかカテコールアミンを多く含む食物、特にバナナの飲食は禁じておく。

採取・保存の注意

尿中カテコールアミンの場合と同じく、蓄尿条件が重要である。6規定塩酸30 m*l*入りの蓄尿ビンを用意し、24時間冷暗所にて塩酸酸性蓄尿する。但し随時尿で採取しRIAで測定する場合は塩酸添加は不要である。

保険上の注意

メタネフリン2分画は尿についての実施料は340点。

(中井利昭)

[c] セロトニン(5-ヒドロキシトリプタミン、5-HT)

検査の目的

血中セロトニン値の異常高値の疾患としては、カルチノイド症候群、片頭痛(発作前)、ダンピング症候群などがある。逆に異常低値をとる疾患としては片頭痛(発作中)、うつ病、精神薄弱、フェニルケトン尿症などがある。しかし上記の中で実際の診療上血中セロトニン測定が診断に役立つのはカルチノイド症候群である。

カルチノイド症候群では皮膚紅潮発作、気管支喘息様発作、下痢・腹痛、右心不全症状などが主症状としてみられる。典型的なものでは顔・前胸部などに反復して紅潮をきたすフラッシング(同時に熱感、頻脈、動悸、発汗を伴う)と頑固な下痢がみられるので、これらの症状・所見のみられるときは必ず血中セロトニンと別項で述べるセロトニン代謝産物としての尿中5-HIAAを測定してみる必要がある。

測定法と基準値

HPLC測定による基準値:	
全血(EDTA-2Na加)	50〜230 ng/ml
多血小板血漿(PRP)	620 ng/ml以下
髄液	13 ng/ml以下

最近は高速液体クロマトグラフィーが普及し、検体も少量でかつ高感度に検出できるようになった。

異常値の解釈

カルチノイド症候群とは、カルチノイドの中で腫瘍からの生理活性物質の放出によって前述したような特有な症状・所見が引き起こされたものを呼ぶが、カルチノイドと診断された腫瘍のわずか数%に随伴するに過ぎない。これはカルチノイド腫瘍が存在しても腫瘍から分泌された生理活性物質は経門脈的に肝に流入して代謝され不活化されることが多いためと考えられる。カルチノイドに特有な症状を発現するのは、腫瘍量が多いか肝転移症例で不活化されずに大循環系に入る場合などであろう。またカルチノイド症候群を疑った場合、血中セロトニンより5-HIAA測定の方が診断的価値が高い。したがって血中セロトニンの測定は、5-HIAA異常高値の確認に役立つという程度である。

なお、カルチノイド症候群に関与する活性物質としては、セロトニン以外

にヒスタミン、カテコールアミン、プロスタグランディン、ドパミン、ブラジキニン、カリクレインなどや種々の消化管ホルモンが報告されている。

末梢血中セロトニンは、脳血管関門を通過できないため、髄液中セロトニン濃度は中枢セロトニン・ニューロンの活動を反映する。パーキンソン病で髄液中セロトニン濃度の低値がみられるなど神経疾患や精神疾患でいくつかの報告がみられるが診断的価値のあるものではない。

採取・保存の注意

セロトニンはヘモグロビンにより分解されるので、溶血を防ぐため EDTA-2Na 入り試験管に採血する。採血後なるべく早く 4℃ で冷却遠心分離し、測定まで凍結保存して、セロトニンの分解を防ぐ注意も必要である。

保険上の注意

保険未使用。

(中井利昭)

[d] 5-ヒドロキシインドール酢酸(5-HIAA)

検査の目的

5-HIAAはセロトニンの代謝産物の1つである。

セロトニンの代謝産物としては、5-HIAAが大部分であるが、ごく一部は5-ヒドロキシトリプトホールへと代謝されていく。5-HIAAおよび5-ヒドロキシトリプトホールの尿中排泄比率は5-HIAAが90%以上を占め、5-ヒドロキシトリプトホールは2～3%に過ぎないので、セロトニン分泌の異常疾患を知るには尿中5-HIAA測定が最も有用である。

尿中5-HIAAは、カルチノイド症候群、ダンピング症候群、脳性麻痺、片頭痛などで高値を呈し、逆にフェニルケトン尿症、パーキンソン症候群、舞踏病、Wilson病、うつ病、アルツハイマー型痴呆で低値を示す。しかし尿中5-HIAA定量が診断的意義を有するのは、カルチノイド症候群に限るといってよい。カルチノイドの原発腫瘍は比較的小さく発育が緩徐であるので、発見がかなり遅いことが多く予後は良好とはいえない。少しでも疑わしい症例では尿中5-HIAA定量を行うことが必要である。但しカルチノイド腫瘍の中でもわずか数%がカルチノイド特有な症状を呈するに過ぎないので、本腫瘍での5-HIAA異常高値検出率は高くない。

測定法と基準値

HPLC測定による基準値：
尿　　　　1.0～6.0 mg/日
髄液　　　5～70 ng/ml
血漿　　　2～6 ng/ml

血漿、髄液中濃度も測られるが、尿中濃度測定の方が診断的有用性が高い。

異常値の解釈

カルチノイド症候群では、腫瘍よりセロトニンの合成・分泌が増加しているので、その代謝産物である5-HIAAの尿中排泄量は、腫瘍の本生理活性物質の産生の程度を反映している。同じカルチノイド腫瘍の患者でもカルチノイド症候群の症状を呈さないものは尿中5-HIAA正常値であることが報告されている。カルチノイド症候群の臨床的症状が揃っていて、尿中5-HIAA排泄値異常高値(25 mg以上)のときはまずカルチノイド症候群と診断してよい。

形態学診断的としてはほかの消化管腫瘍と同様に消化管造影検査や内視鏡、さらに大きくなれば超音波、CT、MRI、血管造影などが有用である。

G　内分泌・代謝学的検査

採取・保存の注意
　尿検体の場合、酸性蓄尿がきちんと行われたかをチェックする。また速やかに凍結保存しないと壊れて活性値が低くなる。

保険上の注意
　血漿、髄液、尿のいずれも100点。

（中井利昭）

[e] バニリルマンデル酸（VMA）

検査の目的

VMA（バニリルマンデル酸）はカテコールアミンの代謝産物の1つである。交感神経終末端から分泌されたノルアドレナリンは、大部分が再び交感神経終末端に再摂取されるが、一部は循環血中に入る。また副腎髄質より分泌されたアドレナリン、ノルアドレナリンは循環血中に入る。これら再摂取されたカテコールアミンや循環血中のカテコールアミンはCOMTやMAOの作用で代謝されメタネフリン、ノルメタネフリン、VMA、MHPG、DOPEG、DOMAなどとなり排泄される。

尿中VMAの測定は神経芽細胞腫のスクリーニングも含めた診断上最も有用な検査である。但し、VMAのあまり増加しない型の神経芽細胞腫もあり、この場合VMA以外のカテコールアミンの代謝産物や前駆物質の測定が必要である。神経芽細胞腫に対する診断的感度は、VMA単独で約85%と高く、VMAとHVA両者を合わせると約95%とさらに高くなる。

測定法と基準値

年齢別の基準値：
1歳未満　　VMA 9±3 μg/mgCr または 0.5±0.3 mg/日
1～5歳　　1.3±0.4 mg/日
6～15歳　　2.4±0.7 mg/日
16歳以上　　3.2±0.7 mg/日

HPLCにより測定される。新生児、小児で重要な検査である。

異常値の解釈

VMA異常高値の代表的疾患である神経芽細胞腫は、好発年齢0～1歳で、3歳までに約75%が発病する。このように乳幼児に発症が多いこと、また初診時に遠隔転移が認められる例が多いことより、その早期発見の困難さがうかがい知れる。早期に発見するほど高い治癒率を示す。早期発見への道はVMAおよびホモバニリン酸（HVA）の定量ということで、本邦ではマス・スクリーニングが普及している。ただマス・スクリーニングで発見される腫瘍は、退縮するか、自然になくなる例が多いということで、アメリカなどで経済的価値を疑問とする声が大きくなってきている。なお最近本邦でもマス・スクリーニングが見直されることになってきた。

そのほかVMAは褐色細胞腫でも異常高値を示すが、褐色細胞腫では尿中カテコールアミンやメタネフリン、ノルメタネフリンの測定の方が診断効率が高い。

採取・保存の注意

①バナナ、柑橘類、バニラ含有アイスクリームなどの摂取をすると偽陽性となるので避けること。

②新生児ではおしめの中に挟み採尿した濾紙を用いる。

③幼児・成人では24時間酸性蓄尿（6 N 塩酸 30 ml を入れた蓄尿ビンに蓄尿）。但し乳幼児では尿を正確に集めるのが難しいことが多く、クレアチニン濃度を求め補正する。

保険上の注意

尿、血漿とも110点。

(中井利昭)

[f] ホモバニリン酸(HVA)

検査の目的

　HVA(ホモバニリン酸)は、ドーパ、ドパミンの最終代謝産物の1つである。HVA以外にもドーパ、ドパミンの代謝産物としてはMOPET、methoxytyramine、DOPAC、DOPETなどがあるが、HVAがその中でもよく測定されている。神経芽細胞腫、褐色細胞腫、悪性黒色腫などドパミン産生腫瘍の診断上重要な項目である。

　ドーパは上記の前駆体としてのほかに神経伝達物質としても生理活性を発揮する。したがって種々の神経疾患でも増減がみられ、その髄液中濃度測定も有用である。

測定法と基準値

　HPLCにより測定される。

```
基準値　　：尿　　　2～11 mg/日
　　　　　　血漿　　7～25 ng/ml
　　　　　　髄液　　10～40 ng/ml

年齢別変動：尿中HVA(mg/日)
　　　　　　1～2歳　3以下
　　　　　　2～6歳　1～6
　　　　　　7～12歳　1～8
　　　　　　13～15歳　2～11
```

異常値の解釈

　神経芽細胞腫、褐色細胞腫、悪性黒色腫で異常高値をとるが、特に神経芽細胞腫の診断上最も有用である。神経芽細胞腫は乳幼児に発症が多いので、VMA、HVA両者定量のマス・スクリーニングが本邦で普及している。ただマス・スクリーニングで発見される腫瘍は退縮するか、自然になくなる例が多いということで、アメリカなどで経済的価値を疑問とする声が大きくなっている。なお最近は本邦でもマス・スクリーニングは見直されることになってきた。

　尿中、血中および髄液中HVAは中枢性ドパミン活性が低下する状態すなわちパーキンソン症候群やアルツハイマー病では低値を示す。また統合失調

症や躁うつ病の躁状態では髄液中 HVH 濃度は高値を示す。
採取・保存の注意
①バナナや柑橘類、バニラなどの摂取により HVA の産生が増加するので、測定に際してはこれらの食物の摂取を制限する。

②尿中 HVA 測定用には、24 時間酸性蓄尿する（6 N 塩酸 30 ml を入れた蓄尿ビンに蓄尿）。乳幼児などで蓄尿困難な場合は、クレアチニン濃度により補正する。新生児ではおしめの中にはさみ採尿した濾紙を用いる。採取後は 4℃ 冷暗所に保存する。血漿 HVA は、EDTA-2 Na を加えて採取後、冷却遠心し、凍結保存する。

保険上の注意
尿、血漿、髄液いずれも 100 点。

（中井利昭）

5 副腎皮質

[a] コルチゾール、遊離コルチゾール

検査の目的

コルチゾール分泌低下の徴候がある(易疲労性、脱力、体重減少、低血圧、低血糖、低ナトリウム血症、高カリウム血症)あるいはコルチゾール分泌過剰の徴候がある(中心性肥満、高血圧、糖尿病、月経異常、伸展性皮膚線条、多毛、痤瘡、筋力低下)時に副腎皮質機能を調べるために測定する。また、副腎偶発腫がある場合にもコルチゾールは必ず測定する。

測定法と基準値

コルチゾールは血中の90%以上が蛋白との結合型として存在する。活性をもつのは残りの約10%の遊離コルチゾールである。コルチゾールは副腎、肝、腎で代謝を受け、グルクロン酸抱合を受けて、尿中に排泄され尿中遊離コルチゾールとして測定される。

検査項目	正常範囲	測定法
血漿コルチゾール	4.0〜18.3 μg/dl	RIA(SRL)
	9.8〜19.8 μg/dl	RIA(Amersham)
	11.5〜17.3 μg/dl	RIA(DPC)
	男 8.1〜22.3 μg/dl	RIA(第一ラジオアイソトープ)
	女 4.0〜16.3 μg/dl	
	5.6〜11.8 μg/dl	RIA(栄研)
尿中遊離コルチゾール	30〜100 μg/日	RIA(SRL)
	安静時 41.4〜78.4 μg/日	RIA(Amersham)
	活動時 66.9〜120.9 μg/日	

異常値の解釈

1. 高値を示す疾患

クッシング症候群など副腎皮質機能が亢進している病態のほかに、妊娠後期などコルチゾール結合蛋白が増加している場合や慢性腎不全時などコルチゾール代謝が遅延している場合がある。また神経性食欲不振症でも高値を示すことがあるが、これはストレス状態による内因性CRHの分泌増加によると考えられる。クッシング症候群の中には血漿コルチゾールが正常またはや や高値を示すことがある。したがって、ただ1回のみの測定値での診断は難しい。その場合日内変動、抑制試験などを行う必要がある。投与薬剤の中に

	考えられる疾患
低値	ステロイド大量長期被投与者、汎下垂体機能低下症、Addison病、ACTH単独欠損症、先天性副腎皮質過形成、ATCH不応症
高値	クッシング症候群(クッシング病、副腎腺腫または副腎癌、異所性ACTH産出腫瘍)、デプレッション、妊娠後期、神経性食欲不振症、甲状腺機能亢進症、慢性腎不全、ハイドロコルチゾン長期被投与者、コルチゾール不応症

コルチゾールと交叉反応を起こす物質が含まれている場合も高値を示す。デキサメサゾンはほとんど交叉反応を示さないが、プレドニゾロンは10〜20%程度は反応する。

2. 低値を示す疾患

副腎皮質ホルモン(コルチゾールの測定系に影響しないもの)の投与による医原性クッシング症候群で多くみられる。この場合、ACTH低値となる。副腎原発の副腎皮質機能低下症にはAddison病がある。そのほかに先天性副腎皮質過形成、ACTH不応症でもコルチゾールは低値を示すが、これらはいずれもACTH高値となる。

採取・保存法の注意

血漿コルチゾールの場合は早朝空腹時、30分程度の安静後の採血が原則である。外来での採血の場合、採血の時刻、ストレスや食事の有無、服用薬剤の有無をチェックする。生理的にも脈動分泌、日内変動があることを念頭におく。24時間蓄尿の際には少量の抗生物質を加えるか4℃保存が望ましい。

保険上の注意

保険点数は170点である。

(伊藤　聡、関原久彦)

[b] 11-ヒドロキシコルチコステロイド(11-OHCS)

検査の目的

11-ヒドロキシコルチコステロイド(11-OHCS)はステロイド核の C-11 に水酸基をもつ corticoids の総称である。これに含まれるステロイド分画にはコルチゾール(75%を占める)、20βOH コルチゾール、コルチコステロン、21-デオキシコルチゾールなどを含んでいる。特に生理活性の強いコルチゾールやコルチコステロンより成り立っているので、その測定は視床下部-下垂体-副腎系やさまざまな内分泌疾患の評価、診断に有用である。副腎皮質機能亢進症において尿中 17-OHCS よりも著明に増加がみられ、さらに単純性肥満では尿中 17-OHCS は増加したが 11-OHCS は増加が認められなかったとの報告がある。また、肝臓においてグルクロン酸抱合の促進のため尿中 17-OHCS が増加した甲状腺機能亢進症の症例で 11-OHCS は増加が認められなかったとの報告がある。これらの点から、各々のステロイドホルモンの測定が可能になった現在でも利用価値はいまだ高いと思われる。

測定法と基準値

検査項目	正常範囲	測定法
血漿 11-OHCS	7.0〜23 μg/dl 8.0〜30 μg/dl	蛍光法(SRL) 蛍光法(三菱化学 BCL)
尿中 11-OHCS	57.3〜116.3 μg/日	蛍光法(Clarence ら)

異常値の解釈

コルチゾールの項で述べたものと同様。但し、測定法(蛍光法)に干渉する物質としてスピロノラクトン、キニジン、ゼラチンがあり、これらの薬剤を使用している場合は見かけ上高値を示すので注意を要する。

	考えられる疾患
低値	副腎皮質機能低下症、血中コルチコステロイド結合蛋白の減少、ACTH 分泌抑制薬(reserpine、bromocriptine など)、副腎皮質酵素阻害薬(metyrapone など)、dexamethasone など合成グルココルチコイド投与
高値	クッシング症候群(クッシング病、副腎腺腫または副腎癌、異所性 ATCH 産出腫瘍)、妊娠後期、干渉物質の投与(スピロノラクトン、キニジン、ゼラチン)

採取・保存法の注意

11-OHCS は ACTH 依存性であるので安静を保ちストレスを避け、採血後は速やかに血清分離を行い、測定まで−20℃にて保存する。尿試料については細菌の繁殖によりアルカリ化されコルチコイドが破壊されやすいので、尿を1週間以上保存する場合には硫酸酸性(pH 5.0 以下)に保ち凍結保存する。

保険上の注意

保険点数は 70 点である。

(伊藤　聡、関原久彦)

[c] 17-ヒドロキシコルチコイド(17-OHCS)

検査の目的

　副腎皮質から分泌されるコルチゾールおよびデオキシコルチゾールは肝臓で代謝されてコルチゾン、テトラハイドロコルチゾン、テトラハイドロコルチゾール、テトラハイドロデオキシコルチゾールとなる。これらの尿中値の総和として測定するのが尿中17-OHCSである。したがって副腎皮質からの糖質コルチコイドの分泌状態を知るのによい指標となる。RIAによりコルチゾールの値が直接求められるようになったものの、尿中17-OHCSは日内変動の影響を受けないなどの利点もあり現在でもルーチンの検査として行われている。

測定法と基準値

検査項目	正常範囲(mg/日)	測定法
尿中17-OHCS	男3.4〜12.0 女2.2〜 7.3	比色法(SRL)
	男2.1〜12.5 女2.6〜 7.8	比色法(大塚アッセイ)
	男2.9〜11.6 女1.6〜 8.8	比色法(三菱化学BCL)

異常値の解釈

1．高値を示す疾患

　クッシング症候群のように副腎皮質からの糖質コルチコイドの分泌が増加するような病態では尿中17-OHCSは増加する。先天性副腎皮質過形成のうち11β水酸化酵素欠損ではコルチゾール分泌は低下しているがデオキシコルチゾールの分泌が異常に増加しているため尿中17-OHCSは高値を示す。また甲状腺機能亢進症では肝臓でのステロイドホルモンの代謝の速度が上がるため尿中17-OHCSの値は高い。

2．低値を示す疾患

　副腎皮質の糖質コルチコイドの分泌が低下するような病態、例えばアジソン病、続発性副腎皮質機能低下症などでは尿中17-OHCSは低下する。先天性副腎皮質過形成のうち21水酸化酵素欠損や17α水酸化酵素欠損症ではデオキシコルチゾールやコルチゾールの生成が障害されているために尿中17-OHCSは低下する。甲状腺機能低下症、肝硬変症では肝臓におけるステロイドホルモンの代謝が遅れるために尿中の17-OHCSは低下する。ステロイド治療において合成ステロイド投与により下垂体からのACTH分泌が抑制さ

	考えられる疾患
低値	アジソン病、続発性副腎皮質機能低下症、先天性副腎皮質過形成（21水酸化酵素欠損症、17α水酸化酵素欠損症）、甲状腺機能亢進症、肝硬変症、ステロイド治療
高値	クッシング症候群（クッシング病、副腎腺腫または副腎癌、異所性ATCH産出腫瘍）、先天性副腎皮質過形成（11β水酸化酵素欠損症）、甲状腺機能亢進症

れ副腎皮質からのコルチゾールなどの糖質コルチコイドの分泌は低下するために尿中17-OHCSは低下する。但し、ステロイド剤としてハイドロコルチゾンを用いた場合には、これはコルチゾールそのものなので尿中17-OHCSは低下せず、投与量によってはむしろ増加する。

採取・保存法の注意

尿中17-OHCS測定用の蓄尿は室温でよく、防腐剤を加える必要はない。蓄尿後測定までの間は4℃に保存する。長期間保存する場合は凍結させる。

保険上の注意

保険点数は75点である。

（伊藤　聡、関原久彦）

[d] 17-ketosteroid(17-KS)

検査の目的

尿中 17-ketosteroid(17-KS)はアンドロゲンの総和を測定できるので、副腎皮質疾患、中でも副腎アンドロゲンの分泌異常が疑われる場合に測定する。表 13 に 17-KS の分画を示す。男性では睾丸からのテストステロンの分泌異常が疑われる場合にも測定する。

測定法と基準値

17 位の炭素が CO 基になっているステロイドホルモン、すなわち 17-KS は、m-dinitrobenzene と反応させると発色する。測定法はこの呈色反応を用いるが、基準値は年齢によって異なり、思春期前で低く、20～30 代で高く、40 歳以降は加齢とともに低下する。思春期以降では男性は、睾丸由来の 17-KS の増加により女性より高値を示す。1 日総排泄量を測定する場合には問題ないが ACTH により調節されているため、朝高く夜低い日内変動を示す。

異常値の解釈

尿中 17-KS は副腎皮質からのアンドロゲンの分泌状態および男性では睾丸からのテストステロンの分泌状態をほぼ表現していると考えられる。成人男子では尿中 17-KS の約 2/3 が副腎由来、約 1/3 が睾丸由来である。女子ではすべて副腎由来である。したがって、尿中 17-KS は副腎由来(および男性では精巣由来)アンドロゲンの産生、代謝状態の指標になるため、異常値を得た場合、①間脳-下垂体-副腎、②精巣、卵巣、③アンドロゲン代謝経路のいずれかに異常が存在すると考えられる(表 14)。①については、副腎原発の腫瘍性疾患では、17-KS は男性化副腎腫瘍、コルチゾール産生性の副腎癌で増加するが、それ以外のものでは低下する。また、17-KS 高値で ACTH も高値である場合、ACTH 産生腫瘍(クッシング病も含む)を疑う。②についてこれら

表 13. 17-KS の分画

17-KS	dehydroepiandrosterone androstendione

年齢、性	範囲(mg/日)
1～7 歳	0.3～ 1.9
8～13 歳	1.1～ 3.6
14～19 歳	1.9～ 8.5
20～40 歳　　男	5.5～14.5
(20～42 歳)　女	2.9～11.1
41 歳以上　　男	2.8～12.4
(43 歳以上)　女	3.0～ 7.3

G 内分泌・代謝学的検査

表 14. 尿中 17-KS の増加または減少をきたす疾患

■増加をきたす疾患
クッシング症候群(クッシング病、異所性 ACTH 産生腫瘍、副腎癌)、先天性副腎皮質過形成(21-hydroxylase 欠損症、11β-hydroxylase 欠損症、3β-hydroxysteroiddehydrogenase 欠損症)、男性化副腎腫瘍　男性化卵巣腫瘍、睾丸腫瘍、多嚢胞性卵巣症候群、甲状腺機能亢進症

■減少をきたす疾患
アジソン病、下垂体前葉機能低下症、ACTH 単独欠損症、クッシング症候群(副腎腺腫)、先天性副腎皮質過形成(17α-hydroxylase 欠損症、コレステロール側鎖切断酵素欠損症)、性腺機能低下症、ターナー症候群、クラインフェルター症候群、肝硬変、甲状腺機能低下症、神経性食思不振症、ステロイド治療

表 15. 尿中 17-KS を高くする薬剤

スピロノラクトン
クロルプロマジン
エリスロマイシン
クロラムフェニコール
カルベニシリン
メチシリン
オキサシリン
ペニシリン G
セファロリジン
ナリジクス酸

表 16. 尿中 17-KS を低くする薬剤

ジゴキシン
レセルピン
クロルジアゼポキシド
ヒダントイン
キニジン

に発生した男性化腫瘍が疑われる。③については甲状腺機能亢進ではアンドロゲンの代謝が亢進し、高値になり、甲状腺機能低下では低値となる。また、肝硬変ではアンドロゲン 17-KS への代謝が低下し、低値となる。これらに応じた各種ホルモン検査、負荷試験、画像検査などを施行する必要がある。また、17-KS に影響を与える薬剤を示す(表 15、16)。

採取・保存の注意

尿中 17-KS 測定用の蓄尿は室温で可能であり、防腐剤を加える必要はない。蓄尿後測定までは、4℃であれば 1 週間保存可能である。長期間保存する場合は−20℃で凍結する。

保険上の注意

保険点数は 100 点である。対象疾患としてはクッシング症候群、副腎性器症候群、精巣・卵巣腫瘍、異所性 ACTH 症候群、アジソン病、シーハン症候

群、副腎クリーゼ、肝硬変、クッシング病、クラインフェルター症候群、ターナー症候群などの広い疾患で適応になっているが、連続して測定すると保険適応とはならなくなるケースがあるため、注意を要する。

(向笠浩司、関原久彦)

[e] 17-Ketogenic steroid(17-KGS)

検査の目的

17-Ketogenic steroid(17-KGS)に含まれるステロイドを示す(表17)。副腎皮質ホルモンの中でコルチゾールは最も分泌量が多く、診断的意義が高い。比色定量法には17-OHCSと17-ketogenic steroidで測定する方法があるが、わが国では17-OHCSの測定が広く用いられている。17-KGSの変動は、17-KGS総分画中のコルチゾールが占める比率が高いため、17-OHCS同様、コルチゾールの動態を反映する。

表17. 17-KGS の分画

17-KGS	cortisol THE THF pregnanetriol 17-OH-pregnenolone

測定値と基準値

日常臨床においてはradioimmunoassayより迅速、簡便であることから比色定量法が頻用されている。正常例ではコルチゾールとその代謝物以外はごく微量であるため、17-KGS値はコルチゾールの動態を反映する。コルチゾール同様、早朝に高値で夜間に低値となる日内変動を有する。尿中排泄量は小児期に漸増し、成人では変化は少なく、老年期には漸減傾向を示す。

報告者	測定法	排泄量(mg/日)
五十嵐	直接法	男性：6.9〜12.8 女性：6.9〜11.0
神戸川	直接法	男性：5.2〜11.1 女性：7.4〜10.2
Few	直接法	13.2

異常値の解釈

データの解釈は17-OHCSと同様であり、詳細は他項に譲るが、副腎性器症候群ではpregnanetriolが増量するため17-OHCSより17-KGSに増加が特徴的とされている。

採取・保存の注意

採尿に関しては正確な24時間蓄尿が必要であり、多尿や乏尿の場合にはクレアチニン補正を要する。pHが高い場合には不安定であるが、4℃では1週間は安定である。測定まで長期保存する場合は硫酸酸性pH 5.0以下で凍結保存する。

保険上の注意

保険点数は230点である。クッシング症候群、副腎癌、副腎性器症候群、アジソン病、副腎不全、汎下垂体機能低下症、甲状腺機能亢進症、甲状腺機

能低下症で適応になっている。17-OHCS と意義は同様なので、測定の重要性はやや低い。

(向笠浩司、関原久彦)

[f] デヒドロエピアンドロステロン(DHEA)、デヒドロエピアンドロステロンサルフェイト(DHEA-S)

 ヒトの副腎からは、グルココルチコイド、ミネラルコルチコイド、副腎アンドロゲンの3種類のホルモンが分泌されている。デヒドロエピアンドロステロン(dehydroepiandrosterone;DHEA)、デヒドロエピアンドロステロンサルフェイト(DHEA-Sulphate;DHEA-S)は副腎アンドロゲンである。成人のコルチゾールの分泌が1日約10 mgなのに対してDHEAは約1.5 mg、DHEA-Sは約15〜25 mgであり、特にDHEA-Sは高濃度に血中に存在するホルモンである。出生直後には胎児の副腎が活発にDHEAを分泌しているため血中濃度は高いが、間もなく、血中レベルは低下する。そして、思春期に分泌量が増加し、以後加齢とともに分泌が減少するホルモンである(図47)。アンドロゲン活性は、DHEAおよびDHEA-Sとも、テストステロンの約5%である。DHEAは90%、DHEA-Sは99%が副腎で産生され、残りは主に精巣または卵巣由来であるとされる。

検査の目的

 血中のDHEAおよびDHEA-S濃度を測定すれば、副腎アンドロゲンの分泌能を評価でき、さらに血中ACTHや他のホルモンを測定することによりCushing症候群の鑑別診断、また副腎機能低下症や先天性副腎過形成の診断に有用である。

測定法と基準値

 測定法は、各特異抗体にてRIAにて測定する。抗体の特異性が不十分の場合にはLH20カラムで交叉ステロイドを除去する必要がある。思春期に分泌量が増加し、以後加齢とともに分泌が減少するため測定年齢に注意する。DHEA-Sの生物学的半減期は約6〜8時間と長いが、DHEAは約25分と短いので、DHEAの測定の意義は一般には少ないとされる。また、若干男性の

年齢(歳)	DHEA 男性	DHEA 女性	DHEA-S 男性	DHEA-S 女性 (単位:ng/ml)
20〜29	2.6〜8.6	2.2〜7.6	1650〜5420	850〜2990
30〜39	2.1〜7.8	2.1〜7.1	1200〜4410	640〜2030
40〜49	1.7〜6.0	1.9〜4.6	830〜3960	250〜1950
50〜59	1.6〜5.0	1.2〜4.8	620〜2820	110〜1160
60〜	0.6〜3.6	0.4〜4.3	140〜2240	50〜1000

(総合検査案内1999 SRLより引用、一部改変)

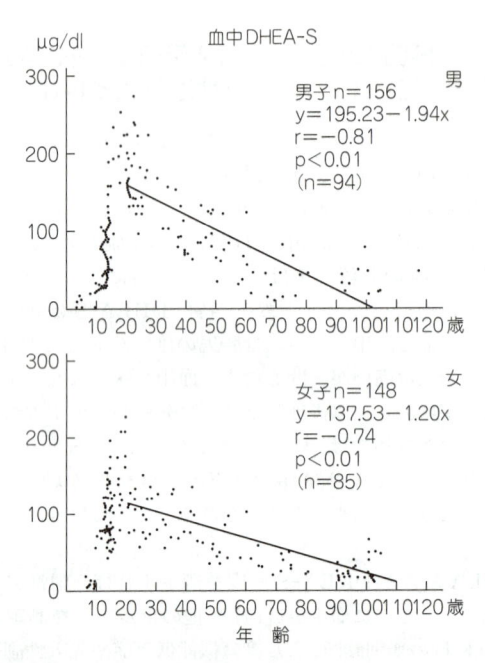

図47. 血中DHEA-S値の年齢による変動
血中DHEA値もほぼ同様の変動を示す。
(後藤公宣, ほか：ホルモンと臨床46(増刊号)：292, 1998 より引用)

方が高値を示す傾向にあるが、性差をほとんど認めないとの報告もある。

> 異常値の解釈

血中DHEAおよび、DHEA-Sの異常値を示す疾患を表18に示す。ここでは、特に注意すべき疾患について述べる。

まず、Cushing症候群に関して、Cushing病では正常ないし高値を示し、異所性ACTH産生腫瘍、副腎癌、両側性副腎過形成では、副腎アンドロゲンを産生するため高値を示す。逆に、副腎腺腫や副腎結節性過形成によるCushing症候群では低値を示す。

また、preclinical Cushing症候群の患者は、正常者または非機能性副腎腺腫の患者に対し、血中DHEA-Sが低下しているとの報告がある。

多毛や男性化症状を示す先天性副腎皮質過形成のうち、21-hydroxylase、

表18. 血中 DHEA と DHEA-S の異常を示す疾患

増加を示す疾患	低下を示す疾患
・Cushing症候群（Cushing病、異所性ACTH産生腫瘍、副腎癌） ・先天性副腎過形成（21-OH-lase欠損、11β-OH-lase欠損、3β-OH-steroid-dehydrogenase欠損、それぞれlate onset typeを含む） ・多嚢胞卵巣症候群（Stein-Leventhal症候群） ・テストステロン産生副腎腫瘍 ・テストステロン産生卵巣腫瘍（androblastoma） ・思春期早発症 ・プロラクチン産生下垂体腺腫	・狭義のCushing症候群（副腎腺腫および副腎結節性過形成） ・Addison病 ・先天性ACTH不応症、先天性副腎低形成 ・先天性副腎過形成（17α-OH-lase欠損、リポイド過形成症（cholesterol desmolase欠損）） ・下垂体前葉不全症、Sheehan症候群、ACTH単独欠損症 ・その他：神経性食欲不振症、Turner症候群、Werner症候群、Klinefelter症候群、β-lipoprotein欠損症（LDL欠損症）

(足立雅広，名和田新：広範囲血液・尿生化学検査，免疫学的検査．日本臨床増刊57(4)：157-161, 1999 より一部改変して引用)

11β-hydroxylase、3β-hydroxysteroid dehydrogenase の欠損症では、コルチゾールの分泌が低下し、ACTH の分泌が亢進し、DHEA、DHEA-S が高値を示す。しかし、性腺機能不全を示すが男性化を示さない 17α-hydroxylase 欠損症、リポイド過形成症では、アンドロゲン合成障害のため低値を示す。

多嚢胞性卵巣症候群（Stein-Leventhal syndrome）では高値を示し、多毛症の患者の病変部位の鑑別にデキサメサゾン投与前後の DHEA-S の測定が有用であるとされている。

血中 DHEA、DHEA-S は月経周期による明らかな変動は認めないが、妊娠後期には減少する。さらに、ACTH の連続投与、下垂体プロラクチン産生腫瘍や長期にわたる抗ドパミン剤（スルピリド、ドンペリドン、メトクロプラミド）投与で高値を示し、経口避妊薬や副腎皮質ホルモン剤の投与で低値を示す。

採取・保存の条件

DHEA、DHEA-S の日内変動はわずかであるが、一般には早朝空腹時に採血し、遠心分離する（血清または、血漿）。保存は数日間なら 4℃ で問題ないが、長期にわたるときは−20℃ で保存する。

保険上の注意

DHEA-S は保険適応を受けている（230点）が、DHEA は受けていない。

(青木一孝、関原久彦)

[g] アルドステロン

検査の目的

アルドステロンは副腎皮質球状層で生合成・分泌される鉱質コルチコイドで、腎の皮質集合管や髄質外層集合管に作用してナトリウム再吸収とカリウム・水素イオン分泌を促し、血圧調節および水・電解質代謝に重要な役割をもつ。アルドステロン分泌は副腎皮質刺激ホルモン(ACTH)、血清カリウムによっても刺激されるが、生理的状態ではむしろレニン・アンジオテンシン系を介するフィードバック機構によって調節されている。血漿アルドステロン濃度(plasma aldosterone concentration；PAC)の測定は、①原発性アルドステロン症など二次性高血圧の鑑別診断、②低・高カリウム血症の病態把握、に用いられる。また、原発性アルドステロン症のスクリーニングには、分泌量を推定するために1日尿中アルドステロン排泄量を測定する。

測定法

PAC は放射免疫測定法(RIA、チューブ固相法)で行われる。尿中に排泄されるアルドステロンは水溶性のアルドステロン、18-グルクロニド(3-oxo)であり、塩酸を用いて抱合型を遊離型にして RIA で測定。尿中アルドステロン排泄量は、副腎のアルドステロン分泌量の約10％に相当する。

表19. PACに影響を及ぼす要因

PAC	増加	減少
日内変動(ACTHの影響)	早朝	夕刻から深夜
体位(レニンに依存)	座位、立位	臥位
食塩摂取(レニンに依存)	減塩	過剰摂取
カリウム摂取	多い	少ない
年齢	新生児	高齢者
女性	黄体期、妊娠	卵胞期
薬物	利尿薬 メトクロプラミド スルピリド エストロゲン製剤、経口避妊薬 ドパミン拮抗薬	アンジオテンシン変換酵素阻害薬 アンジオテンシンⅡ受容体拮抗薬 β遮断薬 グリチルリチン製剤 甘草を含む漢方薬 ステロイド合成阻害薬

表20. 血漿レニン・アルドステロンが異常値を呈する疾患・病態

A. 高レニン、高アルドステロン値を示す場合（続発性アルドステロン症）
■高血圧性疾患
　a）腎灌流圧の低下
　　　悪性高血圧、腎血管性高血圧、腎実質性高血圧、強皮症腎
　b）自律的レニン分泌過剰
　　　レニン産生腫瘍
　c）交感神経活性の亢進
　　　褐色細胞腫、甲状腺機能亢進症
■非高血圧性疾患
　d）循環血漿量減少
　　　脱水、嘔吐・下痢、出血、偽性 Bartter 症候群、Bartter 症候群、Gitelman 症候群、腎尿細管性アシドーシス、I 型偽性低アルドステロン症、塩類喪失性腎症、中枢性塩類喪失症候群、21-水酸化酵素欠損症（単純型）
　e）浮腫性疾患（有効循環血漿量の減少）
　　　うっ血性心不全の一部、腹水を伴う肝硬変、ネフローゼ症候群の一部
B. 高レニン、低アルドステロン値を示す場合
　a）アルドステロン産生能低下
　　　Addison 病、高レニン性低アルドステロン症、18-水酸化ステロイド脱水素酵素欠損症（アルドステロン単純欠損症）、21-水酸化酵素欠損症（塩類喪失型）
C. 低レニン、低アルドステロン値を示す場合
■高血圧性疾患（体液量依存型）
　a）鉱質コルチコイド過剰
　　　Cushing 症候群、11 β-水酸化ステロイド脱水素酵素障害［グリチルリチン製剤、甘草の長期摂取による偽性アルドステロン症・AME（apparent mineralcorticoid excess）］、腫瘍［デオキシコルチコステロン（DOC）産生腫瘍・コルチコステロン（B）産生腫瘍］、先天性副腎過形成［11 β-水酸化酵素欠損症・17 α-水酸化酵素欠損症］
　b）尿細管機能異常によるナトリウム貯留（一次性ナトリウム貯留）
　　　Liddle 症候群
■非高血圧性疾患
　c）循環血漿量の増加
　　　生食補液、SIADH、慢性腎疾患（体液貯留型）
　d）低レニン性低アルドステロン症（腎におけるレニン分泌障害）
　　　高齢者、糖尿病、痛風、慢性間質性腎症
　e）交感神経活性の低下
　　　甲状腺機能低下症
D. 低レニン、高アルドステロン値の場合
　a）原発性アルドステロン症
　　　腺腫（Conn 症候群）、過形成［特発性アルドステロン症（IHA）・糖質コルチコイド奏功性アルドステロン症（GSHA）］、副腎癌の一部

基準値

PAC　30〜160 pg/ml または 3〜16 ng/dl（早期安静臥位）
尿中アルドステロン排泄量　1〜11 μg/日

異常値の解釈

　アルドステロン分泌に影響を及ぼす生理的要因は多く、日内変動、採血時の体位、食塩摂取量のほか、薬物の影響も受ける（表19）。疾患または病態の診断には、PACを血漿レニン（PRAまたはPRC）とともに測定することが重要で、鑑別すべき疾患・病態を機序とともに表20に示した。

　血清カリウム異常のためにPACを測定するときは、病態把握のため動脈血液ガス分析と同時に、尿試験紙法で新鮮尿のpHを測定する。さらに血清とともに随時尿のナトリウム（Na）、カリウム（K）、クロール（Cl）、クレアチニン（Cr）、浸透圧を測定すると、尿電解質の検討に加え、各電解質の排泄分画やtranstubular kalium gradient（TTKG）を算出し、腎尿細管における電解質輸送の評価も可能となる。

採取・保存の注意

　入院患者では早朝安静臥位で、外来患者では30分間安静臥位を保たせた後に採血する。測定値に影響を及ぼすと思われる薬剤は2週間前に休薬させる。入院患者では蓄尿のうえ尿中Na排泄量を求め、食塩摂取量を把握しておく。アルドステロンはステロイドなので血中では比較的安定であり、血清と血漿の測定値に差異はないが、多くは血漿レニンを同時に測定するので、EDTA・2Na入り採血管に溶血のないよう採取した後、速やかに冷却遠心分離し、血漿を−20℃で凍結保存する。最少検体血漿量は0.3 ml。尿中アルドステロン排泄量測定のための蓄尿検体量は1.5 mlで、1日尿量を明記して提出する。

保険上の注意

　フロセミド立位負荷などの負荷試験における血漿レニンとPACの測定は、鉱質コルチコイド分泌能評価の一連の検査として月に1回算定できる。保険点数はPACは170点、尿アルドステロンは170点、副腎皮質負荷試験（鉱質コルチコイド）は1,200点。

（沼部敦司）

[h] 血漿レニン活性(PRA)、血漿レニン濃度(PRC)

検査の目的

　レニンは腎の傍糸球体細胞から輸入細動脈に分泌される基質特異性の高い蛋白分解酵素で、それ自体に生物活性はない。食塩摂取量減少や循環血漿量減少などに伴う腎灌流圧の低下、緻密斑への尿細管腔内クロール到達量の減少または腎交感神経活性の亢進が刺激となって分泌されるレニンは、肝で生成されたレニン基質(アンジオテンシノゲン)をアンジオテンシンIに変換する。さらにアンジオテンシンIは肺循環でアンジオテンシン変換酵素(ACE)によって強力な生物活性をもつアンジオテンシンIIになり、血管を収縮して血圧を上昇させる一方、副腎皮質球状層におけるアルドステロンの生合成・分泌を刺激する(レニン・アンジオテンシン系)。このレニン・アンジオテンシン系の賦活状態を知るために、血漿レニン活性(plasma renin activity；PRA)、または血漿の活性型レニン濃度(plasma renin concentration；PRC)の測定を行う。レニン測定は、①腎血管性高血圧など二次性高血圧の鑑別診断、②本態性高血圧症に対する降圧薬選択の参考(レニンプロフィール)、③低・高ナトリウム血症、脱水などにおける循環血漿量の評価、④副腎摘出後など鉱質コルチコイド(fludrocortisone、フロリネフ)補充療法の用量調節、に用いられる。

測定法と基準値

　PRAは、レニンとレニン基質の両方を含む被検者血漿を、試験管内で37℃・1時間インキュベートして、新たに産生されたアンジオテンシンIを放射免疫測定法(RIA)で定量する検査で、レニンの酵素反応の大きさから間接的にレニン濃度を推定するものである。一方、PRCは免疫放射定量測定法(IRMA)を用い活性型レニン濃度を直接測定するもので、通常PRAとよく相関する。

> 基準値：
> PRA(RIAによる測定)
> 　　　0.5〜2.0 ng/ml/時(早朝安静臥位)
> PRC(IRMAによる測定)
> 　　　2.5〜21.4 pg/ml(早朝安静臥位)

　PRAは、酵素反応の基質となる被検者レニン基質濃度が、測定値に影響を及ぼす。したがって肝硬変、アンドロゲン治療、または妊婦、クッシング症

候群、ステロイドや経口避妊薬(エストロゲン)服薬時など、レニン基質量がそれぞれ減少、または増加する状況ではPRAとPRCの測定結果に解離を認めることがある。

異常値の解釈

レニン分泌に影響を及ぼす生理的要因は多く、採血時の体位、食塩摂取量のほか、薬剤の影響も受ける(表21)。男性では女性よりやや高値。疾患または病態の診断には、血漿レニンを血漿アルドステロン濃度(PAC)と同時に測定することが重要で、考えるべき疾患・病態を機序とともに表20(631頁)に示した。

レニンが異常値を呈し体液量の増減が疑われるときは、PACと心房性ナトリウム利尿ペプチド(ANP)のほか、高度の脱水が疑われる場合は抗利尿ホルモン(ADH)分泌の非浸透圧刺激の評価も参考になる。

採取・保存の注意

入院患者では早朝安静臥位で、外来患者では30分間安静臥位を保たせた後に採血する。測定値に影響を及ぼすと思われる薬剤は2週間前に休薬させる。入院患者では食塩摂取量を8〜12g/日と一定にして蓄尿を行い、1日尿中ナトリウム排泄量を求めておく(レニン—ナトリウム換算表)。EDTA・2Na入り採血管に採取した後、直ちに冷却遠心分離し、血漿は−20℃で凍結保存する。この検体の一部をアルドステロン測定に用いる。最少検体血漿量はPRA

表21. PRAまたはPRCに影響を及ぼす要因

PRAまたはPRC	増加	減少
日内変動	早朝	深夜
体位	座位、立位	臥位
食塩摂取	減塩	過剰摂取
年齢	乳児	高齢者
女性	黄体期・妊娠	卵胞期
薬物	利尿薬 下剤 カルシウム拮抗薬 血管拡張薬(ヒドララジン、α遮断薬) アンジオテンシン変換酵素阻害薬 アンジオテンシンⅡ受容体拮抗薬 β刺激薬 エストロゲン製剤、経口避妊薬	β遮断薬 交感神経抑制薬(レセルピン、αメチルドーパ、クロニジン) 鉱質コルチコイド ヘパリン 非ステロイド系抗炎症薬 甘草、グリチルリチン製剤 バソプレシン過剰投与

$0.1\,\mathrm{m}l$、PRC $0.5\,\mathrm{m}l$。

保険上の注意

　PRA と PRC の同時算定はできず、併せて行った場合は一方の所定点数のみ算定する。保険点数は PRA は 130 点、PRC は 130 点。

〔沼部敦司〕

6 性腺、胎盤

[a] 総エストロゲン

検査の目的

尿中のエストロン(E1)、エストラジオール(E2)、エストリオール(E3)の総和として測定する。尿中エストロゲンの測定は非妊時には無排卵・無月経患者の排卵誘発に際し、HMGからHCGへの切り替え時期を確認する目的で行われる。妊娠中には尿中E3値が胎児・胎盤機能の指標として用いられているが、妊婦では尿中エストロゲンの90%がE3であるため、尿中総エストロゲンで代用する簡便法が行われている。

測定法と基準値

非妊婦ではRIA硫安塩析法、尿中微量エストロゲン簡易測定キット(ハイエストロテック、ハイモニターE)を用いる。妊婦では24時間尿を用いたE3-Kit法、随時尿による半定量法である赤血球凝集阻止反応、ラテックス凝集阻止反応による簡易法が用いられている。

非妊娠女性・男性		単位(μg/日)
女性	卵胞期	3〜20
	排卵期	10〜60
	黄体期	8〜50
	閉経後	10以下
男性		2〜20
妊婦		単位(mg/日)
妊娠	32〜36週	15以上
	37〜38週	20以上
	39〜42週	25以上
正常妊娠末期の下限値	危険値	10〜15
	要注意値	20〜30
予定日超過時の下限値	待機可能値	25〜30
	警戒値	15〜20

異常値の解釈

排卵誘発時には微量エストロゲンの簡易測定キットにて60〜80 ng/mlに達すれば排卵が近いとされる。併行して経腟超音波による発育卵胞数のモニターも行う。妊婦では胎児死亡と無脳症妊娠では尿中エストロゲンは異常低値を示す。しかし、子宮内胎児発育遅延や胎児仮死の指標としては感度・特異度とも低いため、今日では過期妊娠、妊娠中毒症、糖尿病合併妊娠などのハイリスク妊娠では尿中エストロゲン値の推移よりも、胎児心拍モニタリングや超音波検査の所見を優先している。

G 内分泌・代謝学的検査

採取・保存の注意

尿中 E3 値は日内変動とともに、尿量・腎機能の影響を受けるため、正確を期するには蓄尿による1日あたりの尿中エストロゲンを測定する必要がある。

保険上の注意

1. 尿中微量エストロゲン測定

① HMG-HCG 療法などで排卵誘発を行う際の卵胞成熟度の測定、HCG への切り替え時期の指標。1クール原則として3回を限度とする。但し卵巣成熟度の判定が困難であったり、過剰刺激が疑われる場合は必要に応じて1〜2回程度の追加が認められる。

②妊娠初期流産の予後判定。

③更年期障害、閉経期の不正出血など、閉経期前後のホルモン動態の観察。

2. 尿中エストロゲン定量検査

尿中エストロゲン(エストリオール)定量検査(エストロテック、E3ヘアーキット、ネオエストなど)の適応は妊娠32週以後妊娠中毒症、糖尿病合併妊娠、子宮内胎児発育遅延、過期妊娠などで胎盤機能不全または胎児胎盤系機能不全、あるいはその疑いの場合に限り、原則として1日1回、必要な期間認められる(32週未満は要注記)。

またエストロゲン測定は、エストリオール(E3)またはエストラジオール(E2)と同時に測定した場合には算定できない。

エストロゲン精密測定の保険点数は220点。

(渡辺　博、稲葉憲之)

[b] エストラジオール(E2)

検査の目的

卵巣・胎盤から産生されるエストラジオール(E2)は、プロゲステロンとともに女性の一生を司る重要なホルモンである。E2を測定することにより思春期、性成熟期、更年期の卵巣機能を評価することができる。また排卵誘発の際に卵胞発育をモニタリングする目的でも検査される。

測定法と基準値

RIA 固相法による。

女性		(単位：pg/ml)
非妊婦	卵胞期前期	11〜82
	卵胞期後期	52〜230
	排卵期	120〜390
	黄体期	9〜230
妊婦	10〜15 週	50〜6,100
	16〜20 週	1,600〜15,000
	21〜25 週	6,000〜19,000
	26〜30 週	3,500〜29,000
	31〜35 週	9,000〜40,000
	36〜42 週	8,000 以上
男性		20〜59

異常値の解釈

思春期前までにE2値が高値である場合、思春期早発症が疑われる。思春期以後の無月経でE2値が低い場合には卵巣発育不全を考える。排卵前のE2サージが認められない場合には間脳─下垂体─卵巣系の障害が考えられる。甲状腺剤、グルココルチコイド、経口避妊薬、エストロゲン製剤服用中にはE2値は高値となる。表22に異常値を呈する病態を示した。

採取・保存の注意

日内変動はほとんどなく食事による影響もない。採取日が月経周期の何日目にあたるか、妊娠何週であるかが重要である。採血後は速やかに血清分離を行い、−20℃で保存する。

保険上の注意

機能性出血、月経異常、卵巣機能不全、排卵障害、更年期障害*、卵巣腫瘍*において、1〜2回/月(*は要注記)。排卵時期の決定、HMGによる排卵誘発時のモニタリングでは1周期3回まで。必要に応じて1〜2回追加可能(要注

表22. エストラジオール(E2)が異常となる病態

1. 非妊娠女性・男性
高値　エストロゲン産生卵巣腫瘍
卵巣過剰刺激症候群
先天性副腎皮質過形成症
思春期早発症
肝疾患
薬剤(経口避妊薬、エストロゲン製剤など)
低値　卵巣機能不全
卵巣発育不全
神経性食思不振症
乳汁漏出性無月経
低ゴナドトロピン性無月経
閉経後
2. 妊婦
高値　多胎妊娠
低値　胎盤機能不全
胎盤性サルファターゼ欠損症
胎盤性アロマターゼ欠損症

記)。エストラジオール精密測定の保険点数は230点。

(渡辺　博、稲葉憲之)

[c] エストリオール(E3)

検査の目的

妊婦尿中のエストリオール測定の意義については総エストロゲンの項で述べた。妊婦のE3は妊娠の進行とともに高くなり、非妊時と比較して1,000倍以上に増加する。妊娠中には胎児副腎で産生されるE3の前駆物質が、胎児肝臓を経て胎盤でE3となるため、E3を測定することにより、胎児・胎盤機能を評価することができる。

測定法と基準値

RIA2抗体法による。妊婦・非妊婦の血中基準値は以下のとおり。

女性		(単位：pg/ml)			(単位：ng/ml)
非妊時	卵胞期前期	16以下	妊婦	13～16週	1～11
	卵胞期後期	18以下		17～20週	2～41
	排卵期	19以下		21～24週	4～87
	黄体期	16以下		25～28週	17～123
				29～32週	17～217
				33～36週	23～202
				37～40週	54～231
				41～42週	80～178
男性		5以下			

異常値の解釈

妊娠中の異常値については総エストロゲンの項を参照のこと。

2,000～5,000妊娠に一例の頻度でみられる胎盤性サルファターゼ欠損症では、E3は低値であり子宮頸管の熟化不全のため難産・過期産となりやすい。本疾患はX連鎖劣性遺伝であるため男児に圧倒的に多く、魚鱗癬を発症する。同様にE3が低値となる遺伝性疾患に胎盤性アロマターゼ欠損症がある。本疾患は妊婦の男性化と女児の偽半陰陽を呈する極めて稀な常染色体劣性遺伝疾患である。

採取・保存の注意

日内変動があるため、採血時間を一定にする。食事による影響はない。採血日が妊娠何週であるかは重要である。採血後は速やかに血清分離を行い、−20℃で保存する。

保険上の注意

①胎児胎盤機能不全(合併症妊娠、産科異常により上記が疑われる場合も含む)：妊娠32週以後、原則として1日1回、必要な期間(32週未満は要注記)。

②妊娠初期切迫流産の予後判定。

エストロゲン・エストリオール精密測定の保険点数は210点。

(渡辺　博、稲葉憲之)

[d] 17α-ヒドロキシプロゲステロン(17α-OHP)

検査の目的

17α-ヒドロキシプロゲステロン(17α-OHP)は排卵期、黄体期、妊娠初期(5〜6週)に上昇するが、診断的意義は乏しい。今日では新生児15,000〜20,000人に1人の頻度で出生する先天性副腎皮質過形成症(congenital adrenal hyperplasia；CAH)のマススクリーニングの目的で、乾燥濾紙血を用いて測定されている。CAHの90％を占める21-水酸化酵素欠損症では、コルチゾール生合成系が阻害されることにより、代謝前駆物質の17α-OHPが生後5日目を過ぎると正常新生児の100倍以上に増加する。

測定法と基準値

RIA、GC-MS法もあるが、新生児マススクリーニングにはELISAが用いられている。スクリーニングでは簡便な直接法が用いられるが、直接法では17α-OHP以外のステロイドも交差反応するため、疑わしい場合にはエーテルなどで抽出後に再測定する。

基準値

単位(ng/ml)

新生児	濾紙血	2.5±1.0(抽出法)
		11.0±9.5(直接法)
	血清	2.0±1.0
成人女性	卵胞期	0.3〜1.0
	排卵期	0.3〜2.0
	黄体期	1.0〜3.0
成人男性		0.6〜1.6

異常値の解釈

新生児マススクリーニングでの異常高値に対しては速やかに専門医と相談して、臨床症状や身体所見などで21-水酸化酵素欠損症かどうかの診断を行う。

採取・保存の注意

女性では性周期、妊娠などで変動する。男性や21-水酸化酵素欠損症患児では日内変動を示すため採血時刻に注意する。乾燥濾紙採血では必要十分量の血液を均等に染み込ませた後自然乾燥させて、速やかに検査施設に送付する。

G 内分泌・代謝学的検査

保険上の注意

先天性副腎皮質過形成症の精密検査または治療効果判定。17α-ヒドロキシプロゲステロン精密測定の保険点数は270点。

(渡辺　博、稲葉憲之)

[e] プレグナンジオール(P2)

検査の目的

プレグナンジオールはプロゲステロン(P4)の尿中代謝産物であり、血中P4の推移を反映する。したがって尿中P2を測定することにより黄体におけるP4産生能と、妊娠中の胎盤機能を知ることができる。しかし、今日では血中P4測定が優先され、検査の意義は乏しくなっている。

測定法と基準値

Gas-chromatograph法(酵素水解法)による。

基準値		（単位：mg/日）
非妊婦	卵胞期	0.28～ 1.42
	黄体期	0.79～ 6.83
妊婦	前期	1.29～ 6.08
	中期	3.05～24.22
	後期	9.10～60.51
男性		0.16～ 0.79

異常値の解釈

血中P4に準じる。

採取・保存の注意

24時間蓄尿で1日総排泄量を求める。−20℃に凍結保存すると1年以上安定である。

保険上の注意

血中P4に準じる。保険点数は190点。

（渡辺　博、稲葉憲之）

[f] プレグナントリオール(P3)

検査の目的

プレグナントリオール(P3)は17α-ハイドロキシプロゲステロン(17α-OHP)の尿中代謝産物であり、血中17α-OHPの動態を反映する。したがって血中17α-OHPが異常高値となる先天性副腎皮質過形成症の診断に用いることができる。しかし、今日では血中17α-OHP測定が優先され、検査の意義は乏しくなっている。

測定法と基準値

Gas-chromatograph法(酵素水解法)による。

基準値		(単位：mg/日)
女性	卵胞期	0.13〜1.30
	黄体期	0.13〜1.90
	閉経期	0.02〜0.83
男性		0.13〜1.60

異常値の解釈

血中17α-OHPに準じる。

採取・保存の注意

24時間蓄尿で1日総排泄量を求める。-20℃に凍結保存すると1年以上安定である。

保険上の注意

血中17α-OHPに準じる。保険点数は270点。

(渡辺　博、稲葉憲之)

[g] プロゲステロン(P4)

検査の目的

プロゲステロンは女性では卵巣および胎盤で生成され、黄体機能や妊娠の維持に重要な役割を果たしている。男性では微量ながら副腎皮質から分泌されている。血中のプロゲステロンを測定することにより、黄体機能、胎盤機能を診断し得る。

測定法と基準値

RIA 固相法による。

基準値		
女性		（単位：mg/ml）
非妊婦	卵胞期	1.7 以下
	排卵期	4.9 以下
	黄体期	0.2〜31.6
妊婦	〜16 週	4.2〜39.2
	17〜28 週	19.6〜143
	29〜40 週	34.5〜390
男性		0.7 以下

異常値の解釈

非妊女性では日内変動はなく、月経周期により正常値が異なる。またACTH、HCG、黄体ホルモン投与で高値を呈し、デキサメサゾン投与で低下する。男性では食塩制限で上昇し、日内変動が認められている。プロゲステロン値が変化する病態を表 23 に示す。

表 23. プロゲステロン値が変化する病態

高値	低値
本態性高血圧	アジソン病
先天性副腎過形成症	下垂体機能低下症
クッシング症候群	無月経・排卵障害
副腎癌	黄体機能不全
副腎性器症候群	
正常妊娠	流産
	胎盤機能不全

G 内分泌・代謝学的検査

採取・保存の注意
比較的安定であるが、長期保存する場合には−20℃で凍結保存する。

保険上の注意
①排卵障害、月経異常、卵巣機能不全、黄体機能不全の診断には1周期に2回。

②妊娠初期切迫流産の予後判定には原則として HCG 測定が優先するが、必要な場合には1週に1〜2回。

プロゲステロン精密測定の保険点数は 190 点。

(渡辺　博、稲葉憲之)

[h] ヒト絨毛性ゴナドトロピン(HCG)、ヒト絨毛性ゴナドトロピンβサブユニット(HCG-β)

検査の目的

妊娠の診断には通常尿中ゴナドトロピンを検出する妊娠反応(次項)を実施する。妊娠中には血中・尿中 HCG は高値となるが、胞状奇胎、侵入奇胎、絨毛癌ではさらに高値を呈する。流産や胎児死亡の場合には HCG 値は低下する。HCG を構成する α、β の 2 つのサブユニットのうち α サブユニットは LH、FSH、TSH と類似の構造をもち交差反応を呈するため、低レベルの HCG 値を測定する場合には HCG-β を測定する。

測定法と基準値

HCG は EIA 法、HCG-β は RIA 固相法で測定される。

> 基準値（血中尿中とも）
> HCG：0.7 mIU/ml 以下
> HCG-β：0.1 ng/ml 以下

異常値の解釈

切迫流産での HCG 低下は胎児死亡の可能性を示唆するが、超音波診断を優先する。胞状奇胎娩出後の HCG 値の推移パターンを示す(図 48)。

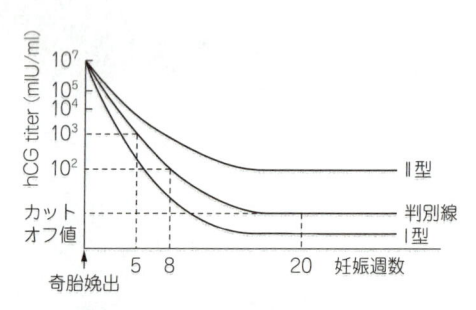

図 48. 奇胎娩出後の HCG 値の推移パターンの分類

奇胎娩出後 5 週で 1,000 mIU/ml、8 週で 100 mIU/ml、20 週でカットオフ値(0.5 mIU/ml、β-HCG)の 3 点を結ぶ線を判別線 discrimination line とし、いずれの時期でもこの線を下回る場合を経過順調型(I 型)とし、いずれか 1 つ以上の時期でこの線を上回る場合を経過非順調型(II 型)と分類する。

採取・保存の注意

HCG 値には日内変動はないため採血時刻による差はない。採血後は速やかに血清分離を行い、-20℃で保存する。

保険上の注意

①胞状奇胎後の管理：2～3カ月までは1回/週、侵入奇胎・絨毛癌が疑われた場合は必要に応じて測定する。

②異常妊娠の鑑別診断および経過観察。

③妊娠初期切迫流産の予後判定：1～2回/週を原則とする。

④超音波断層法との関連：胎児の生死判定は原則として超音波断層法が優先する。

切迫流産の予後判定には HCG 測定が優先するが、超音波断層法を使用する場合には、妊娠5週から適応とし、16週未満までとする。

保険点数は HCG 定量精密測定 170 点、低単位 HCG 定量 200 点。

(渡辺　博、稲葉憲之)

[i] 妊娠反応

検査の目的

妊娠反応は尿中のヒト絨毛性ゴナドトロピン(HCG)を検出する診断試薬であり、妊娠が疑われるときに検査する。HCGは正常非妊婦から検出されることはないが、妊娠すると受精後10日前後から血中・尿中から検出されるようになる。

測定法と基準値

ディスポーザブルの採尿コップで採取した尿を、キット化している試薬と反応させ、一定時間後に陽性・陰性を判定する。血尿や混濁尿などでは遠沈や濾過の後検査する。

異常値の解釈

妊娠が強く示唆されるのに陰性であった場合には、日を改めて再検査するか、血中HCG濃度を同時に検査する。非妊娠と考えられるのに陽性であり、超音波検査などで正常妊娠が否定された場合には表24の病態を考慮する。

表24. 非妊娠と考えられるのに妊娠反応が陽性であった場合

1. 初期流産
2. 子宮外妊娠
3. 分娩または流産後の絨毛・胎盤遺残
4. 絨毛性疾患
5. 異所性HCG産生腫瘍
6. HCG投与後

採取・保存の注意

通常、尿採取直後に検査を実施する。

保険上の注意

妊娠の診断目的では保険の適応にはならない。HCG定性の保険点数は60点。

(渡辺　博、稲葉憲之)

[j] ヒト胎盤性ラクトゲン(HPL)

検査の目的

HPL は胎盤絨毛の合胞細胞で産生される蛋白ホルモンである。HPL はもっぱら母体側に分泌され腎臓で分解される。母体血中の HPL 値は胎盤重量とよく相関し、血中半減期は 10～30 分と短いため、胎盤機能の鋭敏な指標として用いられる。

測定法と基準値

HPL の測定法には、ラジオイムノアッセイ(RIA、放射免疫測定法)による定量法とラテックス凝集反応(LAR)、酵素免疫測定法(EIA)による半定量法がある。母体血 HPL は妊娠 6～8 週から検出可能となり、妊娠週数とともに増加して、妊娠 36 週ごろにプラトーに達する。妊娠末期のレベルは 4～10 μg/ml である。

正常妊婦における基準値(ラテックス凝集免疫法) 単位(μg/ml)	
5～ 8 週	0.07 以下
9～12 週	1.1 以下
13～16 週	0.3～2.1
17～20 週	0.7～3.6
21～24 週	1.3～5.6
25～28 週	2.2～8.0
29～40 週	3.0～9.9

異常値の解釈

HPL の高値は多胎妊娠や糖尿病合併妊娠などにみられるが、病的意義はない。低値の場合には胎盤機能不全や子宮内胎児発育遅延の指標になる(表25)。しかしながら基本的に HPL は胎盤発育の指標であって、胎児の状態を示すものではない。したがって最終的な治療方針の決定にあたっては、胎児心拍モニタリングや超音波検査、Biophysical profile score(BPP)による評価が優先される。

表25. HPL が異常低値を示す疾患

流産
胞状奇胎
子宮内胎児発育遅延
重症妊娠中毒症
胎盤機能不全
HPL 欠損症*

*頻度は 1/12,000～20,000

採取・保存の注意

HPL値は日内変動を示さず、採血条件や採血時刻には影響されることはない。しかし安定性に欠けるため、採血後早めに血清分離を行い、検査まで保存する場合には−20℃で凍結する。

保険上の注意

①胎盤機能不全(合併症妊娠、産科異常により上記が疑われる場合も含む)

測定：妊娠32週以後、原則として1日1回、必要な期間(32週未満は要注記)。

②妊娠初期切迫流産の予後判定

測定：原則としてHCG定量が優先するが、必要な場合は1〜2回/週。ヒト胎盤性ラクトゲン（HPL）精密測定の保険点数は170点。

（渡辺　博、稲葉憲之）

[k] テストステロン、遊離テストステロン

検査の目的

男性ではテストステロンの95%が精巣のLeydig細胞で生成され、その98%は性ホルモン結合グロブリンおよびアルブミンと結合した非活性型である。残りの2〜3%の遊離テストステロンが生物学的活性を有し、男性の二次性徴の発達と精子形成の維持を司る。女性では卵巣・副腎皮質で産生されるが、成人男性の1/10〜1/20程度である。テストステロンの測定は、性腺機能低下症やアンドロゲン不応症の診断に有用である。

測定法と基準値

血液尿ともRIA固相法が用いられる。

テストステロンの基準値：
血中
　成人男性　250〜1,100 ng/dl
　成人女性　10〜60 ng/dl
尿中
　成人男性　10〜120 μg/日
　成人女性　5〜36 μg/日

遊離テストステロンの基準値：
　成人男性　14〜40 pg/ml
　成人女性　3 pg/ml以下

異常値の解釈

男性では低値が、女性では高値が問題となる（表26、27）。

表26．血中テストステロンの異常と疾患（成人男性）

低値	去勢
	Klinefelter症候群
	性腺機能低下症
	思春期遅延
	肝硬変
	腎不全
	筋緊張性ジストロフィー
高値	男性ホルモン産生腫瘍（性腺・副腎）
	先天性副腎皮質過形成
	甲状腺機能亢進症
	薬剤投与（テストステロン製剤、LH-RH製剤、HCG、クロミフェンなど）

表27．血中テストステロンの異常と疾患（成人女性）

高値	男性化卵巣腫瘍
	多嚢胞性卵巣
	アンドロゲン不応症
	男性化副腎腫瘍
	特発性多毛症
	妊娠
	薬剤投与（男性ホルモン製剤、蛋白同化ホルモン剤など）

採取・保存の注意

男性では朝方に高く夕方に低い傾向を示すので、午前8～10時頃に採血する。急激な運動では上昇する。女性では日内変動は認められない。採血後直ちに血清または血漿分離し－20℃で凍結保存することが望ましい。特に遊離テストステロンを測定する場合には必ず凍結する。尿も蓄尿後凍結保存することが望ましい。

保険上の注意

①男性：性腺機能低下症、クッシング病、汎下垂体機能低下症、副腎皮質過形成など。

②女性：排卵障害、多毛症(男性化徴候)、卵巣腫瘍*、更年期障害*。

1回/月（*の病名では検査の必要理由の注記が必要）。

保険点数はテストステロン精密測定170点。遊離テストロン精密測定200点。

[a]～[k]に関しては以上に加えてLH・FSH・FT$_4$・FT$_3$・コルチゾール・カルシトニン・DHEA-S・ACTHの項目を1回の採血で検査した場合、3項目以上5項目以下は460点、6項目または7項目は740点、8項目以上は900点となる（平成16年4月現在）。

（渡辺　博、稲葉憲之）

7 糖代謝

[a] グルコース(血糖、ブドウ糖)、経口ブドウ糖負荷試験 (75gOGTT)

検査の目的
① 糖尿病、境界型の診断
② 低血糖症の診断

測定法
酵素法（Glucose Oxidase 法、Hexokinase-G-6-P Dehydrogenase 法）。

基準値
検体が動脈血か静脈血か、あるいは全血か血漿かによって異なるので注意が必要。動脈血（毛細管血）と静脈血とでは前者が高値で、全血と血漿では血漿が10～15%高値を示す。

> 静脈血漿での血糖値の基準値：
> 空腹時血糖値　65～110 mg/dl

異常値の解釈
血糖値は種々の因子により影響を受けるが、特に影響が大きいのがインスリンとインスリン拮抗ホルモンである。表28、表29 に血糖値が異常となる疾患、表30 に血糖値に影響を与える薬剤について示す。

日本糖尿病学会は、血糖値や75gOGTT、臨床症状などに基づき1999年糖尿病の新しい診断基準を作成した。その診断基準を表31、75gOGTT の判定基準を表32 に示す。また、糖尿病の血糖コントロールの指標について表33 に示す。

〈生理的変動〉
男女間に差はないが、耐糖能は加齢とともに低下する。日内変動としては午前3時頃に最低値を示し早朝にかけて若干上昇する傾向がある。また、食事摂取にて上昇し、絶食や運動によって低下する。

表28. 血糖低下をきたす疾患

1. 器質性低血糖
    1) インスリン産生分泌の過剰
       インスリノーマ、膵ランゲルハンス島肥大増生
    2) インスリン結合抗体の産生
       インスリン自己免疫症候群
    3) インスリン拮抗ホルモンの減少
       下垂体機能低下症、副腎皮質機能低下症、甲状腺機能低下症、グルカゴン欠乏症
    4) 糖生成系酵素障害
       肝硬変、肝癌、重症肝疾患
    5) 神経性糖代謝調節障害
       視床下部疾患
    6) その他
       膵外性腫瘍
2. 機能性低血糖
    1) 自律神経不調和
       反応性機能性低血糖
    2) 食事性高インスリン血症
       胃切除後低血糖、軽症糖尿病にみられる低血糖
    3) その他
       小児の一過性高インスリン血症
3. 外因性低血糖
    1) インスリン過剰投与
    2) SU剤過剰投与
    3) アルコール低血糖
4. 先天性疾患による低血糖
    1) 腸管の糖吸収障害
       糖質吸収不全症候群
    2) 先天性酵素欠損
       糖原病、ガラクトース血症、果糖不耐症

表29. 血糖上昇をきたす疾患

1. インスリンの絶対的、相対的欠乏
   糖尿病
2. 膵ランゲルハンス島の二次性障害
   膵炎、膵石症、ヘモクロマトーシス、膵癌、膵切除
3. インスリン拮抗ホルモンの増加
   末端肥大症、Cushing症候群、褐色細胞腫、グルカゴノーマ、甲状腺機能亢進症
4. インスリン抵抗性
   インスリン受容体異常症、肥満
5. 中枢性の調節障害
   脳血管障害、脳腫瘍
6. 肝疾患に合併するもの
   肝硬変、慢性肝炎、脂肪肝
7. 遺伝的要因に基づくもの
   Laurence-Moon-Biedle症候群、Werner症候群、Prader-Willi症候群など
8. 薬剤によるもの
   ステロイド糖尿病、サイアザイド糖尿病
9. その他
   心筋梗塞、尿毒症、急性熱性疾患、飢餓など

表30. 血糖値に影響を与える薬剤

■血糖上昇に作用するもの
グルココルチコイド、ACTH、成長ホルモン、甲状腺ホルモン、グルカゴン、アドレナリン、エストロゲン、サイアザイド系利尿剤、フロセミド、ジフェニルヒダントイン、クロルプロマジン、カフェイン、ニコチン酸、インドメタシン、L-アスパラギナーゼ、ジアゾキサイド、スルピリド

■血糖降下に作用するもの
経口糖尿病薬、インスリン、蛋白同化ステロイド、抗甲状腺剤、プロプラノロール、レセルピン、テオフィリン、抗生物質、サリチル酸、フェニルブタゾン、クロフィブレート、モノアミンオキシダーゼ阻害剤、バルビタール

表31. 糖尿病の診断基準

A. ①〜③のいずれかに該当する場合には糖尿病型と判定する。
   ①随時血糖値 200 mg/dl 以上が確認された場合
   ②早朝空腹時血糖値 126 mg/dl 以上が確認された場合
   ③ 75 gOGTT で2時間値 200 mg/dl 以上が確認された場合
B. 別の日に検査して①〜③の値いずれかで「糖尿病型」が確認できれば糖尿病と診断する(1回目と2回目は別の方法であることが望ましい)。
C. 「糖尿病型」の場合、血糖検査を繰り返さなくても以下の場合には糖尿病と診断できる。
   ・口渇、多飲、多尿、体重減少など糖尿病の特徴的な症状がある。
   ・HbA1c が 6.5% 以上
   ・過去に高血糖を示した資料がある。
   ・糖尿病性網膜症がある。

表32. 75 gOGTTにおける判定区分と判定基準(静脈血漿値、mg/dl)

	正常域	糖尿病域
空腹時	<110	≧126
75 gOGTT 2時間値	<140	≧200
75 gOGTTの判定	両者を満たすものを正常型とする	いずれかを満たすものを糖尿型とする
	正常型にも糖尿病型にも属さないものを境界型とする	

・正常型であっても、1時間値が180 mg/dl以上の場合は、180 mg/dl未満のものに比べて糖尿病型に移行、悪化する危険が高いので、境界型に準じた取扱い(経過観察など)が必要である。

表33. 血糖コントロールの指標と評価

指標	コントロールの評価とその範囲				
	優	良	可		不可
			不十分	不良	
HbA$_{1c}$(%)	5.8未満	5.8〜6.5未満	6.5〜7.0未満	7.0〜8.0未満	8.0以上
			6.5〜8.0未満		
空腹時血糖値(mg/dl)	80〜110未満	110〜130未満	130〜160未満		160以上
食後2時間血糖値(mg/dl)	80〜140未満	140〜180未満	180〜220未満		220以上

注1) 血糖コントロールが「可」とは、治療の徹底により「良」ないしそれ以上に向けての改善の努力を行うべき領域である。「可」の中でも7.0%未満をよりコントロールがよい「不十分」とし、他を「不良」とした(この境界の血糖値は定めない)。

注2) 妊娠(妊娠前から分娩までの間)に際しては、HbA$_{1c}$ 5.8%未満、空腹時血糖値100 mg/dl未満、食後2時間血糖値120 mg/dl未満で、低血糖のない状態を目標とする。

採取・保存の注意

NaF添加試験管に採血し解糖を阻止すれば長時間安定である。

保険上の注意

血糖、尿糖検査を含む常用負荷試験の場合は200点、これに加え血中インスリン測定を行った場合は900点を算定する。

(平田昭彦、富永真琴)

[b] グリコヘモグロビン（HbA1c：糖化ヘモグロビン）

検査の目的
① 1～3カ月前の糖尿病のコントロール状態の評価
② 糖尿病検診のスクリーニング：老人保健法による糖尿病検診の結果の区分では、HbA1c が 5.6% 未満を異常を認めず、5.6～6.0% 未満を要指導、6.0% 以上を要医療としている。

測定法と基準値
測定法は HPLC、免疫法、アフィニティ法。

基準値：4.3～5.8%

HbA1c の施設間各差解消のため、日本糖尿病学会により標準化作業が行われ、HPLC の場合安定分画の測定に統一すること、HPLC 以外でも日本糖尿病学会製標準品を用いて補正することで HbA1c の施設間各差は 5% 前後に収束している。

異常値の解釈
HbA1c はヘモグロビンが糖化されたものであり、血糖値やヘモグロビンの代謝回転によって変動する。表34 に血糖以外で HbA1c に影響する要因、表33（658頁）に HbA1c を用いた糖尿病の血糖コントロールの指標を示す。

〈生理的変動〉
安定型 HbA1c の測定の場合は食事や運動の影響はない。

採取・保存の注意
抗凝固剤添加にて採血を行う。全血のままで 4℃ で数日間は安定。溶血液

表34．血糖以外で HbA1c に影響する要因

■低値を示す場合
1. 赤血球寿命の短縮
    溶血性貧血、出血後貧血、妊娠時の貧血、鉄欠乏性貧血の回復期
2. 異常ヘモグロビン血症（陽性荷電）
3. 肝硬変症

■高値を示す場合
1. modified Hb の存在
    腎不全（シアン酸）、大量のアスピリン、アルコール多飲（アセトアルデヒド）
2. HbF の上昇をきたす疾患
3. 異常ヘモグロビン血症（陰性荷電）
4. 不安定 HbA1c の測定

では4℃または－20℃で10日間安定。

> 保険上の注意

　HbA$_{1c}$（60点）、グリコアルブミン（65点）、フルクトサミン（29点）、1,5-AG（95点）のうちいずれかを同一月中に併せて2回以上実施した場合は、月1回に限り主たるもののみ算定する。但し、妊娠中の患者については、フルクトサミン、グリコアルブミンまたは1,5-AGのいずれか1項目を月1回に限り別に算定できる。しかし、HbA$_{1c}$の検体検査実施料は200床以上の病院では、外来診療科の中に包括された。

〔平田昭彦、富永真琴〕

[c] グリコアルブミン(糖化アルブミン)

検査の目的

約2～3週間前の糖尿病のコントロール状態の評価：① 異常ヘモグロビン血症や溶血性疾患などで HbA₁c が血糖コントロールの指標として使用できない場合、② 不安定糖尿病や糖尿病妊婦などの血糖コントロールの悪化を早期に発見、改善させたい場合、に有用である。

測定法と基準値

HPLC による基準値：12～16%

異常値の解釈

グリコアルブミンは血清アルブミンが糖化されたものであるため、血糖値やアルブミンの代謝回転によって変動する。表35 に血糖以外でグリコアルブミンに影響する要因、表36 にグリコアルブミンを用いた糖尿病の血糖コントロールの指標を示す。

表35. 血糖以外でグリコアルブミンに影響する要因

- **高値を示す場合(血中アルブミンの半減期が延長する疾患)**
  肝硬変、甲状腺機能低下症、栄養障害
- **低値を示す場合(血中アルブミンの半減期が短縮する疾患)**
  ネフローゼ症候群、甲状腺機能亢進症、火傷

表36. グリコアルブミンによる糖尿病コントロールの指標(%)

<18.0	優
18.1～21.0	良
21.0～24.0	可

〈生理的変動〉

食事や運動の影響はない。

採取・保存の注意

血清、血漿のいずれでもよい。4℃ の保存で1週間安定。長期保存の場合は −20℃ で保存する。

保険上の注意

「グリコヘモグロビン」の項(660頁)参照。

(平田昭彦、富永真琴)

[d] 1,5-アンヒドログルシトール(1,5-AG)

検査の目的

① 数日間の短期血糖コントロール状態の評価：治療効果の迅速な把握に有用である。HbA1c、グリコアルブミンは数週間から1〜3カ月前の長期の血糖コントロール状況を把握するのには適しているのに対し、1,5-AGは数日間の短期血糖コントロール状態の評価に適している。

② 軽度高血糖領域での血糖コントロールの評価：血糖コントロール不良例(HbA1cで8%以上)では1,5-AGは極端な低値となるので1,5-AGを測定しても意味がない。これに対し、HbA1c 6〜8%でより微妙な血糖コントロールを行うとき、その評価のため検査として有用である。

測定法と基準値

酵素法による基準値：14.0 μg/ml 以上

異常値の解釈

血清1,5-AGは尿糖排泄を反映し、尿糖排泄の増加する病態で低値となる。血清1,5-AGに異常をきたす疾患を表37に示す。また、血清1,5-AGを用いた糖尿病の血糖コントロールの指標を表38に示す。

表37. 1,5-AGが低値を示す場合

糖尿病、腎性糖尿、oxyhyperglycemia、腎不全(血清クレアチニン 3.0 mg/dl以上)、妊娠、長期IVH、飢餓

表38. 1,5-AGによる糖尿病コントロールの指標(μg/ml)

14.0以上	正常域
10.0〜13.9	優良
6.0〜 9.9	良好
2.0〜 5.9	不良
1.9以下	極めて不良

〈生理的変動〉

食事の影響や日内変動はほとんどない。また、同一正常人での日差、日内変動も認められない。一般的に男性が女性よりやや高値を示す。

〈薬剤の影響〉

人参養栄湯、加味帰脾湯には大量の1,5-AGが含まれており、異常高値となる。

採取・保存の注意

血清、血漿のいずれでも可。室温で約4週間安定で、−20℃の凍結保存では2年間は測定値に影響はない。

G 内分泌・代謝学的検査

保険上の注意

「グリコヘモグロビン」の項(660頁)参照。

(平田昭彦、富永真琴)

[e] インスリン(IRI)

検査の目的
① 75 gOGTT の際、血糖と同時測定による内因性インスリン分泌能の評価
② 空腹時インスリン測定によるインスリン抵抗性の評価
③ 低血糖症の原因検索

測定法と基準値
RIA(血中に抗インスリン抗体が存在する場合みかけ上 IRI は高値を示す)、EIA。

表39. 血中インスリン値の異常をきたす疾患

■低値を示す場合
　a. 空腹時
　　1型糖尿病、重症の2型糖尿病
　　低血糖症(インスリノーマ、インスリン自己免疫症候群、膵島細胞症、外因性インスリン投与を除く)
　　膵全摘
　b. 糖負荷後の反応
　　1型糖尿病、2型糖尿病(大多数)
　　膵疾患：膵切除、慢性膵炎、膵癌
　　内分泌疾患：原発性アルドステロン症、褐色細胞腫
　　特殊な糖尿病：グルコキナーゼ異常、ミトコンドリア異常
　　薬剤：サイアザイド、アスパラギナーゼなど
　　飢餓、低栄養
　　低血糖症：下垂体機能低下症、副腎皮質機能低下症、膵外腫瘍による低血糖症
■高値を示す場合
　a. 空腹時
　　低血糖症：インスリノーマ、インスリン自己免疫症候群、膵島細胞症
　　特殊な糖尿病：インスリン受容体異常症、異常インスリン血症、家族性高プロインスリン血症、脂肪萎縮性糖尿病、Werner 症候群
　　その他のインスリン抵抗症
　　内分泌疾患：Cushing 症候群、末端肥大症
　　薬剤：ステロイドホルモン
　　肝疾患
　　肥満
　b. 糖負荷後の反応
　　反応性低血糖症
　　内分泌疾患：甲状腺機能亢進症
　　胃切除後

空腹時および 75 g OGTT 後の血中インスリンの基準値	
空腹時	9.7±0.76　（μU/ml）
30 分	57.2±4.94
60 分	50.5±4.14
90 分	42.5±3.28
120 分	40.4±3.03

異常値の解釈

血中インスリン値の異常をきたす疾患を表 39 に示す。

〈**生理的変動**〉

空腹時特に夜間から早朝のインスリン分泌は低く、血中インスリンはほぼ一定に保たれる（基礎分泌）。食後は血糖変動に伴い速やかに増加する（追加分泌）。

採取・保存の注意

血清、血漿のいずれでもよい。−20℃ に凍結保存すれば長期間安定。

保険上の注意

保険適応（140 点）である。

(平田昭彦、富永真琴)

[f] C-ペプチド(CPR)(血中および尿中)

検査の目的

① 内因性インスリン分泌能の評価と、グルカゴン負荷試験による糖尿病の病型判定の鑑別。

② インスリン治療中の患者やインスリン抗体を有する患者の膵β細胞機能の評価。

③ 低血糖症の鑑別：インスリンの分泌亢進で起こる低血糖症では血中C-ペプチドも増加するが、インスリン注射、抗インスリンホルモンの欠如によって起こる低血糖症ではインスリン分泌が抑制されるので血中C-ペプチドは低くなる。

測定法と基準値

RIAによる基準値：血中C-ペプチド　空腹時　1〜2 ng/ml
　　　　　　　　　　　　　　　　食後2時間　4〜7 ng/ml

尿中C-ペプチド　50〜100 μg/日

血中および尿中C-ペプチドを用いての糖尿病の病型判定のための目安を表40に示す。

異常値の解釈

インスリンとC-ペプチドは分泌刺激により、等モルで血中に放出される。その後、インスリンは肝や末梢組織で代謝されるのに対し、C-ペプチドは肝や末梢組織ではほとんど代謝されず大部分は腎で代謝されるため、C-ペプチドは代謝速度が緩やかで安定しておりピーク値を捉えやすく、インスリン分泌能を評価するのに適している。また、一般的に尿中C-ペプチドは血中C-ペプチドの変動と並行する。

表40. 血中、尿中C-ペプチドによる糖尿病の病型判定の目安

	1型糖尿病	2型糖尿病
血中C-ペプチド　(ng/ml)		
空腹時	≦0.5	1.0≦
グルカゴン1mg負荷6分後	≦1.0	2.0≦
OGTT頂値または食後2時間	<1.0	1.0≦
尿中C-ペプチド		
24時間尿　(μg/日)	<20	30≦
食後2時間尿　(μg/g Cr)	<15	15≦

C-ペプチドに異常をきたす疾患は、血中インスリンの場合とほぼ同様である(インスリンの項を参照)が、代謝経路の違いにより、腎不全の場合血中 C-ペプチドは高値、尿中 C-ペプチドは低値を示す。

〈生理的変動〉

C-ペプチドは基本的にはインスリン分泌の生理的変動と同様の変動を示す。性・年齢による変動は少ない。

採取・保存の注意

① 血清、血漿いずれでもよいが、測定まで−20°Cで凍結保存する。そうすれば長期間安定である。

② 尿中 C-ペプチドは、細菌汚染にて C-ペプチドが分解するので 4°Cか、防腐剤(0.1% NaN3)添加にて蓄尿する。血清と同様に測定まで−20°Cで凍結保存すれば長期間安定である。

保険上の注意

C-ペプチド精密測定を同時に血液および尿の両方の検体について測定した場合は、血液の場合の所定点数（200 点）のみを算定する。

(平田昭彦、富永真琴)

[g] グルカゴン

検査の目的
① 膵A細胞機能の評価
② 臨床上はグルカゴノーマの診断に有用

測定法と基準値

> RIAによる基準値：空腹時で40〜200 pg/ml

異常値の解釈
グルカゴンが異常をきたす疾患は以下のとおり。

■低値を示す場合
インスリン過剰投与、下垂体機能低下症、副腎皮質機能低下症、重症慢性膵炎
■高値を示す場合
グルカゴノーマ（空腹時で1,000 pg/ml以上）
糖尿病性ケトアシドーシス、高浸透圧非ケトン性糖尿病昏睡、Cushing症候群、末端肥大症、褐色細胞腫、Zollinger-Ellison症候群、糖質コルチコイド投与、飢餓、腎不全、急性膵炎、ストレス（心筋梗塞、重症感染症、火傷、外傷、大手術、過剰な運動）

〈生理的変動〉
運動や長期の絶食で増加する。

採取・保存の注意
グルカゴンは血中の蛋白分解酵素によって分解されやすいので、トラジロール・EDTA添加特殊容器に採取し、直ちに冷却遠心、血漿分離し、−20℃以下で測定まで保存する。

保険上の注意
保険適応（180点）である。

（平田昭彦、富永真琴）

[h] ガラクトース

検査の目的

高ガラクトース血症の診断

測定法と基準値

酵素法(galactose oxidase 法、galactose dehy-drogenase 法)による。

> 基準値：4.3 mg/dl 以下

異常値の解釈

ガラクトースは腸より吸収され門脈を経て肝に取り込まれ代謝されるので、血液中にはわずかしか残存していない。血中ガラクトースはガラクトース代謝に関与する酵素欠損や肝疾患にて上昇する。表41に血中ガラクトース値が上昇する疾患を示す。

表41．血中ガラクトース値が上昇する疾患

1．酵素欠損によるガラクトース血症 　galactose-1-phosphate uridyl transferase 欠損 　galactokinase 欠損 　uridine diphosphate-galactose 4 epimerase 欠損 2．疾患(肝でのガラクトース処理能の低下) 　急性肝炎、肝硬変

採取・保存の注意

早朝空腹時に採血し、氷冷の過塩素酸にて直ちに除蛋白を行い、凍結すれば安定。

保険上の注意

保険適応（120点）である。

(平田昭彦、富永真琴)

[i] インスリン抗体 (390頁参照)

[j] ケトン体分画

検査の目的

ケトン体とはアセトン、アセト酢酸(acetoacetate；AcAc)、β-ヒドロキシ酪酸(3-hydroxybutyrate；3-OHBA)を総称したものである。アセトンは代謝されにくく、呼気、尿中に排泄されやすいため血中にはごく微量しかなく、通常は測定されない。アセトン以外は強酸性で、血中に蓄積されると代謝性アシドーシスを生じる。ケトン体は表42に示すような状態や疾患の場合に増加するが、糖代謝が阻害され脂肪酸のβ酸化によって増加するため、糖尿病の病態把握、治療の指標として重要である。

また、3-OHBA脱水素酵素は肝に局在しており、肝から流出するアセト酢酸とβヒドロキシ酪酸の比(ケトン体比：arterial blood ketone body ratio (AKBR), 3-OHBA/AcAc)は肝ミトコンドリア機能を反映しているとされ、動脈血中のAKBRは肝手術、肝移植などで肝予備能を推定する指標となっている。

測定法と基準値

> 酵素法による基準値
> 3-ヒドロキシ酪酸：70 μmol/l 以下
> アセト酢酸：70 μmol/l 以下
> 総ケトン体：100 μmol/l 以下
> AKBR：0.7 以上

表42. 血中ケトン体濃度が上昇する病態

1. インスリン作用不足
   糖尿病(1型糖尿病、2型糖尿病の増悪時、ペットボトル症候群など)
2. 絶食、飢餓
   肥満者の低エネルギー食治療、消化器疾患など
3. 運動
   Post excercise ketosis
4. アルコール性ケトアシドーシス
5. ストレスホルモンの増加
   感染、発熱、外傷、手術、褐色細胞種（カテコラミン）
   甲状腺機能亢進症（甲状腺ホルモン）
   末端肥大症（成長ホルモン）
   グルカゴノーマ（グルカゴン）

異常値の解釈

表 43 に示す疾患で静脈血中ケトン体が上昇するが、肥満治療時のエネルギーバランスが負であることの指標にもなる。

AKBR が 0.4 以下では肝機能維持のための特殊治療が必要で、0.25 以下では生存は困難とされる。

採取・保存の注意

早朝空腹時採血が原則だが、各病態に応じて採血をする。アセト酢酸、3-ヒドロキシ酪酸とも血漿分離後冷蔵保存(4℃)で 48 時間以内に測定する。

保険上の注意

1 型糖尿病および血糖コントロールが不安定な 2 型糖尿病で保険適応がある。ケトン体およびケトン体分画の検査を同時に行った場合はケトン体分画の所定点数のみ算定される。保険点はケトン体測定 40 点、ケトン体分画 75 点。

〈寺島正浩、田嶋尚子〉

[k] ソルビトール脱水素酵素(SDH)

検査の目的

糖尿病における細小血管障害の原因の1つとして、ポリオール代謝異常の関与が考えられている。SDH の測定は、糖尿病の合併症の推定や治療効果の判定のため測定される。

測定法と基準値

測定法	基準値	検査機関
分光光度法	50〜200 mU/gHb	SRL
分光光度法	90〜150 mU/ml	大塚アッセイ

異常値の解釈

SDH はポリオール経路の代謝酵素であり生体内の水晶体、網膜、脳、神経、腎、膵、赤血球などに存在する。SDH の低下によってソルビトールの組織蓄積を招く。糖尿病患者では SDH が低下しているとの報告があるが、まだ統一した見解は得られていない。糖尿病合併症発症にはさまざまな要因が報告されているが、ポリオール代謝異常は、そのうちの1つであることは間違いない。

また先天性白内障の家系では SDH 活性が有意に低下していることが報告されている。

採取・保存の注意

EDTA 使用不可、4度で数日間は安定である。

保険上の注意

保険適応なし。

(谷口幹太、田嶼尚子)

[I] ピルビン酸

検査の目的

組織循環不全、組織酸化還元状態の推定、代謝性アシドーシス、先天性糖代謝異常症、ミトコンドリアDNA異常症などで増加するため、乳酸とともに測定される。

測定法と基準値

> 酵素法による基準値
> 成人：0.3～0.9 mg/dl（34.2～103 μmol/l）

異常値の解釈

疾患	異常値の解釈
循環不全	組織の酸素欠乏によるピルビン酸の酸化障害
肝不全	肝臓のピルビン酸処理障害
糖尿病	糖尿病患者のピルビン酸は増加するが、ビグアナイド剤によるピルビン酸、乳酸の増加もある
ビタミンB_1欠乏、尿毒症	代謝性アシドーシスなど 薬物、毒物

糖新生系酵素異常症
・Glucose 6-phosphatase 欠損症（グリコーゲン病I型）
・Fructose 1, 6-bisphosphatase 欠損症
・Phosphoenolpyruvatecarboxykinase(PEPCK)欠損症
・乳酸脱水素酵素(LDH(M型))欠損症
・ピルビン酸カルボキシラーゼ(PC)欠損症
・ピルビン酸脱水素酵素(PDH)欠損症
・ミトコンドリアDNA異常症/電子伝達系異常症
・有機酸尿症：プロピオン酸尿症、メチルマロン酸尿症など

採取・保存の注意

採血は空腹安静時に駆血帯を巻かずに行う。ピルビン酸は不安定で、採血後放置すると数時間まで25%/1時間の割合で減少し、その後は増加し始める。採血後は直ちに測定するか、除蛋白して冷凍保存する。

保険上の注意

有機モノカルボン酸定量の項で算定する。保険点数は55点。

（寺島正浩、田嶼尚子）

[m] フルクトサミン

検査の目的

フルクトサミンは約2週間の血糖コントロールの指標として用いられ、比較的短期間の血糖コントロールを知るために有用である。また溶血性貧血や異常ヘモグロビン血症など HbA$_{1c}$ が血糖コントロールの指標にならないときに有用である。

測定法と基準値

測定法	基準値（μmol/l）	検査機関
比色法	205〜285	SRL
比色法	204〜289	三菱化学
NBT 比色法	205〜285	住金バイオ
NBT 還元法	205〜285	シオノギバイオ
NBT 比色法	205〜285	大塚アッセイ

異常値の解釈

血糖値や HbA$_{1c}$ 値などと合わせ、糖尿病のコントロール状態の指標となる。特に治療開始後糖尿病、妊娠糖尿病など短期間の治療効果を知りたいときに有用である。肝硬変、甲状腺機能低下症など血漿蛋白の半減期が延長するような病態では異常高値を示すので注意を要する。逆にネフローゼ症候群や甲状腺機能亢進症など半減期が短縮するような病態では異常低値を示す。

採取・保存の注意

食事の影響を受けない。血漿検体は血清検体に比較し低値となる。4℃の保存で1週間安定で、長期間の場合は−20℃で保存する。

保険上の注意

保険適応である。点数は29点。

（谷口幹太、田嶼尚子）

[n] 抗GAD抗体

検査の目的

1型糖尿病は膵β細胞の破壊性病変でインスリンの欠乏が生じることによって起こる糖尿病であり、自己免疫性と特発性に分類される。自己免疫性の場合、その発症直後には大多数の症例で、抗GAD抗体、ICA、IAA、ICA 512/IA-2などの自己抗体が出現する。したがって1型糖尿病のうち、自己免疫機序によって発症するタイプの診断に有用である。また臨床的に2型糖尿病と思われる症例でも、緩徐にインスリン分泌能が低下する slowly progressive IDDM かも知れず、この臨床の予知マーカーとしての診断価値は高い。

測定法と基準値

測定法	基準値	測定キット名
RIA	5 U/ml 以下	リツプ anti-GAD ヘキスト
RIA	1.5 U/ml 以下	コスミック社 GAD キット

異常値の解釈

抗GAD抗体は1型糖尿病発症時に約80%陽性であり、以後徐々に陽性率は低くなり長期的には約60%程度となる。また2型糖尿病や妊娠糖尿病では5〜10%が陽性であるが、このような症例では1型糖尿病のインスリン非依存の時期を捉えているのかも知れず、注意が必要である。

採取・保存の注意

4℃保存で2カ月は測定可、室温でも7日間は安定である。

保険上の注意

保険承認。1型糖尿病に適応される。点数は170点。

(谷口幹太、田嶼尚子)

[o] 膵島細胞抗体(ICA)

検査の目的

抗 GAD 抗体と同様に臨床的に1型糖尿病と推察される症例に対し、補助診断に用いる。

測定法

正常ヒト O 型膵ラ島切片を用いた蛍光抗体間接法。

基準値

陰性。

異常値とその解釈

ICA は1型糖尿病の発症時には 70〜80% の症例において検出される。しかし時間の経過に伴い速やかに陰性化するので、罹病期間の長い場合にはたとえ1型糖尿病であっても陰性となる。その点では抗 GAD 抗体の方が診断価値は高い。また1型糖尿病の発症予知マーカーとして広く用いられてきたが、簡便かつ高感度に測定可能なインスリン自己抗体(IAA)、抗 GAD 抗体、ICA 512/IA-2 抗体が代用されつつある。

採取・保存の注意

−20℃における凍結保存が望ましい。

保険上の注意

保険上認められていない。

(谷口幹太、田嶼尚子)

[p] 乳酸

検査の目的

酸・塩基平衡の異常、アシドーシスが考えられるとき、筋疾患、脳筋症、脊髄小脳変性症の一部などの原因として糖原病、ミトコンドリア脳筋症を考えるときに測定する。また、運動生理の方面では運動強度の指標として測定されている。乳酸の血中濃度が急増する変移点を乳酸変移点(lactate threshold；LT)という。一般健常人では最大酸素摂取量の50〜60％、運動選手では70〜80％の点で急激に上昇するため運動強度の指標となる。

測定法と基準値

> LOD酵素法による基準値
> 成人：4〜16 mg/dl(0.44〜1.78 μmol/l)
> 小児(8〜15歳)：5〜18 mg/dl

異常値の解釈

血液中の乳酸濃度が18 mg/dl以上でpHが酸性のときを乳酸アシドーシスという。ショック、左心不全などの組織循環不全(低酸素血症)に起因するtype Aと代謝性の疾患(糖尿病、悪性腫瘍、肝不全、先天性酵素欠損症、薬剤性など)によるtype Bがある。

採取・保存の注意

採血は空腹安静時に駆血帯を巻かずに行う。採血後放置すると赤血球の解糖系が働き上昇する。Fluoride/EDTA試薬を4％添加して遠心すると、血漿中の濃度は4℃保存で6日間、常温では3日間安定している。髄液中の乳酸測定は髄液をそのまま用い、4℃で24時間、−20℃で1カ月間安定である。

保険上の注意

有機モノカルボン酸定量の項で算定する。保険点数は55点。

(寺島正浩、田嶼尚子)

8 心機能

[a] 心房性ナトリウム利尿ペプチド(ANP)、脳性ナトリウム利尿ペプチド(BNP)

　1983～1984年にラットおよびヒト心房から単離、同定された心房性ナトリウム利尿ペプチド(ANP)、1988年にブタ脳から単離された脳性ナトリウム利尿ペプチド(BNP)、さらに1990年に同じくブタ脳より発見されたCタイプナトリウム利尿ペプチド(CNP)の3種類がナトリウム利尿ペプチドファミリーを形成している。3種類のペプチドの構造およびその生物作用は類似しており、作用の強弱は存在するが、これらのペプチドを生体内に投与すると、利尿作用、ナトリウム利尿作用、血管平滑筋弛緩作用に基づく血圧降下作用、さらにはアルドステロン分泌抑制作用などが観察される。しかし、これらのペプチドの体内分布は大きく異なっている。ANP、BNPはともに少量は中枢神経系でも存在するが、ANPは主として心房で、BNPも主として心室で合成・分泌される心臓ホルモンであるのに対し、第三のファミリーであるCNPは心臓には存在せず、中枢に多く存在し、血管内皮細胞やマクロファージでも産生されることが示されている。

　ANP、BNPは血中を循環するホルモンとして今までに多くの研究が報告されており、その病態生理的、診断的意義が検討されてきた。わが国においても既に生化学的な循環動態の診断法として保険診療も認められ、臨床の場に登場し、心不全のみならず肺高血圧(右心不全)、心筋梗塞、肥大心(高血圧、肥大型心筋症)などの病態把握に欠かせない検査となってきた。

検査の目的

　ANP、BNPの検査値の意義を理解するにはその生合成・分泌様式について知っておく必要がある。ANPは正常では主として心房で合成されて冠静脈洞より分泌されており、心室では心房の約1/100しか生合成していない。しかし、心不全状態になると心房でもその合成は増加するが、心室においてもその生合成、分泌が著増し、心室と心房の生合成の割合はほぼ同等まで増加する。一方、BNPは正常心においても主として心室で(一部心房でも)生合成・分泌される。心不全状態(心室に負荷のかかる状態)ではBNPのmRNAレベルが著増し、心室での合成が著増する。心臓以外にANPとBNPを多量に合成している臓器はなく、心臓がANP、BNPの主たる産生臓器であると考えられる。ANP、BNPの主たる合成臓器である心房と心室における分泌様

式は異なる。心房細胞は分泌顆粒にペプチドを貯留し、刺激に応じて分泌する regulatory pathway に従うが、心室細胞はペプチドが生合成されると貯蔵することなしに直ちに分泌する constitutive pathway に従って分泌する。このように ANP の分泌は、心房や心室での合成が増加したために分泌全体が増加することに加えて、一過性の分泌刺激でも調節されている。すなわち ANP は容量負荷、ペーシング、運動負荷など、心房への圧負荷で分泌が秒、分刻みで増加する。一方、BNP は BNPmRNA のターンオーバーが速く、細胞内にほとんど貯蔵されないことより BNP の分泌量は生合成の増減で調節されている割合が大きい。したがって BNP は一過性の容量負荷、ペーシング、運動負荷では変化を示さないことが多く、その大きな変化には一般に数時間、日の単位が必要である。

測定法と基準値

ANP、BNP は一般に immunoradio metric assay（IRMA、免疫放射定量測定法）（シオノギ）で測定されてきた。0.3 ml で測定でき、簡便で信頼性の高い検査法である。しかし、IRMA は放射性物質を必要とし、最低 2 日は測定に必要であった（外注すると数日かかることも多い）。欧米では最近迅速測定法が開発され、ベッドサイドでも測定可能で、その有用性が報告されている。わが国でも放射性物質を含まない検査の酵素免疫測定法（EIA）が、2 つの会社から開発され、発売されるようになった［2003 年 4 月（協和メディックス）と 2003 年 5 月（東ソー）］。この系を用いると各々 60 分、20 分と迅速に測定できる。しかし注意すべきはこの測定には特別な装置がいるので検査室で測定するのが普通である。血液サンプルは採取後 EDTA、アプロチニン液入りのチューブに入れ、氷で冷やす。その後できるだけ早く血漿を遠心分離し、測定まで $-20 \sim -80$℃ で保存する。

ANP、BNP は胸部 X 線、心エコーなどの検査よりも感度よく心臓にかかる負荷の状態を示す生化学マーカーといえる。

> **基準値**
> 正常値：ANP（40 pg/ml 以下）
> 　　　　BNP（18 pg/ml 以下）

異常値の解釈

ANP、BNP をスクリーニングに使うときはだいたい 50 pg/ml を超えれば明らかに心血管系の異常をその患者は有していると考えられる。ANP、BNP の検査値の解釈で注意すべきことは、各々の循環器疾患によりその値の

意味が異なることである。したがってどのような疾患により ANP、BNP が上昇しているのかは従来の心エコーなどの画像診断法の検査によらねばならない。

以下に代表的な循環器疾患における血漿 ANP、BNP 濃度の意味を示す。

1. 心不全

ANP は心不全時に重症度の程度にほぼ比例してその血中濃度が上昇する。BNP も同様に重症度の程度にほぼ比例してその血中濃度が上昇するが重症になると BNP は ANP より高くなってくる。正常心では心室での ANP の生合成は心房の約 1% であるが、心不全になると心室における生合成、分泌は著増し、心室と心房の生合成の割合はほぼ同等となる。一方 BNP は正常心において主として心室で生合成され、心不全状態(心室に負荷のかかる状態)では BNP の心室での合成が著増する。血中 ANP、BNP 濃度は左室拡張末期圧、左室拡張末期容積、肺動脈喫入圧と正相関し、左室駆出率と逆相関する。

慢性心不全患者症例を外来で測定するとき、BNP 値は案外ばらつきが多いとされる。しかし、BNP が増加しない非代償性の心不全の症例はない。したがって、BNP 値は非代償性の心不全への距離をみていると解釈することもできる(BNP 値と非代償性の心不全への距離が逆相関すると考えられる)。すなわち、心不全症例で BNP が高いと、患者の症状がたとえなくても要注意である。一方、BNP 低値で、心不全様症状が増悪しても、心不全の治療を行っても意味は少ない。同じ意味で最近では呼吸困難で救急外来を訪れた症例の鑑別(肺疾患と心不全)に BNP 測定は大変有用であるとする研究結果が相次いで報告されている。

2. 高血圧

正常血圧者に比べて高血圧患者では有意に血中 ANP、BNP 濃度が増加しているとする報告が多いが、左室肥大や腎機能障害のない高血圧では正常血圧者に比しその差は軽度である。未治療の高血圧症の左室形態と血中 ANP、BNP 濃度との関係では、ANP は正常左室、求心性リモデリング、遠心性左室肥大、求心性左室肥大の順で段階的に高くなる。BNP もこの順で段階的に高くなるが、特に求心性左室肥大において BNP 分泌の亢進は著しい。BNP は左室重量係数と正相関する。このように ANP、BNP は高血圧の左室肥大の有無や肥大様式の推定に有用である。

3. 急性心筋梗塞

急性心筋梗塞(AMI)発症後、血中 ANP、BNP 濃度が上昇することが知られている。AMI 後左室腔が拡大し、心不全などの原因となる左室リモデリン

グという現象が起こることがある。AMI 後の左室リモデリングと ANP、BNP との関係では、AMI 後2日目の肺動脈楔入圧は ANP と有意な相関を認めるが、BNP とは有意な関係はない。左室リモデリングの指標である Δ(30日目〜入院時)左室拡張末期容積係数(LVEDVI)は7日目の BNP と良好な相関を認める。また7日目の BNP 値が 100 pg/ml 以上の群では明らかに ΔLVEDVI が大きい。BNP は AMI 後の左室リモデリングの進行を予測する簡便で有用な生化学的指標であると考えられる。

4. 右室負荷疾患

右室圧負荷疾患、右室容量負荷疾患と ANP、BNP の関係では、血漿 ANP、BNP 濃度は健常者、右室の容量負荷、圧負荷の順に高くなり、特に圧負荷群で BNP、BNP/ANP 比は高値をとる。血行動態、右室機能との関係では BNP 濃度と右室駆出分画(RVEF)と負の相関を、BNP と全肺血管抵抗、右室拡張末期圧(RVEDP)との間に正の相関関係が認められる。以上から肺高血圧を伴う右室肥大において、BNP は右室機能低下に伴い上昇し、肺高血圧症の重症度評価に有用な生化学的指標と考えられる。

このように種々の循環器疾患において左心室、右心室に対して負荷のかかり方は各々異なり、ANP、BNP の分泌様式も異なると考えられる。ANP、BNP は多くの場合連動して動くが、BNP の値が ANP に比し、大きく増加している場合は心室の負荷が強いと考えられる。

ANP、BNP はまた治療効果の判定にも有用である。上記疾患において薬物にて治療すると ANP、BNP は鋭敏に反応して変動する。したがって治療効果の判定にも有用である。また上記疾患患者においては外来でのフォローアップにも有用である。明らかな心不全症状がない場合でも ANP、BNP が増加すると原疾患の増悪が考えられ要注意である。

また他の循環器の検査法と同じように、ANP、BNP も腎機能、年齢、不整脈の影響を受ける。したがって高齢者 70 歳の BNP 値 200 pg/ml と若年者 30 歳の BNP 値 200 pg/ml とは意味が異なる。現在、明確な補正方法はないが、症例間を比べる場合は腎機能、年齢の影響を考慮する必要があろう。但し、同じ症例を前後して評価する分には問題はない。

BNP の有用性は世界的にも広く知られるところとなったが、従来のイムノラジオメトリックアッセイ法を用いた検査法では、採血したその日のうちに結果がわからないという不便さがあった。迅速法が日本でも徐々に普及しつつある。この検査法を用いると、心不全の診断に難渋する症例や、外来でフ

ォロー中の症例の病態の変化に迅速に対応でき、大変有用である。

保険上の注意

　ANPは循環器疾患一般に(330点)、またBNPは急性心不全もしくは慢性心不全の急性増悪時の病態把握に(145点)保険適応がなされている。

(錦見俊雄、松岡博昭)

[b] トロポニンT (452頁参照)
[c] ミオシンLCI (451頁参照)

[d] サイクリックGMP(cGMP)

　cyclic guanosin 3', 5'-monophosphate(cGMP)は1963年ラットの尿から最初に発見された。ほとんどすべての動物の組織に分布し、血中においても存在する。グアニル酸シクラーゼによってGTPから合成されるが、特異的なホスソジエステラーゼによって5'-GMPに分解される。cGMPの血中における意義は長らく不明であったが、近年のANP、BNPの発見や一酸化窒素の発見によりこれらの物質のセカンドメッセンジャーがcGMPであることが判明した。血中cGMP濃度とANP、BNPを同時に測定すると両者の間に良好な正の相関関係が存在する。このことから血中cGMPは主にANP、BNP由来であることが示唆される。事実、動物実験ではANP、BNPの受容体拮抗薬を投与すると血中のcGMPは1/3程度にまで低下することから血中cGMPの由来の多くはANP、BNPであると考えられる。一方、一酸化窒素もヒトに投与するとcGMPが上昇するが、内因性の一酸化窒素の血中cGMPへの寄与度はANP、BNPに比べて低いと思われる。

測定法と基準値

　cGMPはradioimmunoassay(RIA、放射免疫測定法)で測定される。最近簡便なキットが利用できるようになり血漿0.3mlで測定できるようになった。血液サンプルは採取後EDTA入りのチューブに入れ、氷で冷やす。その後できるだけ早く遠心分離し、測定まで-20～-80℃で保存する。

基準値：1.8～4.8pmol/ml

異常値の解釈

　cGMPはANPの発見以前より心不全の重症度を示すことが報告されていた。現在ではANP、BNPを間接的に反映していると考えられるのでcGMPは心不全の指標となり得るが、ほかにも一酸化窒素などcGMPをセカンドメッセンジャーとする物質が存在するためその意義はANP、BNPほど明確ではない。興味深いことには血中ANP、BNP濃度はある程度までは血中cGMP濃度と相関するが、ANP、BNP濃度がそれ以上高くなるとcGMPは上昇しない。この理由としてANP、BNP受容体のダウンレギュレーションや特異的なホスソジエステラーゼのアップダウンレギュレーションなどが考えられているが、現在のところ詳細は不明である。

保険上の注意

　保険適用はない。

（錦見俊雄、松岡博昭）

[e] エンドセリン(ET)

　ETは血管内皮由来の強力な血管平滑筋収縮活性を示す新しい血管収縮ペプチドとして1988年にブタ大動脈内皮細胞培養の上清から単離、同定された。ETはET-1、ET-2、ET-3の異なる3種類からファミリーを形成するが、血管系で主に発現しているのはET-1である。その後の研究によってET-1の産生は血管内皮細胞の産生だけでなく、心筋細胞、腎糸球体のメサンジウム細胞などさまざまな細胞で産生されることが判明した。またET-1は種々の臓器に対して広範な生理活性を有し、作用も血管収縮のみならず、陽性変力作用、血管平滑筋の増殖作用、心筋細胞肥大作用、線維芽細胞増殖作用などを有することが明らかとなった。以上のことから心血管系で産生されたET-1は、主に血管のトーヌスの調節などに機能している局所ホルモンと考えられる。またET-1は血中にも存在し循環ホルモンとしての一面も併せ持っている。ET-1は種々の循環器疾患、すなわち心不全、肺高血圧、一部の高血圧、腎不全、くも膜下出血、外傷などで血中レベルの増加することが知られているが、ANP、BNPなどの心臓ホルモンとは異なり、血中濃度の源は主に血管系と考えられ、心機能を直接反映していないことに注意すべきである。

測定法と基準値

　ET-1はRIAやELISAにて測定される。

基準値：1～2 pg/ml以下

この差は測定系に用いる抗体の認識部位の差によると考えられる。

異常値の解釈

　心不全でET-1の上昇が知られているがNew York Heart Association(NYHA)のI-II度の軽症では増加しないとする報告が多い。しかし重症のNYHAのIII-IV度ではET-1の血中レベルは有意に増加し、左室駆出率、心係数とは逆相関し、左室拡張末期容積係数とは正相関する。またET-1濃度は心不全や急性心筋梗塞の予後の指標ともいわれ、その値が高いほど予後が悪いとされる。

採血・保存の注意

　血液サンプル(測定系によるが血漿で通常2～3 ml必要)はANP、BNPと同様にEDTA＋アプロチニン入りのチューブに入れよく攪拌後氷冷し、できるだけ速やかに遠心分離し、血漿を測定まで−20～−80℃に冷凍保存する。

保険上の注意

　血漿ET-1測定の保険適用はなされていない。

（錦見俊雄、松岡博昭）

H ■ 腫瘍マーカー(腫瘍マーカー検査の選択)

1 AFP

検査の目的

αフェトプロテイン（α-fetoprotein；AFP）は、電気泳動上α1分画に出現する蛋白であり、胎児の血清蛋白の約70%を占めるが、出産時には痕跡程度に低下して成人ではごく微量にしか存在しない。この蛋白は分子量が約7万であり、胎生期に上部消化器官の原基である前腸(肝を含む)および卵黄囊(ヨークサック、yolk sac)で産生される。

前腸から発生する器官(主として食道以外の上部消化管、胆囊・胆道、膵および肝)と卵黄囊由来の器官(生殖器)とに悪性腫瘍が発生したときにAFPの増加がみられ、原発性肝細胞癌（HCC）と卵巣のヨークサック腫瘍がその代表である。AFP は個体発生期の細胞増殖に関与すると考えられている。

したがって、AFPは腫瘍のみならず細胞の壊死・炎症後の再生に関与しており、急性肝炎・劇症肝炎の回復期あるいは慢性肝炎・肝硬変（LC）で増加している。劇症肝炎でのAFP増加は予後良好を意味している。また胎児血と妊婦血の交流により妊婦血のAFPも増加する。

以上より血清AFPの増加は①HCC、②生殖器腫瘍、③急性肝炎・劇症肝炎の回復期、④慢性肝炎・肝硬変、⑤妊娠、の存在を意味している。

測定法と基準値

AFP測定法にはRIA(放射免疫測定法)、EIA(酵素免疫測定法)、ECLIA(電気発光免疫測定法)などがある。

基準値：健常成人では 10 ng/ml 以下

正常妊婦では妊娠8週目頃から10 ng/ml以上となり、32週目頃に最高値約300 ng/mlに達したのち漸減し、分娩10日後には10 ng/ml以下となる。出生直後の新生児では5,000 ng/ml以上の高値を示すが、1年後には10 ng/ml以下にまで急減する。

異常値の解釈

血清AFPの上昇が認められ

表1．AFPが上昇する疾患

a. 高度上昇(1,000 ng/ml〜)
肝細胞癌、肝芽腫、ヨークサック腫瘍、AFP産生腫瘍

b. 中等度上昇(100〜1,000 ng/ml)
肝細胞癌、肝芽腫、ヨークサック腫瘍、劇症肝炎、新生児肝炎、先天性胆道閉鎖症、チロシン血症、胆管細胞癌、胆囊癌、膵癌、その他のAFP産生腫瘍、妊娠

c. 軽度上昇(10〜100 ng/ml)
上記bの悪性疾患での軽度上昇例、(小)肝細胞癌、急性肝炎、慢性肝炎、肝硬変、ヘモクロマトーシス、妊娠

た場合、わが国では有病率の高さから HCC およびその前癌病変としての肝炎、LC の存在をまず疑う。

1,000 ng/ml 以上の高度上昇を呈する疾患として HCC、肝芽腫、ヨークサック腫瘍などがある。100〜1,000 ng/ml の範囲には上記疾患に加えて劇症肝炎、胆管細胞癌、妊娠などが挙げられる。10〜100 ng/ml の範囲には上記疾患に加えて(小)HCC、急性肝炎、慢性肝炎、LC などがある(表1)。

一般に AFP の基準値として 20 ng/ml が用いられることが多い。AFP の特異性を上げる目的で稀に基準値を 200、400 ng/ml に設定する場合がある。しかし基準値を 200、400 ng/ml にすると AFP の利点である陽性率の高さが損なわれることになる。現在では HCC の 66% が血清 AFP 値 0〜200 ng/ml の間で診断されていることを考慮し、特異性向上のためには後述するAFP-L3分画測定による識別が推奨される。

採取・保存の注意

血清 4℃(長期は−20℃)にて保存可能であり、検体量は血清 0.2 ml である。

保険上の注意

同一月内に AFP と PIVKA-II を併せて測定した場合は主たるもの1つに限り算定される。保険点数は 130 点。

(奥田博明)

2 AFPレクチン分画

検査の目的

HCC以外にLCや慢性肝炎などの慢性非癌性肝疾患でAFPが増加する。LCでAFPが増加した場合に、HCCを合併しているかいないかの判定はAFPの量的解析のみでは不可能である。したがってAFP測定も定量より質の評価が必要になったことを意味する。

マメ科植物の種子の成分蛋白であるレクチンは、その種類ごとに特定の糖鎖と結合する性質をもっている。よってレクチンとの結合性の相違によってAFPをいくつかの亜型に分類することができる。

武田らは、この性質を利用してAFPの糖鎖を解析する新しい電気泳動法(AFP抗体転写によるレクチン親和電気泳動法)を開発し、これがLCで出現するAFP(LC型AFP)とHCCが産生するAFP(HCC型AFP)との鑑別に有用であることを報告した。

解析用のレクチンとして、レンズまめレクチン(LCA)およびいんげんまめレクチン(PHA-E4)の2種のレクチンが用いられるが、現段階ではLCAによるもののみが保険適用(AFP-L3分画、HCC型AFP)となっている。この方法ではLCA結合性(L3)、弱結合性(L2)および非結合性(L1、LC型AFPはこの分画)分画とに分けられる。

測定法と基準値

AFPレクチン分画のAFP-L3分画の測定は武田らが開発したレクチン親和電気泳動法をキット化したAFP-レクチン分画キットLを用いて行われる。

基準値：15%

10～15%の場合はグレイゾーンとして積極的な画像検査が必要である。

検体量としては血清約0.3 mlであり、AFP濃度により希釈～濃縮してAFP濃度50～200 ng/mlとして使用する。

異常値の解釈

慢性肝炎およびLC例の平均値＋3SDが15%であるので、非HCC例の99％以上はこの基準値15％以下である。したがってAFP-L3分画が15％以上であれば、同様に99％以上の確率でHCCと診断できる。

急性肝炎、特に劇症肝炎では例外的に高値を示す。慢性肝不全でも同様である。

AFP-L3分画(フコシル化率)は癌細胞の悪性度の指標として用いることができることより、この亢進はAFP産生性も含め癌化過程における比較的late eventと考えられる。AFP-L3分画が高値であるHCCは細胞学的悪性度が高いことが知られている。したがってAFP-L3分画はHCCの治療効果判定や予後の予測に大変有用である。

採取・保存の注意

　血清は4℃または凍結保存にて安定である。検体にアジ化ナトリウムが混入していると酵素が発色しない。

保険上の注意

　HCC患者の経過観察において本検査をAFP精密測定、PIVKA-II精密測定と同一月に行っても、悪性腫瘍特異物質治療管理料の算定では一検査とみなされる。保険点数は220点。

(奥田博明)

3 PIVKA-II

検査の目的

PIVKA-II(protein induced by vitamin K absence or antagonist-II)は des-γ-carboxy prothrombin(DCP)ともいわれ、正常な凝固能をもたない異常プロトロンビンであり、ビタミン K 欠乏状態で出現する。PIVKA-II はもともとビタミン K 欠乏の指標となる凝固・線溶系のマーカーであったが、1984 年の Liebman らの報告以来 AFP と並んで肝細胞癌(HCC)の有用な腫瘍マーカーとして確立されている。

HCC 以外ではビタミン K 欠乏症、ビタミン K 拮抗薬であるワーファリン投与時および N-MTT 基をもつセフェム系抗生物質使用時に PIVKA-II 濃度が上昇するが、ビタミン K を投与すると PIVKA-II 濃度は速やかに低下する。PIVKA-II 濃度が上昇した場合に HCC が存在するのか、単にビタミン K 欠乏状態なのかは予後を左右するので HCC の診断を重視しなければならない。

測定法と基準値

PIVKA-II は当初モノクローナル抗体を用いた EIA(エイテストモノ P-II、エーザイ)によって測定されており、0.1 AU/ml(100 mAU/ml)が基準値であった。PIVKA-II は AFP に比べ、HCC に対する特異性は高いが、感度が低く、また健常人での基準値が明らかにされていなかった。

これを受けて、従来の PIVKA-II 測定キットであるエイテストモノ P-II に改良を加え、健常人の血中 PIVKA-II の測定を可能とした改良型 PIVKA-II の EIA(ED 036、エイテスト PIVKA-II、エーザイ)および ECLIA(electrochemiluminescence immunoassay、ED 038、ピコルミ 8220、三光純薬)の測定キットが開発された。これらは高感度 PIVKA-II と命名されている。

従来法のキットにおける PIVKA-II の基準値は 100 mAU/ml(0.1 AU/ml)であったが、高感度 PIVKA-II の基準値は以下のとおり。

> 高感度 PIVKA-II の基準値:40 mAU/ml
> 健常人の平均値:17.5 mAU/ml
> 検出限界:5〜10 mAU/ml

異常値の解釈

PIVKA-II が高度上昇する場合として HCC、肝芽腫、ビタミン K 欠乏症、

ビタミン K 拮抗薬(ワーファリンなど)の投与および N-MTT 基をもつセフェム系抗生物質の投与などが挙げられる。

一方、軽度上昇する場合としては(小)HCC、肝芽腫、ビタミン K 欠乏症、胆管細胞癌、転移性肝癌、その他の悪性腫瘍、肝内胆汁うっ滞、急性肝炎、劇症肝炎、慢性肝炎、

表 2. PIVKA-II が上昇する疾患

1. 高度上昇(1,000 mAU/ml〜)
肝細胞癌、肝芽腫、ビタミン K 欠乏症、ビタミン K 拮抗薬(ワーファリンなど)の投与、N-MTT 基をもつ抗生物質の投与、PIVKA-II 産生腫瘍

2. 軽度上昇(40〜1,000 mAU/ml)
(小)肝細胞癌、肝芽腫、ビタミン K 欠乏症(新生児、母乳栄養時、閉塞性黄疸、経口摂取不良、下痢、低栄養、抗生物質長期投与)、胆管細胞癌、転移性肝癌、そのほかの PIVKA-II 産生腫瘍、肝内胆汁うっ滞、急性肝炎、劇症肝炎、慢性肝炎、肝硬変、アルコール性肝障害

肝硬変およびアルコール性肝障害などが挙げられるが、(小)HCC、肝芽腫およびビタミン K 欠乏症以外はいずれも低頻度である(表 2)。

PIVKA-II が陽性となった場合は、十分な画像診断によって HCC の発見に努力する必要がある。

採取・保存の注意

クエン酸血漿または血清を用い、凍結保存する。検体量は 0.1 ml である。

保険上の注意

同一月内に AFP と PIVKA-II を併せて測定した場合は主たるもの 1 つに限り算定される。保険点数は 170 点。

(奥田博明)

4 CEA

検査の目的

癌胎児性抗原(carcinoembryonic antigen;CEA)は、消化器癌をはじめさまざまな臓器由来の癌、特に進行癌でその血中値が上昇することから、現在、臨床上最も汎用される代表的な腫瘍マーカーの1つとなっている。一方、CEA値のみから特定の癌や早期癌を診断することは困難である。したがって、本マーカー測定の意義は、①臨床上、特定の癌を強く疑った場合の診断補助(但し正常値でも癌を否定できない)、②治療効果・再発のモニタリング、にある。CEAの腫瘍マーカーとしての臨床的有用性は②の場合に、より発揮される。

測定法と基準値

測定法の基本原理は抗原抗体反応を用いた免疫測定法(イムノアッセイ)で

表3. CEA測定法の種類

原理	測定法	標識試薬	正常値 (ng/ml)	測定範囲 (ng/ml)	キットメーカー
ラジオイムノアッセイ(RIA)					
	サンドイッチ法(濾紙)	^{125}I-抗CEA抗体	2.5以下	0.5〜100	ダイナボット
	サンドイッチ法(ビーズ)	^{125}I-抗CEA抗体(モノクローナル)	2.5以下	1〜500	第一RI、ダイナボット
エンザイムイムノアッセイ(EIA)					
	2ステップサンドイッチ法(ビーズ)	ペルオキシダーゼ抗CEA抗体(モノクローナル)	5.0以下	0〜120	三洋化成
	2ステップサンドイッチ法(ミクロパーティクル)	アルカリフォスファターゼ抗CEA抗体(モノクローナル)	5.0以下	0.2〜500	アボット
ラジオイムノメトリックアッセイ(RIMA)					
	サンドイッチ法(ウェル)	^{125}I-抗CEA抗体	4.0以下	0.5〜60	アマシャム
ケミルミネセンスイムノアッセイ(CLIA)					
	サンドイッチ法(鉄微粒子)	アクリジニウムエステル抗CEA抗体(ポリクローナル、モノクローナル)	4.3以下	0〜100	カイロン
ケミルミネセンスエンザイムイムノアッセイ(CLEIA)					
	2ステップサンドイッチ法(フェライト粒子)	アルカリフォスファターゼ抗CEA抗体(モノクローナル)、化学発光基質	5.12以下	0.1〜200	富士レビオ

あり、RIA、EIA のほか、最近では化学発光により検出する CLIA、CLEIA も導入されている(表3)。現在、各測定法に基づいた CEA 測定用キットが数多く存在するが、キットにより基準値(カットオフ値)が異なったり、キット間での測定値の正確な比較換算が難しいため、各症例の治療・再発のモニタリングには同一キットを用いるよう留意する必要がある。CEA は分子量が約 18 万で、糖を 50～60% 含む糖蛋白である。従来より、CEA 抗血清と交差反応する多くの CEA 関連抗原が知られているが、モノクローナル抗体を用いることにより、これらとの反応性を軽減することが可能となっている。

異常値の解釈

表 4 に血中 CEA 値が上昇する状態および疾患をまとめた。

1. 癌以外で上昇する場合

血中 CEA の異常値を認めた場合、念頭におかなければならないのは、①基礎(良性)疾患の有無、②喫煙習慣、③年齢、などの偽陽性を示す場合である。しかし、いずれも癌に比べ、その上昇は軽度であることが多い。2.5～5 ng/ml(以下、測定値は濾紙サンドイッチ法による)の上昇が、肝硬変、慢性肝炎、胃潰瘍などの良性疾患で 20～60% に、長期喫煙者で約 40% にみられるが、5 ng/ml 以上になることはいずれも 10% 以下と稀である。年齢では、中高年層での上昇が 1～2 割にみられるものの、多くは 5 ng/ml 以下に留まる。ほかの測定法でも、目安としてカットオフ値の 2 倍の値までは良性疾患などによる上昇の可能性を考慮する。

CEA は、その名の由来の如く、発見当初(1965 年、Gold ら)、ヒト大腸癌および胎児消化管に特異的に存在する癌胎児性蛋白と考えられていたが、その後、成人正常組織でも産生され、血中にも微量ながら存在することがわかっている。炎症性疾患や喫煙者での上昇は、これを反映しているものと考えられる。血中 CEA の性別による陽性率の差や日差変動はほとんどない。

2. 癌における異常値

偽陽性の可能性が低ければ、臨床所見から疑った病変は進行癌である確率が非常に高い。但し、CEA の腫瘍スペクトルは広い(臓器特異性が低い)ため、CEA 値が比較的高い場合には、転移巣はもとより CEA を産生し得る他臓器癌の存在にも注意を払う必要がある。癌の組織型では腺癌での陽性率が高いが、扁平上皮癌などでも上昇する。以下、CEA 高値を示す癌とその陽性率について述べる。

a) 消化器癌

大腸癌をはじめ膵癌、胆道癌、胃癌で陽性率(50～80%)が高く、食道癌、肝

表 4. 血中 CEA 値の疾患別陽性率(%)

測定法	濾紙サンドイッチ法・RIA(ダイナボット)			ビーズサンドイッチ法・RIA(第一 RI)	ウェルサンドイッチ法・RIMA(アマシャム)
血中 CEA 値(ng/ml)	2.5〜	5〜	10〜	2.5〜	4〜
健常人	5.6	2	0	4.6	2.4
長期喫煙者	38	6	0		30
良性疾患	24	3.6	0		9.5
肝硬変	48	10	0	58	27
慢性肝炎	28	5	0	16	0
閉塞性黄疸	27	0	0		
膵炎					18
胃潰瘍	26	4	0		0
悪性疾患(癌)	48	24		64	
転移性肝癌	87		43		
結腸・直腸癌	67		18	67	74
膵癌	66		13	73	77
胆道癌	53		13		42
胃癌	48		13	75	56
肝癌	43		4	55	
食道癌	37		6.7	82	42
肺癌	63		20	58	78
乳癌	38		7.2	47	
子宮癌	43		3		50
悪性卵巣腫瘍	32		12		
甲状腺癌	34		20		
尿路系癌	36		2.6		

癌でも上昇する。大腸癌や胃癌では、進行度に伴い陽性率と異常値のレベルはともに上昇し、特に肝転移例では高値を示すことが多い。癌診断における CEA の腫瘍マーカーとしての大きな価値は転移性肝癌の診断にある。転移性肝癌の約 40% は、10〜100 ng/ml と著増し、原発性肝癌に比べ明らかに高値を示す。AFP や PIVKA-II を測定することで両者の鑑別診断はさらに確かなものとなる(但し、AFP 産生胃癌には要注意)。このことは、CEA 分子の生物学的機能が癌の血行性転移に関与している可能性を強く示唆させる傍証にもなっている。なお、胃癌での陽性率が大腸癌ほど高くないのは、胃癌の約

半数を占める未分化型癌の陽性率が低い(約30%)ことによる。

b) その他の癌

肺癌でも比較的陽性率は高い。主な4つの組織型の中で、やはり腺癌で50〜70%と高いが、他の組織型でも40〜60%の陽性率を示す。肺癌におけるCEA上昇の特徴は、他の癌に比べ割合早期からみられることである。また、小さい原発巣でも異常高値の場合は転移巣の存在を疑う。

ほかに、乳癌で40〜50%、婦人科系腫瘍では、子宮頸癌や卵巣粘液(ムチン)性嚢胞腺癌で30〜40%の陽性率となる。甲状腺髄様癌では10 ng/ml以上に上昇することが多い。泌尿器系腫瘍では、腎癌、精巣腫瘍で陽性となる。

c) 治療効果・再発のモニタリング

CEA陽性例において、CEAのモニタリングは各種治療の効果判定の指標として非常に有用である。手術により根治切除された場合、血中CEA値は1〜2週後には急速に低下する(半減期3〜5日)。一方、CEA値が陰性化しないとき、それは潜在性転移巣を含め癌の遺残を意味する。また、化学療法が有効であればCEA値は低下し、その低下率が腫瘍の縮小率とよく相関することから、CEAは治療効果の客観的評価を可能にする。

治療でCEA値が陰性化したならば、以後定期的にモニターし癌再発の発見に努める。術前CEA陽性例は、再発時にCEA陽性となる確率が極めて高く、特に大腸癌、分化型胃癌の術後肝再発の検出には、画像検査とともに本マーカーの追跡が不可欠といえよう。但し、化学療法後のフォローアップには、腫瘍細胞の不均一性の存在に注意を要する。すなわち、治療による修飾のため、その後の癌進展過程で、時にCEA非産生細胞の台頭がみられることがあり、このような場合には当然マーカーとしての価値は低下する。ほかの有用なマーカーをあらかじめ用意しておく必要がある。

d) 血液以外の検体における異常

乳癌における異常な乳頭分泌物中のCEA高値は診断的価値がある。ほかに膵癌での膵液、尿路系癌での尿、癌性腹水・胸水などが診断の補助に有用なことがある。

採取・保存の注意

CEAは血清中で安定であり、測定までの日数を要しなければ血清の冷蔵保存でよい。凍結保存により長期間抗原性は失活しない。

保険上の注意

癌診断の補助を目的にほかの腫瘍マーカーと組み合わせる場合、項目数による保険点数の制約に注意する(2項目400点、3項目500点、4項目以上590

点)。モニタリングには、1回/月の測定が認められる(悪性腫瘍特異物質治療管理料として1項目のときは450点、2項目以上のときは500点の算定となる)。

(日野田裕治、今井浩三)

5 CA 19-9

検査の目的

今日、保険適応とされている腫瘍マーカーは30種類以上に及び、日常診療において癌のスクリーニング、治療効果、再発診断に利用されている。腫瘍マーカーには癌特異性の高いものから低いものまで、また癌における出現頻度の高いものから低いものまで種々存在し、前者は通常特異度、後者は感度と呼ばれている。癌診断における腫瘍マーカーはこの2点が非常に重要であるが、病状経過のモニタリングあるいは予後の指標としては特異度が低くても支障はない。CA 19-9(carbohydrate antigen 19-9)は主として消化器系の悪性腫瘍のスクリーニング、モニタリングに使用されているが、臓器特異性は決して高くない。

測定法と基準値

腫瘍マーカーの測定が一般の臨床検査として定着した背景には測定法の進歩による簡易化とそれに伴う自動化測定器の開発が大きく寄与している。血清CA 19-9濃度の測定にはradioimmunoassay(RIA)もしくはenzyme immunoassay(EIA)が用いられ、後者が主流である。健常者におけるカットオフ値は37 U/mlで、日内変動、日差変動や食事の影響はないとされている。

> 基準値
> カットオフ値：37 U/ml

異常値の解釈

CA 19-9は、1978年KoprowskiらがヒトS大腸癌培養細胞 SW 1116をマウスに免疫し、得られたモノクローナル抗体NS 19-9により認識されるガングリオシドである。NS 19-9が認識する抗原決定基の糖鎖構造は、非還元型糖鎖端末にシアル酸(NeuNAc)をもち、I型糖鎖、すなわちガラクトース(Gal)とN-アセチルグルコサミン(GlcNAc)の繰り返し構造(3 Galβ1→3 GlcNAcβ1)を基本骨格とするラクト-n-フコペンタオースである(図49)。そしてこれは、ルイスa(Le^a)の抗原決定基糖鎖をシアル化した2→3シアリルLe^{a}と呼ぶ構造であり、血中では分子量500万以上の巨大なシアロムチンとして存在している。シアリルLe^{a}の抗原決定基を有していることのみがCA 19-9である条件であり、その分子の大きさなどの条件は定まっていない。同様にI型糖鎖を抗原決定基の基本とする腫瘍マーカーとして分類されるものにCA-50、DUPAN-2、FH 7、Span-1、NCC-ST-272、KM 01などがあ

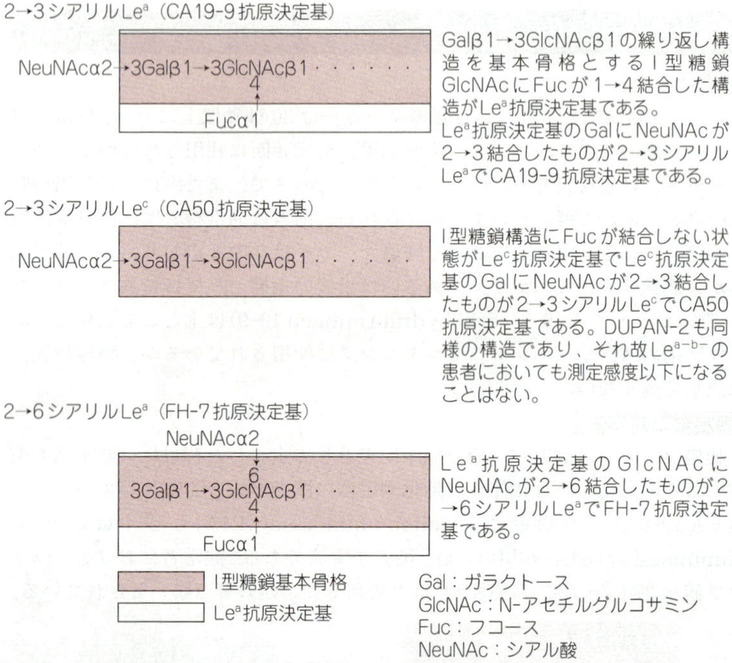

2→3シアリルLe^a（CA19-9抗原決定基）

NeuNAcα2→3Galβ1→3GlcNAcβ1・・・・・・
　　　　　　　　　　4
　　　　　　　　Fucα1

Galβ1→3GlcNAcβ1の繰り返し構造を基本骨格とするI型糖鎖GlcNAcにFucが1→4結合した構造がLe^a抗原決定基である。
Le^a抗原決定基のGalにNeuNAcが2→3結合したものが2→3シアリルLe^aでCA19-9抗原決定基である。

2→3シアリルLe^c（CA50抗原決定基）

NeuNAcα2→3Galβ1→3GlcNAcβ1・・・・・・

I型糖鎖構造にFucが結合しない状態がLe^c抗原決定基でLe^c抗原決定基のGalにNeuNAcが2→3結合したものが2→3シアリルLe^cでCA50抗原決定基である。DUPAN-2も同様の構造であり、それ故Le^(a-b-)の患者においても測定感度以下になることはない。

2→6シアリルLe^a（FH-7抗原決定基）

　　　　　　　NeuNAcα2
　　　　　　　　　　6
　3Galβ1→3GlcNAcβ1・・・・・・
　　　　　　　　4
　　　　　　Fucα1

Le^a抗原決定基のGlcNAcにNeuNAcが2→6結合したものが2→6シアリルLe^aでFH-7抗原決定基である。

■ I型糖鎖基本骨格
□ Le^a抗原決定基

Gal：ガラクトース
GlcNAc：N-アセチルグルコサミン
Fuc：フコース
NeuNAc：シアル酸

図49. Lewis式血液型抗原とI型糖鎖抗原に属する腫瘍マーカーの抗原決定基の糖鎖構造

るが、これらの抗原決定基の違いは、NeuAc、あるいはフコース（Fuc）の結合の有無、あるいは結合位置など僅かである（図49）。これらの抗原はそれぞれの測定系において僅かに異なる決定基で区別され、基本的には交差反応がみられないが、種々の癌でこれらの抗原の陽性パターンには類似性がみられ、ほぼ同様の臨床的意義が認められている。

CA 19-9の異常を認める疾患・病態を表5に示す。もともと大腸癌から作製されたモノクローナル抗体であるが、陽性率は膵癌で80〜90％と最も高い。しかしStage III、IV期の進行癌症例が多く、腫瘍が2cm以下のT1症例の陽性率は20％以下でスクリーニングとしての有用性は乏しいのが現状である。胆道系の癌で70〜80％、肝癌・大腸癌・胃癌などでも10〜40％の陽性率である。また消化器癌以外にも肺癌・前立腺癌・卵巣癌などでも上昇が認

表5. CA 19-9の異常を認める疾患・病態

	悪性疾患	良性疾患・病態	
上昇	膵癌 胆管癌 胆嚢癌 肝細胞癌 大腸癌 胃癌 肺癌 卵巣癌 子宮内膜癌 睾丸腫瘍 前立腺癌	炎症や正常組織の増殖による上昇 分泌障害による上昇 （閉塞性黄疸などを生じる病態） 代謝経路の障害による上昇	急性・慢性膵炎 膵嚢胞 胆管炎 気管支嚢胞 気管支拡張症 間質性肺炎・肺線維症 卵巣嚢腫 子宮内膜症 妊娠 慢性リウマチ SLE PSS 総胆管結石 乳頭炎 気管支炎 慢性肝炎・肝硬変 糖尿病 慢性腎不全 透析
測定感度以下		Lewis血液型陰性患者	

められることがある。高値を認めた場合には、腹部エコー、CTなどの画像診断、内視鏡検査、血液学的検査、他の腫瘍マーカー測定などを行い癌の発見に努めるべきである。

近年2→3シアリルLe^{a}抗原が、血管内皮細胞に発現される細胞接着分子であるE-セクレチンのリガンドであることが判明し、糖鎖とE-セクレチンを介した細胞接着は、血流中に出た癌細胞と、血管内皮細胞との接着の過程に関与していると考えられている[1]。実際これらの糖鎖を強く発現する癌細胞をもつ患者の予後が有意に不良であることを示す報告が胃癌、大腸癌でなされており、CA 19-9が予後の予測マーカーともなり得ると考えられる。

CA 19-9はLewis血液型抗原にシアル酸結合した構造になっているため、日本人の5～10%を占めるLewis血液型陰性患者(Le^{a-b-})では、常に測定感度以下となり腫瘍マーカーとして使用できない。しかし膵胆道系の癌での陽性率はCA 19-9に劣るものの、2→3シアリルLe^{c}抗原(図49)を認識するCA 50、DUPAN-2を利用するとLe^{a-b-}の患者でも腫瘍マーカとして使用可能である。

CA 19-9の対応抗原は分化抗原であり、非癌組織でも産生されるため良性疾患で偽陽性を示すことがある。その原因は、①炎症や正常組織の増殖による上昇、②分泌障害による上昇、③代謝経路障害による上昇、と考えられて

いる[2]。肝胆膵良性疾患において約 10～40% の偽陽性率を呈する。一般に良性疾患では、腫瘍マーカーの上昇は軽度に留まることが多いが、胆石胆嚢炎・閉塞性黄疸・肺の炎症性疾患・良性婦人科疾患などにおける高度上昇はしばしば経験される。閉塞性黄疸患者の CA 19-9 上昇は必ずしも腫瘍の進展度を示すものではなく、悪性腫瘍例においても、減黄後正常域近くまで低下することがあり、腫瘍の進行度把握には減黄後の測定が望まれる。肝炎、肝硬変患者における偽陽性の出現は肝細胞膜における糖蛋白抗原受容体の減少に基づく糖蛋白抗原摂取率低下により血中濃度が上昇しやすいことが主因とされている。良性疾患患者において CA 19-9 より高値を示すと考えられている FH-7 は 2→6 シアリル Le^a 抗原（図 49）を認識するモノクローナル抗体である。これは 2→3 シアリル Le^a 抗原が比較的未熟な性質を示す細胞で産生されるのに対して、2→6 シアリル Le^a 抗原が成熟した細胞で活発に産生されることにより CA 19-9 より高値を示す。正常膵組織には 2→6 シアリル Le^a 抗原が 2→3 シアリル Le^a 抗原よりも多量に含まれるため、膵炎などでは 2→6 シアリル Le^a 抗原が高率に増加し、高濃度に出現するため FH-7 は高値となる。これに対し膵癌の癌細胞では逆に 2→6 シアリル Le^a 抗原は少量のため FH-7 は低値となる。これを利用することで良性疾患の偽陽性の判定がある程度可能と考えられている。しかし、残念ながら現行の保険制度での算定は認められていない。

採取・保存の注意

検体は室温で 1 日、4℃ で 1 週間、-20℃ で長期保存が可能である。

保険上の注意

腫瘍マーカーは、患者への侵襲が少なく、しかも多数の検体を迅速に簡便に処理できるので、癌のスクリーニング法として理想的な条件を備えている。有効に活用するためには、感受性や特異性が高いだけでなく、その由来臓器を同定できることが理想である。しかし CA 19-9 を含め多くの腫瘍マーカーは満足のいく結果が得られていないのが現状である。このような場合には、保険診療の範囲内で適切な組み合わせを選び、由来臓器の絞り込みが必要である。現行の保険診療制度では、初回検査時に 4 項目まで点数加算ができるので、その範囲内で臓器特異性の高い腫瘍マーカーと、臓器特異性は乏しいが、かなり多くの種類の癌で陽性を示すマーカーを組み合わせることが診断効率および cost-benefit が高くなり理想的である。その際には物理化学的性格が近似しているもの、急性相反応物質のように血中への出現機序が同じものの組み合わせ、例えば I 型糖鎖を抗原決定基の基本とする腫瘍マーカーで

ある CA 19-9 と CA 50 の同時測定などは避けるべきである。

　CA 19-9 は各種消化器癌の治療後モニタリングとしての有用性が報告されている。保険では悪性腫瘍管理料として1カ月に1回、1～2項目の腫瘍マーカーの測定が可能である(悪性腫瘍特異物質治療管理料として、精密測定2項目以上は500点算定できる)。再発時には陽性を示すマーカーが異なることも留意して項目を選択するべきである。測定間隔としては、週1回や2週に1回の測定が本来望まれるが、現行の保険制度ではマーカーの半減期の長さにかかわらず月1回しか悪性腫瘍管理料は算定されない。

(今井浩三、日野田裕治、金戸宏行)

【文献】
1) Takada A, Ohmori K, Yoneda T, et al : Contribution of carbohydrate antigens sialyl Lewis A and sialyl Lewis X to adhension of human cancer cells to vascular endothelium. Cancer Res 53 : 354-361, 1993.
2) Ito S, Gejyo F : Elevation of serum CA 19-9 levels in benign diseases. Intern Med 38 : 887-891, 1999.

6 CA 125

検査の目的

①卵巣癌および子宮体癌の補助的診断、また治療効果、再発、再燃をモニターするためのフォローアップ・マーカーとして測定される。

②子宮内膜症の補助診断に用いる。また治療効果判定のためにもモニタリングする。

測定法と基準値

血清検体を用いて測定する。CA 125 はコア蛋白抗原であり、モノクローナル抗体 OC 125 とモノクローナル抗体 M 11 とによるサンドイッチ・アッセイにより測定する。コア蛋白抗原としてはほかに CA 602、CA 130 があるが、これらを同時測定する意義は乏しい。

基準値：35 U/ml 以下

閉経後もしくは内性器の摘出を受けた女性ではさらに低値を示すことに留意する。また月経中、妊娠中には血清中の CA 125 値は上昇し、ほかに器質的疾患を伴わずに基準値を逸脱しうる。

異常値の解釈

①卵巣腫瘍が存在し、血清中 CA 125 が高値のとき、卵巣悪性腫瘍、特に上皮性卵巣悪性腫瘍の可能性を考慮する必要がある。特に 1,000 U/ml を超える異常高値では悪性腫瘍の存在が懸念される。卵巣癌全体における CA 125 の陽性率はおよそ 80％ 程度とされている。しかしながら、卵巣チョコレート嚢胞などの子宮内膜症による病変や良性卵巣腫瘍においても約 50％ が基準値を超える高値を示す。したがって、悪性卵巣腫瘍に対する感度は十分に高いものの、特異度が劣るので CA 125 の測定結果のみで卵巣腫瘍の良・悪性の鑑別に用いることはできない。画像診断上、時に悪性卵巣腫瘍との鑑別に苦慮することがある卵巣チョコレート嚢胞に対しては、卵巣癌に対する特異度の高い GAT（癌関連ガラクトース転移酵素）の測定などを併用することを薦める。また上皮性卵巣悪性腫瘍の中でも粘液性嚢胞腺癌に対する CA 125 の陽性率は比較的低いとされているので、表層上皮性悪性腫瘍を念頭におくときには、粘液性嚢胞腺癌に対する陽性率が比較的高く CA 125 とは相関を示さない CA 546 など、CA 125 に対して相補的な性質をもつ腫瘍マーカーを同時測定し取りこぼしを可及的に少なくするよう配慮する。

②卵巣悪性腫瘍において治療前に CA 125 が高値であり、手術・化学療法などの治療によって一旦基準値以下（カットオフ値以下）となった CA 125 が再

度高値となる場合には再発・再燃の可能性を念頭におき、積極的に検索を行うべきである。この場合、CA 125 が陽性となってから画像的に病変が捉え得るまでには time lag が存在する場合が少なくないので、病巣検索を継続的に行い早期治療の時期を逸してはならない。また治療後の症例では、たとえ基準値の範囲内であっても2～3回以上連続して CA 125 が上昇した場合には、再発・再燃が始まっている可能性がある。

③子宮体癌の 20～30% の症例で CA 125 の上昇の報告がある。治療前に CA 125 が陽性の子宮体癌症例では、卵巣悪性腫瘍同様にモニタリング・マーカーとして活用できる。

④子宮内膜症の約 50%～80% に陽性と報告されている。前述のように CA 125 では子宮内膜症と卵巣悪性腫瘍、子宮体癌との鑑別は困難であることから、子宮内膜症を疑う症例で CA 125 が高値を示す場合には、画像診断やほかの腫瘍マーカーの併用、場合によっては摘出による病理学的診断などを駆使して、悪性疾患の存在を可及的に否定しておくことが肝要である。子宮内膜症における CA 125 陽性例では、偽閉経療法などの効果を判定する際の目安となる。

⑤膵臓癌の約 50% に陽性とされる。

⑥そのほか、腹膜・胸膜などの非特異的刺激で上昇しうるので、肝硬変や各種腹膜炎による腹水貯留、胸膜炎の存在、妊娠、月経周期の影響で異常値を示しうる。

採取・保存の注意

月経期間中に採血が行われると比較的高値を示す。また妊婦血清中においても高値を示すことから、月経歴等を十分に問診した後に採取時期を決定すべきである。妊娠合併卵巣腫瘍の良・悪性の鑑別にはことのほか適さない。

保険上の注意

健康保険上の適応症は卵巣悪性腫瘍、子宮癌、膵臓癌で、診断までに1回の測定とその後の follow up に際しては同一暦月につき1回の測定が認められている。その場合、悪性腫瘍特異物質治療管理料として 360 点、他の項目も含め2項目以上のときは 400 点を算定できる(但し初回月加算は 150 点)。また CA 125 の測定を子宮内膜症の検査および治療効果判定のために行った場合には、悪性腫瘍特異物質治療管理料を算定中の患者であっても、別に算定することができる。但し、治療前後各1回を限度とし、CA 125、CA 130、CA 602 の2項目ないし3項目を併せ行った場合には主たるもの1つに限り算定するとされている。

(青木大輔、斉藤英子、野澤志朗)

7 CA 15-3

検査の目的

①乳癌の腫瘍マーカーの1つ。主に再発、遠隔転移の検索に有用とされている。

②子宮体癌の20～30%に陽性で、偽陽性が少なく治療効果判定モニターとして有効とされている。

測定法と基準値

血清検体を測定する。測定は115 D 8(固相化抗体)とDF 3(標識抗体)とによるサンドイッチ・アッセイによる。RIAとEIAとがある。

> 基準値：25～30 U/ml以下(各施設ごとに基準値が設けられているのが実情)

血清CA 15-3値は個体における変動が判定に対して無視できない場合があるので、各個人個人の基準値や変動幅を把握しておく必要がある。

異常値の解釈

1. 乳癌の遠隔転移、再発

乳癌のⅢ期で19%、Ⅳ期で38%、再発乳癌で54%が陽性との報告がある。再発乳癌の早期発見は本マーカーの最も得意とするところであり、血清中のCA 15-3上昇は画像的診断に2～3カ月先行する場合が多い。内臓転移や骨転移で陽性を示すことが多く、逆に局所・リンパ節転移では陽性率が低いとされている。また乳癌におけるCA 15-3の感度は必ずしも高くなく、これを補う目的で血清中CEAを測定することがある。

偽陽性例としては肝疾患による女性化乳房が知られ、良性疾患での偽陽性率は1%以下とされている。

2. 子宮体癌

子宮体癌症例における血清中CA 15-3の陽性率は20～30%程度と報告されている。CA 15-3は進行期との間に相関を認め、筋層浸潤が深いほど、また分化度が低いほど陽性率が高く、リンパ節転移例に陽性率が高いという報告から、予後因子との関連が深く、本マーカーの動向は治療効果や腫瘍の動向を示すと評価されている。また、CA 125などと組み合わせてコンビネーション・アッセイを行うことにより、子宮体癌における陽性率は50%程度になるとの報告がある。

採取・保存の注意
血清採取、凍結保存のこと。

保険上の注意
乳癌、子宮癌に保険適応がある。これらの悪性腫瘍であると既に確定診断がされた患者について、悪性腫瘍特異物質治療管理料として月1回に限り360点、2項目以上の場合には400点を算定する（但し初回月加算は150点）。

〔青木大輔、斉藤英子、野澤志朗〕

8 SCC抗原

検査の目的

SCC(squamous cell carcinoma)抗原は、1977年加藤ら(Cancer 40：1621, 1977)によって子宮頸癌より抽出精製された分子量45kDの扁平上皮細胞関連の蛋白質であり、等電点電気泳動により14の亜分画に分かれる。これらはpH 6.25以上の中性分画とそれ以下の酸性分画に大別される。中性分画は正常扁平上皮細胞および悪性扁平上皮細胞に存在する。酸性分画は悪性扁平上皮細胞に存在し、細胞膜透過性が高い。血中SCC抗原は悪性細胞増殖に伴う産生増加と、酸性分画の膜易透過性により濾出したものといわれている。

血中SCC抗原が異常となるのは、子宮頸癌をはじめ、肺癌、食道癌、皮膚癌、膀胱癌、肛門癌、頭頸部癌など各臓器の扁平上皮癌であり、これらの癌の腫瘍マーカーとして診断補助、治療効果判定、経過観察に利用される。特に肺扁平上皮癌を対象とした利用頻度が高い。

また、乾癬、紅斑などの皮膚疾患でも血中濃度が上昇することがある。このことは腫瘍マーカーとしての意義を下げることであるが、癌が否定される場合はこれら皮膚疾患の病状管理にも利用し得ると考える。しかし、本抗原は腫瘍マーカーとして保険収載されている項目であり、その制限がある。

測定法と基準値

測定にはモノクローナル抗体を用いたRIA(IRMA、免疫放射定量測定法)またはEIAによる測定キットが同一メーカーより供給されている。EIAのキットは自動分析器専用試薬である。

筆者らの検討では両キットによる測定値の相関関係は、相関係数0.99、回帰式 $y=0.96x+0.12$ (y：EIA、x：IRMA)と高い相関関係を示し、測定値もほぼ1：1に対応していた。したがって通常のSCC抗原値の解釈に測定法を考慮することは不要と考える。

健常成人の血中SCC抗原は対数正規分布を示し0.1〜2.8 ng/ml に分布していた。その値に年齢、性差、妊娠や月経周期の影響は認められていない。喫煙については、影響なしとの報告と、影響ありとの報告がある。影響ありとする報告では喫煙群が0.1〜0.2 ng/ml 高値を取るとしている。

新生児では出生直後に6〜8 ng/ml の高値を示し、生後約2年間は2〜3 ng/ml 程度の値を示すとの報告がある。

血清SCC抗原の基準値を筆者らは2.0 ng/ml としているが、1.5〜2.0

ng/ml で設定する報告が多い。メーカーが参考正常値として提供している値は、RIA、EIA とも 1.5 ng/ml である。

異常値の解釈

図50 に筆者らが検討した IRMA キットによる主な疾患の血清 SCC 抗原値の分布を示した。また表6 に報告されている各種疾患の陽性率をまとめた。

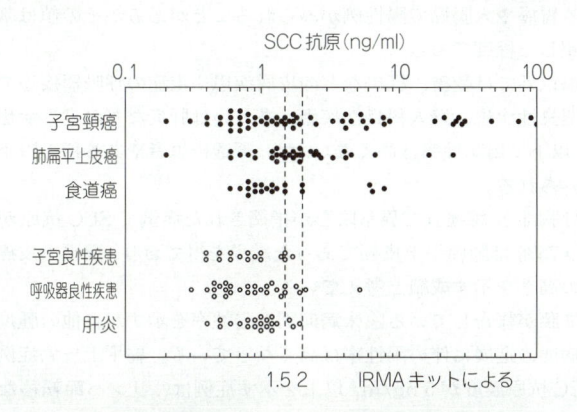

図50. 各種疾患における血清 SCC 抗原値の分布

表6. SCC 抗原陽性となる主な疾患（その陽性率）

高い陽性率を示す癌（扁平上皮癌）
子宮頸癌　　　　　　50%
外陰部・膣癌　　　　40%
肺扁平上皮癌　　　　40〜60%
食道癌　　　　　　　40%
頭頸部癌　　　　　　59%
皮膚癌　　　　　　　80%
時に上昇がみられる癌
肛門部扁平上皮癌
尿路系腫瘍
卵巣癌あるいは子宮体癌（扁平上皮成分混在の場合）
その他の癌（扁平上皮癌以外の組織型の癌）（いずれも 10％以下）
肺癌（腺癌、大細胞癌）
胃癌、大腸癌
良性疾患（いずれも 10％以下）
乾癬、紅斑などの皮膚疾患
重症呼吸器疾患
肝炎
腎不全

陽性率の高い疾患は子宮頸癌、外陰部・膣癌、肺扁平上皮癌、食道癌、頭頸部癌、皮膚癌などである。また肛門部癌、ある種の尿路系腫瘍、あるいは卵巣癌や子宮体部癌などでも、扁平上皮癌成分が混在する場合には血中 SCC 抗原が増加することがあり、結果的に陽性率は約 10% となっている。

扁平上皮癌以外の癌、すなわち、肺腺癌や肺大細胞癌、あるいは大部分が腺癌である胃癌や大腸癌で陽性例がみられることがあるがその値は基準値をわずかに超した程度である。

悪性腫瘍以外では乾癬、紅斑などの皮膚疾患や重症の呼吸器疾患で上昇する。呼吸器良性疾患、婦人科良性疾患、あるいは肝炎などの良性疾患の陽性率は 10% 以下で偽陽性率は高くない。なお腎透析患者やある種の腎不全患者で上昇がみられる。

筆者らは胸部 X 線検査で異常陰影が指摘された症例で SCC 抗原が陽性の場合、その 75% は肺扁平上皮癌であった結果を得ており、扁平上皮癌に対する特異性の高さを示す成績と考えている。

表 7 に加藤が報告している臨床病期別の陽性率を示すが、他の腫瘍マーカーと同様病態の進展に伴い陽性率は高くなっている。扁平上皮癌症例で治療前血清 SCC 抗原濃度が 5 ng/ml 以上を示す症例は、リンパ節転移など病態が進展していることが多く、また予後も不良との成績がある。

したがって、血中 SCC 抗原濃度が高値の場合、偽陽性率は高くないものの悪性腫瘍以外での陽性、あるいは、後述する測定上で起こり得る偽陽性反応を考慮しながら扁平上皮癌の検索を進める。胸部 X 線異常を伴う場合は肺扁平上皮癌を疑い、5 ng/ml 以上なら進行癌である可能性の高いことを念頭におくべきである。

SCC 抗原の血中半減期は約 2 時間と短く、子宮頸癌の完全摘除例では少なくとも 3 日目には基準値以下に低下することが明らかとなっている。また、放射線療法や化学治療が有効な場合、放射線療法なら 30 Gy 照射後、化学療法なら 2 クール後には基準値以下に低下すると報告されている。治療前後の

表7. 各種扁平上皮癌における臨床病期別の血中 SCC 抗原陽性率

	0	I	II	III	IV	再発
子宮頸癌	17.7	32.9	65.6	86.5	92.2	87.0
肺癌	—	31.8	43.2	63.1	56.7	75.0
食道癌	—	0	20.0	43.3	50.0	82.4
頭頸部癌	—	16.3	28.1	40.2	54.5	80.0

(加藤 紘:SCC 抗原. 腫瘍マーカー臨床マニュアル, 大倉久直, ほか(編), p 154, 医学書院, 東京, 1999 より引用)

表 8. 血清検体汚染による SCC 抗原測定値への影響

| サンプル | 基準値 | 汚染後測定値 ||||||
| | | フケ混入 ||| 唾液混入 |||
		O	M	S	O	M	T
M	0.4	31.2	83.2	>150	7.7	22.6	22.2
N	0.9	31.3	>150	>150	7.3	20.2	20.6
O	1.0	58.5	132.4	>150	7.3	23.5	20.4
P	1.1	>150	>150	139.0	6.9	23.0	17.7
Q	0.7	123.5	>150	>150	7.3	19.6	21.0

単位：ng/ml
汚染物質混入方法：フケは血清 500 μl に極微量添加
　　　　　　　　唾液は血清 500 μl に 10 μl 添加
M〜T のアルファベットは血清、汚染物質の提供者を表す。

血中 SCC 抗原の推移をみることは治療効果評価に有用となる。

採取・保存上の注意

　SCC 抗原は正常扁平上皮はもとより、唾液あるいは汗に多量に含まれている。表 8 に筆者らが行った血清への唾液、フケ混入実験の成績を示す。汚染物資、特に唾液中の SCC 抗原量には個人差がみられるものの、わずかな混入が測定結果に大きく影響することを示している。採血、血清分離、測定の過程でこれらの混入を避ける必要がある。臨床所見からは想像できない異常高値をみたときは、新たな検体で再検する方が安全である。

保険上の注意

　保険上の扱いは腫瘍マーカーとしての制限以外に注意点はない。

（桑原正喜）

9 NSE

検査の目的

エノラーゼ(2-pospho-D-glycerate hydrolyase；EC.4.2.1.11)は細胞質に存在する分子量約10万の可溶性蛋白質で、嫌気的解糖系の酵素である。この酵素は3種類のサブユニット α、β、γ からなる2量体構造であり、$\alpha\alpha$、$\alpha\beta$、$\beta\beta$、$\alpha\gamma$、$\gamma\gamma$ の5種類のアイソザイムが確認されている。このうち γ サブユニットは主に神経細胞および神経内分泌細胞に分布するため、$\alpha\gamma$、$\gamma\gamma$ 型のアイソザイムは神経特異性エノラーゼ(Neuron-Specific Enolase)、すなわちNSEと呼ばれる。

NSEは中枢または末梢の神経組織および神経内分泌細胞に特異的に存在し、その細胞由来の腫瘍における有用な腫瘍マーカーとなる。すなわち神経芽細胞腫、インスリノーマ、甲状腺髄様癌などで上昇する。また神経内分泌腫瘍的性格を有する肺小細胞癌、食道小細胞癌、膵小細胞癌、および、乳癌や胃癌などにみられる髄様癌でも上昇する。

したがって、これら腫瘍の診断補助、治療効果判定、経過観察、再発の予知などのマーカーとして利用される。特に肺非小細胞癌との鑑別を含めた肺小細胞癌の腫瘍マーカーとしての利用頻度が高い。

測定法と基準値

血清NSEの測定にはEIA、RIAなどがあり、表9に現在供給されている測定キットを示す。また、各測定キットの基準値としてメーカー提供の参考正常値を示した。

筆者らはEIAキット(EIA NSE「アマノ」P)を用いて健常人の血清NSEを測定した結果、健常成人の血清NSE値は正規分布を示し正常上限は5 ng/ml であった。また、健常小児のそれは成人より若干高めの7 ng/ml であった。

NSEは前述の如く神経内分泌腫瘍やその類似性格を示す腫瘍に大量に存在するが、それ以外でも少量存在し、基準範囲をわずかに超えることがしばしば認められる。したがって、EIAキットを使用する場合の基準値の設定は、NSEを特徴的なマーカーとして利用するならば10 ng/ml、健常人との分別を目的とするならば5 ng/ml とすべきと考えている。また、RIAとEIAの相関関係はキットによっても多少異なるがRIAが1.3〜1.5倍高めの値を取ることから、RIAを用いた場合の基準値はやや高めに設定すべきである。

表9. 国内で供給されているNSE測定キットとその参考基準値

原理	キット品	製造会社	参考基準値
RIA	Abビーズ NSE 栄研	栄研化学	10 ng/ml 以下
	エルザ・NSE・キット	シーアイエスバイオインターナショナル社	12 ng/ml 以下
	プロリフィゲン NSE キット "第一"	ABサンテックスメディカル	10 ng/ml 以下
	NSE 栄研	栄研化学	5.3〜12.5 ng/ml
EIA	グラザイム(N)NSE *OLYDAS 専用試薬	三洋化成	1.1〜2.9 ng/ml
FIA	クリプター NSE *KRYPTOR システム専用試薬	シーアイエスバイオインターナショナル社	12.5 ng/ml
CLIA	スフィアライト NSE *SphereLight 専用試薬	三洋化成	1.1〜2.9 ng/ml
ECLIA	エクルーシス NSE *ECLusys 2010 専用試薬	ロッシュ・ダイアグノスティックス	16.3 ng/ml 以下

表10. 血清NSEが上昇する疾患

1. 神経内分泌腫瘍
   神経芽細胞腫、インスリノーマ、甲状腺髄様癌など
2. 神経内分泌腫瘍的性格を有する癌
   肺小細胞癌、食道小細胞癌、膵小細胞癌、前立腺小細胞癌など
   乳癌や胃癌の髄様癌
3. 時に高値を示す癌
   腎癌、肺非小細胞癌、胚細胞癌など

異常値の解釈

血清NSEが異常値を呈する疾患を表10に示したが、ほとんどは神経内分泌腫瘍かその性格を有する上皮性腫瘍である。神経芽細胞腫の場合、小児においては70〜80%の陽性率である。神経内分泌腫瘍的性格を示す癌には、肺小細胞癌、食道小細胞癌、前立腺小細胞癌などが知られている。図51、52に筆者らが検討した各種疾患および肺癌における血清NSE値の分布を示した。

このうち肺小細胞癌では60〜70%の陽性率が報告されており、特に進行群では100〜200 ng/mlの値を示し、70〜80%の陽性率となる。

肺非小細胞癌にも神経内分泌腫瘍的性格を有するものがあり、そのため陽性を示すことがある。その陽性率は約10〜20%である(表11)。また、非癌疾患での陽性率は極めて低い。

したがって、血清NSEが高値の場合、後述する溶血による偽陽性反応を考

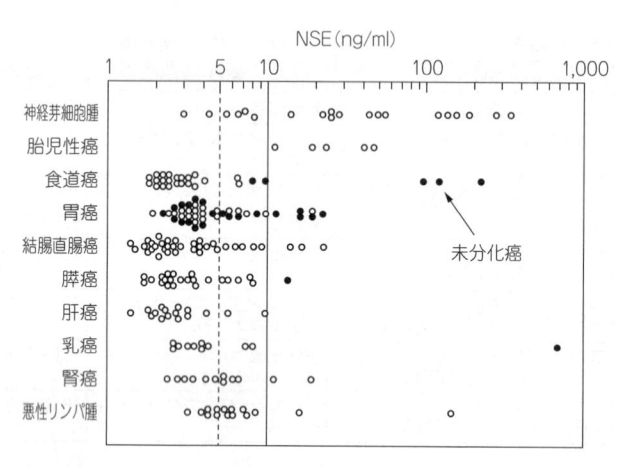

図51. 各種腫瘍疾患における血清 NSE 値

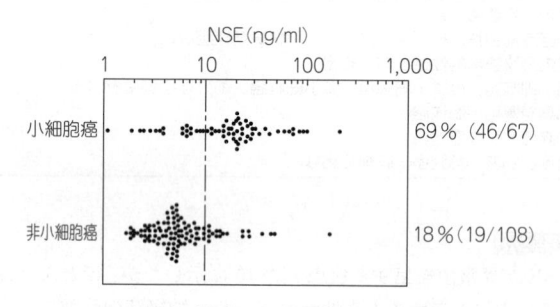

図52. 肺癌における血清 NSE 値

慮したうえでこれらの疾患の検索を進める。特に肺疾患を疑う場合は肺小細胞癌である確率が高いことを念頭において行う。

一般的に血清 NSE 値が高い腫瘍は生物学的性格として悪性度が高く、その反面化学療法や放射線療法に感受性が高い場合が多い。このことは NSE 陽性の非小細胞肺癌にも当てはまり、小細胞癌と同様に強力な治療が有効であることを示唆するものである。そして治療の効果があれば、NSE 値は低下

表11. 肺癌における NSE の陽性率

腺癌	6%		
扁平上皮癌	7%		
大細胞癌	22%		
小細胞癌	62%	LD	43%
		ED	78%

し、増悪で上昇する。このことはほかの腫瘍マーカーと同じである。

血清 NSE は逸脱酵素であり、NSE を産生する腫瘍細胞の崩壊により血清 NSE が上昇する。こうした状況は腫瘍細胞の増殖が旺盛で細胞の turn over が激しい場合、あるいは、化学療法や放射線療法などの治療により腫瘍細胞が破壊される場合に生じる。したがって、治療開始直後の NSE 上昇は、治療による細胞崩壊によるものであり、治療感受性があることを示している。

NSE 産生腫瘍の生物学的性格、あるいは、血中 NSE の上昇機序を考慮した利用が高い効果をもたらす。

採取・保存上の注意

NSE は赤血球などの血球成分にも含まれるため、溶血による血清への逸脱が血清値に最も大きな影響を与える。溶血検体は測定対象とすべきでない。また、血清分離までの時間が長い場合、この影響のため高値となる傾向があり、血清分離は速やかに行うべきである。

血清 NSE は比較的安定である。4°C で 1 週間保存、−20°C で 1 カ月保存、あるいは、5 回の凍結融解で変化なく、血清検体の取り扱いに特別な注意は不要である。但し、標品としての NSE はやや安定性に欠ける。測定キットによっては標準品の取り扱いに注意が必要である。

保険上の注意

ProGRP と併せて測定した場合、主たるもののみの算定となる。また、悪性腫瘍特異物質治療管理料で算定する場合は、1 項目とみなされる。

(桑原正喜)

10 SLX

検査の目的

SLX(シアリル Le^x-i 抗原)はシアル酸で修飾を受けた SSEA-1 抗原 (stage specific embryonic antigen-1)である。SSEA-1 抗原は胚発生の初期に出現し、胎児の肺胞や気管支粘膜に存在する胎児性抗原である。この抗原は糖鎖抗原であり、胎児性の ABO 血液型前駆物質である i 抗原の構造をもつ糖鎖にルイス X(Le^x)-ハプテンが結合した構造であることが解明されている。

ヒトの各種の癌細胞には、基本型の SSEA-1 抗原のみならず修飾を受けた SSEA-1 抗原が大量に蓄積しており、また、血中にも存在することが判明した。修飾を受けた SSEA-1 抗原には、シアル化されたシアリル Le^x ハプテンを末端に有するもの(シアリル SSEA-1 抗原；SLX)、フコシル化された Le^x ハプテンを末端に有するもの(フコシル SSEA-1 抗原)、および Le^x ハプテンの構造が多数繰り返されたもの(ポリ SSEA-1 抗原)がある。特異的に認識するモノクローナル抗体を用いた研究により、これらの抗原はいずれも癌関連胎児性抗原であることが示され、腫瘍マーカーとしての意義が追求された。その結果、SLX が高頻度にさまざまな臓器の腺癌患者血清中に出現し、特に肺腺癌で陽性率が高いことが示された。

すなわち、SLX は胃、大腸、乳腺、肺、膵臓、卵巣などの腺癌の腫瘍マーカーとして利用される。特に罹患者が増加している肺癌での利用頻度が高い。

測定法と基準値

測定キットはモノクローナル抗体を用いた IRMA に基づくものが 1 種類供給されているのみである。

キット開発当初に 11 施設が協同して測定系および本抗原の評価が行われた。そこでの健常人 1,105 人を対象とした検討で、健常人の分布は対数正規分布を示すこと、30 歳未満の若年群と 60 歳以上の高年齢群でやや高値を示すこと、高年齢群では女性が男性よりやや高い値を示すが、他の年齢層では性差は認めなかったこと、さらにルイス血液型の影響を受けないことが明らかとなった。年齢、性別を考慮することなく集計すると平均値は 20.4 U/ml、±2 SD の範囲は 11.2〜38.0 U/ml であった。

基準値：38 U/ml

異常値の解釈

図53、54に筆者らが検討した主な疾患、および組織型別の肺癌における血清SLX値の分布を示した。

表12に示した如く、膵癌、胆道系の癌、卵巣癌、および、肺腺癌、肺大細胞癌などで高い陽性率が報告されている。

各臓器の非癌疾患での陽性率は低く20%を超す報告はない。陽性となった症例での値は多くが50 U/ml前後であったが、呼吸器の良性疾患では100 U/mlを超す例もみられた。これには肺線維症、気管支拡張症などが含まれていた。

肺腺癌の進展度別に血清SLXの陽性率を報告にみると、Ⅰ期は10～20%、Ⅱ期では約25%、Ⅲ期では45～50%、Ⅳ期では60～80%であり、他の腫瘍マーカーと同様に病期の進行とともに陽性率も高くなっている。また、筆者らは肺腺癌のⅢ期症例を対象に血清SLXと予後との関係を検討し、血清SLX値が38 U/ml以上の異常値群が正常値群に比して有意に予後不良であった成績を得ている。有効な治療で低下し、増悪により上昇することも明らかとされており、この点も他の腫瘍マーカーと同様である。

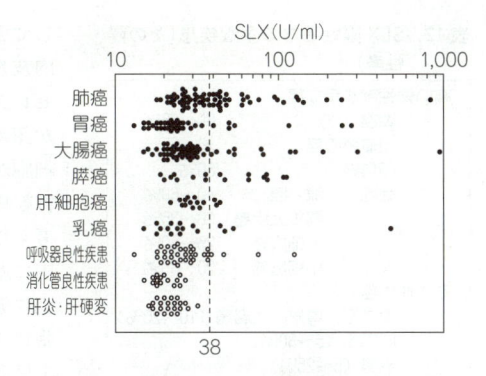

図53. 各種疾患における血清SLX値の分布

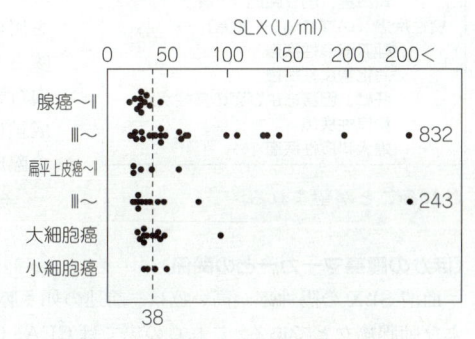

図54. 肺癌における血清SLX値の分布

したがって、血清SLXの異常値がみられた場合、陽性率の高さから肺腺癌、膵臓癌、胆道系の癌、卵巣癌などを第一に疑い検索を進めることとなる。そして、癌の診断が確定した場合は、SLX陽性例では正常値群より予後不良であることを念頭におき経過観察に利用する。

癌が悪性である所以の一因であり、またその予後に大きくかかわる要因と

表12. SLX陽性となる主な疾患（その陽性率）

高い陽性率を示す癌	
膵癌	50～65%
胆道系の癌	25～35%
卵巣癌	60%
肺癌　腺癌	40～60%
扁平上皮癌	10～35%
大細胞癌	25～50%
小細胞癌	20～35%
その他の癌	
食道癌, 胃癌, 大腸癌（10～20%）	
肝臓癌（5～30%）	
乳癌（5～25%）	
子宮頸癌（20%）	
腎臓癌, 前立腺癌（15%）	
良性疾患（いずれも5～20%）	
呼吸器良性疾患	
消化管良性疾患	
肝臓, 胆嚢および膵の良性疾患	
腎良性疾患	
婦人科良性疾患	

して癌の転移がある。SLXは血管内皮細胞に発現する接着分子Eセレクチンのリガンドであることが認められ、血管内に離脱した癌細胞が末梢血管内皮に接着する血行転移の一過程に関与していると考えられている。すなわち、血管内に遊離離脱した癌細胞は、癌細胞に発現しているSLXと血管細胞にあるEセレクチンを介して末梢血管壁に接着すると考えられている。このことは培養肺癌細胞を用いた基礎的な検討などから示唆されているが、血清SLX値と血行転移の関係を明確にした臨床成績は現時点でみられない。今後の臨床成績からこの点が明らかにされることが望まれる。

〈ほかの腫瘍マーカーとの関係〉

　血清SLXの陽性率が高い癌は、前述の如く膵癌、胆道系の癌、卵巣癌、および肺腺癌などである。これらの癌ではCEA, CA 19-9, CA 125などの腫瘍マーカーも利用される。SLXとこれらのマーカーとの関係は肺癌、膵癌を対象とした検討において、いずれとも相関は認められていない。このことはSLXといずれかのマーカーとの組み合わせ測定により診断効果が高まることを示している。

採取・保存の注意

　血清の4℃1週間保存、あるいは、−20℃1カ月保存によるSLX値への影響はみられなかった。また、10回の凍結融解も影響はみられなかった。したがって、SLXは安定な抗原と考えられ、被検血清の取り扱いに特別な注意は不要である。

保険上の注意

　保険上の扱いは腫瘍マーカーとしての制限以外に注意点はない。

（桑原正喜）

11 サイトケラチン 19 フラグメント（シフラ）

検査の目的

サイトケラチンは上皮性細胞に広く分布する細胞骨格を構成する蛋白であり、その分子構造には 21 のサブタイプが知られている。各サブタイプに対するモノクローナル抗体を用いた検討で肺扁平上皮癌にサイトケラチン 19 の発現が認められている。また、サイトケラチン 19 の可溶性成分の測定系が開発され、血清中での検出が可能となった。この測定系で検出される抗原すなわちサイトケラチン 19 の可溶性フラグメントはシフラ（cyfra）と命名され、肺癌の腫瘍マーカーとして補助診断、治療効果判定および経過観察に利用される。特に肺癌における組織型別の陽性率の高さから扁平上皮癌での有用性が認められている。

測定法と基準値

同じ抗体を使った IRMA（免疫放射定量測定法）、ELISA（酵素免疫測定法）および CLIA（化学発光免疫測定法）に基づく測定キットがある。

健常人の値は対数正規分布し、性差および加齢の影響はないとの報告が多い。しかし、筆者らは高齢者でやや高値を示す例が存在することを認めている。また、喫煙の影響は認められなかった。健常人 273 名を対象とした検討で、その血中シフラ値は 0.1〜3.6 ng/ml に分布し、95 パーセンタイル値は 1.3 ng/ml であったとの報告がある。

カットオフ値としてそれぞれのキットのメーカーは、IRMA では 2.0 ng/ml、ELISA では 3.5 ng/ml、CLIA では 2.57 ng/ml を参考基準値として提供している。

基準値

IRMA	2.0〜3.6 ng/ml
ELISA	3.0〜4.5 ng/ml

筆者らは IRMA の測定キットによる検討から 2.8 ng/ml とした。

異常値の解釈

図 55 に筆者らの検討成績による肺疾患における血清シフラ値の分布を示した。

また、表 13 は本抗原が陽性となる疾患およびその陽性率を種々の報告からまとめたものである。

肺癌での陽性率は扁平上皮癌が 50〜70％、肺腺癌では 20〜50％、肺大細胞

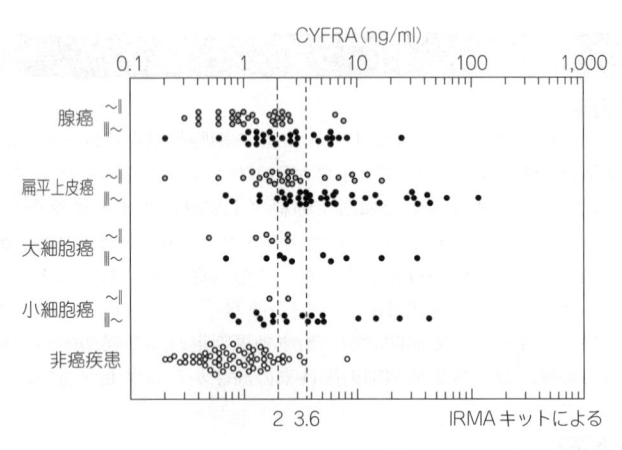

図55. 各種肺疾患における血清シフラ値の分布

表13. シフラ陽性となる主な疾患（その陽性率）

肺癌			
扁平上皮癌	50〜90%		
腺癌	20〜60%		
大細胞癌	15〜50%		
小細胞癌	30〜50%		
その他の臓器の癌			
口腔癌	42%	乳癌	20〜70%
食道癌	20〜85%	尿路系腫瘍	45%
胃癌	30〜40%	卵巣癌	60%
大腸癌	50%	子宮頸部癌	45%
膵癌	20%	子宮体部癌	50%
胆道系の癌	30%	前立腺癌	40%
肝癌	30〜70%	など	
非癌疾患			
肺炎	8〜20%	胃、大腸の疾患	4%
肝疾患	20%	腎不全	
など			

癌では15〜50%、肺小細胞癌では30〜50%である。臨床病期別の陽性率は、他のマーカーと同様に進行例ほど高くなっている。扁平上皮癌のII期以下では30〜65%、III期以上では70〜80%の陽性率が、腺癌のII期以下では7〜16%、III期以上では30〜55%の陽性率が報告されている。他の臓器癌では食道癌、胃癌、大腸癌、膵臓、胆道、卵巣癌、前立腺などの進行癌で20〜30%

の陽性率が示されている。

良性疾患での陽性率は、肺炎15％、胃と大腸4％、肝疾患20％程度である。インフルエンザや気管支炎で一過性に上昇するとの報告もある。これら良性疾患での陽性例の濃度は数 ng/ml であり 10 ng/ml を超えることはない。しかし、腎不全では 10 ng/ml を超えたケースの報告がある。

また、胸部 X 線検査で異常陰影を認めた人を対象としたプロスペクティブな検討で、血清シフラ値が 3.0～4.0 ng/ml では 78％ が肺癌（扁平上皮癌は44％）、4.0 ng/ml 以上では 96％ が肺癌（扁平上皮癌は 58％）の成績を得ている。

さらに、3年にわたる定期検診受診者を対象とした検討で、血清シフラ陽転者の中から高率に種々の疾患が発見され、そのうち悪性腫瘍は、胃、大腸、膀胱、前立腺など、肺以外の臓器癌や多発性骨髄腫が発見されたとの報告がある。

以上より肺扁平上皮癌のマーカーとの印象が強く利用頻度が高いが、扁平上皮癌以外の組織型の癌あるいは他臓器の癌でも陽性例がみられ臓器特異性はそれほど高くない。したがって、血中シフラ値が異常値を示した場合、良性疾患での偽陽性を考慮しながらも種々の臓器の癌の検索を進める。確率的には肺癌を対象の中心におくべきであろう。

経過観察での利用は保険上の注意として後述の如く肺の非小細胞癌に限られている。肺癌症例で治療に反応を示した PR（部分寛解）群でシフラは低下し、PD（増悪）と判断された群では上昇することが示されている。腫瘍の大きさを反映した変動は、同時に測定した CEA や SCC 抗原より敏感に反応していた。したがって、経過観察にはシフラがより優れていると考えられる。

〈ほかの腫瘍マーカーとの関係〉

肺扁平上皮癌で利用頻度の高い SCC 抗原と本抗原の関係は、Ⅰ期からⅣ期の肺扁平上皮癌 52 例を対象とした検討で相関係数 0.201 と相関を認めなかった。対象を肺扁平上皮癌に限る場合、あるいは、組織型を考慮しないで肺癌とする場合など種々の報告があるが、相関を認めた報告は少ない。扁平上皮癌に対する陽性率は本抗原が SCC 抗原より約 2 倍高い結果であったが、特異度は SCC 抗原の方が高かった。CEA との相関は、この場合も対象の取り方が種々であるが、相関を認める報告と認めない報告がある。SLX との相関は認められていない。

腫瘍マーカーの感度・特異度は組織型により異なり、したがって相関関係も対象の取り方で異なる結果となっている。利用にあたってはその目的、対

象とする癌の組織型などで使い分けたり、組み合わせ測定を行うことが必要である。

また、サイトケラチンの他のフラグメントを認識する TPA とは高い相関が報告されているが、本抗原の肝疾患での偽陽性率は TPA より低く、その点で有用性が高いと考えられる。

採取・保存の注意

血清保存は、4℃ では1週間まで、−20℃ では1カ月までの検討で影響は認めていない。凍結融解は3回まではその影響は認められなかったがそれ以上になると低下する成績を得ている。

保険上の注意

サイトケラチン19フラグメントの精密測定は、悪性腫瘍の診断の確定または転帰の決定までの間に1回を限度として算定されることはほかの精密測定の腫瘍マーカーと同じである。悪性腫瘍特異物質管理料を算定する場合は、小細胞癌を除く肺癌の場合に限られる。

(桑原正喜)

12 ProGRP

検査の目的

　GRP(gastrin-releasing peptide)はガストリンの放出作用を有する神経ペプチドであり、その局在は免疫組織学的研究で、胃、神経組織、ヒト胎児肺の神経内分泌細胞などに認められている。また、GRP は肺小細胞癌でも産生されることが判明し、しかもそれが肺小細胞癌に極めて特徴的であることが明らかとされた。このことから GRP を肺小細胞癌の腫瘍マーカーとしての臨床利用が試みられたが、GRP は血清中で非常に不安定であり、血清腫瘍マーカーとしての利用は困難であった。そこで、GRP の測定をその前駆体 ProGRP で行うことを追求し、ELISA による測定法が国立がんセンターを中心にして確立された。その評価から肺小細胞癌の腫瘍マーカーとしての有用性が確認された。すなわち、血清 ProGRP は肺小細胞癌の補助診断、および治療効果評価、経過観察のモニターマーカーとして利用される。特に化学療法、放射線療法が主体となる小細胞癌と手術治療が主体となる非小細胞癌との鑑別診断に有効なマーカーであることが明らかにされている。

測定法と基準値

　血清 ProGRP の市販キットは東燃およびテルモから現在3種供給されているが、いずれも同じ抗体を使用した ELISA である。

　キット開発当初に行われた16施設による協同研究の成績によれば、健常成人の血清 ProGRP には性差、加齢の影響は認められなかった。また、その分布は対数正規分布を示し、95パーセンタイル値は 31 pg/ml であった。

　なお、胎生期には GRP 産生細胞が肺に多数存在するが出生とともに減少し、小児期に正常化するといわれている。したがって、新生児、幼児では高値を示し、4歳未満の小児で 100 pg/ml に達する高値例も報告されている。

　肺小細胞癌の腫瘍マーカーとしての基準値は、対照疾患を肺良性疾患とした ROC 分析から 40～80 pg/ml の間に存在することが示されたが、高い特異性を考慮した結果、健常成人の99パーセンタイル値である 46 pg/ml が適当とされた。

基準値：46 pg/ml

異常値の解釈

　図56 に筆者らの検討による肺癌における血清 ProGRP の分布を示す。ほかの報告でも異常高値を呈する疾患は肺小細胞癌がほとんどで、基準値を

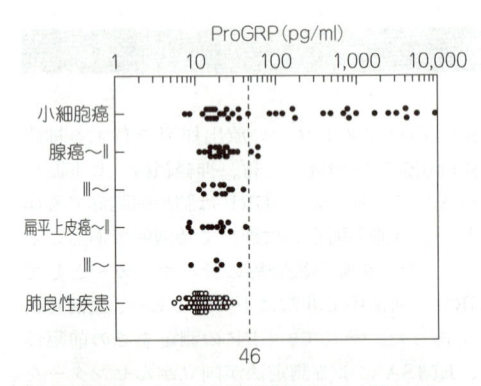

図56. 肺癌における組織型別血清 ProGRP 値

46.0 pg/ml に設定すれば陽性率は肺小細胞癌で50～70%、非小細胞肺癌では5%以下とされたものが多い。他臓器癌では膵癌、卵巣癌、カルチノイドなどで陽性例が認められているが、その値は 100 pg/ml 未満である。また、肺良性疾患では間質性肺炎で 46.0 pg/ml を僅かに超える症例があるが、陽性率は10%程度である。他の良性疾患では陽性例はほとんど認められないが、注意すべきは腎障害である。血清クレアチニン値が 1.6 mg/ml 以上に上昇するような腎障害では血清 ProGRP 値も比例的に増加し、150 pg/ml 程度の値を示した例の報告がある。肺小細胞癌の化学療法では腎障害が問題となることがあり、血清 ProGRP 値による化学療法施行例の経過観察にはこの点を考慮する必要がある。表14 に報告にある本抗原が陽性となる疾患を示した。

肺小細胞癌での血清 ProGRP 値は、臨床病期とともに陽性率が高くなる。このことは他の腫瘍マーカーと同様であるが、早期癌でも高い確率で陽性となる。図57 に前述の 16 施設協同研究の成績に基づく肺小細胞癌の臨床病期別の血清 ProGRP 値の分布および陽性率を示すが、I期でも 35% の陽性率であった。また、肺小細胞癌の臨床で汎用される臨床病期分類である limited disease(LD)と extensive disease(ED)に分けての検討で、それぞれ 54～70% および 40～70% の陽性率であり、早期癌でも進行癌と大差ない高い陽性率を示したとの報告が多い。

表14. 血清 ProGRP が上昇する疾患

1. 異常高値を呈する癌 　　肺小細胞癌
2. 時に陽性を呈する癌 　　肺非小細胞癌、膵癌、卵巣癌、カルチノイドなど
3. 良性疾患 　　間質性肺炎、血清クレアチニン 1.6 mg/ml 以上の腎障害など

H 腫瘍マーカー

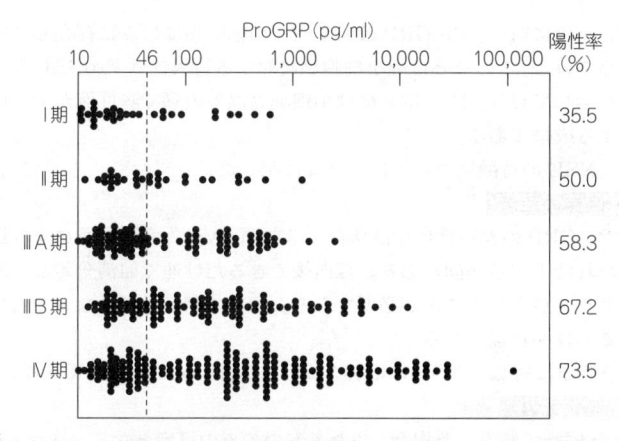

図57. 肺小細胞癌における臨床病期別血清 ProGRP 値の分布と陽性率
(児玉哲郎ほか:医学と薬学, 32;87-97, 1994 より引用)

 以上の如く、肺小細胞癌以外の疾患では血清 ProGRP 値が高くなる悪性疾患や良性疾患は少なく、肺小細胞癌での特異性が極立っている。したがって、血清 ProGRP 高値の場合は肺小細胞癌を疑う。特にその値が 100 pg/ml を超す場合はその確率は高く、診断も可能となる。なお、高値を示した場合他の腫瘍マーカーでは進行癌である可能性が高いが、ProGRP では早期癌である可能性も高いことを考慮して診療を進める。

 肺小細胞癌の治療効果判定では、治療前の異常値と比較し、完全寛解例ではすべて基準値以下、部分寛解例でも治療前値を大幅に減じた値となり、約半数は基準値以下まで下降する。また、血清 ProGRP は癌細胞の viability を反映する。したがって、治療により癌病巣が線維化あるいは瘢痕化し、画像診断では効果判定に限度がある場合も血清 ProGRP 測定による効果判定が可能である。一方、治療に抗して増悪する場合は血清値はすべて上昇する。こうした成績は ProGRP が化学療法や放射線療法の効果を評価することに役立つことを示している。

〈NSE との比較〉

 肺小細胞癌の腫瘍マーカーとして利用されている NSE と比較すると、肺小細胞癌での陽性率に大差ないが、測定値の変動幅は ProGRP の方が大きく臨床利用しやすい。また、筆者らは肺癌培養細胞を用いて、細胞中の ProGRP と NSE を測定した結果、NSE は亜型の小細胞癌あるいは非小細胞癌にも存

在していたのに対し、ProGRP は典型的な小細胞癌にのみに存在していたことを認めている。このことは肺小細胞癌に対する特異性は ProGRP の方が高いことを示しており、ProGRP には小細胞癌以外の癌で陽性例が少ないことと一致する成績である。

なお、NSE の特徴については 710 頁に記した。

採取・保存の注意

血清 ProGRP の安定性は冷蔵保存では問題ないが、室温放置により抗原性が損なわれ低下する傾向がある。採血後できるだけ速く血清分離し、測定に供するよう注意を払うことが必要である。すぐに測定ができない場合は冷蔵保存あるいは凍結保存する。

一方、溶血に対して NSE は影響を受けるが、ProGRP は影響を受けない。

保険上の注意

NSE と併せて測定した場合、主たるもののみの算定となる。また、悪性腫瘍特異物質治療管理料を算定する場合は、1 項目とみなされる。

（桑原正喜）

13 POA、DUPAN-2、Span-1、CA 50、NCC-ST-439

検査の目的

　POA(pancreatic oncofetal antigen)は胎児の膵と膵癌細胞に共通に認められた粘液抗原。DUPAN-2 は膵腺癌細胞(human pancreatic adenocarcinoma；HPAF)からつくられた単クローン抗体のうち IgM である抗体に反応する糖鎖抗原。Span-2 も膵癌培養細胞株(SW 1990)からつくられた単クローン抗体が認識する糖鎖抗原。CA 50 はヒト大腸癌細胞株(Colo-205)からつくられた単クローン抗体に反応する糖鎖抗原で CA 19-9 とほぼ同じエピトープを認識していると考えられている。NCC-ST-439 はヒト胃癌細胞株(St-4)からつくられた単クローン抗体が認識する糖鎖抗原。

　これらのマーカーは主に膵癌のマーカーとして用いられる。しかし膵癌に特異的ではなく胆道癌や肝癌でも異常値を示す例も多い。また良性疾患でも上昇する例もあり、判定には超音波や CT といった画像検査と組み合わせて用いられる。いずれのマーカーも早期癌の発見にはあまり有効でなく、経過観察中に再発をモニターするマーカーとしての意味合いが強い。

測定法と基準値

腫瘍マーカー	測定法	カットオフ値
POA	EIA	11 U/ml
	RIEP	14 U/ml
	IRMA	15 U/ml
DUPAN-2	EIA	150 U/ml
Span-1	RIA	30 U/ml
CA 50	EIA	40 U/ml
	TR-FIA	35 U/ml
NCC-ST-439	EIA	4.5 U/ml(男性、50 歳以上の女性)
		7.0 U/ml(49 歳未満の女性)

異常値の解釈

　これらのマーカーは、正常でも膵以外の臓器に存在しており、膵癌以外の疾患でも異常値を示すことがあるため、その解釈には注意を要する。

　POA は主に消化管の粘液腺(大腸の盃細胞と胃・食道などの粘膜細胞)に存

在するため、胃・大腸・食道の悪性疾患で上昇するほか、肝・胆道系の悪性腫瘍でも上昇する。さらに良性の肝疾患などでも上昇する(表15)。特にICG排泄遅延があるときは高値を示しやすいので注意する。膵癌特異性は低いが、CEA、CA 19-9、DUPAN-2などの腫瘍マーカーとの相関がなく、ステージⅢ以上の膵癌で陽性率が高くその絶対値も大きいといった特徴がある。日内変動や年齢差・性差は知られていない。

DUPAN-2は消化管、膵管、胆管、気管の上皮細胞の主に管腔側に存在する。しかし消化管の癌では陽性率が低く、慢性膵炎でも陽性率は低いが、肝硬変での偽陽性率が高い(表16)。肝・胆・膵の癌のマーカーと考える。肝機能の低下に伴う肝の代謝遅延、胆管内圧上昇によって上昇する。CA 19-9と異なりLewis抗原の発現に関係なく発現することから、CA 19-9陰性例でのマーカーとしての役割が注目されている。日内変動や年齢差・性差は知られていない。

表15. POAの陽性率

膵癌	66.7%	肺癌	26.6%
肝癌	60.2%	食道癌	25.0%
胆道癌	45.0%	慢性肝炎	29%
胃癌	28.8%	胆石症	27%
大腸癌	28.0%	良性疾患	13%

表16. DUPAN-2の陽性率

肝細胞癌	71%	肝硬変	68%
膵癌	66%	急性肝炎	54%
胆道癌	61%	慢性肝炎	40%
胃癌	28%	膵炎	14%
大腸癌	15%		

表17. Span-1の陽性率

膵癌	81.9%	悪性リンパ腫	28.6%
胆道癌	70.3%	肺癌	25.1%
肝細胞癌	56.0%	肝硬変	45.9%
胃癌	31.4%	慢性肝炎	31.5%
大腸癌	28.7%		

表18. CA 50の陽性率

膵癌	75%	肺癌	21%
胆道癌	68%	子宮癌	17%
肝癌	38%	肝硬変	28%
大腸癌	22%	肝炎	19%

Span-1は腺房細胞、胆管に分布する。膵癌、胆道癌に特異性が高いものの、そのほかの消化器癌でも高値を示すことがあり、また、他の良性疾患でも高値を示す(表17)。日内変動や年齢差・性差は知られていない。胆道系腫瘍の場合、ビリルビンの上昇を伴う場合が多いが、Span-1は高ビリルビン、乳び血清の影響をほとんど受けない。

CA 50は胆管、膵管に分布するためこの領域の悪性腫瘍に高率に陽性となる(表18)。日内変動や食事の影響は認めないが、性差があり女性で高い。また肝機能や腎機能による影響を受けやすい。

NCC-ST-439は乳癌、胃癌、大腸癌、膵癌といった腺癌で高

値を示す(表19)。他のマーカーに比べ、良性疾患での偽陽性が少ないが臓器特異性に乏しい。若い女性や妊娠中の女性では上昇する。

表 19. NCC-ST-439 の陽性率

膵癌	58.9%	肝臓癌	33.3%
胆道癌	53.1%	胃癌	20.9%
乳癌	41.9%	膵炎	14.0%
大腸癌	36.6%		

これらの腫瘍マーカーは、早期癌の発見にはいまだ有力な手段とはなっておらず、画像検査やそのほかの検査の相補的な役割に留まっている。むしろ手術後や化学療法後の癌の経過観察中に再発の有無をみるマーカーとして重要な役割をもっている。

採取・保存の注意

POA、DUPAN-2、Span-1、CA 50、NCC-ST-439 は血清で 4°C 保存で数週間、−20°C 保存では年余にわたり安定。日内変動や食事による変動は知られていないが、早朝空腹時の採血を原則とする。採血後は速やかに血清分離し、測定時まで凍結保存する。CA 50 と Span-1 は唾液の混入で高値となるので注意する。

保険上の注意

これらのマーカーはすべて保険の適応となっているが、腫瘍マーカーは一度に3種類以上測定すると、過剰とみなされることが多い。また同一マーカーを1カ月に2回以上の測定は認められない。保険点数(平成16年4月1日)は POA=230点、DUPAN-2=150点、Span-1=170点、CA 50=170点、NCC-ST-439=150点。

(水島孝明、越智浩二、小出典男)

14 PSA

検査の目的

前立腺癌の診断、治療後の効果判定および再発の診断などの補助診断法として用いられる。

測定法と基準値

PSA（前立腺特異抗原）はセリンプロテアーゼの一種で、前立腺より精液中へ多量に分泌され、精液の凝固を阻害する作用がある。前立腺腫瘍マーカーとしてアメリカで1980年初頭より臨床検討がなされ、早期癌より異常値を示すことより現在、前立腺癌の最も優れた腫瘍マーカーとしての評価を確立している。現在多くのキットが本邦において市販されている（表20）。これらPSAキット間の相関性は良好であるが、測定値が大きく異なるものがあり、臨床上の大きな問題となっている。各測定キット間で測定値の異なる原因として抗体の力価、希釈液（BSAや女性の希釈血清）、希釈液の蛋白濃度などの相異およびfree PSAとcomplexed PSAとの反応性の違いによる（後述）。基準値はキットにより異なり、したがって前立腺生検が必要な測定値の判断は、測定キットにより異なることを銘記すべきである。

PSAは血液中では大半が蛋白分解酵素阻害物質と結合していることが1990年前半に判明した。PSAと結合する蛋白分解酵素阻害物質としては$\alpha 1$-アンチキモトリプシンと$\alpha 2$-マクログロブリンであり、後者は巨大分子である2マクログロブリンの内側にPSAのエピトープが覆われるために、測定不可能である。現在まで市販されているPSAキットは、遊離のPSA（free PSA）と$\alpha 1$-アンチキモトリプシンとの結合物（complexed PSA）との総和量を測定している。キットのあるものは、free PSAとcomplexed PSAに対する反応性に著しい差を認めるものがあり（skewed assay）、このこともPSAの測定値がキットにより異なる原因の1つとされる。

PSA値の高値の例ほどcomplexed PSAの割合が高く、またfree PSAの比率が前立腺肥大症は前立腺癌よりも有意に高いことより、癌検出の有用性が注目され、free PSAおよびcomplexed PSAのみ測定可能なキットが開発された。本邦で市販されているcomplexed PSAおよびfree PSA測定キットを表21に示す。

異常値の解釈

PSAの臨床応用により、前立腺内に限局している前立腺癌の発見は増加している。全体として、病期の進行につれPSA値は増加するが、各病期間、前

表20. 本邦で市販されるPSAキット

キット名	メーカー	基準値 (ng/ml以下)	測定原理
マーキット M PA	大日本製薬	1.8 (カットオフ値：3.6)	EIA
E テスト TOSHO II(PA)	東ソー	3.7	EIA
E プレート '栄研' Disc PSA	栄研化学	4.0	EIA
E プレート '栄研' PSA	栄研化学	4.0	EIA
PSA・ダイナパック	アボットジャパン	4.0	EIA
オートエース PSA	アズウェル	4.0	EIA
クオルタスシリーズ PSA 試薬	カイノス	4.0	EIA
グラオザイム[N]PA	和光純薬工業	2.09	EIA
コバス コア試薬 PSA Total EIA	ロシュ・ダイアグノスティックス	4.0	EIA
バイダス アッセイキット TPSA	日本ビオメリュー	*	EIA
フレックスカートリッジ前立腺特異抗原 PSA	デイドベーリング	4.0	EIA
フレックスカートリッジ前立腺特異抗原 TPSA	デイドベーリング	4.0	EIA
Ab ビーズ PSA '栄研'	栄研化学	3.0	RIA
タンデム PSA	ヤマサ醤油/SRL	4.0	RIA
リアコート PSA	日本シェーリング	4.0	RIA
ランリーム PSA	シスメックス	**	CIA
エルピアエース PSA	三菱化学ヤトロン	3.51	LAT
アーキテクト・PSA	アボットジャパン	4.0	CLIA
アクセス ハイブリテック PSA	ベックマンコールター	4.0	CLIA
ケミルミ ACS-ePSA	バイエルメディカル/協和メデックス	4.0	CLIA
スファライト PSA	和光純薬工業	3.6	CLIA
スファライト PSA(FP)	和光純薬工業	3.6	CLIA
ビトロス PSA	オーソ・クリニカル・ダイアグノスティックス	4.0	CLIA
ルミスポット '栄研' PSA	栄研化学	3.0	CLIA
ルミパス PSA	富士レビオ	2.7	CLIA
エクルーシス試薬 PSA II	ロシュ・ダイアグノスティックス	3.53	ECLIA

(日本臨床検査薬協会(編)：体外診断用医薬品集2003年度, 2004より引用)

＊ ：年齢層別正常値を設定
＊＊：記載なし
EIA：酵素免疫測定法　　CIA：微粒子計測法　　CLIA：化学発光免疫測定法
RIA：ラジオイムノアッセイ　LAT：ラテックス比濁法　ECLIA：電気化学発光免疫測定法

立腺肥大症との間に幅広い重複がある。PSA は骨転移の診断においても優れており、PSA 値が 100～200 ng/ml 以上のときには骨転移を有することが多い(表22)。そのため効率よく癌を検出する PSA を用いたいくつかのパラメーターが考案され検討されている。経直腸エコーにて測定した前立腺体積で

表21. 本邦で市販される free-PSA および complexed-PSA 測定キット

	キット名	メーカー名	基準値	測定原理
Complexed-PSA	マーキット M PSA-ACT	大日本製薬	1.06（カットオフ値：5.5）	EIA
	フィルスタット PSA-ACT	富士レビオ	0.29±0.25	EIA
	ケミルミ ACS-cPSA	バイエルメディカル/協和メデックス	3.4	CLIA
free-PSA	ダンデム-R free PSA	ヤマサ醤油/SRL	＊	RIA
	フリー PSA・ダイナパック	アボットジャパン	0.86	EIA
	フレックスカートリッジ FPSA	デイドベーリング	＊	EIA
	アーキテクト・フリー PSA	アボットジャパン	0.934	CLIA
	アクセス ハイブリテック free PSA	ベックマンコールター	＊	CLIA
	エクルーシス試薬 free PSA	ロシュ・ダイアグノスティックス	＊	ECLIA

（日本臨床検査薬協会（編）：体外診断用医薬品集 2003 年度. 2004 より引用）

＊：記載なし
EIA：酵素免疫測定法　　RIA：ラジオイムノアッセイ
CLIA：化学発光免疫測定法　　ECLIA：電気化学発光免疫測定法

表22. PSA 値による疾患および病態

PSA 値	前立腺癌の進展度	他の疾患
高度増加 100～200 ng/ml 以上	骨転移	
中等度増加 20～50 ng/ml	リンパ節転移 被膜外進展	急性前立腺炎 尿閉
軽度増加 10～20 ng/ml 以下	リンパ節転移 被膜外進展 被膜内限局	慢性前立腺炎 大きな前立腺肥大症
基準範囲内	被膜外進展 被膜内限局	前立腺肥大症 慢性前立腺炎

マーカーの数値は癌の進展度のおおまかな中央値を示す。

PSA 値を除する PSA density や transition zone（移行域）の体積で PSA 値を除する transition zone PSA density、PSA の経時的な増加率により癌と肥大症とを鑑別する試みなどがある。

治療の効果判定に PSA は極めて有用である。前立腺全摘除術後の残存腫瘍の有無、放射線療法や内分泌療法の効果が PSA 値の推移によりわかる。これらの治療による近接効果（治療開始後 1～6 カ月の時点での PSA の正常化や変化率）は、再発や予後と関連することが知られている。治療からの再発時の補助診断でも PSA は重要なマーカーである。前立腺全摘除術や根治的放射線療法後臨床的に再発が確認される 1 年以上前より PSA 値が持続的に上昇することが確認されており、生化学的再発（biochemical failure）と呼ばれている。

前述したように、遊離 PSA の比率が前立腺肥大症は前立腺癌よりも有意に高い。このことより、free PSA および complexed PSA の前立腺癌検出や再発時などの多方面での有用性が注目されている。

〈生理的変動〉

血中 PSA 値は急性前立腺炎、尿閉、臨床症状のない前立腺炎で上昇するので注意が必要である。また肉体運動により上昇する(表23)。血中テストステロンのサーカディアンリズムに遅れて同じような変動パターンを示す(図58)。アンドロゲンを低下させる抗アンドロゲン剤やエストロゲン剤などを投与されると PSA 値は抑制されるので、内服薬の確認が必要である。入院時の値は外来時より若干低下する。

表23. PSA 値に影響する因子

上昇させる因子	前立腺の炎症 高度の尿路閉塞状態(尿閉など) 経尿道的操作(膀胱鏡検査など) 前立腺容積 加齢 立位、座位での運動 テストステロンの早朝時の上昇 (サーカディアンリズム)
低下させる因子	アンドロゲンを低下させる薬剤 (抗アンドロゲン剤、エストロゲン剤など) 入院、臥床

採血・保存の注意

室温保存では1日以内、4°C 保存でも3日以内の測定が望ましい。測定までの経過日数がそれ以上なら凍結保存とする。

保険上の注意

D 009 として保険適応である。総 PSA、complexed PSA 測定は PSA 精密測定として 160点、free PSA/総 PSA 比精密測定は 190点。PSA 精密測定の検査結果が 4.0 ng/ml 以上であって前立腺癌の確定診断がつかない場合においては、3カ月に1回に限り、3回を上限として算定できる。

(秋元 晋)

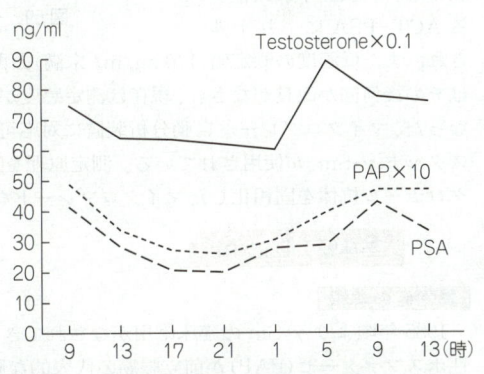

図58. 未治療前立腺癌におけるテストステロンの
サーカディアンリズムと PSA、PAP の変動
(80歳、病期 D 2 前立腺癌)

15 γ-Sm

検査の目的

γ-Sm(γセミノプロテイン)は、原らが1966年に精漿より発見してγ-seminoproteinと命名し、その後臨床応用された。前立腺特異抗原(PSA)と当初は別個の物質として評価されたが、アミノ酸配列が明らかとなり現在では同一物質と考えられており、主にfree PSAを測定していると考えられている。前立腺癌の診断、治療後の効果判定および再発の診断の補助診断法として用いられる。

測定法と基準値

酵素免疫測定キットが市販されている。基準値は4ng/ml以下である。以前の測定系では、γ-Smが高濃度の場合、検体中に共存するACT-PSAにより干渉

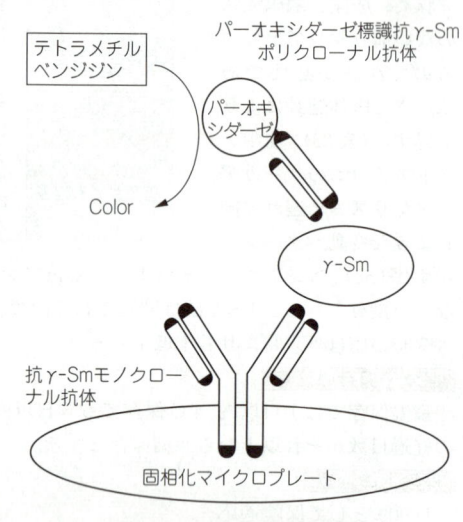

図59. γ-Smの測定原理図

され、また低濃度の測定値(1.0 ng/ml未満)の再現性に難があった。測定系はその後何回か改良がなされ、現在は測定感度が0.1 ng/mlとより低感度となった、マイクロプレート自動分析装置に対応可能なELISAキット「フィルスタット γ-Sm」が使用されている。測定原理を図59に示す。抗γ-Smモノクロナール抗体を固相化したマイクロプレートを用いている。

基準値：4 ng/ml

異常値の解釈

1985年頃よりγ-Smの臨床応用がなされてきた。それまでは、前立腺性酸性ホスファターゼ(PAP)が前立腺癌の代表的な腫瘍マーカーとされていた。しかし、PAPは早期癌(前立腺内に限局した病期B)での陽性率が低率(20%程度)であった。γ-Smは病期Bで約50%の陽性率を示す(表24)。臨床病期

の進展に伴って、高値となり、陽性率も高まる。治療後の速やかな正常化は治療効果を反映している。内分泌療法によりPAPは正常

表24. γ-Sm：前立腺癌と前立腺肥大症の陽性率（PAPと対比）

	前立腺癌 臨床病期					前立腺肥大症
	A	B	C	D1	D2	
γ-Sm	8%	50%	81%	67%	88%	31%
PAP	11%	23%	62%	58%	86%	11%

化したがγ-Smは正常化しなかった症例の予後はPAP、γ-Smいずれも正常化した例よりも予後不良であることが知られる。治療経過観察時においても有用性である。治療開始後正常値で推移していたγ-Sm値が、臨床的な再発以前に異常高値に変動する例が、PAPと比較して多い（図60）。前立腺癌の診断能を向上させるためにγ-Sm値にほかのマーカーや前立腺容積を組み込んだPSA/γ-Sm、γ-Sm densityなどのパラメーターの有用性が検討されている。

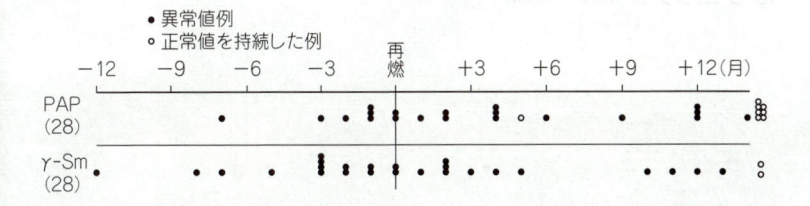

- 異常値例
- ○ 正常値を持続した例

再燃よりPAPの変動が先行したもの　6/28（21%）
　〃　γ-Sm　　〃　　　　　　　　　12/28（43%）

図60. 前立腺癌再発時のγ-Smの変動
(PAPとの比較)

表25. γ-Sm値に影響する因子

上昇させる因子	前立腺の炎症 高度の尿路閉塞状態（閉尿など） 経尿道的操作（膀胱鏡検査など） 前立腺容積 加齢 立位、座位での運動 テストステロンの早朝時の上昇（サーカディアンリズム）
低下させる因子	アンドロゲンを低下させる薬剤（抗アンドロゲン剤、エストロゲン剤など） 入院、臥床

〈生理的変動〉

血中 γ-Sm 値は PSA 同様に急性前立腺炎、尿閉、臨床症状のない前立腺炎で上昇するので注意が必要である。また肉体運動により上昇する(表25)。アンドロゲンを低下させる抗アンドロゲン剤やエストロゲン剤などを投与されると γ-Sm 値は抑制されるので、内服薬の確認が必要である。

採血・保存の注意

室温保存では1日以内、4℃保存でも3日以内の測定が望ましい。測定までの経過日数がそれ以上なら凍結保存とする。

保険上の注意

D 009 として保険適応である。保険点数は 230 点。

(秋元　晋)

16 フェリチン(224頁参照)

I ■ 微生物学的検査

1 一般細菌

[a] 塗抹検査

感染症の感染部位・臓器の決定や起炎菌の推定には、検体の肉眼的観察と顕微鏡的観察は、臨床医として必須である。

表1. 各種顕微鏡による微生物の観察

方　法	目　的
光学顕微鏡	1) 塗抹染色標本：細菌、真菌など 2) 湿潤標本：細菌、真菌、原虫を生きたまま、大きさ、形態、運動性を観察 3) 懸滴標本：同上
暗視野顕微鏡	原虫、トレポネーマ、レプトスピラ
位相差顕微鏡	細菌、真菌、原虫の形態や内部構造の観察
蛍光顕微鏡	抗酸菌（オーラミン・ローダミン染色法） 細菌（血液培養におけるアクリジン・オレンジによる核酸染色） クラミジア、レジオネラ（蛍光抗体法） 細菌（ナイセリア、バクテロイデスなど）、ウイルス、原虫
電子顕微鏡	ウイルス粒子、細菌の微細構造の観察

表2. 検体の塗抹検査で菌種または菌属が推測できる場合

材料	グラム陽性菌	グラム陰性菌
喀痰	肺炎球菌 ブドウ球菌 ノカルジア	ブランハメラ・カタラーリス インフルエンザ菌
髄液・血液	肺炎球菌 ブドウ球菌 クロストリジウムまたは バチルス クリプトコッカス・ネーオフォルマンス	髄膜炎菌 インフルエンザ菌 レプトスピラ
皮膚膿・創部膿	ブドウ球菌	
婦人性器分泌物	ガードネラ・バギナーリス モビリンカス 乳酸菌 カンジダ	淋菌
尿道分泌物・尿		淋菌
糞便		カンピロバクター
その他	コリネバクテリウム ジフテリア菌（咽頭偽膜） 皮膚糸状菌（皮膚組織）	

塗抹鏡検は、
①感染症の起炎病原体を迅速に推定できる。
②患者の炎症変化の型と程度を知ることができる。
③検体の品質の良否、すなわち、検査に適した材料か否かの判断ができる。
④経験的抗菌薬治療(empiric antimicrobial therapy)を行う情報が得られる。
などの利点がある。

検査は、生鮮標本または染色標本を用いて鏡検する。これには、光学顕微鏡、暗視野顕微鏡、位相差顕微鏡、蛍光顕微鏡、電子顕微鏡が用いられる。

表1に、それぞれの対象となる微生物を示した。この中で、グラム染色標本の鏡検が最もよく行われている。操作が簡単で、特殊な装置を必要とせず、5〜10分で染色ができるので、是非とも医師自ら外来で、ベッドサイドでの日常業務にしたい。

グラム染色で菌種(あるいは菌属)の推定が可能な細菌(真菌)を表2に示した。これらの所見から感染症の起炎病原体の推定、治療方針を立てることができる。

(猪狩　淳)

[b] 培養検査

培養検査は、検体が適切であれば、確実で信頼性が高く、微生物検出のゴールドスタンダードであるが、最終結果が得られるまでに時間を要し、迅速性に欠ける。臨床的に迅速対応が必要な急性感染症や強い伝染力のある感染症では、必ずしも治療に直結しない欠点がある。

1) 呼吸器系

[**培養**] 喀痰(喀出痰)、咽頭ぬぐい液、鼻汁(副鼻腔炎のとき)、時に生検肺。

喀出痰は口腔内、咽頭の常在菌の混入が問題となり、起炎菌決定には慎重を要する。

経気管吸引法(TTA)、気管支鏡採取法、気管支局所採取法などによる気道

表3. 呼吸器感染症の主要起炎微生物

部位	分類	主 要 菌
上気道炎	細菌	インフルエンザ菌、肺炎球菌、黄色ブドウ球菌
	ウイルス	アデノウイルス、ライノウイルス、コクサッキーウイルス、RSウイルス、EBウイルス
急性気管支炎	細菌	インフルエンザ菌、肺炎球菌、ブランハメラ・カタラーリス、黄色ブドウ球菌
	クラミジア	クラミジア・シッタシィ、クラミジア・ニューモニエ
	真菌	カンジダ
	ウイルス	呼吸器ウイルス(上気道炎と同じ)
慢性気管支炎	細菌	インフルエンザ菌、ブランハメラ・カタラーリス、緑膿菌
市中肺炎	細菌	肺炎球菌、インフルエンザ菌、黄色ブドウ球菌、連鎖球菌、肺炎球菌、レジオネラ・ニューモフィラ
	マイコプラズマ	マイコプラズマ・ニューモニエ
	クラミジア	クラミジア・シッタシィ、クラミジア・ニューモニエ
	真菌	アスペルギルス、カンジダ
	ウイルス	インフルエンザウイルス、パラインフルエンザウイルス、RSウイルス
院内肺炎	細菌	緑膿菌、エンテロバクター、セラチア、黄色ブドウ球菌(MRSA)、嫌気性菌
	真菌	アスペルギルス、カンジダ、クリプトコッカス、ムコール、ニューモシスチス・カリニ
	ウイルス	サイトメガロウイルス
肺化膿症	細菌	嫌気性菌(ペプトストレプトコッカス、フソバクテリウム、バクテロイデス)、黄色ブドウ球菌、連鎖球菌、大腸菌、肺炎桿菌、緑膿菌
	真菌	カンジダ、アスペルギルス、放線菌、ノカルジア

分泌物の採取は常在菌の混入が少ないが、患者に苦痛を与え、合併症を惹起する危険を伴う。

吸引針生検や開胸肺生検を行って、検査材料を採取することもある(カリニ肺炎の診断)。

[主要起炎菌]

表3に、感染部位ごとの起炎微生物を示した。

2) 消化器系

[培養] 糞便、胆汁、胃液、吐物。

①糞便の培養には自然排出便の一部(膿様部ないし粘液部)を採取する。大腸内には多種多様の常在菌が存在している。

②胆汁(十二指腸液)は、通常、十二指腸ゾンデを用いて採取する。十二指腸内や口腔内の常在菌による汚染回避が困難である。

無菌的に採取するために、内視鏡的採取法や経皮肝胆管造影(PCT)による肝内胆管、胆嚢の直接穿刺法が行われる。

[主要起炎菌]

①糞便:腸管感染症の主要起炎菌を表4に示した。
②胆汁:肝・胆道感染症の主要起炎菌を表5に示した。
③胃液:結核症、食中毒、ヘリコバクター・ピロリの診断。結核菌、ブドウ球菌、セレウス菌、ヘリコバクター・ピロリ。

表4. 腸管感染症の主要起炎微生物

細菌性	赤痢菌、コレラ菌、腸チフス菌、パラチフスA菌
ウイルス性	ロタウイルス、小型球形ウイルス、A型肝炎ウイルス、腸管アデノウイルス
原虫性	赤痢アメーバ、ランブル鞭毛虫、クリプトスポリジウム、イソスポーラ
日常遭遇する食中毒	サルモネラ、腸炎ビブリオ、黄色ブドウ球菌、カンピロバクター、毒素原性大腸菌、侵入性大腸菌、腸管出血性大腸菌
稀な食中毒	NAGビブリオ、エルシニア・エンテロコリティカ、セレウス菌、ウエルシュ菌、ボツリヌス菌

表5. 肝・胆道感染症の主な起炎微生物

胆嚢炎・胆管炎	大腸菌、肺炎桿菌、エンテロバクター、腸球菌、嫌気性菌(バクテロイデス・フラギリス、クロストリジウム・パーフリンゲンス)
肝膿瘍	大腸菌、肺炎桿菌、黄色ブドウ球菌、腸球菌、赤痢アメーバ(本邦ではみない)

表6. 尿路感染症の主要起炎菌

単純性尿路感染症
大腸菌(60〜80%)
肺炎桿菌
プロテウス・ミラビリス
複雑性尿路感染症
腸球菌
緑膿菌
大腸菌
サイトロバクター
プロテウス
エンテロバクター
複数菌感染が多い

表7. 尿道炎、子宮頸管炎、腟炎の主要起炎微生物

尿道炎、子宮頸管炎	淋菌 クラミジア・トラコマチス ウレアプラズマ・ウレアリティカム マイコプラズマ・ホミニス マイコプラズマ・ゲニタリウム トリコモナス・バギナーリス など
腟炎	淋菌 モビルンカス属 ガートネラ・バギナーリス 嫌気性菌 カンジダ属 トリコモナス・バギナーリス など

3) 泌尿器・生殖器系

[培養] 尿、尿道分泌物、腟分泌物。

①尿は採尿法により、中間尿、カテーテル尿、膀胱穿刺尿、尿管尿がある。中間尿とカテーテル尿が一般的。

尿道や外陰部の常在菌が混入しやすいので、起炎菌の決定には慎重を要する。

②尿道分泌物、腟分泌物は滅菌綿棒で、無菌的に採取する。

[主要起炎菌]

①尿：尿路感染症の主要起炎菌を表6に示した。

②尿道・腟分泌物：尿道炎、腟炎、子宮頸管炎の主要起炎菌を表7に示した。

4) 血液

[培養] 動脈血、静脈血。

皮膚面を十分に消毒し、無菌的に採血。カルチャーボトル(培養びん)に培地量の1/10〜1/5量採取する。ふ卵器または室温に保存する。

[主要起炎菌]

敗血症・菌血症の主要起炎菌を表8に示した。

感染性心内膜炎の主要起炎菌を表9に示した。

表8. 敗血症・菌血症の主要起炎菌

患者区分	主要菌
新生児	大腸菌 黄色ブドウ球菌 B群溶血連鎖球菌
乳児	黄色ブドウ球菌 大腸菌 肺炎球菌 インフルエンザ菌
幼児	インフルエンザ菌 肺炎球菌 黄色ブドウ球菌
学童	黄色ブドウ球菌 緑膿菌 肺炎桿菌、サルモネラ
成人	黄色ブドウ球菌 表皮ブドウ球菌 腸球菌 ブドウ糖非発酵菌(緑膿菌) 真菌(カンジダ)
白血球減少	腸内細菌、緑膿菌 黄色ブドウ球菌(MRSA) カンジダ 腸球菌
熱傷	緑膿菌 腸内細菌
血管内留置カテーテル	黄色ブドウ球菌(MRSA) 表皮ブドウ球菌 カンジダ 腸球菌

表9. 感染性心内膜炎の主要起炎菌

歯科手術(抜歯):緑色連鎖球菌群(*Streptococcus sanguis*、*S. oralis*、*S. salivarius*、*S. mutans* など)、*Streptococcus bovis* (group D)
心臓・大血管手術後:表皮ブドウ球菌
骨盤内手術後:腸球菌
腸管手術後:*Streptococcus bovis*
静脈内カテーテル留置:黄色/表皮ブドウ球菌、カンジダ
弁置換術後:黄色/表皮ブドウ球菌、腸球菌、グラム陰性桿菌、真菌、緑色連鎖球菌群

表10. 髄膜炎の主要起炎微生物

<table>
<tr><td rowspan="7">化膿性髄膜炎</td><td>新生児〜3カ月</td><td>B群溶血連鎖球菌、大腸菌</td></tr>
<tr><td>6カ月〜6歳</td><td>インフルエンザ菌、肺炎球菌、髄膜炎菌</td></tr>
<tr><td>成人</td><td>肺炎球菌、黄色ブドウ球菌</td></tr>
<tr><td>高齢者</td><td>肺炎球菌、大腸菌、緑膿菌、黄色ブドウ球菌、リステリア菌</td></tr>
<tr><td>脳外科術後感染</td><td>エンテロバクター、クレブシエラ、緑膿菌</td></tr>
<tr><td>髄腔シャント感染</td><td>表皮ブドウ球菌、黄色ブドウ球菌</td></tr>
<tr><td colspan="2"></td></tr>
<tr><td colspan="2">結核性髄膜炎</td><td>結核菌</td></tr>
<tr><td colspan="2">真菌性髄膜炎</td><td>クリプトコッカス、カンジダ</td></tr>
<tr><td colspan="2">ウイルス性髄膜炎</td><td>起炎ウイルス不明のことが多い
麻疹ウイルス、コクサッキーウイルス
エコーウイルス、単純ヘルペスウイルス、EBウイルス</td></tr>
</table>

5）髄液

[**培養**] 脳脊髄液。

穿刺部位の皮膚を十分に消毒後採取し、滅菌試験管に移す。5〜10 ml 採取。ふ卵器または室温に保存する。

[**主要起炎菌**]

髄膜炎の主要起炎菌を表10に示した。

6）体腔穿刺液

[**培養**] 胸水、腹水、関節腔液など。

穿刺部位の皮膚消毒を十分に行ったうえで採取し、滅菌容器に入れる。

嫌気性菌が含まれる可能性があり、空気を遮断した容器に入れる。冷蔵庫に保存。

[**主要起炎菌**]

①膿胸、胸膜炎

　黄色ブドウ球菌、ストレプトコッカス・ミレリグループ、肺炎桿菌、大腸菌、緑膿菌、嫌気性菌(プレボテラ、ポルフィロモナス、バクテロイデス、ペプトストレプトコッカスなど)、結核菌、ノカルジア、放線菌。

②腹膜炎、横隔膜下膿瘍、後腹膜膿瘍

　大腸菌、クレブジェラ、エンテロバクター、緑膿菌、腸球菌、嫌気性菌(バクテロイデス属など)。

　好気性菌と嫌気性菌との混合感染が多い。

7) 膿・分泌液

[**培養**] 皮膚膿、耳漏、副鼻腔分泌液など。
　閉鎖性化膿巣の場合は無菌的に穿刺して採る。皮膚や粘膜に開いている化膿巣や分泌物は滅菌綿棒に十分しみ込ませて採る。採取後は直ちに嫌気ポータ、カルチュアレットまたはスチューアート培地に摂取する。材料を乾燥しないようにする。

[**主要起炎菌**]
①皮膚膿
　黄色ブドウ球菌、表皮ブドウ球菌、化膿レンサ球菌、時に大腸菌、緑膿菌、インフルエンザ菌。
②熱傷感染
　黄色ブドウ球菌、表皮ブドウ球菌、緑膿菌、カンジダ菌。
③急性化膿性中耳炎
　肺炎球菌、インフルエンザ菌、黄色ブドウ球菌、表皮ブドウ球菌、モラキセラ・カタラーリス、化膿連鎖球菌など。
④慢性中耳炎
　黄色ブドウ球菌、表皮ブドウ球菌、緑膿菌、プロテウスなど。
⑤急性副鼻腔炎
　肺炎球菌、インフルエンザ菌、黄色ブドウ球菌、表皮ブドウ球菌、モラキセラ・カタラーリスなど。
⑥慢性副鼻腔炎
　黄色ブドウ球菌、表皮ブドウ球菌、インフルエンザ菌、肺炎球菌、大腸菌、緑膿菌、セラチア。

8) 嫌気性培養

[**培養**] 閉鎖性の膿・分泌物、穿刺液(胸水、腹水、手術時の穿刺液)、血液、骨髄液、時に喀痰(TTA、気管内採痰)。
　検体採取時常在菌の汚染を避ける。
　空気に触れないように、採取後直ちに嫌気性菌用の容器か、輸送培地に入れて、検査室へ届ける。
[**主要起炎菌**]　表11に示した。

表 11. 起炎菌として頻度の高い嫌気性菌

芽胞菌 Clostridium 属
無芽胞菌 a. グラム陰性桿菌 　　　　　バクテロイデス・フラギリス 　　　　　プレボテラ・メラニノゲニカ 　　　　　バクテロイデス・オラーリス 　　　　　フソバクテリウム・ヌクレアタム 　　　　b. グラム陽性球菌 　　　　　ペストストレプトコッカス 　　　　c. グラム陽性桿菌 　　　　　アクチノマイセス 　　　　　プロピオニバクテリウム

表 12. 嫌気性菌感染症

①有芽胞のクロストリジウムによる感染症	
外因性感染症：破傷風、ガス壊疽、ボツリヌス中毒、偽膜性腸炎	
②無芽胞嫌気性菌による感染症	
内因性感染症	
中枢神経系	脳膿瘍
耳鼻、口腔領域	慢性中耳炎、慢性副鼻腔炎、扁桃周囲膿瘍
呼吸器系	嚥下性肺炎、肺膿瘍、膿胸、気管拡張症
腹腔内	穿孔性腹膜炎、横隔膜下膿瘍、肝膿瘍、腸管手術後感染症、ほか
産婦人科領域	卵管・卵巣膿瘍、骨盤腔内膿瘍、外陰・腟膿瘍、術後感染症、産褥熱
その他	乳腺膿瘍、肛門周囲膿瘍、褥瘡感染

［嫌気性菌感染症の特徴］

①多くは無芽胞嫌気性菌による内因性感染。

②日和見感染、菌交代症の場合が多い。

③好気性菌との混合感染が多い。

［嫌気性菌感染症を疑うポイント］

①悪臭のある膿、分泌物、穿刺液を認める場合。

②嫌気性菌が常在している部位の術後感染症。

③アミノグリコシド剤、旧キノロン剤が無効な感染症。

④ペニシリン、アンピシリン、第一世代セフェム剤が無効な感染症。

⑤塗抹グラム染色で菌を認めるにもかかわらず、好気培養では陰性の場合。

⑥分離した好気性菌に対する抗菌化学療法が無効な場合。

⑦抗菌薬長期投与中の下痢。

［主な嫌気性菌感染症］　表 12 に示した。

（猪狩　淳）

[c] 抗菌薬感受性検査

検査の目的
①適切な化学療法を行うための薬剤選択。
②新しく開発された化学療法剤の抗菌スペクトルの決定。
③薬剤感受性の疫学調査。
④細菌同定の参考情報。

直接法と間接法

1. 間接法

材料を分離用平板培地に接種し、孤立集落より得られる純培養菌を用いて検査する。

2. 直接法

感染巣から得られた材料を直接検査する。

種類

1. 拡散法

濾紙に一定量の抗菌薬を含有させたディスクを、被検菌を塗抹した平板培地上に置いて一夜培養し、ディスクの周囲にできた菌の発育阻止円の有無または大きさ(直径)から感受性を判定する方法。

わが国では米国臨床検査標準化委員会(NCCLS)の実施基準に基づいた方法のK-Bディスク(栄研)とセンシディスク(BBL)がある。阻止円の直径の大きさから最小発育阻止濃度(MIC)の近似値が得られるが、これには賛否が分かれている。

2. 希釈法

倍数希釈された薬剤を含む培地に被検菌を接種し、18～20時間培養後、菌の発育が阻止される最小の薬剤濃度(MIC)を求める方法。測定に使用する培地の違いによって寒天平板希釈法と液体培地希釈法に分けられる。

 a) 寒天平板希釈法：日本化学療法学会により標準化が定められ、主に新薬の抗菌活性の検討に際し実施されている。

 b) 液体培地希釈法：倍数希釈された薬剤を含む液体培地での菌の発育阻止試験を行うもので、試験管を用いる試験管液体希釈法とマイクロプレートを用いる微量液体希釈法がある。この微量液体希釈法は同時に多数の薬剤の検討ができ、成績判定が容易で個人差が少ない、自動化あるいは半自動化ができる。

なお、液体培地希釈法は菌の発育を阻止する最小発育阻止濃度のほかに、

菌が完全に殺菌される薬剤濃度、すなわち最小殺菌濃度(MBC)も測定できる。

感受性ディスク法の成績の読み方

NCCLSの基準に基づいた方法(K-Bディスク法、センシディスク法)ではsusceptible(S：感性)、intermediate(I：中間)、resistant(R：耐性)の3つのカテゴリーが用いられている。

S(感性)：常用量の抗菌薬の投与により十分な臨床効果が期待される。
I(中間)：感性とも耐性とも判定することができず、希釈法による成績を参考にする。
R(耐性)：通常の投与量で得られる血中あるいは組織内の薬剤濃度では菌の発育が阻止されず、臨床効果が期待されない。

抗菌薬選択上の注意

薬剤の選択にあたっては、次の注意が必要である。

①ディスク法は誤差の大きい方法であることを念頭におき、まず、Sの薬剤ならばどの薬剤でも同じような臨床効果が期待できると考えるのは誤りであり、原因菌の種類、病巣の部位、抗菌薬に対する副作用の既往歴、患者の一般状態などを考えてその中から適切なものを選ばなければならない。Sの薬剤から適当なものがなければIの中から選ぶことになる。

②ディスク法は発育阻止力の検査であって、殺菌力の検査ではない。Sの薬剤がいくつかあり、その中から選択する場合、感染症の症状を考えて薬剤を選ぶ必要がある。急性感染症は自然治癒傾向が強いから、殺菌力は弱くても発育阻止力が強ければ臨床効果は期待できる。しかし、自然治癒傾向が乏しい慢性感染症や重症感染症では殺菌力も強い薬剤を選ぶべきである。一般に、セフェム剤、ペニシリン剤、アミノグリコシド剤、ニューキノロン剤は殺菌力も強く、テトラサイクリン剤、クロラムフェニコールなどは殺菌力は弱く、マクロライド剤はその中間である。

③ディスク法では、同一系統の薬剤で交差耐性が成立する薬剤群では、その中の1剤を代表に選び、その結果をその群のほかの薬剤にも適用する「代表薬剤制」を採用している。したがって、検査に用いた薬剤と同一系統の中から適切なものを選ぶ。同一系統の薬剤でも抗菌力、吸収、排泄に差があるからである。

④2種類以上の菌が検出され、いずれも原因菌と考えられる場合、すべてに共通してSの薬剤があればそれを選択する。もしも、なければ、それぞれの菌に有効な薬剤を併用する。

⑤感受性成績を読むにあたり、主要抗菌薬の現況をよく知っておく必要がある。高度耐性菌としてまだ検出されていない菌が耐性という成績になった場合は、検査側になんらかの誤りがあるかも知れないので、この点を質することが必要である。

⑥ディスク法は1つの定性検査であり、その成績が *in vivo* の効果や臨床効果を直接表すものではない。あくまでも *in vivo* の感受性検査であり、薬剤選択の指針となるだけに留まることを銘記するべきである。

(猪狩　淳)

[d] 抗原検出

1) 淋菌の菌体抗原

淋菌性尿道炎および子宮頸管炎の診断に用いられる淋菌抗原検出法には、酵素免疫法(EIA)がある。

ゴノザイム法が市販されている。この方法は淋菌に対するポリクローナル抗体を用いている。

〈検体〉

尿道分泌物、尿道スワブ。

〈検査の特性〉

手技は簡便。ポリクローナル抗体を用いているため、他の細菌との交差反応がある。

直腸、咽喉頭などの検体には適しない。

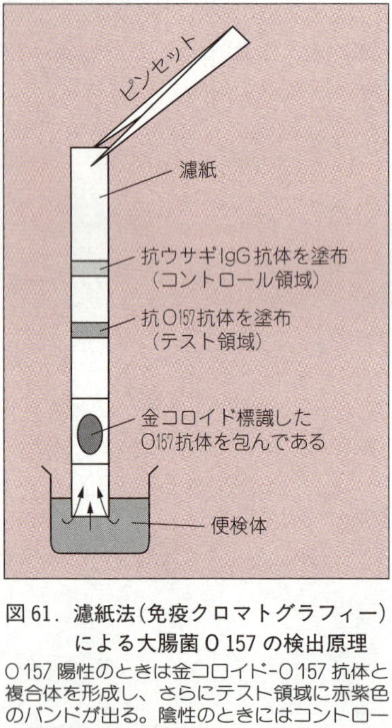

2) 大腸菌 O 157 LPS 抗原

便中の腸管出血性大腸菌 O157 の多糖抗原を検出し、腸管出血性大腸炎の補助診断とする。この抗原検出法には、酵素免疫測定法(ELISA)と金コロイドを用いた免疫濾紙法がある。

金コロイドを用いた免疫濾紙法が、臨床検査では用いられている。

[検体] 糞便

[検査の特性]

検出原理を図 61 に示した。感度は $10^4 \sim 10^5$ 個の大腸菌を必要とする。培養法に比してやや劣る。簡便であることが特徴。試験紙の有効期限に注意する。

(猪狩 淳)

図 61. 濾紙法(免疫クロマトグラフィー)による大腸菌 O 157 の検出原理

O 157 陽性のときは金コロイド-O 157 抗体と複合体を形成し、さらにテスト領域に赤紫色のバンドが出る。陰性のときにはコントロール領域でトラップされる。

[e] 抗体検査

1）溶連菌抗体

[検査の目的]

　A群連鎖球菌は多く菌体抗原、菌体外抗原をもち、その抗体として臨床的に測定されているものには、ASO、ASK、ADN-B、AHDなどがある（表13）。
　これらの抗体を測定して、溶連菌感染症の裏づけ、治療方針の決定に利用される。

[適応疾患]

　溶連菌感染症および続発症（表14）。

[判定基準]

　主な溶連菌抗体の基準値と異常値を表15に示した。

[検査の読み方]

　①これらの抗体はほとんどがIgG抗体を測定しており、感染後1～2週で上昇し始め、3～4週で最高値となり、しばらく続いた後に下降し、通常6～8週で感染前値に戻る。

表13．溶連菌抗原と抗体検査との関連

抗　原	連鎖球菌の種類（Lancefieldの分類）	抗体検査
ストレプトリジンO	大部分のA、C、G群が産生	ASO
ストレプトキナーゼ	A、C、G群、βレンサ球菌が産生	ASK
デオキシリボヌクレアーゼB	A群に特異的。C、Gはごく一部が産生	ADN-B
ヒアルロダーゼ	A、C群、βレンサ球菌が産生	AHD

表14．A群溶連菌感染症とその関連疾患

1　溶連菌感染症	急性咽頭扁桃炎
	猩紅熱
	扁桃周囲炎、中耳炎、副鼻腔炎
	化膿性頸部リンパ節炎
	気管支炎、肺炎、膿胸
	敗血症、化膿性髄膜炎
	劇症A群連鎖球菌感染症
	膿痂疹、丹毒、皮下膿瘍、皮下蜂窩織炎
2　続発症	A群連鎖球菌後急性糸球体腎炎
	リウマチ熱
3　その他	血管性紫斑病、川崎病、ベーチェット病、掌蹠膿疱症

表15. 溶連菌抗体の基準値と異常値

抗体	正常限界値		異常値
ASO	幼児	166 U	≧250 U
	学童 250 U	250 U	≧333 U
	成人 166 U	166 U	≧250 U
ADN-B	0〜5歳	60倍	≧ 85倍
	6〜15歳	480倍	≧640倍
	16歳〜	340倍	≧480倍
ASK		640倍	≧1,280倍

②診断を確定するには、抗体価の変動を認めることで、急性期と回復期(2〜3週間隔)に採血し、ペア血清で4倍以上の上昇があれば診断が確定となる。

③1回の検査だけでは、感染の時期の決定は困難である。

④抗体価の高さは、それのみで特定の疾患を示すものではない。また疾患の活動性、重症度を示すものではない。

⑤A群溶連菌感染の疑いがあり、1種類の溶連菌抗体価が正常であっても、その他の溶連菌抗体価が上昇していることがある。

⑥初期からの大量抗生剤やステロイド投与で偽陰性になることがある。

2) ヴィダール反応

[検査の目的・方法]

チフスの血清学的診断法。

チフス菌の莢膜抗原(Vi)と菌体抗原(O)、パラチフスA菌・B菌の菌体抗原(O)の4種類の抗原に対する抗体価を細菌凝集法により測定。

[適応疾患]

腸チフス、パラチフス。

[判定基準]

腸チフスを疑う場合：Vi凝集素価40倍以上、O凝集素価320倍以上

パラチフスAを疑う場合：O凝集素価160倍以上

パラチフスBを疑う場合：O凝集素価320倍以上

なお、Vi凝集素価は20倍以上で診断的価値がある。

[検査の読み方]

①腸チフス、パラチフスの診断に用いられるが、ヴィダール反応のみでは信頼性に欠ける。

②抗体価は、多くの場合、発症後2〜3週目頃から上昇し、4〜5週でピークに達する。しばらくその値を持続し、次第に下降する。

③発病後、約1週間の間隔で抗体価を測定し、4倍以上の上昇が認められる場合は感染がほぼ確実となる。

3）百日咳抗体

[検査の目的・方法]

百日咳の血清学的診断法。百日咳菌（東浜株、山口株）を浮遊させた抗原液が被検血清中の百日咳抗体により凝集することを応用した細菌凝集反応で抗体価を測定する（百日咳凝集抗体価測定法）。

最近は、百日咳毒素（pertussis toxin；PT）、線維状赤血球凝集素（filamentos hemagglutin；FHA）に対する抗体価を酵素免疫測定法（ELISA）で測定する試薬キットがある。

[適応疾患]

百日咳

[判定基準]

ペア血清で4倍またはそれ以上の抗体価の上昇。単一血清が40倍以上であれば百日咳とする。

[検査の読み方]

①百日咳の診断に用いられる。

4）レジオネラ抗体

[検査の目的・方法]

レジオネラ症の血清学的診断法。

Legionella pneumophila serogroup 1の抗原液を用いた間接蛍光抗体法（IFA）により、血清抗体価を測定する。

[適応疾患]

レジオネラ肺炎、ポンディアック熱。

[判定基準]

厚生労働省レジオネラ症研究班のレジオネラ肺炎診断基準では、Legionella pneumophila serogroup 1に対する抗体価が、ペア血清で4倍またはそれ以上（128倍以上）の上昇および単一血清で256倍以上を示すものを確定診断とする。

[検査の読み方]

①レジオネラ症（レジオネラ肺炎、ポンディアック熱）の診断に用いられる。
②感染から抗体価が上昇するまで数個を要するため、早期診断には適しない。
③オウム病、シュドモナス属、バクテロイデス属の感染症例で、交差反応がみられることがある。

(猪狩　淳)

[f] 産生毒素

1）エンドトキシン

検査の方法

カブトガニの血液凝固因子を利用した合成基質法リムルステスト。カブトガニの血液がごく微量のエンドトキシンにより凝固する現象を利用したもの。

現在、わが国では、トキシカラーとエンドスペシーの2種類の検査試薬が市販され、いずれも保険の適用になっている。

トキシカラーはエンドトキシンのほかに$(1\rightarrow3)$-β-D-glucanを検出することができる。エンドスペシーはエンドトキシンを検出する。

[検体]　血液、髄液、膀胱穿刺尿。

[適応疾患]　感染性ショック（敗血症性ショック）、細菌性髄膜炎、深在性真菌症。

基準値

髄液：	トキシカラー	8.0 pg/ml 以下
	エンドスペシー	5.0 pg/ml 以下
血液：	トキシカラー	10.0 pg/ml 以下
	エンドスペシー	3.0 pg/ml 以下

[検査の読み方]

①トキシカラーが高値で、エンドスペシーも同程度の高値：エンドトキシン血症で、グラム陰性菌の感染が考えられる。

②トキシカラーが高値で、エンドスペシーが基準値内：真菌感染症が考えられる。

③両法とも高値で、トキシカラーが不釣合に高値：グラム陰性菌と真菌の混合感染が考えられる。

2）大腸菌ベロ毒素

[検査の方法]　大腸菌のベロ毒素を検出する方法は、免疫学的方法が用いられる。

①ラテックス凝集試験法：ベロ毒素に対する特異抗体をラテックスに感作し、これを検体と混合することにより、検体中（便）の毒素抗原と凝集塊をつくらせるもの。

表16. 腸管出血性大腸菌の種々の検査法

方法	感度	所要時間	特徴			
			感度	特異性	簡易性	迅速性
生物学的方法						
ベロ細胞毒性試験	1〜5 pg/mlの毒素	数日	○			
遺伝学的方法						
PCR法	10〜50個の大腸菌	4時間	○	○		○
DNAプローブ法	1コロニーの大腸菌	数日		○		
免疫学的方法						
酵素免疫法	50 pg/mlの毒素	4時間	○	○	○	○
ラテックス凝集試験法	1〜2 ng/mlの毒素	半日〜1日		○	○	○
免疫濾紙法（O157のみ）	10^5個の大腸菌	10分			◎	◎

○：優れている　◎：大変優れている

②酵素免疫法：ベロ毒素に対するモノクローナル抗体とポリクローナル抗体を用いたサンドイッチELISA。

なお、ベロ毒素の遺伝子を大腸菌や便検体から検出する遺伝学的方法もあり、これにはDNAプローブ法、PCR法がある。

[検体] 糞便

[適応疾患] ベロ毒素産生性大腸菌（腸管出血性大腸菌）による腸管感染症およびその続発症（溶血性尿毒症性症候群、HUS）。

[検査の特性]

表16に腸管出血性大腸菌の種々の検査法の感度、検査の所要時間、特徴を示した。

3）CDトキシン

クロストリジウム・デフィシルが産生するトキシンにはtoxin A（腸管毒素）とtoxin B（細胞毒素）の2つがある。

[検査の方法]

糞便検体中の毒素の検出には、細胞培養法によるtoxin Bがgold standardとされていたが、その手技と手間から、一般の検査室での施行は困難。

toxin A検出用キットが輸入されている。これらは酵素免疫測定法（ELISA）により測定される。

[検体] 糞便

[適応疾患] 抗菌薬関連下痢症/腸炎（偽膜性腸炎）

（猪狩　淳）

[g] 核酸同定検出法

淋菌検出のための3種類の検査法の特性を表17に示した。

① DNAプローブ法
・淋菌のリボゾームRNAの約20 bp部分を標的とし、RNA-DNAハイブリダイゼーションにより検出。

[**検体**] 尿道スワブ

[**検査の特性**]

特異性が高く、偽陽性が少ないが、感度はEIAと同程度であるため偽陰性となることがある。十分量の尿道擦過スワブを得る必要がある。

② 遺伝子増幅法
・polymerase chain reaction(PCR)法とligase chain reaction(LCR)法とがある。
・PCR法は淋菌の特異的核酸部分(染色体DNAの202 bp部分)を30サイクルで増幅し、DNAプローブ法で淋菌を同定する。
・LCR法は淋菌の特異的核酸部分(染色体Opa geneの48 bp部分)を増幅し、酵素免疫法(EIA)で淋菌を同定する。

[**検体**] 尿道分泌物、初尿、尿道スワブ。

[**検査の特性**]

感度が極めて高い(1 CFU/assay)。特異性も極めて高い。咽頭、直腸分泌物でもある程度検査が可能。検体に混入する増幅阻害物質のために、増幅されず、偽陰性になることがあることを念頭に入れておく。

死菌でも検出される。

表17. 淋菌の核酸同定検出法

方法	感度	所要時間	特異性	手技	その他
PCR法	極めて高い 1 CFU/assay	3〜5時間	◎	やや簡便	1つの検体でクラミジア検査も可能 初尿検体でも可能 血液混入などで偽陰性
LCR法	極めて高い 1 CFU/assay	2〜3時間	◎	簡便	1つの検体でクラミジア検査も可能 初尿検体でも可能 血液混入などで偽陰性
DNAプローブ法	普通 4.7×10^3 CFU/assay	2時間	◎		1つの綿棒検体でクラミジア検査も可能 尿検体は不可

(猪狩 淳)

2 抗酸菌

マイコバクテリウム属(Genus *Mycobacterium*)は、いったん染色されると酸やアルコールによって脱色されにくい抗酸性の性質があるため、抗酸菌と呼ばれる。

マイコバクテリウム属には、
①結核菌群
②らい菌群
③非結核性(非定型)抗酸菌群
④非病原性抗酸菌群
がある。

単に結核菌という場合はヒト型結核菌(*Mycobacterium tuberculosis*)をいう。

ヒトに病原性を示す抗酸菌は、
①結核菌
②らい菌
③一部の非結核性抗酸菌:マイコバクテリウム・カンサシィ、マイコバクテリウム・フビウム、マイコバクテリウム・イントラセルラーレ
である。

1) 細菌学的診断

[**検体**] 喀痰、気管支肺胞洗浄液、胃液、各種膿、尿、骨髄液、髄液など。

1. 塗抹染色検査

チール・ネルゼン(Ziehl-Neelsen)法と蛍光染色法がある。チール・ネルゼン法が一般に用いられているが、最近では感度が優れ、見逃しが少ない蛍光染色法が主流となっている。両法の比較を表18に示した。

表18. 蛍光法とZiehl-Neelsen法との比較

項目	蛍光法(オーラミン法など)	Ziehl-Neelsen法
顕微鏡	蛍光顕微鏡	通常の顕微鏡
鏡検倍率	200倍	1,000倍
感度	優れている	劣る
検出限界	$\geq 10^2 \sim 10^3$/ml	$\geq 10^4$/ml
特異性	やや劣る	優れている
塗抹標本	長期保存ができない	長期保存が可能

表19. 抗酸菌検査成績表示法塗抹染色法の判定

ガフキー号数	検出菌数		簡便な記載法
0	全視野に	0	陰性(−)
1	全視野に	1～4	少数(+)
2	数視野に	1	
3	1視野平均	1	中等数(++)
4	〃	2～3	
5	〃	4～6	
6	〃	7～12	
7	〃 やや多数	13～25	多数(+++)
8	〃 多数	26～50	
9	〃 甚だ多数	50～100	
10	〃 無数	101以上	

拡大500倍(蛍光法では200倍)で判定

塗抹染色検査の判定はガフキー号数で行われる(表19)。

塗抹検査の欠点は、①材料中の菌数が少ないと陰性に終わること、②ヒト型結核菌とその他の抗酸菌と鑑別が不可能なこと、③生菌であるか死菌であるかの鑑別が不可能なこと、④喀痰では同一患者のものでも品質により喀痰のどの部分を検査するかにより成績がばらつくこと、などがある。

2. 培養検査

a) 小川培地による方法

従来より用いられている方法で、4週、6週、8週で結果が返却される。結果は、通常(−)、(+)、(++)、(+++)、(++++)と記載される(表20)。少数の菌で検出できる感度が高い方法であり、検出精度も高い。但し、成績が判明するまで4～8週もかかる難点がある。

表20. 抗酸菌検査成績表示法培養成績の判定

表示記号	集落数	所見
−	集落(−)	
+(実数)	1～200	
++(概数)	200～500	個々に分離するも一部融合
+++	500～2,000	発育に連れてほとんど融合
++++	>2,000	集落が培地全面を被う程度

b) 液体培地と固形培地を組み合せた方法

液体培地で菌を旺盛に生育させ、菌の生育の確認は固形培地でのコロニーの形成によって行う方法である。この方法を利用した培養ボトルが市販されている。菌検出率は小川培地の約20倍高く、検査所要日数も短縮された。ただ、手数がかかる難点がある。

表21. 抗酸菌核酸増幅法の概要

方法	TMA法	PCR法	LCR法
増殖対象	RNA	DNA	DNA
検出感度	1、2菌体/測定	2菌体/測定	30菌体/測定
検出菌種	結核菌群	結核菌群 M. avium M. intracellulare	結核菌群
測定時間	4時間	5時間	4時間
前処理検体の保存	長期保存困難	凍結保存で可能	凍結保存で可能
市販製品名	MTD(中外)	アンプリコア (ロシュ)	M.ツベルクローシス・ダイナジーン (ダイナボット)

3. 遺伝子診断法

a) 抗酸菌同定検査

培養された抗酸菌から核酸を描出し、菌種の同定を行う方法。これには、DNAプローブ法とDNA-DNAハイブリダイゼーション法があり、いずれも試薬キットが市販されている。DNAプローブ法(アキュプローブ、ジーンプローブ社、中外製薬)には結核菌群とMycobacterium avium-intracellulare complex(MAC)診断用の2種がある。DNA-DNAハイブリダイゼーション法(DDHマイコバクテリア、極東製薬)は22種の抗酸菌の同定が可能である。

b) 抗酸菌核酸増幅法

検体から直接抗酸菌遺伝子を増幅し、抗酸菌を迅速に診断する方法。

測定法の原理から、Transcription-mediated amplification法(TMA)、Polymase chain reaction法(PCR)、Ligase chain reaction法(LCR)の3法がある(表21)。

これらの検出感度はほぼ同等とされているものの、検出抗酸菌の種類は異なる。

抗酸菌の核酸を増幅し判定するため、生菌か死菌の判定はできない。

検体は、喀痰、気管支肺胞洗浄液が基本。胸水、髄液、組織などでは偽陰性が起こりやすい。

2) ツベルクリン反応

結核菌感染後の免疫獲得をみているもので、結核症の発病の有無をみるものでないことを銘記すべきである。ツベルクリン反応は精製ツベルクリン

表 22. ツベルクリン反応が弱く出る場合

- 結核感染直後（自然陽転まで 3〜6 週間）
- 結核の極期（粟粒結核、重症結核など）
- HIV/AIDS 感染症、麻疹、猩紅熱の罹患
- 麻疹、ポリオなどの予防接種後
- 副腎皮質ステロイド、免疫抑制剤、抗癌剤などの投与中
- 癌の末期や消耗性疾患、皮膚の反応の低下した老人
- 極度の低栄養
- サルコイドーシス、ホジキン病など
- 皮内注射手技の不適当（溶解後時間を経過したツ反液など）

(tnberculin purified protein derivative；PPD)に対する遅延型過敏反応である。

［操作法］

注意部位は両側上肢前腕屈側上・下 2 点と上肢屈側肘窩近傍の 6 点のいずれかを選び、PPD 0.05 μg/0.1 ml を正確に皮内に注射する。

［判定］

48 時間後に行う。

> 発赤長径が 0〜9 mm ……………………………陰性（−）
> 発赤長径が 10 mm 以上で発赤のみ…………弱陽性（＋）
> 発赤長径が 10 mm 以上で硬結を伴う…中等度陽性（++）
> 発赤長径が 10 mm 以上で硬結に二重発赤、水疱、
> 　壊死を伴う ……………………………………強陽性（+++）

［結果の考え方］

ツベルクリン反応陽性が BCG 接種によるものか、自然感染によるものか、反応の状態や強さから判定することは困難である。

BCG 接種後 1〜6 カ月でツベルクリン反応は最も強くなり、発赤平均値は 15〜20 mm にもなる。結核の感染がない場合は、次第に減弱化する。

新たにツベルクリン反応を実施したとき、反応の発赤径が大きいとき、二重発赤や水疱を伴うときは、結核感染を示唆し、その可能性が高い。

ツベルクリン反応が陰性でも、必ずしも結核を否定できない。ツベルクリン反応が弱く出る場合を表 22 に示した。なお、ツベルクリン反応は、過去の測定値と比較することが重要である。

（猪狩　淳）

3 ウイルス

[a] 肝炎ウイルスマーカーの選択基準

　肝炎ウイルスの検出は、抗体系を用いた検出法と分子生物学的手法によるウイルスの検出法の2種に分類できる。これらウイルスマーカーの選択には診断、治療効果などの臨床現場の状況により、用いるマーカーが異なることに注意して選択する必要がある。また、各ウイルスマーカーの臨床的意義と、測定限界などを十分考慮して、適切なマーカーを選択する必要がある。現実的には、下記のようなときにウイルスマーカー検査が選択される。

①病因ウイルスの検索
②病態把握のためのウイルス動態の検討
③治療方針設定のためのウイルス測定
④治療効果判定のためのウイルス動態の検討

　現在、臨床の肝炎ウイルスには各種のウイルスマーカーが存在している。各ウイルスマーカーの臨床的意義を表23に、また、病期・病態に応じたウイルスマーカーの選択基準は表24に示す。

1. 急性肝炎

<原因ウイルスの確定>

　急性肝炎が疑われる場合は、その原因ウイルスの検索を急ぐ必要がある。本邦ではA型肝炎、B型肝炎、C型肝炎が主体であり、急性肝炎の疑われている患者では早急にIgM型HA抗体、HBs抗原、HCV抗体を測定する必要がある。海外渡航者などではE型肝炎の可能性も考えておく必要から、HE抗体の測定も考慮する。HBsAg陽性者ではIgM型HBc抗体も測定し急性肝炎か慢性B型肝炎の急性増悪を検査し、必要に応じてHDVの感染をデルタ抗体で測定する。これらが陰性のときは2～3日おいて再検するとともに、HAV-RNA、HBV-DNA、HCV-RNAなどの直接的なウイルス検出を試みるとともに、その他のウイルス疾患であるEBウイルスなどの感染も考慮する必要がある。慢性B型肝炎の急性増悪が推測される症例ではHBV-DNAの測定は必須であり、免疫抑制剤や抗癌剤などの投与歴を聴取する必要がある。

　中年女性では自己免疫性肝炎も考慮して、抗核抗体、IgGの測定を行う必要もあることにも注意しなくてはならない。

表23. 肝炎ウイルスマーカーの臨床的意義

抗体検査	遺伝子検査
A型肝炎ウイルス（HAV） 　IgG型HA抗体：過去のHAV感染 　IgM型HA抗体：急性A型肝炎の確定診断	HAV-RNA：HAV感染（感染ごく早期のみ）
B型肝炎ウイルス（HBV） 　HBs抗原：HBVの感染状態 　HBs抗体：過去のHBV感染、ワクチン接種後 　HBc抗体 　　高力価：現在のHBV感染状態 　　低力価：過去のHBV感染 　IgM型HBc抗体 　　高力価：急性B型肝炎 　　低力価：慢性B型肝炎 　HBe抗原：HBV増殖期、ウイルス量多、強い感染力 　HBe抗体：ウイルス量減少を反映 　DNAポリメラーゼ（HBV増殖、ウイルス量を反映）	HBV-DNA
C型感染ウイルス（HCV） 　第二、第三世代HCV抗体：過去および現在のHCV感染	HCV-RNA定性：現在のHCVの存在 HCV-RNA定量：ウイルス量→インターフェロン効果予測 HCVサブタイプ：ウイルス型→インターフェロン効果予測
デルタ型肝炎ウイルス（HDV） 　デルタ抗体：高力価：HDVの持続感染 　　　　　　 定力価：過去のHDV感染	HDV-RNA：HDVウイルス感染
E型肝炎ウイルス（HEV） 　HE抗体：E型肝炎の診断法	HEV-RNA：HEVウイルス感染
G型肝炎ウイルス（HGV） 　HGV-E2抗体：過去の感染	HGV-RNA：HGV感染

2. 慢性肝炎

＜原因ウイルスの確定＞

慢性肝炎が疑われる場合は、その原因ウイルスの検索を行う。本邦ではB型肝炎、C型肝炎が主体であり、HBs抗原、HCV抗体を測定する必要がある。海外渡航者やHBsAg陽性者ではIgM型HBc抗体も測定し急性肝炎か慢性B型肝炎の急性増悪を検査する必要がある。異常な経過のみられる症例ではHDVの感染をデルタ抗体で測定することも考えておかなくてはならない。

表24. 肝炎ウイルスマーカーの選択規準

	急性肝炎の型別診断	慢性肝疾患の型別診断	慢性肝疾患の急性増悪期	B型 急性肝炎 経過観察*1	B型 急性肝炎 治癒判定	B型 慢性肝炎 経過観察*2	B型 慢性肝炎 抗ウイルス剤の適用判定	C型 急性肝炎 経過観察*3	C型 急性肝炎 治癒判定	C型 慢性肝炎 経過観察*3	C型 慢性肝炎 抗ウイルス剤の適用判定	無症候性キャリアの経過観察 B型	無症候性キャリアの経過観察 C型	HBワクチン接種対象者選別
IgM型HAV抗体	■		■											
HBs抗原*4	■	■	■	■	■	▨	■					■		■
HBs抗体*5		▨			■									■
HBc抗体定性判定		■												
HBc抗体高抗対価判定		▨												
IgM型HBc抗体			■											
HBe抗原			■	■		■	■					■		
HBe抗体			■		■	■	■							
HBV-DNA/DNA-p			■			■	■							
HCV-NS抗体								▨		▨				
HCVコア抗体		▨						▨	■	▨				
HCV第二世代抗体	■	■												
HCV-RNA		▨						▨		▨	■			

■：必須　▨：必要に応じて行う
*1：検査間隔は通常週1回
*2：検査間隔は通常2〜4週に1回
*3：検査間隔は通常3〜4カ月に1回
*4：HBs抗原陰性化の判定はEIA, RIA法などの鋭敏な方法で行う
*5：HBs抗体出現時の判定はEIA, RIA法などの鋭敏な方法で行う
(日本消化器病学会肝機能研究班：肝疾患における肝炎ウイルスマーカーの選択規準．日消誌91：1472-1480, 1994を参考にして作成)

さらに、慢性肝炎では治療効果の予測と治療効果の経過判定にウイルスマーカーが重要である。

＜治療方針策定前に＞

B型肝炎：急性増悪期にはIgM型HBc抗体とHBV-DNAの定量を行う。

C型肝炎：治療前にHCV-RNA定量とウイルス型セロタイプを測定し、治療効果を予測する。

<治療中の判定>

B型肝炎：HBV-DNA 定量と ALT の変動を定期的に確認する。

C型肝炎：HCV-RNA 定性検査を定期的に行い、インターフェロン治療の最終効果判定は終了後6カ月以降の HCV-RNA 定性で行う。

1）A 型肝炎

臨床経過とウイルスマーカー検査の臨床的意義

A 型肝炎は、HAV の経口感染により引き起こされる急性肝炎で、HAV の感染後 3〜6 週の潜伏期を経過して発症する。以下に各マーカーの特徴をまとめ、A 型肝炎の経過に伴う動きを図 62 に示す。

基準値と抗体検査

> HA：陰性
> IgM-HA：陰性
> IgG-HA：陰性
> ウイルス遺伝子検査
> HAV RNA：検出せず

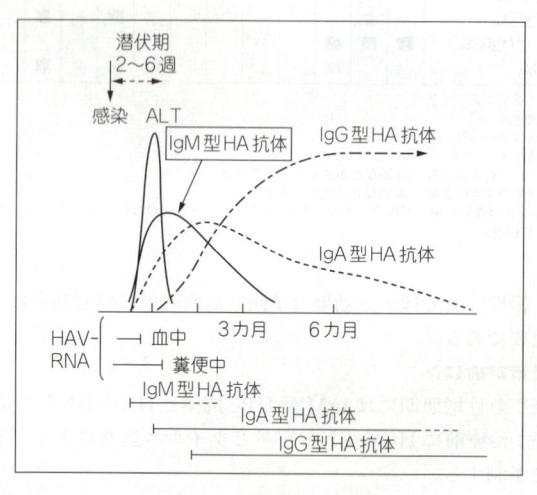

図 62. A 型肝炎の経過

異常値の解釈

IgM 型 HA 抗体：発症前後から数ヵ月にわたって検出される（発症直後は陰性のこともある）。

IgG 型 HA 抗体：発症 4 週以降より陽性となり中和抗体として長期に血液中に存在する。

＜注意＞

IgA 型 HA 抗体は IgG 型 HA 抗体より短期間にわたり検出されるため流行後の疫学調査に有用であるが商品化されたキットはない。

＜ポイント＞

急性 A 型肝炎の診断には、IgM 型 HA 抗体を用いる。

採取・保存の注意

凍結保存

A 型肝炎ウイルス遺伝子検査

HAV-RNA：感染発症のごく早期から ALT ピーク時まで、血液中や糞便中に検出される。

2）B 型肝炎

B 型肝炎臨床経過とウイルスマーカーの臨床的意義

B 型肝炎ウイルスマーカーには多くの種類があり、それぞれのウイルスマーカーについての臨床的意義、ことにその特徴と病期・病態の経過に伴う推移を理解することが必要であり、これらを図 63、表 25 に併せて示す。

1. B 型肝炎ウイルス抗体検査

基準値

> HBs 抗原：陰性
> HBs 抗体：陰性
> HBc 抗体：陰性
> IgM 型 HBc 抗体：陰性
> HBe 抗原：陰性
> HBe 抗体：陰性
> HBV DNA：限界以下
> HBV 関連 DNA ポリメラーゼ：陰性

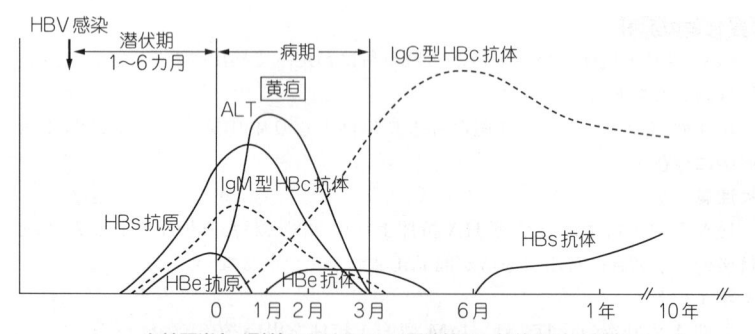

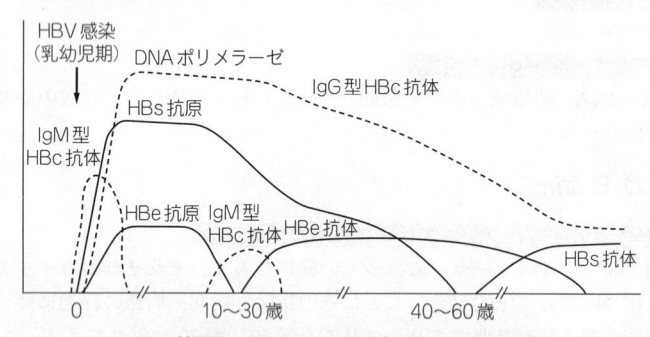

図 63. HBV マーカーの病期・病態の経過に伴う推移

(清澤研道, 田中栄司：B 型肝炎ウイルス関連マーカー. 臨床検査法提要, 第 31 版, 金井 泉 (原著), 金井正光 (編著), p1436, 金原出版, 東京, 1998 より引用)

表 25. HBV マーカーの意義・特徴

HBs 抗原：HBV の感染状態
HBs 抗体：HBs 抗原に体する抗体. 過去の HBV 感染・ワクチン接種
HBc 抗体：HBV のコア (core) 粒子に対する抗体
高抗体価：HBV 感染状態
低抗体価：過去の HBV 感染
IgM 型 HBc 抗体：HBV 感染初期に出現
高抗体価：HBV 急性肝炎. 特に慢性肝炎の増悪期
低抗体価：HBV 慢性肝炎の急性増悪期
HBe 抗原：血中 HBV が多く感染力が強い. HBV 増殖状態を示す
HBe 抗体：HBe 抗原量が減少すると検出される、HBe 抗原非産生株の存在時
HBV 関連 DNA ポリメラーゼ：HBV の量を間接的に示すが定量性に欠ける
HBV-DNA：HBV の存在・量を知るために測定する

微生物学的検査

異常値の解釈

<HBs抗原>

B型肝炎の発症において陽性となる（急性B型肝炎）。また、慢性B型肝炎、無症候性キャリアの場合でも陽性となる。高い抗原価を示すものはウイルス量も多く、陽性が持続するものはキャリア持続や慢性化を示す。この陽性者は、HBe抗原、HBe抗体、IgM型HBc抗体の検査を施行して、初感染かキャリアかの判断と、現在のウイルスの動態や量を遺伝子検査HBV-DNA定量で推定する。

<HBs抗体>

B型肝炎ウイルス外被抗原に対する抗体である。中和抗体なので、HBs抗体陽性者はHBV既感染である。また、HBVワクチンの接種後の効果の判定にも用いる。この抗体陽性の場合は、特殊な状態を除いては再感染があっても肝炎を予防できる。

<HBc抗体>

HBVのコア蛋白に対する抗体である。コア蛋白をブロックするため、肝細胞表面に現れたコアを認識できなくなり、T細胞による肝細胞破壊を抑制する。

<IgM型HBc抗体>

急性B型肝炎では、HBs抗原が陰性の場合でも、IgM型HBc抗体陽性であれば、確定診断が可能である。急性B型肝炎発症後3カ月間はIgM型HBc抗体は陽性となる。

<HBe抗原>

HBe抗原はカプシド蛋白で、HBVの活動性を示すマーカーとなる。HBe抗原陽性の血清中には、感染性ウイルス粒子が多く存在しており、活動性肝炎である確率が高い。HBe抗原が陰性化すると、多くの症例では肝炎は鎮静化する。しかし、変異株でHBe抗原の分泌ができない症例ではHBe抗原が陰性にもかかわらずALT/ASTは高値を示し、肝炎が持続し肝硬変に進展することが多いことに注意する必要がある。

<HBe抗体>

HBe抗体は、HBVのカプシド構成成分蛋白に対する抗体である。この抗体があるとHBVの活動性が弱まり、トランスアミナーゼが正常化してくる。重要な点は、この抗体の阻止率の値である。慢性B型肝炎患者の経過観察時、活動期における治療効果の判定指標となる。

<HBV関連DNAポリメラーゼ・HBV DNA>

活動性B型肝炎のとき高値を示し、HBVの複製時に検出される。活動性肝

炎でありながら、このポリメラーゼ活性がなければ、C型肝炎、薬剤、アルコールの関与も疑える。このDNAポリメラーゼはHBVのギャップドデュプレックスDNAが、完全な2本鎖DNAに修復される機能をもち、HBV粒子増殖と直接関係する。現在では、直接的にHBV-DNA量を遺伝子検査で測定することが多い。

採取・保存の注意
−20℃で凍結。

保険上の注意点
HBc抗体とIgM-HBc抗体を同時に測定した場合は、いずれかの一方のみ算定する。HBV関連DNAポリメラーゼとHBV-DNAを同時に測定した場合は、いずれか一方のみ算定する。

2. B型肝炎ウイルス遺伝子検査（HBV-DNA）hepatitis B virus DNA

基準値

> HBV-DNA定性：陰性
> HBV-DNA定量：検出限界以下
> （分枝DNAプローブ法、アンプリコア定量法、TMA法）
> 各測定法の測定感度を示す。
> ・分岐DNAプローブ法：〜10^6 コピー/ml
> ・液相ハイブリダイゼーション：〜10^6 コピー/ml
> ・TMA：〜$10^{3.8}$ コピー/ml
> HBc変異：陰性

異常値の解釈
・B型肝炎ウイルス量
・陽性またはウイルス量の高値：HBVによる肝炎の増悪、すなわちHBVキャリアにおけるウイルス増殖を考える。

臨床的意義
HBVキャリアではALTの上昇に先立ってHBV-DNAが高値を示し、また重症肝炎症例早期でも著しく高いウイルス量を示す。ALTのピーク時にはウイルス量は低下する。

HBV-DNAの測定により重症肝炎早期のウイルス量の変化、抗ウイルス剤投与の治療効果判定、HBe抗原が陰性にもかかわらず肝病変の活動性が高く、次第に病変の進展が観察される症例でのHBV増殖を把握することができる。

変異株測定

HBe 抗原が陰性化し HBe 抗体が陽性化すると、多くの症例では肝炎は鎮静化する。しかし、変異株で HBe 抗原の分泌ができない症例では HBe 抗原が陰性にもかかわらず ALT/AST は高値を示し、肝炎が持続し肝硬変に進展することが多い。このような症例では B 型肝炎ウイルス変異株となっていることが多い。

3）C 型肝炎

1．C 型肝炎ウイルス抗体

臨床的意義

HCV は 1 本鎖の RNA ウイルスで約 9,400 塩基によりなる。その大部分は open reading frame（ORF）が占め、N 末端よりコアとエンベロープをコードする構造領域、次いで非構造領域が配列し、後者はさらに 4 つの領域（NS 2〜NS 5）に区分される（図 64）。

基準値

HCV 抗体：陰性
HCV コア抗体：陰性
CV 関連抗体：陰性
HCV 抗体 RIBA テスト：陰性

最初に臨床応用された C 100-3 抗体は NS 3〜NS 4 領域の一部のアミノ酸配列に基づく抗原エピトープに対する抗体であるが、偽陽性・偽陰性反応が多い。

コア領域は各種遺伝子型の間で高い相同性を示すためコア蛋白を抗原とし

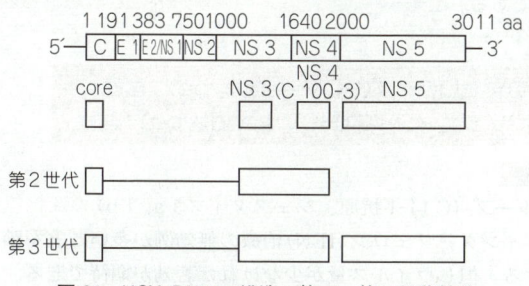

図 64．HCV-RNA の構造と第二・第三世代抗体

たコア抗体が開発され、これらNS領域にコア抗体を組み入れた第二世代、第三世代HCV抗体法での測定により、97％以上のC型肝炎の診断がなされている。

これらの抗体はかならずしもウイルス血症を反映しているわけではなく、現在のHCVの有無の決定にはHCV-RNAの測定が必要である。その点を踏まえたうえで、以下にHCV抗体検査の特徴を示す。

<第一世代抗体（NS抗体）>

本測定系ではNS3,4領域に対応したリコンビナント抗原（C 100-3）のみを用いてあり、急性肝炎においては早期診断ができず、偽陰性や偽陽性を示す欠点があるが、抗体価は肝細胞障害の程度（AST、ALT）と密接に相関するため、病態の把握を目的とした経過観察に適している。

<第二・第三世代抗体>

コア領域、NS3，NS4，NS5（第三世代のみ）に対応したリコンビナント抗原を用いた抗体測定系で、3種類の抗原を用いることで、感度、特異性に優れているため、スクリーニングに最も適している。

<コア抗体>

コア領域に対応したリコンビナント抗原（C 22-3など）を用いた抗体測定系で、抗体価は定量性をもつ、HCVのviremiaの有無と密接に相関することから、インターフェロン治療などの経過観察や効果判定に適している。

<GOR抗体>

HCVのコア抗体と宿主核内自己抗原を認識するウイルス抗体である。

2．C型肝炎ウイルス（HCV）群別判定

C型肝炎ウイルスは塩基配列の違いにより、いくつかのジェノタイプに分類される。わが国のHCV感染者の約70％はジェノタイプ1b、20％が2a、5％が2bである。

基準値

HCVセロタイプ（HCV serotype）：陰性
HCVジェノタイプ（HCV genotype）：陰性

臨床的意義

HCVグループ（C 14-1抗原、ジェノタイプ1a，1b）

<対策> インターフェロン（IFN）治療の無効例が多いことを踏まえ治療方針を決定する。但しウイルス量が少なければ著効が期待できる。

HCVグループ2（C 14-2抗原、ジェノタイプ2a、2b）

<対策> IFN治療の有効例が多いことを踏まえ治療方針を決定する。
NOTE 上記のグループはセロタイプと同義。

異常値のでるメカニズム

HCVの遺伝子型は特異的なプライマーを用いたPCR法により決定されるが、EIA法では簡便に大量の検体を判定することができる。遺伝子型によりHCVの抗原性が異なることを利用した特異抗体によるグループ（群別）分類がセロタイプである。NS 4領域の遺伝子型特異的発現蛋白であるC 14-1とC 14-2を抗原として用いている。

ジェノタイプ1a、1b型はセロタイプ1型に、ジェノタイプ2a、2b型はセロタイプ2型に対応する（但し少数の不一致例も存在する）。

遺伝子型はインターフェロン治療の効果予測に重要であり、セロタイプ2型であれば著効が期待できる。但しセロタイプ1型でもウイルス量が少なければ著効が期待できる。

3. C型肝炎ウイルス遺伝子検査（HCV-RNA）hepatitis C virus RNA

基準値

HCV-RNA定性：検出せず
アンプリコアHCV-RNA：陰性
CRT-PCR法：陰性

定量検査基準値
 HCV RNA定量：検出せず
 アンプリコアHCV-RNA定量：測定限界 0.2 AIU/ml
 分岐プローブ法：測定限界 0.3〜0.5 Meq/ml
 HCVコア蛋白定量：測定限界 8 pg/ml
 NS 5 A変異：検出せず

異常値の解釈

<ウイルス定性検査>
・陽性：現在のウイルス血症の存在を意味する。
・判定保留
2〜3週間後再度採血し、再検査を行う。

<ウイルス定量検査>
C型肝炎の治療法の選択および治療経過の観察に用いるので測定結果をもとに今後の方針を決定する。

アンプリコアHCVモニターが100 AIU/m*l*以下、分岐DNAプローブが1 Meq/m*l*以下、コア蛋白法で30 pg/m*l*以下の場合、IFNのウイルス駆除率は70%近く期待できる。

> 臨床的意義

HCV感染の有無は、ELISAによるHCV抗体（第二ないし第三世代）が一般的に用いられているが、現在のウイルス血症の有無にはHCV-RNA定性で検査する。HCV-RNA定性はRT-PCR法を用いたアンプリコアHCV-RNA定性法が用いられ、その測定感度は10^2コピー/m*l*である。

HCV-RNA定量は、IFN治療の効果予測に有効である。

アンプリコアHCVモニター100 AIUm*l*以下、分岐DNAプローブ法で1 Meq/m*l*以下、コア蛋白法で30 pg/m*l*以下は低ウイルス量群と判断でき、IFNのウイルス駆除率は70%近く期待できる。

HCVの定量法としては、CRT-PCR（competitive reverse transcriptase-polymerase chain reaction）法、アンプリコアHCVモニター法、分岐DNAプローブ法、HCVコア蛋白法がある。

①CRT-PCRは50 μ*l*血中あたりのウイルス量を$10^{0.5}$刻みに測定する（測定限界100コピー/50 μ*l*）。

②アンプリコアHCVモニター法の測定限界は10^2コピー/m*l*（1Kコピー/m*l*）で2a型は低値で測定されることに注意する必要がある。

③分岐DNAプローブ法の測定限界は$3×10^5$コピー/m*l*と低く、低いウイルス量は"検出せず"と示されることに注意しなくてはならない。

④HCVコア蛋白の測定限界は8 pg/m*l*であり、上記の中間の測定感度を有する。

E2領域の中でも特に変異率の高い超可変領域（HVR-1, 2）をPCRで検討すると、HVRの多様性に富んだ症例はIFNの治療反応性が低い。

> NS5A変異測定

NS5Aのaa 2209〜2248の変異はIFN治療の効率と関係し、4アミノ酸以上の変異を認めるmutant株ではIFN著効率が高い。

4）D型肝炎ウイルス［デルタ型肝炎ウイルス(hepatitis delta virus；HDV)］

D型肝炎ウイルス（HDV）は必ずB型肝炎ウイルス（HBV）感染を伴っている。両者の感染には、HDVとHBVとの同時感染と、HBVキャリアにHDVが感染する重複感染とがある（図65）。慢性B型肝炎の急性増悪や重症

Ⅰ 微生物学的検査

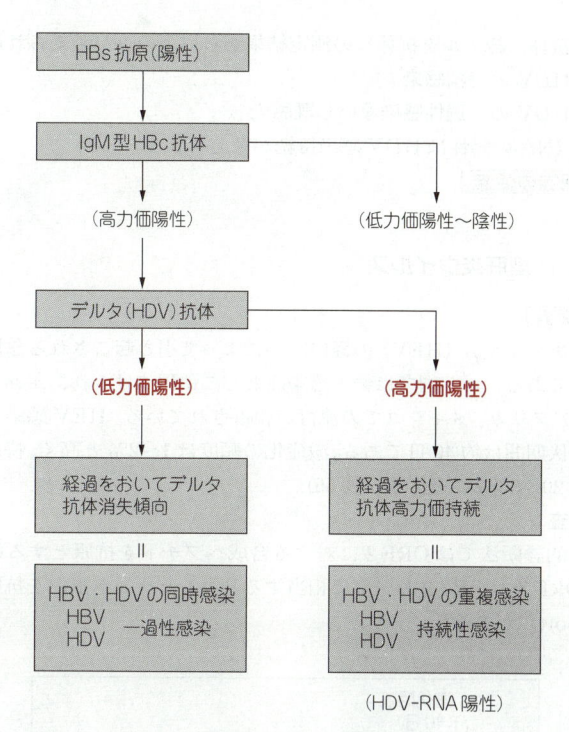

```
┌─────────────────┐
│  HBs抗原(陽性)   │
└────────┬────────┘
         │
┌────────▼────────┐
│  IgM型HBc抗体    │
└───┬─────────┬───┘
    │         │
(高力価陽性)  (低力価陽性〜陰性)
    │         │
┌───▼─────────▼───┐
│  デルタ(HDV)抗体  │
└───┬─────────┬───┘
(低力価陽性)  (高力価陽性)
    │         │
┌───▼───┐ ┌───▼───┐
│経過をおいてデルタ│ │経過をおいてデルタ│
│抗体消失傾向    │ │抗体高力価持続   │
└───┬───┘ └───┬───┘
    ‖         ‖
┌───▼───┐ ┌───▼───┐
│HBV・HDVの同時感染│ │HBV・HDVの重複感染│
│HBV 一過性感染   │ │HBV 持続性感染   │
│HDV            │ │HDV            │
└───────┘ └───────┘
                  (HDV-RNA陽性)
```

図65. D型肝炎ウイルス感染診断

化、急性B型肝炎の重症化ではこのウイルスを想定して検査する。

HDV感染症の診断には、まずHBV感染が前提であるためB型肝炎の診断を行う。

基準値

> デルタ抗体：陰性
> HDV-RNA：検出せず

異常値の解釈

HBs抗原（陽性）＋IgM型HBc抗体（陽性）：急性B型肝炎
HBs抗原（陽性）＋IgM型HBc抗体（陰性〜低力価）：慢性B型肝炎

デルタ抗体（総デルタ抗体）の測定結果から以下の点が考えられる。
高力価：HDV の持続感染
低力価：HDV の一過性感染ないし既感染
　HDV-RNA の陽性は HDV 感染持続が考えられる。

採取・保存の注意

凍結保存。

5）E 型肝炎ウイルス

臨床的意義

　E 型肝炎ウイルス（HEV）の経口感染によって引き起こされる急性肝炎が E 型肝炎である。わが国では輸入感染症として位置づけられ、インド、中央アジア、アフリカ、メキシコでの流行が報告されている。HEV 感染から発症までの潜伏期間は約 40 日である。激症化の頻度は 1～2% と高く、特に妊婦の感染では 20～30% に達する（図 66）。

＜抗体検査＞

　血清学的診断法では ORF 2 に対する合成ペプチドを抗原とする系（化血研）と、ORF 3 と ORF 2 の一部に相当するリコンビナント蛋白を抗原とする系（Abbott）がある。

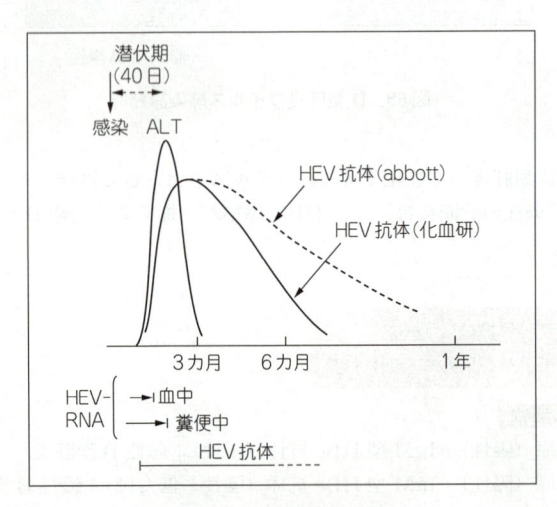

図 66．E 型肝炎の経過

<遺伝子検査>
RT-PCR法では、HEV-RNAが検出(糞便中・血液中)される。

基準値

> 血清学的診断法(HEV抗体):陰性

発症早期には陰性ないし低力価。経過とともに高力価。

ORF2に対する合成ペプチドを抗原とする系と、ORF3とORF2に対する合成レコンビナントペプチドを抗原とする系がある。

<遺伝子検査>
PCR:HEV-RNAの検出
発症ごく早期に検出されるのみである。

6) G型肝炎ウイルス

基準値

> HGV-E2抗体:陰性
> HGV RNA:検出せず

異常値の解釈

G型肝炎ウイルスは血液を介して感染するが、感染と肝炎発症との関連は薄い。

(白鳥康史)

[b] HIV

検査の目的

HIV(human immunodeficiency virus)はAIDS(acquired immunodeficiency syndrome、後天性免疫不全症候群)発症の原因ウイルスで、HIV-1、HIV-2の2種類がある。HIV感染の有無は、スクリーニング検査と確認検査を行い決定する。

測定法と基準値

	検査方法	基準値
HIV-1、2抗体	EIA	陰性
HIV-1抗体	PA	陰性(32倍未満)
HIV-2抗体	PA	陰性(64倍未満)
HIV-1抗体	WB	陰性
HIV-2抗体	WB	陰性
HIV-1 RNA定量	RT-PCR	$4.0×10^2$コピー/ml未満
HIV-RNA定量(高感度)	RT-PCR	$5.0×10^1$コピー/ml未満
HIV抗原	EIA	陰性

1. 抗体検査

受身凝集反応(PA)、酵素免疫測定法(ELISA)を用いたスクリーニング検査とウエスタンブロット法(WB)、間接蛍光抗体法(IFA)などを用いた確認試験がある。

スクリーニング検査での偽陰性はほとんどないが、偽陽性例が若干認められることから確認試験が必要となる。

2. モニタリング検査

HIV-1 RNA定量(RT-PCR)検査は、HIV-1感染者における病態の把握や抗HIV治療における治療開始時期の決定および長期的な経過観察に有用である。但し抗HIV薬などにより変異したウイルス株では、反応性が低下し正しいRNA量の測定ができない場合がある。また、測定再現性は10倍程度の変動があるので、測定結果の判断には十分な注意が必要である。

3. 抗原・遺伝子検査

HIV感染症の診断には、抗体検査が用いられていたが、感染してから抗体が陽転化するまで4〜6週間の期間(ウインドウピリオド)があるため最近では抗原・抗体の同時検査が進められている。また、HIVに感染した母親からの新生児感染では、移行抗体が15〜18カ月まで検出される。したがって、HIV抗原検査やPCRを用いた遺伝子検査は、抗体が検出できない感染早期

や、新生児感染の早期診断に有用である。

検査法としては、HIV抗原(EIA)、HIV-1プロウイルスDNA(PCR)、HIV-1 RNA(RT-PCR)検査などがある。

4．その他の検査

1) CD4陽性細胞数

HIVは主にCD4陽性細胞に感染することにより患者の免疫機能を低下させ、さまざまな日和見感染やAIDS関連症状がみられるようになることから、CD4陽性細胞数は患者の免疫状態を反映する指標として有用である。

CD4陽性細胞数$(/\mu l)$＝WBC×末梢リンパ球%/100×CD4%/100

2) HIV-1 RNAサブタイプ

HIV-1は現在までにA、B、C、D、E、F、G、H、I、Oの10種類のサブタイプが報告されており、日本ではアメリカやヨーロッパに多くみられるサブタイプBが主であるが、最近タイにみられるサブタイプEも増加傾向にある。

異常値の解釈

HIV-RNA量が5,000〜10,000コピー/ml以上であれば、抗レトロウイルス療法を考慮する。

採取・保存の注意

抗体、抗原測定には血清、血漿、髄液いずれも使え、非働化の影響もない。

(礒沼　弘)

[c] HTLV-I

検査の目的

HTLV-I(Human T lymphotropic virus type I)は成人T細胞白血病(Adult T cell leukemia；ATL)、HTLV-1関連ミエロパシー(HTLV-I associated myelopathy；HAM)、HTLV-1ぶどう膜炎(HTLV-1 uveitis；HU)などの病因ウイルスである。抗体検査は、母児感染や輸血による感染防止のためのキャリアを同定するために不可欠である。

測定法と基準値

	検査方法	基準値
HTLV-1抗体	EIA	陰性
	PA	16倍未満
	WB	陰性
	FA	5倍未満
HTLV-1プロウイルスDNA (pX領域)	PCR	陰性

1. 抗体検査

スクリーニング検査としてゼラチン凝集法(PA)、酵素免疫測定法(EIA)、確認検査として間接蛍光抗体法(IFA)、ウエスタンブロット法(WB)などがある。

PAは簡便であるが、低力価での偽陽性の問題があり、EIAは自己抗体による非特異反応がある。したがって、WBなどでの確認が必要となる。

2. 抗原・遺伝子検査

末梢血単核球中のDNAよりプロウイルスDNAを増殖するpolymerase chain reaction(PCR)法、サザンブロットハイブリダイゼーション法、IFAなどがある。

異常値の解釈

HTLV-1の感染経路は、母乳を介した母児感染、男性から女性への性行為感染、輸血による感染の3つが主であるが、現在、後2者はほとんど認められない。HTLV-1は、血液中にほとんど存在せず、リンパ球中にプロウイルスDNAとして存在することから、感染が成立するには血液中の感染リンパ球の移行が必要である。母親の母乳中に含まれるHTLV-1が授乳を介して高率(14～50%)に母子感染を起こすことが報告されているので、キャリア妊婦には哺乳法の指導が必要である。

採取・保存の注意
試料は血清、血漿いずれでも測定可能であり、長期間保存したものでも測定できる。

保険上の注意
プロウイルス DNA の検査は、未保険である。

(礒沼　弘)

[d] EBウイルス

検査の目的

Epstein-Barr virus(EBV)は、伝染性単核球症(infectious mononucleosis；IM)の原因ウイルスであり、EBV関連血球貪食症候群、慢性活動性EBV感染症、EBV関連腫瘍などを起こすウイルスとしても知られている。

初感染の場合は抗体検査で診断されるが、EBVは終生持続感染するため、再活性化の場合は抗原、遺伝子検査が必要となる。

測定法と基準値

	検査方法	基準値
抗EA-DR IgG	FA	10倍未満
抗VCA IgM	FA	10倍未満
抗VCA IgG	FA	10倍未満
抗EBNA	FA	10倍未満
抗VCA IgA	FA	10倍未満
抗EA-DR IgA	FA	10倍未満
EBV DNA	PCR	陰性
EBV DNA定量	RT-PCR	$2.0×10^1$コピー/10^6cells 未満

1. 抗EBV特異抗体

①VCA(virus capsid antigen)抗体：IgM抗体、IgG抗体、IgA抗体があり、VCAIgM抗体は初感染の急性期に一過性に出現し、1～2カ月で消失する。VCAIgG抗体はIgM抗体より少し遅れ産生され、終生存続し、EBV感染症のスクリーニングに用いられる。VCAIgA抗体は上咽頭癌で高率に出現する。

②EA(early antigen)抗体：EBVの早期抗原に対する抗体で、D(diffuse)型とR(restricted)型に分かれるが、通常EA-DR抗体として測定し、EA-DRIgGとEA-DRIgA抗体がある。

VCAIgM抗体と同様に感染早期の指標となり、VCAIgM抗体より高率に検出されるが、健康成人でも10%程度陽性となる。

上咽頭癌ではEA-DRIgA抗体が高値となる。

③EBNA(EBV determined nuclear antigen)抗体：核内抗原に対する抗体で、感染後数週～数カ月に出現し、終生持続する。

2. 遺伝子検査

PCRやサザンブロット法にて行われている。

異常値の解釈 （表26）

表26. EBV関連疾患における特異抗体像

	VCAIgG	VCAIgM	VCAIgA	EAIgG	EAIgA	EBNA
未感染	−	−	−	−	−	−
既感染	+	−	−	−	−	+
初感染						
IM急性期	+	+	−	+	−	−
IM回復期	+	+→−	−	+	−	−→+
慢性EBV感染症	++	±	±	++	±	±
Burkittリンパ腫	++	−	−	++	−	+
上咽頭癌	++	−	+	++	+	+
日和見リンパ腫	++	±	±	++	±	±

1. 伝染性単核球症

EBVの初感染であり、VCAIgM抗体陽性かつEBNA抗体陰性にて診断される。加えてVCAIgG抗体陽性、EA-DRIgG抗体陽性の場合が多い。VCAIgM抗体の診断的意義は高いが、持続期間が短い（検出率約70%）ため、VCAIgG抗体陽性、EBNA抗体陰性でも診断可能である。またVCAIgM抗体はリウマチ因子による偽陽性に注意が必要である。

乳幼児ではVCAIgM抗体が出現せず、VCAIgG抗体が低値の例が多い。

2. 慢性活動性EBV感染症

EBVに対する免疫異常であり、VCAIgG、EA-DRIgG抗体が高値となり、VCAIgM、VCAIgA、EA-DRIgA抗体もしばしば陽性化するが、EBNA抗体は低値のことが多い。このような状態が3カ月から1年以上持続、あるいは消退再発を繰り返す。

3. EBV関連腫瘍

①Burkittリンパ腫（BL）、上咽頭癌（NPC）：ともにVCAIgG、EAIgG抗体が高値で、EBNA抗体陽性である。NPCはVCA、EAともにIgA抗体陽性が特徴的である。

②胃癌：EBV関連胃癌は、日本人の胃癌の10%弱であり、VCAIgG、EAIgG抗体高値となり、しばしばVCAIgA抗体も上昇する。

③日和見リンパ腫：先天性免疫不全、免疫抑制剤投与、AIDSなどにみられる日和見B細胞リンパ腫では、VCAIgG抗体著高、EAIgG抗体陽性、EBNA抗体低下または陰性化がみられる。

④ホジキン病：ホジキン病にもVCAIgG、EAIgG抗体の上昇するものがあり、EBVとの関連が示唆されている。

採取・保存の注意
抗体検査の採血後は凍結保存する。
保険上の注意
DNA検査は未保険である。

(礒沼 弘)

[e] 単純ヘルペスウイルス

検査の目的

単純ヘルペスウイルス(herpes simplex virus；HSV)は2つの型があり、HSV-1は上半身、HSV-2は下半身に主に感染する。初感染の大部分は不顕性で、終生神経節に潜伏し、この活性化がほかへの感染源となる。多岐にわたる臨床病型の迅速診断、早期治療のために検査をする。

測定法と基準値

	検査方法	基準値
HSV	CF	血清：4倍未満
HSV 1型	NT	髄液：1倍未満
2型	NT	
HSV IgM	EIA	IgM 0.80未満　陰性
HSV IgG	EIA	IgG 2.0未満　陰性
HSV IgM	FA	10倍未満
HSV IgG	FA	10倍未満
HSV DNA	PCR	陰性
HSV DNA定量	RT-PCR	$2.0×10^1$コピー/10^6cells 未満
HSV 特異抗原	FA	1型：陰性
		2型　陰性

1. 抗体検査

補体結合反応(CF)、酵素免疫測定法(EIA)、間接蛍光抗体法(IFA)、中和反応(NT)があり、EIA、IFAではIgG・IgM抗体の検出が可能である。NT、IFAでは型別判定可能だが交差反応性があるため、明確に区別することはできない。

2. 抗原検査・遺伝子検査

直接蛍光抗体法(DFA)、ウイルス分離(シェル・バイアル法)、PCRなどがある。

異常値の解釈

HSVは表27に示すように多彩な病態を呈する。ヘルペス脳炎の致死率は30～70%と高率であり、発症後10日以内に抗ヘルペス剤を投与しないと後遺症を残すといわれ、確定診断を待たずに治療が開始されることもある。新生児感染の場合は、帝王切開か自然分娩かの判断には迅速抗原検出法が必須である。

採取・保存の注意

抗体検査の血清は凍結保存する。

表27. HSV 感染症の臨床像

```
初感染
不顕性感染(90％以上)
顕性感染(10％以下)
  1  急性歯肉口内炎
  2  ヘルペス瘭疽
  3  外傷性ヘルペス
  4  ヘルペス湿疹(カポジ水痘様発疹)
  5  ヘルペス角結膜炎
  6  呼吸器系(鼻炎、咽喉頭炎、扁桃炎、気管支炎、肺炎)
  7  消化器系(肝炎、食道炎など)
  8  泌尿生殖器系(性器ヘルペスなど)
  9  神経系(脳炎、髄膜炎、多発神経炎、神経痛、Bell 麻痺など)
 10  新生児ヘルペス
 11  先天奇形

再活性化(回帰、再発)
  1  皮膚粘膜病変(口唇ヘルペスなど)
  2  眼部病変(角結膜炎など)
  3  泌尿生殖器系(性器ヘルペスなど)
  4  中枢神経系(脳炎、髄膜炎など)
```

保険上の注意

　HSVIgG 抗体(EIA)の髄液検査、HSV DNA(PCR)、HSV 抗原(シェル・バイアル法)は未保険である。

(礒沼　弘)

[f] 水痘、帯状疱疹ウイルス

検査の目的

水痘帯状疱疹ウイルス(varicella-zoster virus;VZV)は初感染として水痘を発病し、治癒後は脊髄後根神経節に潜伏し、免疫能低下時に帯状疱疹として発病する。両者とも定型例は臨床診断が可能であるが、非定型例やHSV感染症、伝染性膿痂疹との鑑別を要することもある。またワクチン対象者の選別や早期診断のためにも検査の意義は大きい。

測定法と基準値

	検査方法	基準値
VZV抗体	CF	血清：4倍未満
		髄液：1倍未満
VZV抗体	IAHA	2倍未満
VZVIgM抗体	EIA	0.80未満　陰性
VZVIgG抗体	EIA	2.0未満　陰性
VZVIgM抗体	FA	10倍未満
VZVIgG抗体	FA	10倍未満
VZV抗原	シェル・バイアル法	陰性
VZV抗原	FA	陰性
VZV DNA	PCR	陰性

1. 抗体検査

補体結合反応(CF)、酵素免疫測定法(EIA)、免疫粘着血球凝集反応(IAHA)、蛍光抗体法(FA)などがある。

2. 抗原検査、遺伝子検査

抗原検査法としてシェル・バイアル法、FA、遺伝子検査法としてPCRがある。

異常値の解釈

EIA抗体価は水痘出現後1週間以内にIgM抗体が上昇し1〜2週間後にピークとなり、4週後には低下する。IgG抗体は約1週間後から上昇し、2〜4週後がピークである。その後徐々に低下するものの、高い抗体価が長年にわたって維持される。帯状疱疹では、急性期からIgG抗体価は高くなる。IgM抗体価の高さや持続期間には個人差がある。VSVとHSVの交差反応はCF、IAHA、FAIgG、EIAIgGのいずれの方法でもみられるので、注意を要する。IgM抗体(FA、EIA)は交差反応を起こさない。

採取・保存の注意
　ペア血清は−20℃に保存しておき、同時に抗体価測定を行うとよい。痂皮は採取しやすく、室温で1〜2週間保存した材料からも DNA を検出できる。

保険上の注意
　VSVDNA(PCR)、VSV 抗原検査(シェル・バイアル法)は未保険である。

〔礒沼　弘〕

[g] アデノウイルス

検査の目的

アデノウイルスは現在49種の血清型に分けられ、主として呼吸器、眼、消化管に感染し、それぞれ上気道炎、角結膜炎、胃腸炎などの病態を起こす。したがってアデノウイルス感染か否かを判定する血清診断、ウイルス分離、抗原検査のほかに、何型のアデノウイルスかを決定する必要がある。

測定法と基準値

補体結合反応(CF)は共通抗原を用いるので、アデノウイルス感染の診断に有用である。中和反応(NT)は型別抗体測定が可能である。そのほか、PCRを用いたDNA検査や、シェル・バイアル法などによる抗原検査がある。

	検体	基準値
抗体検査		
CF	血清または髄液	血清：4倍未満
NT		髄液：1倍未満
DNA検査		
PCR	結膜ぬぐい液	陰性
	尿　糞便	
抗原検査		
シェル・バイアル法	結膜ぬぐい液　咽頭ぬぐい液　尿	陰性
ELIZA	角結膜ぬぐい液	陰性

異常値の解釈

臨床病態としては急性上気道炎、咽頭結膜熱(pharyngoconjunctival fever；PCF、プール熱)、流行性角結膜炎(epidemic keratoconjuncti-vitis；EKC)、肺炎、胃腸炎、出血性膀胱炎、心筋炎、髄膜炎など多彩で、関与する血清型も複数である(表28)。CFは成人に比べて、小児では陽性率が低い。

採取・保存の注意

血清は分離して凍結保存する。

保険上の注意

同一検体で、ウイルス抗体価を測定した場合、8項目を限度として算定される。

(礒沼　弘)

表28. アデノウイルス血清型と疾患

疾患名	主なる血清型
急性上気道炎	4、7
肺炎	3、7
咽頭結膜熱（プール熱）	3、4、7
流行性角結膜炎（EKC）	8、19、37
乳幼児下痢症	31、40、41
出血性膀胱炎	11、21

[h] サイトメガロウイルス

検査の目的

サイトメガロウイルス(cytomegalovirus；CMV)による 1)臓器移植後、AIDS などの日和見感染、2)輸血ドナー検査、3)輸血後感染症、4)原因不明の肝炎、5)EBV 以外の単核症、6)先天性 CMV 感染症、その他の診断を目的とする。

測定法と基準値

抗体検査法として CF、EIA、FA、抗原検査として直接酵素抗体法(DFA)、間接酵素抗体法(IFA)、シェル・バイアル法などがあり、遺伝子検査としては PCR がある。

	基準値
CMV 抗体 CF	血清：4 倍未満 髄液：1 倍未満
CMVIgM 抗体 EIA	0.80 未満　陰性
CMVIgG 抗体 EIA	2.0 未満　陰性
CMVIgM 抗体 FA	10 倍未満
CMVIgG 抗体 FA	10 倍未満
CMV 抗原(C 10、C 11)　IFA	陰性
CMV 抗原(C 7-HRP)　DFA	陰性
CMV 抗原　　シェル・バイアル法	陰性
CMV DNA　　PCR	陰性
CMV DNA 定量　RT-PCR	2.0×10^1 コピー/10^6 cells 未満

異常値の解釈

CMV 感染の多くは不顕性感染であるが、初感染後体内に潜伏感染し、AIDS や臓器移植後などに再活性化される。抗体の検出は、抗体陽転、抗体価の有意上昇、IgM 抗体陽性の場合以外は単に感染歴を示すに過ぎない。抗原血症は CMV の活動性感染を示唆するが、CMV 網膜症、CMV 単核症、先天性 CMV 感染症では陽性率が低い。DNA 血症も CMV 感染症の活動性の指標となるが、感度が極めて高いので潜伏感染でも陽性となり、判断が難しい。

採取・保存の注意

抗体検査用血清は $-20°C$ で保存する。

保険上の注意

CMV 抗原(シェル・バイアル法)、CMV DNA(PCR)検査は未保険である。

(礒沼　弘)

[i] エンテロウイルス(Enterovirus)

ウイルスの性状、特徴

ヒトのエンテロウイルスはピコルナウイルス科に属する小型の RNA ウイルスであり、ポリオウイルス、コクサッキーウイルス A、B、エコーウイルスおよびエンテロウイルスの 4 つに分類される。

臨床的意義

いずれのウイルスも不顕性感染が多く、多彩な臨床像を呈する(表 29)。ウイルスの分離、同定が診断に重要だが、臨床症状から血清学的診断に頼らざるを得ない。

1) ポリオウイルス以外のエンテロウイルス

1. コクサッキーウイルス(Coxsackie virus)

①コクサッキーウイルスは、ほ乳マウスの細胞変性効果の違いから A、B 群に分類される。

②経口感染(時に飛沫感染)による疾患で、咽頭、腸管で増殖し、ウイルス血症を起こして全身へ散布される。そのほか所属リンパ節などで増殖し、二次ウイルス血症を惹起する。

③ヘルパンギーナ(herpangina)：A 群によるものがほとんどである。ウイルスは糞便へ排泄される。1〜4 歳に多い。軟口蓋の発赤、水疱や浅い潰瘍を認める。4 類感染症の学校伝染病第 3 種(登校停止は伝染の恐れがなくなるまで)。

④流行性胸膜筋痛症(Bornholm 病)や乳児や新生児の心筋炎・心外膜炎は B 群に特有で致死的である。

⑤急性出血性結膜炎：コクサッキーウイルス A 24 型(変異株)およびエンテロウイルス 70 型による。後者によるものが重症で、神経症状の合併も認められる。4 類感染症から 5 類感染症へ変更、学校伝染病第 3 種(登校停止は伝染の恐れがなくなるまで行う)。

2. エコーウイルス(Echovirus)

性状はコクサッキーウイルスと類似し、感染経路もコクサッキーウイルスと同様である。

3. エンテロウイルス(Enterovirus)

①急性出血性結膜炎(4 類感染症から 5 類感染症へ変更、学校伝染病第 3 種)：エンテロウイルス 70 型の感染による。感染性が非常に強い。ウイルス

表 29. エンテロウイルス感染症に関連した臨床症状

```
ポリオウイルス；1～3 型
  麻痺型（完全ないしわずかな筋力低下）
  無菌性髄膜炎
  分類不能の熱性疾患、特に夏期
コクサッキーウイルス；A 群、1～22、24 型
  ヘルパンギーナ（2～6、8、10 型）
  急性リンパ性、あるいは結節性咽頭炎（10 型）
  無菌性髄膜炎（2、4、7、9、10 型）
  麻痺（頻度は多くない）（7、9 型）
  発疹（4、6、9、16 型）
  手足口病（5、10、16 型）
  乳児の間質性肺炎（9、16 型）
  "普通感冒"（21、24 型）
  肝炎（4、9 型）
  乳児下痢症（18、20～22、24 型）
  急性出血性結膜炎（24 型）
コクサッキーウイルス；B 群、1～6 型
  胸膜痛（1～5 型）
  無菌性髄膜炎（1～6 型）
  麻痺（頻度は多くない）（2～5 型）
  乳児の重篤な全身感染症、髄膜脳炎、心筋炎（1～5 型）
  心外膜炎、心筋炎（1～5 型）
  上気道疾患、肺炎（4、5 型）
  発疹（5 型）
  肝炎（5 型）
  分類不能の熱性疾患（1～6 型）
  "ウイルス感染後疲労症候群"（postviral fatigue syndrome）
  糖尿病（B4 型、その他の B 群）
エコーウイルス；1～7、9、11～21、24～27、29～33 型
  無菌性髄膜炎（12、24、26、29、32、33 型を除く全血清型）
  麻痺（4、6、9、11、30 型、おそらく 7、13、14、16、18、31 型）
  脳炎、運動失調あるいは Guillain-Barré 症候群（2、6、9、19 型、おそらく 3、4、7、11、14、18、22 型）
  発疹（2、4、6、9、11、16、18 型おそらく 1、3、5、7、12、14、19、20 型）
  呼吸器疾患（4、9、11、20、25 型おそらく 1～3、6、7、9、11、16、19、22 型）
  その他；下痢症（異なった型が発見されている．関連性は確立されていない）
         流行性筋痛症（1、6、9 型）
         心外膜炎、心筋炎（1、6、9、19 型）
         肝障害（4、9 型）
エンテロウイルス；68～71 型
  肺炎、細気管支炎（68 型）
  急性出血性結膜炎（70 型）
  麻痺（70、71 型）
  髄膜筋炎（70、71 型）
  手足口病（71 型）
```

(Melrick JL：Enteroviruses；Polioviruses, Coxsackieviruses, Echoviruses, and Newer Enteroviruses. Fields Virology, Third Ed, Fields BN, Knipe DM, Howley PM, et al (eds), pp655～712, Lippincott-Raven Publishers, Philadelphia, 1996 より改変して引用)

は結膜より分離可能であるが、咽頭、糞便からは分離されない。

②手足口病：エンテロウイルス71型は原因ウイルスの1つで重症化する。飛沫感染や水疱との接触感染による。2歳以下に多い。約5年周期で流行を繰り返す。時に無菌性髄膜炎、脳炎を合併し致死例もある。4類感染症から5類感染症へ変更、学校伝染病第3種(登校停止は伝染の恐れがなくなるまで)。

2) ポリオウイルス(Poliovirus)

急性灰白髄炎(poliomyelitis acuta)の原因ウイルスで、ヒト、サル細胞にのみ感受性を有する。持続感染はない。血清型には1～3型がある。2類感染症、学校伝染病第1種(登校停止は治癒するまで)。

①潜伏期間：7～14日。夏期に多い。乳幼児に多発する。好発部位は腰髄である。

②発症病理：感染後小腸へ侵入し増殖を開始する。第1病日には腸間膜リンパ節、咽頭、パイエル板で増殖し、第2～3病日に血流へ入り、第一次ウイルス血症をきたす。第3～4病日に血管で増殖し、第4～6病日には抗体が出現する。第6～7病日に中枢神経系へ侵入し神経線維を経由して拡散する。主に脊髄前角の運動神経細胞を侵す。第10病日には血清抗体価が高値になる。第11病日頃に麻痺が出現し、第12病日には便中にウイルスを排出するようになる。

③ポリオ様麻痺：ポリオウイルス以外のエンテロウイルスでもポリオ類似の弛緩性麻痺を発症する。

④進行性ポリオ後筋萎縮：ポリオ罹患数十年後、稀に麻痺の再発と筋萎縮が出現する。持続感染よりも加齢変化によるといわれる。

⑤ワクチン関連麻痺：ワクチン接種から4～30日後にポリオ様症状が出現する。約200～300万接種に1回の頻度で、血清型では3型が2型より多い。また、ワクチン被接種者より排出されたウイルスに接触して感染する。頻度はワクチン後麻痺より少なく、血清型2型が多い。

日本では、1980年以降野生株による感染はない。国際交流増加による国内への侵入の危険がある。渡航歴、ワクチン接種歴の聴取が重要である。

⑥病型(図67)：不顕性感染(90～95%)がほとんどである。不全型(4～8%)は夏かぜ様症状を呈する。非麻痺型の無菌性髄膜炎は約1%にみられ、軽度の髄膜刺激症状を認める。麻痺型は約0.1～0.5%にみられ、脊髄型(多い、知覚麻痺なし)、延髄型、脳炎型がある。

●ポリオウイルス感染の症候群

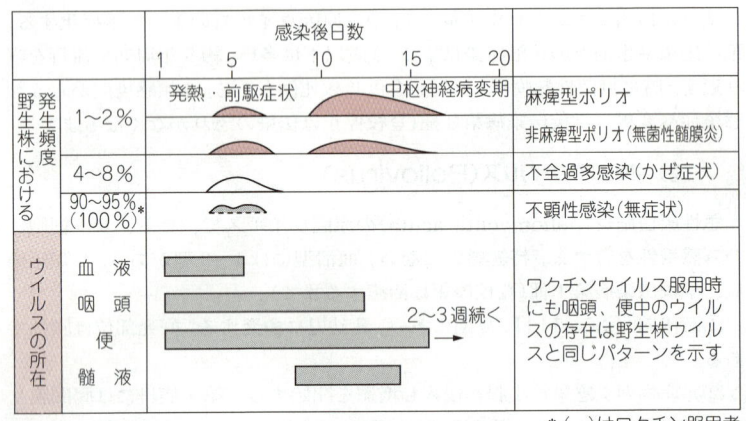

野生株における発生頻度		感染後日数（経過）	症候群
1～2%		発熱・前駆症状／中枢神経病変期	麻痺型ポリオ
4～8%			非麻痺型ポリオ（無菌性髄膜炎）
			不全過多感染（かぜ症状）
90～95%*（100%）			不顕性感染（無症状）

ウイルスの所在		感染後日数	
	血液		ワクチンウイルス服用時にも咽頭、便中のウイルスの存在は野生株ウイルスと同じパターンを示す
	咽頭		
	便	2～3週続く	
	髄液		

＊（　）はワクチン服用者

血清抗体の消長		感染後日数	
	NT抗体		野生、ワクチンとも同じパターンを示す 生涯持続
	CF抗体		1年後くらいに消失する

●ポリオウイルス感染の検査所見

感染経過	ウイルス分離	CF抗体	NT抗体	IgM抗体
感染していない	−	−	−	−
感染初期	＋	−	−	−
感染進行中	＋	＋	＋	＋
最近の感染	−	＋	＋	＋
過去の感染	−	−	＋	−

（このパターンは、ポリオウイルス感染の場合に限らずウイルス感染症の多くの場合に当てはまる）

●ポリオウイルスの抗体の推移

　野生株、ワクチン株ウイルスはいずれも1、2、3型の血清型があり、NT抗体は型特異性が強いが、CF抗体は各型間にヘテロタイプのレスポンス（交叉反応）が認められるので、病原診断、ワクチン効果判定時正確な型特異性を知ることはできない。

図67．ポリオの臨床経過と抗体推移

(Saul K, et al : Infectious Diseases of Children and Adults. p35, The C. V. Mosby Company, 1973 および平山宗宏，ほか：ポリオウイルス．ウイルス感染症；検査と診断，p20, SRLより引用)

測定法

いずれのエンテロウイルス属感染症でも確定診断には、咽頭ぬぐい液、糞便、水疱、髄液などからの原因ウイルス分離が重要である。発症早期に採取することが大切である。

〈抗原検査〉

エンテロウイルスRNA測定が髄液、咽頭ぬぐい液で可能である。保険適応外。

〈抗体検査〉

血清または髄液で測定可能だが、ペア血清で4倍以上の上昇が認められたとき感染と判定する。

 a) 補体結合反応(CF)：交差反応の可能性があり、型特異性に乏しい。
 b) 赤血球凝集抑制反応(HI)：検索可能な型が限られている。
 c) 中和反応(NT)：型特異性はあるが、細菌などの汚染により測定不能のことがある。エンテロウイルス70・71型以外CF、HI、NTいずれも保険適応あり。

診断は、臨床的・総合的に判断する。ウイルス分離や抗原検索に用いる検体は、汚染を避けて、−70〜−80℃、抗体価検索には−20℃で保存する。

(江部　司)

[j] ロタウイルス(Rotavirus)

ウイルスの性状、特徴

レオウイルス科に属するRNAウイルス。VP6抗原により7群(A～G)(ヒトにはA、B、C群が感染)に、亜群特異抗原によりII亜群(I、II)に分けられる。また、VP7抗原により血清型14型、VP4抗原により少なくとも19型に分類される。

臨床的意義

ロタウイルス感染症は、4類感染症、学校伝染病第3種(登校停止は伝染の恐れがなくなるまで)に分類される。

①乳幼児ウイルス性胃腸炎で、入院を要する場合の多くの原因ウイルスである。日本では主に冬期に流行する。

②A型(血清型:1型)が主な原因である。経口感染による。十二指腸、空腸上部で増殖するが、経気道感染の疑いもある。感染力が強く、家族内、施設内感染が多くみられる。非定型ロタウイルスによる感染もある。形態は同じで、血清学的に非交差性である。B型は日本で認められていない。C型は散発例がある。

③潜伏期は2～3日で、発熱、呼吸器症状を伴うことがある。稀に発疹、肝炎、中枢神経症状を認める。

表30. A型ロタウイルスとアデノウイルス検出キット

ウイルス名	商品名	販売会社	測定法	反応時間
ロタウイルス	ロタスクリーン	デンカ生研	ラテックス凝集法	3分間
	ロタ・チェック	塩野義製薬	ラテックス凝集法	3分間
	スライデックスロタキット	日本ビオメリュー	ラテックス凝集法	3分間
	バイラスアッセイキット ロタウイルス*	日本ビオメリュー	ELISA法	30分間
	セロダイレクト'栄研'ロタ	栄研化学	ラテックス凝集法	3分間
	ロタレックスドライ	第一化学薬品	ラテックス凝集法	3分間
	ロタクロン*	TFB	ELISA法	70分間
	イムノカードSTロタウイルス	TFB	ELISA法	10分間
	ロタウイルステストパック	塩野義製薬	ELISA法	10分間
アデノウイルス	アデノレックスドライ	第一化学薬品	ラテックス凝集法	3分間
	アデノクロンE*	TFB	ELISA法	70分間
ロタ・アデノウイルス	ロタ・アデノドライ	第一化学薬品	ラテックス凝集法	3分間

*:ベッドサイドでの使用は不可
(松野重夫:ロタウイルスおよびその他の伝染性下痢症病原体. 日本臨牀 57:291-293, 1999 より引用)

④初感染は乳児(3歳以下)の90%以上にみられ、再感染は約50%、加齢とともに軽症化する。

> 測定法

ウイルス分離、同定：糞便より可能で、電顕でウイルス粒子を観察できる。糞便へのウイルス排泄は、発症後3〜4日目が最も多い。保険適応外。

〈抗原検査〉

市販のキットはA型ロタウイルスを検出する(表30)。酵素免疫測定法(EIA)は糞便からの簡便な検出法で、検出感度は良好である。保険適応あり。アデノウイルス抗原とロタウイルス抗原を同時に測定した場合にあっては、主たる検査のみ算定する。逆受身赤血球凝集反応も比較的検出感度は良好で、さらにラテックス凝集反応は手技が簡便で短時間で判定可能であり、感度もよい。保険適応外。

〈抗体検査〉

補体結合反応(CF)は血清または髄液を用いるが、凍結保存後でも検出可能である。非定型ロタウイルス感染や抗体産生が弱い場合、検出不能のことがある。保険適応外。

(江部　司)

[k] 日本脳炎ウイルス(Japanese encephalitis virus)

ウイルスの性状、特徴

フラビウイルス科、フラビウイルス属の RNA ウイルス。節足動物(日本脳炎では蚊)と脊椎動物(ブタ)の間で感染環を形成している。

①節足動物には非病原性で、ブタも妊娠ブタを除き発症しない(流死産)。

表31. 日本脳炎患者血清診断基準

	診断	対血清の抗体価	経過中の任意の時期に採取された単一血清の抗体価	2-ME法
HI	(#)確実に診断してよい	4倍以上の上昇があり、かつ最高値≧1:320	≧1:640	―
	(+)ほぼ確実に診断してよい	〃 最高値 1:160	1:320	対照の1/8以下
	(±)疑わしい	〃 最高値 1:40~1:80	1:160	対照の1/4
	(―)陰性である	血清採取時期が適であったにもかかわらず全経過中<1:10		―
	不能	(a) 採血時期が不適でかつ、(#)、(+)、(±)のいずれにも該当せぬもの (b) 採血時期が適でいずれかの血清について 1:10~1:80 の抗体価をみてはいるが、(#)、(+)、(―)のいずれにも該当せぬもの		対照の1/2または不変
CF	(#)確実に診断してよい	4倍以上の上昇があり、かつ最高値≧1:16	≧1:32	
	(+)ほぼ確実に診断してよい	〃 最高値 1:8	1:16	
	(±)疑わしい	<1:4 より 1:4 に上昇	1:8	
	(―)陰性である	血清採取時期が適であったにもかかわらず全経過中<1:4		
	不能	(a) 採血時期が不適でかつ、(#)、(+)、(±)のいずれにも該当せぬもの (b) 採血時期が適であるが、血清に抗補体性または対照抗原に対する抗体があり特異的抗体価を読めぬもの、あるいは抗体価が引き続き 1:4 にとどまるもの		

1) 同一患者の複数の血清について抗体価が等しかった場合は、これらの抗体価を経過中の任意の時期に採取された単一血清の示す抗体価とみなして判定する。
2) HI、CF の検査結果を総合判定するにあたって、次の意味づけの強さに従うものとする。
(#)>(+)>(±)>診断不能(―)。
(日本脳炎研究会、1965 より引用)

感染ブタを吸血した蚊の唾液中にウイルスが排出される。ヒトはウイルス保有蚊に刺され、偶発的に感染するもので、ヒトからヒトへの感染はない。ブタのウイルス保有率の調査で流行を予測できる。

②血管、リンパ節などで増殖し、ウイルス血症を起こし、中枢神経を侵す。

臨床的意義

大部分は不顕性感染である。しかし、発症者の300～3,000人に1人が死亡あるいは知的障害・運動麻痺などの後遺症を残す。4類感染症。

アジアモンスーン地帯に広く発生するため、渡航歴の聴取も重要である。媒介蚊の活動に一致して7～9月に高齢者と小児に多い。

頭部CT、MRI検査で基底核、視床に異常所見を認めると予後が悪い。

測定法

ウイルス分離、同定：血清、髄液とも困難である。

〈ウイルス抗原検査〉

RT-PCR法で髄液中の日本脳炎ウイルスRNA分離検査キットが市販されている。急性期の早期診断が可能である。保険適応外。

〈抗体検査〉

補体結合反応(CF)や赤血球凝集抑制反応(HI)があり、血清、髄液で抗体測定が可能である。いずれも保険適応あり。CF、HIによるペア血清を用いた日本脳炎研究会の診断基準がある(表31)。

単一血清の場合、CF 16倍、HI 320倍以上を有意と判断する。

(江部　司)

[I] インフルエンザウイルス（Influenza virus）

ウイルスの性状、特徴

　オルソミクソウイルス科に属する RNA ウイルスで、核蛋白の違い、RNA 分節数などにより A、B、C 型に分類される。

　A 型はヒト、トリ、ウマ、ブタに、B、C 型はヒトのみに感染する。大流行するのは A、B 型である。抗原性を発揮するウイルス粒子表面のスパイク状糖蛋白に、赤血球凝集素(HA)、ノイラミニダーゼ(NA)の2種類があり、A 型ウイルスでは HA1～15、NA1～9種、B 型ウイルスでは HA、NA とも1種類のみである。ヒトインフルエンザウイルスの亜型は HA1～3、NA1、2 で、その中で H1N1、H2N2、H3N2 の3型のみであった。しかし 1997 年香港でニワトリ由来の強毒型 A(H5N1)が、1999 年には A(H9N2)型が、また 2002 年には世界および日本でも A(H1N2)型が分離され確認されている。トリ、ブタ、ヒト間での遺伝子交換による新型ウイルスへの変異が想定されているため、2003 年オランダで高病原性トリインフルエンザウイルス A(H7N7)型の、ベトナム、タイでは A(H5N1)型のヒトへの感染により死亡例が発生した中、日本国内でも 2003 年末より、死んだニワトリやカラスより高病原性トリインフルエンザウイルス A(H5N1)型が分離されたため、社会的問題となっている。

　C 型ウイルスはエンベロープ表面に hemagglutinin esterase(HE)の1種類の糖蛋白を保有し、季節を問わず散発的に流行する。B 型の HA、NA、C 型の HE に亜型はない。

臨床的意義

　毎年晩秋～冬にかけ流行し、75～100 万人の患者が発生している。日本ではこれまで H3N2(A 香港型)、H1N1(A ソ連型)と B 型が交互に流行している。呼吸器に留まり、ウイルス血症は稀である。

　①インフルエンザ流行時に高齢者などの high risk group や小児でのインフルエンザ脳症の早期診断、治療のため迅速診断が重要である（表32）。4類感染症より5類感染症へ変更、高病原性トリインフルエンザは4類感染症、学校伝染病第2種（登校停止は解熱後2日まで）。

　②重要な神経合併症に急性散在性脳脊髄炎(ADEM)、Guillain-Barré 症候群、Reye 症候群などがある。

　a) Reye 症候群：先行感染として水痘、インフルエンザ A(H1N1、H3N2)、B 型などによるものがある。インフルエンザ先行の場合の発生率は、

表32. インフルエンザ脳炎・脳症

高熱に続いて重症の意識障害をもって発病する。痙攣を伴うことが多いが必発ではない。インフルエンザ流行中のReye症候群[*1]、出血性ショック脳症症候群[*2]、急性壊死性脳症[*3]を含む。
1) 確定例（definite case）
　鼻汁、咽頭スワブ、髄液からウイルスを分離したり、抗原検査やPCR法で特異抗原や核酸を証明した例。急性期と回復期の血清抗体価の有意上昇した例。
2) 疑診例（probable or possible case）
　ウイルス、抗原、核酸を証明しないが、家族内、交友関係、周囲の状況からインフルエンザを疑った例。

[*1] Reye症候群
1) 意識レベル低下を伴う急性非炎症性脳症（髄液白血球 8/mm³以下）
2) 肝障害の証明（s-GOT/GPT、NH₃の3倍以上）または生検、剖検における組織所見
3) 脳障害、肝障害を生じるほかの諸原因の除外

[*2] Hemorrhagic shock and encephalopathy syndrome（HSES）
1) 発熱を伴う急性脳症（呼吸停止、痙攣または昏睡）
2) ショック（血圧 50 mmHg以下）
3) DIC（血小板減少、PT、PTT延長、FDP上昇）
4) 肝機能障害（GOT/GPT上昇、NH₃正常）
5) 腎障害

[*3] 急性壊死性脳症
1) 発熱を伴う急性脳症（意識低下、痙攣）
2) 髄液：細胞増多なし、蛋白しばしば上昇
3) 頭部CT、MRI上、左右対称性、多発性脳病変（視床、側脳質周囲白質、内包、被殻、脳幹）
4) 肝機能障害（GOT/GPT上昇、NH₃正常）

(富樫武弘：インフルエンザ脳症．JIM 9(11)：993-995, 1999より引用)

18歳未満10万人あたり0.37〜0.88%で、死亡率は22〜44%である。アスピリン投与との関連が推定されている。

b) ADEM：ウイルス（インフルエンザ、風疹、麻疹、水痘、エンテロ、ムンプス、アデノ、CMV、EBV、など）、マイコプラズマ・溶連菌感染後やインフルエンザ、麻疹、狂犬病などのワクチン接種後に発生するアレルギー性脳脊髄膜炎で、1週間〜1カ月以内に発症する。炎症反応陽性化、高熱、意識障害、痙攣、髄膜刺激症状、球後視神経炎が多くみられる。頭部CTスキャン、MRIで白質中心に病変が認められる。

測定法（表33）

インフルエンザ迅速診断キットは、ウイルス蛋白を検出するため、一定量のウイルスの存在が必要である。感度80〜90%、特異度90〜100%と感度がやや劣る。時に発病初期1〜2日に陰性となり、また発病12時間以内および

表33. インフルエンザ感染症診断法

診断法	原理	検査材料	判定（検査時間 / A、B型鑑別）	保健適応	備考
※主なインフルエンザ迅速診断キット					
1) ディレクトジェンFluA+B® (日本ベクトン・ディッキンソン)	酵素免疫測定法(EIA)	1) NA,NS,TS NPW,BAL	1) 15分　1) ○	あり (160点)	1) 実績あり。各種検体での検査が可能
2) インフルA・B-クイックIII生研® (デンカ生研)		2) NA,NS,TS	2) 15分　2) ○		
3) ラピッドテスタFlu AB® (第一化学薬品)		3) NA,NS	3) 10分　3) ○		
4) エスプラインインフルエンザA&B® (富士レビオ)	イムノクロマトグラフィー法	4) NA,NS,TS	4) 15分　4) ○		4)～7) 簡単、汚染の機会が少ない
5) キャピリアFluA,B® (日本ベクトン・ディッキンソン)		5) NA,NS,TS	5) 15分　5) ○		
6) ラピッドビューインフルエンザA/B® (住友製薬バイオメディカル)		6) NA,NS,TS NW	6) 10分　6) ○		
7) ポクテムFlu A&B® (シスメックス)		7) NA,NS,TS	7) 15分　7) ○		
8) ジースタットFlu A&B® (ニチレイ)	ノイラミニダーゼ検出法	8) TS	8) 20分　8) ×		8) 原理が特異
ウイルス分離 (Shell-vial法など)	発育鶏卵 MDCK細胞 (A、B型) HMV-II細胞 (C型)	咽頭スワブ、喀痰、気管支洗浄液	分離	なし	発症初期できれば有熱期(3日以内)。時間を要する
ウイルス抗原検出 RT-PCR法 (reverse transcriptase PCR)	インフルエンザRNA	咽頭スワブ、髄液	検出 インフルエンザ脳炎、脳症ではインフルエンザウイルスが中枢神経系から検出されることは極めてでない。	なし	迅速だがウイルス量に依存。高感度。失活したウイルスも検出
ウイルス抗体検出法			急性期、回復期のペア血清で4倍以上の上昇ないし陽転化		
1) 赤血球凝集抑制試験(HI)	1) HAの赤血球凝集活性を抑制する抗体の測定	血清 咽頭洗浄液	1) 単一血清で16～32倍以上は既往、256倍以上で感染防御可能	1) あり	A、B型が一般臨床検査で測定可能
2) 補体結合反応試験(CF)	2) 内部蛋白(NP, M1)に対する抗体の測定		2) 新型ウイルスも検出可能	2) あり	小児のB型が抗体上昇しない例もある

NA：鼻腔吸引液、NS：鼻腔ぬぐい液、TS：咽頭ぬぐい液、NW：鼻腔洗浄液、NPW：鼻咽頭洗浄液、BAL：気管支肺胞洗浄液
※（三田村敬子：インフルエンザの迅速診断の進歩と問題点、Vita 21(1):38-42, 2004より改変して引用）

第4病日以降は検出しにくいという。

A型に比べB型に対する感度がやや低いないし同等といわれる。

小児では、鼻腔ぬぐい液の方が咽頭ぬぐい液より検出率が高いが、成人では咽頭ぬぐい液の方が検出率が高いとの報告がある。

鼻腔ぬぐい液は、鼻腔の最下縁に沿って、咽頭後壁につきあたるように、綿棒をできるだけ奥まで挿入し、採取する。

インフルエンザウイルス抗原精密測定とウイルス抗体価のインフルエンザウイルスA型もしくはB型またはノイラミニダーゼを併せて実施した場合は、主たるもののみ算定する。

(江部　司)

[m] 風疹ウイルス(Rubella virus)

ウイルスの性状、特徴
トガウイルス科、ルビウイルス属の RNA ウイルスである。

臨床的意義
4類感染症から5類感染症へ変更、学校伝染病第2種(登校停止は発疹が消失するまで)。

①飛沫感染によるヒトからヒトへの経気道感染と経胎盤感染がある。後者に先天性風疹症候群(congenital rubella syndrome；CRS)、TORCH症候群(周産期感染症)がある。

自然宿主はヒトのみで、不顕性感染が多い(25～50%)。潜伏期は14～21日。鼻咽頭～気道粘膜で増殖し、局在リンパ節を介してウイルス血症を起こす。ウイルス血症は抗体産生開始まで続く。

鼻咽頭、気道分泌物よりのウイルス排泄は、発症前後の約1週間にみられる。先天性風疹症候群の患児は鼻咽頭分泌物および尿より数カ月～約1年排泄し、重要な感染源となる。自然感染ないし生ワクチンによる抗体陽性者にも再感染(数%～10数%)がみられ、時に再感染によるCRSもある。

②関節痛/関節炎は成人女性での合併は50%を超えるとの報告もある。発疹出現後1週間以内に認める。手指、膝が多い。

③血小板減少性紫斑病は約1,500人に1人とされる。肝機能障害、甲状腺炎、溶血性貧血の報告もある。

④注意すべき中枢神経系合併症

a) 進行性風疹全脳炎：遅発性風疹ウイルス感染症である。CRSないし風疹の既往のある小児～若年者(特に男性)に進行性の神経症状があり、髄液中のγグロブリン増加などを稀にきたす。

b) 風疹ウイルス性急性脳炎：風疹生ワクチン未接種者に風疹感染後、急性に発症する脳炎、髄膜炎などで、髄液中の風疹ウイルス分離、血清反応などで診断する。死亡率は10～20%とされる。

測定法
ウイルス分離；咽頭ぬぐい液、尿、髄液を用いる。保険適応外。

〈抗体検出法〉(表34)
赤血球凝集抑制反応(HI)と酵素免疫測定法(EIA)が一般的に行われる。

a) HI試験：風疹HI抗体価は発疹出現後7～10日がピークになる。ペア血清で陽転化(8倍未満から8倍以上へ)あるいは4倍以上の抗体価上昇で有

表34. 風疹 HI 抗体価の解釈

血清		風疹患者と接触	風疹様発疹症に罹患
第一	第二	(血清採取間隔4週)	(血清採取間隔1〜2週)
陰性→陰性		風疹感染なし	風疹でない
陰性→陽性		風疹感染	風疹罹患
陽性→陽性 (有意の上昇)		風疹感染 ―初感染? ―再感染?	風疹罹患
陽性→陽性 (有意の上昇なし)		風疹に免疫*	風疹でない*

*風疹 IgM 抗体が陽性のときには最近数カ月の間の風疹感染の可能性がある。

(植田浩司：風疹ウイルス．medicina 36(11)：510-511, 1999 より引用)

意とする。抗体価は長期間(数十年)持続する。しかし防御抗体能とは併行しない。保険適応あり。

b) 間接蛍光抗体法(IFA)：HI と同様で髄液での測定も可能である。保険適応あり。

c) 補体結合反応(CF)：HI 法よりやや遅れて検出されるため、比較的最近の感染を示唆する。約3カ月で低下するほか感度は低い。保険適応あり。

d) 酵素免疫測定法(EIA)：IgG 抗体および IgM 抗体測定が可能である。IgG 抗体で抗体獲得の既往を、IgM 抗体で最近の感染の診断ができる。風疹 IgM 抗体はほかのウイルス感染症に比し、感染後数日〜数カ月間検出され、再感染時にも検出される可能性がある。また、胎盤を通過しないため、患児の IgM 抗体陽性は CRS と診断可能である。捕捉法ではリウマチ因子による偽陽性は出にくい。保険適応あり。

ウイルス抗体価にあたって、同一検体について同一ウイルス抗体に対する複数の測定方法を行った場合であっても、所定点数のみ算定する。IgG および IgM 型ウイルス抗体価を測定する場合、いずれか一方の点数を算定する。ウイルス抗体価と併せて測定した場合、いずれか一方の点数を算定する。

(江部　司)

[n] 麻疹ウイルス(Measles virus)

ウイルスの性状、特徴

パラミクソウイルス科、モルビリウイルス属に属するRNAウイルスである。ヒトとサルのみに感受性を有する。ほかのパラミクソウイルスと異なり、ノイラミニダーゼ活性を欠き、核内封入体を形成し、サルの赤血球のみを凝集する。

臨床的意義

飛沫感染による。感染力が非常に強く、ほとんどが発症する。感染すると終生免疫を獲得する。しかし、自然感染者の減少に伴い、麻疹ワクチン接種率が低下(70%台)し、その影響が懸念される。特に年長児や成人(18歳以上)での発症増加の危険、成人では重症化傾向がある。またワクチン後抗体非陽転例やワクチン接種者の時間経過、自然感染減少によるブースター効果減少のための免疫低下による発症が増加傾向にある。4類感染症から5類感染症へ変更。学校伝染病第2種(登校停止は解熱した後3日を経過するまで)。潜伏期は11日前後である。鼻咽頭より侵入した麻疹ウイルスが、気道粘膜で2〜4日間増殖後、肺胞マクロファージやリンパ球によりリンパ組織へ運ばれ、Warthin-Finkeldy巨細胞を形成し、全身へ拡がる(一次ウイルス血症)。その後、血行性、リンパ行性に全身へ散布される(二次ウイルス血症)。

注意すべき病態

①**修飾麻疹**：麻疹生ワクチン接種歴のある者や潜伏期間中にγグロブリン投与を受けた者は、潜伏期が長く、症状も軽症で非定型である。

②**異型麻疹**：麻疹不活化ワクチン接種者に発症する。F蛋白に対する抗体産生の欠如が原因という。修飾麻疹より重症で、肺臓炎を合併しやすい。そのほか出血性発疹がみられる。

③**麻疹肺炎**：麻疹ウイルスによる間質性肺炎で免疫不全者に多い。麻疹罹患2〜3週後にみられる。著しい低酸素血症を認め、肺門リンパ節腫大をきたし予後不良である。

④**中枢神経系合併症**

a) **麻疹後脳炎**：脳組織 myelin basic protein に対する過敏反応によるとされ、麻疹の重症度と無関係である。脳炎の重症度と予後も無関係である。

b) measles inclusion body encephalitis(MIBE)：免疫不全者の初期症状となることも多い。亜急性硬化性全脳炎と類似する。症状の発現、進行が早い。

c) **亜急性硬化性全脳炎(SSPE)**：自然感染者あるいは麻疹ワクチン接種

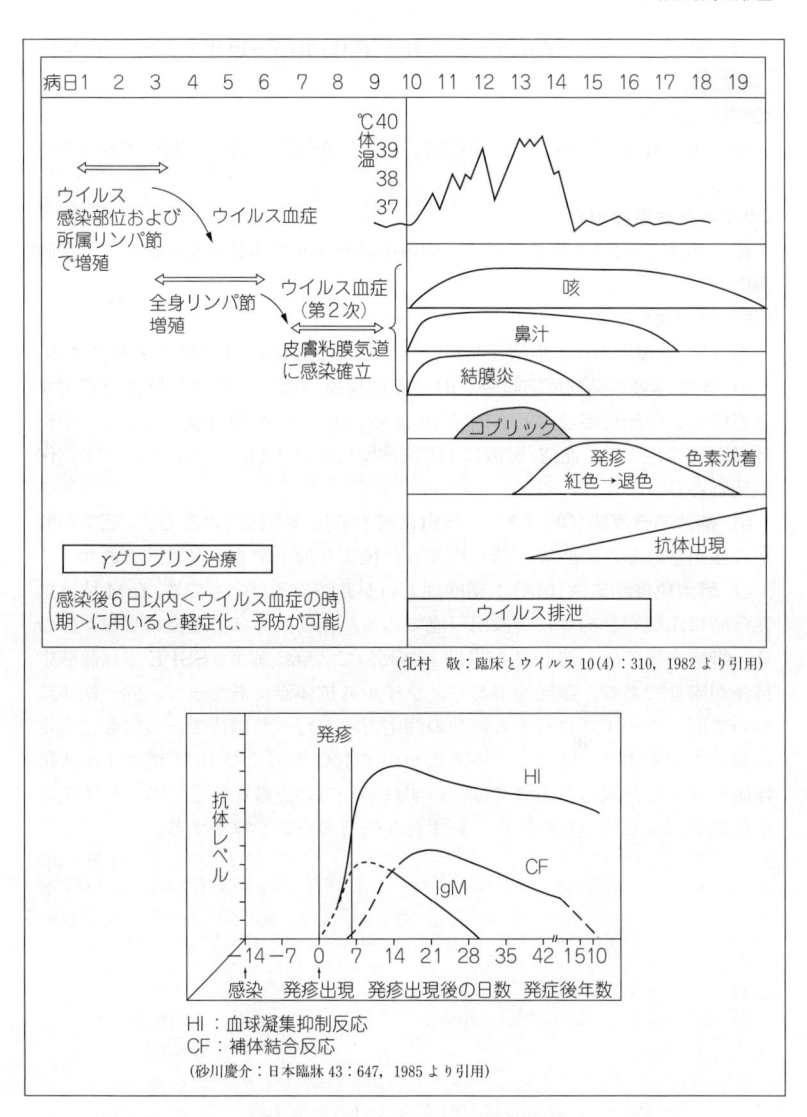

図68. 麻疹の臨床経過と抗体推移

者の100万人に1人が発症するとされる。潜伏期は7〜10年で、致死的である。

:::測定法:::

〈診断〉（図68）

ウイルス分離：咽頭ぬぐい液を用いる。熱発以降、約7日間ウイルスを排泄する。

〈ウイルス抗原検出〉

RT-PCR法により血液、髄液、組織中のウイルスRNAを検出する。保険適応外。

〈抗体検出法〉

急性期、回復期のペア血清を測定し、4倍以上の上昇または陽転化を確認する。

a) **赤血球凝集抑制反応試験（HI）**：赤血球凝集蛋白に対する抗体を測定する方法で、中和反応（NT）との相関がよい。感染4〜8週後最大になる。中枢神経系感染症では、血清/髄液のHI抗体価比が低下（正常120以上）する。保険適応あり。

b) **補体結合反応（CF）**：N、P蛋白に対する抗体を検出する方法。感染初期から検出されるが、感度が低く約3カ月後より低下する。保険適応あり。

c) **酵素免疫測定法（EIA）**：感度はよいが非特異的反応もでる。IgM抗体は発疹時に出現し、約3日間検出可能である。IgG抗体は2週後にピークになる。修飾麻疹ではIgG抗体が早期より高値で、麻疹肺炎、SSPEでは髄液中抗体が陽性である。保険適応あり。ウイルス抗体価にあたって、同一検体について同一ウイルスに対する複数の測定方法を行った場合であっても、所定点数のみ算定する。同一ウイルスについてIgG型およびIgM型ウイルス抗体価を測定した場合にあっては、いずれか一方の点数を算定する。ウイルス抗体価を併せて測定した場合、いずれか一方の点数を算定する。

〔江部　司〕

[o] ムンプスウイルス(Mumps virus)

ウイルスの性状、特徴
麻疹ウイルスと同様、パラミクソウイルス科に属するRNAウイルスである。

臨床的意義
4類感染症から5類感染症へ変更。学校伝染病第2種(登校停止は耳下腺の腫脹が消失するまで)。唾液を介しての飛沫感染、接触感染による。潜伏期間は約18日で、不顕性感染が約30%にみられる。

鼻咽頭、気道粘膜で増殖し、リンパ組織へ拡散しウイルス血症(リンパ球-主にTリンパ球に感染)をきたし、全身に播種する。

<ウイルスの排出>

ウイルスは唾液、血液、髄液、尿、便、乳汁より分離する。ウイルス血症は抗体出現まで約2～3週持続する。唾液では発症数日前～5日後まで、尿中では約2～3週をピークに長期間検出(感染源としては重要でない)される。髄液には、中枢神経合併症発症後2週以内に検出される。

患者は発症約6日前から発症後約7～10日まで呼吸器ルートを介して感染性を有する。また不顕性感染者も感染性を有する。

<唾液腺炎>

耳下腺に最も多くみられる。腫脹は48時間以内がピークで疼痛を伴い、境界不鮮明で発赤し、熱感は少ない。90%以上両側性だが、同時でないこともある。他臓器のみの感染症状も出現し得る。

<睾丸炎>

思春期以降に多い。患者の25%にみられ一側性が多い。50%に睾丸萎縮を認める。稀に卵巣炎(10%以下)をみる。双方とも不妊に到ることが時にある。

<乳腺炎>

女性の15%に認める。

<膵炎>

β細胞に感染する。軽い心窩部痛のみから出血性膵炎まで重症度はさまざまである。1型糖尿病を引き起こす可能性がある。悪心、嘔吐、心窩部～左季肋部痛もよく認める。

<中枢神経系合併症>

髄膜脳炎:唾液腺炎の前後あるいは同時期、昏睡も稀ではない(若い患者に多い)。20～30%に痙攣を合併する。小脳失調、Guillan-Barré症候群、横断性脊髄炎、水頭症などを認める。巣症状、長期間繰り返す痙攣、脳浮腫がな

ければ2～4日以内に後遺症を残さず軽快する。

流産、胎児死亡：妊娠初期（第1三半期）に感染した場合に多い。

診　断

〈**ウイルス分離**〉市販のキットでは、咽頭ぬぐい液、髄液、尿から可能。ワクチン接種後感染と自然感染の鑑別に重要である。保険適応外。

〈**ウイルス抗原**〉血液、髄液中ムンプスウイルスRNAをRT-PCR法で検出可能である。保険適応外。

〈**抗体検出法**〉急性期、回復期のペア血清で4倍以上の上昇ないし陽転が有意である。

a) **補体結合反応(CF)**：発症初期に検出され、約6カ月で消失する。

b) **赤血球凝集抑制反応(HI)**：CFよりも長期持続し感度もよい。パラインフルエンザウイルスとの交差反応に注意する。

c) **中和反応(NT)**：CF、HIより感度はよい。

d) **酵素免疫測定法(EIA)**：血液、髄液中のIgG、IgM抗体が測定可能である。IgM抗体は感染初期から2～6カ月、IgG抗体は第3週にピークでその後長期検出される。再感染時にIgM抗体を認めることがある。CF、HI、NT、EIAいずれも保険適応あり。ウイルス抗体価にあたって、同一検体について同一ウイルスに対する複数の測定方法を行った場合であっても、所定点数のみ算定する。同一ウイルスに対してIgG型およびIgM型ウイルス抗体価を測定した場合にあっては、いずれか一方の点数を算定する。ウイルス抗体価と併せて測定した場合にあっては、いずれか一方の点数を算定する。

（江部　司）

[p] パルボウイルス(Parvovirus)

ウイルスの性状、特徴

パルボ B19 ウイルスは、パルボウイルス科、Parvovirinae 亜科、Erythrovirus 属に属する小型の DNA ウイルスである。

パルボウイルスの中でヒトパルボウイルス B19 のみ病原性が明らかである。

B19 ウイルスは、分裂中の細胞でのみ増殖可能で、骨髄の赤芽球系前駆細胞、巨核球、血管内皮細胞、胎児心筋、肝(髄外造血)、胎盤で増殖する。

臨床的意義

B19 ウイルス疾患(表 35)。伝染性紅斑(リンゴ病)は 4 類感染症から 5 類感染症へ変更。学校伝染病第 3 種(登校停止は伝染の恐れがなくなるまで)。

経気道感染ないし血液製剤、輸血、臓器移植による感染である。小児 30%、成人 60% に不顕性感染がみられる。春に多い。

感染後約 1 週間、ウイルス血症をきたし、感冒様症状を認めることもある。10〜14 日後に IgM 抗体が産生される頃、発疹が出現する。2 週後より IgG 抗体が産生されるとウイルス血症は消失する。ウイルス抗原と中和抗体の抗原抗体反応(免疫複合体)により臨床症状が出現する。IgM 抗体は 2〜3 カ月測定可能で、IgG 抗体は終生持続する。

潜伏感染はないが、免疫不全宿主では、中和抗体反応の欠如のため持続感染が成立する。

〈検査所見〉

末梢血ではウイルス血症とともに、貧血の進行、網赤血球は初期には減少

表 35. B 19 Parvovirus 疾患

疾患	症状	特徴
伝染性紅斑	発疹 関節痛/関節炎	小児 成人
一過性骨髄無形成性クリーゼ(クライシス)	重篤な急性の貧血	溶血
赤芽球癆 (pure red cell aplasia)	慢性の貧血	免疫不全
胎児水腫	致死的貧血、心不全	妊娠中期(mid-trimester)
先天性赤芽球癆 (congenital red cell aplasia)	無再生性の慢性貧血 (aregenerative)	治療を受けた胎児水腫

(Young NS : Parvovirus. Fields Virology, Third Ed, Fields BN, Knipe DM, Howley PM, et al(eds), pp 2199-2220, Lippincott-Raven Publishers, Philadelphia, 1996 より改変して引用)

あるいは消失するが、回復期には増加し、前値に戻る。好中球(回復期に著増する)、リンパ球、血小板の減少、血球貪食症候群をきたすことがある。肝機能障害も認められる。骨髄では赤芽球系前駆細胞の著減、核内封入体、多核、細胞質内空胞を有する巨大 pronormoblast が散在するのが特徴である。

妊娠第1、2三半期に胎児感染が起きた場合、危険率が最も高い。日本人妊婦の抗体保有率は 20～30％ で、胎児水腫発生は B19 流行時、出生 1,000 対 0.7 という報告もある。

a) **胎児水腫**：胎児が一過性骨髄無形成性クリーゼをきたし、貧血、心不全および胎児心筋細胞を直接障害するために起こる。

b) **先天性感染**：致死に到らず持続感染するためで、ウイルス量としては少ない。

c) **先天奇形**：稀

測定法

抗原検索：血清を用いた PCR による B19 ウイルス DNA 検出法がある。感染後数カ月後まで検出可能である。保険適応外。

〈抗体検出法〉

酵素免疫測定法(EIA)により血清中 IgM、IgG 抗体を測定可能である。妊婦において発疹が出現した場合に、IgM 抗体のみ保険適応がある。

(江部　司)

4 クラミジア

ヒトに感染する *Chlamydia* spp. の中で、臨床的に重要なものに *C. psittaci*、*C. trachomatis* および *C. pneumoniae* がある。

Chlamydia spp. は RNA の基づく遺伝子塩基配列を分析した結果による系統樹によると、*C. trachomatis* は Chlamydia に、*C. psittaci* と *C. pneumoniae* は Chlamydophila に分類されている。しかし臨床的には従来どおりで変わりはなく、セフェム系抗生剤が無効の感染症を惹起する。

Chlamydia spp. は偏性細胞内寄生性の微生物である。したがって臨床的に検査室での分離培養は困難であり、分離には細胞培養が必要である。

クラミジア感染症の診断には血清抗体価の測定や抗原検索を行うほか、喀痰や鼻咽頭擦過物、尿など検査材料から分離することも必要である。

[臨床的意義]

1. *C. psittaci* 感染症

C. psittaci は人獣共通感染症であるオウム病(Psittacosis)の原因である。本来はトリが宿主である。ヒトからヒトへの感染は稀である。

肺炎症状を認め、時に呼吸不全に陥る。ペットとしての鳥の増加により本症感染の危険性は増加している。

鳥の飼育歴や臨床症状・胸部 X 線像などから臨床的にも診断可能である。

2. *C. trachomatis* 感染症

世界中に蔓延している微生物である。

C. trachomatis は眼病変(トラコーマ)、性器感染症の1つとしての非淋菌性尿道炎および肺炎の原因である。

眼病変は臨床像から診断される。

性器クラミジア感染症は、最近本邦で最も流行し増加傾向にある。また男性は1〜7%、女性は5〜20%に無症状あるいは軽度の感染があるとされる。

潜伏期は7〜14日で、男性が尿道炎を起こした場合、排尿痛などの自覚症状があり、副睾丸炎を起こすと男性不妊の原因となる。女性は先にも述べたように保有していても自覚症状を認めないことがあるが、卵管炎を起こすと不妊症の原因となる。診断にはアンプリコア PCR などにより尿から検出可能である。

肺炎はほかの *Chlamydia* spp. や細菌あるいはウイルス性による感染との鑑別が必要である。

表 36. 検査センターで実施可能なクラミジア感染症診断法

1. 抗原検出法

C. psittaci 感染症に対するもの	C. pneumonie 感染症に対するもの	C. trachomatis 感染症に対するもの
		蛍光抗体法*
カルチャーセット(3種を検出できる)		
	酵素免疫測定法(ELISA)*	酵素免疫測定法(EIA)*
イディアクラミジア(3種を検出)		
補体結合反応*		
		DNA プローブ法*
	PCR*	PCR*
		LCR*
		LCR：ligase chain reaction 法

2. 抗体検出法

C. psittaci 感染症に対するもの	C. pneumoniae 感染症に対するもの	C. trachomatis 感染症に対するもの
SRCF	補体結合反応*	
蛍光抗体法(MIF)*		蛍光抗体法(MIF)*
MFA(抗原：封入体)：すべてを鑑別可能		
酵素抗体法*		酵素抗体法*
	クラミジア Ab キット「MX」	
	ヒダザイム C.ニューモニエ	

＊：検査センターで実施可能なもの

3. *C. pneumoniae* 感染症

C. pneumoniae は従来亜熱帯で認められる肺炎の原因であるとされていたが、本邦でも抗体保有率が 60% 程度認められることより、この菌による感染がかなり存在すると推定されている。

〈診断(表 36)〉

(1) 抗体検出法

a) **補体結合反応(CF)**：本反応ではクラミジア属特異抗原を用いているため、*C. psittaci* と *C. pneumoniae* の鑑別はできない。また *C. pneumoniae* の再感染では抗体価は上がらない。Single radial CF(SRCF)法は使用可能である。ペア血清を用いて 4 倍以上の抗体価の上昇あるいは単独血清で 32 倍以上であれば陽性と判定する。しかし感度・特異性とも低いのが欠点である。

b) **間接蛍光抗体法(IFA)**：基本小体(elementary body；EB)を抗原とし

た抗体検出法に micro-immunofluorescence(MIF)法および細胞内封入体を抗原とする micro-plate immunofluorescence antibody technique (MFA)法がある。MIF 法では *C. pneumoniae* 抗体とほかのクラミジア抗原と交差反応はないとされるが、他のクラミジア抗原を同時に用いることによって鑑別がより容易になる。MFA 法では各クラミジアに対する抗体価を測定し、最も高い値を示したものをそのクラミジアに対する特異的抗体価とする。ペア血清で 4 倍以上、IgG 抗体で 512 倍以上、IgM 抗体で 128 倍以上は有意な上昇とみなす。

c) 酵素免疫測定法(EIA)：*C. trachomatis* のみや他のクラミジア感染症を検出する方法が既に市販されている。

d) ELISA(酵素免疫測定法)による抗体検出法：*C. pneumoniae* や *C. psittaci* による感染症をそれぞれ診断する方法が開発されている。

(2) 抗原検出法

a) 分離培養法：特殊な設備が必要で一般的には行われていない。

b) 直接蛍光抗体染色法：3 種を検出する方法や *C. trachomatis* のみを検出する方法が開発されている。

c) 酵素抗体法：*C. trachomatis* 感染症に対する検査が実施できるほか、*C. pneumoniae* 感染に対する抗体価測定のスクリーニング用のもの(クラミジア Ab キット「MX」)および特異抗体測定キット(ヒダザイム C・ニューモニエ)がある。

d) DNA プローブ法(in situ hybridization)：*C. trachomatis* を検出可能なキットが開発されている。

e) PCR(polymerase-chain reaction)や LCR(ligase chain reaction)を用いた診断法：*C. trachomatis* や *C. pneumoniae* に関してはキット化されている。

(森　健)

【文献】
1) 金沢　裕：オウム病. 臨床と微生物 18：729-738, 1993.
2) 岸本寿男, 松島敏春, 森川俊英, ほか：ELISA 法による抗 Chlamydia pneumoniae 特異抗体の測定. 3. 血清学的診断基準の設定, 感染症誌 73：457-466, 1999.

5 リケッチア

リケッチアは本来、ある種の節足動物の体内に寄生して生存している。ヒトはこれらの節足動物に吸着されて感染する。そのために起こる急性発疹性熱性感染症をリケッチア症という。

チフス群(発疹チフス、発疹熱)、ツツガ虫病、紅斑熱群(日本紅斑熱、ロッキー山紅斑熱)およびQ熱のほか塹壕熱に分けられる。海外で感染し、帰国後発病した例があり、輸入感染症としても重要である。

[a] 発疹チフス(Epidemic typhus, Typhus fever)、流行性シラミ媒介性チフス(Endemic louse-borne typhus)

発疹チフス・リケッチア *Richettsia provazekii* が病原体である。本症患者の血液を吸血したコロモジラミは糞便中にリケッチアを排泄する。ヒトの感染は、刺咬する際に皮膚表面の傷にシラミの糞便を擦り込むことによって成立する。ヒトからヒトへの感染はない。また1953年以降本邦での感染例の報告例はない。

潜伏期は8〜12日前後である。悪寒を伴った突然の発熱、昼夜持続する頭痛、全身の筋肉痛を認める。発熱は4日前後で39〜41℃まで上昇し、1週間程度稽留した後、弛緩期に入り、約2週間で解熱する。発熱期に発疹が躯幹に出現し、5〜6日で出揃う。大きさは2〜4mmの円形に近い斑丘疹で、辺縁は不規則で隆起しない。はじめ指圧で消失するが、数日後には微細な出血になるため消失しなくなる。

約半数に精神神経症状がみられる。第5病日頃からうわごとをいい、第2週頃から興奮し幻覚、錯覚を訴え、悪化して昏睡や時に狂躁状態に陥ることがある。

発熱中および解熱後2〜3日の間にシラミに吸血されれば、リケッチアが移行するとされる。

糞便内のリケッチアは60℃の蒸気で僅か20秒で死滅するが、室温では300日間も毒力を保有することもある。

一度感染すると、終生免疫が得られる。

〈診断〉

血液ないし組織より *R. provazekii* の分離による。

表37. リケッチア症と Weil-Felix 反応

リケッチア群	病原リケッチア	Weil-Felix 反応		
		OX 2	OX 19	OXK
発疹チフス群				
発疹チフス	R. prowazekii	+	3+	−
発疹熱	R. typhi	+	3+	−
紅斑熱群				
ロッキー山紅斑熱	R. rickettsii	+〜3+	+〜3+	−
リケッチア痘	R. akari	−	−	−
日本紅斑熱	R. japonica	3+	+	−
その他の紅斑熱	R. sibirica	3+	+	−
	R. coronii	3+	+	−
ツツガムシ病群				
ツツガムシ病	R. tsutsugamushi	−	−	2+
類似疾患				
Q熱	Coxiella burnetii	−	−	−
塹壕熱	Bartonella quintani	−	−	−

(天野憲一：Weil-Felix 反応におけるリケッチア LPS とプロテウス LPS の共通坑原性. 日細菌誌 53：599-610, 1998 を改変して引用)

<血清診断>（表37）

特異抗原を用いた蛍光抗体法、酵素抗体法があり、後者は保険適応になっている。ワイル・フェリックス反応(OX 19)では病初期の鑑別は困難である。

(森　健)

[b] ツツガムシ病

ツツガムシ病 Tsutsugamushi disease、ダニ媒介性チフス熱 Mite-borne typhus fever。

ツツガムシ・リケッチア *Richettsia tsutsugamushi*(*R. orientalis*)の感染による。媒介するツツガ虫は垂直感染により、リケッチアを保有しているツツガ虫の幼虫が感染源となる。夏のみにみられたアカツツガムシによる古典的なツツガムシ病は少なく、秋に孵化するフトゲツツガムシや秋から冬に孵化するタテツツガムシによる新型のツツガ虫病が増加している。

ツツガムシは幼虫期の一時期に、特定の温血動物に吸着して組織液を吸うことにより変態できる。この時期にリケッチアを保有し、ヒトが刺咬されれば感染する。

古典型は症状が重く、新型は軽症とされていたが、新型による死亡例の報告もある。適切な治療が行われなかったことも関与している。

潜伏期は8〜12日。全身倦怠感、食欲不振を前駆症状とし、悪寒・発熱、頭痛やリンパ節腫脹を訴え、2〜4日で39〜40℃に達し、1〜2週間稽留する。4〜5日頃より暗赤色の不定型な斑丘状発疹が出現する。白血球減少があり、好中球の比較的増加と核の左方移動が認められる。

〈診断〉

身体のどこかに必ず「刺し口」が認められる。

病原体の証明：発熱患者の血液を直ちにマウスの腹腔内に接種すると、2週間前後で死亡する。腹腔または脾表面の塗抹ギムザ染色で証明できる。

〈血清診断〉

ワイルフェリックス反応：Proteus OXK の凝集価が上がり、OX19、OX2 は凝集しないとされているが、陰性のままのことが多い(表37、813頁)。補体結合反応：ペア血清を用いた抗体の上昇によって診断するが、感度が低い。

間接ペルオキシダーゼ反応(IP)および間接蛍光抗体法(IFA)：IgG および IgM 抗体を検出でき、迅速診断法として極めて有用であり、検査センターでも実施されている。

(森　健)

6 マイコプラズマ

マイコプラズマ(*Mycoplasma*)は細胞壁を有せず、ウイルスに近く125〜150μm大の微生物で多形性を示す。200種以上認められている。ヒトの気道感染症の原因は、*M. pneumoniae* が主なものである。培養には PPLO 培地が用いられる。

動物細胞表面に付着して増殖するが、毒力は弱く、マクロファージによる貪食はあまり認められない。また一部を除き外毒素を産生せず酵素活性を有しないが、免疫担当細胞から種々のサイトカインを誘発するとされる。AIDSとの関連で、マイコプラズマが HIV の増殖を促進することが、*in vitro* で証明され注目されている。

典型的には急性異型肺炎の形をとり、発熱、持続する咳嗽、喀痰、胸痛などを訴える。合併症に髄膜脳炎、Guillain-Barré 症候群、心内膜炎・心筋炎、溶血性貧血、血小板減少などが時にある。

本症は小児や若年成人を中心に発生し、4年前後を周期に流行する。セフェム系抗生剤無効の感染症である。

測定法

1. 培養検査

咽頭ぬぐい液や喀痰を検査材料とし、PPLO 培地を用いるが、判定には早くて3〜5日、遅いと3〜4週間を要するなど増殖にかなりの日数を要する。

また *M. hominis*、*M. orale* や *M. salivarium* などと鑑別するため、発育阻止試験、蛍光抗体法を用いて同定する。

2. 寒冷凝集反応

258倍未満を陰性とする。抗体は第1週の終わりから第2週に出現し、4〜6週で最高になる。しかし軽症例では30%程度、重症例では75〜90%の陽性率であるため、軽症例ではあまり有用とはいえない。また悪性リンパ腫、後天性溶血性貧血、肝障害、伝染性単核球症などでも陽性になる。最近は抗体検出が主に行われる。

3. 抗体検出法

補体結合反応(CF)と間接赤血球凝集反応(IHA)、蛍光抗体法がある。これらの中では IHA が最も優れている。

抗体は発症1週間後から上昇し、4週間程度で最高になり数カ月間高値を持続する。

ペア血清を用い、4倍以上の抗体価の上昇を陽性とするが、迅速診断よりは

レトロスペクティブな診断法でしかない。臨床的には特徴的な症状やX線所見から診断して、治療を開始せざるを得ない。

4. 抗原検出法

迅速診断のため、マイコプラズマDNAプローブ法(non-RI DNAプローブキット)があり、nested PCR法による抗原検出が試みられ有用とされる[1]。

(森　健)

【文献】　1) 岡崎則男, 山井志朗, 佐々木裕子, ほか：二段階PCR法による咽頭スワブからのMycoplasma pneumoniae検出. 感染症誌 72：742-746, 1998.

7 真菌

本邦でみられる真菌症は、*Cryptococcus neoformans*、*Candida* spp. *Aspergillus* spp.のほか、*Mucor*・*Absidia*・*Caninghamella* を含む接合菌や新しく真菌に分類された *Pneumocystis carinii* などのいわゆる日和見真菌による。

しかし交通手段の発達に伴い、世界各地に散在する病原真菌、すなわち *Blastomyces*、*Coccidioides*、*Histoplasma*、*Paracoccidioides* あるいは *Penicillium marneffei* などによる感染例あるいは帰国後に発症した例も散見されている。

臨床的意義

中でも *C. neoformans* は最も病原性が強く、免疫不全のない健常人にも感染する。外因性の真菌で、主に経気道的に感染して、肺病変をつくり、血中に入り全身に散布されるが、髄膜に親和性を有するため髄膜炎を起こすことが多い。稀に皮膚より侵入する。

肺病変は健常人で腫瘍様陰影を呈するほか、基礎疾患を有し、ステロイド剤などの投与を受けている症例では囊胞様陰影や空洞様陰影、さらに肺炎様陰影を呈するものまで多彩である。陰影は主に胸膜に近い部位に認められる。

カンジダ症は主に細胞性免疫不全患者に発症する内因性感染症である。口腔・咽頭、食道あるいは胃腸管に粘膜病変をつくるほか、広域抗生剤投与などにより、胃腸管の normal flora に変化をきたし、*Candida* spp. が異常増殖した場合は正常粘膜を通過して、あるいは消化管の潰瘍性病変などから門脈に侵入して、菌血症を引き起こす。カンジダ菌血症では、眼内炎の有無は診断の手助けとなる。

Aspergillus spp. や *Mucor* などの接合菌は外因性真菌であり、経気道的に感染し肺に病変をつくり、時に全身性感染がみられる。稀に損傷皮膚から侵入する。いずれも血管に親和性を有し、梗塞性病変を形成する。

真菌感染症では、各疾患の特徴を踏まえて鑑別することが肝要である。

1. 塗抹・細胞診・組織診

喀痰、膿、血液、髄液、生検材料、肺胞洗浄液などの真菌検査には PAS 染色、メセナミン銀染色、ラクトフエノール・コットンブルー染色などが適している。特にクリプトコックス髄膜炎では髄液の墨汁染色が有用である。

2. 培養検査

真菌培養に用いられる分離培地にはサブロー培地、ポテト・デキストロー

表38．深在性真菌症診断に用いられる抗原検索法

クリプトコックス症	カンジダ症	アスペルギルス症	ニューモシスチス症
莢膜多糖体抗原 Serodirect® "Eiken" 　　Cryptococcus Pastorex® 　　Cryptococcus	細胞壁(1→3)- β-D-グルカン FUNGITEC® G test FUNGITEC® G test MK FUNGITEC® G test TE β-glucan test Wako マンナン抗原 Pastorex® Candida UNIMEDI Candida 易熱性糖蛋白抗原 Cand-Tec® D-アラビニトール Labofit® ARABINITEC・ AUTO PCR法	細胞壁(1→3)- β-D-グルカン FUNGITEC® G test FUNGITEC® G test MK FUNGITEC® G test TE β-glucan test Wako ガラクトマンナン抗 原 Pastorex® Aspergillus Platelia® Aspergillus PCR法	細胞壁(1→3)- β-D-グルカン FUNGITEC® G test FUNGITEC® G test MK FUNGITEC® G test TE β-glucan test Wako PCR法

ス寒天培地、カンジダ GE 培地、MGYM 培地などが用いられる。そのほか *Candida* などの最小発育阻止濃度（MIC）測定用培地も開発されている。

培養温度は *Candida* spp. や *C. neoformans* などの酵母様真菌は 35～37℃ が適している。そのほかの真菌では 25～27℃ を好むものがあるため、培養温度は両者の併用が推奨される。真菌培養の観察は時に 14 日、ことに皮膚糸状菌の中には 3 週間以上を要することがある。したがって培養陽性と判明した時点で、既に治療開始が遅れた状態のことがあるため、臨床的に各種の補助診断法を活用する必要がある。

3．血清（漿）診断（表38）

（1）抗原検索法

a．菌体成分

①(1→3)-β-D-グルカン

(1→3)-β-D-グルカンは真菌の細胞壁成分の1つである。すべての真菌が含有しているわけではなく、表39に示すように、*Candida* spp.、*Aspergillus* spp.、*Pneumocystis carinii* などのほか、*Shizophyllum* spp. といった茸の

表39. 菌類の細胞壁主要構成成分

	不完全菌類	接合菌類	担子菌類	子嚢菌類
属	*Acremonium* *Aspergillus* *Candida* *Dendryphiella* *Fusarium* *Trichosporon* *Trichoderma* *Trichophyton*	*Absidia* *Cunninghamella* *Mucor* *Phycomyces* *Rhizopus*	*Coprinus* *Schizophylum* *Sclerotium* *Ustilago*	*Saccharomyces* *Schizosacchar-* *omyces* (*Pneumocystis* *carinii*)
細胞壁 主要構成成分	キチン グルカン	キチン キトサン	キチン グルカン	マンナン グルカン

(本山, ほか: 化学と生物 31(12): 807-816, 1993 を一部改変して引用)

類も保有する。しかし *C. neoformans* や *Mucor*・*Absidia*・*Rhizopus*・*Cunninghamella* などの接合菌類は保有しない(表39)。

真菌症の血清診断に用いられる$(1→3)$-β-D-グルカン検出法は$(1→4)$-β-D-グルカンや$(1→6)$-β-D-グルカンには反応しない。またカンジダ症、アスペルギルス症やニューモシスチス症の鑑別はできない。そのため PCR 法や、ほかの血清診断法を組み合わせて行い臨床的に診断する。

検査法には合成基質分析法および比濁時間分析法がある。両方法とも治療経過に応じた結果が得られ、治療効果の判定にも有用である。

いずれの方法でも透析中の症例や血液製剤を非経口的に投与されている症例では陽性になることがあることに注意が必要である。

a) 合成基質分析法: ファンギテック G テスト(G テスト)、ファンギテック G テスト MK(MK テスト)およびファンギテック G テスト TE(TE テスト)がある。20 pg/ml 以上を陽性と診断する。G テストおよび TE テストは発色法を用いているため、サルファ剤やペネム系抗生剤などの影響を受ける。筆者の経験では、汎用されている MK テストの感度・特異性は、アスペルギルス症ではそれぞれ 78.6%・75%、カンジダ症では 84.2%・75% であった。

b) 比濁時間分析法: β-グルカンテスト・ワコーがある。11 pg/ml 以上を陽性と判断する。またサルファ剤などの影響を受けない。ただ前処理を 70℃ で行う方が偽陽性を除去できる。感度・特異性は筆者の経験では、アスペルギルス症では 82.1%・87.5%、カンジダ症では 100%・87.5% であった。

b. Polymerase-chain reaction 法

深在性真菌症診断用 PCR 法は真菌症全般の有無を検索する検査法が開

深在性真菌症診断の手順

易感染症患者に抗生剤を変更しても不応の発熱(38℃以上)が持続し、真菌症が疑われるとき

1. 不明熱のみの場合
   a. 血液培養・カテーテル(tip)の培養
   b. 血清(漿)診断
      血漿中(1→3)-β-D-グルカン測定
      β-グルカンテスト・ワコーまたはFUNGITEC® GテストMK
      *Cand-Tec®：偽陽性が多く注意が必要
      *Pastorex® *Candida*：特異性は高いが、感度は極めて低い
      D-アラビニトール測定(Arabinitec・autoなど)
   c. 眼内炎の検索
   d. PCRによる抗原検索

2. 髄膜炎
   a. 髄液の墨汁染色検査、塗抹検査
   b. 髄液培養
   c. クリプトコックス抗原検索(髄液および血清)
      Pastorex® *Cryptococcus*
      Serodirect "栄研" *Cryptococcus*
      *カンジダやアスペルギルスによる髄膜脳炎は少ないが(1→3)-β-D-グルカン測定(髄液および血漿)
      β-グルカンテスト・ワコーまたはFUNGITEC® GテストMK
      陽性の場合はCand-Tec®、Pastorex® *Candida*あるいはPastorex® *Aspergillus*、platelia® *Aspergillus*を追加検索。
   d. PCRによる抗原検索
   (e. 病巣の生検)

3. 胸部X線に異常陰影が認められる場合
   a. 喀痰・気管吸引痰・肺胞洗浄液などの塗抹・培養検査
   b. (1→3)-β-D-グルカン測定と同時にクリプトコックス抗原検索
      (1→3)-β-D-グルカン測定(血漿および肺胞洗浄液など)
      β-グルカンテスト・ワコーまたはFUNGITEC® GテストMK
      *陽性の場合はPastorex® *Aspergillus*、platelia® *Aspergillus*、Cand-Tec®、Pastorex® *Candida*を追加検索。
      クリプトコックス抗原検索(血清)
      Pastorex® *Cryptococcus*
      Serodirect "Eiken" *Cryptococcus*
   c. PCR法による抗原検索
   d. いずれでも陰性の場合はMucorなどの接合菌症を考慮する。
   (e. 病巣の生検)

*最終的には臨床的に診断せざるを得ない。
*保険請求上、真菌検索のための検査は1日に複数の検査を行えない規定になっており、臨床的には問題がある。

発・市販されているが、この方法では現在のところ各種真菌症の鑑別はできない。そのため個々の真菌症診断のための PCR 法が研究されており期待されるが、各研究施設で設定したプライマーが異なるため、同一の検体を用いた比較検討の必要がある。

c. カンジダ症診断のための抗原検索法

a) D-アラビニトール：D-アラビニトールは *Candida* spp. の代謝産物であり、その測定法はカンジダ症の診断に用いられる。ラボフィット® およびアラビニテック・オートの 2 方法がある。後者は前処置で血中のマニトールを除去した後、アラビニトールを検出する方法である。

b) カンジテック：カンジダの易熱性糖蛋白抗原を検出する方法である。感度は 68.8%、ニューモシスチス症やアスペルギルス症のほか、膠原病でも陽性になるなど特異性(57.1%)に欠ける点に注意が必要である。

c) マンナン抗原検索：*Candida* spp. が保有するマンナン抗原の検索に Pastorex® *Candida* がある。この方法は特異性(100%)は極めて高いが、悪化した状態で初めて陽性になることがあるなど感度(16.7%)が悪い。

d) PCR 法：各研究期間で盛んに研究され、期待できる方法であるが、先にも述べたように、各研究施設で、相互の比較検討が必要である。

d. アスペルギルス症診断のための抗原検索法

a) Pastorex® *Aspergillus* および Platelia® *Aspergillus*：いずれも *Aspergillus* のガラクトマンナン抗原を検出する方法である。前者は特異性(92.3%)は高いものの、感度(16.7%)が低い欠点がある。そのため後者は ELIZA 法を用いて感度を前者の 10 倍以上にしたものである。しかし中には Pastorex® *Aspergillus* 陽性、Platelia® *Aspergillus* 陰性のこともある。

c) PCR 法：各研究機関や検査センターで盛んに研究され、期待できる方法であるが、各研究施設相互で、比較検討されることが望まれる。

e. クリプトコックス症診断のための抗原検索法

a) Pastorex® *Cryptococcus* および b) Serodirect® "栄研" *Cryptococcus* がある。前者は Pasteur 研究所で開発された方法であり、後者は本邦で開発された方法である。前者に比べて後者の感度は際立って高いが、特異性は略同等である。治療に反応して改善するに従って抗原価も徐々に低下するため、治療効果の判断にも有効である。

(2) 抗体検出法

a. アスペルギローマおよびアレルギー性気管支肺アスペルギルス症では抗体検索が、診断基準の 1 つになっている。

ⓐ寒天ゲル内沈降反応(Double Diffusion)：判定は24時間後に行う。

ⓑ対流性免疫電気泳導法(Counter immuno-electrophoresis)：判定は15〜20分程度で可能である。

いずれの方法でも、反応に用いる抗原が重要である。通常はLongbottom and Pepys の方法に従って *Aspergillus* を3週間振盪培養した培養濾液から抽出した粗抗原を用いるか、アレルゲン検索用の鳥居抗原を用いている施設もある。しかし6週間あるいは9週間振盪培養したものから作成した粗抗原を用いるか、症例から分離した *Aspergillus* spp.を使って作製した抗原を用いることにより検出率を上げることができる。

b．夏型過敏性肺炎診断のための抗体検出法

咳、呼吸困難、発熱などを認め、夏季に多く比較的関西以西に認められる過敏性肺炎である。

本症は *Trichosporon asahi* あるいは *T. mucoides* に対する抗体価が高いことが判明している。

診断には *T. asahi* および *T. mucoides* に対する単クローン抗体を用い、酵素免疫抗体法(ELISA)によって検索する方法が開発されている。

(森　健)

【文献】 1) Mori T, Matsumura M：Clinical evaluation of diagnostic methods using plasma and/or serum for three mycoses ; aspergillosis, candidosis, and pneumocystosis. Jpn J Med Mycol 40：223-230, 1999.

8 スピロヘータ

[a] 梅毒（Syphillis）

感染者との性交および類似行為により粘膜や皮膚の損傷部から *Treponema pallidum* が侵入して感染が成立する。侵入後数時間でリンパ系、循環血液系に入り全身に拡がり、侵入局所および諸臓器の病変形成が始まる（後天梅毒）。これに対し妊娠中の母親が梅毒に感染している場合、*T. pallidum* は胎盤を通じて胎児に感染し、各臓器に病変を形成する（先天梅毒）。

後天梅毒の経過は4期に分けられる（図69）。先天梅毒は、生後数カ月以内に症状が出現する早期先天梅毒と、学童・思春期に出現する晩期先天梅毒とに分けられる。

<診断>

①病歴、臨床症状および理学的所見、② *T. pallidum* の検出、③血清反応による梅毒抗体の検出などによる。*T. pallidum* 検出は、病巣分泌物を墨汁法や暗視野法などで行うが検出が難しいため、通常血清反応による梅毒抗体の検出が用いられる。また最近、髄液などからPCR法による *T. pallidum* のDNA検出も試みられている。

1. 脂質抗原を用いる方

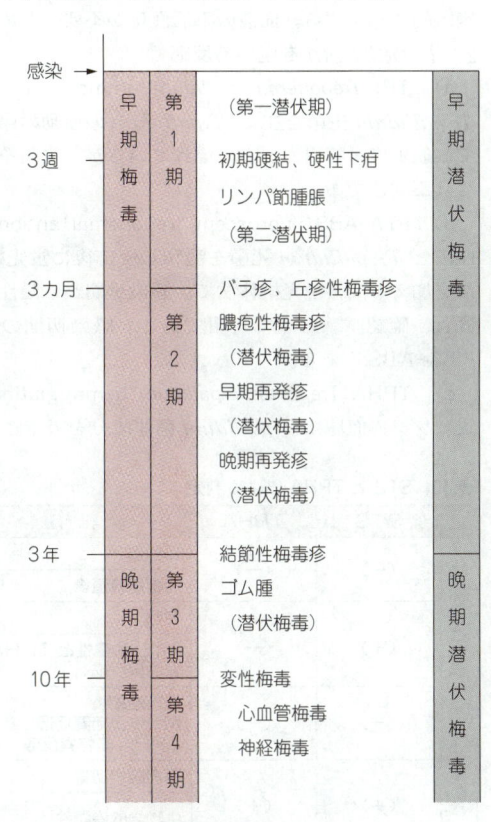

感染	早期梅毒	第1期	（第一潜伏期）	早期潜伏梅毒
3週			初期硬結、硬性下疳 リンパ節腫脹 （第二潜伏期）	
3カ月		第2期	バラ疹、丘疹性梅毒疹 膿疱性梅毒疹 （潜伏梅毒） 早期再発疹 （潜伏梅毒） 晩期再発疹 （潜伏梅毒）	
3年	晩期梅毒	第3期	結節性梅毒疹 ゴム腫 （潜伏梅毒）	晩期潜伏梅毒
10年		第4期	変性梅毒 心血管梅毒 神経梅毒	

図69. 梅毒の経過

法(Serological test for Syphillis；STS)

a) **緒方法**：抗原にカルジオライピン-レシチン-コレステロールを使用する、補体結合反応法である。

b) **ガラス板法**(Veneral disease research laboratory；VDRL法)：カルジオライピン-レシチン-コレステロール粒子の凝集を顕微鏡で観察する。

c) **梅毒凝集法**：カルジオライピン-レシチンにカオリン粒子を吸着させたものを抗原とし、凝集反応を肉眼で判定する。

d) RPR(rapid plasma reagin)**カードテスト**：炭素粒子にVDRL法抗原を吸着させた抗原浮遊液と血清を特殊加工したカード上で反応させ、凝集を肉眼的に判定する。血清の不活性化が不要のため緊急検査によい。

2. ***T. pallidum*を用いる反応**

a) TPI(*Treponema pallidum* immobilization)**試験**：被検血清と補体に*T. pallidum*生菌を加え、*T.pallidum*の運動の停止を顕微鏡で観察する方法で、鋭敏度・特異性ともに優れているが、生菌を使用するため臨床検査としては不向きである。

b) FTA-ABS(fluorescent treponemal antibody-absorption)**試験**：被検血清と*T. pallidum*死菌を混和し反応後に蛍光標識抗ヒトγグロブリン血清を加える間接蛍光抗体法で、感染早期から陽性化し鋭敏度・特異性ともに優れ、確認試験として有用である。感染初期のIgM抗体を検出するIgM FTA-ABSもある。

c) TPHA(*Treponema pallidum* hemagglutination)**試験**：ホルマリン固定ヒツジ赤血球に*T.pallidum*菌体成分を吸着させたものを抗原とした受身

表40. STSとTPHAによる判定

	STS	TPHA	判定	確認試験
一致するとき	(−)	(−)	非梅毒	
			梅毒感染直後	1〜数週間おいて再検査
	(+)	(+)	梅毒	
			STS偽陽性とTPHA非特異反応	FTA・ABS
一致するとき	(−)	(−)	梅毒治療後 感染後長期間経過した梅毒 TPHA非特異反応	FTA・ABS
	(+)	(+)	梅毒感染初期	FTA・ABS、経過観察
			生物学的偽陽性	生物学的偽陽性を起こす自己免疫疾患などの検索

赤血球凝集反応で、鋭敏度・特異性が高く、かつ簡易で確認試験としても行われる。治療後も陰転化しにくいため *T. pallidum* 抗体のうち IgM 抗体のみを反応させ、その力価が低下すれば治癒と判定できる。

梅毒反応の組み合わせは一般的に STS 法のどれか2法を行い、そのうち1法ないし2法が陽性なら TPHA 試験で確認する。TPHA 試験が陰性なら FTA-ABS 試験で最終判断をする。陽性の場合定量を行い病期および治療効果の判定を行う(表40)。

〈STS の偽陽性〉

STS の利点は陽性率が高く早期梅毒診断のスクリーニングおよび治療効果の判定に役立つことであるが、欠点として生物学的偽陽性がある。急性型は一過性で持続期間が数日から6カ月以内で、マイコプラズマ肺炎および伝染性単核球症などの各種ウイルス感染症に、慢性型は持続期間が6カ月以上数年に及ぶもので、癩・結核・関節リウマチ・全身性エリテマトーデス(SLE)・慢性肝疾患・覚醒剤中毒などにみられる。

〈トレポネーマ抗原試験の偽陽性〉

伝染性単核症・癩・血清蛋白異常症の血清で TPHA 偽陽性を呈することがあり FTA-ABS による確認を要する。SLE などの血清抗核抗体は FTA-ABS テストにおいてトレポネーマの核を蛍光発色させることがある(ビーズ現象)。

〈治療効果の判定〉

梅毒血清反応の定量法が有効である。特に STS は第一期では6カ月、第二期では2年ほどで陰性化する。第三、四期では STS は治療後も数年にわたって陽性が続くことが多い。TPHA および FTA-ABS は治療後も陰性化しないことが多い。

(三村まゆみ、森 健)

【文献】
1) 水岡慶二：梅毒血清学的検査. 臨床検査ガイド；これだけは必要な検査のすすめかた・データのよみかた, Medical Practice 編集委員会(編), pp 777-778, 文光堂, 東京, 1990.
2) 武田 勇：スピロヘータ感染症. 新検査診断学 IV, 主な感染症における検査診断, 柴田 進ほか(編), pp 58-59, 金芳堂, 京都, 1988.

[b] レプトスピラ症（Leptospirosis）

レプトスピラ症はネズミなどの動物の尿に排泄されたレプトスピラの経口または経皮感染による急性熱性疾患である。黄疸・出血・蛋白尿を主徴とする重症型（ワイル病）から発熱や軽度の髄膜刺激症状を呈するだけの軽症型まで多彩な病型を示す。本症は第1期にレプトスピラ血症を認め、続いて多臓器不全をきたして予後不良となることも多い。特にワイル病は第5病日までに適切な治療を開始しないと死亡率は20〜40%に及ぶ。病原性レプトスピラは一括して *Leptospira interrogans* と呼び、現在23血清群、200余の血清型がある。そのうちわが国に存在する主なレプトスピラと病名を表41に示す。レプトスピラ症のうち秋期あるいはイヌ型は一般的に軽症であるが、重症例では臨床検査所見だけからはワイル病と区別できない。

1) ワイル病（黄疸出血性レプトスピラ病）

1年を通じて発生するが、特に夏から秋に多い。多くは突然発病する。臨床経過は第1期（発熱期）、第2期（発黄期）、第3期（回復期）に分けられる。

表41. わが国の主なレプトスピラ病

病 名	分布	血清型	保有動物
ワイル病	全 国	icterohaemorrhagiae copenhageni	ドブネズミなど
イヌ型レプトスピラ病	全 国	canicola	イヌ
秋期レプトスピラ病*			
秋疫	静岡県	autumnalis hebdomadis	アカネズミ ハタネズミ
用水熱	静岡県	autumnalis hebdomadis australis	ヤマトハツカネズミ
作州熱	岡山県	hebdomadis	
七日熱	福岡県	hebdomadis	
波佐見熱	長崎県	autumnalis hebdomadis	
アツケ熱	大分県	autumnalis hebdomadis	
その他	沖縄県	pyrogenes javanica	ドブネズミなど

*A型：autumnalis　B型 hebdomadis　C型：australis

2）秋期レプトスピラ病、イヌ型レプトスピラ病

ワイル病と同じく1年を通じて発生するが、夏から秋にかけて多い。秋期レプトスピラ病は8〜10月に多い。発熱期(第1病週)と回復期(第2病週以降)に分けられる。なお解熱後2週間から4年(多くは1〜6カ月)して30〜40%の患者に硝子体混濁、虹彩毛様体炎、虹彩炎などがみられる。秋期レプトスピラ病に多い。

〈検査所見〉

ワイル病もそのほかのレプトスピラ症も類似点が多い。初期から蛋白尿が認められ、沈渣では種々の円柱、赤血球、白血球がみられる。末梢血では白血球増加(好中球増加)が、重症例では貧血、血小板減少を認める。赤沈は初期から高度に亢進する。高度の黄疸を示す例でもGOT、GPT、LDHは正常あるいは一過性の上昇に留まることが多い。BUNは第1病週に30〜80 mg/dlを示すものが多い。髄液所見では圧が200〜300水柱に上昇することがある。蛋白質は増加するが糖やclは正常である。細胞数増加は軽度に留まりリンパ球優位である。

〈診断〉

経過が極めて速いため第1病週での早期診断が重要である。そのために疫学的な考察や特徴的な臨床所見などにより総合的に判断する。確定診断は病原レプトスピラの分離あるいは特異抗体の証明によるが、病期により検査材料が異なる。

1．病原レプトスピラの証明

第1病週には血液、髄液、第2病週以降は尿を材料とする。

a) **暗視野顕微鏡法**：検体中のレプトスピラを暗視野下で直接鏡検する方法で、菌数が多くないと困難である。

b) **直接培養法**：Korthof培地などで培養し、結果判定までに14日から1カ月を要する。

c) **動物接種法**：モルモットなどの腹腔内に検体を接種する。

2．抗原検索法としての遺伝子診断法

最近ハイブリダイゼーションやPCR法を用いたレプトスピラDNAの検出が報告されており迅速な病原診断法として期待される。

3．特異抗体の証明

抗体は通常第8〜10病日より検出される。特異抗体の検出にはラテックス凝集反応やマイクロカプセル凝集反応を行う。陽性では生菌を使った顕微鏡

的凝集反応で血清型を確認する。

(三村まゆみ、森　健)

【文献】　1) 武田　勇：レプトスピラ感染症. 新検査診断学, IV., 主な感染症における検査診断, 柴田　進ほか(編), p 59, 金芳堂, 京都, 1988.
2) 橘　宣祥, 村井幸一：梅毒およびレプトスピラ病. 臨床と微生物　21：270-276, 1994.

9 原虫

[a] マラリア(Malaria)

マラリアはアノフェレス属蚊の刺傷によりマラリア原虫がヒトの赤血球内に感染することによって起こる熱性疾患である。熱帯熱マラリア原虫(*Plasmodium falciparum*)、三日熱マラリア原虫(*P.vivax*)、卵形マラリア原虫(*P. ovale*)、四日熱マラリア原虫(*P.malariae*)の4種類がある。マラリア原虫が赤血球内に侵入して溶血性貧血を起こし、赤血球は脾で捕捉される。大量の血管内溶血により血色素尿や腎障害を起こす。合併症は熱帯熱マラリアで多く認められる。マラリア原虫は単球・好中球および網内系細胞に貪食され肝・脾腫が起こる。

<診断>

1. 血液塗沫標本検査

末梢血液塗沫標本を緩衝液(pH 7.2)中でギムザ染色し鏡検する。診断がつくまで2～3日間、無熱期、有熱期に繰り返し行う。陽性時には、原虫の種、発育段階を確認する。原虫の種別の同定。

a) **三日熱マラリア原虫の特徴**：寄生赤血球が1.5～2倍に膨大し、赤染するSchüfner斑が現れ、輪状体が血球直径の1/3以上となる。初期栄養体より成熟栄養体にかけて寄生赤血球の膨大とSchüfner斑がより著明となる。分裂体は12～24個のメロゾイトの分裂核が桑の実状にみられる。

b) **四日熱マラリア原虫の特徴**：寄生赤血球の大きさは不変でSchüfner斑はない。初期栄養体から成熟栄養体は膨大しない血球内で幅広いリボン状になる。分裂体は8～10個の分裂核が菊花状に並ぶ。

c) **熱帯熱マラリア原虫の特徴**：寄生赤血球の膨大はなく輪状体は小型で血球の1/3前後であり、しばしば1個の血球中に2個またはそれ以上の原虫が侵入して血球の縁に弓状に付着する像を示す。血球内には大小不規則な赤染するMaurer斑が現れる。初期栄養体から成熟栄養体以降ではほとんど末梢血内に出現しなくなる。熱帯熱マラリア原虫の雌性生殖母体はやや虫体先端が尖った三日月形、雄性生殖母体は両端の鈍いソーセージ形をしている。

d) **卵形マラリア原虫の特徴**：三日熱マラリア原虫に酷似するが、血球にSchüfner斑が早期に出現し寄生血球の形がゆがみ卵形になる。初期栄養体から成熟栄養体ではSchüfner斑と血球縁がブラシ状になるのが特徴である。分裂体は8～10個の分裂核が環状に並ぶ。また四日熱マラリア原虫にも

似るが Schüfner 斑と血球のブラシ状縁で区別できる。

2. 蛍光観察法によるマラリアの迅速診断法

アクリジンオレンジがマラリア原虫の核内 DNA、細胞質内 RNA に結合して異なる蛍光を発し、前者は緑色、後者は赤染することを利用した診断法である。カバーグラスにアクリジンオレンジ染色液を 1～2 滴とり、薄層血液塗沫標本にのせ蛍光顕微鏡または干渉フィルタを用いた通常の顕微鏡で直ちに観察する。なお、好中球の核も緑色に染まるので確認にはギムザ染色標本を併用する。

3. マラリアの遺伝子診断

近年、PCR 法を主としたマラリア原虫の遺伝子診断法が開発され、マラリア 4 種の検出と同定が可能になった（マラリア遺伝子同定試薬、湧水製薬）。

(三村まゆみ、森　健)

【文献】
1) 金井　泉，金井正光，ほか（編）：臨床検査法提要．第 31 版，金原出版，東京，1998.
2) 武田　勇：その他の感染症．新検査診断学，IV. 主な感染症における検査診断，柴田　進，ほか（編），pp 58-62，金芳堂，京都，1988.
3) 田辺清勝：寄生虫感染症．内科診断検査アクセス，疾患編　9 感染症，井上哲文，宮本昭正（編），pp 398-400，日本医事新報社，東京，1989.

[b] クリプトスポリジウム

病原体 *Cryptosporidium parum* は胞子虫類に属する原虫でトキソプラズマやイソスポーラと近縁である。*C. parum* は小腸粘膜上皮の微絨毛内に寄生し、激しい水様下痢と腹痛を惹起する。世界中に分布し HIV 感染者の日和見感染症として注目されている。健常人が感染した場合も 1〜2 週間に及ぶ激しい下痢を起こし、時に入院加療を要することがある。稀に別種の *C. baileyi* による感染例の報告があるほか、報告例はないものの *C. muris* も免疫不全者では感染の可能性がある。患者の下痢便には多数のオーシストが排出され、10〜100 個のオーシストが口から入っても発症する。院内感染や検査室内感染の予防には十分気をつけねばならない。

〈診断〉

疑わしい患者の糞便からオーシストが検出されれば診断は確定する。オーシスト検出には抗酸染色法と蔗糖遠心沈澱浮遊法が用いられる。欧米ではオーシスト特異的モノクローナル抗体を用いた間接蛍光抗体法(IFA)のキットが市販されている。

1. 変法抗酸染色法

糞便で塗抹標本をつくり 400〜600 倍で鏡検する。オーシストは明るい赤色から薄いピンクに、細菌や酵母は青く染まる。オーシストは直径 5μm のほぼ均一な類円形であるが内部構造物の状態によって円形、馬蹄形あるいはドーナツ状、半月形のものなどがみられる。また内部に黒褐色の顆粒が 1〜3 個存在するものもある。

2. 蔗糖遠心沈澱浮遊法

比重 1.2 の蔗糖液を使ってオーシストを浮遊させて鏡検する。視野が薄い灰色を呈する状態で観察する。オーシストは内部が背景よりも明るく白く輝くように、時にピンク色を帯びる。スポロゾイトは中央部に特徴的な残体顆粒の集塊が必ずみえる。位相差顕微鏡を使い暗視野で観察するとオーシストは全体が白く、内部の顆粒も明瞭にみえる。蔗糖液中に長時間おくと収縮したり崩壊するので、鏡検は標本をつくってから 1 時間以内に終えるようにする。

(三村まゆみ、森 健)

【文献】
1) 金井 泉,金井正光,ほか(編):臨床検査法提要.第 31 版,金原出版,東京,1998.
2) 井関基弘:クリプトスポリジウム症.臨床と微生物 20:979-984,1993.

[c] アメーバ

 アメーバ赤痢は赤痢アメーバ(*Entamoeba histolytica*)によって起こる大腸の感染症である。熱帯や亜熱帯に多い疾患で、わが国では海外旅行者が感染し、帰国後発症する例が多い。大多数は無症状保菌者であるが、慢性の軽い下痢から、粘血性特にイチゴゼリー状下痢便が特徴の重篤な赤痢症状を呈するものまである。最も多い合併症は肝膿瘍で、稀に腹膜・胸膜・肺および心嚢へ穿孔する。

〈診断〉

1. アメーバ性大腸炎

 確定診断は①原虫の証明、②血清または皮内反応によるアメーバ抗体価の測定、による。

〈原虫の証明〉

 便から直接検出する方法と大腸生検組織像から証明する方法がある。

 排便直後の便粘血部を選び標本をつくる。栄養型は大きさ20〜30μm、円形または西洋梨状で偽足を出して一定方向に活発に運動する。光を強く屈折する透明な外肉と顆粒状の内肉を判別でき、内肉中には偏在する円形の核を有する。急性期では赤血球を貪食した tropozoite が活発に運動しているのが観察できる。染色標本では核の構造に特徴があり、クロマチンに富む核膜と中に核小体を認める。回復期患者からは主としてシストが透明の円形小体として検出される。シスト内には1〜4個の核と索状の類染色体をもつ。検査は治療前に行う。便検査で陰性でも組織のPAS染色などで診断されることがある。

1. アメーバ性肝膿瘍

 肝CT像、腹部エコー、シンチグラムなど画像所見が診断の助けになる。ドレナージの膿からは原虫は必ずしも証明されない。血中アメーバ検索法として間接赤血球凝集反応、酵素抗体法、間接蛍光抗体法(IFA)、ラテックス凝集反応などがありアメーバ性肝膿瘍の診断に有用である。

(三村まゆみ、森 健)

【文献】
1) 金井 泉, 金井正光, ほか(編):臨床検査法提要. 第31版, 金原出版, 東京, 1998.
2) 田辺清勝:寄生虫感染症. 内科診断検査アクセス, 疾患編 9. 感染症, 井上哲文, 宮本昭正(編), pp 398-400, 日本医事新報社, 東京, 1989.
3) 山田春木:肝膿瘍, 感染性肝疾患. 内科診断検査アクセス, 疾患編 3. 消化器・肝胆膵疾患, 井上哲文, 宮本昭正(編), pp 192-193, 日本医事新報社, 東京, 1989.

[d] トキソプラズマ

トキソプラズマ症は *Toxoplasma gondii* の感染により発症する人畜共通感染症である。ヒトへの感染はネコの便中に排泄された胞嚢体あるいは食肉に含まれる嚢胞を経口的に摂取することによる。

臨床的には①免疫機能正常人における急性感染(後天性トキソプラズマ症)、②妊娠初期感染による流産、死産、早産および経胎盤的に胎児に感染し発症するもの(先天性トキソプラズマ症)、③AIDSなどの免疫不全者にみられるもの(不顕性感染の再燃、急性感染)、の3つが重要である。

〈診断〉

1. 原虫の検出

血液や髄液または組織からの検出は非常に困難である。組織標本での蛍光抗体法、ギムザ染色、PAS反応などで行う直接証明法と、患者の被験材料をマウス腹腔内に接種して検出する間接証明法がある。

2. 血清検査

血中のトキソプラズマ抗体測定に色素試験、間接蛍光抗体法(IFA)、受身赤血球凝集反応、ラテックス凝集反応、ELISAなどが用いられる。後3者はキット製品が市販されており比較的簡便に抗体価を測定することができる。

〈診断のポイント〉

1. 後天性トキソプラズマ症

後天性感染では抗体陽性のみで急性感染と慢性感染を鑑別できない。急性感染の診断基準は色素試験において抗体価が1:1,024以上、虫体特異的IgM抗体が陽性の2点である。最近虫体特異的IgA抗体の検出が急性感染の指標になるとの報告がある。

2. 先天性トキソプラズマ症

新生児血液のトキソプラズマ抗体陽性は必ずしも先天感染を示すものではない。母親が慢性感染している場合、母親からの移行抗体が原因で抗体陽性となるからである。確実な血清診断法は、出生後経時的に抗体価を測定する方法で、診断に時間を要するのが難点である。迅速な方法として虫体特異的IgM抗体の検出がある。しかし先天性感染児の約70%しか陽性にならない欠点がある。最近虫体特異的IgAが先天性感染の診断に有用とされる。またPCR法を用いた羊水中の虫体遺伝子検出法が出生前に先天性感染の有無をかなりの確率で診断できるとの報告がある。

3. 免疫不全者におけるトキソプラズマ症

　AIDS患者ではトキソプラズマ性髄膜脳炎が問題となる。生検組織から増殖型虫体が検出されれば確定診断できる。一般的には血清反応と画像診断を用いる。血清反応ではIgM抗体は陰性に終わる場合が多い。免疫不全状態のためIgG抗体も高値を示すとは限らない。AIDS患者では抗体価の高低を問わず、トキソプラズマ抗体(IgG)が陽性でかつ脳のCTスキャン、MRIで複数の腫瘤性病変がみられた場合はトキソプラズマ性髄膜脳炎を疑い治療を開始する。リンパ腫や白血病において本症合併の報告がある。トキソプラズマ抗体陽性患者はトキソプラズマ感染再燃の可能性を念頭におくべきである。再燃しても通常IgM抗体は陽性にならないが、色素試験抗体価はしばしば高値を示すことが報告されており、診断に有用である。臓器移植時に重篤なトキソプラズマ症を合併する例は、トキソプラズマ抗体陽性のドナーから同抗体陰性のレシピエントに移植が行われた場合である。移植前にドナーとレシピエント双方のトキソプラズマ抗体検査を行うことが急性感染防止のうえで重要である。移植前からトキソプラズマ抗体陽性のレシピエントでは本性合併はほとんどないとされる。

(三村まゆみ、森　健)

【文献】
1) 武田　勇：その他の感染症. 新検査診断学　Ⅳ. 主な感染症における検査診断, 柴田　進ほか(編), pp 58-62, 金芳堂, 京都, 1988.
2) 鈴木康弘：トキソプラズマ症. 臨床と微生物 20：985-989, 1993.
3) 田辺清勝：寄生虫感染症. 内科診断検査アクセス, 疾患編　9. 感染症, 井上哲文, 宮本昭正(編), pp 398-400, 日本医事新報社, 東京, 1989.

[e] トリコモナス

　腟トリコモナス(*Trichomonas vaginalis*)の感染によりトリコモナス腟炎が起こる。性交によるものが最も多い。腟トリコモナスは婦人科全外来患者の10〜25％に発見されるが、症状を訴えるのは半数以下である。症状がある場合、黄色ないし淡黄色・膿性・泡沫状の多量の帯下を出し、時に有臭性である。腟粘膜には充血、小溢血斑がみられ、外陰部の頑固な瘙痒感・灼熱感を訴える。

〈診断〉

　腟分泌液1滴をスライドグラス上に採取し、生理食塩水を1滴加えてカバーグラスをのせ、鏡検し腟トリコモナスを証明する。腟トリコモナスは白血球の2〜3倍大、円形、楕円形、または西洋梨型で鞭毛を有し活発に運動する。

(三村まゆみ、森　健)

【文献】
1) 金井　泉, 金井正光, ほか(編)：臨床検査法提要. 第31版, 金原出版, 東京, 1998.
2) 杉山陽一, 清水　保：小婦人科書. 第4版, 金芳堂, 京都, 1981.

10 寄生虫

寄生虫による感染症は、虫卵あるいは虫体を検出することによって診断される。しかし検出不可能な場合には、皮内反応や免疫学的方法によって行われている。

[a] エヒノコックス

エヒノコックス症（多包虫症、単包虫症、Echinococcosis または Hydatid disease）は人畜共通感染症である。WHO は 1995 年新興感染症の中に本症を含め、重要な感染症として取り組むことを決定した。

学名である Echino は刺、coccus は袋で"刺のある袋"を意味する。

現在、4種（*Echinococcus granulosus* 単包虫、*E. multilocularis* 多包虫、*E. vogeli* フォーゲル包虫、*E. oligarthurus* ヤマネコ包虫）に分類されている。

中間宿主は多包虫では主に齧歯類、単包虫は有蹄類で、終宿主はイヌ科動物であり、ヒトは中間宿主である。

本邦において単包虫症は全国的にみられるが症例数は少ない。一方多包虫症の流行地は以前北海道に限定されていたが、東北地方にも拡大し注目されている。

多くは幼少時に感染し、成人してから発症する。単包虫による病変は肝に多くみられ、肺・腹膜・骨の順に続く。多包虫症でも肝が最も多い。包虫は徐々に大きくなり、巨大化して周囲の臓器を圧迫する。

〈診断〉

流行地での生活歴と臨床症状から本症を疑う。超音波検査や CT スキャンなど X 線による画像診断は有用である。球形で中に溶液を認める被膜を有する嚢胞を認める。

1. 血清診断

抗体検査法であり、酵素免疫測定法（EIA、ELISA）やウエスタンブロット法によるものとがある。EIA は検査センターでも実施できる。そのほか糞便内抗原を検出する終宿主診断法が開発され、自然界での感染源の検索・飼い犬の診断などに用いられる。

(三村まゆみ、森　健)

【文献】 1) 神谷正男：エキノコックス症（多包虫症）の感染対策へ向けて．感染防止 9 (3)：1-11, 1999.

[b] 肺吸虫

肺吸虫症(Paragonismiasis)はウエステルマン肺吸虫 *Paragonimus westermani* および宮崎肺吸虫 *P. miyazakii* による感染症である。

前者は第2中間宿主である淡水産のカニ(サワガニ、モクズガニなど)を、後者は第2中間宿主であるサワガニや終宿主であるイノシシ・イタチなどの野生動物の肉を、生食するか調理不十分なものを摂食することにより感染する。

メタセルカリアは十二指腸内で脱嚢し、腸壁を穿通して腹腔内に到り、横隔膜を経て胸腔に出て、肺に入り成熟する。その間胸膜炎、胸水貯留、気胸などを合併し、胸痛、咳のほか好酸球増加などが認められる。

〈診断〉

喀痰や糞便中に虫卵を検出すれば、診断は容易であるが、検出できない場合には血清診断を行う。

肺吸虫から抽出した(VBS)抗原を用いて皮内反応を行ってスクリーニングし、陽性者にはVBS抗原を用いて寒天ゲル内沈降反応、免疫電気泳動、補体結合反応などを行う。

(三村まゆみ、森　健)

[c] アニサキス

　アニサキス症(Anisakidosis)はクジラ、イルカ、アザラシなど海洋哺乳類を終宿主とするアニサキス属 *Anisakis* spp.による感染症である。感染はその中間宿主である海産魚・イカなどを生食することによる。

　胃アニサキス症は中間宿主を摂食後2〜8時間後に、腸アニサキス症は摂食後6〜10時間後に、激しい悪心、嘔吐、腹痛を認める。いずれも胃あるいは腸の粘膜に幼虫が頭部を刺入するためで、周囲に出血斑を認める。

〈診断〉

　内視鏡で虫体を確認し摘出する。摂食歴などから本症を疑うが、慢性の経過をとる場合は、血清学的検査を行う。

1. 血清検査

　寒天ゲル内沈降反応、対流免疫電気泳動法のほか、ELISAによる特異IgG、IgA抗体測定法がある。ELISAによる検出は検査センターでも実施可能である。

　初回感染者では必ずしも陽性になるとは限らない。しかし2回以上の感染経験者では、陽性になる確率が高い。慢性アニサキス症では抗体が陰性になることもある。

　　　　　　　　　　　　　　　　　　　　　　　　（三村まゆみ、森　健）

【文献】 1) 西山利正, 荒木恒治：アニサキス. 臨床と微生物 23：157-160, 1996.

[d] 顎口虫

顎口虫には有棘顎口虫(*Gnathostoma spinigerium*)、剛棘顎口虫(*G. hispidum*)、ドロレス顎口虫、日本顎口虫(*G. nipponicum*)の4種があり、前2種が重要であるが、本邦では後2種による症例も報告されている。顎口虫症はいわゆる幼虫移行症に含まれる疾患である。日本顎口虫は東南アジア、特にタイに多い。

有棘顎口虫は、成虫はイヌ・ネコなどの胃壁に腫瘤を形成して寄生し、成虫より産卵された虫卵は外界に排出され、水中で孵化して第二期幼虫になり、第一中間宿主であるケンミジンコに摂食されて第三期幼虫になる。この幼虫が第二中間宿主である淡水魚(ライギョ、ナマズ・ドジョウなど)やカエルに食べられて筋肉内で後期第三期幼虫となって被嚢化し、終宿主に摂食されるのを待つ。ヒトは待機宿主である。

潜伏期は3〜4週間である。

臨床的には第三期幼虫が皮下や内臓を移動し、移動部位に応じた症状を呈する。皮下に寄生するときには、軽度の消化器症状を訴え、痒みや発赤を伴う皮下腫脹が突然出現し、数日で消失する。しかし何日か後に別の場所に再発する。

剛棘顎口虫では、皮膚・皮下病変は体幹・四肢に多くみられる。ブタの胃腸に寄生するため、感染源になるが、中国などから輸入されたドジョウの生食でも感染する。潜伏期は1〜2週間とされる。

臨床的には末梢血好酸球増多が認められる。

〈診断〉

食物摂取歴および好酸球増多などにより、本症を疑い虫体の検出に努めるが、常にみつかるとは限らず、血清診断に負うところが大きい。

血清反応は、虫体のリン酸緩衝液(pH 7.2)抽出抗原を用い、患者血清との間の寒天ゲル内沈降反応、ELISA や dot-ELISA が行われる。

(三村まゆみ、森　健)

和文索引

あ

アイソザイム …………………………402
アガロース電気泳動法 ………472, 473
アガロースゲル電気泳動法 ………472
アクチビン …………………………575
アシドーシス ………………………139
アスペルギルス症 …………………821
アセトアミノフェン中毒 …………104
アセト酢酸 …………………………670
アセトン ……………………………670
アデノウイルス ……………………785
アドレナリン …………………91, 604
アニオン・ギャップ ………511, 546
アニサキス …………………………838
アポ(a) …………………………477, 478
アポリポ蛋白 ………………………474
アミノアシル ………………………356
　──化反応抑制試験 ……………357
アミラーゼ・クレアチニンクレア
　ランス比 …………………………423
アミロイド蛋白 ……………………292
アメーバ ……………………………832
　──性肝膿瘍 ……………………832
　──性大腸炎 ……………………832
アルカリホスファターゼ …………405
アルギニン負荷試験 ………………556
アルコール性肝疾患 ……………48, 51
アルコール性肝障害 …416, 459, 461
アルドステロン ………86, 508, 630
アルブミン …………………444, 482
アレルギー疾患 ………………………54
アレルギー分類Ⅲ型 ………………303
アレルゲン …………………………312
アンジオテンシンⅡおよびⅢ ……86
アンジオテンシン変換酵素 ………439
アンチトロンビン …………………258
アンドロゲン不応症 ………………653
アンモニア …………………………492
亜急性甲状腺炎 ………………………82
亜急性硬化性全脳炎 ………………802
悪性黒色腫 …………………………614
悪性腫瘍 ……………………………164
悪性貧血 ……………………………232
悪性リンパ腫 …………………………23
汗 ……………………………………709

い

イヌ型レプトスピラ病 ……………827
イヌリン ……………………………538
インスリン …………………664, 666
　──依存状態 ……………………65
　──受容体異常症B型 …………391
　──抵抗性 ………………………391
　──非依存状態 …………………65
　──負荷試験 ……………………555
　──様成長因子-Ⅰ ………………561
インターフェロン …………………461
インターロイキン …………………289
インヒビター ………………………256
インヒビン …………………………575
インフルエンザ ……………………719
　──ウイルス ……………………796
　──感染症診断法 ………………798
　──脳症 …………………………796
胃、十二指腸疾患 …………………41
異型麻疹 ……………………………802
異常フィブリノゲン ………………262
異数性異常 …………………………213
異性アルブミン ……………………444
萎縮性胃炎 …………………………433
萎縮性甲状腺炎 ……………………388
遺伝子検査項目 ………………………9
遺伝子増幅法 ………………………754
遺伝子多型性 ………………………440
遺伝性球状赤血球症 ………………227
一過性骨髄無形成性クリーゼ ……807
一酸化炭素中毒 ……………………108
逸脱酵素 ……………………………713
咽頭結膜熱 …………………………785

う

ウイルス肝炎 …………………………48
ウエステルマン肺吸虫 ……………837

ウロビリノーゲン	145
ヴィダール反応	750

え

エコーウイルス	787
エストラジオール	87, 637, 638
——精密測定	639
エストリオール	640
エストロゲン	93
——・エストリオール精密測定	641
——精密測定	637
エヒノコックス	836
エラスターゼ	430
エリスロポエチン	233
——産生腫瘍	235
エンテロウイルス	787
——感染症に関連した臨床症状	788
エンドセリン	683
エンドトキシン	752
液体培地希釈法	745
円柱	149

お

オステオカルシン	594
オリゴクローナルバンド	176
オルトトリジン法	159
黄体化ホルモン	572
黄体機能	646

か

カイロミクロン	70
カオリン凝固時間	362
カテコールアミン	91
カプセル内視鏡	46
カリウム	511, 632
カルシウム	513
カルシトニン	80, 513, 515, 592
カルチノイド症候群	610
カンジダ症	817, 821
ガフキー号数	756
ガラクトース	669
ガラスビーズ法	241
カリウム	508
下垂体性巨人症	79
下垂体性小人症	79
下垂体ホルモン	79
可溶性 CD 4	286
可溶性 CD 8	286
可溶性 Fas	287
可溶性 ICAM-1	287
可溶性 IL-2 受容体	284
可溶性 IL-6 受容体	285
可溶性 VCAM-1	288
可溶性フィブリン	264
——モノマー複合体	264
可溶性膜蛋白	61, 284
過剰線溶	262, 266
解離性大動脈瘤	28
外傷重症度指数	129
外傷性出血性ショック	129
核左方移動	196
核酸同定検出法	754
核小体抗体	60
活性化部分トロンボプラスチン時間	362
活性型ビタミン D	84
活性型ビタミン D_3	501
褐色細胞腫	91, 598, 604, 606, 614
肝炎ウイルス	759
——マーカー	759, 760, 761
肝芽腫	687
肝外胆道閉塞	52
肝硬変	50, 419, 420, 458, 460
肝細胞癌	690
肝疾患	402, 455
肝線維化	455
——マーカー	454, 457
肝内胆汁うっ滞	52
患者カテゴリー別管理目標値	72, 465
寒天平板希釈法	745
寒冷凝集素	307
間質性肺炎	358
間接型ビリルビン	145, 146
間接クームス試験陽性	374
間接蛍光抗体法	328, 365
間接ビリルビン	525
感染	164
——性心内膜炎	741
関節液	178
——中コンドロカルシン	180
関節リウマチ	324, 461
環状鉄芽球	211

癌胎児性蛋白	693

き

キメラ	213
気管支炎	719
気道過敏性試験	16
希釈ラッセル蛇毒時間	362
奇異反応	570, 571
基底膜	457
基本小体	810
基本的検査	115, 118
偽性血小板減少症	25
偽性副甲状腺機能低下症	86, 599
偽痛風	180
吸着チップ法	112
吸入誘発試験	16
急性ウイルス肝炎	49
急性化膿性甲状腺炎	82
急性肝炎	420, 759
急性冠症候群	27
急性期反応蛋白	54
急性散在性脳脊髄炎	796
急性心不全	29
急性相蛋白	259
急性相反応蛋白	3
急性灰白髄炎	789
急性肺血栓塞栓症	28
急性白血病	21, 201
急性ポルフィリン症状	150
急速進行性腎炎(RPGN)の診断	368
急速進行性腎炎症候群	393
救命救急入院料	122
巨赤芽球性貧血	201, 230
胸水	168
胸痛	27
胸部X線検査	708, 719
強皮症	346, 348, 351
──重複症候群	352
凝固・線容系の検査	56
凝固異常症	26
凝固因子	256
──定量	254
凝集反応	8
局在診断	95
金属中毒	106, 107
筋炎特異自己抗体	356
筋原線維蛋白	451
筋肉量	489
筋力低下	96

く

クームス試験	373
クッシング症候群	88
クラインフェルター症候群	94
クラスI抗原	272
クラスII抗原	272
クラッシュ症候群	128
クラミジア	809
クリオグロブリン	296, 305
クリプトコックス症	821
クリプトスポリジウム	831
クレアチニン	487
クレアチンキナーゼ	435
クロニジン負荷試験	556
グアナーゼ	420
グアヤック法	159
グラム染色法	123
グリコアルブミン	661
グリセロール	469
グルカゴン	668
──・プロプラノロール負荷試験	557
──負荷試験	556
グルコース	655
グルココルチコイド	86
グロブリン	442

け

ケトアシドーシス	64
ケトン体	670
形質細胞性腫瘍	23
経気管吸引法	6
経口抗凝固療法	247
経口ブドウ糖負荷試験	655
経皮的肺穿刺法	6
蛍光抗体法	334
蛍光染色法	755
劇症肝炎	419, 420
激甚災害	129
血液培養	7
血管内皮細胞傷害	268
血球	18

血行転移	716
血小板機能異常	199
血小板凝集能	238
血小板減少症	25
血小板数	198
血小板第4因子	243
血小板停滞率	241
血小板粘着能	241
血小板放出能	243
血漿浸透圧値	583
血漿レニン活性	633
血漿レニン濃度	633
血清-腹水アルブミン濃度較差	166
血清 ALP アイソザイム	406
血清 GU	420
血清 NSE	711
血清学的生検	432
血清抗体価	12
血清浸透圧	545
血清総胆汁酸	528
——濃度	530
血清蛋白	442
血清鉄	221
血清銅	522
血清補体価	61
血栓性血小板減少性紫斑病	25, 202
血中 GH	552, 553
血中カテコールアミン	603
血中成長ホルモン	552
血中半減期	708
血沈	182
血糖コントロール	69
血尿	35
血友病	256
結核	170
結合型抗 AChR 抗体	396
嫌気性培養	743
顕微鏡的血尿	148
原因物質同定	110
原発性アルドステロン症	89
原発性肝細胞癌	686
原発性胆汁性肝硬変	349, 369, 417
原発性副甲状腺機能亢進症	84
原発性免疫不全症	276

こ

コクサッキーウイルス	787
コラーゲン	238
——代謝	455
コリンエステラーゼ	418
コルチゾール	86, 580, 616
——不応症	91
コレステロール	70
——エステル転送蛋白	467
呼吸器感染症	738
呼吸困難	29
呼吸性アシドーシス	533
呼吸性アルカローシス	534
甲状腺機能状態	568
甲状腺刺激抗体	388
甲状腺刺激阻害抗体	389
甲状腺刺激ホルモン	568, 572, 575
甲状腺腫瘍	83
甲状腺髄様癌	592
甲状腺ホルモン不応症	83
好酸球	4
——数	62
好中球	290
——数	192
好中球アルカリホスファターゼ	206
——染色	207
抗 C3d 抗体法	303
抗 DNA 抗体	333
抗 dsDNA 抗体	333
抗 EJ 抗体	359
抗 ENA 抗体	338
抗 GAD 抗体	675
抗 GQ1b 抗体	400
抗 Jo-1 抗体	356
抗 Ki 抗体	344
抗 KS 抗体	359
抗 Ku 抗体	345, 351
抗 Mi-1 抗体	351
抗 Mi-2 抗体	351
抗 NOR-90 抗体	355
抗 PCNA 抗体	344
抗 PL-12 抗体	359
抗 PM-1 抗体	351
抗 Scl-70 抗体	346
抗 SL 抗体	345

抗 Sm 抗体	338
抗 SS-A 抗体	341
抗 SS-B 抗体	341
抗 ssDNA 抗体	333
抗 U1RNP 抗体	338
抗アクチン抗体	371
抗アシアロ糖蛋白レセプター抗体	371
抗アセチルコリンリセプター抗体	396
抗アミノアシル tRNA 合成酵素（ARS）抗体症候群	358
抗インスリン受容体抗体	391
抗横紋筋抗体	397
抗カルジオリピン抗体	360
抗ガングリオシド抗体	399
抗核抗体	57
抗核小体抗体	354
抗菌薬感受性検査	745
——希釈法	745
——拡散法	745
——間接法	745
——直接法	745
抗血小板抗体	378
抗原検出	748
抗甲状腺ペルオキシダーゼ抗体	383, 385, 83
抗好中球細胞質抗体	60, 394
抗サイログロブリン抗体	83, 381
抗細胞質抗体	60
抗糸球体基底膜抗体	393
抗セントロメア抗体	370
抗赤血球抗体	373
抗線溶療法	267
抗体検査	749
抗内因子抗体	232
抗白血球抗体	376
抗非ヒストン核蛋白抗体	58
抗プロトロンビン抗体	362
抗平滑筋抗体	371
抗壁細胞抗体	232
抗マイクロゾーム抗体	383
抗リン脂質抗体	60
——症候群	249, 360
抗リンパ球抗体	376
更年期	576
後天性 C1 欠損症	301
後天性トキソプラズマ症	833
後天性免疫不全症候群	774
高 Ca 血症	513, 596, 598
高 Cl 血症	512
高 K 血症	509
高 Mg 血症	520
高 Na 血症	506
高 P 血症	516, 596
高感度 PIVKA-II	690
高血圧	33
高脂血症	70
——の診断基準	465
高ビリルビン血症	524
高プロラクチン血症	566
酵素免疫測定キット	732
睾丸炎	805
膠原病	54, 339
剛棘顎口虫	839
国際標準化比	245
骨格筋疾患	450
骨吸収，破骨細胞機能	438
骨疾患	515
骨髄異形成症候群	201
骨髄生検	200
骨髄穿刺	200
骨髄線維症	202
混合性結合組織病	334, 338
混濁	136

さ

サイクリック AMP	86
サイクリック GMP	682
サイトカイン	61, 289
サイトケラチン	717
——19	717
サイトメガロウイルス	786
サイロイドテスト	381
サイロキシン	80, 584
——結合グロブリン	588
サイログロブリン	590
サザンブロット法	217
サラセミア	225
サルコイドーシス	439
砂糖水試験	229
再灌流	452
再生不良性貧血	201
災害医学	129

細小血管合併症	66
細小血管レベルの血管炎症候群	365
細胞化学	206
細胞数	165
細胞性免疫検査	62
細胞増殖	497
細胞内封入体	811
催動脈硬化	477
——性	473
産生毒素	752
酸素負債	130
酸ホスファターゼ	437
残存白血病細胞	220

し

シアリル Le^a	697
シアル酸	292, 496
シェーグレン症候群	334, 341, 349
システム 1000™	130
シフラ	717
シンナー中毒	106
ジヒドロテストステロン	93
子宮癌	703, 705
子宮頸管炎	740
子宮頸癌	706
子宮体癌	703, 704
子宮内膜症	702
糸球体障害	448
糸球体濾過値	446
刺激指数	315
脂質過酸化物	484
脂肪肝	419, 417
視床下部	79
——症候群	75
自己抗体	301
自己免疫性肝炎	371
自己免疫性肝疾患	48
自己免疫性甲状腺疾患	385
自己免疫性好中球減少症	376
自己免疫性胆管炎	370
自己免疫性溶血性貧血	373
色調	136
失神	31
疾患活動性	368
疾患標識抗体	327, 358
酒石酸抵抗性酸性ホスファターゼ	437

腫瘍マーカー	13, 43, 169
受身血球凝集法	334
秋期レプトスピラ病	827
修飾麻疹	802
重症筋無力症	396
重複感染	770
絨毛癌	648
出血時間	236
女性化乳房	567
小球性低色素性貧血	225
小児期の血清中 IgE 値	309
少量の出血	159
消化器癌	692
消化吸収試験	46
上部内視鏡検査	40
心因性多飲症	582
心外膜炎	171
心筋炎	451
心筋梗塞	450
心筋トロポニン T	452
心雑音	33
心室筋ミオシン軽鎖	451
心囊	171
——液	172
心房性ナトリウム利尿ペプチド	678
侵入奇胎	648
神経画像検査	95
神経芽細胞腫	606, 612, 614, 710
神経障害	68
神経生化学検査	95
神経生理検査	95
神経特異性エノラーゼ	710
神経内分泌細胞	710, 721
神経病理学検査	95
神経分子生物学検査	95
浸透圧	504
——活性	545
——ギャップ	546
真菌	817
深在性真菌症診断の手順	820
進行性ポリオ後筋萎縮	789
診断群別包括支払方式	115
診断的腹腔洗浄液検査	131
新生児ループス	342
新鮮血	158
滲出液	168

腎	365, 367
——機能	488
——血漿流量	541
——原性 cAMP	601
——疾患の診断	36
——症	68
——障害	722
——性尿崩症	544
——性乏尿	138
——前性乏尿	138
——不全	708

す

スクリーニング検査	47
スパイログラム	14
水痘	783
——帯状疱疹ウイルス	783
睡眠時 GH 分泌能検査	555
膵炎	469, 483, 805
膵癌	698
膵腫瘍マーカー	53
膵島細胞抗体	676
膵ホスホリパーゼ A_2	431
髄液	742
髄様癌	83

せ

セルロプラスミン	522
セロトニン	608
正常妊婦	686
成人 T 細胞白血病	776
成長ホルモン分泌不全性低身長症	558
性ステロイド	86
性腺機能低下症	653
性腺刺激ホルモン放出ホルモン	578
赤芽球癆	201, 807
赤沈	5
赤血球	184
—— ADA	404
——凝集素	796
——形態	190
——浸透圧抵抗試験	227
——増加症	20, 184, 186, 235
——沈降速度	182
切迫流産	648
先端巨大症	79

先天性血栓性素因	258
先天性赤芽球癆	807
先天性トキソプラズマ症	833
先天性風疹症候群	800
先天性副腎過形成	89
先天性副腎皮質過形成症	645, 642
先天的血栓性素因	269
染色体転座	215, 218
染色体の構造異常	213
染色体分染法	212
染色体ペインティング法	216
染色パターン	328
腺癌	714
全身性エリテマトーデス	304, 336, 338, 341, 344, 372
全身性炎症反応症候群	258, 268
前立腺性酸性ホスファターゼ	437
前立腺特異抗原	728

そ

ソノクロット™	128
ソマトメジン C	561
ソルビトール脱水素酵素	672
阻害型抗 AChR 抗体	396
総エストロゲン	636
総コレステロール	464
総合診療	113, 119
——の基本的検査	113
総胆汁酸	528
総鉄結合能	223
測定感度	568
続発性アルドステロン症	89
続発性クリオグロブリン血症	306

た

ターナー症候群	94
ダイオドラスト	542
ダメージコントロール手術	129
多項目尿試験紙	114
多項目用尿検査試験紙	116
多種ホルモン欠損症	79
多尿	138
多囊胞性卵巣症候群	94, 573
多発性関節炎	358
多発性筋炎	351, 352
多発性筋炎/皮膚筋炎	356

唾液	709
——腺炎	805
代謝性アシドーシス	534
代謝性アルカローシス	535
体液中 ADA	404
体液量	634
体腔穿刺液	742
対応抗原	327
耐糖能低下	68
胎児・胎盤機能	636, 640
胎児水腫	807
胎盤機能	651
胎盤性アロマターゼ欠損症	640
胎盤性サルファターゼ欠損症	640
帯状疱疹ウイルス	783
大腸癌のスクリーニング	159
大腸菌 O157LPS 抗原	748
大腸菌ベロ毒素	752
脱水	634
単クローン性免疫グロブリン血症	463
単純ヘルペスウイルス	781
単独ホルモン欠損症	79
胆汁うっ滞	416
胆汁酸	528
胆道系酵素	52
蛋白細胞解離	176
蛋白尿	141
——の成因	141
蛋白分画	444

ち

チール・ネルゼン	755
チモール混濁試験	462
治療の薬物動態検査	124
致死中毒	107
腟炎	740
中枢性性早熟症	79
中枢性尿崩症	544
中性脂肪	469
中毒	101
——110 番	103
——域濃度	106
——患者の合併症	110
——血中濃度	106
——情報	103
——情報インターネット	103

——性肝障害	104
——性腎障害	105
——性多結節性甲状腺腫	82
——による循環器症状	105
——の疑いから検査・治療まで	102
——の簡易スクリーニングキット	111
虫卵の検査法	159
長期喫煙者	693
腸管感染症	160, 739
直接クームス試験陽性	374
直接型ビリルビン	145, 146, 525
沈降反応	8

つ

ツツガムシ病	814
ツベルクリン反応	13, 757, 758
痛風	490
——性関節	180

て

テストステロン	87, 93, 653
——精密測定	654
デヒドロエピアンドロステロン	86, 627
——サルフェイト	87, 627
デルタ抗体	771
低 Ca 血症	514, 596
低 Cl 血症	511
低 K 血症	508
低 Mg 血症	519
低 Na 血症	505
低 P 血症	502, 516
低酸素血症	533
低体温	129
低補体性蕁麻疹様血管炎	301
鉄	211
——芽球性貧血	225
——欠乏性貧血	221
——染色	211
転移性肝癌	694
伝染性紅斑	807
伝染性単核球症	778
電気泳動法	472

索引

と

トキソプラズマ …………………833
トランスフェリン ………221, 223
トリアージタッグ ………………122
トリインフルエンザ ……………796
トリグリセリド …………………70
トリコモナス ……………………835
トリプシン ………………………427
トリヨードサイロニン ……80, 584
　——摂取率 …………………587
トロンビン-アンチトロンビン複合体
　…………………………………260
トロンビン時間法 ………………251
トロンボエラストグラフィー …128
トロンボテスト …………………248
トロンボモジュリン ……………268
ドパミン …………………………91
ドロレス顎口虫 …………………839
塗抹検査 …………………………736
鍍銀染色 …………………………7
透析アミロイドーシス …………448
糖化アルブミン …………………661
糖化ヘモグロビン ………………659
糖尿病 ………………………64, 655
　——3大合併症 ………………68
　——スクリーニング …………66
　——性腎症 ……………152, 459
　——の診断基準 ………………657
糖排泄閾値 ………………………143
同時感染 …………………………770
動悸 ………………………………31
動脈血ガス分析 ……………16, 533
動脈硬化 …464, 465, 469, 474, 475
　478, 479, 484
　——指数 ………………464, 476
　——症 …………………………68
　——性疾患診療ガイドライン …469
　——の予知因子 ………………293
特異 IgE 抗体 ……………………309
特異的エステラーゼ ……………210
特殊染色 …………………………206
特発性血小板減少性紫斑病 …202, 378
特発性粘液水腫 …………………390

な

ナトリウム ………………………504
ナフトール ASD クロロアセテート
　エステラーゼ …………………210
内因性クレアチニンクリアランス
　…………………………………538

に

二次性高血圧 ………………630, 633
二次性多血症 ……………………235
二次性副甲状腺機能亢進症 ……84
二重免疫拡散法 ……………341, 346
二本鎖 DNA ……………………346
日本顎口虫 ………………………839
日本脳炎ウイルス ………………794
日本脳炎患者血清診断基準 ……794
日常初期診療における臨床検査の
　使い方 …………………………114
　——臓器系統別検査 …………115
日内変動 …………………………86
日光微塵 …………………………175
乳癌 ………………………………704
乳酸 ………………………………677
　——変移点 ……………………677
乳汁漏出 …………………………79
　——症 …………………………566
乳腺炎 ……………………………805
乳頭分泌物 ………………………695
乳幼児ウイルス性胃腸炎 ………792
尿希釈試験 ………………………543
尿細管障害 …………………154, 156
尿細管性アシドーシス …………512
尿酸 ………………………………490
　——ナトリウム ………………180
尿浸透圧 …………………………545
尿素サイクル ……………………486
　——酵素欠損症 ………………492
尿中 5-HIAA ……………………610
尿中 cAMP ………………………599
尿中 GH …………………………550
尿中 NAG ………………………154
尿中アルドステロン排泄量 ……630
尿中エストロゲン ………………636
　——定量検査 …………………637
尿中カテコールアミン …………603

尿中ケトン体	144	培養検査	738
尿中成長ホルモン	550	橋本病	83
尿中微量エストロゲン測定	637	白血球数	4, 192
尿道炎	740	白血球像	192
尿糖	143	白血球増加症	194
尿濃縮試験	543	白血球の形態異常	196
尿崩症	79, 506, 582	白血病	193, 438
尿量	137		
──異常	34, 137		
尿路感染症	740		
妊娠反応	650		

ひ

ヒアルロン酸	170, 178, 460
ヒストン抗体	58
ヒト絨毛性ゴナドトロピン	648
ヒト胎盤性ラクトゲン	651
──精密測定	652
ヒメネス染色	7
ビスホスフォネート	515
ビタミン B_{12}	230
ビタミン D 欠乏	515
──症	502
ビタミン D 中毒症	503
ビタミン D_3	513
ビタミン K	499
──拮抗薬	691
ビリルビン	146, 524
──代謝	525
ピルビン酸	673
──脱水素酵素	369
ピロリン酸カルシウム	180
日和見真菌	817
比重	138
皮内反応	63
皮膚検査	13
非アルコール性脂肪性肝炎	417
非定型ロタウイルス感染	793
非働化血清	326
非特異的エステラーゼ	210
非特異的腫瘍マーカー	448, 497
費用効果	118
脾機能亢進症	201
百日咳抗体	751
標識抗体法	8
標的の臓器障害	101
病理診断	95
貧血	18, 184

ね

ネガティブフィードバック	82
ネフロン機能の heterogeneity	536

の

ノイラミニダーゼ	796
ノルアドレナリン	91, 604
ノルメタネフリン	606
脳性ナトリウム利尿ペプチド	678
脳脊髄液検査	174

は

ハプトグロビン	226
ハム試験	229
バセドウ病	82, 387
バゾプレシン	582
バニリルマンデル酸	91, 612
パイログロブリン	305
パラアミノ馬尿酸	542
パラコート	109
パルボウイルス	807
破壊性甲状腺炎	82
播種性血管内凝固症候群	25, 202, 252, 260, 262
肺	365, 367
──拡散能	16
──癌	695, 706, 714, 717
──梗塞	28
──小細胞癌	710, 721
──線維症	347
排卵誘発	638
敗血症	741
倍数性異常	213
梅毒	823

x

ふ

フィブリノゲン …………………251, 264
プール熱 ……………………………785
フェリチン ……………………56, 224
フルクトサミン ……………………674
フローサイトメトリー ……………276
フローボリューム曲線 …………15, 16
ブロモクリプチン負荷試験 ………557
プラスミノゲン ……………………477
プランマー病 ………………………82
プリック(スクラッチ)反応 ………63
プレグナンジオール ………………644
プレグナントリオール ……………645
プロゲステロン …………………93, 646
プロテインC ………………………269
プロテインS ………………………269
プロトロンビン時間 ………………245
プロラクチン ………………………566
不全臓器のスクリーニング ………121
不飽和鉄結合能 ……………………223
浮腫 …………………………………35
部分トロンボプラスチン時間 ……249
風疹ウイルス ………………………800
副甲状腺関連蛋白 …………………598
副甲状腺機能亢進症 ………………594
副甲状腺機能低下症 …………86, 515
副甲状腺ホルモン ………83, 513, 596
副腎皮質機能低下症 ………………88
副腎皮質刺激ホルモン ……………580
副腎皮質ホルモン合成障害 ………89
腹水 …………………………………164
腹部血管造影検査 …………………46
腹部(胸部)単純X線写真 ………42
分枝鎖アミノ酸 ……………………494

へ

ヘパプラスチンテスト ……………248
ヘマトクリット ……………………184
ヘモグロビン ………………………184
ベセスダ単位 ………………………257
ベセスダ法 …………………………257
ペプシノゲンI/II比 ……………432
ペプシノゲンIおよびII …………432
ペルオキシダーゼ …………………208
　──染色 …………………………209

平均赤血球恒数 ……………………184
閉塞性黄疸 …………………………700
閉塞性動脈硬化症 …………………66
扁平上皮癌 …………………………706
扁平性黄色腫症 ……………………301
便潜血反応 …………………………159
便培養 ………………………………44

ほ

ホスファチジルコリン ……………481
ホスホリパーゼA_2 ………………431
ホモバニリン酸 …………………91, 614
ポリアクリルアミドゲル電気泳動法
　………………………………………472
ポリオウイルス感染の検査所見 …790
ポリオウイルス感染の症候群 ……790
ポリオ様麻痺 ………………………789
ポルフィリン尿 ……………………150
補体欠損症 …………………………300
補体成分 ……………………………298
補体による細胞融解作用 …………300
芳香族アミノ酸 ……………………494
胞状奇胎 ……………………………648
乏尿 …………………………………137
傍神経節腫瘍 ………………………91
発作性寒冷血色素尿性 ……………300
発疹チフス …………………………812
本態性クリオグロブリン血症 ……306

ま

マイコバクテリウム属 ……………755
マイコプラズマ ……………………815
　──肺炎患者 ……………………307
マイトジェン ………………………315
マウス ………………………………315
マグネシウム ………………………519
マクロアミラーゼ …………………422
　──血症 …………………………422
マクロファージ ……………………290
マラリア ……………………………829
麻疹ウイルス ………………………802
麻疹後脳炎 …………………………802
麻疹の臨床経過と抗体推移 ………803
麻疹肺炎 ……………………………802
慢性活動性肝炎 ……………………337
慢性肝炎 ……………49, 420, 458, 760

慢性甲状腺炎 ……………………………83
慢性骨髄性白血病 ……………21, 202
慢性骨髄増殖症候群 ……………………201
慢性心不全 …………………………………30
慢性胆汁うっ滞 …………………………369
慢性白血病 ………………………………201

み

ミエロペルオキシダーゼ ……………208
ミオグロビン ……………………………450
ミキシングテスト ………………………363
ミクロアルブミン ………………………152
ミクロゾームトリグリセリド転送
　蛋白 ……………………………………466
ミトコンドリア異常症 …………………67
ミネラルコルチコイド …………………86
未分類膠原病 ……………………………339
宮崎肺吸虫 ………………………………837

む

ムチン凝塊テスト ………………………179
ムンプスウイルス ………………………805
無顆粒球症 ………………………………201
無月経 ……………………………………566
　——症 ……………………………………93
　——症候群 ………………………………79
無痛性甲状腺炎 …………………………82
無排卵症 …………………………………93

め

メタネフリン ……………………………606
メルセブルグの三徴 ……………………82
免疫グロブリン …12, 295, 296, 297
　——遺伝子 ……………………………219
免疫沈降法 ………………………………356
免疫比濁法 ………………………………299
免疫複合体 …………………………61, 303

も

モザイク …………………………………213
モノクロナリティー ……………………219
毛細血管炎 ………………………………367
網状赤血球 ………………………………188
網膜症 ………………………………………68
門脈・大循環短絡 ………………………492
門脈圧亢進 ………………………………164

や

夜間睡眠時 GH 分泌能検査 …………558
薬剤吸入改善試験 ………………………16
薬剤性肝疾患 ……………………………48
薬剤誘発性ループス ……………………337
薬剤リンパ球刺激試験 …………………314

ゆ

有機溶剤中毒 ……………………………108
有機リン …………………………………419
有棘顎口虫 ………………………………839
遊離 T_4 index ……………………………587
遊離コルチゾール ………………………616
遊離サイロキシン ………………………584
遊離脂肪酸 ………………………………482
遊離テストステロン ……………………653
遊離テストロン精密測定 ………………654
遊離トリヨードサイロニン ……………584
誘発試験 ……………………………………63
融合(キメラ)遺伝子 ……………………219

よ

ヨークサック腫瘍 ………………………687
腰椎穿刺 …………………………………174
腰痛 ………………………………………100
溶血 …………………………………226, 713
　——性貧血 …………………………20, 201
溶連菌抗体 ………………………………749

ら

卵巣悪性腫瘍 ……………………………702
卵巣機能 …………………………………638
卵胞刺激ホルモン ………………………575

り

リウマチ ……………………………………54
リウマトイド因子 ……………………60, 262
リケッチア ………………………………812
リストセチン ……………………………238
リゾチーム …………………………………11
リパーゼ …………………………………425
リポプロティン …………………………477
リン ………………………………………516
　——脂質 …………………………………481
リンパ球混合培養試験 …………………322

リンパ球サブセット ……………12, 276	レニン-アルドステロン系 …………509
リンパ球刺激試験 ……………………314	レプトスピラ症 ………………………826
流行性角結膜炎 ………………………785	レベル1……………………………………130
流行性シラミ媒介性チフス …………812	レムナント様リポ蛋白 ………………479
硫酸亜鉛混濁試験 ……………………462	
淋菌抗原検出法 ………………………748	ろ
	ロタウイルス …………………………792
る	漏出液 …………………………………168
ループスアンチコアグラント 249, 360	
類白血病反応 …………………………194	わ
	ワーファリン …………245, 255, 691
れ	ワイル・フェリックス反応 …………813
レジオネラ抗体 ………………………751	ワクチン関連麻痺 ……………………789
レシチン ………………………………481	ワイル病 ………………………………826

欧文索引

α-ナフチルアセテートエステラーゼ ……………………………………………210	5-HIAA ………………………………610
α-ナフチルブチレートエステラーゼ ……………………………………………210	5-HT……………………………………608
α フェトプロテイン …………………686	5-ヒドロキシインドール酢酸 ……610
α_1-AG……………………………292, 293	5-ヒドロキシトリプタミン …………608
α_1 ミクログロブリン …………………446	5類感染症…787, 789, 796, 802, 807
α_2-PI ……………………………………266	7-2 RNA ………………………………355
α_2 プラスミンインヒビター …………266	11-OHCS ……………………………618
βTG ……………………………………243	11-ヒドロキシコルチコステロイド 618
β-γ bridging …………………………445	17 α-OHP…………………………………642
β-トロンボグロブリン ………………243	17 α-ヒドロキシプロゲステロン …642
β-ヒドロキシ酪酸 ……………………670	17-Ketogenic steroid ………………625
β_2 グリコプロテインⅠ ………………361	17-ketosteroid ………………………622
β_2 ミクログロブリン……………156, 448	17-KGS ………………………………625
γ-セミノプロテイン …………………732	17-KS ……………………………87, 622
γ-Sm……………………………………732	17-OHCS ………………………87, 620
$(1\to 3)$-β-D-グルカン ………………818	17-ケトステロイド ……………………87
1α-水酸化酵素 ………………………501	17-ヒドロキシコルチコイド…87, 620
$1\alpha, 25(OH)_2D_3$ ………………………84	18-グルクロニド ………………………630
1型糖尿病………………………………67	21-水酸化酵素欠損症 …………………642
$1,25$-$(OH)_2D_2$ …………………………503	24時間クレアチニンクリアランス
$1,25$-$(OH)_2D_3$ …………………………503	……………………………………………540
1,5-AG…………………………………662	25-水酸化酵素 …………………………501
2型糖尿病………………………………67	75 gOGTT ……………………………655
	^{99m}TC-diethylene triamine pentaacetic acid …………………540

xiii

I型糖鎖 ··697
III型プロコラーゲンアミノペプチド
··454
IV型コラーゲン ·······················393, 457

A

A型肝炎 ···762
AAI ···357
ACCR ···423
ACE ··439
ACP ··437
acquired immunodeficiency
　syndrome ······································774
ACTH ···580
ADA ·······································169, 402
ADCC ··320
Addison病 ··581
ADEM ···796
adenosine deaminase ········169, 402
ADH ··504, 582
　──不適合分泌症候群 ·················79
　──分泌不適切症候群 ···············582
ADP ··238
AFP ···50, 686
　──-L3分画 ·······························688
　──-L3分画(フコシル化率) ·····689
　──レクチン分画 ·······················688
AHO ···86
AIDS ··774
AIHA ··373
AlaSTAT ··311
Albright遺伝性骨異栄養症 ···········86
ALP ··405
　──アイソザイム ·······················405
ALT ··409
aminoacyl ··356
ANCA ·······································60, 365
anion gap ······························511, 546
ANP ············30, 678, 679, 680, 681
APTT ······································246, 249
Argonz-del Castillo症候群 ·········79
ARS ···356
AST ···409
AST/ALT比 ···································410
ASTm ···409
ASTs ···409

AT ···258
ATL ··776
autoimmune hemolytic anemia 373
AxSYM ··112

B

B型肝炎 ··763
　──ウイルス抗体検査 ···············763
BGP ···594
biochemical failure ······················730
bird beak sign ·································45
BNP ············30, 678, 679, 680, 681
BSP ··531
BTR ··494
BUN ···486

C

C-ペプチド ······································666
C型肝炎 ··767
　──ウイルス(HCV)群別判定
　··768
　──ウイルス遺伝子検査 ···········769
C1q法 ··303
C3 ···299
　──ネフリチック因子 ···············301
C4 ···299
　──b結合蛋白 ·····························269
Ca ··513
CA 15-3 ···704
CA 19-9 ···697
CA 50 ·····································725, 726
CA 125 ··702
cAMP ··86
C-ANCA ·······························365, 367
CDトキシン ···································753
CEA ··13, 692
CENP ··348
CETP ·······································467, 475
cGMP ··682
CH 50 ···298
ChE ··418
Chiari-Frommel症候群 ················79
Cl ··511
CM ···70
CML ···21
CMV ··786

cold activation	301
common disease	113, 119
complexed PSA	728
Con A	315
Confined Space Medicine	129
congenital rubella syndrome	800
CPR	666
C(PR-3)-ANCA	367, 368
CREST症候群	349, 370
CRP	5, 54, 292
——微量測定	6
CRS	800
CT	80
Cushing症候群	580
cyfra	717
cystatin	538
cytomegalovirus	786

D

D-ダイマー	262
D型肝炎ウイルス	770
deadly triad	129
DHEA	627
DHEA-S	87, 627
DI	79
diagnostic peritoneal lavage	131
DIC	25, 202, 252, 260, 262
discrete speckled型	330, 348
DLST	314
DNA抗体	58
DNAプローブ法	754
DPL	131
DR	272
DRG	115
DRG/PPS	115
drug lymphocyte stimulation test	314
Dry tap	202
DTPA	540
DUPAN-2	725, 726

E

E-セクレチン	699
E型肝炎ウイルス	772
E2	638
E3	640
EB	810
EBV	778
EKC	785
elementary body	810
ELISA法	333
Ellsworth-Howard試験	86, 599
Emit	111
epidemic keratoconjuncti-vitis	785
EPO	233
Epstein-Barr virus	778
erythropoietin	233
ET	683

F

Fc部位	324
FDP	262
Fe	211
FGF	289
FH-7	700
Fibrillarin	354
FISH法	214
Fishberg尿希釈試験	543
Fishberg尿濃縮試験	543
Fisher症候群	400
Fisher比	494
follicle-stimulating hormone	575
foot ball sign	44
Forbes-Albright症候群	79
free PSA	728
Friedewaldの式	464, 467
Froin徴候	175
FSH	575
FT_3	584
FT_4	584

G

G型肝炎ウイルス	773
G分染法	212
G. hispidum	839
G. nipponicum	839
gas less abdomen	44
gastrin-releasing peptide	721
GAT	702
G-CSF	289
GFR物質	538
GH単独欠損症	79

GH 分泌刺激試験	552
GM-CSF	289
Gnathostoma spinigerium	839
GnRH	578
──試験	578
gonadotropin-releasing hormone	578
Goodpasture 症候群	393
GOT	409
GPT	409
Granular 型	330
GRH 試験	557
GRP	721
GU	420
Guillain-Barré 症候群	399

H

H. pylori 除菌判定	434
HA	796
Hb	184
HbA₁c	659
HBV マーカー	764
HCC	686, 688, 690
HCG	648
HCG-β	648
HCV-RNA	769
HDL	70
──-コレステロール	464
herpes simplex virus	781
HGF	289
HIV	774
HLA	272
──classII	316
──抗原	62
Homogeneous 型	329
HPL	651
HSV	781
Ht	184
HTLV-I	776
human immunodeficiency virus	774
human T lymphotropic virus type I	776
HVA	614

I

ICA	676
ICG	531
idiopathic thrombocytopenic purpura	378
IDL	70
IF	327
IFN	289
IgD	295
IgE	295
──定量	62
IGF-I	561
IGFBP-3	564
IgG	324
──産生率	176
IgM	296
I(i)抗原	307
IL-2 R	284
IL-6 R	285
IM	778
immunoprecipitation	356
infectious mononucleosis	778
Injury Severity Score	129
INR	245
IPP	356
IRI	664
IRMA	566
ISS	129
ITP	378
Ivy 法	236

J

Jaffé 反応物質	539
JSCC 勧告法	418

K

K	508
keyboard sign	45
KL-6	11

L

L-DOPA 負荷試験	556
LCAT	474
LDH	169, 412
──アイソザイム	412

LDH/AST 比	414
LDL	70
――-コレステロール	464
――受容体	466, 474
LE 因子	58
LE 細胞	336
LE テスト	336
lecithin-cholesterol acyltransferase	474
Leptospirosis	826
Lewis 血液型抗原	699
LH	572
――受容体	572
lipoprotein lipase	474
LKM-1 抗体	371
LPL	474, 482
LPS	315
LpX	479
LST	314
LUMIWARD	312
luteinizing hormone	572
lymphocyte stimulation test	314

M

M 蛋白血症	23
――型	444
M ピーク	445
malondialdehyde	484
MAST	311
MCH	184
MCHA	83
MCHC	184
M-CSF	289
MCTD	338
MCV	184
MDA	484, 485
MDS	201
measles inclusion body encephalitis	802
MEN 1	84
MEN 2 a	84, 91
MEN 2 b	91
MEN II	592
Mg	519
MHC	272
MIBE	802
Miller & Johns の分類	7
MLC	322
MPH	273
MPO	208
――ANCA	365
mRF 法	303
MTP	467

N

Na	504, 796
NAP	206
NASH	417
Natural Killer Cell	318
NcAMP	601
NCC-ST-439	725, 727
NEFA	482
Nelson 症候群	581
NK 細胞	318
non-esterified fatty acids	482
NSE	710
Nucleolar 型	329

O

One-Step Test	112
osmolar gap	546
OX 19	813
oxygen debt	130

P

P	516
P アミラーゼ	422
P 2	644
P 3	645
P 4	646
P. miyazakii	837
P-ANCA	365, 367
PA・IgG	378
PAGE	472, 473
PAH	542
――クリアランス	538, 541
pancreatic secretory trypsin inhibitor	429
Paragonimus westermani	837
PCF	785
PCNA	330
PCOS	573

PCR ·····219
PDC-E2 ·····369
PDGF ·····289
peripheral 型 ·····329
pH ·····139
PHA ·····315
pharyngoconjunctival fever ·····785
phenolsulfophthalein ·····536
PIC ·····266
P-III-P ·····454
PIVKA-II ·····50, 499, 690
PM/DM ·····356
P(MPO)-ANCA ·····367, 368
POA ·····725, 726
poliomyelitis acuta ·····789
POS ·····118
PPLO 培地 ·····815
PR-3 ANCA ·····365
PRA ·····633
PRC ·····633
protein induced by vitamin
 K absence or antagonist-II ·····690
PSA ·····728
　——の経時的な増加率 ·····730
　——density ·····730
PSA/γ-Sm、γ-Sm density ·····733
PSTI ·····429
PT ·····245, 247
PTH ·····83, 596
　——負荷試験 ·····599
PTHrP ·····598
　——産生腫瘍 ·····598
PWM ·····315

Q

Queckenstedt 試験 ·····175

R

RA ·····324
　——テスト ·····324, 325
RAPA 法 ·····324
RAST ·····310
RBC ·····184
Refetoff 症候群 ·····83
renal plasma flow ·····541
Reye 症候群 ·····493, 796
RF ·····324
RFLP ·····273
RIA ·····333
Rigler's sign ·····44
RLP-C ·····479
RNA ポリメラーゼ I ·····354
RPF ·····541
　——物質 ·····541
RT-PCR ·····218

S

S アミラーゼ ·····422
SAA ·····292, 294
SAAG ·····165, 166
SAC ·····315
SBT ·····273
sCD 4 ·····286
sCD 8 ·····286
SDH ·····672
seronegative ·····324
serum iron ·····221
SFMC ·····264
SIADH ·····79, 505, 582
sIL-6 R ·····285
Simplate 法 ·····236
Sipple 症候群 ·····84, 91
SITSH ·····83
SLE ·····304, 336, 338, 341, 344, 372
SLX ·····714
small dense LDL ·····473
SP-A ·····11
SP-D ·····11
Span-1 ·····725, 726
Speckled 型 ·····329
squamous cell carcinoma ·····706
SSCP ·····273
SSEA-1 抗原 ·····714
SSOP ·····273
SSP ·····273
SSPE ·····802
stage specific embryonic antigen-1 ·····714
stimulation index ·····315
Syphillis ·····823

T

T 細胞亜分画 …………………………276
T 細胞受容体遺伝子 ………………219
T_3 ……………………………80, 584
T_3U …………………………………587
T_4 ……………………………80, 584
TBG ……………………………………588
TDM ……………………………………124
TDx ……………………………………111
TEG ……………………………………128
TFN ……………………………………289
TG ………………………………………590
Tg-Ab ……………………………………83
$TGF\beta$ …………………………………289
TGHA ……………………………………83
therapeutic drug monitoring …124
thermoprotein ………………………305
Th/To …………………………………354
TIBC……………………………………223
TM ………………………………………268
Topo Ⅰ …………………………………346
towel clip closure …………………130
Toxi-Lab………………………………111
TPO-Ab …………………………………83
TRAb …………………………………387
transition zone PSA density……730
TRH ……………………………………579
──試験 ………569, 570, 579, 586
triage……………………………………112
tRNA 合成酵素 ………………………356
TSAb …………………………………388
TSBAb…………………………………389
TSH ………………………568, 572, 575
──産生腫瘍 ………………………82
──刺激性レセプター抗体 ……388
──不適切分泌症候群 ……………83
TSH レセプター抗体 ………………387
──(ヒト)定量 ……………………387
TTP ………………………………………25
TTT ……………………………………462
type & screen ………………………124

U

U 3 RNA ………………………………354
UCTD …………………………………339
UIBC……………………………………223
UNICAP-RAST………………………311

V

varicella-zoster virus ……………783
Visualine Ⅱ …………………………112
VLDL ……………………………………70
VMA ……………………………………612
von Willebrand 病 ……………………26
vWF ……………………………………254
VZV ……………………………………783

W

WBC ……………………………………192
Wegener 肉芽腫症 …………………367
──の診断 ………………………368
Wermer 症候群 ………………………84
WG ………………………………………367
WHO ……………………………………473
──の表現型 ……………………471
Wilson 病………………………………523

Z

ZTT ……………………………………462

臨床検査診断マニュアル　改訂第2版
ISBN4-8159-1708-6 C3047

平成13年3月15日　第1版発行
平成17年1月10日　改訂第2版発行

編　者	———	古　澤　新　平
		金　山　正　明
		橋　本　博　史
発行者	———	松　浦　三　男
印刷所	———	株式会社　真　興　社
発行所	———	株式会社　永　井　書　店

〒553-0003　大阪市福島区福島8丁目21番15号
　　電話(06)6452-1881(代表)/Fax(06)6452-1882
東京店
〒101-0062　東京都千代田区神田駿河台2-10-6(7F)
　　TEL(03)3291-9717(代表)/FAX(03)3291-9710

Printed in Japan　　©FURUSAWA Shinpei, KANAYAMA Masaaki,
　　　　　　　　　　HASHIMOTO Hiroshi, 2001

- 本書の複製権・翻訳権・上映権・譲渡権・公衆送信権（送信可能化権を含む）は株式会社永井書店が保有します．
- JCLS ＜㈱日本著作出版権管理システム委託出版物＞
  本書の無断複写は著作権法上での例外を除き禁じられています．複写される場合には，その都度事前に㈱日本著作出版権管理システム(電話03-3817-5670, FAX 03-3815-8199)の許諾を得て下さい．